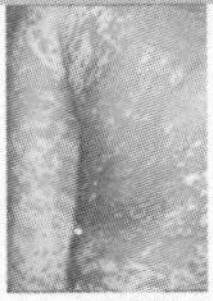
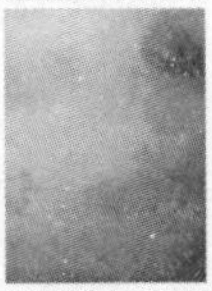
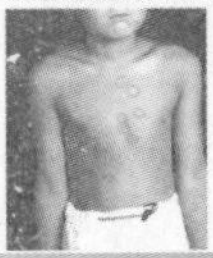

Ma

临床常见

皮肤性病
诊疗手册

王砚宁　顾军　主编

学苑出版社

图书在版编目（CIP）数据

临床常见皮肤性病诊疗手册／王砚宁，顾军主编.－北京：
学苑出版社，2012.6
ISBN 978-7-5077-4025-7

Ⅰ.①临…　Ⅱ.①王…②顾…　Ⅲ.①皮肤病-诊疗-手册
②性病-诊疗-手册　Ⅳ.①R75-62

中国版本图书馆 CIP 数据核字（2012）第 104915 号

责任编辑： 林霖　伍悦
出版发行： 学苑出版社
社　　址： 北京市丰台区南方庄 2 号院 1 号楼
邮政编码： 100079
网　　址： www.book001.com
电子信箱： xueyuan@public.bta.net.cn
销售电话： 010-67675512、67678944、67601101（邮购）
经　　销： 新华书店
印 刷 厂： 北京市广内印刷厂
开本尺寸： 787×1092　1/16
印　　张： 45.75
字　　数： 800 千字
印　　数： 0001—3000 册
版　　次： 2012 年 8 月第 1 版
印　　次： 2012 年 8 月第 1 次印刷
定　　价： 98.00 元

临床常见皮肤性病诊疗手册
编委会名单

主　编　王砚宁　顾　军

副主编　（按姓氏笔画排列）

王　刚	王文岭	王根会
王桂霞	邢卫斌	毕新岭
亚红雨	刘　强	刘殿杰
齐亚宁	张　勇	邱鸿轩
宋晓林	邵爱东	孟昭影
徐文灿	高　峰	郭志丽
郭燕妮	陶小华	常天增

前　言

　　近年来，随着文化生活水平的不断提高，特别是社会交往的不断增多，人们越来越重视皮肤的美观，对皮肤疾病治疗和美容的要求也越来越高，同时广大全科医生和基层卫生人员，对普及常见多发皮肤疾病准确诊断及规范治疗的要求也越来越为迫切。

　　为了普及推广皮肤疾病的专业知识，进一步促进皮肤疾病的防治工作，使大多数基层医务工作者能够对常见多发皮肤疾病进行快速诊断和治疗，我们编写了这部《临床常见皮肤性病诊疗手册》，对近300种常见多发皮肤性病的定义、诊断要点、中西医防治等进行了较为详尽的叙述，力求内容充实、语言精练、条理清晰、防治结合，集实用性和可读性为一体，注重安全用药、规范药名、科学准确及出处有据。同时对皮肤性病学科的基本理论、基本技能、设备介绍等进行了简明扼要的介绍，以期为临床医师提供较为全面的学科知识与技能，更好地为广大皮肤病患者提供优质的诊疗服务。

　　本书中的药物，主要选自卫生部最新颁布的国家基本药物名单及临床疗效确切的新药，药名统一按 2010 版《中华人民共和国药典》中药物名称及按药典委员会组织编写的《药名词汇》命名，医学术语为全国自然科学名词审定委员会公布的科技名词，以增强本书的科学性和规范用药的安全性。

　　在编写本书的过程中，我们参阅了大量国内外有关皮肤性病诊疗的相关书籍和期刊资料，得到了多位专家的大力指导，更得到学苑出版社的鼎力支持，在此一并致谢。限于编者能力和水平，书中疏漏与不妥之处在所难免，恳望前辈、同道和读者不吝指正和赐教，以便容后正之。

王砚宁　顾　军

2012 年 2 月

目　　录

第一章　病毒性皮肤病

单纯疱疹

单纯疱疹是由人类单纯疱疹病毒（HSV）引起的皮肤、黏膜感染性疾病。HSV 分为 HSV-1 和 HSV-2，HSV-1 主要经消化道、呼吸道和受损的皮肤、黏膜感染；HSV-2 主要通过性接触感染，机体抵抗力下降或应激情况下可使病毒基因组被激活而繁殖，导致单纯疱疹复发。孕妇感染 HSV 后可导致流产、死胎和新生儿感染，慢性感染与宫颈癌的发生则有一定关系。

【诊断要点】

1. **好发年龄**　HSV-1 感染主要见于青少年，HSV-2 感染主要见于成年人，男女均可发病。

2. **好发部位**　好发于皮肤黏膜交界处，如唇缘、鼻孔周围、眼睑及外生殖器等，偶可发生于手指（称疱疹性瘭疽）。

3. **典型损害**　初为局部红斑基础上成簇（多为一簇，少数为两簇或多簇）针帽至粟粒或更大的丘疹、丘疱疹，迅速变为疱壁紧张、疱液透明或浑浊的水疱，破溃后结蜜黄色或黄褐色痂，愈后留暂时性色素沉着。同一部位反复发作可留有浅表凹陷性瘢痕。

4. **特殊类型**　主要包括发生于口腔黏膜的口腔疱疹、发生于阴道壁的疱疹性阴道炎、发生于皮肤和/或黏膜外伤处的接触性单纯疱疹、发生于特应性皮炎损害处的疱疹性湿疹、经产道感染的新生儿疱疹、发生于手指的疱疹性瘭疽、与疱疹相关的复发性轻型多形红斑、发生于外阴的生殖器疱疹、病毒播散所致的播散性单纯疱疹、发生于角膜的疱疹性角膜炎等多种类型。

5. **原发/复发感染**　原发感染即初次感染单纯疱疹病毒，其临床症状较重，可有发热、周身不适、局部淋巴结肿大；复发感染即原发感染皮损消退后，经过一定时间又在原发处出现类似损害，症状相对原发感染要轻。

6. **自觉症状**　局部有不同程度的灼热、瘙痒和疼痛。发生于阴道和/或宫颈者自觉症状往往不明显或缺如，但疱疹性瘭疽则疼痛明显。复发 HSV 感染的症状较原发感染要轻。

7. **病程**　一般皮损1～2周自行消退，但原发 HSV 感染与复发者相比，前者病程相对较长。

8. 实验室检查　病损创面处刮取物直接镜检,可检测到多核巨细胞和核内嗜酸性小体,接种、培养或电镜检查可查到病毒颗粒。PCR 可准确检测出单纯疱疹病毒 DNA。

【治疗】

1. 一般治疗　患病后早期诊治,避免搔抓、搓擦,防止继发感染。被分泌物污染的毛巾、衣物等应高温消毒,严禁分泌物沾染新生儿、婴幼儿和异位性皮炎患儿。成人外生殖器 HSV 感染在发作期应避免性接触,性伴侣应同时进行检查治疗。锻炼身体,增强机体免疫力,防止或减少复发。

2. 全身治疗

(1) 初发或症状明显的复发者,给予阿昔洛韦 300～400mg/次,每日 4 次,口服;或阿昔洛韦 5mg/kg,每 8 小时 1 次,静脉滴注,共 7～10 天。亦可选用阿糖腺苷 10mg/kg·d、阿糖胞苷 0.5～2mg/kg·d 或利巴韦林 10mg/d,分次静脉滴注或口服;干扰素(1～3)×10⁶ U/次或聚肌胞 0.5～1.5mg/次,每日或隔日 1 次,肌肉注射,共 5～7 天。

其他如伐昔洛韦 1g/d、更昔洛韦 5～10mg/kg·d 等也可酌情选用(2 岁以下儿童不用,2 岁以上儿童慎用)。

(2) 每年至少复发 6 次者,可口服阿昔洛韦 400mg/次,每日 2 次,或同时服用伐昔洛韦 500mg/次,每日 2 次;泛昔洛韦 125mg/次,每日 2 次,连续 5 天后改为 50mg/次,每日 3 次,持续 6～9 个月或更长,若连续服药超过 1 年,应停药一段时间后再继续服药。此外,左旋咪唑 50mg/次,每日 3 次,每 2 周连服 3 天,或每周连服 2 天,持续 3～6 个月;转移因子 2～4ml/次,每周 1 次,皮下注射,连续 4～6 周或更长。其他如阿地白介素 20 万 U/d、人免疫球蛋白 200～400mg/kg·d、基因工程干扰素 β-1α 100 万～200 万 U/d 等也可酌情选用。

近年研究证实,在单纯疱疹复发症状出现前 6～24 小时,口服伐昔洛韦 500mg/次,每日 2 次,共 5 天,可明显改善复发症状,水疱发生率也明显下降。

(3) 继发细菌感染者,可给予红霉素 2～4g/d(儿童 30～50mg/kg·d)、罗红霉素 150～300mg/d(儿童 5～10mg/kg·d)、阿奇霉素 500mg/d(儿童 10～12mg/kg·d)、阿莫西林 2～4g/d(儿童 20～40mg/kg·d)或头孢氨苄 1～4g/d(儿童 25～50mg/kg·d)等,分次口服。

(4) 膦甲酸钠用于耐阿昔洛韦的患者,一般 1 次用量为 40mg/kg,每 8 小时或 12 小时 1 次,应用 0.9％氯化钠或 5％葡萄糖注射液稀释成 12～24mg/ml 的浓度,静脉滴注,不少于 1 小时滴完,连续 2～3 周,直至皮损完全消退。该药孕妇及哺乳期妇女禁用。

新生儿单纯疱疹可分次静脉滴注阿昔洛韦 750～1500mg/m² · d,疗程 10～21 天。

3. 局部治疗

(1) 无继发感染的皮损,可涂搽 5%阿昔洛韦霜、3%酞丁胺霜、1%喷昔洛韦软膏、3%膦甲酸钠软膏、5%咪喹莫特霜或 5%碘甘油二甲基亚砜溶液,每日 3～5 次,共 5～7 天;或基因工程干扰素 α-2a 软膏(10 万 U/5g)、基因工程干扰素 α-1b 软膏(25 万 U/5g)、基因工程干扰素 α-2b 软膏(100 万 U/5g)或基因工程干扰素 α-2b 喷雾剂(100 万 U/10ml),每日 3 次。

角膜单纯疱疹可点涂 1%喷昔洛韦滴眼液、3%喷昔洛韦软膏、0.1%病毒唑滴眼液、1%疱疹净滴眼液、1%三氟胸腺嘧啶核苷(TFT)滴眼液、基因工程干扰素 α-1b 滴眼液(10μg/ml)、膦甲酸钠滴眼液(150mg/5ml)等,每日 3～5 次,直至症状完全消退,可与抗生素滴眼液交替使用防止继发感染。角膜形成溃疡时禁用糖皮质激素外用制剂。

(2) 继发细菌感染的皮损,可外用 0.5%聚维酮碘溶液、0.1%苯扎溴胺溶液、1%依沙吖啶溶液或 3%硼酸溶液湿敷后,涂搽 2%龙胆紫溶液、0.5%新霉素溶液或乳膏、林可霉素利多卡因凝胶、2%莫匹罗星软膏、1%诺氟沙星软膏或0.2%盐酸环丙沙星软膏,每日 3～5 次。疱疹性口炎应用淡盐水漱口,若形成溃疡可在其表面涂布 2%金霉素甘油糊剂,每日 3～5 次。

4. 封闭治疗　疼痛剧烈者,患处皮下注射 1%利多卡因或 1%普鲁卡因溶液 2～5ml 可缓解疼痛。若在复发初期或症状出现前,患处皮内和皮下注射基因工程干扰素 α-1b 10μg/次,每日 1 次,连续 7～10 天,可减轻症状,甚至可减少复发次数。

5. 物理疗法

(1) 患处可照射扩束 He-Ne(氦-氖)激光或 CO_2(二氧化碳)激光,每日 1次,每次 10～15 分钟,连续 7～10 天。

(2) 患处照射中等红斑量紫外光,隔日 1 次,可减轻症状,防止复发。

6. 中医治疗

(1) 风热湿毒证:病程短,损害以丘疱疹为主,自觉患处灼痛,可伴有发热、口干、咳嗽等症状;舌质红,苔薄黄微腻,脉浮数。治宜散风清热,化湿解毒,方选辛夷清肺饮加减,药用薏苡仁、麦门冬、玄参各 10g,焦山栀、枇杷叶、大青叶、升麻各 6g,黄芩 4.5g,每日 1 剂,水煎取汁分次服。

(2) 气阴两虚证:病程长,反复发作;舌质红,苔少或无苔,脉细数。治宜益气养阴,扶正固本,方选参芪固本丸加减,药用生地、沙参各 15g,天门冬、麦门冬、山药各 12g,生黄芪、炒白芍、甘草各 10g,板蓝根、升麻各 6g,每日 1 剂,水煎取汁分次服。

(3) 外治法:患处糜烂渗液明显者,可选用马齿苋溶液湿敷,每次 10～15 分钟,每日 3～5 次,待渗液减少后,涂搽紫草地榆油膏、黄连素膏、玉露散糊剂、如意金黄散油糊或黄连素油糊,每日 2 或 3 次。此外,黄芪、连翘或无花果等单剂高浓度水煎液局部湿敷,或季德胜蛇药片研成粉末扑撒患处,也有较好抗单纯疱疹病毒的作用。

水　痘

　　水痘是由水痘-带状疱疹病毒(VZV)引起的疱疹性急性呼吸道传染性疾病。人是 VZV 唯一自然宿主,主要通过空气飞沫和直接接触传播,亦可通过污染的生活用具传播,处于 VZV 感染潜伏期的供血者可通过输血传播,孕妇分娩前 1～16 天患水痘可感染胎儿,于出生后 10～13 天发病。本病传染性强,约 90% 易感儿童感染 VZV 后可发病。

【诊断要点】

　　1. 好发年龄　主要见于 1～10 岁儿童,男女均可发病。婴儿及 20 岁以后发病者较为少见。

　　2. 前驱症状　潜伏期 12～21 天,发疹前可无症状或症状轻微,如低热或中度发热、周身不适、咽痛、咳嗽、头痛等,持续 1～2 天后出现皮疹。

　　3. 好发部位　皮疹多呈向心性分布,以颜面及躯干多见,四肢次之,掌跖最少。口腔、鼻咽、结膜、外阴及肛周等处黏膜也常受累,偶可侵犯内脏。

　　4. 典型损害　初为散在的红色斑疹或红斑基础上的丘疹和丘疱疹,迅速发展成粟粒至绿豆大疱壁紧张的水疱,周围绕有明显红晕,部分水疱疱顶可见小的脐凹。疱液最初较为清澈,不久混浊,若继发感染则表现为脓疱。2～3 天水疱自中央开始干瘪结痂,周围红晕消退,继而痂皮脱落而愈,不留瘢痕。若继发感染、形成坏疽或抓痕较深的皮损,可留有轻微凹陷性瘢痕。皮疹数量多少不定,常成批出现,同一时期可见到斑疹、丘疹、丘疱疹、水疱及痂皮等多形性损害。

　　5. 严重类型　又称进行性播散性或重症水痘,主要见于免疫功能低下或近期使用免疫抑制剂者,如疱疹融合成大疱的大疱型水痘、皮疹为血性的出血型水痘、发生坏死的坏疽型水痘等,临床虽少见,但发生后病情危重,甚至造成死亡。

　　6. 自觉症状　可无自觉症状或有不同程度瘙痒,少数患者瘙痒剧烈。

7. 并发症 偶可发生水痘性脑炎、水痘性肺炎、水痘性心肌炎、水痘性肾炎、血小板减少性紫癜、疱疹继发感染，以及水痘性肝炎、肾上腺皮质出血、疱疹性眼炎等。

8. 病程 本病病程自限，无并发症者 10 天左右自愈。严重类型或有并发症者，病程可达数周。

9. 实验室检查 白细胞总数正常或略有降低，继发细菌感染者可升高。刮取新发疱疹的基底面脱落细胞涂片，瑞氏或吉姆萨染色可见多核巨细胞或细胞内包涵体。PCR 检测水痘-带状疱疹病毒-DNA，特异性及敏感性均较高。

【治疗】

1. 一般治疗 患者应早期隔离，直至皮损完全消退，与水痘患者接触的儿童应进行 3 周医学观察。发疹期间避免食用辛辣刺激性食物和肥甘厚味之品，防止搓擦和搔抓皮损。重症患者给予支持治疗，防止并发症的发生。

2. 全身治疗

（1）抗病毒药物：早期可给予阿昔洛韦（2 岁以上）20mg/kg，每日 4 次，或阿昔洛韦缓释片 40mg/kg，每日 2 次，口服；或阿昔洛韦 500mg/m²，每 8 小时 1 次，静脉滴注，共 5 天。更昔洛韦也有较好抗 VZV 的作用，常用量为 5mg/kg，每日 2 次，静脉滴注，疗程 3～5 天，重症者可延长至 10～14 天。

重症或有并发症者，可给予基因工程干扰素 α-1b 10～30μg/d 或基因工程干扰素-γ 100 万 U/d，肌肉注射，隔日 1 次，连续 3～5 次。

（2）人免疫球蛋白：重症患者可给予人免疫球蛋白 200～400mg/kg·d，静脉滴注，连用 3～5 天，具有调节细胞因子的释放和强有力的抗感染能力，能迅速改善症状、缓解病情，且能缩短病程，降低死亡率。

（3）抗生素：继发感染者可给予罗红霉素 5～10mg/kg·d（成人 150～300mg/d）、阿奇霉素 10～12mg/kg·d（成人 500mg/d）、阿莫西林 20～40mg/kg·d（成人 2～4g/d）、头孢氨苄 25～50mg/kg·d（成人 1～4g/d）或阿莫西林-克拉维酸钾 50～60mg/kg·d（成人 0.75g/d，按阿莫西林计算）等，分次口服。

（4）对症治疗：瘙痒明显者可给予盐酸赛庚啶 6～12mg/d、马来酸氯苯那敏 6～12mg/d、盐酸西替利嗪 5～10mg/d、盐酸左西替利嗪 5mg/d 或氯雷他定 10mg/d，1 次或分次口服。伴有高热者可给予柴胡注射液 2ml，每日 2 次；或氨基比林注射液 2ml（每日总剂量不超过 10ml），肌肉注射。

（5）糖皮质激素：一般水痘患者禁用糖皮质激素，以防止病情加重和水痘泛发，但合并严重喉炎、肺炎、脑炎及有严重中毒症状的水痘患者，可考虑在强效抗病毒药物应用的同时，酌情给予醋酸泼尼龙 20～45mg/d，分次口服，或地塞米松

2.5～5mg/d,肌肉注射。

3. 局部治疗　水疱未破溃时局部可涂搽炉甘石洗剂、1%樟脑炉甘石洗剂、1%薄荷炉甘石洗剂或 5%碳酸氢钠溶液,每日 2 次;已破溃者可涂搽 2%甲紫溶液或基因工程干扰素 α-1b 软膏(25 万 U/5g),每日 3 次。

继发感染者可外用 0.5%聚维酮碘溶液、2%莫匹罗星软膏、0.5%新霉素软膏(溶液或乳剂)、0.5%～1%盐酸金霉素软膏(溶液或乳剂)等,每日 2 或 3 次。

合并疱疹性眼炎者,可点涂 3%阿糖腺苷眼膏或含 10μg/ml 基因工程干扰素 α-1b 滴眼液,每日 3 次。

4. 中医治疗

(1) 风热挟湿证:发病初期,水疱较少较小,周围伴有红晕,疱液清澈透明,兼有轻微瘙痒,伴轻微发热、鼻塞流涕和喷嚏咳嗽等症状,苔薄白,脉浮数。治宜疏风清热,解毒祛湿,方选银翘散加减,药用绿豆衣12g,银花10g,连翘、竹叶、荆芥各 6g,大青叶、紫草、蝉衣、桔梗、甘草各 4.5g,每日 1 剂,水煎取汁分次服。

(2) 湿热炽盛证:皮疹以水疱为主,数量较多且较密集,部分水疱疱液混浊紫暗或伴有脓疱脓痂,周围绕有暗红色晕,壮热烦渴,唇红面赤,口舌生疮,口唇干燥,小便短赤,苔黄干且厚,脉滑数。治宜清热解毒,凉血清营,方选清瘟败毒饮加减,药用大青叶、土茯苓、鱼腥草、生石膏、生地各 12g,大青叶、蒲公英、连翘、茵陈、紫草各 10g,竹叶、甘草各 6g,每日 1 剂,水煎取汁分次服。

(3) 外治法:水疱未破、数量较多且伴有脓性分泌物者,可选用蒲公英、野菊花、金银花、荆芥、紫草各 30g,水煎搽洗患处,每日 1 次;水疱破溃或继发感染者,患处可涂搽黄连膏、青黛油,每日 3 次;水疱破溃糜烂较重者,可选用马齿苋溶液湿敷患处,每次10～15 分钟,每日 3 次。

带状疱疹

带状疱疹是由水痘-带状疱疹病毒引起的疱疹性皮肤病。初次感染表现为水痘或隐伏感染,此后病毒潜伏于脊髓后神经根中,在某些诱发因素或机体免疫力下降的情况下病毒被激活而发病。

【诊断要点】

1. 好发年龄　患者以老年人居多,儿童和青少年少见。部分发生于长期应用糖皮质激素或免疫抑制剂者。

2. 好发部位　主要发生于肋间神经支配区域的皮肤,其次为三叉神经支配区域,发生于腰段、颈段者临床也不少见。

3. **前驱症状** 皮疹出现前可有低热、全身不适、食欲不振等症状,局部常有刺痛、灼热、神经痛或皮肤感觉过敏,一般持续2~5天出现皮疹。部分病例尤其是儿童患者在出疹前可无任何自觉症状。

4. **典型损害** 皮损发生于身体一侧,沿周围神经分布区排列,不超过或略微超过身体中线。基本损害为红斑基础上群集粟粒至绿豆大中央凹陷的水疱,一簇或多簇,簇间皮肤一般正常,疱壁紧张,疱内容物初期清澈或呈淡黄色,不久即变浑浊,病情严重时疱液可为血性,破溃后形成糜烂面,表面结痂。

由于皮疹可同时或先后发生,在同一患者可同时见到红斑、丘疹、丘疱疹、水疱、糜烂、痂皮等不同时期的损害。最后患处逐渐干燥结痂,痂皮脱落后留暂时性色素沉着而愈,若无继发感染一般不留瘢痕。

5. **特殊类型** 临床可见到具有神经痛而无皮损的无疱型带状疱疹、局部组织坏死的坏死型带状疱疹、只有红斑而无水疱的顿挫型带状疱疹、水疱较大的大疱型带状疱疹、水疱为血性的出血型带状疱疹、多神经或双侧发疹的多发型带状疱疹、发生于角膜的眼带状疱疹、带状疱疹性脑膜炎,以及伴有面瘫、耳聋、耳鸣的耳带状疱疹等特殊类型,但均较为少见。

6. **自觉症状** 患处有不同程度的疼痛,年龄越大疼痛越为明显,甚至疼痛剧烈难以忍受。疼痛可发生于皮疹出现前或与皮疹同时出现,轻微牵拉或外物刺激即可诱发或加重疼痛。

通常疼痛持续至皮损完全消退,若皮损消退1个月后仍有神经痛,称为带状疱疹后遗神经痛,多发生于50岁以上年老体弱者。

7. **病程** 一般1~2周,偶可复发,复发率小于0.2%。局部组织坏死严重、泛发型带状疱疹、免疫缺陷及有潜在恶性病的患者,病程可延长,甚至反复发作。带状疱疹后遗神经痛一般1~3月可自行缓解或消失,少数患者的疼痛可持续1年以上。

8. **实验室检查** 半数患者在发疹后外周血白细胞总数低于$5.0 \times 10^9/L$,病情好转或痊愈后恢复至发病前水平。部分患者在发疹期血沉可增快。疱液或创面刮取物涂片镜检可查到多核巨细胞,PCR病毒检出率高达97%,直接免疫荧光抗体试验阳性检出率(适用于既往感染HSV者,不适用于急性感染者)也较高。

【治疗】

1. **一般治疗** 发病后注意休息,避免食用辛辣刺激性食品,保持消化道通畅;加强创面保护和护理,避免衣物摩擦和刺激,以防止继发感染和加剧疼痛;发病后及时合理诊治,避免带状疱疹后遗神经痛的发生。

2. 全身治疗

(1) 抗病毒药：可给予阿昔洛韦 2～4g/d、伐昔洛韦 600mg/d 或泛昔洛韦 1.5g/d，分次口服；或阿昔洛韦 5～10mg/kg，每 8 小时 1 次，静脉滴注；或阿糖胞苷 10mg/kg·d 配成浓度为 0.5mg/ml 的溶液，静脉滴注 12 小时以上，一般疗程 7～10 天。

(2) 干扰素：急性发疹期可给予基因工程干扰素 α-1b 10～30μg，基因工程干扰素-γ 100 万 U 或基因干扰素 β-1a 200 万 U，每日 1 次，肌肉注射，连续 5～7 天。

(3) 免疫调节剂：麻疹减毒活疫苗 2mg/次，肌肉注射，可减轻症状。免疫力低下的患者，可酌情给予转移因子 2～4ml/d、胸腺肽 10～20mg/d、静脉注射人免疫球蛋白 200～400mg/kg·d 等。

(4) 糖皮质激素：早期与抗病毒药物联合应用可有效控制炎症反应、减轻神经节的炎症后纤维化、降低后遗神经痛的发生率，适用于病情严重、年老体健、无严重糖皮质激素禁忌者，但免疫功能低下或免疫缺陷者应用后有导致病毒扩散的危险，需慎重。临床一般选用醋酸泼尼松 30～60mg/d，分次口服，疗程 7～10 天。

(5) 消炎止痛剂：疼痛明显者可给予阿司匹林 0.9～1.8g/d、萘普生（首剂 0.5g，以后 1 次 0.25g，每 6～8 小时 1 次）、盐酸曲马多 200～400mg/d、布洛芬 1.2～1.8g/d、卡马西平 0.6～1.2g/d、吲哚美辛 50～100mg/d 或盐酸赛庚啶 6～8mg/d，分次口服。

(6) 抗生素：继发细菌感染者可给予罗红霉素 150～300mg/d、阿奇霉素 500mg/d、阿莫西林 2～4g/d、头孢氨苄 1～4g/d 或阿莫西林-克拉维酸钾 0.75g/d（按阿莫西林计算），分次口服。

3. 局部治疗

(1) 无继发感染的皮损处可涂搽 5％阿昔洛韦霜、3％肽丁胺霜、1％喷昔洛韦软膏、3％膦甲酸钠软膏、0.5％疱疹净软膏、2％龙胆紫、1％达克罗宁马妥氧化锌油膏或泥膏、0.9％利多卡因软膏、0.025％～0.075％辣椒素软膏、炉甘石洗剂或 1％樟脑炉甘石洗剂等，每日 3～5 次。

眼带状疱疹可选用 0.1％阿昔洛韦滴眼液、3％阿昔洛韦软膏、0.1％病毒唑滴眼液、0.1％疱疹净滴眼液、0.1％肽丁胺滴眼液或含 10μg/ml 基因工程干扰素 α-1b 滴眼液，每日 5～7 次，直至症状完全消退，可与抗生素滴眼液交替使用防止继发感染。角膜形成溃疡者禁用糖皮质激素外用制剂。

(2) 急性发疹期或疱疹破溃初期，可涂搽基因工程干扰素 α-1b 软膏（25 万 U/5g），每日 3 次，直至皮损消退。

（3）有继发感染或渗液较多者，患处可用 0.1％依沙吖啶溶液或 0.5％新霉素溶液湿敷后，涂搽 2％龙胆紫溶液、1％红霉素软膏、黄连素软膏、0.1％新霉素软膏、林可霉素利多卡因凝胶、1％诺氟沙星软膏或 2％莫匹罗星软膏，每日 3～5 次。

4. 封闭治疗　急性期发疹期炎症剧烈者，可选用基因工程干扰素 β-1a 200 万～300 万 U/次，病灶基底部放射状注射，每日 1 次，连续 5 次；若患处疼痛剧烈，在有效抗病毒药物应用前提下，可选用曲安西龙双醋酸酯混悬液 20mg、甲泼尼龙醋酸酯混悬液 20mg 或复方倍他米松混悬液 7mg，与 1％利多卡因溶液 5ml 混匀后，行皮下浸润注射或神经节阻滞封闭，一般 1 次即可。

5. 物理疗法　局部照射紫外光、CO_2 激光扩束、TDP 频谱，以及高频电疗、低频电磁、针灸、穴位照射等，均具有较好消炎止痛和缩短病程的作用。

6. 带状疱疹后遗神经痛的治疗

（1）止痛药：可口服可待因 60mg/d、布洛芬 1.2～1.8g/d 或尼美舒利 100～200mg/d，分次口服；或盐酸曲马多 50～100mg，4～6 小时 1 次，口服或肌注，可重复使用，累计剂量不超过 800mg/d。

（2）抗抑郁药：长期剧烈疼痛影响睡眠者，可给予阿米替林，初始剂量为 25mg/d，逐渐递增至 150～250mg/d，最大剂量不超过 300mg/d，维持剂量为 50～150mg/d，分次口服；或多塞平 25～75mg/d、去甲替林 50mg/d 或氯米帕明 75mg/d，分次口服。此外，氟奋乃静、齐美定、帕罗西汀等也可酌情选用。

（3）抗惊厥药：能缓解神经痛，尤其是三叉神经痛，可选用卡马西平 100mg，每日 3 次，口服；或苯妥英钠 200～400mg/d，分次服用。

（4）局部封闭：2％利多卡因 3～5ml，加用或不加用糖皮质激素在皮肤疼痛处浸润注射和行神经阻滞封闭，3 天 1 次。

7. 中医治疗

（1）湿热搏结证：患处红斑基础上成簇水疱，疱液浑浊，疱壁破溃后糜烂渗液，伴疼痛，纳呆腹胀，脉滑数；舌质淡红，苔白腻或黄腻。治宜清化湿热，凉血解毒，方选薏仁赤豆汤加减，药用薏苡仁、赤小豆各 15g，茯苓皮、地肤子、生地、银花各 12g，车前子、马齿苋、车前草、赤芍各 10g，藿香、佩兰各 9g，甘草 6g，每日 1 剂，水煎取汁分次服。

（2）毒热炽盛证：皮肤红斑、丘疹、丘疱疹、水疱等多形性皮疹，集簇分布，排列呈条带状，疼痛剧烈，伴咽干口苦，溲黄，脉数；舌质红，苔黄。治宜清热泻火，解毒止痛，方选大青连翘汤加减，药用绿豆衣 20g，马齿苋 15g，连翘、银花、生地各 12g，大青叶、黄芩、贯众、玄参各 9g，炒丹皮、赤芍各 6g，每日 1 剂，水煎取汁分次服。

（3）气滞血瘀证：皮疹消退后患处仍疼痛不止，常剧烈疼痛难以忍受，伴胸胁胀满；舌质暗红，苔少或薄白。治宜舒肝理气，通络止痛，药用鸡血藤、鬼箭羽、忍冬藤各 15g，金瓜蒌、川栀子、桃仁、红花、元胡、香附、陈皮各 10g；或川栀子、柴胡、当归、川芎、元胡、乳香、没药、莪术、郁金各 10g，每日 1 剂，水煎取汁分次服。

以上各证加减法：皮损发于颜面者，加杭菊花、野菊花、桑叶；发于眼周者，加谷精珠、炒黄连、银花；发于下肢者，加川牛膝、宣木瓜；发于腰骶者，加炒杜仲、续断；疼痛日久不除者，加金头蜈蚣、全蝎；头晕目眩者，加芜蔚子、蔓荆子、川芎。

（4）外治法：疱疹未破溃时可外涂玉露膏（由芙蓉叶粉 2 份、凡士林 8 份组成），或雄黄 10g、冰片 1g，研细末后凉开水调敷患处。损害为红斑、丘疹、丘疱疹及未破溃的水疱，可外敷金黄散、双柏散。疱疹破溃有渗液时，选用马齿苋、黄连、黄柏、五倍子等水煎汁湿敷患处，创面干燥后外敷冰石散、黄连膏。亦可选用复方地榆氧化锌油（生地榆粉 10g，紫草粉 5g，冰片粉 2g，氧化锌油加至 100g）或季德胜蛇药片研末后调成糊状涂搽患处，每日 2 或 3 次。

麻　疹

麻疹是由麻疹病毒引起的急性呼吸道传染病，病人是麻疹唯一传染源，通过呼吸道和直接接触传播。全年均可发病，但以冬春季为多。近年由于麻疹疫苗的广泛接种，其发病率明显下降，但轻型麻疹及不典型麻疹患者有增多趋势。

【诊断要点】

1. **好发年龄**　主要见于 6 个月～5 岁儿童，近年年龄较大的儿童和成人患者也不少见。

2. **好发部位**　可累及周身皮肤和颊黏膜、结膜，少数可累及消化道黏膜。

3. **典型麻疹**

（1）潜伏期：一般 6～18 天，大多为 10～14 天，应用特异性抗体被动免疫后，其潜伏期可延长至 3 周或更长。

（2）前驱期：持续 2～4 天，可有低热、精神欠佳、食欲不振、周身不适等全身症状，以及结膜充血、畏光、流泪、喷嚏、咳嗽等卡他症状，在球结膜可见一条明显的充血横线。发病后 2～3 天，在两颊及下唇黏膜处出现直径 0.5～1.0 毫米大的白色斑点，周围绕有红晕，即麻疹黏膜斑（koplik 斑），为此期麻疹的特征性损害，其数量在发病初期较少，1～2 天后迅速增多，偶可融合成片，甚至累及全部颊黏膜和齿龈。koplik 斑于皮疹出现后第 2 天开始消退。

（3）出疹期：一般在卡他症状和全身中毒症状达高峰时开始出现皮疹，持续3～5天。最初发生于耳后、发际和颜面，迅速向下渐次蔓延至颈部、上肢、躯干和下肢，最后达掌跖，2～3天遍布全身。皮疹初为玫瑰色斑丘疹，稀疏散在，直径2～5毫米，压迫后退色，随皮疹数量增多而相互融合成不规则大片，且颜色逐渐加深，但疹间仍可见到正常皮肤。

出疹高峰期全身中毒症状加重，体温可高达40℃，伴有神萎倦怠、烦躁不安或嗜睡，甚至惊厥，但多为一过性，热退后消失。颈淋巴结、肝、脾可肿大，偶可出现腹痛、腹泻、呕吐及肺部湿啰音。成人麻疹患者的中毒症状常较小儿重，且皮疹数量多而密集。可并发支气管肺炎、中耳炎、喉炎，也可发生脑炎、心功能不全及引起结核灶扩散等。

（4）恢复期：出疹3～5天后，体温开始下降，1～2天降至正常，全身中毒症状也随之减轻。一般热退2～3天后皮疹按出疹先后顺序渐次消退，伴少量糠秕样脱屑和淡褐色斑，2～3周完全消退。

若无并发症发生，整个病程约2周。若热退后体温再次升高，咳嗽加重或出现声音嘶哑，常提示有并发症或继发感染。

4. 非典型麻疹

（1）轻型麻疹：随着麻疹疫苗的广泛接种，以及接触麻疹患者后注射免疫球蛋白或通过胎盘获得部分免疫的婴儿，临床轻型麻疹患者逐渐增多。其特点是病情轻，前驱期缩短至1～2天，甚至无前驱期，低热或体温正常，上呼吸道卡他症状轻微或缺如，无koplik斑发生或数量很少，且很快消退。皮疹稀疏散在，少数甚至见不到皮疹，病程也缩短至6～9天，甚或1～2天，且多无并发症。

（2）重症麻疹：多见于免疫力低下或伴有严重细菌感染者，起病急，病情危重，病势凶险，死亡率高。若中毒症状重，起病体温即高达40℃或更高，且持续时间较长，常伴有谵妄、惊厥、昏迷，发病早期皮肤即出现大片紫蓝色斑，伴有气促、胸闷、心率快、紫绀者，称为中毒性麻疹；若皮疹为血性，伴有黏膜、消化道、泌尿道的出血或血小板减少者，称为出血性麻疹（黑麻疹）；若出现循环衰竭或心力衰竭，皮疹颜色暗淡、稀疏散在，且皮疹未透发而骤然隐退，伴有高热者，称为休克性麻疹。

（3）成人麻疹：由于麻疹疫苗的广泛应用，成人麻疹发病率有升高趋势，临床虽仍具有典型麻疹的分期和病程，但全身中毒症状重，尤其是卡他症状和骨骼肌疼痛较为明显。起病急，突然高热，热型不规则或为稽留热，持续3～8天，伴眼部疼痛者多见，羞明少见。

皮损表现为斑丘疹，并相互融合，消退较儿童缓慢，koplik斑常见，但不典型,且消退缓慢,持续时间可长达 7 天。恶心、呕吐、腹泻等胃肠道症状较为多见,肝损害发生率也较高。青年麻疹预后良好,妊娠妇女患麻疹后可造成流产。

(4) 异型麻疹:多发生于接种麻疹灭活疫苗 6 个月以后,当接触麻疹患者或再次接种麻疹灭活疫苗时发病,也称非典型麻疹综合征。临床表现为全身中毒症状重,发热高且持续时间长(平均 16 天);皮疹多始发于掌跖、腕踝或膝部,逐渐向面部和躯干蔓延,四肢及腋下皮疹密集,而面部和躯干部稀疏,且疹形多样,可见瘀点、疱疹、斑丘疹、红斑、风团等,但也可无皮疹,口腔可有或无 koplik 斑。

少数患者可有心肌受累、血小板减少或发生 DIC,上呼吸道症状不明显,偶可引起肺炎,可迁延数月甚至 2 年不愈或出现胸腔积液。因目前麻疹灭活疫苗已不再应用,故异型麻疹已很少见。

(5) 接种后麻疹:接种麻疹减毒活疫苗后 7~14 天发病,全身中毒症状轻,可无卡他症状,口腔可有或无 koplik 斑;皮疹数量较少,且无典型麻疹的出疹顺序,消退也较快。

5. 麻疹并发症

(1) 肺炎:为麻疹最常见的并发症,发病率 3.3%~15%,是导致麻疹患者死亡的主要原因之一。由麻疹病毒直接引起者称原发性麻疹肺炎,继发其他病毒或细菌感染者称继发性麻疹肺炎。

原发性麻疹肺炎常发生在麻疹的前驱期和出疹期,肺炎症状随皮疹消退而逐渐减轻,大多预后良好,但免疫功能缺陷者若继发肺炎,则病势凶险,死亡率很高。

继发性麻疹肺炎多发生在麻疹出疹后期或退疹期,常见于营养不良、体质虚弱或患慢性疾病者。感染细菌种类多为 G 杆菌(肺炎克雷伯菌、嗜肺军团菌等)和金黄色葡萄球菌。病情常较重,表现为高热、嗜睡、惊厥、循环障碍、心肺功能不全、咳嗽、呼吸困难、发绀等,甚至出现脓胸或脓气胸,X 线检查可见双肺大片阴影或多发脓肿。继发病毒感染可为流感病毒、腺病毒、CMV 病毒等。

(2) 喉炎:大多由麻疹病毒直接引起,在出疹高峰期出现明显声嘶、呛咳或犬吠样咳嗽,随皮疹消退而缓解。较少发生喉梗阻,但合并肺炎时可导致喉梗阻。

(3) 脑炎:麻疹患者脑炎的发生率为 0.1%~0.4%,大多在出疹后 2~6 天发生,偶可发生于前驱期和出疹后期。主要表现为发热、头痛、呕吐、嗜睡、惊厥、昏迷、性格改变和行为异常,脑膜刺激征和病理反射阳性,脑脊液及脑电图检查均有异常。轻症者数日内恢复,重症者可导致死亡。约 25%脑炎患者遗留中枢神经系统损伤后遗症。

（4）心肌炎：2岁以下麻疹患儿容易引起心肌损害，表现为面色㿠白、气促、烦躁、发绀、心音低钝、心率快、皮疹不能透发或突然隐退等。心电图有T波和ST段改变。

（5）肝损害：成人多见，儿童也有发生，ALT、AST及LDH等酶活性增高，极少数患者可出现黄疸，可伴有消化道症状和肝脾肿大，一般在2周内恢复。

6. 自觉症状　发病初期伴有不同程度发热、眼结膜充血、畏光，少数伴有咳嗽、呕吐、腹泻等症状。一般皮肤损害无明显自觉症状，恢复期皮肤脱屑时可有轻微瘙痒。

7. 病程　无并发症者整个病程约为2周。

8. 实验室检查

（1）细胞学检测：鼻咽拭子或尿沉渣的脱落细胞采用GEMSA或HE染色涂片检查，可见嗜酸性包涵体，发病第1周阳性率可高达90%，对确诊麻疹有重要参考价值。

（2）血清抗体检测：特异性IgM抗体表示新近有麻疹病毒感染，是目前麻疹早期诊断的主要方法之一，一般发病后第3天即可检出，15～20天阳性率最高。IgG抗体在发病期间滴度升高4倍以上也可确诊，但常作为回顾性诊断依据。

（3）PCR法检测：可准确检测出麻疹病毒RNA，检出率也较高，可明确诊断。

【治疗】

1. 一般治疗　注意休息，必要时卧床。保持室内清洁通风和适宜温度与湿度，以及皮肤、眼、鼻、口腔的卫生。多饮水，给予易消化且营养丰富的食物。严密观察病情，及时发现并发症。

2. 对症治疗　目前尚无抗麻疹病毒的有效药物，若无并发症其治疗主要是对症处理，但麻疹的前驱期和出疹早期，对其发热一般不予处理，以免影响透疹。若伴有惊厥、烦躁不安等中枢症状，可给予苯巴比妥90～180mg/d、地西泮2.5～5mg/d、10%水合氯醛5～10ml/d等镇静剂。

体温超过40℃者，可给予常用量1/3～1/2的退热剂。伴咳嗽者可给予镇咳剂或超声雾化；出疹不透者可服用中药透疹散、银翘散或葡萄干水、芫荽水；重症者可静注人免疫球蛋白200～400mg/kg·d，连续3天。皮损可外搽炉甘石洗剂，每日数次。

3. 并发症治疗

（1）肺炎：继发细菌感染可根据临床症状或药敏试验，给予罗红霉素150～300mg/d（儿童5～10mg/kg·d）、阿奇霉素500mg/d（儿童10～12mg/kg·d）、氯唑西林2～3g/d(儿童25～50mg/kg·d)、头孢氨苄1～4g/d(儿童25～50mg/kg·d)或阿莫西林-克拉维酸钾0.75g/d(儿童50～60mg/kg·d,按阿莫西林计算)等,口服、肌注或静注,必要时选用2种有效抗生素联合应用。

继发病毒感染可给予利巴韦林600～900mg/d,分次口服,或阿昔洛韦5～7.5mg/kg,每日2或3次,静脉滴注;疑为腺病毒感染者,可给予更昔洛韦5mg/kg,每日2次,或基因工程干扰素-α 100万～300万U/d,肌肉注射,每日1次。中毒症状明显者可给予小剂量糖皮质激素,如醋酸泼尼松20～30mg/d,分次口服。

(2)喉炎:治疗主要是给予镇静剂、吸氧和雾化吸入,100ml雾化液中可加入氢化可的松10mg和麻黄碱1mg,重症者可系统应用糖皮质激素,如醋酸泼尼松30～45mg/d,分次口服。咽喉梗阻者应行气管切开术。

(3)脑炎:除对症治疗外,应尽早给予利巴韦林500～1000mg/d及基因工程干扰素-γ 50万～100万U/d等抗病毒药物,静脉滴注。糖皮质激素对减轻脑水肿及脱髓鞘改变的自身免疫有益,可根据病情选用。其他如颅内压升高可给予甘露醇或利尿剂,抽搐给予镇静剂等。

(4)心肌炎:重症者给予糖皮质激素,如醋酸泼尼松2～4mg/kg·d或地塞米松0.3～0.6mg/kg·d,分次口服或肌注。

4. 中医治疗

(1)前驱期:治宜辛凉解表,以促汗出而透疹,药用(小儿用量酌减)鲜茅根、芦根各30g,牛蒡子、连翘、杏仁各10g,薄荷、芥穗各6g,每日1剂,水煎取汁分次服。热重者加寒水石、苏梗各10g,咳嗽重者加青果、前胡各10g,咽红面赤者加板蓝根、菊花各10g。

(2)出疹期:治宜清热解毒、促疹外出为主,药用(小儿用量酌减)鲜茅根、芦根各30g,银花、连翘、紫草、菊花各10g,黄芩、蝉衣各6g,每日1剂,水煎取汁分次服。热重者加生石膏15g,知母10g;疹出不透者加升麻、葛根各6g;毒热重所致皮疹颜色紫暗者加丹皮、赤芍各10g;伴有惊厥、抽搐者加珍珠母、钩藤各10g。

(3)恢复期:皮疹逐渐消退、体温下降、病情减轻,治宜养阴清余热和脾胃调理为主,药用(小儿用量酌减)生石膏30g(先煎),太子参、麦冬、粳米各12g,花粉、山药、白薇各10g,淡竹叶、甘草各6g,每日1剂,水煎取汁分次服。食欲较差者加鸡内金、生谷、麦芽各10g。

(4)外治法:前驱期和出疹期,药用紫浮萍、西湖柳、生麻黄、芫荽子各15g,装入纱布袋中置于水中煮沸,患者用蒸气熏蒸20～30分钟,待药液变温后,用药液擦洗周身皮肤,以利皮疹透出。此外,发疹初期用芫荽酒或鲜柚子叶煎汁擦洗周身皮肤,亦可帮助皮疹透出。

风　疹

风疹是由风疹病毒所致的发疹性呼吸道传染病。孕妇在妊娠早期感染风疹病毒后可经胎盘感染给胎儿,引起流产、早产、死胎、胎儿发育迟缓或畸形。

【诊断要点】

1. 好发年龄　多见于青年人和年龄较大的儿童。

2. 前驱症状　潜伏期2～3周,皮疹出现前常有低热、头痛、倦怠、咽痛、咳嗽及流涕等症状,但多数婴幼儿在出疹前可无任何症状或症状轻微。可伴有耳后、枕部及颈后淋巴结肿大和压痛,少数病例可有脾肿大。

3. 好发部位　皮疹通常于发热1～2天后出现,最初见于面颈部,迅速蔓延至躯干和四肢,一般24小时内遍布全身,但掌跖部常无皮疹,亦无黏膜斑。

4. 典型损害　皮疹初起为细小的淡红色斑疹、斑丘疹和丘疹,直径2～3毫米,疹间皮肤正常。面部及四肢远端皮疹稀疏,躯干尤其背部皮疹密集类似麻疹,甚至融合成片类似猩红热,少数皮疹可为出血性。皮疹一般持续3天后开始消退,消退后皮肤无明显脱屑及色素沉着。

5. 先天性风疹综合征　在妊娠初3个月期间的孕妇感染风疹病毒后,病毒可经胎盘感染给胎儿,出生后20%～80%的新生儿患有先天性器官缺陷,如白内障、视网膜病变、听力下降或耳聋、小头畸形、心脏及大血管畸形等,称之为先天性风疹综合征。

6. 并发症　少数患者可并发心肌炎、关节炎、肾炎、肝炎、支气管炎、肺炎、脑炎等,其中脑炎发生率约为0.02%,但死亡率可高达20%。

7. 自觉症状　皮疹一般无自觉症状或有轻微瘙痒,有并发症者可出现相应受累器官的症状,如头痛、心悸、胸痛、咳嗽、关节痛等。

8. 病程　皮疹1～4天消退,多数为3天,故有"三日麻疹"之称,肿大的淋巴结1～2周消退。并发症的症状则晚于皮疹消退。

9. 实验室检查　外周血白细胞总数正常或减少,淋巴细胞增多,可出现异形淋巴细胞及浆细胞。鼻咽部分泌物细胞培养可分离出风疹病毒。ELISA法可检测风疹特异性抗体IgM和IgG,斑点杂交法可检测出风疹RNA。

【治疗】

1. 一般治疗　患者隔离至出疹后5天,同时注意休息,多饮水,给予易消化且营养丰富的流食。一般风疹接触者可不进行检疫,但应避免接触早孕妇女。

风疹病毒对胎儿的影响巨大,应引起高度重视,早期孕妇与风疹患者接触后按风疹给予治疗。

2. 对症治疗　目前临床尚无有效抗风疹病毒的药物,加之风疹病人症状轻微,故该病的治疗主要为对症处理。如合并头痛、高热者,给予复方阿司匹林3～6 片/d、卡巴匹林钙 0.6～1.2g/d 或复方扑热息痛 2～6 片/d 等解热镇痛剂;咳嗽剧烈者给予复方甘草合剂 30～40ml/d、喷托维林 75～100mg/d 或溴己新24～48mg/d 等祛痰镇咳剂;结膜炎者可点涂氯霉素滴眼液或羟苄唑滴眼液等。

症状明显者可给予基因工程干扰素-α 100 万～300 万 U/d 或基因工程干扰素-γ 100～200μg/d,肌肉注射或静脉滴注,每日或隔日 1 次,连续 3～5 天;或利巴韦林 500～1000mg/d,分 2 次静脉滴注,连续 5～7 天,对减轻症状可能有所帮助。

3. 并发症治疗　脑炎有高热、嗜睡、惊厥、昏迷者,按流脑治疗原则处理;关节炎给予吲哚美辛 50～100mg/d、布洛芬 0.6～1.2g/d 等非甾体类药物和理疗;血小板减少性紫癜有出血倾向者,可酌情给予醋酸泼尼松 30～60mg/d 等糖皮质激素,必要时输鲜血。

4. 孕妇风疹治疗

妊娠初 3 个月的孕妇接触风疹患者后,应于接触后 7 天内注射人免疫球蛋白 5～15mg/kg,可减轻症状并有一定的保护作用,但不能避免胎儿感染,对已确诊为风疹的早期孕妇,应考虑终止妊娠。妊娠后期感染风疹病毒后,虽然对胎儿的危害性很小,但并非危险绝对不存在,故也应酌情给予相应的处理,密切观察胎儿在宫内的生长发育情况。

目前通过对风疹病毒易感的育龄妇女在妊娠前 3 个月接种风疹疫苗,可使其获得有效的免疫,是阻断胎儿受风疹病毒感染的成功方法,现已推广应用于所有没有风疹免疫史者。

5. 中医治疗

(1) 风热毒证:皮疹颜色淡红,分布稀疏,轻微瘙痒,耳后及颈侧淋巴结肿大,伴有头痛、咽痛、发热和咳嗽;舌质微红,苔薄黄,脉浮数。治宜祛风、清热、解毒,药用金银花 15g,牛蒡子、大青叶、紫草、生地、芦根、连翘各 12g,荆芥、竹叶各8g,甘草 3g,每日 1 剂,水煎取汁分次服。

(2) 血热毒证:皮疹颜色鲜红或暗红,瘙痒较明显,壮热口渴,大便干结,小便短赤,纳呆腹胀;舌质红,苔黄腻,脉数有力。治宜凉血消斑、清热解毒,药用水牛角 20g,生地、紫草各 15g,大青叶、鱼腥草、玄参各 12g,连翘、丹皮、赤芍各10g,甘草 5g,每日 1 剂,水煎取汁分次服。

（3）外治法：可选用金银花、野菊花、荆芥、紫草各 30g，水煎取汁擦洗周身皮肤，每次 15～20 分钟，每日 1 或 2 次。亦可外搽三黄洗剂或炉甘石洗剂，每日 2 或 3 次。

传染性红斑

传染性红斑是由细小病毒 B19 感染引起的传染性发疹性疾病，亦称第五病（因其在儿童发疹性疾病中排名第五而得名）。好发于春夏季节，传播途径为呼吸道飞沫传播、血液传播和母婴垂直传播。妊娠期间感染该病毒可致流产、死胎、胎儿水肿症等。

【诊断要点】

1. 好发年龄　主要发生于 4～7 岁儿童，女孩较男孩更易被感染，偶见于成人。

2. 前驱症状　潜伏期为 4～14 天，多数为 10 天。发疹前常无明显症状，少数患者仅有 1～2 天轻度发热和上呼吸道感染等症状。

3. 好发部位　皮疹初对称发生于面颊部，不累及额、口周、眼睑和颏部，1～2 天蔓延至躯干、四肢，掌跖及黏膜也可受累。

4. 典型损害　面颊部皮疹最初为数个 3～5 毫米大小充血性斑丘疹，数小时即可发展成玫瑰色浸润性蝶形水肿性丹毒样斑块，境界较清楚，呈特征性"拍红样面颊"，红斑终止于鼻唇沟处，皮温升高，表面无鳞屑。躯干及四肢皮疹数量少而颜色淡，为小的斑疹和斑丘疹，在前臂后外侧及股前外侧，皮疹分布成花边样或网状，具有特征性。

皮疹颜色可随温度及情绪的变化而改变，早晨和情绪平稳时皮疹颜色变淡或隐伏，午后、风吹、运动或情绪激动后则较明显。颊及外生殖器黏膜亦可受累出现暗红色斑，少数患者伴有浅表淋巴结肿大。皮疹一般持续 6～10 天按其出现的先后顺序开始消退，常自皮疹中央开始隐退，出现多环状、轮回状和鱼鳞状等奇特形状，可伴有少量脱屑，消退后不留痕迹。

5. 自觉症状　患处常有轻微瘙痒或灼热感，少数患者可有低热、咽痛、恶心、结膜充血等全身症状。成人尤其是女性患者，常伴有突发性四肢关节对称性疼痛，有不同程度的活动受限。

6. 病程　皮疹多在 10～12 天自行消退。成人患者的关节痛平均 2 周自行消失，极少数可迁延数周甚至数年。

7. 实验室检查　外周血白细胞和血小板数量正常或轻微减少，嗜酸性粒细胞和淋巴细胞可增高。血清特异性 IgM 抗体阳性为近期感染,特异性 IgG 抗体阳性提示为既往感染,但其阳转且效价增高可作急性感染指标。PCR 灵敏度高、特异性强,可确诊细小病毒 B19 感染。

【治疗】

1. 一般治疗　患者适当隔离,避免患儿前往幼儿园、学校等易感且人群密集场所。保持住室清洁通风和适宜温度,避免冷热刺激,注意休息,心情舒畅。增加饮水量,保持消化道通畅。

2. 全身治疗　主要为对症处理,如发热期间可给予阿司匹林等解热镇痛剂;伴有烦躁、失眠者可给予地西泮 2.5～5mg/d、10％水合氯醛 5～10ml/d 等镇静剂,但不宜选用巴比妥类及溴化物等容易引起皮疹的药物。

症状明显者可肌肉注射板蓝根注射液 1～2ml/次,1～2 次/d;或利巴韦林 10～15mg/kg·d,配成 1mg/ml 浓度静滴,疗程均为 5～7 天。重症及免疫功能低下的病毒血症患者,可静脉注射人免疫球蛋白 400mg/kg·d,连用 3～5 天。

3. 局部治疗　患处可外用炉甘石洗剂、1％樟脑炉甘石洗剂或 1％薄荷炉甘石洗剂,每日 2 次。皮损干燥脱屑可涂搽润肤霜或 0.5％新霉素氧化锌油。

4. 中医治疗

(1) 肺卫证:面颊部鲜红色水肿性斑,皮温增高,兼有身热、恶寒、头痛、咳嗽、咽喉肿痛等症状;舌质红,苔薄白,脉浮数。治宜辛凉解表,解毒利咽,方选解肌透痧汤加减,药用紫草 12g,僵蚕、浮萍各 10g,炒牛蒡子、鲜竹茹、连翘、葛根各 6g,荆芥穗、前胡各 4.5g,桔梗、射干各 3g,蝉衣、马勃各 2.4g,甘草 1.5g,每日 1 剂,水煎取汁分次服。

(2) 气营证:皮损密集融合成大片,并有播散倾向,疹色似胭脂红,伴有壮热,患者恶热但不恶寒,烦躁不安,口渴欲饮,咽喉红肿;舌红绛有刺,脉洪数。治宜清气凉营,解毒退斑,方选凉营清气汤加减,药用鲜芦根 30g,鲜石斛、鲜生地、生石膏各 20g,绿豆衣 15g,连翘、玄参各 10g,焦山栀、炒丹皮、赤芍各 6g,薄荷、甘草各 3g,每日 1 剂,水煎取汁分次服。

(3) 毒陷证:皮疹颜色暗红或有瘀斑,兼有痰涎壅盛,神昏谵语;舌质红绛,苔少,脉细数。治宜清热解毒,清心开窍,方选犀角地黄汤加减,药用水牛角、绿豆衣、紫草、生地各 30g,鲜竹茹、连翘、玄参、银花、赤芍各 12g,石菖蒲、郁金、甘草各 6g,琥珀 4.5g,每日 1 剂,水煎取汁分次服。

(4) 气阴虚证:皮疹出透,身热渐退,诸症渐轻,尚有口干身倦,食欲欠佳,心悸气短,身疲乏力;舌质淡红,苔少,脉细弱。治宜气阴两补,方选养阴清肺汤加减,药用生地 12g,沙参、麦冬、玄参、石斛、玉竹各 10g,浙贝母、丹皮、白芍各 6g,

薄荷(后下)1.5g,每日 1 剂,水煎取汁分次服。

(5) 外治法:局部可外用黄芩 30g 水煎至 150ml 兑入炉甘石 10g 和乙醇溶化梅片 3g 的洗剂,每日 3 次。

手足口病

手足口病是一种主要由柯萨奇病毒 A16 型和肠道病毒 71 型引起的皮肤、黏膜发疹性传染病。可通过呼吸道飞沫及被污染的日常用品传播,好发于夏秋季节。该病传染性强、传播速度快,短期内可造成较大的流行。

【诊断要点】

1. 好发年龄　主要发生于 5 岁以下儿童,其中 3 岁以下的幼儿最为多见,但成人也可发病。

2. 前驱症状　潜伏期2～7 天,多起病突然,发疹前常无任何前驱症状。

3. 好发部位　皮疹呈离心性分布,主要见于指(趾)背面、甲周及足跟缘,其次为膝部、掌跖部、臀部、股内侧和会阴部。黏膜也可受累,口腔损害主要见于硬腭、颊、齿龈和舌黏膜,外生殖器损害主要见于龟头、冠状沟、包皮内侧和大小阴唇。全身泛发者罕见。

4. 典型损害　皮疹初为玫瑰色斑疹和斑丘疹,其长轴多与皮纹走向一致,24 小时即发展成直径 2～5 毫米单房性半球形和卵圆形灰白色疱疹,其内容物混浊,表面无鳞屑及脐凹,疱壁较厚很少破溃,继发感染者少见。皮疹数量多少不定,数个至数十个,多者可达百余个。2～4 天疱液自行吸收,结痂而愈,不留痕迹。

黏膜损害可与皮疹同时或迟后1～2 天出现,口腔损害初为多数小的丘疱疹和水疱,周围绕有红晕,多数很快破溃形成糜烂面和浅表溃疡,并可相互融合成面积较大的糜烂面和溃疡,一般 4～8 天自愈,不形成瘢痕。外生殖器黏膜损害多为暗红色斑点,可浸渍形成糜烂面,数量一般较少,不形成溃疡,一周左右结痂自愈。

重症病例可累及多个脏器和系统,先后或同时出现脑水肿、肺水肿、循环衰竭等症状,如神经系统受累主要表现为精神差、嗜睡、头痛、呕吐、易惊、肢体抖动、肢体无力或弛瘫,出现颈抵抗、腱反射减弱或消失,甚至频繁抽搐、昏迷、脑水肿、脑疝等;呼吸系统受累主要表现为呼吸浅促、呼吸困难、呼吸节律改变、唇绀、口吐白沫、粉色或血腥泡沫痰,肺部可闻及痰鸣音或湿啰音;循环系统可出现心力衰竭、肺水肿、休克等,患儿面色苍白、心率增快或减慢、脉搏细数、减弱甚至消失,四肢发凉,指(趾)发绀,血压升高或降低。

5. 自觉症状　皮肤损害多无自觉症状,极少见有抓痕,手足损害触压后可有轻微疼痛。口腔黏膜溃疡多有不同程度的疼痛,患儿常表现为哭闹和拒食。

6. 病程　损害1～2周自行消退,预后良好,极少复发和出现并发症。但有报道由肠道病毒71型引起者可并发脑膜炎、脑炎,患儿出现发热、恶心、呕吐、头痛等症状,一般3～5天自行缓解,预后良好,严重者可造成瘫痪,应引起重视。

7. 实验室检查　一般病例外周血白细胞数量正常或稍高,重症病例白细胞计数可明显增高,分类计数淋巴细胞增高。部分病例血生化检测可有 ALT、AST、CK-MB升高,提示患者有肝脏和心肌受损。患者咽部分泌物、新鲜疱疹液和粪便中可分离出病毒,新鲜疱疹液电镜检查可见病毒颗粒。肠道病毒血清特异性抗体 IgM 抗体阳性,其滴度在起病初期较恢复期高4倍以上者,具有诊断价值。

【治疗】

1. 一般治疗　患儿应暂时隔离,消毒被污染的衣被与玩具,避免交叉感染。多饮水,给予易消化清淡饮食,补充多种维生素,症状明显者卧床休息。加强护理,保持皮肤清洁,注意口腔护理和环境消毒,使用淡盐水或复方硼酸液含漱。本病病程自限,治疗原则主要为降温、镇静、止惊、吸氧、抗病毒、防治并发症等。

2. 全身治疗

(1) 抗病毒药:12岁以下小儿,可给予利巴韦林10～15mg/kg·d,分次口服或静注;或阿昔洛韦250mg/m²,加入到100～200ml生理盐水中,静脉滴注,每8小时1次,连续5天。必要时可选用更昔洛韦10mg/kg·d,分2次静脉滴注,共3～5天。干扰素对抑制柯萨奇病毒 A 有效,重症者可给予基因工程干扰素-α50万～100万U,肌肉注射,每日1次。

(2) 丙种球蛋白:重症患儿给予丙种球蛋白400mg/kg·d,静脉滴注,2～5天,可明显改善症状、提高机体抗病能力。

(3) 糖皮质激素:重症病例可酌情给予糖皮质激素,如甲泼尼龙1～2mg/kg·d、地塞米松0.2～0.4mg/kg·d或氢化可的松5～10mg/kg·d,静脉滴注;必要时大剂量糖皮质激素冲击治疗,如甲泼尼龙15～30mg/kg·d,静脉滴注,3～5天为一疗程。

(4) 脱水药:伴有脑水肿的患儿,应限制液体输入量,维持电解质、水的平衡,给予甘露醇0.25～2g/kg,每日4～8小时1次,静脉滴注20～30分钟,症状缓解较慢者可加用呋塞米和清蛋白。

(5) 抗生素:口腔黏膜损害继发感染者,可给予罗红霉素5～10mg/kg·d、阿奇霉素10～12mg/kg·d、阿莫西林20～40mg/kg·d或阿莫西林-克拉维酸钾50～60mg/kg·d(按阿莫西林计算),口服、肌注或静滴。

其他降温、镇静、止惊,以及二磷酸果糖钠静注保护脑细胞、多种维生素保护营养心肌等药物,均可根据患儿情况酌情选用。

3. 局部治疗　皮肤损害可涂搽1％氯霉素炉甘石洗剂、炉甘石洗剂、1％樟脑炉甘石洗剂或1％薄荷炉甘石洗剂,每日2次,以加强收敛、预防感染、促进皮疹消退。口腔溃疡可点涂冰硼散(玄明粉15g、硼砂15g、朱砂2g、冰片1g)或冰硼散甘油;溃疡糊(醋酸泼尼松100mg、西黄芪胶25mg、丁卡因5mg、依沙吖啶2.5mg、薄荷油和96％乙醇适量,加水至1000ml,调成糊状而成),有明显止痛、收敛、促进溃疡愈合、防止继发感染的作用。

4. 中医治疗

(1)疫毒外袭,邪郁肺卫证:患儿多有低热,鼻塞流涕,咳嗽,口痛厌食,口腔内可见充血性疱疹或溃疡,以舌、颊黏膜、硬腭等处最多,手足及掌背有红色斑丘疹,舌淡红,苔薄微腻,脉濡数。治宜辛凉解表,清热化湿,方选银翘散合六一散加减,药用金银花、淡竹叶、牛蒡子、大青叶、薏苡仁、连翘、薄荷、荆芥、滑石、甘草,咽痛甚者加蚤休、僵蚕、射干;口渴甚者加岗梅根、花粉;舌腻而白者加白蔻仁、香薷。各药适量每日1剂,水煎取汁分次服。

(2)毒蕴气分,湿热熏蒸证:患儿多有高热,烦渴,口痛,流涎,小便黄赤,大便干结,手足丘疹较多,臀部、股部及肩部也可见疱疹样损害,以浆液性疱疹为主,破溃后有少量渗液,可伴有瘙痒,口腔溃疡,流涎,吞咽疼痛,舌红,苔黄腻,脉滑数。治宜泻火清热,解毒利湿,方选黄连解毒汤合五味消毒饮加减,药用紫花地丁、山栀子、野菊花、蒲公英、赤茯苓、金银花、锦茵陈、生甘草、白术、黄连、黄芩,口腔疱疹较多者加灯心草、独脚柑、生地;下肢、臀部皮疹数量较多者加怀牛膝、黄柏;水疱破溃后渗液较多伴有瘙痒者加白花蛇舌草、地肤子、白鲜皮;高热者加寒水石、青黛、知母、连翘;便秘者加大黄。各药适量每日1剂,水煎取汁分次服。

(3)毒迫营血,内陷心肝证:患儿发热,以夜间为重,夜不能寐,烦躁不安,皮损以红色丘疹为多,少含浆液,舌红绛少津,苔少或剥脱,脉细数。治宜清热解毒,凉营护阴,方选清瘟败毒饮加减,药用山栀子、淡竹叶、水牛角、生地、石膏、知母、元参、丹皮、紫草、连翘、僵蚕,唇燥干者加西洋参、石斛;大便秘结者加大黄;高热昏迷谵语者加郁金、安宫牛黄丸或紫血丹;热极动风、反复抽搐者加至宝丹、地龙、钩藤、僵蚕;呕吐频繁者加姜汁、竹茹。各药适量每日1剂,水煎取汁分次服。

（4）经验方：中医认为本症系外感风热湿邪，邪毒积于肺胃二经，郁于肌表，发于皮肤所致。治宜清热解毒，疏风渗湿，方选清风清热饮加减，药用大青叶、黄芩、银花各 9g，荆芥、防风各 6g，当归、赤芍、浮萍、菊花各 3g，蝉衣 2g；或导赤散加减，药用生地 20g，淡竹叶、木通各 10g，甘草 6g。热毒重者可选用凉血解毒汤加减，药用生石膏 20g、生地炭、双花炭、白茅根、花粉、地丁、生栀各 12g，生甘草、蚤休、莲花、川连各 10g。每日 1 剂，水煎取汁分次服。

（5）中成药：可酌情选用清热利湿口服液、银翘解毒片、大青叶口服液、双黄连口服液等。

传染性软疣

传染性软疣是由传染性软疣病毒所致的一种传染性皮肤病，俗称"水瘊子"。通过直接或间接、自体接种和性接触传染，人是该病毒唯一自然宿主。

【诊断要点】

1. 好发年龄　任何年龄均可发病，但主要见于儿童和青年人，HIV 感染者也为好发人群。

2. 前驱症状　潜伏期 1 周～6 个月，发疹前无自觉症状或有轻微瘙痒。

3. 好发部位　皮损可发生于除掌跖外的任何部位，儿童主要见于面部、躯干及四肢，成人多见于下腹部、外生殖器、耻骨部及股内侧。男性同性恋可发生于肛周及口腔黏膜等处。

4. 典型损害　皮损为粟粒至豌豆大半球形灰白色、淡红色或肤色丘疹，表面光滑亮泽，中央凹陷似脐窝，初期质较硬，成熟后变软，并可挤出灰白色乳酪样物，称之为软疣小体。

皮疹数目多少不定，数个、数十个甚至百余个，极少数泛发者可达千个。散在分布或聚集于某一好发区域，可因自体接种呈串珠状排列。个别损害巨大或明显角化，继发感染者局部炎症反应明显。疣体消退后不形成瘢痕。

5. 自觉症状　多无自觉症状或有轻微瘙痒，个别损害瘙痒明显。继发感染者局部可有疼痛和灼热感。

6. 病程　疣体一般经过 6～9 个月自行消退，少数可持续数年。病程长短一般与皮损数目无关。

【治疗】

1. 一般治疗　患病后及时诊治，避免搔抓，防止播散和自身接种。保持皮肤清洁，养成良好的卫生习惯，不共用浴巾和搓澡巾。发病与性接触有关者，性伴侣应同时进行检查,并检查是否患有其他性传播疾病,以便及时发现早期治疗。

2. 全身治疗 本病目前尚无疗效确切的内用治疗药物,土贝母提取液、免疫增强或抑制剂等可能有一定疗效。有报道灰黄霉素(＞14 岁用量为 500mg/d,＜14 岁用量为 250mg/d,口服,共 4～6 周);或西咪替丁 40mg/kg·d,疗程 8 周,治疗儿童传染性软疣有效。

瘙痒明显者可给予苯海拉明 50～75mg/d、盐酸赛庚啶 6～12mg/d、盐酸西替利嗪 5～10mg/d 或盐酸左西替利嗪 5mg/d 等抗组胺药物,分次或 1 次口服。

继发感染者给予罗红霉素 150～300mg/d、阿莫西林 2～4g/d、头孢氨苄 1～4g/d 或阿莫西林-克拉维酸钾 0.75g/d(按阿莫西林计算),分次口服。

3. 局部治疗 可选用 0.1％维 A 酸乙醇、0.3％～0.5％鬼臼毒素乳膏、10％碘酊、5％咪喹莫特软膏、10％氢氧化钾溶液、5％水杨酸与 5％亚硝酸钠混合溶液、10％水杨酸冰醋酸溶液、5-氟尿嘧啶乳膏、0.1％苯扎溴铵溶液、90％石炭酸或 33％三氯醋酸,直接涂布在软疣表面,但应在医生直接指导下进行。

4. 外科技术 主要有夹挤法和匙刮法,将疣体祛除止血后外涂 2％碘酊或 0.5％聚维酮碘液消毒,防止继发感染。

5. 物理疗法 可采用电干燥、电子束照射、微波凝固、CO_2 激光、液氮或干冰冷冻等方法治疗。

6. 中医治疗

(1) 热毒蕴结证:躯干、四肢多发性豆大红色丘疹,周围绕有红晕,极少出现或尚未出现乳白色疣体,伴有不同程度瘙痒。治宜清热解毒,药用金银花、公英各 18g,大青叶、板蓝根各 15g,浮萍 9g,甘草 6g,每日 1 剂,水煎取汁分次服。

(2) 湿热蕴结证:四肢、躯干散在乳白色豆大丘疹,表面有蜡样光泽,周围绕有红晕,伴有轻微瘙痒。治宜清热除湿,佐以祛风,方选解毒化浊汤加减,药用生薏仁 30g,金银花、大青叶、板蓝根、白鲜皮、蒲公英各 15g,紫草、杏仁、浮萍各 9g,白蔻仁、生甘草各 6g,每日 1 剂,水煎取汁分次服。

(3) 经验方:疣体泛发或反复发生者,药用薏苡仁、大青叶各 30g,柴胡、赤芍、僵蚕、黄芩各 15g,荆芥、防风、蝉衣、当归各 10g;或生薏仁、土茯苓各 35g,大青叶、蒲公英、败酱草、紫草根、连翘各 15g,蚤休 10g;或马齿苋、生薏仁、双花各 30g,王不留行、紫草各 20g,大青叶、莪术各 15g,赤芍、川芎各 12g,蜂房 10g,升麻 9g,每日 1 剂,水煎取汁分次服,儿童用量酌减。

(4) 外治法:可选用板蓝根 30g,紫草、香附各 15g,桃仁 9g,水煎熏洗患处;或白矾 120g,寒水石、雄黄各 30g,或五倍子 50g,雄黄 20g,大黄、枯矾、乌梅各

10g,共研细末,茶水或米醋调敷患处,每日 2 次。

小儿丘疹性肢端皮炎

小儿丘疹性肢端皮炎是主要由乙型肝炎病毒所致面部、四肢红斑丘疹、可伴浅表淋巴结肿大及急性肝炎的综合征。乙型肝炎病毒(主要为 HBsAgayw 型,偶尔为 adw 或 adr 型)通过皮肤黏膜导致原发感染,或由乙型肝炎病毒引起的抗原抗体复合物所致。

其他致病因子包括 EB 病毒、腺病毒、埃可病毒、柯萨奇病毒、牛痘病毒、轮状病毒、脊髓灰质炎疫苗病毒、甲型肝炎病毒、呼吸道合胞病毒、副流感病毒、链球菌等。

【诊断要点】

1. 好发年龄　主要发生于 6 个月~15 岁的儿童,尤多见于 2~6 岁幼儿。

2. 好发部位　皮疹始发于手足背和四肢末端,向上可累及小腿、股部、臀部、上肢和面部。躯干及黏膜多不受累。

3. 典型损害　初为针帽至绿豆大暗红色、紫红色或淡褐色坚实的丘疹,数目较多,散在对称性分布,可在肘部、膝部、手足背排列成线状(Koebner 现象),表面可有少量灰白色鳞屑。可伴有全身浅表淋巴结肿大,尤以颈部、腋窝、腹股沟等处淋巴结为著。

发疹的同时或 1~2 周后可发生急性黄疸型肝炎,出现黄疸、肝肿大等,其症状在皮疹消退时达到高峰。

4. 自觉症状　多无自觉症状或有轻微瘙痒,一般情况较好,少数可有低热、倦怠和周身不适等全身症状。

5. 病程　皮疹 2~8 周自行消退,肿大的淋巴结可持续 2~3 月。

6. 实验室检查　急性发疹期血清 α_2 及 β 球蛋白水平增高,皮疹消退期 γ 球蛋白增高。血清转氨酶(SGOT、SGPT)高达 100~800U 甚至更高,醛缩酶、碱性磷酸酶升高,但血胆红素正常。血清 HBsAg 可阳性,但约 50% 患者在 3 个月后转阴。

【治疗】

1. 一般治疗　患病后及时诊治,早期发现乙型肝炎病毒感染。伴有乙型肝炎者应注意休息,加强支持疗法,增加营养,避免过劳和服用对肝脏有损伤的药物。

2. 全身治疗　主要为对症治疗,伴有瘙痒者可给予苯海拉明 25~50mg/d、盐酸赛庚啶2～6mg/d、马来酸氯苯那敏4～6mg/d、盐酸西替利嗪5mg/d或盐酸左西替利嗪2.5mg/d等抗组胺药物，以及10％葡萄糖酸钙5～10ml、葡萄糖酸钙口服液5～10ml/d、10％氯化钙溴化钠注射液5～10ml等钙剂，口服或静注。病毒性肝炎可给予基因工程干扰素-α 50万～100万 U/d,肌注,每日1次,同时辅以维生素 C 0.2～0.6g/d,分次口服。

3. 局部治疗　皮损处可涂搽炉甘石洗剂、1％樟脑炉甘石洗剂、1％薄荷炉甘石洗剂或氧化锌洗剂,每日2或3次。外用1％醋酸氢化可的松软膏、0.1％丁酸氢化可的松霜、0.1％糠酸莫米松乳膏或软膏、0.1％曲安奈德霜或0.1％哈西奈德乳膏等糖皮质激素制剂,可有一定疗效。

4. 中医治疗　治宜清热疏风,除湿解毒,可选用清营汤加减,药用水牛角、生地、玄参、银花各9g,连翘6g,竹叶心、丹参、麦冬各3g,黄连2g;或清热解毒汤加减,药用土茯苓30g,银花、滑石(先煎)各15g,黄芩、桑叶、黄菊、紫草、泽泻各9g,生甘草6g,每日1剂,水煎取汁分次服。

局部可选用三黄洗剂(大黄、黄柏、黄芩、苦参各等份),每日2～3次。

婴儿玫瑰疹

婴儿玫瑰疹又称幼儿急疹、第六病,是一种较为常见发生于婴幼儿的急性发疹性传染病,主要由 HSV-6 型、HSV-7 型、肠病毒、腺病毒等引起,经飞沫传播,可造成局部小流行。

【诊断要点】

1. 好发年龄　主要发生于6个月～4岁的幼儿,其中6～18个月者最为多见,偶可发生于不足6个月的婴儿。

2. 前驱症状　潜伏期5～15天,平均10天。起病急,突然高热,体温可高达40℃甚至更高,持续不退或稍有波动,但患儿一般情况较好。偶可伴有轻咳、腹泻或高热惊厥。

3. 好发部位　皮疹初发于颈部和躯干,很快向四肢近心端和臀部蔓延,头面部、四肢远端皮疹较少,一般不累及掌跖。

4. 典型损害　皮损为玫瑰色斑疹和斑丘疹,直径2～5毫米不等,少数可相互融合成面积较大的斑片,皮温增高,压迫退色,消退后无脱屑及色素沉着。

少数患儿可伴有流涕、轻咳、恶心、呕吐等症状,颈部或枕后淋巴结可肿大,偶可并发中耳炎、囟门膨隆,甚至脑膜脑炎。

5. 自觉症状　多无自觉症状,少数患儿可有轻微瘙痒。

6. 病程　皮疹数小时至 2 天完全消退，整个病程 8～10 天。高热一般持续 3～5 天突然降至正常，伴发症状也随体温下降逐渐消退。

7. 实验室检查　外周血白细胞数量正常或减少，分类淋巴细胞增高。高热惊厥患儿的脑脊液检查除压力增高外，其他检测指标多在正常范围，蛋白水平偶可轻微升高；恢复期血清抗人疱疹病毒-6 型抗体升高。

咽部脱落细胞应用病毒基因探针原位杂交法，在细胞内可检测到 HSV-6 型 DNA。

【治疗】

1. 一般治疗　患儿适当隔离，室内通风换气，保持一定的温度和湿度。高热期间应注意皮肤清洁，注意保暖，避免着凉。加强护理和支持疗法，给予清淡和易消化的饮食，多饮水。

2. 对症治疗　高热时给予物理降温，口服对乙酰氨基酚（泰诺林）退热糖浆或小儿退热片，亦可酌情给予安乃近肌注或肛栓。高热伴烦躁不安者可给予镇静剂，以防高热惊厥。有惊厥者应及时给予地西泮 2.5～5mg/d、10％水合氯醛 2.5～5ml/d 等镇静剂。并发脑炎或脑膜炎者，根据病情及时给予相应处理。

3. 抗病毒治疗　重症患儿可给予阿昔洛韦 250mg/m²，每 8 小时 1 次，静脉滴注；或利巴韦林 10～15mg/kg·d，分 2 次静脉滴注。必要时静脉滴注人免疫球蛋白 200～400mg/kg·d，连用 3～5 天。

4. 局部治疗　红斑炎症较明显或伴有瘙痒者，可涂搽炉甘石洗剂、1％樟脑炉甘石洗剂、1％薄荷炉甘石洗剂或氧化锌洗剂，每日 3 次。

5. 中药治疗

（1）热入营血证：突然高热，体温 39℃以上，无明显咳嗽、鼻塞、流涕等呼吸道症状，患儿一般情况较好。治宜清热解毒，凉血轻营，方选解毒清营汤加减，药用金银花、生地各 6～9g，连翘、黄芩、赤芍、丹皮各 3～6g，栀子、甘草各 3g，每日 1 剂，水煎取汁分次服。

（2）热蕴皮肤证：高热突然消退，同时在面颈、上肢、躯干及膝以下等部位出现大小不等的淡红色和玫瑰色斑丘疹；舌红，苔薄黄。治宜清热凉血，方选清热凉血汤加减，药用金银花、连翘、黄芩、栀子、生地、赤芍、丹皮、紫草各 6～9g，甘草 3g，每日 1 剂，水煎取汁分次服。

此外，中成药如健儿清解液用于起病初期、风热在表者；板蓝根冲剂用于风热在表、热蕴肺卫者；银黄口服液用于热蕴肺卫、高热不退者；丹皮紫草口服液用于皮疹较多者等，均有助于症状缓解。

扁平疣

扁平疣是一种主要由人乳头瘤病毒-3、10、28、41 型所致的灶性表皮增生性皮肤病,通过直接接触感染和病毒污染物间接感染,皮肤外伤常为发病的主要诱因。

【诊断要点】

1. 好发年龄 多见于青少年,男女均可发病。

2. 前驱症状 潜伏期1～20 个月,平均 4 个月,发疹前无任何症状或局部有轻微瘙痒。

3. 好发部位 好发于颜面、手背和前臂。

4. 典型损害 皮疹为针帽至芝麻大扁平丘疹,圆形或椭圆形,少数为多角形,表面光滑,质较硬,淡褐色或正常皮色,周围无炎症改变。皮疹数目一般较多,散在或密集分布,可因搔抓引起自体接种,沿抓痕呈串珠状排列。

少数皮疹可相互融合成形状不规则较大的斑块样损害,发生时间较久的皮疹,表面粗糙呈褐色,隆起较明显。部分皮疹在消退前局部出现炎症反应,疣体发红,周围绕有红晕。皮疹消退后不留痕迹或留有暂时性色素沉着。

5. 自觉症状 一般无任何症状。部分皮疹在消退前可出现不同程度的瘙痒,甚至剧烈瘙痒。

6. 病程 疣体呈慢性经过,可在数周或数月后突然消退,但也可持久存在,多年不退。少数可复发,或皮疹数量逐渐增多,致使病程迁延。

【治疗】

1. 一般治疗 避免搔抓和搓擦皮损,保持皮肤的完整性,防止自身接种。疣体发生于胡须处者应避免使用刀片剃须,可使用电动剃须刀,并定期进行消毒。

2. 全身治疗 疣体数量较多者,可选用左旋咪唑 150mg/d,分 3 次服,连服 3 天停药 11 天,共 3 个月。利巴韦林0.6～1.2g/d、乌洛托品 0.9～1.5g/d、西咪替丁 600mg/d、氧化镁 1.5g/d 或双嘧达莫 75mg/d 等可酌情选用,分次口服,连用 4 周,部分患者有效。

其他如维生素 B_{12}、柴胡、板蓝根、转移因子、香附、贝母皂苷、聚肌胞或病毒唑等注射液,肌肉注射;阿维 A 酸 20～40mg/d(逐渐增加用量),分次或顿服,连用2～4 周;阿昔洛韦 600～900mg/d,加入生理盐水 500ml 中,静脉滴注,连用6～12 天等,对部分患者有效。

疣体顽固难退者,可试用基因工程干扰素 β-1a 200 万 U/d,每日 1 次,肌肉注射,连续 10 天。伴有明显瘙痒者,可给予盐酸西替利嗪 10mg/d、盐酸左西替利嗪 5mg/d、特非那定 60～180mg/d 等抗组胺药,1 次或分次口服。

3. 局部治疗

(1) 化学腐蚀剂:可选用 30％三氯醋酸溶液、0.1％苯扎溴铵溶液、5％5-氟尿嘧啶软膏、5％咪喹莫特软膏、90％石炭酸、0.1％维 A 酸乙醇、0.05％维 A 酸霜、5％水杨酸霜、3％肽丁胺霜、3％肽丁胺 50％二甲基亚砜涂剂、5％5-氟尿嘧啶二甲基亚砜溶液、2％5-氟尿嘧啶丙二醇或无痛酚(晶体酚 500g、达克罗宁 10g、樟脑 1g、无水乙醇 50ml、甘油 50ml,混匀制成)等,选用 1 种点涂疣体,应用时应谨慎,避免形成瘢痕和灼伤周围正常皮肤。

(2) 局部注射:疣体内或疣体周围分点注射基因工程干扰素 β-1α 1 万～300 万 U/d,每日 1 次,连用 5 天,停药 2 天为一个周期,可连续 1～3 个周期;基因工程干扰素 α-2a 100 万 U/次,注射于病灶基底部,隔日 1 次,连续 3 周;基因工程干扰素 α-1b 10μg/次,疣体下局部注射,每日 1 次,连续 3 周或更长;或基因工程干扰素 α-2b 配制成浓度 1000 万 U/ml 的溶液,病灶基底部注射,1 次 0.1ml,隔日 1 次,连续 3 周,每周最大用量不超过 1500 万 U。

(3) 物理疗法:可选用液氮冷冻、CO_2 激光、高频电刀、电针、微波、脉冲染色激光或刮除等方法直接将疣体去除,但可复发。

4. 中医治疗

(1) 毒聚血瘀证:面部、双手背散在或集聚成群的多发性大小不等的红褐色或淡红褐色扁平丘疹,治宜清热解毒,活血化瘀,方选解毒活血汤加减,药用金银花、板蓝根、大青叶、赤芍、丹参、蒲公英各 15g,桃仁、红花、紫草、丹皮各 9g,每日 1 剂,水煎取汁分次服。

(2) 毒聚瘀积证:面颈及手背群集性大小不等的浅灰色扁平丘疹,可见同形反应,治宜清热解毒,软坚散结,方选解毒软坚汤加减,药用薏苡仁、珍珠母、牡蛎各 30g,金银花、大青叶、板蓝根、蒲公英各 15g,大贝母 12g,每日 1 剂,水煎取汁分次服。

(3) 经验方:可选用化毒消疣汤加减,药用白花蛇舌草、蒲公英、板蓝根、大青叶、土茯苓、鲜生地、牡蛎(先煎)、磁石(先煎)各 30g,黄芩 12g,制大黄 9g;或当归拈痛汤加减,药用党参 30g,羌活、茵陈、苦参各 15g,防风、当归、黄芩各 12g,白术、知母、猪苓、泽泻、炙甘草各 10g,葛根、生麻、苍术各 6g;或清热除湿汤加减,药用夏枯草、板蓝根、白鲜皮、连翘、藿香、佩兰、苡仁、茯苓、扁豆各 15g,白术、陈皮各 10g,甘草 3g。每日 1 剂,水煎取汁分次服。

（4）外治法：可选用板蓝根、大青叶各 30g 的水煎浓汁擦洗患处，每次 20～30 分钟；五妙水仙膏、50％鸦胆子酊等点涂患处，每日 2 或 3 次。

寻 常 疣

寻常疣是一种主要由人乳头瘤病毒-1、2、4、7 型所致的疣状增生性皮肤病，外伤是其发病的主要诱因。

【诊断要点】

1. 好发年龄　任何年龄均可发病，但多见于青少年及中年人，男女均可发病。

2. 前驱症状　潜伏期 1～20 个月，平均 4 个月，皮损出现前无任何自觉症状。

3. 好发部位　好发于手足背、前臂、指（趾）缘、甲缘、跖前部和足跟，眼睑、颜部、颈部、头皮等处也常发生。

4. 典型损害　皮损初为针帽大肤色或淡褐色丘疹，逐渐增大为黄豆至豌豆或更大的疣状隆起，呈半球形、椭圆形或多角形，表面粗糙不平，呈分叶状和束刺状，质较硬，颜色灰黄、污黄、褐黄或为正常肤色。少数可呈乳头瘤样增殖，异物刺激、剥刮或撞击时容易出血，偶可继发感染。

皮损数目多少不定，初始疣体常单发，以后逐渐增多，可达数十个甚至上百个，有时多个疣体相互融合成形状不规则、大小不等的角化性斑块。疣体初始生长较快，以后增长缓慢或保持一定大小不再变化，若疣体突然增大、基底出现非感染性炎性改变，趋于不稳定状态，常为疣体消退前的征兆，消退后不留痕迹或留有暂时性色素斑。

5. 特殊类型

（1）丝状疣：疣体呈柔软细丝状突起者称为丝状疣，顶端角化，散在分布，好发于眼睑、颈和颏部，若发生于眼睑，可引起结膜炎和角膜炎。

（2）指状疣：疣体呈多个参差不齐指状突起者称为指状疣，基底常缩窄，表面干燥呈刺状。常见于头皮、趾间和面部，数目常较多。

（3）甲缘疣：寻常疣发生于指（趾）甲周围者称为甲缘疣，表面干燥常有裂隙，可继发化脓性感染，少数向甲板下生长引起甲畸形。

（4）跖疣：寻常疣发生于跖部者称为跖疣，由于压迫、摩擦、汗液浸渍等，其表现与典型损害有所不同。初起为针帽大皮内角栓样损害，表面似有透明的角质层，逐渐增大为黄豆或稍大的圆形角化性镶嵌样团块，境界清楚，呈灰褐、灰黄或污灰色,表面粗糙,皮纹中断,中央稍微凹陷,边缘绕有稍隆起的角质块,祛除角质层后,可见疏松的角质芯,软芯周围常散在黑色小点,系乳头层血管破裂血液凝固所致。

损害单发或多发,散在或聚集,由于压迫和摩擦,多个损害可相互融合成胼胝样斑块,但有时可与胼胝并发。

6. 自觉症状　非受压部位疣体一般无自觉症状,偶有触痛。受压部位疣体常有不同程度的压痛,尤以跖疣为甚,影响行走。继发感染者局部有不同程度灼热胀痛感。

7. 病程　慢性经过,单个疣体可在 3 年内自行消退,有"千日瘊"之称,但由于自身接种,不断出现新发疣体,故临床以病程超过 3 年者多见。

【治疗】

1. 一般治疗　患病后应及时进行诊治,避免搔抓和刮剥疣体,修脚刀、指甲剪及剃须刀应定期进行消毒,防止自身接种。

2. 全身治疗　疣体数目较多或久治不愈者,可给予系统治疗,但疗效难以肯定。可选用利巴韦林 $0.6\sim1.2g/d$,分次口服,或 $10\sim15mg/kg \cdot d$,分次肌注或静注;聚肌胞注射液 $2\sim4mg/$次,隔日 1 次或每周 2 次,肌肉注射,可与维生素 B_{12} 注射液 $500\mu g$ 合用;柴胡或贝母皂苷注射液 $2\sim4ml/d$,肌肉注射,$10\sim20$ 次为一疗程;阿维 A 酸 $20\sim40mg/d$(逐渐增加用量),分次或顿服,连用 $2\sim4$ 周。

其他如基因工程干扰素 α-2a 100 万$\sim$300 万 U/次(隔日或每周 3 次,皮下注射)、转移因子 $2\sim4ml/$次(每周 1 次,肌肉注射)、西咪替丁($0.8\sim1.2g/d$,分次口服)等也可试用。

3. 局部治疗　可选用 $5\%\sim10\%$甲醛溶液、$10\%\sim20\%$水杨酸火棉胶、0.7%斑蝥素、25%足叶草脂酊、0.5%鬼臼毒素溶液、5%咪喹莫特软膏、30%三氯醋酸溶液、$5\%\sim10\%$5-氟尿嘧啶软膏、10%冰醋酸溶液、5%5-氟尿嘧啶二甲基亚砜溶液、20%间苯二酚软膏、17%水杨酸与 17%乳酸弹性火棉胶或 40%碘苷霜等,局部涂包、贴敷或点涂。应用时注意保护周围正常皮肤。

此外,20%戊二醛溶液点涂治疗跖疣也可收到较好疗效,每日 1 次,疗程 $12\sim24$ 周。去疣糊(饱和氢氧化钠溶液 100ml、生石灰 28g、达克罗宁 0.5g、甘油 10ml,混匀后制成糊状),根据疣体大小在其表面放置少量该糊剂,用胶布贴敷,5 天 1 次,$1\sim3$ 次疣体即可消退,注意用胶布卷将药糊圈限于疣体表面,以保护疣体周围正常皮肤。

4. 封闭治疗　可应用生理盐水或 1%利多卡因溶液配制成的 $0.05\%\sim$

0.2%博来霉素,单个疣体内注射0.2～0.5ml/次,2～4周1次,连续2～3次;复方奎宁注射液1.5～2ml加1%利多卡因或2%普鲁卡因1ml,分点注入疣体内,以疣体表面发白为宜,5天1次,连续3次。

疣体较大者,可在疣体内注入2%苯甲醇溶液0.2～0.5ml,3天1次,连续3次;疣体基底部注射基因工程干扰素α-2a 100万U/d,每周3次,连续4～8周;基因工程干扰素α-1b 10μg/次,连续3周;或基因工程干扰素α-2b 1000万～1500万U/周,分3次注射,连用3周等,均有较好疗效。

5. 物理疗法　应用液氮冷冻、电灼、CO_2激光、高频电刀、电针、微波、脉冲染色激光、刮除或手术切除等方法,直接将疣体去除。浅层X线50kv照射疣体,每日600R,总量1200R,对较大疣状斑块有一定疗效。

6. 中医治疗

(1) 血燥筋枯证:疣体表面干燥粗糙,顶部呈乳头状或束刺状增生,舌脉无明显改变。治宜养血润燥,活血化瘀,方选治瘊方加减,药用何首乌、怀牛膝、赤小豆、熟地、杜仲、赤芍、白芍、白术、桃仁各15g,穿山甲、丹皮、红花各9g,每日1剂,水煎取汁分次服。

(2) 毒邪瘀聚证:疣体为表面较光滑或有少量鳞屑的半球形质硬结节,舌脉一般无变化。治宜清热解毒,佐以凉血,药用马齿苋、败酱草各20g,大青叶、紫草各15g;或金银花20g,大青叶、板蓝根、白鲜皮、连翘、生地各15g,木贼草、香附、柴胡、紫草、丹皮各9g,每日1剂,水煎取汁分次服。

(3) 经验方:多发性跖疣可选用铲疣软坚汤加减,药用灵磁石、代赭石、生牡蛎、珍珠母各30g,薏苡仁、茯苓皮、地骨皮各15g,川牛膝10g,山慈菇、柴胡、桃仁、红花各6g;或三棱莪术汤加减,药用蒲公英30g,板蓝根、大青叶各15g,炙百部、干蟾皮、三棱、莪术、桃仁、僵蚕、生地各9g,生甘草4g,每日1剂,水煎取汁分次服。

(3) 外治法:可选用炒甲珠、木鳖子(去壳)、天葵子、白矾、硇砂各等份,共研细末,用麻油调成糊状,根据疣体大小在其表面放置少量该糊剂(用药前最好将疣体表面增生物削除),应用胶布贴敷7天,可使多数疣体消退。

将疣体浸泡后削除表面增生物,然后点涂补骨脂酊(补骨脂30g放入75%乙醇100ml中浸泡1周)或消疣酊(木贼草、香附各50g,黄药子、龙葵各25g,红花19g,共入60%乙醇400ml中浸泡1周,过滤后每100ml加入二甲基亚砜30ml),每日2次。

鲍温样丘疹病

鲍温样丘疹病是一种由人乳头瘤病毒-16型引起的皮肤黏膜间变性皮肤病，外伤是其发病的主要诱因。

【诊断要点】

1. 好发年龄 主要见于青壮年，男女均可发病，40岁以后发病者少见。

2. 前驱症状 皮疹出现前无任何自觉症状。

3. 好发部位 损害好发于外生殖器、肛周、腹股沟等处。男性多见于龟头及阴茎，女性多见于大小阴唇和肛周。

4. 典型损害 损害初为直径2～10毫米棕红色或紫蓝色丘疹，半球形、椭圆形、多角形或不规则形，境界清楚，表面光滑亮泽或粗糙呈绒毛状，少数表面角化呈疣状，基底常无浸润，质稍硬。

皮损单发或多发，散在或密集分布，呈线状或环状，可因搔抓自体接种，沿抓痕呈串珠状排列，少数皮疹可相互融合成形状不规则较大的斑块，病久者表面可粗糙或呈褐色疣状隆起。部分皮疹消退前出现炎症反应，颜色发红，消退后不留痕迹。

5. 自觉症状 一般无任何症状，少数患者可有轻微瘙痒。

6. 病程 慢性经过，损害可自行消退，但新疹可不断出现，致使病程迁延。

7. 组织病理 呈原位癌样改变，偶见与生殖器病毒疣共存的组织病理像。

【治疗】

1. 一般治疗 早期明确诊断，排除鲍温病及鳞状细胞癌，同时对其他性传播疾病进行检查，并定期随访。

2. 全身治疗 疣体数量较多者，可试用基因工程干扰素 α-2a、基因工程干扰素 α-1b 或基因工程干扰素 α-2b 200万～500万U，每日或隔日1次，皮下或肌肉注射，连续2～4周或更长。亦可给予阿维A酸或阿维A酯20～50mg/d，逐渐增加用量，分次或顿服，连用2～4周或更长。

3. 局部治疗 可选用5%5-氟尿嘧啶凝胶或5%咪喹莫特软膏，点涂疣体，但应谨慎，避免形成瘢痕和灼伤周围正常皮肤和黏膜。

4. 物理疗法 可选用液氮冷冻、CO_2激光、高频电刀、电灼、微波等直接将疣体去除，但可复发。

5. 手术疗法 疣体较大或组织病理像不典型者，可手术彻底切除。

6. 中医治疗

本病治宜解毒利湿，化瘀散结，方选龙胆泻肝汤加减，药用白花蛇舌草、蒲公英、薏苡仁各 20，车前草、生地、茵陈、玄参、赤芍各 15、龙胆草、山栀子、莪术各 10g，甘草 5g，每日 1 剂，水煎取汁分次服。

川 崎 病

川崎病又称急性发热性皮肤黏膜淋巴结综合征（MCLS），是一种以全身血管炎病变为主要病理改变的急性发热性出疹性小儿疾病。发病可能是一种免疫介导的血管炎，能引起严重心血管病变，已取代风湿热成为我国小儿后天性心脏病发生的主要病因之一。

【诊断要点】

1. 好发年龄　主要见于 5 岁以下婴幼儿，偶可见于青年人，发病无性别差异。

2. 好发部位　皮肤损害主要见于躯干部，淋巴结受累以口唇、舌、手足、眼结膜、颈部最为多见。

3. 典型损害　皮损初为口唇潮红，以后干燥、结痂、皲裂和出血，舌乳头充血呈草莓状，咽部黏膜常有充血；结膜充血、畏光。一般发病后 3～5 天，皮肤出现麻疹样、荨麻疹样、猩红热样、多形红斑样及脓疱疹样等多形性损害，手足皮肤轻微水肿，掌跖部皮损初为潮红斑，10 天左右后自甲板与皮肤交界处开始出现特征性指（趾）端大片状脱皮，继而全身脱屑，持续约 1 周左右，脱屑后患处不留痕迹。急性期约 20%病例出现会阴部、肛周皮肤潮红和脱屑。恢复期可出现甲横沟。

一般在发热的第 3 天，出现急性非化脓性一过性淋巴结肿大，以颈前淋巴结最为显著，直径常大于 1.5 厘米，质较硬，单侧居多，有轻微压痛，但无化脓，一般数日后自行消退。

多数患者心肌有不同程度受累，甚至发生严重心肌病，尤其是持续性高热（39℃以上，5～11 天或更久）、抗生素治疗无效者，少数可引起肝脏和脑膜损害。未经治疗的患者20%～25%可发生冠状动脉瘤，引起冠状动脉狭窄，导致心肌梗塞、动脉瘤破裂等严重并发症的发生，是本病致死的主要原因。

4. 自觉症状　皮肤损害一般不瘙痒；肿大的颈淋巴结可有轻微疼痛。少数伴有关节疼痛、咳嗽、流涕、腹痛等症状，出现心脏损害者有胸闷和心悸等症状。

5. 病程　本病一般分为急性发热期（1～11 天）、亚急性期（11～21 天）和恢复期（21～60 天），病程 1～3 个月。少数严重冠状动脉瘤患者进入慢性期，病程可达数年之久。

6. 实验室检查　急性期白细胞及中性粒细胞比例增高,核左移,血小板在第 2 周开始增多,血液呈高凝状态。多数病人有轻度贫血,血沉明显增快。尿沉渣白细胞增多和/或蛋白尿。偶有血清胆红素或谷丙转氨酶升高者。

球蛋白明显升高(血清蛋白电泳),尤其是 α_2 球蛋白,白蛋白则减少,IgG、IgA 增高。血清抗链"O"、类风湿因子、抗体检测均无异常,血清补体正常或稍高,C-反应蛋白增高。

伴有无菌性脑膜炎症状者,脑脊液中淋巴细胞可高达 $50\sim70/mm^3$,进行细菌培养和病毒分离均为阴性。

心电图可见多种改变,以 ST 段和 T 波异常多见,应在急性期和亚急性期每周检查 1 次超声心动图,以便早期发现冠状动脉瘤。

7. 组织病理　皮肤损害的病理改变主要为,真皮水肿,血管扩张,有以淋巴细胞为主的炎症细胞浸润,少数为中性粒细胞和肥大细胞。除皮肤血管损伤外,全身血管均可受损。

【治疗】

1. 一般治疗　本病早期明确诊断是症状得以有效控制、防止并发症的关键,在治疗过程中应注意监测内脏尤其是心脏是否受累及损伤程度。急性期应卧床休息,加强护理,保持皮肤和口腔清洁,积极预防继发感染,注意防寒保暖,防止体热和水分散失过快过多。给予易消化、清淡、富含维生素的半流食,保持水、电解质平衡。

2. 全身治疗

(1) 急性期治疗　本期及时有效治疗对控制症状、缓解病情、防止并发症至关重要,应引起临床高度重视。

1) 丙种球蛋白:近年研究证实,早期(发病 10 天内)大剂量静脉输注丙种球蛋白并与加阿司匹林同时应用,可明显降低川崎病冠状动脉瘤的发生率。常用量为丙种球蛋白 400mg/kg·d,2～4 小时静脉滴注,连续 4 天。

2) 阿司匹林:早期口服阿司匹林可控制急性炎症过程,减轻冠状动脉病变,但尚无对照研究表明该药能降低冠状动脉瘤的发生率。常用量为 50～100mg/kg·d,分 3 或 4 次口服,连续 2 周,热退后改为 3～5mg/kg·d,顿服,以缓解患者血液高凝、高黏、血小板高聚集状态。对阿司匹林不能耐受者可改用双嘧达莫治疗。

3) 糖皮质激素:临床不宜单独应用,常与阿司匹林联用,或丙种球蛋白疗效不佳,尤其是并发严重心肌炎或持续高热重症病例。一般选用醋酸泼尼松

0.5～1mg/kg·d或甲基泼尼松龙0.4～0.8mg/kg·d,分次口服或静滴。有报告大剂量甲基泼尼松龙30mg/kg·d联用阿司匹林和丙种球蛋白治疗难治性川崎病取得了较好疗效。

(2) 恢复期的治疗 本期治疗对预防冠状动脉瘤的发生及其治疗非常重要,并应密切随访。

1) 抗凝治疗:恢复期患者给予阿司匹林3～5mg/kg·d,顿服,直至血沉、血小板恢复正常,若未发现冠状动脉异常,一般应用6～8周后停药,以后6个月、1年各复查一次超声心动图。对有冠状动脉病变但未形成冠状动脉瘤的慢性期病人,需长期服用抗凝药物并密切随访。已有单发小的冠状动脉瘤患者,应长期服用阿司匹林3～5mg/kg·d,直到动脉瘤消退。

对阿司匹林不能耐受者,可选用双嘧达莫3～6mg/kg·d,分2～3次口服。患者应定期检查心脏情况,如超声心动图、运动试验、冠状动脉造影等。伴有多发或较大冠脉瘤患者,应长期口服阿司匹林或双嘧达莫,或给予法华令等抗凝剂,以防止血栓形成、冠状动脉狭窄的发生或闭塞等,同时限制患者活动,避免劳累。

2) 溶栓治疗:对心肌梗塞及血栓形成的病人采用静脉或导管经皮穿刺冠状动脉内给药,促使冠脉再通和心肌血液的再灌注。一般静脉溶栓多在1小时内输入尿激酶20000U/kg,继而以3000～4000U/kg·h输入,或1小时内输入链激酶10000U/kg,半小时后可再用1次;冠状动脉给药则在1小时内输入尿激酶1000U/kg。以上药物能快速溶解纤维蛋白,无不良反应。

3. 冠状动脉成形术 应用气囊导管对冠状动脉狭窄进行扩张,近年已获得成功。

4. 外科治疗 对有冠状动脉狭窄患者可进行搭桥术。严重二尖瓣关闭不全、内科治疗无效患者,可行瓣膜成形术或瓣膜置换术。

5. 外用治疗 口腔黏膜损害可选用1%～2%碳酸氢钠溶液或生理盐水含漱;口唇干裂可涂搽石麻油;皮肤红斑性损害涂搽炉甘石洗剂;脱屑性损害外用0.025%维A酸乳膏或3%水杨酸软膏。中药紫草油涂搽皮肤黏膜、损害均有较好疗效。

6. 中医治疗 本病辨证较为复杂,治疗用药也较繁多,只要临床辨证准确,用药得当,并联合其他治疗药物,就可取得较好疗效。

(1) 卫气同病证:治宜清热解毒,疏风解表。方选银翘散加减,药用银花、连翘各10g,薄荷、桔梗、竹叶、蝉衣、葛根、黄芩、菊花、甘草各6g,防风3g,每日1剂,水煎取汁分次服。

　　(2)气营两燔证:治宜清气凉营,解毒化斑。方选清营汤合清瘟败毒饮加减,药用水牛角 15g、玄参、连翘各 10g,生地、丹皮、赤药、银花各 6g,知母 5g,黄芩、黄连、竹叶、石膏、甘草各 3g,每日 1 剂,水煎取汁分次服。

　　(3)热恋阴伤证:治宜清涤余热,养阴生津。方选竹叶石膏汤加减,药用生石膏、麦冬、沙参、知母各 6～10g,青蒿、丹参、赤芍各 6～8g,半夏、竹叶各 6g,每日 1 剂,水煎取汁分次服。

　　(4)气阴两伤证:治宜益气养阴,生津活血。方选沙参麦冬汤加减,药用沙参、麦冬、生地、玄参、天花粉、生黄芪、茯苓、丹参、赤芍各 10g,淡竹叶、五味子、生甘草各 6g。每日 1 剂,水煎取汁分次服。

第二章 细菌性皮肤病

脓 疱 疮

脓疱疮(黄水疮)是一种接触感染性表皮化脓性皮肤病。致病菌主要为金黄色葡萄球菌、A 组 β-溶血性链球菌或二者混合,极少数由其他细菌如表皮葡萄球菌、枯草杆菌或大肠杆菌等引起,具有接触传染的特性。

【诊断要点】

1. **好发年龄** 主要见于2～7岁儿童,少数可发生于成人。

2. **好发部位** 好发于颜面、口周、鼻孔周围及四肢暴露部位。

3. **典型损害** 皮损初为大小不等的红斑、丘疹和丘疱疹,很快在此基础上形成大小不等群集的薄壁水疱,其直径依致病菌的不同而异,溶血性链球菌或与金黄色葡萄球菌合并感染所致者,水疱较小,针帽至粟粒大小,而单纯由金黄色葡萄球菌感染所致大疱型者,水疱较大,蚕豆大或更大。不久水疱即转变为脓疱,较大的脓疱由于重力其疱液呈半月形,破溃后形成浅表糜烂面并很快结成蜜黄色痂,邻近损害可相互融合形成面积较大的痂块,不久脱痂而愈,不留瘢痕。

有时大疱中央结痂而趋于痊愈,而边缘向四周发展,形成环状或多环状损害,或由于搔抓使细菌接种到其他部位发生新的损害。少数由溶血性链球菌感染所致者,可并发淋巴结炎,甚至败血症、肺炎、急性肾小球肾炎等。

4. **自觉症状** 患处常有不同程度瘙痒,少数可伴有发热、咳嗽、腹泻及全身乏力等全身症状。

5. **病程** 损害一般4～7天自行消退,治疗不及时可使病程迁延,达数周或数月之久。

6. **实验室检查** 取疱液涂片后行革兰染色,直接镜检可查到革兰阳性球菌。疱液或分泌物行细菌培养,可培养出金黄色葡萄球菌、乙型溶血性链球菌或表皮葡萄球菌,必要时可进行药敏试验。

【治疗】

1. **一般治疗** 患病后应及时诊治,尤其为溶血性链球菌感染所致者,应防止肺炎、急性肾小球肾炎等并发症的发生。加强皮肤护理,保持皮肤清洁,避免搔抓皮损,患者用过的衣物应消毒,防止自身或交叉感染。

2. 全身治疗

（1）抗生素：皮损严重或伴有全身症状者，可给予罗红霉素5～10mg/kg·d、阿莫西林20～40mg/kg·d、头孢氨苄25～50mg/kg·d、复方磺胺甲基异噁唑1～2片/d或阿莫西林-克拉维酸钾50～60mg/d（按阿莫西林计算）等，分次口服，疗程3～5天。

耐甲氧西林的葡萄球菌株，可选用万古霉素40mg/kg·d、米诺环素100mg/d（8岁以下儿童不用）或克林霉素8～16mg/kg·d等，分次口服、肌注或静滴，最好根据细菌培养结果和药敏试验选择敏感抗生素。

（2）对症治疗：局部瘙痒较明显者，可给予苯海拉明50～75mg/d、盐酸赛庚啶2～6mg/d、去氯羟嗪50～75mg/d、盐酸左西替利嗪2.5～5mg/d、氯雷他定5～10mg/d等抗组胺药物，分次或1次口服。伴有发热者，可酌情给予对乙酰氨基酚类制剂，根据剂型选用剂量及给药途径。

3. 局部治疗　原则为杀菌、抗炎、收敛和干燥，治疗前先将水疱和脓疱消毒后穿破，将疱液吸附干净，并将痂皮去除。可先用0.1%依沙吖啶溶液、3%过氧化氢溶液、2%硼酸溶液、1:8000高锰酸钾溶液或0.5%聚维酮碘溶液，冲洗、湿敷创面后，再涂搽2%莫匹罗星软膏、1%新霉素软膏、1%红霉素软膏、2%夫西地酸乳膏、2%龙胆紫溶液、10%硫磺炉甘石洗剂、3%聚维酮碘液或0.2%盐酸环丙沙星软膏，每日2～3次，共7～10天。

4. 物理疗法　局部可照射扩束CO_2激光或UVB，具有改善症状、减轻炎症和促进吸收的作用。

5. 中医治疗

（1）湿毒蕴结证：相当于大疱型脓疱疮。治宜清热泻火，祛湿解毒，药用金银花、生薏仁、绿豆衣、山楂、黄芪各9g，白茯苓、连翘、赤芍、滑石各6g，天花粉、黄连各3g，杏仁、生甘草各2g，每日1剂，水煎取汁分次服。

（2）热毒蕴结证：相当于脓痂型脓疱疮，伴有发热、乏力、淋巴结肿大、关节肿痛等症状。治宜清热疏风，祛湿解毒，药用生地12g，生石膏10g，苍术、当归各9g，牛蒡子、荆芥、防风、木通、苦参各6g，蝉衣、滑石各3g，生甘草1g，每日1剂，水煎取汁分次服。

（3）外治法：在脓疱初起时可选用三黄洗剂（大黄、黄柏、黄芩、苦参各等份）或颠倒散洗剂（生大黄、硫磺各7.5g，石灰水100ml），搽洗患处，每日2～3次；糜烂有渗液时，可涂搽青黛油膏或六一散加枯矾粉6g，用麻油调搽患处；脓痂性损害可外用三黄膏（黄柏、黄芩、黄连、栀子等）或涂敷新三妙散麻油糊；脓疱初破时可选用马齿苋20g，蒲公英15g，白矾6g的水煎剂清洗患处，每日2次，每次20

分钟。

（4）经验方：可选用苦参 30g，黄连、黄柏、黄芩各 20g，蛇床子 15g，水煎浓汁搽洗患处；或马齿苋 50g，五倍子、枯矾各 25g，水煎汁搽洗患处 20 分钟后，外敷由密陀僧 7g，蚤休 5g，大黄、青黛、煅石膏各 3g 的混合粉末，每日 2 次。

角层下脓疱性皮病

角层下脓疱性皮病又称为 Sneddon-Wilkison 病，是一种慢性良性复发性脓疱性皮肤病。病因不明，可能与感染、精神创伤、内分泌功能异常等有关，或为疱疹样脓疱病、泛发性脓疱性细菌疹、大疱性类天疱疮、疱疹样皮炎或多形红斑的变异型。

【诊断要点】

1. 好发年龄 主要见于 40 岁以上中年妇女，儿童少见。

2. 好发部位 皮损好发于腋窝、颈部、乳房下、躯干及四肢屈侧，偶见于掌跖，罕有面部及黏膜受累。

3. 典型损害 初发皮损为正常皮肤或红斑基础上的黄豆至豌豆大半球形和椭圆形脓疱，或初始为水疱，但很快变为脓疱，有时脓疱可在数小时内出现，多数疱壁松弛，有时脓疱上部澄清，下部浑浊，呈弦月状。脓疱散在分布或簇集成群，可融合或排列成环状、回状或匐形状。脓疱疱壁较薄易破，破裂后形成浅表结痂，或数日后疱液自行吸收，留轻度棕褐色色素沉着斑而愈，无萎缩或瘢痕形成。但脓疱易反复发作，间隔期为数日或数周不等，患者一般健康多不受影响。

病程中患者可并发单克隆球蛋白病（IgA 型较 IgG 型多见）、淋巴组织增生性疾病（常为多发性骨髓瘤）和坏疽性脓皮病，此类患者一般预后较差。

4. 自觉症状 一般无明显自觉症状，少数患者发疹期伴有轻微瘙痒，无发热等全身症状。

5. 病程 皮损发生与消退更替，致使病程迁延，可达数月、数年甚或十数年。

6. 实验室检查 脓液培养无细菌生长。应定期进行血清蛋白电泳检查，怀疑骨髓瘤时可行骨扫描或骨髓穿刺。

皮损组织病理显示脓疱位于角层下，疱内含有大量中性粒细胞，偶见嗜酸性粒细胞；真皮血管周围中性粒细胞浸润，偶见淋巴细胞和嗜酸性粒细胞浸润。但该病组织病理表现缺乏特异性，诊断应结合临床。

皮肤直接免疫荧光和间接免疫荧光未见有自身抗体存在。

【治疗】

1. 一般治疗　积极查找和去除本病可能的诱发因素,加强皮肤清洁与护理,尽量保持疱壁完整,疱液可用无菌针头抽吸,使疱壁贴于脓疱基底部,避免暴露基底继发感染。

2. 全身治疗

(1)氨苯砜:常用剂量为50～150mg/d,应用1周无效可增加至最大用量,一般4周左右病情可明显缓解,以后逐渐减至最小维持量,维持治疗数周。

(2)柳氮磺胺吡啶:对部分患者有效,一般成人用量为3g/d,分3次口服,每周服药6天,停药1天,连续8周为一疗程。肝、肾功能不全者慎用。该药与氨苯砜合用可增强疗效,且可减少该药用量。

(3)维A酸类:可作为氨苯砜耐药患者的替代药物或与其联合用药。只有阿维A酸和阿维A酯对该病能产生疗效,成人常用量为0.5～1mg/kg·d,午饭后顿服。

(4)糖皮质激素:系统应用对部分患者有效,可选用醋酸泼尼松30～45mg/d或甲泼尼松龙24～36mg/d,症状控制后逐渐减量维持治疗一段时间。但多数患者效果并不明显,有时大剂量也不能控制病情。若系统应用糖皮质激素治疗效果显著,则临床应考虑脓疱型银屑病的可能,以更正诊断。

此外,雷公藤、雷公藤多苷、昆明山海棠、复方甘草酸苷等,也可酌情选用。

(5)英夫利昔单抗:为一种新型靶向生物制剂,可竞争性抑制人TNF-α的重组融合蛋白,临床有应用该药治疗角层下脓疱性皮病的报道。常用量为5mg/kg,第1、2、6周给药1次,静脉滴注。

3. 局部治疗　外用药物治疗本病一般无效,局部外用糖皮质激素并不能缓解病情,有报告局部外用他卡西醇软膏取得了较好的疗效,可酌情选用。

有感染征象者,可外用0.5%聚维酮碘溶液、2%莫匹罗星软膏、0.5%新霉素软膏(溶液或乳剂)、0.5%～1%盐酸金霉素软膏(溶液或乳剂)等,每日2或3次。

4. 物理疗法　局部或全身进行PUVA(口服甲氧沙林30mg后2小时照射UVA,波长为320～400nm,首次照射剂量为2J/cm²,逐渐增加剂量至5J/cm²直至病情缓解,以后逐渐减少照射剂量和次数)、UVB(宽谱UVB,波长为290～320nm)、NB-UVB(窄谱UVB,波长为311nm),对部分患者有效,但常与氨苯砜或阿维A酸联合治疗,且疗程较长。

5. 中医治疗　本病治宜清热解毒和养阴清热,药用石膏30g,金银花、丹皮20g,蒲公英、生地黄、赤芍、知母各15g,甘草12g,每日1剂,水煎取汁分次服。

也可酌情选用黄连解毒汤、增液汤或六味地黄丸，一般与其他药物联合应用。

须 疮

须疮是一种发生于男子胡须处的化脓性毛囊炎。致病菌主要为葡萄球菌，多数病人伴有皮脂溢，疲劳及精神紧张可为加重和复发的诱因。

【诊断要点】

1. 好发年龄 主要见于20～40岁男性。

2. 好发部位 好发于上唇部靠近鼻部的胡须处皮肤，严重病人可伴有睑缘炎及结膜炎。眉毛、腋毛及阴毛偶可受损。

3. 典型损害 皮损初为较为局限性水肿红斑，表面散在数量不等的毛囊性丘疹或脓疱，脓疱中心贯穿毛发，破溃后干燥结痂，但不断有新疹出现，新旧损害常在同一患者同时存在。损害多孤立散在，但也可聚集成浸润性斑块，其上可见散在的灰白色或红色脓疱。

4. 自觉症状 自觉患处有不同程度的灼热或瘙痒感。

5. 病程 脓疱一般2～3周痂脱而愈，但易反复发作，致使病程迁延，甚至数年不愈。

6. 实验室检查 脓液直接涂片和革兰染色可查到致病菌。

【治疗】

1. 一般治疗 平日应注意剃须刀具清洁，尽量少食辛辣刺激性食品。对牙齿、扁桃体及副鼻窦感染要及时进行治疗。

2. 全身治疗

（1）抗生素：重症者可给予罗红霉素150～300mg/d、头孢氨苄1～4g/d、四环素1g/d、米诺环素100～200mg/d、头孢泊肟酯0.1～0.2g/d或克林霉素0.45～1.2g/d等，分次口服。

（2）疫苗疗法：顽固且反复发作者，可给予多价葡萄球菌或自身菌苗，首次0.2ml，以后每次递增0.1ml，直至每次1.5～2ml，皮下注射，每周2～3次，10次为一疗程；或自身菌苗2.5ml、青霉素100万U或庆大霉素40万U，融于生理盐水2.5ml中制成5ml混合注射液，每次皮下注射0.5ml，每日1次，连续10天为一疗程。

（3）其他疗法：重症、合并慢性消耗性疾病或免疫功能低下者，可静注人免疫球蛋白200～400mg/kg·d或进行自血疗法。其他如转移因子（2～4ml，1周或2周1次，肌肉注射）、胸腺肽（10～20mg，每日1次，肌注）、左旋咪唑（150mg/d，每周连服 2 天或每 2 周连服 3 天)、卡介菌多糖核酸(每次 1ml,隔日 1 次或每周 3 次,连续 4~6 周后,改为每周 1 或 2 次)或猪苓多糖(40mg/d,肌注)等,均可酌情选用。

3. 局部治疗　病须可用镊子拔除,不宜刀剃。局部可先用 1:5000 高锰酸钾溶液、0.1%依沙吖啶溶液、3%过氧化氢溶液、2%硼酸溶液或 0.5%聚维酮碘溶液清洗后,再外涂 2%莫匹罗星软膏、5%聚维酮碘液或 2%夫西地酸乳膏,每日 2~3 次,共 3~5 天。

4. 物理疗法　局部可照射紫外线、红外线、超短波、氦-氖激光或扩束 CO_2 激光等,隔日或每周 2 次。

5. 中医治疗

(1) 内治法:治宜健脾除湿、清热解毒,方选黄连解毒汤合平胃散加减,药用黄芩、黄连、黄柏、栀子、苍术、厚朴、陈皮、甘草、生姜、大枣,每日 1 剂,水煎取汁分次服。

(2) 外治法:鲜杉树嫩芽 15g,大黄、黄连各 5g,捣烂如泥加适量冰糖成膏状,取适量敷于创面上,表面可盖无菌纱布,早晚各 1 次。

细菌性毛囊炎

　　细菌性毛囊炎是一种由细菌所致毛囊浅部或深部的化脓性炎性皮肤病。致病菌主要为金黄色葡萄球菌,少数为表皮葡萄球菌,偶可为其他致病菌引起。皮肤不清洁、天热多汗、各种瘙痒性皮肤病及机体抵抗力低下等可为诱因。

【诊断要点】

1. 好发年龄　各年龄组均有发病,成年男性发病者较为多见。

2. 好发部位　成人好发于头皮、胸背、颈项部、臀部、外阴及四肢暴露部位,儿童则多发于头皮。

3. 典型损害　皮损初为粟粒大红色毛囊性丘疹,顶部逐渐形成围绕毛囊口的绿豆至黄豆大乳黄色圆顶的表浅脓疱,中心有毛发贯穿,周围绕有红晕,部分炎症侵入毛囊深部,形成深在性脓疱性丘疹。脓疱不久自行破溃,排出少量脓性分泌物,数日后干燥结痂而愈,愈后不留瘢痕。

　　损害单发或多发,大多成批反复发生,散在分布,但发生于小儿头皮的脓疱可互相融合并破坏毛囊,愈后留点片状秃发斑及瘢痕。

4. 自觉症状　可有不同程度的瘙痒、灼痛或痒痛感,发生于鼻前庭等皮肤紧张部位的损害常疼痛剧烈。

5. 病程　脓疱约 1 周自行消退,但易反复发作,致使病程迁延,甚至数年不愈。

6. 实验室检查　脓液直接涂片和革兰染色可查到致病菌。

【治疗】

1. 一般治疗　保持皮肤清洁,避免各种外伤,及时清除汗液,尽量少食用辛辣刺激性食品。积极治疗瘙痒性皮肤病、代谢性疾病,避免长期应用免疫抑制剂及糖皮质激素,增强机体免疫力。

2. 全身治疗

(1) 抗生素:重症者可给予罗红霉素 150～300mg/d、头孢氨苄 1～4g/d、苯唑西林 2～4g/d、米诺环素 100～200mg/d 或克林霉素 0.45～1.2g/d 等,分次口服。

(2) 疫苗疗法:反复发作者可给予多价葡萄球菌或自身菌苗,首次 0.2ml,以后每次递增 0.1ml,直至每次 1.5～2ml,皮下注射,每周 2～3 次,10 次为一疗程;或自身菌苗 2.5ml、青霉素 100 万 U 或庆大霉素 40 万 U,加于生理盐水 2.5ml 中制成 5ml 混合注射液,每次皮下注射 0.5ml,每日 1 次,连续 10 天。

(3) 其他疗法:重症且合并慢性消耗性或免疫功能低下者,可静注人免疫球蛋白 200～400mg/kg·d 或进行自血疗法。其他如转移因子(2～4ml,1 周或 2 周 1 次,肌肉注射)、胸腺肽(10～20mg,每日 1 次,肌注)、左旋咪唑(150mg/d,每周连服 2 天或每 2 周连服 3 天)、卡介菌多糖核酸(每次 1ml,隔日 1 次或每周 3 次,连续 4～6 周后,改为每周 1 或 2 次)、甘露聚糖肽(20～60mg/d,分次口服)、芸芝多糖(3g/d,分次口服,连续数月)或猪苓多糖(40mg/d,肌注)等,均可酌情选用。

3. 局部治疗　局部消毒后挑破脓疱,先用 1∶5000 高锰酸钾溶液、0.1% 依沙吖啶溶液、3% 过氧化氢溶液、2% 硼酸溶液或 0.5% 聚维酮碘溶液清洗后,再外涂 2% 莫匹罗星软膏、2% 碘酊、5% 聚维酮碘液、5% 硫磺洗剂、10% 硫磺炉甘石洗剂、阿米卡星喷剂、2% 夫西地酸乳膏、1% 新霉素软膏或 0.2% 盐酸环丙沙星软膏,每日 2～3 次,共 3～5 天。

4. 物理疗法　局部可照射紫外线、红外线、超短波、氦-氖激光或扩束 CO_2 激光等,隔日或每周 2 次。

5. 中医治疗

(1) 热毒证:皮损为毛囊性丘疹、结节或硬结,基底潮红,或表现为毛囊性脓疱,溃后脓液稠厚易结痂,灼痛颇剧;舌质红,脉滑数。治宜清热解毒,佐以活血散结,方选五味消毒饮加减,药用紫花地丁、金银花、蒲公英各 21g,野菊花、赤芍、丹皮各 15g,川芎、青皮各 9g,每日 1 剂,水煎取汁分次服。

（2）湿热证：皮损为毛囊性红色丘疹、结节及脓疱，溃后脓液稀薄浸淫，成批发生，缠绵不消，痒痛兼具；舌质红，苔黄腻，脉滑数。治宜清热解毒，佐以活血利湿，方选黄连解毒汤加减，药用薏苡仁21g，泽兰叶、黄连、黄芩、黄柏、苦参、栀子、赤芍、川芎各9g，木通6g，每日1剂，水煎取汁分次服。

（3）外治法：可选用广丹30g，硫磺、雄黄、铜绿各15g，共研细末后用鸡蛋清调匀后置于瓦上焙黄，研末后扑撒于糜烂渗液处，或麻油调成糊状涂敷于未渗液处，每日2次；或蒲公英90g，蛇床子、明矾、黄柏、苦参各30g，水煎浓汁湿敷渗液处，每次20分钟，每日3次，渗液减少后外敷紫花地丁软膏、三黄膏等。

化脓性甲沟炎

化脓性甲沟炎是一种由细菌所致甲沟及其周围组织的化脓性炎性皮肤病。致病菌主要为金黄色葡萄球菌，亦可为化脓性链球菌、变形杆菌、厌氧菌或其他细菌。各种外伤、浸渍、逆剥、真菌感染、嵌甲等常为其诱因。

【诊断要点】

1. 好发年龄　各年龄组不同性别均有发病，儿童较为多见。

2. 好发部位　发生于指（趾）甲周围，尤多见于第1、2指（趾）甲周。

3. 典型损害　急性甲沟炎最初为某一指（趾）甲一侧红肿，部分迅速化脓，并累及对侧，引起整个甲周组织化脓，累及甲下时，可见甲下灰白色脓点，重者可形成甲沟或甲下脓肿，甚至甲板脱落。

慢性甲沟炎常为急性甲沟炎治疗不及时或反复感染所致，表现为甲沟轻微红肿，挤压甲根可有少量脓液自甲皱襞流出，甲板可出现纵嵴，可因外界刺激引起急性发作。易继发真菌感染，出现水疱、脓疱或甲板增厚、甲护膜缺失等。

4. 自觉症状　可有不同程度灼热、疼痛和触痛，急性发作时胀痛及触痛明显。

5. 病程　急性感染约1周炎症自行缓解。慢性感染者炎症消退缓慢，有时迁延数月甚至数年不退。

6. 实验室检查　脓液直接涂片和革兰染色可查到致病菌。

【治疗】

1. 一般治疗　患病后及时治疗，防止继发真菌感染、损伤甲根和发展成慢性感染。保持患指（趾）干燥清洁，防止油污沾染，必须接触水时应戴防水手套，或及时用棉签将指（趾）甲周的水吸净。

2. 全身治疗　急性发作炎症较明显或甲下积脓者，可给予罗红霉素150～300mg/d、米诺环素100～200mg/d（8岁以下儿童禁用）、阿莫西林-克拉维酸钾

0.75g/d(按阿莫西林计算)、头孢氨苄1～4g/d或复方磺胺甲噁唑2～4片/d等，分次口服，疗程5～7天。

3. 局部治疗 急性感染或有脓液时，患处可用1:5000高锰酸钾、0.1%依沙吖啶、3%过氧化氢溶液或0.5%聚维酮碘溶液清洗后，外涂2%莫匹罗星软膏、2%夫西地酸乳膏、5%聚维酮碘液、3%磷霉素软膏、1%诺氟沙星软膏或0.2%盐酸环丙沙星软膏，每日2～3次，共3～5天。

慢性感染的皮损处，可涂搽2%莫匹罗星软膏、1%新霉素软膏、1%卡那霉素软膏、氯碘羟喹、2%麝香草酚丙酮、3%磷霉素软膏或0.2%盐酸环丙沙星软膏，亦可与抗真菌制剂交替外用，每日3～5次，连续数周。

4. 外科治疗 患处形成脓肿或全身应用抗生素治疗48小时症状仍未改善者，应在甲沟处纵形切开引流；甲下积脓者应将受累甲板拔除，嵌甲引起者可在局麻下将嵌入甲周组织内的甲板剪除，并将脓液清除干净后包敷抗生素制剂。

5. 物理疗法 局部照射紫外线、红外线、微波、小剂量浅层X线、氦-氖激光或扩束CO_2激光等，具有缓解症状和促进炎症消退的作用。

6. 中医治疗

(1) 毒热蕴结证：甲周皮肤焮红赤肿，灼痛不止，伴有发热，大便秘结，溲短赤，苔红；舌质黄，脉滑数。治宜清热解毒，活血止痛，方选清热解毒饮加减，药用浙贝母、赤小豆、连翘各2g，蒲公英、生川军、栀子、丹皮、赤芍、银花、生甘草各10g，炒枳壳6g，每日1剂，水煎取汁分次服。

(2) 热毒炽盛证：甲下和甲旁积脓，颜色黄绿，脓出不畅或皮厚不溃，跳痛不止，伴有壮热，口渴，痛难入眠，大便干燥，小便短赤；舌质红，苔薄黄，脉洪数。治宜清热解毒，宣泄毒邪，方选解毒排毒汤加减，药用赤小豆30g，蒲公英、野菊花、地丁各12g，浙贝母、赤芍、桔梗、皂刺各10g，桑枝、生甘草各6g，每日1剂，水煎取汁分次服。

(3) 外治法：急性期患处热敷后，可扑敷鱼石脂软膏、三黄散或金黄散(大黄、姜黄、黄柏、白芷各25g，南星、陈皮、苍术、厚朴、甘草各10g，天花粉50g)，每日2次。甲下积脓排出不畅时，可在火针决脓后，外贴拔甲膏贴敷患甲，甲板变软脱落后外用生肌膏。

丹 毒

丹毒是一种主要由A族β型溶血性链球菌侵犯真皮内网状淋巴管所致皮肤及皮下组织的急性炎症性疾病。致病菌主要由皮肤或黏膜细微损伤处侵入，亦可由血行感染所致。足癣和鼻炎常是引起小腿丹毒和面部丹毒的主要诱因，营养不良、酗酒、糖尿病及恶液质等也可为诱发因素。

【诊断要点】

1. 前驱症状　起病急骤，典型皮损出现前可有周身不适、畏寒、发热、头痛、恶心等全身症状。

2. 好发年龄　各年龄组不同性别均有发病，急性感染者多见于青少年，慢性反复发作者以中老年人较为多见。

3. 好发部位　主要发生于面部、头皮和小腿，外生殖器也常发生。婴儿丹毒多见于腹部，常由脐部感染所致。

4. 典型损害　皮损初为境界清楚的局限性水肿性红斑，迅速向四周蔓延，表面紧张光亮，皮温增高，少数可出现大小不等的水疱和血疱。一般炎症多在4～5天达到高峰，之后逐渐减轻并消退，中央颜色呈棕黄色，表面轻微凹陷覆少量鳞屑，但边缘消退较为缓慢，消退后留暂时性色素沉着。皮损发生过程中可并发局部淋巴结炎和淋巴管炎。

部分患者由于诱因未消除或致病菌潜伏于淋巴管内，可在同一部位反复发作，使皮肤淋巴管受损阻塞，导致受累组织肥厚，发生于小腿者可形成象皮肿，发生于颜面和外生殖器者可形成慢性淋巴水肿。

5. 自觉症状　患处可有不同程度灼热、疼痛和触痛，肿大淋巴结常有压痛，可伴有周身不适、畏寒、发热、头痛、恶心等全身症状。复发者局部及全身症状轻微。

6. 病程　急性感染皮损约2周消退，反复发作者可迁延数年甚至数十年不愈。

7. 实验室检查　外周血白细胞总数升高，尤以中性粒细胞增多明显。急性期血沉常增快。

【治疗】

1. 一般治疗　患病后抬高患肢，必要时卧床，急性期避免挤压和热敷患处。保持皮肤清洁，避免各种外伤，积极寻找和去除可能的诱发因素。

2. 全身治疗　本病首选青霉素，一般用量为青霉素 G 160 万～320 万 U/d，分次肌肉注射，或200 万～600 万 U/d，静脉滴注。对青霉素过敏者，可选用罗红霉素150～300mg/d、阿奇霉素 500mg/d、克拉霉素 0.45～1.2g/d、复方磺胺甲噁唑2～4 片/d 或环丙沙星 1g/d，分次口服，症状缓解后仍需坚持用药1～2 周，对于反复发作者，疗程还应适当延长。

3. 局部治疗　患处可选用 50％硫酸镁溶液、2％硼酸溶液、0.1％依沙吖啶溶液、0.5%新霉素溶液或0.1%苯扎溴铵溶液冷湿敷,或用铅溶液(偏碱式铅溶液2ml,加水100ml而成)与75%乙醇等量混匀后湿敷,再涂搽硫磺炉甘石洗剂或5%聚维酮碘液,每日3～5次。

4. 物理疗法　慢性复发性丹毒,局部可照射紫外线、超短波、小剂量浅层X线(0.5～1Gy/次,2周1次,共3次)、氦-氖激光或散焦CO_2激光,以及炎症消散期应用音频治疗等。指(趾)损害且肿胀较明显者可进行高压氧治疗。

5. 中医治疗

(1) 风热证:病变主要发生于头面部或上半身,皮肤嫩赤肿胀,境界清楚,表面皮肤紧张光亮,自觉灼热疼痛,伴发热、恶寒、头痛、恶心等全身症状;舌质红赤,苔薄黄,脉浮数或滑数。治宜清热解毒,散风消肿,方选普济消毒饮加减,药用板蓝根、野菊花、连翘、银花各12g,炒牛蒡子、炒枯芩、赤芍、桑叶各10g,炒丹皮、蝉衣各6g,焦山栀、炒黄连各3g,每日1剂,水煎取汁分次服。

(2) 肝火证:病变通常发生在肋下和腰髋之间,肤色嫩红,状如云片,自觉灼痛,口苦且干,小便短黄;舌质红,苔少或薄黄。治宜清肝泻火,凉血退斑,方选柴胡清肝饮加减,药用薏苡仁、赤小豆各30g,绿豆衣、银花各15g,生石膏、生地各12g,炒黄芩、焦山栀、炒知母、连翘各6g,炒丹皮、炒胆草、炒黄连、柴胡各4.5g,每日1剂,水煎取汁分次服。

(3) 湿热证:病变主要发生于下肢,皮损为局限性水肿性红斑,表面光滑发亮,偶见水疱、血疱或坏死,少数可反复发作或劳累后加重,伴肢乏体倦,纳谷不香;舌质红,苔薄黄微腻,脉弦滑或沉濡。治宜清热化湿,和血通络,方选萆薢渗湿汤加减,药用薏苡仁30g,赤小豆、忍冬藤各15g,马鞭草、赤芍、当归、萆薢、连翘各10g,炒黄柏、川牛膝、苍术、青皮各6g,炒丹皮4.5g,每日1剂,水煎取汁分次服。

(4) 寒湿证:病程较长,反复发作,致使患处肿胀发硬,伴患肢坠胀感,行走不便;舌质淡红微胖,苔薄白,脉沉紧。治宜散寒除湿,和营消肿,方选三妙丸加减,药用汉防己、广木香、川牛膝、泽泻、苍术各10g,炒黄柏、甲珠、槟榔、青皮各6g,每日1剂,水煎取汁分次服。

(5) 胎热证:患者多为小儿,皮肤嫩红肿胀,皮温增高,皮损面积逐渐扩大,伴发热,烦躁,哭闹不止,严重者出现惊厥;舌质红,苔少,脉数。治宜清热解毒,凉血退斑,方选清火消丹汤加减,药用绿豆衣15g,生地10g,炒丹皮、玄参、赤芍各6g,川牛膝、花粉、连翘、甘草各4.5g,每日1剂,水煎取汁分次服。

(6) 毒攻证:皮疹嫩赤,范围较广,伴有壮热、烦躁、神昏、谵语、头痛、呕吐等症状;舌质红绛,苔薄黄,脉洪大无力。治宜清营凉血,护心安神,方选犀角地黄汤加减,药用生地炭、银花炭、绿豆衣各 30g,水牛角 15g,炒丹皮、炒黄连、生甘草、紫草、连翘、赤芍、蝉衣各 6g,紫雪丹 3g(吞服),每日 1 剂,水煎取汁分次服。

(7) 外治法:早期患处可选用黄柏或马齿苋煎液冷湿敷,再外用如意金黄散或金黄膏(金黄散 60g,凡士林适量)。皮肤慢性肿胀发硬,可选用海桐皮、汉防己、姜黄、苍术、蚕砂各 12g;或鲜乌桕、樟树、松针各 60g,生姜 30g,水煎汁熏洗患处,每日 2 或 3 次,每次 20 分钟。

疖与疖病

疖是一种毛囊及其周围组织的急性化脓性皮肤病,多发及反复发作者称为疖病。病原菌主要为金黄色葡萄球菌,其次为白色葡萄球菌。搔抓、皮肤擦伤、浸渍等均有利细菌侵入,常继发于湿疹、痱、丘疹性荨麻疹及其他瘙痒性皮肤病。

贫血、营养不良、糖尿病、慢性肾炎、恶病质、免疫力低下及免疫缺陷、长期使用糖皮质激素和免疫抑制剂者,容易诱发本病。

【诊断要点】

1. 好发年龄　各年龄组均有发病,以中青年男性较为多见。

2. 好发部位　好发于头部、面部、颈部及臀部,少数发生于躯干和四肢。

3. 典型损害　损害初为毛囊性炎性红丘疹,逐渐增大成红色质硬的黄豆大结节,表面光亮紧张,2～4 天后结节中心化脓形成脓栓,顶端出现黄白色脓点,继之破溃排出少量脓液、脓栓和坏死组织,炎症随之消退,1～2 周结疤而愈。

损害一般单发,少数多发,若多个皮损反复发生且经久不愈称为疖病。损害附近淋巴结可肿大,严重者可引发败血症或脓毒血症,面部尤其是上唇与鼻孔间危险三角区的疖肿,有引起海绵窦血栓性静脉炎甚至脑脓肿的危险。

4. 自觉症状　患处常有不同程度的灼热、疼痛和触痛,部分患者伴有发热、头痛、倦怠等全身症状。

5. 病程　单个疖肿一般 10～20 天自行消退。反复发作者,病程可迁延数年甚至数十年。

6. 实验室检查　严重及多发性疖病者,外周血白细胞总数常增高,中性粒细胞比例升高。败血症或脓毒血症患者的血液,以及损害的脓液可培养出致病菌。多发性疖肿患者的血沉常增快。

【治疗】

1. 一般治疗　保持皮肤清洁干燥,避免汗液浸渍及各种外伤。患病后使用抗菌肥皂或 0.01%～0.1%氯乙定溶液清洗腋部、腹股沟、肛周和双手,鼻孔及其周围皮肤可涂擦 2%莫匹罗星软膏或 1∶500U～1000U 杆菌肽软膏,每日 2次,可消除致病菌。锻炼身体,增强体质,提高机体免疫力,同时积极治疗原发病。

2. 全身治疗

(1)抗生素:早期全身应用抗生素可有效抑制疖肿的发展,其种类宜选择耐 β-内酰胺酶药物,如氟氯西林 750～1500mg/d、氯唑西林 2g/d、头孢氨苄 1～4g/d、头孢曲松钠 1～2g/d 或阿莫西林-克拉维酸钾 0.75g/d(按阿莫西林计算)等;对青霉素过敏者可选用红霉素琥珀酸酯 2～4g/d、阿奇霉素 500mg/d、利福平 450～600mg/d、复方磺胺甲噁唑 2～4 片/d、司帕沙星 200mg/d 或环丙沙星 1～1.5g/d,口服、肌注或静注。临床最好根据细菌培养及药敏结果选用敏感抗生素。

(2)人免疫球蛋白:重症患者可给予人免疫球蛋白 200～400mg/kg·d,静脉滴注,连用 3～5 天,具有调节细胞因子释放和强有力的抗感染作用,并能缩短病程。

(3)疫苗疗法:反复发作者可给予多价葡萄球菌或自身菌苗,首次 0.2ml,以后每次递增 0.1ml,皮下注射,每周 2～3 次,10 次为一疗程。

(4)锌剂:部分血清锌值偏低者,补充锌剂后能促进疖肿消退,可选用硫酸锌 200～300mg/d、葡萄糖酸锌 20～50mg/d 或甘草锌颗粒 10～15g/d(相当于锌 25～37.5mg),分次口服。

3. 局部治疗 早期未化脓的损害可外涂小拔毒膏、3%碘酊或外敷 10%鱼石脂软膏,亦可用 50%硫酸镁溶液或 75%乙醇局部湿敷。损害破溃后可用 0.5%聚维酮碘溶液、复方氯己定溶液、0.05%黄连素溶液、1%新霉素液或 0.4%庆大霉素溶液反复冲洗后,涂搽 2%龙胆紫溶液、2%莫匹罗星软膏、2%夫西地酸乳膏、1%利福平软膏、5%聚维酮碘溶液、0.2%盐酸环丙沙星软膏或 1%诺氟沙星软膏,每日 2～3 次。

4. 外科疗法 脓肿形成且已局限或有波动感时,宜切开排脓,脓腔内填塞碘仿或凡士林纱布引流,但位于面部三角区及外耳道的疖肿一般不宜切开排脓,且应避免挤压。

5. 细菌干扰疗法 该疗法是近年治疗复发性疖肿的一种新方法,是在抗生素抑制局部金黄色葡萄球菌生长后,选用致病力较弱的葡萄球菌 502-A 移入鼻腔和其他葡萄球菌常寄生的部位,以达到抑制致病力较强金黄色葡萄球菌生长的作用。

6. 物理疗法 复发性或顽固性疖肿,局部可照射紫外线、超短波、红外线、氦-氖激光或扩束 CO_2 激光,以及透热疗法等,具有促进炎症消退和减轻疼痛的作用。

7. 中医治疗

(1) 湿火蕴结证:红肿热痛性结节好发于项后、背、臀处,逐渐软化出现脓头,溃后溢浓,伴低热和头身痛,口渴;舌质红,苔薄黄,脉浮数或濡数。治宜清热化湿,解毒散结,方选五味消毒饮加减,药用银花 15g,紫背天葵、蒲公英、野菊花、赤芍各 12g,当归、地丁、甘草各 10g,浙贝母、花粉各 6g,每日 1 剂,水煎取汁分次服。

(2) 阴虚血热证:疖肿可发生于身体各处,散在或固定某处,此起彼伏,连绵不断,脓成迟缓,颜色暗红,消谷善饥,心烦难寐,小便短赤,口干;舌质红,苔少,脉浮数。治宜滋阴清热,扶正托毒,方选滋膵汤加减,药用山药 30g,南北沙参、蒲公英、银花、黄芪、生地各 15g,山萸肉、玄参、天冬、麦冬、石斛各 12g,莲子心、竹叶各 6g,灯心 3 扎,每日 1 剂,水煎取汁分次服。

(3) 经验方:可选用金银花 15g,紫花地丁、石斛各 9g,菊花 6g,生甘草 3g,每日 1 剂,水煎取汁分次服(12 岁以下用量酌减)。亦可给予成药清血解毒丸或连翘败毒丸,分次口服。

(4) 外治法:疖肿初期,可选用芙蓉叶、泽兰叶、大黄、黄连、黄柏、黄芩各 10g,共研细末,凡士林调成 20% 软膏外用,每日 3 次。疖肿发生的中期或溃烂期,可选用花粉、大黄、赤芍各 12g,雄黄、黄连、乳香、没药、贝母各 6g,甘草 4.5g,冰片 1.5g,牛黄 1.2g,共研细末,凡士林调成 20% 软膏外用,每日 3 次。此外,也可根据病情外用化毒散软膏、紫花地丁软膏、如意金黄散或金黄膏,每日 2 或 3 次。

痈

痈是由金黄色葡萄球菌所致多个相邻毛囊深部的化脓性皮肤病,亦可由多个疖肿相互融合而成。机体免疫力低下常是其发病的主要诱发因素。

【诊断要点】

1. **好发年龄**　各年龄组不同性别均可发病,但以成年人较为多见,儿童少见,男性多于女性。

2. **好发部位**　好发于颈部、肩部、背部、臀部及股部,尤多见于颈后部。

3. **典型损害**　损害初为具有明显红、肿、热、痛的弥漫性浸润性炎症性斑块,表面紧张有光泽,皮温增高,质较硬,触痛较为明显。以后局部颜色逐渐转为紫红色,在数个毛囊口处出现灰白色脓疱,并形成脓栓,破溃后排出少量脓液、脓栓和坏死组织,形成蜂窝状脓糊,严重者组织大部或全部坏死形成深溃疡,愈后留有明显瘢痕。若损害发生于口角和鼻根区域(面部危险三角区),挤压或损害严重者易发生海绵窦血栓性静脉炎,病死率高达30%以上。

4. 自觉症状　患处疼痛剧烈,触痛明显,邻近淋巴结常肿大有压痛。常伴有寒战、高热、头痛、倦怠、恶心等全身症状,偶可并发败血症。

5. 病程　损害一般2～4周愈合。组织坏死严重或面积较大者愈合缓慢,致使病程延长。

6. 实验室检查　伴有全身症状者,外周血白细胞总数常增高,中性粒细胞比例升高,血沉可增快。脓液及败血症患者血液中可培养出致病菌。

【治疗】

1. 一般治疗　积极寻找和去除可能的诱发因素,及时有效控制原发性疾病的病情,并加强支持疗法。加强皮肤护理和创面保护,防止挤压患处,发生于四肢的损害应抬高患肢,必要时卧床休息。加强营养,补充维生素和纠正低蛋白血症,避免食用辛辣刺激性及高糖、高脂食品。锻炼身体,增强体质,提高机体抗病能力。

2. 全身治疗　早期及时应用有效抗生素,可选用氯唑西林2g/d、头孢氨苄1～4g/d、林可霉素1.5～2g/d或阿莫西林-克拉维酸钾0.75g/d(按阿莫西林计算)等。对青霉素过敏者可选用红霉素2～4g/d(儿童30～50mg/kg·d)、阿奇霉素500mg/d、利福平450～600mg/d、复方磺胺甲噁唑2～4片/d、司帕沙星200mg/d或环丙沙星1～1.5g/d,口服、肌注或静注。临床最好根据细菌培养及药敏结果选用敏感抗生素。

3. 局部治疗　早期损害可用50%硫酸镁溶液或75%乙醇湿敷,然后外敷10%鱼石脂软膏或涂搽3%碘酊,每日2次。脓点破溃形成脓湖者,可用庆大霉素或新霉素注射液冲洗后,外涂1%利福平软膏、2%莫匹罗星软膏、2%夫西地酸乳膏、0.2%盐酸环丙沙星软膏或1%诺氟沙星软膏,每日2次。

4. 外科疗法　患处化脓且局限变软时,可用手术刀做十字形、井字形或川形切开,切口长度超过炎症范围2～4毫米,深达筋膜,尽量剪除坏死组织,并应用0.5%聚维酮碘溶液、3%过氧化氢溶液、0.02%呋喃西林溶液、0.05%黄连素溶液、1%新霉素溶液、0.4%庆大霉素液或0.1%依沙吖啶溶液反复冲洗后,切口内填塞碘仿纱布条引流排脓。

5. 物理疗法　局部照射紫外线可作为其他治疗的辅助方法,炎症中心或溃疡面照射剂量应较周围组织大1～2倍,初始照射剂量一般为1～1.5个最小红斑量,以后每次照射剂量以 25％、50％、75％递增,最大剂量不超过 4 个最小红斑量,每日或隔日 1 次。

6. 中医治疗

(1) 火毒炽盛证:损害发于颈后正中,初为粟粒大丘疹,嫩赤肿痛,逐渐向周围扩展,并形成多个脓头,伴发热,头颈活动不利,疼痛剧烈,溃腐则形成蜂窝,溢出稠厚脓液,溲赤便秘,口渴,苔黄腻,脉弦滑数。治宜清热解毒,和营祛湿,方选仙方活命饮加减,药用银花 15g、浙贝母、皂角刺、花粉、当归、赤芍各 10g,炙穿山甲、炙乳香、炙没药、陈皮、防风、白芷各 6g,甘草 3g,每日 1 剂,水煎取汁分次服。

(2) 阴亏毒炽证:损害发于颈后偏侧,疮形平塌,根盘散漫,创面滋滞,不易化脓,腐肉难脱,溃后脓水稀少或为血水,疼痛剧烈,伴有壮热,恶寒,唇燥口干,大便秘结,小便短赤,食少纳呆;舌质红,苔黄,脉细数。治宜滋阴生津,清热脱毒,方选竹叶黄芪汤加减,药用银花 30g,地丁 18g,生石膏、沙参、生地各 15g,浙贝母 12g,连翘、竹叶、麦冬、白芍、甘草各 10g,川芎、当归各 6g,每日 1 剂,水煎取汁分次服。

(3) 外治法:早期损害可用金黄膏或玉露膏包敷,亦可用雄黄粉 90g、麝香粉 3g 掺入太乙膏(苦参、赤芍、生地黄、白芷、大黄等)中贴敷;溃烂初期可用九一丹(熟石膏 90g、升丹 10g)提脓祛腐;创面收敛期可撒入生肌散(滑石 30g,制炉甘石 15g,滴乳石、血竭各 9g,朱砂 3g,冰片 0.3g),外贴生肌玉红膏。

此外,采用鲜蒲公英 60g 煎汁冷湿敷患处,每日 3～5 次;或一见喜干叶 20g,雄黄、冰片各 3g,共研细末与凡士林调成膏剂,涂敷患处,每日 1 次,均有较好疗效。

化脓性汗腺炎

化脓性汗腺炎是一种发生于顶泌汗腺的慢性化脓性皮肤病。致病菌主要是金黄色葡萄球菌,亦可为链球菌或大肠杆菌。机制可能是角质物堵塞汗腺孔后导致腺体破裂,继发金黄色葡萄球菌感染,并向腺体周围扩散,导致毛囊、皮脂腺及皮下组织感染而发病。

【诊断要点】

1. 好发年龄　多见于中青年女性,儿童及老年人少见。

2. 好发部位　主要发生于腋窝、外生殖器、臀部和肛周等处,尤以腋窝最为多见。少数见于乳房、腹部、胸部、头皮和眼睑。

3. 典型损害　损害初为一个或多个红色、质硬的皮下小结节,数量逐渐增多,隆起于皮面并相互融合成斑块或排列成条索状,表面光滑,偶可形成灰白色小脓疱。数周后结节深部化脓且相互贯穿形成广泛性窦道,并向表面穿破,排出少量脓液或浆液脓性分泌物,形成不规则形深在性溃疡。

本病常反复发作,导致局部组织硬化及形成带状瘢痕。发生于肛门和外生殖器部位的损害可穿破直肠和阴道壁,形成肛瘘和阴道窦道。病程中可伴有邻近淋巴结肿大。此外,在腋窝、肛门或生殖器部位可见多数黑头粉刺,也为本病的典型损害之一,具有诊断价值。

4. 自觉症状　患处有不同程度疼痛和触痛,汗液浸渍后加剧,肢体活动常受限。偶有发热、头痛、倦怠等全身症状,但均较轻微。

5. 病程　本病损害多反复发生,致使病程迁延,常数年不愈。

6. 实验室检查　取患处脓液进行细菌培养常有致病菌生长。

【治疗】

1. 一般治疗　保持患处清洁干爽,避免汗液浸渍和肥皂水刺激,肥胖者应控制饮食,少食甜食,及时治疗合并的系统性疾病。

2. 全身治疗

(1) 抗生素:早期及时应用足量有效抗生素,常为本病治疗的首选,一般选用耐青霉素酶类药物,如氯唑西林 2g/d、氨苄西林钠氯唑西林钠 2～4g/d、氟氯西林 0.75～2g/d 等;也可选用头孢菌素类,如头孢氨苄 1～4g/d、头孢拉定 1～2g/d、头孢曲松 1～2g/d 或头孢噻肟钠 2～6g/d 等,分次口服、肌注或静滴。

对青霉素过敏者,可选用大环内酯类药物,如罗红霉素 150～300mg/d、阿奇霉素 0.5g/d 或克拉霉素 500～1000mg/d 等,分次口服,疗程一般 10～14 天。亦可根据细菌培养结果和药敏试验选用敏感抗生素。

(2) 糖皮质激素:在应用有效抗生素的同时,若同时给予糖皮质激素,有助于炎症消退和抑制瘢痕形成。可选用醋酸泼尼松 20～45mg/d 或地塞米松 3～7mg/d,分次口服,症状控制后逐渐减量,疗程 1～2 周。

(3) 维 A 酸:可选用异 A 维酸 0.5～0.8mg/kg·d、维胺酯 1～2mg/kg·d、阿维 A 酸或阿维 A 酯 0.5～1mg/kg·d,分次口服,持续 4～6 个月,对部分患者有一定疗效,并具有软化斑块和抑制瘢痕形成的作用。

(4) 抗雄激素类药:如螺内酯 60～120mg/d、非那雄胺 5mg/d、甲羟孕酮 4～8mg/d、西咪替丁 0.8～1.2g/d 等,分次口服,对部分患者有效,并有一定防止复发的作用。

3. 局部治疗　患处可先用 0.1% 依沙吖啶溶液、0.5% 新霉素溶液、0.1% 苯扎溴铵溶液或 0.5% 聚维酮碘溶液清洗后,涂搽 2% 莫匹罗星软膏、2% 夫西地酸乳膏、1%利福平软膏、1%诺氟沙星软膏或0.2%盐酸环丙沙星软膏,或涂包10%鱼石脂软膏,每日2～3次。急性炎症消退后,局部长期涂搽抗生素制剂可预防复发。

4. 封闭治疗 局部炎症控制后,皮损内注射糖皮质激素类药物,如用1%普鲁卡因或1%利多卡因溶液和适量庆大霉素稀释而成的1%醋酸泼尼松龙混悬液、0.5%甲泼尼龙醋酸酯混悬液、1%曲安西龙双醋酸酯混悬液、0.2%复方倍他米松混悬液或1%曲安奈德混悬液2～4ml,每周或每月1次,对减轻炎症和缓解症状有一定效果。

5. 疫苗疗法 顽固难愈及反复发作者,可注射自家疫苗,初次0.5ml,以后每次递增0.1ml,直至1.5～2ml,每周2～3次。

6. 外科疗法 顽固难愈且较为局限的损害,可手术彻底切除,一期闭合伤口或植皮,尤其适于腋窝处的损害。已形成的窦道可切开敞开伤口,窦道基底部残留的上皮可用电灼破坏或用刮匙刮除,每日用庆大霉素生理盐水冲洗后,外敷1%磺胺嘧啶银霜或庆大霉素霜,连续4～6周直至伤口愈合。

7. 物理疗法 早期局部可照射超短波或紫外线,迁延不愈者可照射小剂量浅层X线。

8. 中医治疗

(1) 肝脾郁滞证:腋窝及外阴大小不等的质硬结节,融合成斑块或呈条索状,表面皮肤濡白或淡红,轻度压痛;舌质暗红,苔薄白,脉弦涩。治宜疏肝理脾,化痰散结,方选香贝养荣汤加减,药用夏枯草、橘核仁各15g,熟地黄、白术、当归各12g,制香附、浙贝母、赤白芍、白僵蚕、青陈皮、花粉各10g,党参、茯苓、桔梗、川芎各6g,每日1剂,水煎取汁分次服。

(2) 毒染酿脓证:硬结增大,肤色焮红,触之有波动感,伴发热,疼痛明显,以夜间为剧;舌质红,苔少,脉弦数。治宜托里排脓,理气散结,方选托里排脓汤加减,药用黄芪30g,当归15g,浙贝母、茯苓各12g,连翘、银花、白术、陈皮、白芷、川芎、地丁各10g,每日1剂,水煎取汁分次服。

(3) 脓毒未尽证:结节破溃流脓,窦道经久不敛,疮周仍有硬结,伴气短乏力,纳谷不香;舌淡红,苔薄白,脉细弱。治宜扶正固本,排脓生肌,方选八珍汤加减,药用制香附、浙贝母、橘核仁各15g,炒白术、土茯苓、党参、黄芪各12g,干地黄、炒白芍、当归各10g,天龙1g,每日1剂,水煎取汁分次服。

(4) 外治法:结节未破溃阶段可选用紫金锭醋磨稠汁涂敷患处;溃烂后结节仍不消退可选用蟾酥丸醋研磨浓汁调敷患处,每日2或3次。

蜂窝织炎

蜂窝织炎是一种发生于皮肤及皮下疏松结缔组织的弥漫性化脓性疾病。致病菌主要为金黄色葡萄球菌和溶血性链球菌,少数为表皮葡萄球菌、流感杆菌、大肠杆菌、肺炎链球菌和厌氧杆菌等,通过有创伤的皮肤直接侵入皮内,或继发于局部化脓性感染灶的直接扩散,亦可由淋巴或血行感染所致。

【诊断要点】

1. 好发年龄　可发生于任何年龄,以免疫功能低下者多见,男女均可发病。

2. 好发部位　好发于四肢、颜面、足背、指(趾)、外阴及肛周等部位。

3. 典型损害　损害初为局限性境界不清的浸润性暗红色斑块,凹陷性水肿明显,皮温增高,表面可有大小不等的水疱。中央组织逐渐软化并有波动感,破溃后形成深浅不一的溃疡,一般两周结疤而愈,部分不破溃者自行吸收后消退。严重者可发生坏疽、转移性脓肿及败血症。可伴有局部淋巴管炎及淋巴结炎。

损害可因发病部位的不同及侵犯组织的深浅而表现各异,如发生于组织较疏松部位且病变较表浅者,局部肿胀明显;而发生于组织较致密部位且病变较深在时,局部肿胀则不明显;发生于指(趾)的损害,可累及肌腱及骨质;发生于眼部时,眼眶周围组织潮红、肿胀明显,播散至眼窝内及中枢神经系统时,可导致眼球突出及眼肌麻痹等。

4. 自觉症状　患处常有不同程度的疼痛及压痛,发生于组织较疏松部位且病变较表浅时,疼痛较轻;发生于组织较致密部位且病变较深在时,疼痛则较剧烈;发生于指(趾)的损害,局部常有明显的跳痛。常伴有发热、畏寒、头痛、周身不适等全身症状。

5. 病程　病变较表浅的损害,一般2周左右消退;病变较深在的损害,消退较为缓慢,病程常超过2周。若反复发作,形成慢性蜂窝织炎时,则病程迁延可达数年。

6. 实验室检查　脓液细菌培养常有致病菌生长。全身症状明显或伴有淋巴管炎时,外周血白细胞总数增高,中性粒细胞比值增大。

【治疗】

1. 一般治疗　患病后及时诊治,减少患肢活动,必要时卧床休息。加强皮肤护理,避免各种外伤,彻底根除慢性感染灶。锻炼身体,增强体质,加强营养,提高机体抗病能力。

2. 全身治疗　早期给予大剂量有效抗生素。常选用青霉素,一般用量为

600万～1000万U/d,分2～4次静脉滴注,对青霉素过敏者给予红霉素2～4g/d(儿童30～50mg/kg·d),静脉滴注;金黄色葡萄球菌感染者,可选用耐酶半合成青霉素或头孢菌素,如苯唑西林2～4g/d、头孢唑林钠1～4g/d或头孢曲松1～2g/d等,1次或分次静脉滴注或肌注。症状控制、炎症开始消退后改为口服,总疗程7～14天或更长。

颌面部感染者可同时给予甲硝唑,用量为20～50mg/kg·d静脉滴注或15～25mg/kg·d口服。发生于眶周者,可在应用足量敏感抗生素的同时,短期合用糖皮质激素,如地塞米松0.3～0.5mg/kg·d,肌注或口服,可明显缓解症状,缩短病程。伴有发热者,给予解热镇痛药,如阿司匹林0.9～1.8g/d、复方阿司匹林3～6片/d、复方对乙酰氨基酚1片/次或布洛芬缓释片0.6～1.2g/d,分次或1次口服。

3. 局部治疗　早期未化脓的损害,局部可用50%硫酸镁溶液、0.1%依沙吖啶溶液或0.08%庆大霉素生理盐水湿敷,每日3～5次,或用10%鱼石脂软膏包敷,每日1次。已化脓或形成脓肿时,局部应切开引流,每日用庆大霉素生理盐水冲洗换药。

损害表面及其周围皮肤可涂搽2%莫匹罗星软膏、1%利福平软膏、3%磷霉素软膏、1%诺氟沙星软膏、0.2%盐酸环丙沙星软膏、2%夫西地酸乳膏、0.5%新霉素软膏(溶液或乳剂)、0.5%～1%盐酸金霉素软膏(溶液或乳剂)等,每日2或3次。

4. 物理疗法　局部照射紫外线或超短波,有助于炎症消退和症状缓解。

5. 中医治疗

(1)热毒炽盛证:局部红肿灼热,表面粟粒大脓疱,剧痛不已,发热恶寒,头痛肢倦,苔黄,脉滑数。治宜清热解毒,活血化瘀,方用消痈汤加减,药用银花、公英、连翘各10g,赤芍、归尾、贝母、花粉、白芷、陈皮各6g,乳香、没药各5g,每日1剂,水煎取汁分次服。

(2)气血两虚证:多见于慢性蜂窝织炎,炎症深在,表面皮肤暗红,皮温增高不明显,患者少气乏力,精神萎靡;舌淡无苔,脉细数。治宜补血益气,扶正托毒,方用托里消毒散加减,药用生石膏、黄芪、银花各10g,党参、茯苓、白术、当归、白芍、白芷、角刺、桔梗、连翘、玄参各6g,川芎5g,甘草3g,每日1剂,水煎取汁分次服。

(3)外治法:早期未化脓的损害,局部可用如意金黄散醋调外敷或贴敷黑布化毒膏,亦可用新鲜仙人掌汁10ml、生石膏粉20g,调敷患处,每日1～2次。

金葡菌性烫伤样皮肤综合征

金黄色葡萄球菌性烫伤样皮肤综合征是由凝固酶阳性噬菌体组 71 型葡萄球菌产生的可溶性表皮剥脱毒素所致的以泛发性红斑、松弛性大疱及大片表皮剥脱为主要临床表现的急性感染性皮肤病。原发感染灶可位于脐部、鼻咽部、结膜和皮肤外伤处，新生儿亦可因母亲患子宫内膜炎和绒毛膜羊膜炎引起，成人偶可由血行感染所致。

【诊断要点】

1. 好发年龄　主要发生于 5 岁以内的婴幼儿。成人偶可发病，主要见于肾衰、恶性肿瘤和免疫功能低下者。

2. 前驱症状　起病急骤，皮疹出现前常有咽炎、鼻炎和/或结膜炎的症状。

3. 好发部位　全身皮肤均可累及，结膜、鼻腔、外生殖器和肛周黏膜也常同时受累，但口腔黏膜多不受累。

4. 典型损害　皮损初为口周和眼周的淡红色斑片，1～3 天内蔓延至颈、腋下、脐周、腹股沟、肘窝、腘窝等皱褶部位，以及头皮和躯干，最后波及四肢远端和手足。在弥漫性红斑出现1～2 天后发生表皮皱褶和/或松弛性大疱，尼氏征阳性，轻微摩擦即可引起表皮剥脱，露出鲜红色有少量渗出的裸露面，状似烫伤，具有特征性。

一般2～3 天，裸露面渗出减少并逐渐结痂和干燥脱屑，眼周和口周皮损呈现放射状，为本病的另一特征。最后四肢和躯干部皮损呈糠秕样和大片膜状、手足皮损呈手套和袜套样脱屑而愈，不留痕迹和瘢痕，少数遗留暂时性色素沉着或减退斑。

5. 自觉症状　发疹期皮肤常有不同程度疼痛和触痛，脱屑期可有轻微瘙痒。常伴有高热、食欲下降、周身不适等全身症状。重症者可并发肺炎、细菌性心内膜炎或败血症。

6. 病程　一般1～2 周皮损完全消退。有并发症者病程延长。

7. 实验室检查　外周血白细胞总数和中性粒细胞计数多数增高，但增高的程度与病情无明显关系。咽部、鼻腔、眼结膜、新生儿脐部或皮肤外伤处分泌物进行细菌培养，常有致病菌生长。血培养在儿童多为阴性，成人可为阳性。

【治疗】

1. 一般治疗　注意消毒隔离和室内空气流通，患儿用过的衣被应高温消毒。加强皮肤护理和创面保护，避免摩擦和刺激皮损。加强支持疗法，注意水电解质平衡。避免着凉,加强口腔和咽部卫生,防止并发症的发生。

2. 全身治疗

(1)抗生素:早期及时应用耐 β 内酰胺霉半合成青霉素、新型青霉素Ⅱ或头孢菌素类抗生素,如氯唑西林 25～50mg/kg·d、头孢羟氨苄 30～40mg/kg·d、头孢拉定 25～50mg/kg·d 或阿莫西林-克拉维酸钾 50～60mg/kg·d(按阿莫西林计算)等,对青霉素过敏者可选用乳糖酸红霉素 20～30mg/kg·d、琥乙红霉素干糖浆 0.5～1g/d、阿奇霉素 10mg/kg·d 或克拉霉素 15mg/kg·d 等,分次口服、肌注或静注,儿童用量酌减,疗程不少于 2 周。

耐甲氧西林的葡萄球菌株,可选用万古霉素 40mg/kg·d 或克林霉素 8～16mg/kg·d 等,口服或静注,疗程 7～10 天。临床最好根据细菌培养结果和药敏试验选择敏感抗生素。

(2)人免疫球蛋白:重症患者可给予人免疫球蛋白 200～400mg/kg·d,静脉滴注,连用 3～5 天,能迅速阻断皮肤坏死松解,具有调节细胞因子的释放和强有力的抗感染能力,且能缩短病程,降低死亡率。必要时可少量多次输新鲜血液。

(3)糖皮质激素:系统应用糖皮质激素有免疫抑制的作用,多主张不用,但对于病情严重的病例,在足量有效抗生素应用的同时,酌情短期给予小剂量糖皮质激素,如地塞米松 2～5mg/d 或氢化可的松 50～100mg/d,可有效控制病情,降低死亡率。

3. 局部治疗 表皮剥脱面采用暴露疗法,或外用含抗生素的油剂,如金霉素甘油、0.5%新霉素氧化锌油、林可霉素甘油等,亦可用油浸的纱布贴敷,每日 3 次。渗出液较多时可用生理盐水、0.1%苯扎溴铵溶液、0.1%依沙吖啶溶液或 1:8000 高锰酸钾溶液湿敷后,涂搽 2%莫匹罗星软膏、0.5%～1%新霉素软膏或 1%龙胆紫溶液。皮损干燥脱屑可涂搽润肤霜或 40%氧化锌油,每日 2 或 3 次。

4. 中医治疗

(1)胎热证:患儿出生后红肉外裸或体无完肤,哭闹不安,双目畏光羞明,腹胀如鼓。治宜清热解毒,护阴固肤,方选清胃散加减,药用生地 12g,炒扁豆、冬瓜皮、山药、黄芪各 10g,炒丹皮、赤芍、紫草、甘草各 6g,莲子心 4.5g,黄连、升麻各 3g,灯心 3 扎,每日 1 剂,水煎取汁分次服。

(2)毒热证:患儿表皮呈片状脱落,遍身浸渍红嫩无皮,状如烫伤,甚则发热、厌食、呕吐等。治宜泻火解毒,清热凉血,方选内疏黄连汤加减,药用绿豆衣 20～30g,炒黄芩、炒黄柏、生地各 6g,炒丹皮、紫草、赤芍各 4.5g,炒黄连、焦山栀、莲子心各 3g,生甘草 1.5g,每日 1 剂,水煎取汁分次服。

（3）胎毒证：父母患疮受孕所生胎儿，出生后无皮，红肉赤裸，口唇、眼角糜烂，严重时赤烂、体无完肤，甚至呈紫黑色。治宜扶正化毒，佐以生皮，方选全蝎生皮散加减，药用绿豆衣30～45g，银花15～30g，生黄芪、麦冬各9～12g，土茯苓、白薇、白蔹各6～10g，全蝎、甘草各3g，灯心3扎，每日1剂，水煎取汁分次服。

（4）外治法：皮损处可扑撒稻米粉。口唇、眼角糜烂性损害，可选用甘草浓煎取汁，以棉球蘸药汁涂口唇或湿敷眼角，每日2～3次。

寻常狼疮

寻常狼疮是一种发生于先前感染过结核杆菌且已致敏者的继发性皮肤结核。结核杆菌可经皮肤损伤处侵入，也可由内脏或骨结核经血行播散或经淋巴管直接蔓延至皮肤所致。

【诊断要点】

1. 好发年龄　任何年龄不同性别均可发病，但多见于幼儿及青少年。

2. 好发部位　好发于面部，尤多见于颊部，其次为臀部及四肢，黏膜也可受累，躯干较为少见。

3. 典型损害　基本损害为粟粒至豌豆大微隆起于皮面质软的红褐色半透明结节，境界清楚，周围无红晕，表面皮肤较薄，用探针稍用力即可刺入，容易贯通及出血（探针贯通现象），用玻片压迫结节，呈淡黄色或黄褐色，似苹果颜色，故亦称"苹果酱结节"。结节一般散发，部分可相互融合成红褐色浸润性斑块，直径可达10～20厘米，表面凹凸不平，覆有叶片状鳞屑。

结节和斑块可破溃形成圆形或不规则形深浅不一的溃疡，基底为红褐色肉芽组织，其上有少量稀薄脓液和污褐色痂，边缘不规整且呈潜行性。病程较久的损害，可见中央或一侧结疤自愈，边缘或另一侧向外扩展，而疤痕上又可有新发结节，从而使皮损呈多形性。损害对组织的破坏性较大，愈后形成高低不平的条索状瘢痕，可造成畸形或功能障碍。损害偶可发生癌变。

4. 自觉症状　皮肤损害一般无明显自觉症状，继发感染局部可有疼痛和触痛。伴有系统性结核病者，可有低热、乏力、消瘦等全身症状。

5. 病程　结节和溃疡可结疤自愈，但结节在疤痕处可再发，致使病程迁延，甚至长达数十年。

6. 实验室检查　结核菌素试验阳性。结节处活检组织呈典型的结核病理像。

【治疗】

1. 一般治疗　发病后及时就诊,并进行系统检查,确诊后给予规范治疗。保持皮肤清洁,加强皮损护理,避免刺激和继发感染。加强支持疗法,补充维生素和给予高蛋白饮食,增强机体抗病能力。

2. 全身治疗　本病临床多采用三联化学药物疗法,推荐药物为异烟肼 $5\sim 10mg/kg\cdot d$、利福平 $10\sim 20mg/kg\cdot d$,最初 3 个月同时给予乙胺丁醇 $15\sim 25mg/kg\cdot d$,疗程 9～12 个月。临床也可根据病情,采用其他抗结核药物联合化疗。

3. 局部治疗　溃疡和疤痕处可涂搽抗结核药物和角质软化剂,如 5% 异烟肼软膏、10% 链霉素软膏、10% 庆大霉素软膏、1% 卡那霉素软膏、15%～20% 对氨基水杨酸软膏、0.025%～0.1% 维 A 酸乳膏、10% 鱼肝油软膏等,每日 2～4 次,疗程 9 个月或更长。

4. 封闭疗法　病灶内可注射链霉素 0.5～1g 与 1% 利多卡因的混合溶液,或酌情(皮损面积、质地、瘢痕等)加入适量醋酸曲安奈德或复方倍他米松混悬液,1～2 周 1 次,6 次为一疗程。也可选用异烟肼、硫酸阿米卡星或狼毒注射液作为局部封闭药物。

5. 外科疗法　局限孤立性损害可手术切除,切除范围和深度应大于病灶,以防止复发,面积较大者可植皮。

6. 物理疗法　X 线照射可促进结核组织吸收,抑制瘢痕增生。紫外线照射能促进局部血液循环,提高局部组织抗结核菌的能力。此外,氦-氖激光、CO_2 激光、电凝、微波、液氮或干冰冷冻等,也可根据皮损的发生部位、大小、数量、性质等酌情选用。

7. 中医治疗

(1) 阴虚痰热证:病程较短,皮损为淡红色小结节,无明显紫色调,或呈半透明状,质较软,微用力探针即可贯通,部分小结节表面可有黄色脓点,甚至破溃,患处皮毛干燥,有少量鳞屑,伴有微热、盗汗、颧红,口干咽燥或五心烦热,严重者出现乏力、消瘦、纳呆,动则气短汗出,苔白少、脉细弱。治宜养阴清肺,解毒除痰,方选增液汤合芩部丹加减,药用沙参 30g,生熟地、天麦冬、百部、石斛、玉竹各 15g,夏枯草、生龙牡、连翘各 12g,浙贝母、黄芩、丹参、僵蚕、陈皮各 10g,天龙 1g,每日 1 剂,水煎取汁分次服。

(2) 痰瘀互结证:病程日久,皮损为紫红色小结节,质较硬,玻片压之留黄褐色小点,伴有腰酸、耳鸣、头晕,甚则夜寐欠安;舌淡紫或紫暗,脉细涩。治宜除痰养阴,化瘀散结,方选海藻玉壶汤加减,药用夏枯草、女贞子、丹参各 15g,浙贝母、姜半夏、陈皮、海藻、海带各 10g,当归、川芎各 6g,每日 1 剂,水煎取汁分次服。

（3）经验方：本病治宜益气养荣，化痰散结，方选香贝养荣汤加减，药用茯苓、黄芪各 12g，党参、玄参、白术、白芍、熟地、香附、贝母各 9g，陈皮、桔梗各 6g，甘草 3g，每日 1 剂，水煎取汁分次服。

（4）外治法：结节未破溃时，可敷贴黑布膏（由黑醋、五倍子、蜈蚣、蜂蜜等制成）或蛇蜕膏（由蜂房、蛇蜕、蜈蚣、麻油等制成），1～3 天 1 次。结节破溃后，可选用东方一号膏（由煅炉甘石、熟石膏、汉防己、延胡索、苍术、郁金、黄柏、白及、木瓜、麻油、冰片等制成），摊在纱布上敷贴患处，1～2 天换药 1 次。鲜山药、蓖麻仁各 30g 捣烂成泥膏贴敷患处，或山豆根、五味子各 30g 研细末麻油调敷患处，每日 2 或 3 次，也有一定疗效。

颜面粟粒性狼疮

颜面粟粒性狼疮是一种主要发生于面部愈后留有瘢痕的丘疹结节性慢性皮肤病。部分皮损播散者在皮损内可找到结核杆菌，但大多数患者的真正病因不明。

【诊断要点】

1. 好发年龄　主要见于中老年人，男女均可发病。

2. 好发部位　多对称发生于颜面，如眼睑周围、眉间、鼻唇沟、口周、下颏及耳后等处。

3. 典型损害　皮损初为境界清楚的鲜红色质较软的扁平丘疹，逐渐转为褐色或黄色，表面覆少量灰白色鳞屑，用玻片压迫呈苹果酱色，探针贯通现象可阳性。损害一般多发，散在对称分布，下眼睑处的皮疹常融合成凹凸不平的扁平斑块，消退后留有浅表性疤痕。

4. 自觉症状　一般无自觉症状，少数患者的损害在日晒或运动出汗后可有轻微瘙痒。

5. 病程　皮疹呈慢性经过，常成批反复发生，部分 1～2 年可自行消退。

6. 实验室检查　皮损处活检组织显示结核病理像，但查不到结核杆菌。结核菌素试验阴性。近年采用 PCR 技术在皮损处可检测到特异性结核杆菌 DNA，但阳性率较低。

【治疗】

1. 一般治疗　患病后积极查找结核病灶，阳性者给予规范抗结核治疗，阴性者定期复查，避免遗漏。加强皮损护理，避免挤压和针挑，防止瘢痕形成和继发感染。锻炼身体,增强体质,提高机体抗病能力。

2. 全身治疗　伴有结核病灶或皮损处查到结核杆菌者,应给予规范抗结核治疗。未发现结核病灶或结核杆菌感染证据,以及抗结核治疗无效者,可给予糖皮质激素、维 A 酸类药物等治疗,如醋酸泼尼松 30mg/d,分次口服,症状缓解后逐渐减量;阿维 A 酸或阿维 A 酯 20~40mg/d,分次或顿服,疗程 4~8 周。此外,氯喹 0.25~0.5g/d、氨苯砜 50~100mg/d 等药物治疗也有一定疗效。

3. 局部治疗　皮损处可交替外用糖皮质激素和维 A 酸类制剂,如丁酸氢化可的松软膏、0.025%~0.1%维 A 酸乳膏,每日 2~3 次,疗程 4~6 周。

4. 封闭疗法　单个较大的皮损内可注射适量醋酸曲安奈德或复方倍他米松混悬液与 1%利多卡因的混合液,以结节发白为宜,一般 1 次即可消退,并可抑制瘢痕的形成。

5. 物理疗法　较小损害可采用氦-氖激光、CO_2 激光、电凝、微波、液氮或干冰冷冻等方法治疗。

6. 中医治疗

(1) 内治法:本病治宜清肝泻胆,祛湿散结,方选软坚清肝饮加减,药用夏枯草、生牡蛎、海藻各 30g,浙贝母、连翘各 12g,炒枳壳、柴胡、黄芩、丹皮、赤芍各 10g,黄、白药子各 6g,天龙 1 条,每日 1 剂,水煎取汁分次服。

(2) 经验方:采用补胃益脾、清热软坚法施治,方选清热养阴散加减,药用大生地、元参、麦冬、鳖甲各 15g,随证加用菟丝子、补骨脂、女贞子、鱼腥草、川断、狗脊、黄芩、百部、海藻、牡蛎、山甲、皂刺、丹参等;或滋阴清热、活血散结法施治,方选丹地汤加减,药用地骨皮、生地各 15g,三棱 10g,丹皮、茯苓、泽泻、山药、当归、丹参、茜草、红花、生甘草各 6g,每日 1 剂,水煎取汁分次服。

(3) 外治法:结节未破溃时可外敷紫色消肿膏,结节破溃后可外用紫色疽疮膏,每日 1 次。

硬 红 斑

硬红斑是一种以皮下结节和皮肤硬性斑块为表现的结核疹。患者常伴肺结核、淋巴结核或其他部位结核病灶,结核菌素试验强阳性,但皮损处找不到结核杆菌。另一种为具有相同表现的 Whitfield 硬红斑,被认为是血管炎的一种。

【诊断要点】

1. 好发年龄　结核疹性硬红斑好发于青年女性,Whitfield 硬红斑好发于中年女性。偶可见于患有深部静脉栓塞的男性。

2. 好发部位　损害多对称发生于小腿，尤多见于屈侧中下部。偶发生于股部、腹部及上肢。

3. 典型损害　初为樱桃大或更大质硬的皮下结节，与皮肤粘连，表面皮肤颜色无改变，逐渐转为暗红或紫色。结节位置较深，不高出皮面，数目较少，一般2～3个，最多可达十余个，通常不破溃而自行吸收，偶可软化破溃，形成圆形或椭圆形较深的溃疡，排出细碎干酪样物和少量脓液，表面覆污褐色痂，愈后留凹陷性瘢痕及色素沉着。少数患者可伴有手足发绀。

4. 自觉症状　患处常有灼热胀痛感，可有轻微疼痛和压痛，多不伴有全身症状。

5. 病程　结节一般3～4月消退，但在春秋及寒冷季节容易复发，致使病程迁延。

6. 实验室检查　结核菌素试验强阳性。结节活检组织呈血管炎病理像，但血管周围淋巴细胞浸润灶内可见干酪样坏死等典型结核样改变。

【治疗】

1. 一般治疗　患病后宜卧床休息，减少下肢活动，避免挤压和刺激皮损。加强支持疗法，提高机体抵抗力，以减少复发。积极查找合并的结核病灶，阴性者应定期复查。

2. 全身治疗　合并结核者给予规范、全程的抗结核治疗。未查到结核灶的硬红斑患者，亦可给予抗结核治疗，如异烟肼与利福平或对氨基水杨酸的二联疗法，异烟肼、利福平与吡嗪酰胺，或乙胺丁醇、吡嗪酰胺与利福平的三联疗法等，疗程9～12个月，但停药后易复发，若合并应用糖皮质激素，如醋酸泼尼松20～40mg/d等，可增强疗效，加快症状缓解和皮损消退。

3. 局部治疗　初发损害可包敷10%鱼石脂软膏。已破溃或形成溃疡者，可选用10%链霉素软膏、10%庆大霉素软膏、1%卡那霉素软膏、15%～20%对氨基水杨酸软膏、2%莫匹罗星软膏、1%利福平软膏、1%诺氟沙星软膏或0.2%盐酸环丙沙星软膏，单用或交替涂搽患处，每日2～3次。

4. 封闭治疗　未破溃及软化的结节内注射适量醋酸曲安奈德或复方倍他米松混悬液与1%利多卡因的混合液，1～2周1次，可显著改善症状。

5. 外科疗法　局限孤立性损害可手术切除，切除范围和深度应大于病灶，以防止复发，面积较大者可植皮。

6. 物理疗法　局部照射紫外线、红外线、微波、氦-氖激光或 CO_2 激光，具有促进局部血液循环，防止溃疡继发感染，增强局部组织免疫功能等作用。

7. 中医治疗

（1）肺肾阴虚证：皮下结节或斑块，表面肤色正常，日久破溃溢出稀薄脂水，缠绵难愈，兼有潮红、盗汗、干咳、掌跖潮热；舌质红，苔少，脉细数。治宜补肺益肾，活血软坚，方选内消瘰疬汤加减，药用夏枯草、生牡蛎各 30g，生地 15g，连翘12g，鸡血藤、鱼腥草、女贞子、菟丝子、玄参、麦冬、鳖甲、川断、黄芩、百部、丹参各 10g，浙贝母、山慈菇各 6g，每日 1 剂，水煎取汁分次服。

（2）寒凝气滞证：小腿屈侧多个紫红或黯红色结节和硬块，漫肿高突，肿痛不适，四肢厥冷，多在寒冬发病；舌质黯，苔薄白，脉沉细涩。治宜温阳散寒，通滞软坚，方选阳和汤加减，药用熟地黄 30g，川芎、当归、丹参各 12g，浙贝母、橘红、海藻、昆布各 10g，炒白芥子、黄白药子、炙麻黄、炮生姜、甲珠各 6g，僵蚕 4.5g，天龙 1 条，每日 1 剂，水煎取汁分次服。

（3）气血瘀滞证：结节及肿块较大，表面肤色紫红或黯红，胀痛剧烈，以行走时明显；舌质紫黯或有瘀斑，脉细涩。治宜理气活血，通络散结，方选通络方加减，药用土贝母、川牛膝各 12g，当归、赤芍、泽兰、桃仁、茜草各 10g，王不留行、香附、红花、青皮各 6g，每日 1 剂，水煎取汁分次服。

加减法：硬结顽固难消加鸡内金、橘核、花粉；低热不退加银柴胡、地骨皮；溃疡难敛加鹿角片、黄芪、山药、党参、白蔹；踝部水肿难消加汉防己、黄芪、陈皮。

（4）外治法：发病初期硬结不散可外敷紫色消肿膏；硬结破溃外用蛇蜕膏、结核膏或绿云膏；创面日久不敛外用猫眼草膏或蜂房膏，每日 2 次。

腋 毛 癣

腋毛癣是一种由纤细棒状杆菌侵犯腋毛或阴毛所致的感染性疾病，故又称腋毛棒状杆菌病。纤细棒状杆菌属于棒状杆菌属，是类白喉杆菌的一种，该菌生长在毛干毛小皮的细胞内及细胞间，不累及毛皮质，也不侵犯毛根及皮肤。

【诊断要点】

1. 好发年龄　多见于患多汗症及腋臭的青少年男性，女性及小儿少见。

2. 好发部位　主要发生于腋窝及阴阜等部位的毛干，不累及毛根、皮肤和黏膜。

3. 典型损害　受累毛干上出现 1～2 毫米含有大量棒状杆菌黏着的小结节或数毫米至 1 厘米长的鞘状物。结节或鞘状物可为黄色、黑色或红色，以黄色最为多见，质较硬或柔软，较易刮除，部分受累毛发可变脆而易于折断。患处常伴有多汗，依受累毛干上结节和鞘状物的颜色使衣服和皮肤染色。

4. 自觉症状 患处无任何自觉症状,多汗季节可有轻微瘙痒。

5. 病程 未经治疗的结节和鞘状物常冬轻夏重,无自行消退倾向,病程可达数年。

6. 实验室检查 取毛干小结节或鞘状物置于载玻片上压碎,并用10%氢氧化钾溶液溶解后置于高倍显微镜下,可见密集短而细的杆菌,若进行革兰染色,在油镜下观察,可见革兰染色阳性的短小杆菌或纤细菌丝。

【治疗】

1. 一般治疗 保持患处清洁干爽,剃除已有病变的腋毛或阴毛并焚烧,同时消毒内衣。

2. 局部治疗 患处可涂搽0.5%新霉素溶液或乳剂、1%红霉素霜剂、安息香酸油剂,亦可选用5%硫磺霜、复方雷琐辛搽剂、1%升汞乙醇或10%硫磺乳剂,每日2或3次,连续10~15天。局部多汗者可外涂1%甲醛溶液,每日2次。

3. 中医治疗 局部涂搽复方蛇床子酒(蛇床子、苦参、百部各15g,置于白酒250ml中浸泡7天而成),可收到较好疗效。

类 丹 毒

类丹毒是一种由猪红斑丹毒丝菌所致的急性感染性皮肤病。致病菌猪红斑丹毒丝菌又称猪丹毒杆菌,可在多种动物尤其是猪中流行,人类被传染后,可发生类似丹毒的损害,被感染者常与所从事职业有关,多见于从事屠宰业、肉食业、皮毛业、渔业的工作者,以及兽医、炊事员等,常通过皮肤细微损伤处感染。

【诊断要点】

1. 好发年龄 多见于青壮年,男性多于女性。

2. 好发部位 病损发生于与受染动物接触及易受外伤的部位,尤多见于手部。

3. 典型损害 皮损初为受感染部位出现针帽大红色斑点,继而向周围扩延形成紫红色水肿性斑块,直径多不超过10厘米,表面紧张略有光泽,类似丹毒,但边缘无明显浸润,境界清晰,触之有柔韧感。一周左右水肿性斑块自中心开始消退,形成周边色深稍隆起而中间色浅且平的环状皮损,较具特征性。极少数斑块表面出现水疱或血疱,偶伴附近淋巴结炎或淋巴管炎。

临床中偶可见到皮损泛发的病例,常由初发部位向肢体近心端蔓延甚至周身所致,皮损呈环状、地图状或不规则形,水肿明显,表面可发生水疱甚至大疱。罕见发生败血症,但一旦发生则病情严重,常无典型皮损,可发生弥漫性红斑和紫癜样损害,容易误诊,全身中毒症状明显,可累及多种脏器,治疗不及时可致死亡。

4. 自觉症状　皮损局限者患处有灼热、瘙痒或刺痛感,一般无全身症状;泛发和合并败血症者患处疼痛剧烈,常伴有畏寒、发热、乏力、肌肉及关节疼痛等全身症状。

5. 病程　潜伏期1～5天。单一皮损多在2～4周消退。

6. 实验室检查　水肿性斑块周边活检组织置于0.1%葡萄糖肉汤培养基中培养,24～48小时可见猪红斑丹毒丝菌菌落生长。活检组织革兰染色或瑞氏染色,在真皮深层可见类丹毒杆菌。皮损局限和弥漫者血培养阴性,而并发败血症者血培养阳性。

【治疗】

1. 一般治疗　对禽畜、鱼虾所致的伤口应及时进行消毒处理,禁用水洗。若伤口处出现丹毒样损害,应考虑本病的可能,及时给予有效治疗,并对所接触的物品进行消毒处理。

2. 全身治疗　首选青霉素。病情较轻者,可肌注青霉素G或V钾80万～160万U,每日2次;严重者用量可达400万～1000万U/d,甚至2000万U/d,静脉滴注,连续5～7天。对青霉素过敏者,可选用米诺环素100～200mg/d(8岁以下儿童禁用)、罗红霉素150～300mg/d、阿奇霉素500mg/d、链霉素0.75～1g/d或复方磺胺甲噁唑4片/d,口服、肌注或静滴。

3. 局部治疗　患处热敷后包敷10%～20%鱼石脂软膏,或涂搽2%莫匹罗星软膏、0.5%新霉素软膏(溶液或乳剂)、2%夫西地酸乳膏、0.5%～1%盐酸金霉素软膏(溶液或乳剂)或3%磷霉素软膏,每日2或3次。

4. 物理疗法　局部可照射紫外线、红外线、微波、氦-氖激光或扩束CO_2激光,每日或隔日1次。

5. 中医治疗

(1) 湿热毒邪证:皮损初为红色斑点,迅即扩展成为紫红色斑片,面积大小不等,境界清楚,边缘整齐,逐渐肿胀,但边缘隆起较明显,中央凹陷,偶见水疱或紫斑,压迫不退色;舌质红,苔薄黄,脉滑数。治宜清热利湿,凉血解毒,方选七星剑加减,药用草河车、赤小豆、薏苡仁各30g,野菊花、半枝莲、蒲公英、银花各15g,炒丹皮、连翘、地丁、生甘草各12g,每日1剂,水煎取汁分次服。

(2) 毒陷营血证:患处焮红肿胀,逐渐向外扩展,表面出现紫斑,伴有壮热不退,剧烈疼痛,口渴肢冷,神昏谵语,大便秘结,腹胀如鼓;舌质红绛,苔黄微干或少津,脉沉实。治宜清气凉血,清营护心,方选清瘟败毒饮加减,药用生石膏、绿豆衣、生地各 30g,连翘、玄参、大青各 12g,黑山栀、炒黄连、炒黄芩、炒丹皮、赤芍各 10g,莲子心、琥珀各 6g,水牛角粉 4g(冲服),每日 1 剂,水煎取汁分次服,同时服用安宫牛黄丸 1 粒。

（3）中成药:根据病情选用银翘解毒丸(片)、连翘败毒丸、活血消炎丸等,均有较好疗效。

（4）外治法:患处可用梅花针叩刺后外敷三黄膏(由大黄、黄芩、黄柏等组成),或用黄柏、地榆、大青叶等组成的清热解毒汤清洗和热敷。亦可选用玉露膏、金黄膏、紫金锭或蛇药片,外敷患处,每日 2 次。

猫 抓 病

猫抓病是一种主要由汉赛巴东杆菌引起的一种急性自限性传染病。汉赛巴东杆菌寄生于动物体内,人群普遍易感,多被猫、狗尤其是猫等动物抓咬或舌舔后患病。随着饲养猫、狗等宠物的增多,本病的发病率有明显升高的趋势。猫抓病临床表现多种多样,其严重程度主要取决于宿主的免疫状况。

【诊断要点】

1. 好发年龄　可发生于饲养宠物或被猫狗抓咬后任何年龄的人,临床以幼儿和青少人较为多见。

2. 好发部位　皮肤损害发生于被动物抓咬或舌舔部位,多见于手及前臂,亦可见于面部、颈部和小腿。淋巴结损害主要发生于皮损近心端,如颈前、腋窝、腹股沟、股部等。

3. 典型损害　被猫抓伤或咬伤处3～14 天后出现直径3～4 毫米的棕红色丘疹或结节,可破溃形成浅表性溃疡,表面覆污褐色痂皮,2～4 周愈合,不留瘢痕。皮损愈合后数周,抓伤部位近心端淋巴结开始肿大,部分可化脓,常在2～6月内消退。四肢、躯干偶可出现红斑、丘疹、多形红斑、紫癜和结节性红斑样损害。偶可发生肝脾脓肿、急性脑病、溶骨性损害等。

当原发损害发生于结膜时,可出现慢性肉芽肿性结膜炎和耳前淋巴结肿大,称为 Parinaud 眼淋巴结综合征,可造成部分患者暂时性失明,通常2～3 个月内自行缓解且无后遗症的发生。免疫缺陷(如艾滋病)患者感染汉赛巴东杆菌后,可发生全身性病变,如细菌性血管瘤病等,可致死亡。

4. 自觉症状　皮肤损害可有胀痛感,部分患者可伴有发热、厌食、乏力等全身症状。肿大的淋巴结有程度不同的触痛和患处不适感。

5. 病程　损害有自限性,一般皮肤损害2～4 周、淋巴结损害2～6 个月(极少数为 6 个月)自行消退。

6. 实验室检查 外周血白细胞总数增高,血沉可增快。猫抓病抗原皮试及血清间接免疫荧光抗体阳性,但皮肤试验检测不到巴东菌的属科。皮损和淋巴结活检组织用 Warthin-Starry 银染色,可发现汉赛巴东杆菌。

【治疗】

1. 一般治疗 被猫狗等动物抓伤或咬伤后应及时对伤口进行消毒处理,若伤口出现结节或出现邻近淋巴结肿大,应考虑本病,及时给予有效治疗。

2. 全身治疗 本病治疗首选庆大霉素,用量为 5mg/kg·d,分次肌注或静点。亦可给予复方磺胺甲噁唑 4 片/d,分次口服,疗程均为 5~7 天。

目前已证实多种抗生素对汉赛巴东菌有效,如氨苄西林、利福平、头孢拉定、四环素、米诺环素、氟嗪酸、环丙氟哌酸、阿奇霉素和红霉素等。对有高热或并发脑炎的重症病人,可两种抗生素联用,疗程 2~3 周,对免疫功能低下者,疗程应适当延长。

3. 局部治疗 皮肤溃疡可用 1:8000 高锰酸钾溶液、生理盐水或 3% 过氧化氢溶液清洗后,外涂抗生素制剂,如 2% 莫匹罗星软膏、1% 利福平软膏、10% 庆大霉素软膏、1% 红霉素软膏或 0.2% 盐酸环丙沙星软膏等,每日 2 次,直至创面愈合。已化脓破溃的淋巴结,应每日清创,用庆大霉素或红霉素注射液冲洗创面后,置入橡皮条引流排脓。

4. 穿刺疗法 已化脓但未破溃的淋巴结,可反复抽吸脓液后,用庆大霉素或磺胺类药物冲洗囊腔,但不宜切开引流。

5. 外科疗法 症状明显、长久不退的肿大淋巴结,可在有效抗生素应用的前提下,手术彻底切除。

6. 物理疗法 皮肤溃疡和化脓破溃的淋巴结,在清创和用抗生素溶液冲洗后,局部照射紫外线、红外线、超短波、氦-氖激光或扩束 CO_2 激光,每日 1 次。

7. 中医治疗 可选用具有清热解毒、消肿止痛作用的消炎散核汤与托里定痛汤加减,药用金银花、夏枯草、蒲公英、玄参各 15g,天花粉 12g,紫花地丁、重楼、赤芍、当归各 10g,生甘草 3g,每日 1 剂,水煎取汁分次服(小儿用量酌减)。

第三章　真菌性皮肤病

花 斑 癣

花斑癣是一种由马拉色菌侵犯角质层所致的皮肤表浅真菌病。马拉色菌为正常皮肤表面的常见寄生菌群,仅在某些特殊条件下由孢子相转为菌丝相而致病。常与高温潮湿、多脂多汗、营养不良、慢性疾患及长期应用糖皮质激素等因素有关,但本病具有遗传易感性,妊娠也可诱发本病。

【诊断要点】

1. 好发年龄　好发于青壮年男性,但任何年龄不同性别均可发病,最小可为出生后 20 天,最大 60 岁。

2. 好发部位　常见于颈、前胸、肩背、上臂、腋窝等部位,少数发生于手掌、腹股沟、阴茎、龟头及冠状沟等处。婴幼儿主要发生于面颈部,偶可见于头皮。

3. 典型损害　皮损初为毛囊性境界清楚的针帽大斑点,颜色多变,可为褐色、淡褐色、淡红色、淡黄色或淡白色,逐渐发展成指甲盖大小即不再扩大,圆形或类圆形,少数邻近皮损可相互融合成大片地图状,表面覆有细小糠秕样鳞屑。热带地区的黑皮肤婴儿,有时损害始于尿布包裹部位并呈淡白色,即白色花斑癣或寄生性脱色斑。

4. 自觉症状　一般无自觉症状,日晒或出汗后可有轻微瘙痒。

5. 病程　皮损常无自行消退倾向,一般冬轻夏重,病程可达数年。经治疗可使皮损很快消退,但容易复发。

6. 实验室检查　真菌直接镜检可见成簇、厚壁的圆形或卵圆形孢子,以及短粗、两头钝圆的腊肠样菌丝。在含油培养基 37℃ 环境中培养,有乳白色或奶油色酵母样菌落生长。皮损在滤过紫外线灯下发出棕黄色荧光。

【治疗】

1. 一般治疗　保持皮肤清洁,避免汗液浸渍,少食用辛辣刺激性和油腻性食品,应用中药药皂或硫磺香皂清洁皮肤,可控制病情发展和减少复发。锻炼身体,增强体质,提高机体抗病能力。患者的内衣、毛巾、浴巾等应定期消毒,但本病直接接触并不传染。

2. 局部治疗　可选用 2.5% 硫化硒洗液、1% 益康唑香波或 2% 酮康唑香波洗浴后,涂搽15%～20%冰醋酸溶液、3%～6%复方水杨酸溶液、3%间苯二酚洗剂、50%丙二醇溶液、1%联苯苄唑溶液或乳膏、1%益康唑霜、2%酮康唑霜、2%硝酸咪康唑乳膏、2%噻康唑软膏、5%～10%硫磺霜、复方酮康唑霜、0.125%～1%阿莫罗芬软膏或搽剂、1%布替萘芬软膏、1%特比萘芬霜、1%环吡酮胺溶液或软膏、2%硝酸舍他康唑软膏,或外搽40%硫代硫酸钠1～2分钟后,涂搽4%稀盐酸溶液,每日1次或2次,连续10～14天,最好在皮损消退后再巩固治疗一段时间,以减少复发。

3. 全身治疗　皮损数量多且单纯外用药治疗效果不明者,可系统应用抗真菌药物,如伊曲康唑200mg/d,连服7～10天,或100mg/d,连服2周;氟康唑50mg/d顿服,连服2～4周,或150mg/周顿服,连服4周;酮康唑200mg/d,连用5天。特比萘芬制剂外用对糠秕孢子菌有效,但口服似无疗效。复发患者再次用药仍有效,但疗程应适当延长。

4. 物理疗法　局部照射亚红斑量或红斑量紫外线,每周3次,可有一定疗效。皮损消退后进行间断性照射,可起到防止复发的作用。

5. 中医治疗　可选用百部、苦参各30g,枯矾10g,水煎外洗患处,每日1次,连续2周;密陀僧、乌贼骨各30g,硫磺、川椒各15g,共研细末,用生姜切面蘸药粉反复摩擦患处;或羊蹄根(土大黄)25g,土槿皮10g,硫磺6g,密陀僧3g,共研细末,用黄瓜蒂或紫茄蒂蘸药粉反复摩擦患处,以局部呈淡红色为度,每日早晚各1次。伴色素脱失者可外用乌梅、白芷各30g的酒浸搽剂,每日2次,连续10～14天。

糠秕孢子菌性毛囊炎

糠秕孢子菌性毛囊炎又称马拉色菌毛囊炎,是一种由圆形和卵圆形马拉色菌引起的炎症性毛囊真菌病。马拉色菌为条件致病菌,天气炎热多汗、皮脂腺功能旺盛及长期应用糖皮质激素或广谱抗生素者易于发病。

【诊断要点】

1. 好发年龄　患者多为中青年人,平均年龄30岁,男女均可发病。

2. 好发部位　好发于上背、胸前、双肩、颈等皮脂腺丰富部位,少数见于前臂、小腿和颜面。

3. 典型损害　皮损为稀疏散在分布的圆顶毛囊性粟粒至绿豆大红色丘疹,周围绕有红晕,顶端可有灰白色小脓疱,能挤出乳酪状物,数量一般多发,可并发花斑癣、面部痤疮等皮肤病。皮疹消退后留淡褐色暂时性色素沉着,不形成瘢痕。

4. 自觉症状 一般无明显自觉症状,偶有轻微瘙痒、灼热和刺痛,运动或出汗后可加重。

5. 病程 皮损可反复发生,病程较长,可迁延数年不愈。

6. 实验室检查 丘疹内容物和表面鳞屑直接镜检,可查到圆形或椭圆形厚壁孢子,有时可见出芽孢子。用含脂的沙氏培养基培养,有白色或乳白色酵母菌落生长。

【治疗】

1. 一般治疗 及时去除可能的诱发因素,如停用糖皮质激素和广谱抗生素,少食辛辣刺激和油腻性食品等。保持皮肤清洁,选用中药药皂或硫磺皂沐浴,避免外用刺激性药物。

2. 全身治疗 本病糠秕孢子菌常侵犯毛囊,单纯外用药较难将毛囊根部的真菌彻底清除,需系统应用抗真菌药物治疗,可选用伊曲康唑 200mg/d,每月连服 1 周,共 2 个月;氟康唑 50mg/d,连服 1～2 周,或每周顿服 150mg,连服 4 周;酮康唑 200mg/d,连服 7～10 天。

继发细菌感染者,给予罗红霉素 300～500mg/d、红霉素 2～4g/d、四环素 2g/d 或米诺环素 200mg/d,分次口服。

3. 局部治疗 可选用 2.5％硫化硒洗液、1％益康唑香波、3％间苯二酚洗剂或 2％酮康唑香波沐浴后(蘸药液反复擦洗患处至少 15 分钟),涂搽 1％联苯苄唑溶液或乳膏、1％环吡酮胺溶液或软膏、2％硝酸咪康唑乳膏、1％噻康唑霜、2％硝酸舍他康唑软膏、1％特比萘芬霜或 50％丙二醇搽剂,每日 1～2 次,疗程 4～6 周或更长。由于毛囊深部受累,单纯外用抗真菌药效果较差,虽然含有角质渗透剂的抗真菌药物可提高疗效,但易复发,故疗程应适当延长。

4. 物理疗法 局部照射亚红斑量或红斑量紫外线,每周 2～3 次,可减轻炎症、促进皮损消退、增强抗菌能力,并具有防止复发的作用。

5. 中医治疗

(1)湿热内蕴证:皮损表现为弥漫密集的毛囊性红色针头至粟粒大丘疹,散在较多毛囊性灰黄色脓疱,周围绕有红晕,皮肤油脂较多,伴程度不同的瘙痒,大便溏烂不爽,小便黄赤。治宜利湿解毒,方选利湿解毒汤加减,药用土茯苓、薏苡仁各 20g,金银花、生地黄、茵陈、萆薢各 15g,白鲜皮、侧柏叶、泽泻、丹皮各 12g,淡竹叶 10g,生甘草 5g,每日 1 剂,水煎取汁分次服。

(2)肺热血热证:胸背部多发性毛囊性炎性丘疹,密集成片,散在多数毛囊性小脓疱,伴有不同程度的刺痛,舌红,苔燥,脉细数。治宜凉血清热,方选枇杷清肺饮加减,药用生山楂 30g,生石膏 25g,白花蛇舌草、枇杷叶、桑白皮、生地各 15g,地骨皮、赤芍、丹皮、黄芩各 12g,生山栀 10g,生甘草 6g,每日 1 剂,水煎取汁分次服。

（3）脾虚痰湿证：胸背部散在性毛囊性红色丘疹,可见少数毛囊性小脓疱,无明显自觉症状,纳呆便溏,苔腻,脉滑。治宜健脾化痰,利湿清热,方选云苓白术散加减,药用白花蛇舌草、淮山药、车前子、鱼腥草、云苓、浙贝、白术各 15g,白芥子 12g,陈皮、甘草各 6g,每日 1 剂,水煎取汁分次服。

（4）外治法：局部可选用透骨草 50g、皂角 30g 的水煎液搽洗患处,每日 2 次;或涂搽三黄洗剂、香莲洗液。

头　　癣

头癣是由皮肤癣菌直接和间接感染头皮和头发所致的浅部真菌病。常见致病菌为红色毛癣菌、须癣毛癣菌、紫色毛癣菌和犬小孢子菌,偶见断发毛癣菌、许兰毛癣菌、石膏小孢子菌、奥杜盎小孢子菌、铁锈色小孢子菌等。

近年由于饲养宠物的增多,以犬小孢子菌为代表的亲动物性真菌感染成为世界范围内主要的流行致病菌。

【诊断要点】

1. 好发年龄　多见于儿童,由紫色毛癣菌或断发癣菌所致的黑癣也可见于成人,男女均可发病。

2. 好发部位　主要发生于头皮和头发,偶可合并其他部位皮肤感染。

3. 典型损害　本病临床表现较为复杂,不同菌种感染其损害表现也各异。

（1）白癣：头皮散在大小不等圆形或椭圆形境界清楚的灰白色鳞屑性斑,头发在距头皮 3～4 毫米处折断,病发根部有灰白色菌鞘包绕,愈后不留瘢痕和永久秃发斑。

（2）黑癣：病发出头皮即折断,断发在毛囊口内留黑色小点,感染部位头皮呈面积大小不等的片状脱发斑,其内有多数毛囊性黑点,秃发斑头皮可有少量鳞屑或散在毛囊性丘疹、脓疱,愈后留有瘢痕。

（3）黄癣：为面积大小不等的碟形硫磺色痂,周围散在粟粒大丘疹和脓疱,其中心有毛发贯穿。病发颜色灰暗,参差不齐,病久可形成萎缩性瘢痕,造成永久性脱发。

（4）脓癣：头皮单发或多发境界清楚隆起的红肿包块,质软有波动感,破溃后有少量浆液或半透明脓液流出,表面结污褐色厚痂,其下为鲜红色浸润糜烂面或溃疡,其上头发干枯无光泽、松动易拔除,愈后留有萎缩性瘢痕和永久秃发斑。

4. 自觉症状　患处常有不同程度的瘙痒,继发细菌感染可有胀痛感,甚至剧痛。

5. 病程　脓癣病程较短,一般数月自愈,而白癣则至青春期方自愈。黄癣和黑癣则无自愈倾向,常持续多年。

6. 实验室检查　病发和痂屑直接镜检,白癣可见发干外包绕密集排列的孢子、黑癣可见发内成串密集镶嵌排列的孢子、黄癣可见发内菌丝或关节孢子与气泡、黄癣痂中可见鹿角状菌丝和成群孢子、脓癣可见多数发外圆形小孢子及发内菌丝。真菌培养可进一步确定致病菌种。伍德灯下白癣发出亮绿色荧光、黄癣发出暗绿色荧光,而黑点癣不发荧光。

【治疗】

1. 一般治疗　头癣应早期发现及时进行综合治疗,遵循"服、搽、洗、剃、消"防治原则,即口服结合外用抗真菌药物的同时,定期理发和拔除并焚烧病发、消毒理发工具和病发接触的生活用品等,以增强疗效、缩短疗程、防止复发和交叉感染。

2. 全身治疗　首选灰黄霉素,儿童用量为 15~20mg/kg·d,分 2~3 次口服,疗程 6~8 周,若病发镜检仍为阳性,疗程应延长。

近年研究证实,新型抗真菌药物较灰黄霉素疗效更佳,如特比萘芬,体重<20kg 者用量为 62.5mg/d,体重 20~40kg 者用量为 125mg/d,体重>40kg 者用量为 250mg/d;伊曲康唑 3~5mg/kg·d,儿童最大用量 200mg/d,可采用连续或间歇疗法;氟康唑 3~5mg/kg·d,儿童最大用量不超过 50mg/d 等。疗程均为 4~6 周,白癣可延长至 8 周。

应用新型抗真菌药物在治疗前、后 2 周,以及治疗过程中每 2 周,应分别查肝肾功能及血常规,并定期进行真菌镜检,连续 3 次镜检阴性,结合临床症状消失方可判为治愈。

继发细菌感染可给予罗红霉素 5~10mg/kg·d、红霉素 30~50mg/kg·d、阿奇霉素 10~12mg/kg·d、头孢氨苄 25~50mg/kg·d 或阿莫西林-克拉维酸钾 50~60mg/kg·d(按阿莫西林计算)等抗生素,分次口服。脓癣在急性期给予小剂量糖皮质激素,如醋酸泼尼松 0.5~1mg/kg·d 或地塞米松 2.5~5mg/d,可明显缓解症状。

3. 局部治疗　应用 2%酮康唑香波或 2.5%硫化硒洗剂清洗头皮后,患处涂搽 5%~10%硫磺软膏、5%水杨酸软膏、2%咪康唑霜、1%联苯苄唑霜或溶液、1%环吡酮胺溶液或软膏、0.125%~1%阿莫罗芬软膏或搽剂、1%布替萘芬软膏、2%硝酸舍他康唑软膏、1%特比萘芬霜或 2.5%碘酊,每日 2 次,疗程至少 8 周。

继发细菌感染者,可选用 2%莫匹罗星软膏、0.5%新霉素软膏(溶液或乳剂)、0.5%~1%盐酸金霉素软膏(溶液或乳剂)、3%磷霉素软膏或 1%~3%红霉素软膏等抗生素制剂,炎症控制后再外用抗真菌制剂,或两者交替使用。红肿较明显的损害,可外用复方益康唑软膏、复方咪康唑软膏、复方酮康唑软膏等含糖皮质激素的抗真菌制剂,禁止单纯外用糖皮质激素。脓癣禁忌切开排脓,以免炎症扩散。

4. 中医治疗

(1) 内治法:患处红肿呈痈状隆起,表面柔软,微有波动,挤压脓液呈筛状溢出,干后结污秽色脓痂,头发松动易拔除,可折断脱落,偶有不同程度疼痛,附近淋巴结肿大。治宜清热解毒,佐以扶正,方选扶正消毒饮加减,药用紫花地丁、黄芩、银花、公英各 15g,野菊花、连翘、当归各 9g,每日 1 剂,水煎取汁分次服。

(2) 外治法:拔除病发后用明矾或蛇床子的水煎剂洗头,并涂搽华佗膏(樟脑、白蜡、腊梅油、水杨酸、苯甲酸、凡士林等)或丁香罗勒软膏,每日 1 次,连用 4~6 周。未破溃的损害,可选用复方土槿皮酊或大蒜浆涂敷患处,每日 2 次。

体癣和股癣

体癣是发生于除手足、头皮等光滑皮肤及阴股部的真菌性疾病。股癣实为发生于腹股沟、会阴、肛门等处的体癣,因其表现、治疗方法略有不同而单独列出。致病菌主要为犬小孢子菌、须癣毛癣菌、红色毛癣菌等。

【诊断要点】

1. 好发年龄　本病任何年龄均可发病,男性多于女性。

2. 好发部位　体癣多见于面部、躯干和上肢;股癣发生于腹股沟、股内侧和臀部,由于阴囊皮肤分泌的不饱和脂肪酸-葵酸,有天然抑制真菌的作用,故不易被侵犯。

3. 典型损害　皮损初为红色斑疹或丘疹,少数可为水疱或脓疱,逐渐呈离心性扩大,形成面积大小不等表面覆鳞屑的圆形或近圆形炎性斑片,边缘常有活动性丘疹及水疱,中心皮损可逐渐好转甚至消退呈环状、半环状或弧形。有时多片较小的损害向外扩大互相融合成不规则地图状,部分由于摩擦、搔抓等可呈苔藓样改变。

4. 自觉症状　一般在感染初期患处常有明显瘙痒,炎症反应较重时可痒痛相兼,但发生时间较久的皮损可无自觉症状或仅有轻微痒感。皮损的炎症反应在儿童常较成人重,自觉症状也较明显。

5. 病程 皮损在夏季加重,冬季缓解或消退,如此相互交替可达数年,偶可自愈。

6. 实验室检查 皮损处鳞屑直接镜检可见真菌丝,若用 10％氢氧化钾加50％派克墨水染色,可查到菌丝和孢子。真菌培养有菌落生长,并可进行菌种鉴定。

【治疗】

1. 一般治疗 患病后及时诊治,正确选用外用药物,禁止单纯外用糖皮质激素制剂,同时治疗合并的其他癣病,如头癣、甲癣、手足癣等。避免接触患有癣病的猫狗等动物,被患者污染的衣物应进行消毒处理。

2. 局部治疗 皮损炎症较明显时,可选用较温和的外用药物,如 2％克霉唑霜、1％益康唑霜、2％咪康唑霜、1％联苯苄唑霜或溶液、1％噻康唑霜、2％硝酸舍他康唑软膏、2％噻康唑软膏、1％萘替芬乳膏、1％特比萘芬霜、0.5％阿莫罗芬乳膏、1％托萘酯乳膏、1％吡硫霉净霜、1％环吡酮胺溶液或软膏、复方曲安奈德软膏、曲安奈德益康唑软膏、复方咪康唑软膏、复方酮康唑霜或复方雷琐辛搽剂等,每日 1～2 次,疗程 2～4 周。

皮损角化或表面粗糙较明显者,可选用复方水杨酸酊、3％过氧乙酸溶液、复方土槿皮酊等,每日 2 次,但股癣和皮肤薄嫩处的损害应避免使用。在使用含糖皮质激素的复方抗真菌制剂时,应注意炎症减轻或消退后改用单纯抗真菌制剂,避免长期应用产生糖皮质激素的副作用。

3. 全身治疗 对皮损泛发、顽固难治或累及眉弓、眼睑、鼻孔、口唇或肛门、阴唇、龟头等腔口部位,以及合并甲癣、头癣者,在外用药治疗的同时,可系统应用抗真菌药物,如灰黄霉素 0.6g/d、特比萘芬 0.25g/d 或伊曲康唑 100mg/d,分次或顿服,疗程 2～4 周。

4. 中医治疗

(1) 内治法:患处鲜红肿胀,可见水疱、脓疱、糜烂、渗液、结痂等多形性损害,伴有明显灼热、瘙痒或疼痛,皮损面积较大。治宜清热解毒,佐以利湿,方选龙胆泻肝汤合五味消毒饮加减,药用土茯苓、银花、公英各 30g,地丁、生地、泽泻各 15g,龙胆草、车前子、黄芩、山栀、苦参各 10g,木通、甘草各 6g,每日 1 剂,水煎取汁分次服。

(2) 外治法:可选用白鲜皮 30g,川槿皮、地肤子、青木香、苦参、百部各 10g;或藿香、大黄各 30g,龙胆草、黄连、枯矾、薄荷各 15g,丁香 12g,冰片 1g,煎汤外洗患处,每日 1 次,每次 20 分钟,10 次为一疗程。患处外涂华佗膏或 5％硫磺软膏,也有较好疗效,但疗程较长。

手 足 癣

手足癣是由皮肤癣菌感染手足所致的浅部真菌病。常见致病菌为红色毛癣菌、石膏样毛癣菌、絮状表皮癣菌和白色念珠菌等。环境湿热、手足多汗、鞋袜透气性差、不注意卫生,以及长期应用糖皮质激素、抗生素、免疫抑制剂等,常为患病的诱发因素。

【诊断要点】

1. 好发年龄　任何年龄不同性别均可发病,但多见于中青年人,小儿及老年人较为少见。

2. 好发部位　手癣好发于手掌、指间,偶可波及腕部。足癣好发于跖部及趾间,尤多见于第 4 趾间,少数可波及踝部。皮损多对称分部,亦可一侧发病一段时间后,在对侧也出现皮损,可为诊断本病的参考依据。

3. 典型损害　皮损初为被感染处出现红色丘疹、丘疱疹或水疱,干燥脱屑后逐渐向周围扩大,形成境界清楚的圆形、半圆形或弧形鳞屑性斑片,甚至累及整个掌跖。发生时间较久的皮损常角化粗糙,表面干燥脱屑,皮纹加深,冬季发生皲裂。

趾间尤其是第 4 趾间,皮损常浸渍、糜烂,有时有少量渗液,可因搔抓继发细菌感染发生丹毒、蜂窝织炎等,或急性炎症期应用刺激性外用药,发生癣菌疹及湿疹样改变,甚至发生自身敏感性皮炎。

4. 自觉症状　患处常有不同程度的瘙痒,环境湿热、汗液浸渍等可使瘙痒加剧。

5. 病程　皮损在夏季加重,冬季自行缓解,如此相互交替可达数年不愈。

6. 实验室检查　皮损处鳞屑直接镜检可查到菌丝和孢子。真菌培养有皮肤癣菌生长。

【治疗】

1. 一般治疗　保持手足清洁和干燥,勤洗脚和勤换鞋袜,讲究卫生,不共用浴盆、毛巾、拖鞋等。加强营养,多食含维生素丰富的食品。避免搓擦、撕剥、浸泡、药物刺激和污水浸泡皮损,防止继发感染。

2. 局部治疗　患处涂搽抗真菌药,如 1％环吡酮胺软膏或溶液、1％联苯苄唑乳膏或凝胶、1％特比萘芬乳膏或凝胶、1％～2％咪康唑霜或溶液、1％奥昔康唑乳剂或洗剂、5%间苯二酚软膏、0.125%~1%阿莫罗芬软膏或搽剂、1%布替萘芬软膏、1%噻康唑霜、2%噻康唑软膏、2%硝酸舍他康唑软膏、2%托奈酯软膏或2%酮康唑乳膏等,每日2或3次,疗程2~4周。

炎症明显的损害禁外用刺激性抗真菌药,可选用复方曲安奈德软膏、曲安奈德益康唑软膏、复方咪康唑软膏或复方酮康唑软膏等含有糖皮质激素的抗真菌剂,每日2或3次,待炎症减轻后再外用单一抗真菌药物。浸渍糜烂性损害先用硼酸溶液湿敷收敛,然后外用抗真菌粉剂如咪康唑粉、联苯苄唑粉等,每日1~2次,患处干燥后再外用抗真菌霜剂或膏剂。

角化鳞屑性皮损可外用1%环吡酮胺软膏或5%水杨酸苯甲酸软膏,伴有皲裂者可用30%~40%尿素软膏加水杨酸封包,待角质变薄后再外用抗真菌药物。

继发感染的皮损应首先抗细菌治疗,可选用2%莫匹罗星软膏、1%利福平软膏、3%磷霉素软膏、1%诺氟沙星软膏或0.2%盐酸环丙沙星软膏、0.5%新霉素软膏(或溶液、乳剂)、0.5%~1%盐酸金霉素软膏(或溶液、乳剂)等,待炎症控制后再外用抗真菌药物。继发癣菌疹或皮损湿疹化者应进行抗过敏治疗,外用含糖皮质激素及抗真菌药的复方制剂,如复方曲安奈德软膏、曲安奈德益康唑软膏、复方咪康唑软膏或复方酮康唑软膏等。

3. 全身治疗 皮损面积较大或合并其他癣病者,在外用抗真菌治疗的同时,可口服特比萘芬0.25g/d或伊曲康唑100mg/d,疗程2~4周。

4. 中医治疗

(1) 湿热证:患处皮损浸渍发白,去除浸渍表皮,可见鲜红色浸淫的基底,可见大小不等的水疱,伴有剧痒和恶臭。治宜清热利湿,方选萆薢渗湿汤加减,药用薏苡仁30g,萆薢15g,赤茯苓12g,黄柏、丹皮、泽泻、滑石10g,通草6g,每日1剂,水煎取汁分次服。

(2) 热毒证:患处红肿脓疱,脓疱周围绕有红晕,疱破后脓液浸淫,基底鲜红,伴有明显灼热疼痛,可伴有附近淋巴结肿大。治宜清热解毒,佐以利湿,方选五味消毒饮合龙胆泻肝汤加减,药用蒲公英、银花各30g,野菊花、车前草、地丁各15g,龙胆草、黄柏、苦参、山栀、泽泻各9g,木通、甘草各6g,每日1剂,水煎取汁分次服。

(3) 外治法:糜烂渗出性损害,可用侧柏叶、地榆、黄柏各20g,儿茶15g,煎水外洗或湿敷患处,干燥后表面撒布脚气粉或足光粉,每日2次。以丘疹、水疱为主而无破溃的损害,可外用土槿皮百部酊、鹅掌风药水或一擦灵脚气水,每日2次。

干燥有皲裂的损害,可外涂蛇黄膏、华佗膏或土大黄膏,每日 2 次。鳞屑角化性损害可用醋泡方(大枫子、皂角各 30g,地骨皮、荆芥、防风、红花、明矾各18g,诸药用米醋 1500ml 浸泡 3～5 天而成)泡洗患处后,外涂枫油膏或润肌膏,每日 1 次。

甲真菌病

甲真菌病是皮肤癣菌侵犯甲板和/或甲下组织的浅部真菌病。免疫功能低下、HIV 感染、甲损伤或患有其他甲病等可为其发病的易感因素。致病菌主要为毛癣菌属和絮状表皮癣菌,少数可有白念珠菌和其他霉菌感染。

【诊断要点】

1. 好发年龄　主要见于成年人,儿童患者较成人明显要少,男女均可患病。

2. 好发部位　发生于指(趾)甲和/或甲下组织。常最先侵犯甲板远端和甲下皮,然后逐渐向甲板近端发展。少数从甲板两侧或近端开始。

3. 典型损害　病甲依其感染的菌种、受侵方式的不同而表现各异,如白色浅表型甲癣表现为甲板浅层云雾状不规则形白色斑点或斑片,表面可有凹点和脱屑;远端侧位甲下型甲癣为前缘和侧缘的甲板增厚混浊,呈黄色、褐色或灰白色;近端甲下型甲癣表现为近端甲板粗糙增厚、凹凸不平,多呈灰白色;甲内型甲癣表现为甲板增厚,呈灰白、黄褐色等。

全甲营养不良型甲癣为以上各型甲真菌病发展的最终改变,表现为整个甲板增厚、甲下鳞屑堆积,或甲板萎缩、甲结构丧失、甲板远端或大部分毁损、甲床表面残留粗糙角化的堆积物。偶可继发甲沟炎,出现红、肿、热、痛等炎症表现。

念珠菌性甲真菌病常伴有甲沟炎,甲周红肿,可有少量渗液但不化脓,有痒痛感,以婴幼儿和儿童较为多见。

4. 自觉症状　单纯甲板感染,一般无任何症状,但指甲癣影响手指精细动作和生活质量。累及甲板周围组织时可有轻微痒感和触痛。

5. 病程　慢性经过,无自愈倾向,未经治疗者常迁延数十年。

6. 实验室检查　病甲甲屑直接镜检可见分隔菌丝或关节孢子。将甲屑接种于沙堡培养基中,可有绒毛状或乳酪状菌落生长。

【治疗】

1. 一般治疗　根据临床分型、甲损害程度和致病菌的不同,采用局部搽药、口服药物和联合治疗的方法,以提高疗效,缩短疗程。修剪指(趾)甲时应先修剪正常甲,然后再修剪患甲,剪刀及患甲脱落物应高温消毒。

2. 全身治疗 近端甲下感染及全甲受累者需系统应用抗真菌药物,可选用伊曲康唑 400mg/d,分 2 次口服,连服 1 周停药 3 周为一个疗程,指甲真菌病需 2~3 个疗程,趾甲真菌病需 3~4 个疗程;特比萘芬 250mg/d,每日 1 次,连服 1 周后改为隔日 1 次,一般指甲真菌病 6 周,趾甲真菌病 12 周,亦可根据甲板皮屑涂片真菌检测结果确定疗程;氟康唑 150mg/次,每周 1 次,或 100mg,每周 2 次,疗程至少 8 周,儿童用量酌减。幼儿可选用灰黄霉素 10mg/kg·d,分次口服,疗程 10~14 周。

近年采用伊曲康唑和特比萘芬联合或交替服用的方法治疗甲真菌病,取得了较好的疗效,拓宽了抗菌谱。

3. 局部治疗 抗真菌药物单纯外用可治愈白色浅表型、远端侧位型甲真菌病,若系统应用抗真菌药物的同时患甲外用抗真菌剂,可增强疗效、缩短疗程。

治疗前先用指甲刀或锉刀尽量除去病甲甲屑,用 40%尿素软膏、30%冰醋酸溶液、50%碘化钾软膏、0.1%醋酸铅溶液或剥甲硬膏封包或浸泡使病甲软化后,再涂搽 3%~5%乳酸碘酊、1%特比萘芬软膏、5%阿莫罗芬甲搽剂、8%环吡酮胺甲搽剂、28%噻康唑溶液(含 22%十一烯酸和 50%乙酸乙酯)10%益康唑霜或复方酮康唑霜,每日 2 次,疗程 4~6 个月或更长。

采用拔甲术拔除病甲后,口服和外用抗真菌药物,可使疗程明显缩短、治愈率提高,但拔甲过程中可因机械性损伤甲母造成新甲畸形,且患者较难接受,故临床较少采用,除非甲板下形成癣菌瘤者。

4. 中医治疗

(1) 搽药法:先用指甲刀和锉刀将病甲甲屑尽量去除后,外涂 10%土槿皮酊或土槿皮百部酊。

(2) 浸泡法:选用醋泡方(用药为大枫子、皂角各 30g,地骨皮、荆芥、防风、红花、明矾各 18g,放入米醋 1500ml 中浸泡 1 周而成)或鹅掌风浸泡剂(用药为黄柏粉 50g,水杨酸粉 45g,樟脑 5g,食用醋适量调合而成)适量,浸泡病甲 30 分钟,待甲板软化刮除甲屑后,涂搽抗真菌药物,每日 1 次。

(3) 布包法:取凤仙花 30g、明矾 9g,或枯矾 6g、土大黄 3g、凤仙花梗 1 颗,捣烂如泥,包敷病甲,每日 1 次。

(4) 贴膏法:选用黑色拔膏棍,将药棍加温后贴敷病甲,3~5 天换药 1 次。

(5) 拔甲法:将拔甲膏贴敷在病甲处,3~5 天换药 1 次,待病甲甲屑去除后,再涂搽抗真菌外用药。

念珠菌病

　　念珠菌病是念珠菌侵犯皮肤、黏膜和内脏器官所致的真菌感染性疾病。致病菌主要为白念珠菌，机体免疫功能低下，长期使用抗生素、糖皮质激素或免疫抑制剂，以及患有慢性消耗性疾病等，常为本病的诱发因素。

【诊断要点】

　　1. 好发年龄　　任何年龄不同性别均可发病，但婴幼儿发病率较成人高。

　　2. 好发部位　　主要发生于皱褶部位皮肤、口腔和外阴黏膜，以及呼吸道、消化道和泌尿系等内脏器官。

　　3. 典型损害　　念珠菌侵犯部位不同，所致损害表现也不同。

　　(1) 皮肤念珠菌病：浅表型包括擦烂红斑、甲沟炎、甲床炎、尿布疹及泛发性皮肤念珠菌病等，损害为境界较清楚的糜烂性红斑，表面可浸渍发白和少量渗出，周围可见卫星状丘疹、水疱或脓疱，其上常有领圈样脱屑，甲板可粗糙不平呈淡褐色。

　　深在型包括慢性皮肤黏膜念珠菌病和念珠菌性肉芽肿，损害为结节性肉芽肿样或疣状增生性损害，表面覆黄褐色或黑色厚痂，痂下为凹凸不平的红色疣状糜烂面。

　　变应型为念珠菌所致的变态反应，皮损呈多形性，表现为丹毒样、荨麻疹样、湿疹样、血管性水肿和汗疱疹样损害，可伴有呼吸道症状。

　　(2) 黏膜念珠菌病：包括念珠菌性鹅口疮、口角炎、舌炎、唇炎、女阴炎、龟头炎和肛周炎等，基本损害为黏膜潮润性红斑，表面覆乳白色或灰白色较易剥脱的伪膜，其下为浅表糜烂面。阴道念珠菌病可出现阴道壁水肿和排出乳酪状物，阴唇内侧可有脓疱和浅溃疡；龟头和包皮内侧可有少量乳酪状物和针帽大红色丘疹，偶见脓疱和浅溃疡。

　　(3) 内脏念珠菌病：包括念珠菌性支气管肺炎、心内膜炎、脑膜炎、尿道炎、肾盂肾炎、食道炎、肠炎及败血症等，出现相应感染器官或系统的炎症表现，常伴有高热和皮肤、黏膜损害，高效抗生素治疗无效。

　　4. 自觉症状　　皮肤和外阴念珠菌病常有不同程度的瘙痒。内脏念珠菌病出现相应感染器官或系统的炎症症状，如咳嗽、胸痛、心悸、腹胀、腹泻、尿频、尿急等，常伴有高热。

　　5. 病程　　慢性经过，易反复发作。未经治疗者病程可达数年甚至数十年。

　　6. 实验室检查　　于病变部位刮取鳞屑、皮屑、甲屑、痂皮、伪膜，以及痰液、尿沉渣、粪便、血液或脑脊液直接镜检,可见圆形孢子、芽孢及假菌丝。真菌培养常为白念珠菌,但近年非白念珠菌致病者的比例有所上升。

部分慢性皮肤黏膜念珠菌病及内脏念珠菌病的患者,免疫学检查可有特异性 IgE 升高,C3 或 C4 及 CD3、CD4 值下降。

【治疗】

1. 一般治疗　锻炼身体,增强体质,加强营养,补充维生素。积极查找可能的诱发因素,合理使用抗生素、糖皮质激素及免疫抑制剂。保持皮肤清洁干燥,注意口腔卫生,定期烫洗内衣和尿布。

2. 全身治疗　系统抗真菌治疗,主要用于内脏念珠菌病、慢性及反复发作的皮肤黏膜念珠菌病。

(1)氟康唑:内脏念珠菌病首次用量 400mg/d,以后 200mg/d 维持,口服或静滴,疗程 2～4 周;皮肤黏膜念珠菌病,用量为 150mg/d,疗程 1～2 周;龟头、阴道念珠菌病,150mg 顿服即可;甲念珠菌病,用量为每日 50mg 或每周 150mg,顿服,疗程 4 个月。

(2)伊曲康唑:内脏念珠菌病用量为 100～200mg/d,口服,疗程 2 周;龟头、阴道念珠菌病,400mg 顿服即可;甲念珠菌病 200mg,每日 2 次,连服 1 周,停药 3 周为一疗程,共 2～3 个疗程。

(3)伏立康唑:抗真菌活性较氟康唑强数倍,抗菌谱对隐球菌有杀菌活性,对念珠菌属、耐氟康唑的克柔念珠菌和光滑念珠菌均有较强的抗菌活性。成人最大负荷量为 800mg/d,维持剂量为 400mg/d,疗程 2～6 周。

(4)氟胞嘧啶:常与两性霉素 B、两性霉素 B 脂质体或氟康唑联合用药。用量为 50～150mg/kg·d,分 3～4 次口服或静脉滴注。

(5)两性霉素 B:首次用量为 0.1mg/kg·d,逐渐增加至 1mg/kg·d,疗程 2～3 个月或更长。副作用大且不能耐受或有禁忌证者,可选用两性霉素 B 脂质体复合物或两性霉素 B 胶状分散剂,用量为 2.5～5.0mg/kg·d,疗程 2～3 个月。可作为治疗内脏念珠菌病首选药物之一。

(6)制霉菌素:仅适用于消化道念珠菌病。成人常用量为 200 万～400 万 U/d,儿童 5 万～10 万 U/kg·d,分 4 次口服。

(7)双氯苯咪唑:成人静注剂量为 0.6～1.2g/d,口服剂量为 1g/d,分次给药,疗程至少 2 周。

(8)大蒜新素:成人用量为 90～150mg/d,溶于 5% 葡萄糖溶液中,缓慢静滴,疗程 2～16 周。常与其他抗真菌药联合治疗白念珠菌性菌血症。

全身症状明显或败血症患者,应加强支持疗法,如补液,纠正电解质紊乱、静脉滴注白蛋白、输全血,以及给予胸腺肽、转移因子、卡介菌多糖核酸、薄芝注射液等。

3. 局部治疗 皮肤及外阴损害可涂搽 1%克霉唑霜、2%硝酸咪康唑霜、2%酮康唑霜、10 万~20 万 U/g 制霉菌素软膏、1%联苯苄唑软膏、1%特比萘芬乳膏、2%布托康唑霜、0.125%~1%阿莫罗芬软膏或搽剂、3%间苯二酚洗剂、1%噻康唑霜、2%噻康唑软膏、1%布替萘芬、2%硝酸舍他康唑软膏、5%间苯二酚软膏或 1%环丙酮胺霜,每日 2~3 次,疗程 1~2 周或更长。

口腔念珠菌病可含漱 5 万~10 万 U/ml 制霉菌素溶液、1:5000 氯己定溶液或 0.2%~0.3%两性霉素 B 溶液,每次含漱 20 分钟,亦可涂布 0.1%~0.2%甲紫溶液,每日 2~3 次。念珠菌性尿布疹可涂搽 2%莫匹罗星软膏,有较强抗念珠菌和细菌的作用。

阴道念珠菌感染,可选用克霉唑凝胶、咪康唑软凝胶塞剂、舍他康唑栓剂、氟胞嘧啶与两性霉素 B 混合凝胶,以及克霉唑栓、益康唑栓、咪康唑栓等,每晚或每周 1 粒,塞入阴道后穹隆,共 1~2 周。

4. 中医治疗

(1) 心脾蕴热证:多见于 1 岁以内的念珠菌病患儿,治宜清心凉脾,祛湿洁口,药用生地 8g,淡竹叶 7g,生薏苡仁、二花各 6g,条芩 4g,生山栀 3g,泽泻、川连、生甘草各 1.5g,每日 1 剂,水煎取汁分次服。

(2) 湿热上蒸证:多见于 2 岁以上饮食不节的念珠菌病患儿,治宜清热祛湿,祛腐洁口,药用滑石 15g,炒白术 12g,茵陈 10g,白芷、云苓各 9g,白蔻、藿香、生地、麦冬、连翘各 6g,黄芩 5g,薄荷 2g,每日 1 剂,水煎取汁分次服。

(3) 阴虚夹湿证:多见于素体亏虚,疲弱多病的念珠菌病患儿,治宜健脾益气,养阴清热,化湿祛腐,药用白扁豆、山药各 15g,生薏苡仁、熟地各 12g,茯苓、丹参、白术各 10g,人参、川柏各 6g,川连、砂仁各 3g,甘草 2g,每日 1 剂,水煎取汁分次服。

(4) 外治法:生殖器念珠菌病可选用枯矾、黄柏、五倍子各等量,共研细末,扑撒患处;或土茯苓、蛇床子、苦参、胆草、黄柏、白矾等,水煎汁坐浴、冲洗阴部。

孢子丝菌病

孢子丝菌病是由申克氏孢子丝菌引起的皮肤、皮下组织及其附近淋巴管的慢性感染性真菌病。申克氏孢子丝菌广泛存在于草木和土壤中,通过损伤的皮肤、黏膜或经上呼吸道、消化道而感染。

系统感染可由皮肤型引起,极少数病例可由血循环播散所致,人与人之间极少直接传播。

【诊断要点】

1. 潜伏期　潜伏期7～30天。发病前多有被腐木、杂草等刺伤,以及被昆虫叮咬或伤口曾被泥土污染史。

2. 好发年龄　多见于从事农业、林业、园艺业及矿业者,男女均可发病。本病也是儿童常见的深部真菌病之一,但以4～7岁的幼儿多见。

3. 好发部位　皮损好发于四肢、面颈、手背、手指、腕、躯干等暴露部位,多单侧发生。系统损害主要累及骨、关节、心脏、肺脏、脾脏、肾脏、睾丸、眼、腺体等脏器。

4. 典型损害　损害依受累组织不同而表现各异。

（1）皮肤淋巴管型孢子丝菌病:约75%孢子丝菌病患者为此病型。原发损害常见于四肢远端外伤处,初为绿豆至蚕豆大坚实的皮下结节,逐渐与皮肤粘连并形成紫红色或黑色浸润性斑块,日久内部软化,破溃后流出少量黏稠的血性分泌物,表面结污褐色痂,呈下疳样或树胶肿样,亦可呈疣状增生或增殖性溃疡。以后孢子丝菌沿淋巴管陆续出现新的结节,数目可达10个,新旧损害呈向心性带状或串珠状排列。愈后留有萎缩性或增殖性瘢痕。

（2）局限性皮肤型孢子丝菌病:见于有较强抗孢子丝菌免疫力者,初发损害可长期局限而不沿淋巴管播散,表现与皮肤淋巴管型孢子丝菌病的初疮相似,但周围可有丘疹、毛囊性脓疱、浸润性斑块、疣状结节或增殖性溃疡等多形性卫星状灶,容易与其他疾病的损害相混淆而误诊。

（3）皮肤黏膜型孢子丝菌病:可为原发性或继发于播散型。损害多见于鼻、眼、口腔、咽喉等处,为红色斑块、溃疡或乳头瘤样损害,附近淋巴结可肿大或形成包块。

（4）播散型孢子丝菌病:皮肤、皮下组织和淋巴结中的申克氏孢子丝菌,可因自身接种和/或血行播散,出现多部位甚至全身皮肤及黏膜大量成群的结节,常因就诊及时而少见下疳样、树胶肿样及增生溃疡性损害。患有糖尿病、结核病等慢性消耗性疾病,以及长期应用糖皮质激素和免疫抑制剂者,孢子丝菌可播散至骨骼、关节、肌肉、心脏、肺脏、脾脏、肾脏、乳房、睾丸、眼、腺体等多个脏器,形成骨结节、肺结节、肺空洞、肺纤维化、肺门淋巴结节、胸水、结膜结节、关节腔积液、皮下结节、脑结节等损害,造成被侵犯脏器功能损伤,甚至全身衰竭而死亡。

4. 自觉症状　皮肤损害一般无明显自觉症状,黏膜损害可有疼痛。播散型患者可有发热、厌食,以及出现被侵犯脏器相应的症状,但罕有脑膜炎症状。

5. 病程　损害呈慢性经过,极少自愈。播散型者可在短期内死亡。

6. 实验室检查　病灶处分泌物或病变组织革兰或 PAS 染色,直接镜检可见卵圆形、梭形或雪茄样菌体;真菌培养有孢子丝菌生长。病灶处活检组织示炎性肉芽肿性病理像,PAS 染色可见到梭形孢子和星状体。

【治疗】

1. 一般治疗　加强皮肤护理,避免搔抓皮损,防止自身接种。加强营养,增强体质,及时治疗合并的慢性疾病。治疗原则以全身治疗为主,局部治疗为辅。

2. 全身治疗　碘化钾为治疗皮肤淋巴管型孢子丝菌病的首选药物。成人初始用量为 10％碘化钾 1～2g/d,逐渐增加至 3～6g/d,儿童用量为 50mg/kg·d,分 3 次口服,皮损消退后仍需巩固治疗 4 周,总疗程 8～12 周。对碘化钾过敏者,可口服伊曲康唑,治疗淋巴管型用量为 100～200mg/d,局限型用量为 50～100mg/d,分次或顿服,疗程 3 月。

碘化钾不良反应最常见为"碘伤风",类似感冒症状,表现为眼睑水肿、头痛、流泪、打喷嚏、咽喉炎等,随服药时间延长逐渐缓解和消退,部分有恶心、食欲下降、胃烧灼感等胃肠道刺激症状,偶见过敏反应。合并肺结核者忌用。

各型孢子丝菌病均可选用特比萘芬 0.5g/d,分 2 次口服;两性霉素 B 0.25～1mg/kg·d,静脉滴注,成人用量不超过 1.5mg/kg·d,需逐渐增加用量,总剂量不超过 4g;氟康唑 200～400mg/d,口服或静注;或 5-氟尿嘧啶 100mg/kg·d 与伊曲康唑 200mg/d 联用等,疗程 4～8 周或更长。

二羟脒替也有较好抗孢子丝菌的作用,常用量为 2～5mg/kg·d,静脉滴注,7～10 天为一疗程,可重复应用直至痊愈。

3. 局部治疗　病灶处可用 2％碘化钾溶液或 0.2％碘溶液持续湿敷,亦可涂搽 2％球红霉素二甲基亚砜溶液、2％庐山霉素二甲基亚砜溶液、0.25％～0.5％两性霉素 B 二甲基亚砜溶液、10％聚维酮碘溶液或 5％～10％碘化钾软膏,每日 2～3 次,疗程 4～8 周。

4. 外科疗法　原发性肺孢子丝菌病可手术切除病灶,周围组织用饱和碘化钾或两性霉素 B 处理。其他类型病灶则不宜手术及切开引流,以免引起播散。

5. 物理疗法　局部可采用温热疗法,常用 45℃电热毯贴敷,每次 15～30 分钟,每日 3 次。孤立的较小损害可用液氮冷冻治疗。激光和 X 线治疗本病无效。

6. 中医治疗

(1) 湿热痰浊证:颜面或指端外伤处大小不一的结块,颜色暗红,其顶端变软破溃,有少量稀薄灰黄色脓水外溢,愈后留有瘢痕,但附近又有新发结节出现。

治宜清热化痰，和营散结，方选五神汤加减，药用银花、茯苓、地丁各 15g，车前草、赤芍、当归各 12g，一枝黄花、昆布、海藻各 10g，黄药子、白僵蚕各 6g，每日 1剂，水煎取汁分次服。

（2）气血凝滞证：皮肤结节性损害分布于多处，在口腔、咽喉等处可见溃疡，可伴有关节疼痛，头痛头昏；舌质暗红，苔少，脉细涩。治宜理气活血，通营散结，方选香贝养荣汤加减，药用夏枯草、赤小豆、连翘各 15g，白僵蚕、青陈皮、当归、丹参、茯苓各 12g，炒白芍、干地黄、制香附、浙贝母、玄参各 10g，天龙 1 条，每日 1剂，水煎取汁分次服。

（3）气阴两虚证：咳嗽痰少，胸闷不适，低热缠绵，体倦乏力，厌食，身体消瘦，眩晕；舌质淡红，苔少或无苔，脉虚数。治宜益气养阴，扶正固本，方选养肺琼玉汤加减，药用薏苡仁、蜂蜜各 15g，阿胶珠、生地、人参、茯苓、黄芪、百合、山药、虎杖各 10g，炙甘草 5g，每日 1 剂，水煎取汁分次服。

（4）外治法：可选用松香 500g、麻油 45ml、烧酒 60ml、百草霜少量混合熬制成的膏剂，适量涂于患处，纱布包敷，每日 1 次；或涂搽 20% 大蒜米醋液，每日 3 次。

癣 菌 疹

癣菌疹是机体对真菌毒素或真菌代谢产物所发生的一种变态反应，患者常伴有炎症明显的活动性癣菌灶。局部真菌毒素或真菌代谢产物具有抗原性，随血液循环在病灶附近和远隔部位发生皮疹，若感染为嗜动物性真菌如石膏样毛癣菌、石膏样小孢子菌或犬小孢子菌，癣病灶炎症愈明显越易引发癣菌疹。

【诊断要点】

1. **好发年龄** 多见于青少年，无明显性别差异。

2. **好发部位** 癣病灶多位于头部或足部。癣菌疹多发生于癣病灶附近和四肢远端、手足，呈对称性分布。

3. **典型损害** 皮损表现多样，可为结节性红斑、多形红斑、风团，以及汗疱疹样、丹毒样、湿疹样、猩红热样、苔藓样疹等多种形态，其中以汗疱疹样损害最为多见，为突然发生于手指侧缘和掌心多发性散在针帽大疱液清澈的水疱，周围常无红晕。

丹毒样损害为发生于单侧或双侧下肢散在数片或融合成大片的红斑，与周围正常皮肤分界清楚，但水肿不如丹毒明显，质地也较软。

癣病灶炎症明显，周围浸润性红晕，表面可有水疱、丘疱疹、浸渍、表皮剥脱、糜烂、渗出和痂皮等,偶见脓疱及脓性分泌物。

4. 自觉症状　常伴有不同程度的瘙痒。一般无全身症状,少数患者在急性发疹期可伴有发热。癣病灶炎症剧烈时可有痒痛感。

5. 病程　癣菌疹随原发癣病灶炎症的减轻而自行减轻和消退,但可复发。

6. 实验室检查　癣病灶处取材真菌检查阳性,而癣菌疹真菌检查阴性。癣菌素皮肤试验常阳性。

【治疗】

1. 一般治疗　积极治疗原发性真菌感染灶,外用药物应温和,避免刺激,可酌情口服抗真菌药。发疹期间应尽量避免食用发酵的食品和饮料,以及面酱、腐乳等。

2. 全身治疗　可酌情给予抗组胺药物,如去氯羟嗪 25mg,每日 3 次;盐酸赛庚啶 2mg,每日 3 次;或盐酸西替利嗪 10mg,每日 1 次,同时口服维生素 C 0.3～0.6g/d。小儿可口服氯雷他定糖浆或盐酸西替利嗪糖浆。全身症状较明显者,可短期应用糖皮质激素,如醋酸泼尼松 30mg,分次口服;或肌肉注射地塞米松 5mg,每日 1 次。原发癣病灶伴有细菌感染者,可加用抗生素。

3. 局部治疗　癣病灶有糜烂渗出时,用 1∶8000 高锰酸钾溶液或 0.1% 黄连素溶液湿敷,待渗液减少后,涂搽 1% 联苯苄唑霜、2% 布替萘芬霜、1% 环吡酮胺软膏、1% 特比萘芬霜、2% 硝酸舍他康唑软膏、2% 咪康唑霜、1% 益康唑霜、1% 噻康唑霜、2% 噻康唑软膏、2% 克霉唑霜或 2% 酮康唑霜,每日 2 次。

癣菌疹损害可外用安抚止痒剂,如酚炉甘石洗剂、薄荷炉甘石洗剂、炉甘石洗剂、樟酚搽剂等,每日 3～4 次。

4. 中医治疗

(1) 热毒证:皮损以丘疹为主,溃破后糜烂渗液,自觉痒痛相兼;舌质红,苔薄或微腻,脉濡数。治宜清热利湿,解毒止痒,方选三妙丸加减,药用忍冬藤、生薏仁、赤小豆各 30g,宣木瓜、川牛膝、汉防己、赤芍各 10g,炒黄柏、苍术、青皮、槟榔各 6g,每日 1 剂,水煎取汁分次服。

(2) 热毒证:皮疹以红斑为主,患处焮赤肿胀,附近淋巴结肿大,自觉痛重于痒,伴有发热,畏寒,食少,倦怠;舌质红,苔黄微干,脉细数。治宜清热解毒,化湿消肿,方选赤小豆当归散加减,药用赤小豆、马鞭草、败酱草、车前草各 15g,赤茯苓、赤芍、甘草梢各 12g,炒丹皮、当归尾、川牛膝、生地各 10g,每日 1 剂,水煎取汁分次服。

(3) 外治法:活动性癣病灶可用侧柏叶、地榆、黄柏、姜黄各 30g,煎水冲洗患处,每日 2 次。

放线菌病

放线菌病是一种主要为以色列放线菌感染引起的慢性化脓性炎症性疾病。放线菌为一类间性厌氧、革兰氏阳性、丝状无芽孢细菌，广泛分布于空气、土壤、水源等自然界中，少数菌株对人类有致病性，尤其是以色列放线菌，该菌是人口腔正常菌群中的腐物寄生菌，在拔牙、外伤或其他原因引起口腔黏膜损伤时，放线菌由伤口侵入，或通过吞咽、吸入带菌物质进入胃肠、肺脏而致病。

【诊断要点】

1. **好发年龄**　任何年龄均可发病，但多见于15～35岁的男性，尤以从事农业劳动者最为常见。

2. **好发部位**　放线菌可侵犯人体任何组织，皮肤损害主要发生于面颈部和胸腹部。

3. **典型损害**

（1）颈面型放线菌病：此型临床最为多见，好发于颈面交界部位及下颌角、牙槽嵴等处。初期为局部轻度水肿和疼痛或无痛性皮下肿块，随之肿块逐渐变硬、增大如木板样，并与皮肤粘连，皮肤表面高低不平呈暗红或紫红色。继而肿块软化形成脓肿，破溃后形成多发性窦道，排出有臭味的脓液，并可见直径1～2毫米呈分叶状淡黄色坚实的"硫磺颗粒"，具有诊断价值。若无继发感染，疼痛一般不严重，局部淋巴结也不肿大，患者一般健康多不受影响，不适感较轻，但可因咀嚼肌受累影响咀嚼功能。晚期可发生骨膜炎、骨髓炎和骨质破坏。

（2）胸部型放线菌病：感染部位常为肺门和肺底，初期有不规则发热、咳嗽、咯痰、胸痛，但无咯血。随着病情发展，肺中出现小脓疡，痰液呈黏液性带有血丝，提示已经破坏肺实质。累及胸膜时可出现明显胸痛并出现胸水。感染波及胸壁后形成结节、脓肿，穿透胸壁和皮肤时则形成多发性窦道，排出有典型"硫磺颗粒"的脓性液体。患者可出现进行性消瘦、发热、乏力、贫血、盗汗和呼吸困难等症状。

（3）腹部型放线菌病：好发于回盲部，临床表现类似于急性、亚急性或慢性阑尾炎。在回盲部或其他部位出现边界不清的不规则形肿块，类似癌肿。病情继续发展，肿块变大并与腹壁粘连，穿破腹壁后可形成多发性窦道，流出的脓液中可见"硫磺颗粒"，出现畏寒、发热、盗汗、乏力、消瘦、恶心、呕吐及肠绞痛等症状。

肝脏、胆囊及输卵管也可感染放线菌，但起病隐匿，临床表现与受累脏器有关。如肝脏受累可出现肝肿大、黄疸等;侵犯脊柱可破坏脊椎骨、压迫脊髓,出现腰大肌脓肿;偶有累及胸腔或经血液感染中枢神经系统而引起相应病变。腹部型放线菌病未侵犯皮肤时,临床常难以诊断,多数是在剖腹探查时得以确诊。

（4）皮肤型放线菌病:多发生于四肢、躯干、臀、颜面等部位。放线菌沿伤口处侵入皮肤、皮下组织,并在局部形成皮下结节,逐渐增大并软化、破溃形成窦道,在其周围可见多个卫星灶,以后增大软化、破溃而形成相互贯通的多发性窦道。窦道中常排出淡黄色脓性物质,可见"硫磺颗粒"。

病情一般发展缓慢,可侵入深部组织,形成肉芽与纤维组织,使患处形成硬板状的疤痕。若病变局限,患者常无全身症状,局部疼痛、水肿也不明显。

（5）脑型放线菌病:临床少见,分为局限性和弥漫性脑放线菌病两种。局限性脑放线菌病多侵犯大脑半球,少数发生于第三脑室和颅后窝。损害可为单发或多发性脑脓肿及肉芽肿,外包有厚膜,出现脑部占位性病变体征,如颅内压升高、脑神经损害,出现头痛、恶心、呕吐、复视、视神经乳头水肿等。脑血管造影可见占位性病变,部分病例可有颈内动脉上段及大脑中、前动脉近端狭窄。

弥漫性脑放线菌病除有局限性脑脓肿型放线菌病的表现外,部分患者尚可出现放线菌侵犯脑室出现类似细菌性脑膜炎的症状与体征。少数患者可出现硬膜外脓肿、颅骨骨髓炎,以及侵犯颅骨、脑室等。

（6）其他:如眼结膜和泪小管放线菌病、女性生殖器放线菌病,以及膀胱、肾、肱骨、心瓣膜及骨骼、关节放线菌病等。

4. 自觉症状　若病变局限,患者常无全身症状,局部常有轻度水肿和疼痛;若累及内脏,患者可有畏寒、发热、盗汗、乏力、消瘦、恶心、呕吐及肠绞痛等症状;中枢神经受累则有头痛、恶心、呕吐、复视等症状。

5. 病程与预后　本病病情进展缓慢,病程与预后取决于感染的程度和诊断前的期限。一般颈面型放线菌病预后最好,其次为胸型、腹型和全身型放线菌病,中枢神经系统放线菌病预后最差。

6. 实验室检查

（1）直接镜检:颗粒压片革兰氏染色,可见蓝色菌丝团块及棒状体。脓液涂片也可能找到细小而短的分枝样菌丝。抗酸染色阴性。

（2）培养:较为困难。颗粒须用生理盐水洗涤多次,以除去其他杂菌,然后将颗粒用消毒玻璃棒压碎,划线接种于脑心浸液血琼脂上,放至 CO_2 厌氧菌缸中,37℃环境中进行培养。

（3）组织病理:早期局部有白细胞浸润,形成小脓肿,穿破形成窦道,各窦道可互通,体内筋膜、胸膜、横膈、骨骼等均不能阻止其发展。化脓区附近可有慢性肉芽组织增生,可有淋巴样细胞、浆细胞、组织细胞及成纤维细胞等浸润,局部组织还可呈玻璃样变性,致损害呈硬板样硬,脓肿内可见"硫磺颗粒",直径100～300μm,HE染色中央呈均质性,周围有栅栏状短棒样细胞。

【治疗】

1. 一般治疗　对于病情严重、泛发感染的患者,应注意补充营养,增强机体抗病能力。一般早期诊断、及时足量给予有效抗生素,本病患者一般预后均较好。患者发病过程中的窦道排出物、痰、尿、粪便,以及被排出物污染的物品,应进行高温消毒。

2. 全身治疗　放线菌对青霉素较为敏感,为首选治疗药物,常用量为1000万～2000万U/d,静滴,连用1个月后,改用青霉素4～6g/d,分次口服。轻症患者疗程多为3个月;重症患者在外科清除病灶、引流或切开排脓前30～45天开始用药,术后尚需连续用药6～12个月或更长。

临床为了促进青霉素渗入病灶处,可加用10％碘化钾溶液10～20ml口服,每天3次;或与磺胺类药物合用,以加强青霉素疗效。

对青霉素过敏、治疗无效或其他原因不能接受青霉素治疗者,可选用红霉素、四环素、林可霉素、头孢菌素、甲硝唑、喹诺酮类、利福平等抗菌药物。如林可霉素600mg/次,肌肉注射,每日2次,同时加以500mg/次,口服,每日6次。

3. 手术疗法　所有浅部病灶及窦道脓肿等均应手术切除,或切开引流,清除坏死组织,打破患处无氧或微氧环境,彻底清除病灶周围的纤维组织,同时应用有效抗生素进行灌洗,抑制放线菌增殖,手术切除或引流不彻底,往往是造成复发的根源。肋骨、肺部病灶应尽可能彻底清除,严重时可行肺叶切除,同时应用有效抗生素灌洗治疗,直至病灶彻底愈合。

4. 物理治疗　颈面部浅在的放线菌病病灶可进行X线局部照射辅助治疗。

第四章　昆虫、寄生虫及其他动物性皮肤病

毛虫皮炎

毛虫皮炎是由毛虫毒毛所致的急性炎症性皮肤病。毛虫种类较多,我国主要有松毛虫(枯叶蛾科)、桑毛虫(毒蛾科)、茶毛虫(毒蛾科)及刺毛虫(刺蛾科)等,直接接触虫体或脱落的毒毛沾染皮肤而致病。

【诊断要点】

1. **好发人群**　主要发生于山区的农民、林厂的工人、爬树的儿童,尤多见于从事松树林的伐木工人。

2. **好发部位**　常见于颈、肩、胸、背及上肢等暴露部位,少数因接触毛虫毒毛沾染的衣物发生于身体其他部位。

3. **典型损害**　毛虫毒毛刺入皮肤数分钟至数小时后,刺伤处皮肤出现绿豆至黄豆大淡红色或鲜红色水肿性斑疹、丘疹、丘疱疹或风团,形态多样,中央可见针尖大水疱或黑点。皮疹数量与毒毛刺入皮肤的数量一致,一般几个、十数个,多者可达上百甚至数百个,多不融合,但刺入皮肤的毒毛密集时,可出现大片水肿性斑块或风团。可因搔抓、揉搓、挤捏或摩擦,出现糜烂、渗液、结痂及鳞屑。

若毒毛进入眼睛,可引起结膜炎、角膜炎,处理不及时可致失明。若毒毛污染食用水,可引起口腔黏膜炎和消化道炎症。若大量毒毛同时刺入皮肤,可引起全身中毒,甚至死亡。

松毛虫除可引起皮炎和结膜炎外,还可引起关节炎,一般在松毛虫皮炎发生1～2周后,但短者可为1～2天,长者可达20天或更长,主要表现为手、足、肘、膝、踝等关节出现疼痛,以手足小关节最为多见,且不对称,继而受累关节处组织肿胀,影响活动,重者可丧失劳动能力。

4. **自觉症状**　皮肤损害有刺痛、瘙痒及烧灼感,毒毛刺入皮肤数量较多时,可伴有发热、乏力等全身症状。毛虫性结膜炎和角膜炎则疼痛、烧灼感剧烈,松毛虫性关节炎有不同程度的关节疼痛及活动受限。毛虫性口腔黏膜炎和消化道炎症,可表现为发热、恶心、呕吐、胸骨后疼痛、乏力等中毒症状。

5. **病程**　皮疹一般1～2周自愈。毛虫性关节炎约1周后逐渐缓解,少数可长达数月,若发生游走性或复发性关节炎,病程可长达数年甚至数十年。

6. 实验室检查　用透明胶带在皮损处粘取,在显微镜下可发现毒毛。

【治疗】

1. 一般治疗　毛虫刺伤皮肤后,应及时用胶布、伤湿膏或胶带纸反复粘贴患处去除毒毛,并用肥皂水、5%～10%氨水或碳酸氢钠溶液冲洗,在粘取毒毛时,应注意勿将胶布等垂直按压在皮肤上,以免毒毛刺入更深。患处避免搔抓、揉搓和摩擦,防止毒毛断入皮内。

2. 局部治疗　去除毒毛后,局部涂搽 1%冰片炉甘石洗剂、樟脑酊,以及0.05%卤米松霜或软膏、0.05%丙酸氯倍他索软膏、0.025%醋酸氟轻松乳膏或软膏、0.1%哈西奈德乳膏或软膏等糖皮质激素制剂,每日 2 或 3 次。红肿较明显者,可用 1%新霉素溶液、0.1%苯扎溴铵溶液或1%～2%明矾溶液等湿敷,或外敷鲜茶汁、鲜马齿苋泥、季德胜蛇药糊或云南白药糊,可显著缓解症状。

3. 全身治疗　皮损广泛或伴有全身症状者,可给予去氯羟嗪75～150mg/d、盐酸左西替利嗪 5mg/d、氯雷他定 10mg/d、特非那定 120～180mg/d、非索非那定 60mg/d 或盐酸赛庚啶6～12mg/d 等抗组胺药,必要时短期应用糖皮质激素,如醋酸泼尼松20～30mg/d、地塞米松3～5mg/d 等。

松毛虫性关节炎在急性期给予消炎镇痛剂,如吲哚美辛 25mg、保泰松25mg 或布洛芬 0.2g,每日 3 次,口服,亦可同时应用糖皮质激素,如醋酸泼尼松10mg,每日 3 次,口服;或地塞米松 5mg,每日 1 次,肌肉注射。

4. 封闭疗法　皮疹密集且症状明显者,可用 1%盐酸吐根碱溶液 3ml 或3%盐酸吐根碱注射液 1ml 加 1%利多卡因 1ml,于患处近心端皮下注射,可迅速止痛,但心脏病、高血压、孕妇及幼儿忌用。关节炎症状较明显或其他治疗方法无明显缓解者,关节腔内可注射强的松龙10～20mg 或曲安西龙双醋酸酯混悬液25～50mg,1～2 周 1 次。

5. 中医治疗　局部可选用马齿苋、苦参各 30g,艾叶 20g;或白花蛇舌草、七叶一枝花、蒲公英、野菊花各 30g,地肤子、黄柏各 15g,水煎取汁湿敷患处,每日2～3 次。

隐翅虫皮炎

隐翅虫皮炎是一种由毒隐翅虫体液所致的急性接触性皮肤病。毒隐翅虫种类主要有梭毒隐翅虫、青翅蚁形隐翅虫、黑足蚁形隐翅虫等,虫体各段均含有强酸性毒汁,当碎裂的虫体体液直接或间接沾染皮肤时即引起皮肤损害。

　　夏秋季皮肤裸露,该虫夜晚飞进房间叮咬皮肤或虫体受压时体液外溢可释放出毒液,能引起皮炎。但多数虫体在皮肤爬行时并不放出毒液,只有当虫体被拍击或压碎时,毒液沾染皮肤才引起皮肤损害。

【诊断要点】

　　1. 好发季节　多发生于夏秋季节夜晚室外作业或乘凉时,男女老幼均可受侵。

　　2. 好发部位　皮损多见于面颈、胸、背、四肢等暴露部位,偶可发生于外阴。

　　3. 典型损害　一般在皮肤沾染隐翅虫体液2～4小时后,在接触部位出现与沾染毒液面积基本一致的点状、条索状、地图状或泼水状等不同形态的水肿性红斑,此后可出现大小不等的壁薄水疱和灰白色脓疱样损害,破溃后形成浅表红色糜烂面和结痂,严重者可出现皮肤浅表性坏死。毒液沾染眼睑、阴茎等组织疏松部位时,则症状严重,局部肿胀明显。

　　4. 自觉症状　局部有明显的瘙痒、灼热和疼痛感,甚至剧痛,严重时可伴有发热、头痛、头晕、淋巴结肿大等全身症状。

　　5. 病程　皮损一般1～2周留暂时性色素沉着而愈,伴有组织坏死者病程延长。

【治疗】

　　1. 一般治疗　加强个人防护,发现皮肤上落有隐翅虫时不要用手直接拈取或拍击,应将虫体拨落于地用脚踏死。若发现皮肤沾染隐翅虫体液,应避免搔抓,并及时用肥皂水、5%～10%氨水或4%碳酸氢钠水清洗。

　　2. 局部治疗　患处可涂搽1%冰片或薄荷炉甘石洗剂、樟脑酊,或0.05%卤米松霜、0.1%糠酸莫米松霜、0.02%丙酸氯倍他索霜、0.025%曲安奈德霜、0.1%哈西奈德乳膏等糖皮质激素制剂。红肿较明显或糜烂有渗液时,可用3%硼酸溶液、0.1%依沙吖啶溶液、1%～2%明矾溶液或1:5000高锰酸钾溶液冷湿敷,待患处干燥后再涂搽糖皮质激素霜剂。

　　继发感染可涂搽2%甲紫溶液、10%硫磺炉甘石糊剂、冰黄肤乐膏,或2%莫匹罗星软膏、1%红霉素软膏、1%利福平软膏、3%磷霉素软膏、1%诺氟沙星软膏或0.2%盐酸环丙沙星软膏等抗生素制剂。

　　3. 全身治疗　症状明显或皮损面积较大时,可给予抗组胺药物,如马来酸氯苯那敏12mg/d、盐酸赛庚啶6mg/d、盐酸西替利嗪10mg/d、氯雷他啶10mg/d等,分次口服或顿服。必要时可给予糖皮质激素,如醋酸泼尼松30mg/d,分次口服。其他如患处灼痛明显者可给予止痛药、继发感染者可口服抗生素等对症处理。

4. 中医治疗

（1）内治法：本病治宜清热、解毒、利湿，方选清热解毒利湿方加减，药用苡仁 20g，蒲公英、土茯苓、生地各 15g，金银花、连翘、泽泻、赤芍各 12g，甘草 6g，每日 1 剂，水煎取汁分次服。

（2）局部可选用蒲公英、地肤子、苦参、甘草各 20g，紫背天葵、野菊花、蛇床子、白鲜皮、连翘各 10g；或忍冬藤、苦参各 15g，薄荷叶、赤芍、芒硝（后入）各 10g，水煎汁冷却后湿敷患处，每次 10～15 分钟，每日 3～4 次。

捣烂的鲜马齿苋泥或季德胜蛇药片 6～8 片用茶叶水化成糊状后敷于患处，每日 2 次，常可收到较好消炎镇痛的作用。

叮咬皮炎

叮咬皮炎是指被具有吸血的喙器或刺吸型口器的昆虫叮咬后引起的炎症性皮肤病。此类昆虫主要包括蚊虫、臭虫、蠓虫、白蛉、蚋、蚁、跳蚤、蜱、螨、椎猎蝽等，在叮咬人体吸血的同时将体内的毒汁或唾液注入人体，引起机体的局部及全身变态反应，而且可传播多种传染病，危害人类健康。

【诊断要点】

1. 好发年龄　任何人被昆虫叮咬后均可出现局部炎症反应，但全身变态反应多见于儿童。

2. 好发部位　主要发生于面颈、上胸、手足及四肢等暴露部位。

3. 典型损害　被叮咬处皮肤出现水肿性红斑、丘疹和风团，在损害中央可见暗红色的瘀点，偶见丘疱疹、水疱和结节，数量多少不定，散在分布或密集成群。常因瘙抓引起糜烂、渗液、结痂、抓痕或继发感染，愈后留暂时性色素沉着。

少数患者可出现全身过敏反应，皮肤出现泛发性水肿性红斑、风团，甚至大片瘀斑，严重者可发生喉头水肿。少数儿童被蜱叮咬后可引起"蜱瘫痪症"，表现为上行性麻痹，最后可因呼吸中枢受累而死亡。

4. 自觉症状　多数被叮咬者有不同程度的瘙痒和/或疼痛，少数可无任何症状。某些过敏体质者可有剧烈瘙痒和灼痛感，甚至出现发热、腹痛、腹泻、恶心、头痛等全身症状。

5. 病程　皮损一般一周左右消退，但结节性损害消退缓慢，少数可发展成慢性皮炎。

【治疗】

1. 一般治疗　加强个人防护,进入林区或在野外,需穿长袖衣衫,预防蚊虫叮咬。搞好环境和个人卫生,作业区可喷洒凯素灵、倍硫磷、敌百虫等杀虫剂,消灭虫体和孳生地,工作后及时洗澡换衣。避免搔抓和刺激皮损,防止继发感染和形成慢性皮炎。

2. 局部治疗　患处涂搽抗炎止痒剂,如 1%酚或薄荷炉甘石洗剂、0.25%樟酚搽剂、虫咬皮炎药水、花露水、清凉油,或 0.05%卤米松霜、0.1%糠酸莫米松霜、0.02%丙酸氯倍他索霜、0.025%曲安奈德霜等糖皮质激素制剂,以及林可霉素利多卡因凝胶、2%利多卡因、2%普鲁卡因或 pramoxine 等局部麻醉剂,每日3～5 次。

继发感染可涂搽 2%莫匹罗星软膏、1%新霉素软膏、1%红霉素软膏、2%龙胆紫溶液、3%聚维酮碘液或 0.2%盐酸环丙沙星软膏等,每日 2 次。

3. 全身治疗　瘙痒明显或皮损严重者可酌情给予盐酸西替利嗪5～10mg/d、盐酸左西替利嗪2.5～5mg/d、氯雷他定 5～10mg/d、非索非那定 60mg/d 或咪唑斯汀5～10mg/d 等抗组胺药,分次或 1 次口服。必要时可给予醋酸泼尼松20～30mg/d、地塞米松 5mg/d 等糖皮质激素,继发感染者给予广谱抗生素。

4. 封闭疗法　局部症状明显或结节性损害,皮损内可注射糖皮质激素(如地塞米松2.5～5mg、醋酸泼尼松龙5～15mg、复方倍他米松注射液5～7mg 或曲安奈德混悬液20～40mg)与 2%利多卡因注射液1～5ml 的混合液,可迅速缓解症状和抑制组织增生。

5. 物理疗法　局限顽固性难退的结节性损害或已形成痒疹者,可考虑手术切除、电烧灼、激光、微波、液氮冷冻或浅层 X 线治疗。

6. 中医治疗　局部可选用桃树叶适量;或野菊花、马齿苋、蛇床子、地肤子、苦参各 10g,薄荷 6g,水煎淋洗或湿敷患处,每日 3～5 次。雄黄、枯矾各等份,研细末后凉茶水调敷患处,也有较好疗效。

几种常见叮咬皮炎表现

病种	昆虫种类	损害特点	好发部位	局部或全身症状	传播疾病
蠓虫叮咬	雌蠓,呈黑色或褐色,其中库蠓、细蠓、蠛蠓与人类有关	水肿性红斑、风团,中央有瘀点或绿豆大丘疹,少数可有水疱	小腿、足背、前臂、两耳、面部等暴露部位	瘙痒或无症状	18 种人畜寄生虫的媒介,携带 22 种与人畜有关的病毒
臭虫叮咬	臭虫,又称"床虱",成虫和稚虫均可致病	水肿性红斑或风团,常呈线状排列	腰、臀、背等较隐蔽部位	瘙痒	一般不传播疾病

续表

病种	昆虫种类	损害特点	好发部位	局部或全身症状	传播疾病
蚊虫叮咬	雌蚊,以喙器刺入皮肤吸血。能传播疾病的主要有蛇蚊、库蚊	水肿性红斑、风团,中央有瘀点,在瘀点周围出现苍白圈是其特点	面颈、四肢等暴露部位	因人而异,可无症状,或有不同程度瘙痒、灼痛感	丝虫病、疟疾、脑炎、登革病等
蚋叮咬	雌蚋,呈黑色,在室外活动	水肿性红斑、丘疹和水疱,可呈湿疹样变	前臂、小腿等暴露部位	瘙痒和灼痛感	盘尾丝虫病、罗阿丝虫病、野兔热等
白蛉叮咬	雌蛉,呈黄白色或灰白色,有双翅。以喙器刺入皮肤吸血	红色水肿性丘疹、风团、小结节和水疱,可糜烂、结痂	面颈、四肢等暴露部位	可无自觉症状,或有不同程度瘙痒	皮肤黑热病、白蛉热等
蚤叮咬	跳蚤	红斑、丘疹、风团和水疱,群集或呈线状排列	腰、腹、小腿等处	瘙痒剧烈,常奇痒难忍	鼠疫、斑疹伤寒、土伦斯菌病等
蜱叮咬	蜱,又称"壁虱"。幼虫、稚虫和成虫均能吸血	红斑、丘疹、水疱、结节、瘀点、瘀斑等多形性损害	面颈、四肢等暴露部位	痒痛相兼,可有畏寒、发热、头痛、腹痛、恶心、呕吐等全身症状,偶可发生"蜱瘫痪症"	森林脑炎、Q热、野兔热、鼠疫、布氏杆菌病、蜱媒出血热、斑疹伤寒、非洲蜱咬热等
椎猎蝽叮咬	雌猎蝽,在我国南方沿海各省均有发现	丘疹、红斑、瘀点、瘀斑、风团或血管性水肿	多见于面部,四肢、背部少见	可有不同程度刺痛或灼热感	锥虫病

疥　疮

　　疥疮是由疥螨所致的接触传染性皮肤病。疥螨属蛛形纲疥目,寄生在皮肤的表皮层内,因掘隧道时的机械性损伤、分泌物及排泄物的刺激引起皮肤炎症,极易在家庭及接触者之间传播流行。

　　疥疮患者多因与受感染者直接接触传染,或使用患者用过的被褥、衣物等间接接触传染,亦可被有疥螨寄生的动物如猫、犬、兔、羊、牛、马等传染。

【诊断要点】

　　1. 好发年龄　男女老幼被疥螨感染后均可发病,临床以中青年人和儿童较为多见。

　　2. 好发部位　皮疹好发于皮肤薄嫩处,如指间、腕屈侧、肘窝、腋窝、女性乳房下、下腹部、股内侧、外生殖器等部位,成人头面部和掌跖部不受侵犯,但可累及婴幼儿。

3. 典型损害　皮损主要为红色丘疹、丘疱疹、小水疱、隧道、结节和结痂等，其中水疱常见于指缝，结节常发于阴囊、阴茎和阴唇。少数患者可有风团样、大疱性、角化性损害。

隧道为疥疮的特异性皮疹，长约5～15毫米，弯曲微隆起于皮面，呈淡灰色或皮色，末端有丘疹、丘疱疹或水疱，为雌性成虫所在处，但部分患者无典型的隧道或很难识别。可因搔抓、破溃等继发感染，发生脓疱疮、毛囊炎、疖病、淋巴结炎等。

4. 特殊类型

（1）婴幼儿疥疮：皮疹分布常较广泛，可累及头皮、颈、手掌和足跖，除典型皮疹外，多有脓疱和湿疹样损害。经正规治疗后，在足的侧面仍可陆续出现小水疱和脓疱，对治疗疥螨等药物无反应，称之为疥疮后综合征。

（2）挪威疥：又称"角化型疥疮"或"结痂型疥疮"，多发生于身体虚弱、免疫缺陷或大量应用糖皮质激素者。损害主要为皮肤干燥、结痂和脓性感染灶，指（趾）端有大量银屑病样鳞屑，指侧缘肿胀，指甲增厚变形，手掌角化过度，毛发干枯脱落，头皮和面部有较厚的鳞屑和脓性痂皮，有特殊的臭味，局部淋巴结肿大。

（3）难辨认疥疮：局部或全身应用糖皮质激素可使疥疮的症状和体征发生改变，缺乏典型疥疮损害的特征，且皮损分布广泛。

（4）结节性疥疮：病程中或抗疥治疗后，阴囊和阴茎可出现直径3～6毫米的暗红色结节，足跖部结节呈红棕色，表面常有角化和鳞痂，常伴有不同程度的瘙痒。婴幼儿可能由于皮肤薄嫩，对异物反应强烈而易发生疥疮结节。

5. 自觉症状　瘙痒剧烈，尤以夜间为重，常在感染后3～4周出现。灭疥治疗1～2周后，皮肤瘙痒可消失。

6. 病程　慢性经过，未经治疗可持续数周至数月或更久。有效抗疥治疗可很快将疥螨杀死，但皮肤瘙痒仍可持续数日。

7. 实验室检查　在隧道末端的丘疹、水疱内可找到疥虫或虫卵。

【治疗】

1. 一般治疗　患病后及时诊治并适当隔离，避免传播。与患者密切接触的周围人和家庭成员，均应进行2～4周的医学观察。患者穿过的衣服及使用过的被褥、手套、用具等，均应煮沸消毒或在日光下曝晒灭虫。将被污染的衣物离体干燥放置72小时，疥螨也可自行死亡。

2. 外用药治疗

（1）搽药方法：搽药前用肥皂和热水沐浴，将皮肤拭干后，将灭疥外用药均匀涂搽于颈部以下全身皮肤，皮损处应反复涂药并用力摩擦，临睡前搽药1次或早晚各1次，疗程以药物杀虫效果而定，疗程结束后再用热水及肥皂水沐浴，应尽量将皮肤上的药物洗净,更换已消毒的衣被。若治疗2周左右有新发皮疹或检出活疥虫,可重复一疗程。首次搽药前先用中长效糖皮质激素霜剂(如0.05%卤米松霜、0.1%糠酸莫米松霜、0.02%丙酸氯倍他索霜、0.025%曲安奈德霜等)薄涂皮损,可明显缓解瘙痒症状。

临床最常应用的灭疥药物硫磺制剂,无蓄积毒性,安全且疗效肯定,掌握一定的搽药方法对其疗效十分重要和必要。除以上所述外,硫磺制剂在抗疥治疗过程中,可不必每日洗澡和更换内衣,因沾染在内衣上的药物及其气味也有杀虫作用,可增强灭疥效果。

(2)灭疥药物 主要有5%～10%硫磺软膏或霜,每晚或早晚各1次,疗程3～4天;25%～30%苯甲酸苄酯洗剂或乳膏,每晚1次,连续3天;1%丙体666乳膏或软膏,1次即可,8～12天后彻底洗掉,孕妇、哺乳期妇女、小于2岁儿童及泛发性皮炎患者禁用;5%三氯苯醚菊酯乳剂,1次即可,8～14天彻底洗掉;10%克罗米通霜,每晚1次,连用2次,第2次用药后24天彻底洗掉;40%硫代硫酸钠溶液和4%稀盐酸溶液,先涂前者,待干后再涂后者,每日早晚各1次,连续3～4天。以上药物可酌情任选一种。

3. 内用药物 病情严重者可选用依维菌素,成人12mg,儿童150～200μg/kg,单次口服,5岁以下儿童、年老体弱、孕妇禁用;或阿苯达唑400mg,单剂口服,5天为一疗程。

此外,甲硝唑0.6g/d,分3次服,疗程7天,可增强外用药疗效;氨苯砜100mg/d,分2次服,7天为一疗程,用于治疗疥疮结节;瘙痒明显者给予盐酸赛庚啶6～12mg/d、马来酸氯苯那敏12mg/d、盐酸西替利嗪10mg/d、氯雷他定10mg/d或非索非那定60mg/d等抗组胺药物;继发感染者给予罗红霉素150～300mg/d(儿童5～10mg/kg·d)、红霉素2～4g/d(儿童30～50mg/kg·d)、阿莫西林2～4g/d(儿童20～40mg/kg·d)、氨苄西林2～4g/d(儿童25mg/kg·d)、头孢氨苄1～4g/d(儿童25～50mg/kg·d)等抗生素,分次口服。

4. 封闭疗法 糖皮质激素局部注射用于疥疮结节的治疗,每个结节内可注射用1%普鲁卡因或1%利多卡因溶液稀释而成的1%醋酸泼尼松龙混悬液、0.5%甲泼尼龙醋酸酯混悬液、1%曲安西龙双醋酸酯混悬液、0.2%复方倍他米松混悬液或1%曲安奈德混悬液0.1～0.2ml,每周或每月1次。

5. 物理疗法 疥疮结节可采用液氮冷冻治疗,一般2次冻融即可,冻融范围局限于损害处,避免水疱形成和周围正常组织水肿。

6. 中医治疗

(1)内治法:本病治宜散风清热,利湿杀虫,方选消风散加减,药用茯苓皮、白鲜皮、生地各 12g,炒牛蒡子、防风、当归、苦参各 10g,炒苍术、荆芥、蝉衣各 6g,芦荟 4.5g,甘草 3g,每日 1 剂,水煎取汁分次服。

（2）外治法：可选用雄黄、百部、艾叶各 30g,或千里光、蛇床子、苦参、百部各 30g,水煎趁热外洗患处,每日 1 次,10 天为一疗程。或百部 50g,乙醇 500ml,浸泡一周后涂搽患处,每日 2~3 次,连续 5~10 天。

外阴部疥疮结节,可选用茜草 15g,夏枯草、牡丹皮、川楝子、牛膝、地龙、黄芩、蟅虫各 10g,佩兰、柴胡各 6g,每日 1 剂,水煎浓汁浸洗患处,每日 1 或 2 次,每次 15 分钟。

蜂 蜇 伤

蜂蜇伤是由蜜蜂、黄蜂、大黄蜂、土蜂等毒蜂蜇伤所致的急性炎症性皮肤病。毒蜂尾部毒刺螫入皮肤后,释放出含有组胺、5-羟色胺、胆碱酯酶、缓激肽、透明质酸酶、蚁酸和抗原物质的毒汁,引起局部皮肤及全身变态反应。

【诊断要点】

1. 好发年龄　男女老幼均可被蜇伤,但主要见于林业和野外工作者,儿童也不少见。

2. 好发部位　主要发生于四肢及面颈等暴露部位。

3. 典型损害　蜂蜇伤处皮肤迅速出现水肿性红斑,中央被螫处有一瘀点,较重者可发生风团、水疱或血疱,蜇伤组织疏松部位时,局部常高度水肿。若被群蜂和黄蜂蜇伤,可发生大面积水肿,偶可发生过敏性休克。

4. 自觉症状　刺伤后局部立即出现灼痛、刺痛及痒痛感,严重者可伴有周身瘙痒。偶可出现畏寒、发热、头晕、头痛、恶心、呕吐、心悸、烦躁、抽搐、虚脱、昏迷等全身症状,严重者可发生休克。

5. 病程　单纯水肿性红斑一般 2 小时自行缓解或消退,严重者可在数小时或数日内死亡。

【治疗】

1. 一般治疗　蜇伤后立即拔出毒刺,并用清水冲洗或外涂碘酊,然后用吸奶器或火罐将毒汁吸出。刺入皮内的蜜蜂产卵器带有毒囊,宜用小刀将其剥除,勿用手及镊子拔除,以免将毒囊内的毒液挤入组织内,因断入皮内的毒刺不能被组织吸收且有刺激性,所以必须清除。

2. 局部治疗　黄蜂的毒液为碱性,被蜇后可用食醋冲洗;蜜蜂的毒液为酸性,被蜇后可用肥皂水、3%氨水或 5%碳酸氢钠溶液冲洗,然后用 20%醋酸铝溶液冷湿敷,或用季德胜蛇药3～5片温开水化开调成稀糊状敷于患处。局部外搽10％氨水或虫咬皮炎药水,以及5％～10％碳酸氢钠溶液冷湿敷等,可明显减轻疼痛。

3. 全身治疗　局部红肿明显,发生水疱,或伴有全身症状者,可给予盐酸赛庚啶6～12mg/d、盐酸西替利嗪10mg/d、氯雷他定10mg/d、非索非那定60～120mg/d、咪唑斯汀10mg/d等抗组胺药,分次或1次口服。必要时可应用糖皮质激素,如醋酸泼尼松20～30mg/d、地塞米松3～5mg/d等,口服或肌注。

早期在上述治疗的同时,口服季德胜蛇药10～20片,可增强抗炎、抗过敏及止痛效果,并注意预防过敏性休克的发生,有休克症状者应及时组织抢救。

4. 封闭疗法　疼痛剧烈者,可用1％盐酸吐根碱水溶液3ml或糜蛋白酶5mg加2％利多卡因注射液2～3ml,在肿胀处周围及基底部浸润注射,可迅速消肿止痛。

5. 物理疗法　用冷水或冰袋冷敷患处可减轻症状。

6. 中医治疗

(1) 热度犯肤证:周身大片水肿性红斑,痒痛相兼,口干心烦,便秘,溲赤,舌红苔黄,脉滑数。治宜清热除湿,凉血解毒,方选五味消毒饮合凉血四物汤加减,药用蒲公英、土茯苓各30g,半枝莲、黄芩、生地各15g,连翘12g,紫花地丁、金银花、赤芍各10g,当归6g,肿胀明显者加薏苡仁30g,萆薢15g,泽泻15g;瘙痒明显者加徐长卿、白鲜皮各15g。每日1剂,水煎取汁分次服。

(2) 毒入营血证:全身大面积潮红,伴程度不同的肿胀,可见瘀斑、水疱,自觉灼痛明显,伴发热、头晕、恶心、乏力,重症者昏迷、抽搐,舌红绛而干,脉细数。治宜清热解毒,凉血开窍,方选牛角地黄汤加减,药用水牛角60g(先煎)、金银花20g,生地、赤芍、连翘、黄芩各15g,淡竹叶、青木香、郁金、栀子、丹皮各10g,黄连6g,神昏者加紫雪丹;抽搐者加羚羊角粉0.5g、石决明30g;高热、口渴、烦躁及脉洪大者加生石膏30g、知母10g。每日1剂,水煎取汁分次服。

(2) 外治法:局部可外敷鲜马齿苋或鲜夏枯草捣烂的浆糊或融化的季德胜蛇药片糊剂,有较好的消炎解毒止痛作用。

毒蛇咬伤

毒蛇咬伤是毒蛇毒腺中的毒汁进入人体内所致的皮肤及全身中毒反应。蛇毒成分复杂,主要有神经毒和循环毒两大类,对中枢神经、周围神经、神经肌肉传导功能,以及心脏、血管及血液系统等,均可造成损害。

【诊断要点】

1. 好发年龄 我国毒蛇咬伤主要发生于南方从事野外工作者,以中青年人较为多见。

2. 好发部位 多发生于手足及小腿等处。

3. 典型损害 皮肤咬伤处(毒蛇咬伤为 2 个或 4 个毒牙痕)可见斑状出血和咬伤痕迹,咬伤后不久局部组织即出现红斑、水肿、瘀斑、坏死、溃烂等,伴有淋巴管炎、淋巴结炎或蜂窝织炎,甚至造成严重化脓性感染或肢端坏死。

严重者可因循环衰竭、呼吸麻痹、肾功能衰竭或中毒性休克死亡。神经毒毒蛇咬伤处水肿及出血较轻,而循环毒毒蛇咬伤处水肿和出血较明显,可有瘀斑和坏死。

4. 自觉症状 毒蛇咬伤依其毒汁的性质和作用出现不同的症状。循环毒在局部造成剧烈疼痛,可有发热、烦躁不安、谵妄、心悸及出血等症状;神经毒仅有局部瘙痒或麻木感,但可引起肌肉疼痛、眼睑下垂、言语不清、声嘶、吞咽困难、呼吸不畅等全身症状;混合毒兼具神经毒和循环毒两种症状,且表现更为严重。

5. 病程 毒蛇咬伤后的伤口处理及时可很快愈合,处理不及时可造成肢端坏死,甚至短期内死亡。

6. 实验室检查 重症患者可出现血浆凝血酶原时间延长、纤维蛋白原明显降低,凝血酶调节蛋白及纤溶酶原激活抑制物明显升高,血清总胆红素、肌酐、转氨酶、心肌酶谱均明显增高。

【治疗】

1. 急救处理 被毒蛇咬伤后不要惊慌和跑动,尽快在伤口近心端绑扎止血带或布带,用清水、盐水或 1∶5000 高锰酸钾溶液反复冲洗伤口,再应用拔火罐的方法吸出毒液,若用嘴吸吮时需用力,并在口腔和伤口之间贴敷薄橡胶片或塑料薄膜,避免毒液吸入口腔和腹部,亦可在毒牙咬伤处行十字切开,离心性挤出毒液,再用清水或盐水反复冲洗。以上急救处理宜在 1 小时内处理完毕。

2. 全身治疗

(1) 抗蛇毒血清:及时注射单价或多价抗蛇毒血清,注射前应做皮试,首次肌注 4ml,以后每次 2ml,每4～6 小时注射 1 次;亦可用抗蛇毒血清 10ml 加生理盐水或 50％葡萄糖溶液20～40ml,缓慢静脉注射(儿童用量酌减)。

(2) 糖皮质激素:重症者宜尽早应用大剂量糖皮质激素,如氢化可的松300～500mg/d 或地塞米松10～15mg/d,加入 5％～10％葡萄糖溶液中,静脉滴注,连用3～5 天。具有显著抗炎、抗过敏、抗休克的作用。

(3) 对症处理及支持疗法:如蛇毒抗凝作用引起的出血,可输全血;肌肉麻痹注射新斯的明;有抽搐时静脉注射钙剂;疼痛剧烈给予止痛药;呼吸困难给予可拉明等呼吸兴奋剂;呼吸肌麻痹时应用呼吸机进行人工呼吸等。

其他如吸氧、补液、扩容、强心、利尿等,根据病情选择性应用,必要时给予抗生素和破伤风抗毒素。禁用中枢抑制剂、抗凝剂和横纹肌松弛剂。

3. 封闭疗法　伤口周围用胰蛋白酶 1000U～6000U 加 0.25% 普鲁卡因 10～20ml 进行环状注射,亦可直接注射于伤口内,每日 1 次,能有效分解蛇毒蛋白酶,防止组织坏死。

4. 低温疗法　患处放置冰袋或将被咬肢体置于 4℃～7℃ 冷水中,以及伤口周围喷洒氯乙烷等,可减缓毒素吸收速度,降低毒液中各种酶的活性。

5. 中医治疗

(1) 解蛇毒中成药:治疗毒蛇咬伤的中成药种类较多,可根据毒蛇种类适宜选用,如①南通蛇药(季德胜蛇药)片,首次口服 5～20 片,以后每 6 小时服 5～10 片,对各种毒蛇咬伤均有效;②上海蛇药片,首次口服 10 片,以后每 4～6 小时服 5 片,对多种毒蛇咬伤均有效;③群生蛇药片,首次口服 8～10 片,以后每 6～8 小时服 4～6 片,对各种毒蛇咬伤均有效,尤对眼镜蛇咬伤效果显著;④群生蛇药注射液,首次 4ml,以后每 6～8 小时 2ml,肌肉注射,对各种毒蛇咬伤均有效,尤对眼蝮蛇咬伤效果最好。其他如云南蛇药、福建蛇药、新会蛇药、湛江蛇药、石门蛇药、蛇伤解毒片等均有很好解蛇毒的作用,可酌情选用。

(2) 辨证施治:治宜解毒利尿,方选蛇伤解毒汤加减,药用白花蛇舌草 30g,半边莲 15g,万年青、青木香、虎杖各 12g,大黄 9g,风毒为主者加白芷、吴萸、细辛;火毒为主者加穿心莲、黄连、黄柏、黄芩等,每日 1 剂,水煎取汁分次服。

(3) 中成药:雄黄解毒丸,适用于蛇毒内结,有头痛发热、腹胀便秘、溲赤之证者;牛黄清心丸,适用于蛇毒内结,有高热不退、神昏谵语、躁动不安之证者;安宫牛黄丸,适用于神志不清、昏迷不醒者。

(4) 外治法:毒蛇咬伤处常规处理后,可将南通蛇药片用凉开水化开调成糊状,外敷于患处,每日 1 次。亦可将鲜半边莲、七叶一枝花或叶、八角莲或万年青,任选一种将其捣成泥状敷于患处。毒蛇咬伤处形成的溃疡,可涂包白及、虎杖用 75% 乙醇浸泡后形成的浸膏与等量蜂蜜调匀的混合制剂,每日 2 次。

匐行疹

匐行疹是指动物线虫或钩虫的幼虫在人体皮肤内移行所致的线状损害。幼虫种类主要有巴西钩虫、犬钩虫、粪类圆线虫等,肺吸虫、血吸虫、马蝇及牛蝇的幼虫偶可引起。

【诊断要点】

1. 好发年龄　任何人感染致病幼虫后均可发生,多见于儿童。

2. 好发部位　皮疹多见于四肢远端、臀部和外生殖器等部位。

3. 典型损害　皮损初为幼虫侵入处红色斑疹、丘疹和丘疱疹,一般幼虫潜伏 4 天或更久后,开始以每日约 2 厘米的速度在皮内和皮下组织向心性掘进,约一周即可形成15～20 厘米长不规则形隆起于皮面的红色线状损害,可因搔抓呈湿疹样变,线状损害的末端为幼虫所在处,死亡后形成质硬的皮下小结节。

某些幼虫如腭口线虫除在皮肤移行外,亦可在肝、脑或肺内移行,出现相应症状,如幼虫在肺部移行,引起肺组织暂时性、游走性的浸润灶,即 Löeffler 综合征。

4. 自觉症状　幼虫在皮肤组织移行时有不同程度的瘙痒、灼热或刺痛感。偶有发热、乏力、肌肉酸痛、食欲不振等全身症状。

5. 病程　幼虫一般 10 天或数周内死亡,皮损自行消退。

6. 实验室检查　线状损害末端可找到蠕虫的幼虫。有全身症状者血中嗜酸性粒细胞增多。

【治疗】

1. 一般治疗　患病后及时诊治,尽量避免搔抓患处,以免影响正确诊断而延误治疗。

2. 全身治疗　可给予噻苯哒唑 50mg/kg·d,分 2 次口服,连续 2 天,1 周后可重复一个疗程;或阿苯达唑200～400mg,每日 2 次,连服3～5 天;或伊维菌素0.2mg/kg·d,连服 2 天。继发细菌感染给予广谱抗生素。

3. 局部治疗　外用含亲脂性载体的噻苯哒唑制剂,如涂搽噻苯哒唑粉500mg 加入 5g 凡士林配成的软膏,或涂搽噻苯哒唑悬液(100mg/ml)后,再涂搽糖皮质激素类软膏,每日 2 次,连用 5 天,可收到较好疗效。

4. 物理疗法　线状损害的末端可用氯乙烷或液氮喷射冷冻或透热疗法杀死幼虫。

5. 中医治疗

(1) 虫湿滞肤证:皮损为线状的蜿蜒隆起,巨痒或刺痛,常因搔抓溃烂和出现脓性分泌物,苔黄腻,舌红,脉弦数。治宜清热燥湿,杀虫止痒,药用蒲公英20g,金银花、生百部、连翘、当归、赤芍、丹皮各 10g,僵蚕、荆芥、防风各 6g,每日 1 剂,水煎取汁分次服。

(2) 虫湿串肤证:手足部皮肤瘙痒,继而出现丘疹、水疱,苔白,舌淡,脉濡。

治宜除湿杀虫,祛风止痒,方选三妙散加味,药用生薏仁 15g,生百部、槟榔、黄芩、仓术各 10g,荆芥、防风各 6g,每日 1 剂,水煎取汁分次服。

（3）外治法:可选用苦参、百部、黄柏、川椒、乌梅、明矾等适量水煎搽洗患处;或野菊花、生甘草、苦参、苍耳子、花椒、地肤子、大枫子、鹤虱等适量水煎熏洗患处,每次 10~15 分钟,每日 2 次。患处也可涂搽蛇床子、苦楝皮、大黄、百部、槟榔、苦参各适量制成的酊剂,每日 3 次。

谷 痒 症

谷痒症又称螨虫皮炎,是一种由螨类叮咬所致的炎症性皮肤病。螨的种类很多,能引起皮肤炎症反应的螨主要有虱螨、粉螨等。

【诊断要点】

1. 好发人群　常见于接触谷稻、棉籽的农民,以及搬运和磨制面粉的工人,在温暖潮湿的季节可集体发病。

2. 好发部位　皮损多见于颈部、胸背、腹股沟和四肢等暴露部位,严重者可泛发全身。

3. 典型损害　被叮咬处可出现水肿性红斑、丘疹、丘疱疹、水疱、脓疱、风团或丘疹性荨麻疹样等多形性皮损,中央常有瘀点,消退后留暂时性色素沉着。可因搔抓出现抓痕、血痂、湿疹样变或继发感染,伴局部淋巴结肿大。个别患者可伴有蛋白尿、结膜充血和哮喘等。

4. 自觉症状　被叮咬处持续性剧痒,夜间尤甚。偶有发热、头痛、乏力、气喘、腹泻等全身症状,但均较轻微。

5. 病程　一般 1 周左右皮损开始消退,瘙痒减轻。继发湿疹样变的皮损消退缓慢。

6. 实验室检查　皮损处取材镜检可查到螨虫。

【治疗】

1. 一般治疗　加强个人防护,劳动后及时洗澡更衣,工作服经常曝晒或烫洗消毒。皮肤涂搽 5％萘酚硫磺膏、苯甲酸苄酯或用硫磺香皂洗澡,既可防止螨虫侵袭,也可将其杀灭。日常应注意居室、仓库、贮具、货柜、容器和谷物的通风干燥,经常在强光下暴晒,或定期喷洒消毒杀虫药物。

2. 局部治疗　患处可涂搽消炎止痒剂,如 1％酚炉甘石洗剂、1％薄荷炉甘石洗剂、5％樟脑醑、20％蛇床子酊、1％硫磺炉甘石洗剂、75％乙醇、10％硫磺软膏或虫咬酊剂等,每日 3~5 次。继发细菌感染可外涂 1％红霉素软膏、2％莫匹罗星软膏、0.2%盐酸环丙沙星软膏或1%诺氟沙星软膏等,每日2次。

3. 全身治疗　皮损泛发、瘙痒剧烈,或伴有全身症状者,可给予抗组胺药物,如盐酸赛庚啶6～12mg/d、马来酸氯苯那敏12mg/d、盐酸西替利嗪10mg/d、盐酸左西替利嗪5mg/d、氯雷他定10mg/d、非索非那定60mg/d或咪唑斯汀10mg/d等,必要时短期应用糖皮质激素,如醋酸泼尼松20～30mg/d,分次口服,或地塞米松5mg/d,肌肉注射。

4. 中医治疗

(1) 风热偏重证:皮疹主要发生于上半身,为粟粒大丘疹,风团似云,自觉灼热瘙痒;舌质红或正常,苔少,脉浮数。治宜疏风清热,佐以止痒,方选消风导赤汤加减,药用炒黄芩、茯苓、生地、丹皮各10g,防风、荆芥、苦参、蝉衣各6g,炒牛蒡子、连翘、甘草各4.5g,大枣7枚,每日1剂,水煎取汁分次服。

(2) 湿热偏重证:皮损以水疱为主,兼有脓疱,抓破后有少量渗液,重者可糜烂成疮;舌质淡红,苔薄黄,脉濡数。治宜清热化湿,佐以解毒,方选萆薢渗湿汤加减,药用赤小豆30g,薏苡仁、赤茯苓、萆薢、银花各12g,白鲜皮、车前子、海桐皮、连翘各10g,青皮、陈皮各6g,每日1剂,水煎取汁分次服。

(3) 外治法:发病初期可选用苍肤水洗剂或雄黄解毒散洗剂,涂搽患处,每日3次。皮疹破溃后可选用一见喜30g、黄连10g,共研细末,植物油调敷患处,每日2次,或涂搽雄黄解毒膏,每日3次。

第五章　物理性皮肤病

鸡　　眼

鸡眼是足部皮肤局限性圆锥形角质增殖物,发病与局部长期受挤压及摩擦有关。

【诊断要点】

1. 好发年龄　多见于经常行走或长久站立及穿着不合适鞋靴者,男女均可发病,儿童较为少见。

2. 好发部位　好发于足跖前中部第三跖骨头、第一趾胫侧缘,以及第二趾和小趾的趾背、趾间等处,少数发生于手部,尤其是右手第三末节指骨基底桡侧缘。

3. 典型损害　皮损为嵌入皮内的针帽至黄豆大圆锥形角质增生物,淡黄至灰黄色,与皮面平行或微隆起,境界清楚。圆锥尖端伸入皮内,呈楔状,顶端下为一层灰白色薄膜(鸡眼滑囊)。底面扁平露于皮外,若削除表面角质物,可见中央为坚硬针状角质栓、外周绕有透明淡黄色角质环似鸡眼状的损害。

鸡眼分为软、硬两种,硬鸡眼多见于足底及趾骨突出或受压摩擦处,尖端可深达真皮乳头层,挤压时刺激神经末梢引起疼痛。软鸡眼多见于趾侧缘,常因潮湿而被浸软。

4. 自觉症状　硬鸡眼在站立行走时可有剧痛,软鸡眼则无明显自觉症状。

5. 病程　鸡眼发展缓慢,病因去除后可自行消退。病因未去除的鸡眼在治愈后容易复发。

【治疗】

1. 一般治疗　去除诱发因素,选择宽松、舒适的鞋靴及柔软的鞋垫。矫正足畸形,定期用热水将鸡眼浸软后用修脚刀削除表面角质层。

2. 局部治疗　先用热水浸软患处,削去表面角质层露出鸡眼后,表面外敷鸡眼膏、20%间苯二酚软膏、10%水杨酸纯冰醋酸糊剂、30%水杨酸火棉胶、水晶膏(糯米100g,15%的氢氧化钾溶液250ml,将糯米浸入上液中,24小时后捣成透明药膏)、纯水杨酸、高锰酸钾晶体、芒硝或40%氢氧化钾淀粉糊,封包3～7天换药1次,鸡眼软化后用手术刀挖出角质物即可。外用此类腐蚀剂时,需用剪有仅漏出鸡眼大小的橡皮膏或氧化锌胶布保护周围正常皮肤,鸡眼表面外敷药物后再用面积较大的胶布覆盖。

3. 全身治疗　鸡眼多发或顽固难治者,可试服阿A维酸20～40mg/d、阿A维酯30～50mg/d或异维A酸30～50mg/d,分次口服,疗程2～4周,部分患者有一定疗效。

4. 封闭疗法　损害基底部注射2%苯酚液1～2ml或2%碘酊0.5～0.8ml,2周1次,一般1或2次鸡眼即可脱落。亦可选用适量90%乙醇、冬眠灵等于鸡眼基底部及鸡眼内注射,也可收到较好疗效。

5. 外科疗法　患处常规消毒局麻(亦可不进行局麻)后,用手术刀将鸡眼表面角质层削除露出角栓,并沿与周围正常组织分界的乳白色环挖出鸡眼栓,然后用止血钳、咬骨钳或刮匙将鸡眼基底膜彻底清除干净,压迫止血后用胶布固定48小时。

6. 物理疗法　可选用CO_2激光、液氮冷冻、电灼、火针、双极磁针、高频电刀电凝、锶敷贴或微波等方法将鸡眼去除。顽固难愈或反复发生者,患处可照射浅层X线。

7. 中医治疗

(1) 内治法:可选用沙参丹参汤加减,药用沙参、丹参各50g,每日1剂,水煎取汁分次服,2～4周为一疗程。

(2) 外治法:局部可外敷鸦胆子仁糊(鸦胆子仁捣烂)、蜂蜡骨碎补膏(将骨碎补粉30g放入加热溶化的蜂蜡60g中混匀而成)、蜂胶石榴皮膏(蜂胶20g用70%乙醇100ml溶解后,加入60g石榴皮粉混匀而成)、地红膏(地骨皮、红花等量,共研细末,麻油调敷患处)或蒜葱姜糊剂(大蒜1头、葱白1根、花椒5粒,共捣成泥糊状),应用胶布或纱布覆盖,3～6天换药1次。应用时需注意保护周围正常组织。

(3) 针灸疗法:可用火针针刺鸡眼中心,3天1次,一般2次即可;或毫针针刺鸡眼中心及其周围组织4～5针,隔日1次,5次为一疗程。或将艾炷直接放在鸡眼表面点燃,待局部有灼痛时去掉,连灸3壮,每日1次。

(4) 穴位注射:鸡眼发生在足内侧者取太溪穴,在足外侧者取昆仑穴,配穴取三阴交、涌泉、然谷等,每穴注射(由2%普鲁卡因2ml、维生素B_{12}注射液500μg、维生素B_1注射液100mg和醋酸泼尼松龙注射液1ml组成的混合液)0.5～1ml,每周1次,连续3次为一疗程。

胼　胝

胼胝是由于长期受压和机械性摩擦所发生的局限性扁平角质增生物,为组织的一种保护性增生。本病也与体质、足畸形和职业有关,胃癌或食道癌的患者可出现胼胝样损害。

【诊断要点】

1. 好发年龄　主要见于从事体力劳动的成年人和足畸形有异常步态或鞋靴长期不合适者。儿童可因咬指成癖或用力握笔使指端、手背和示指、中指桡侧发生胼胝。遗传性疼痛性胼胝属罕见常染色体显性遗传,主要见于3~15岁儿童。

2. 好发部位　多发生于手足,尤其是掌跖骨突出处。

3. 典型损害　损害为局限性扁平或微隆起质硬发展缓慢的角质增生性斑块,蜡黄、黄白或黄褐色,呈半透明状,表面皮纹清晰可见,中央厚、边缘薄且与正常组织分界不明显,有时可发生皲裂。局部汗液分泌减少,感觉较正常皮肤迟钝。

遗传性疼痛性胼胝为一块或数块大小不等、钱币样厚的角质增生性斑块,多发生于跖部受压处,也可见于趾端及其侧面,个别在手掌或肘部伸侧可有扁豆大角化性斑块。随年龄增大角化性损害逐渐加重,患处外伤亦可加重损害角化。

4. 自觉症状　通常无自觉症状,严重者可有压痛,甚至影响行走。而疼痛明显则是遗传性疼痛性胼胝的主要特征之一。

5. 病程　胼胝发展缓慢,压力缓解和去除摩擦刺激后可逐渐消退。

【治疗】

1. 一般治疗　纠正异常步态,加强劳动保护,选择柔软合适的靴鞋,消除咬指癖好,改变握笔方式或使用有橡胶皮垫的写字笔,去除摩擦和减轻压力的刺激。定期用热水将胼胝浸软后,削去表面增厚的角质以改善症状。

2. 局部治疗　患处涂敷25％水杨酸火棉胶、0.3％维A酸乳膏、30％尿素软膏、20％间苯二酚软膏、80％水杨酸或20％石炭酸后,用塑料薄膜或胶布进行封包,也可直接贴敷40％水杨酸硬膏,2~3天换药1次,并去除浸软发白的角质物。每晚用12％乳酸铵洗剂或2份丙二醇和1份水的混合液,涂于胼胝表面并用塑料薄膜封包,也可使胼胝软化,尤对足跟皲裂性胼胝疗效较好。

3. 手术疗法　患处常规消毒后,用手术刀逐层削去增厚的角质层,直至基底出现血红色或有少量渗出,以不出血为宜,术后涂搽 2％碘酊。

4. 物理疗法　用中等频率的 CO_2 激光将增厚的角质层逐层炭化,直至患者有疼痛感为止,术后涂搽 2％碘酊。

5. 中医治疗

(1)气血不畅证:皮肤增厚,顽固难退,赤疱焮红,疼痛难行;舌质淡红,苔少,脉细涩。治宜理气活血,解毒止痛,方选仙方活命饮加减,药用蒲公英、银花各 15g,制乳没、当归、地丁、花粉、陈皮各 10g,炒杜仲、川牛膝、茯苓、木瓜、甲珠各 6g,每日 1 剂,水煎取汁分次服。

(2)脏腑积热证:皮损初起红紫疼痛,溃后脓液外溢,有腥臭味,日久难敛;舌质淡红,苔薄白,脉细数。治宜扶正固本,托毒生肌,方选人参养荣汤加减,药用赤小豆、薏苡仁各 30g,白芍 15g,熟地、茯苓、银花、枣皮各 12g,党参、当归、黄芪、桂枝、白术、炙甘草各 10g,每日 1 剂,水煎取汁分次服。

(3)外治法:患处涂敷水晶膏、鲜半夏泥糊、冰蜈膏、地红泥膏(取等量地骨皮和红花共研成粉末,加适量植物油调成糊状而成)或乌梅泥膏(用盐水将乌梅30g 浸软去核后,将乌梅肉放入食醋 15ml 中捣烂成泥糊而成),然后用塑料薄膜或胶布封包,每晚换药 1 次,敷药前用修脚刀削去增厚的角质层,以增强疗效。

皲　　裂

皲裂是多种原因导致皮肤干燥、增厚而出现的组织裂隙。发病与气候寒冷、风吹、干燥,皮脂、汗腺分泌减少,各种物理性刺激、牵拉和摩擦,以及酸碱、有机溶媒的脱脂等有关。

【诊断要点】

1. 好发年龄　多见于中老年人,亦可见于鱼鳞病、掌跖角化症或慢性湿疹、角化性手足癣及某些皮肤病脱屑期的患者。

2. 好发部位　成人皲裂多发生于手足,如指屈面、指关节背面、甲周、手掌、足跟、足跖外侧缘等处。儿童好发于颧、唇和口周、近腕部手背、足底及足跟等处。

3. 典型损害　损害为深浅和长短不一的线状或沟状裂隙,常沿皮纹发生和发展。根据裂隙的深浅程度分为三度:一度为表皮层裂隙,无出血;二度为裂隙深达真皮浅层,可有出血;三度为裂隙深达真皮深层和皮下组织,常有出血。

4. 自觉症状　一度皲裂无明显自觉症状,二、三度皲裂有不同程度疼痛。

5. 病程　多数皲裂冬重夏轻,部分去除诱因后自愈。极少数为顽固性皲裂,较难治愈。

【治疗】

1. 一般治疗　去除诱发皲裂的可能因素,积极治疗合并的手足癣、湿疹和鱼鳞病等。冬季注意防寒保暖,劳动后用热水浸泡手足,涂搽防裂油、蛤蜊油、甘油或油性护肤膏等。注意职业防护,避免酸碱、有机溶媒等沾染皮肤。

2. 局部治疗　皲裂处涂搽10%尿素脂、10%硫磺水杨酸软膏、肝素钠软膏、0.1%维A酸乳膏、1%尿囊素软膏、水解明胶霜、0.2%求偶素软膏或甘油搽剂后,若用聚乙烯薄膜封包可加快皲裂愈合。亦可将维生素E和维生素AD胶丸各5粒,放入溶化的猪油10g中,混匀冷却后涂搽患处,均有较好疗效。

3. 全身治疗　口服B族维生素和维生素E,对加快皲裂愈合有一定帮助。

4. 中医治疗

(1) 内治法:可选用养血润肤汤,药用刺蒺藜、首乌藤各30g,生地黄、熟地黄、黄芪各15g,当归、川芎、麦冬各12g,白芍、桂枝各10g,甘草9g,每日1剂,水煎取汁分次服,10天为一疗程。

(2) 外治法

1) 双白蜜膏:将白蔹30g、白及30g、大黄50g焙黄研末后,放入适量的蜂蜜中调成糊状,涂搽于患处,每日3~5次。

2) 龙象膏:煅龙骨60g,象皮40g,珍珠粉8g,血竭、儿茶、乳香、没药各6g,共研细末后加入熔化的白凡士林200g中,搅匀冷却备用。温水浸泡手足后薄涂此药,每日2~4次,亦可进行封包治疗。

3) 麦白膏:麦冬30g浸软后捣烂成泥,加白及粉30g、白矾粉30g、紫草油(紫草、冰片、忍冬藤、白芷等组成)10g、凡士林80g,调成糊状,涂搽患处,每晚封包1次。

4) 白甘寄奴膏:将白及10g、甘草5g、刘寄奴5g共研成粉末,放入溶化的100g黄凡士林中混匀,冷却后加入甘油100g而成。每日早晚将该药涂搽于患处,1~2周可治愈。

5) 愈裂贴膏:将尿囊素、白及粉、苯丙咪唑粉及维A酸粉等掺入到普通氧化锌橡皮膏中制成硬膏。用热水浸泡手足使皲裂处角质软化后,贴敷与皲裂大小基本相当的愈裂贴膏,每日或隔日更换1次。

6) 皲裂熏洗方:药用地骨皮、白鲜皮、苦参、甘草各30g,水煎趁热熏洗手足30分钟,每日2次,1周为一疗程。

褥　　疮

　　褥疮是由于身体局部长期受压导致血液循环障碍所发生的营养缺乏性组织坏死。诱发和加重褥疮的因素较多,常见的因素为外伤或骨折使用石膏、夹板或绷带固定不当,昏迷、瘫痪或致残而长期卧床,大小便浸渍,慢性消耗性疾病或机体抵抗力低下,神经机能损伤、营养障碍、代谢障碍等。

【诊断要点】

　　1. 好发年龄　主要见于长期卧床者,尤多见于老年人。

　　2. 好发部位　主要发生于骶尾、肩胛区、枕部、股骨粗隆、外踝、足跟等骨突出处。

　　3. 典型损害　初为受压处皮肤苍白、灰白或青紫色,境界清楚,中央颜色较深,继而水肿变硬呈木板样。继续发展患处呈紫黑色,表面可发生水疱,破溃后形成糜烂面和溃疡,溃疡深浅不一,严重者可深达皮下组织、肌肉、骨骼或关节,出现焦痂和坏疽。继发感染可发生败血症。

　　4. 自觉症状　局部有麻木感,可有触痛。形成溃疡和坏疽,患处疼痛剧烈。

　　5. 病程　损害难以自愈和治愈,多呈进行性发展趋势,病程可长达数月至数年。

【治疗】

　　1. 一般治疗　早期发现,及时调整体位和去除可能的诱发因素。患处悬空或暴露,避免刺激,防止溃疡形成,已形成溃疡者应积极预防感染。加强对其他好发部位皮肤的护理,多用热毛巾搓擦或热敷,勤翻身、多叩击和按摩,以增加局部血液循环。加强营养,多给予高蛋白、高能量、高维生素饮食,补充多种微量元素。积极改善消耗性疾病的症状,提高机体抗病能力。

　　2. 全身治疗　给予大剂量维生素 C 2～3g/d、维生素 E 0.3g/d,适量给予丙酸睾酮、锌(如葡萄糖酸锌20～50mg/d、硫酸锌200～300mg/d 或甘草锌颗粒10～15g/d)、镁(铝碳酸镁2～4g/d 或氧化镁1～3g/d)等可加快组织生长,必要时输全血或静脉注射人免疫球蛋白。溃疡继发细菌感染或合并败血症、骨髓炎、蜂窝织炎者,根据细菌培养和药敏结果给予敏感抗生素。

　　3. 局部治疗

　　(1) 初发损害可涂搽 2％碘酊、50％红花乙醇、10％樟脑乙醇或复方安息香酸酊,亦可用 50％硫酸镁湿敷或涂搽万花油后按摩,局部青紫明显亦可贴敷毛果芸香碱贴膏。

（2）局部出现水疱，可在无菌操作下抽出疱液，患处涂搽2%碘酊，用无菌纱布覆盖，亦可外敷褥疮Ⅰ号软膏（樟脑5g、鱼石脂10g、没药酊2g，凡士林混调至100g而成），每日1或2次。

（3）浅表溃疡面可用庆大霉素注射液冲洗后涂搽1%碘甘油或用凡士林纱布贴敷后用无菌纱布覆盖，或外敷褥疮Ⅱ号软膏（硫酸锌5g、醋酸铅10g、没药酊2g，用白凡士林调至100g而成），每日1或2次。

（4）深溃疡可扑撒苯妥英钠或双黄连粉剂后，涂敷维生素AD软膏、2.5%～5%过氧化苯甲酰乳膏或凝胶、聚维酮碘软膏或己烯雌酚软膏，表面覆盖碱性成纤维细胞生长因子或胰岛素溶液浸湿的纱布，也可涂搽甲硝唑凝胶、酮色林软膏、血小板生长因子凝胶（用于有肉芽组织生长的溃疡）、粒巨噬细胞集落刺激因子溶液等。溃疡面扑撒白糖可抑制多种细菌生长、促进溃疡愈合。

（5）焦痂或坏疽性损害在清创消毒后，边缘可用5%5-氟尿嘧啶软膏封包，8小时换药1次，直至焦痂分离并清除坏死组织，局部外涂蛋白水解酶软膏、硫酸镁软膏、右旋糖酐软膏或扑撒右旋糖酐粉等，均有较好疗效。

（6）患处继发细菌感染外用抗生素，如涂搽2%莫匹罗星软膏、1%诺氟沙星软膏、0.2%盐酸环丙沙星软膏、0.5%～1%盐酸金霉素软膏或乳剂，亦可用庆大霉素注射液、0.5%头孢呋肟或头孢拉定溶液冲洗后，扑撒甲硝唑粉、氟哌酸粉或土霉素粉剂，每日2或3次。

4. 封闭疗法　溃疡基底部可注射稀释后的粒巨噬细胞集落刺激因子注射液3～5ml，3天1次，连续5次为一疗程。

5. 外科疗法　溃疡顽固难愈时，可根据患者身体情况和溃疡的部位、深浅和范围，采用皮瓣、肌皮瓣或筋膜皮瓣，对其进行修复。溃疡面较大时可只切除坏死组织，保持引流通畅，而不进行缝合。

6. 物理疗法　创面照射红外线、紫外线或氦-氖激光，以及TDP疗法、高压氧或创面持续吹氧等，均有较好促进溃疡愈合的效果。

7. 中医治疗

（1）毒热偏盛证：发病初期，患处焮红肿胀，表面可见水疱，水疱破溃后形成浅表糜烂面，脓腐尚稠，不易脱落，自觉疼痛；舌质红，苔薄白，脉数。治宜托里消毒，扶正活血，方选托里消毒散加减，药用白花蛇舌草、草河车各30g，银花、黄芪各15g，党参、当归、白术、白芍、白芷各10g，浙贝母、制乳没、茯苓、桔梗、甘草各6g，每日1剂，水煎取汁分次服。

（2）正虚余毒证：发病时间较久，疮周皮肤苍白，创面脓水稀薄或似粉浆污水，伴周身困乏，肢软乏力，食少；舌质淡红，苔少，脉沉细。治宜扶正益脾，化解余毒,方选四妙汤加减,药用生黄芪、枸杞子、银花各 15g,赤白芍、炒扁豆、炒杜仲、当归、白术、白蔹、山药、甘草各 10g,肉桂、制附片、党参、桂枝各 6g,每日 1 剂,水煎取汁分次服。

(3) 外治法

1) 紫色消肿膏:当归、白芷各 60g,升麻、赤芍各 30g,紫荆皮、草红花、紫草、防风、羌活、芥穗、荆芥、儿茶、神曲各 15g,贯众 6g,共研细末,取药粉 30g 加入血竭粉 3g、山柰粉 6g、乳没各 12g,然后与白凡士林 120g 混匀而成。用时取少量涂敷于红肿而未形成溃疡的损害表面,每日 2 次。

2) 化毒散软膏:川黄连、乳香、没药、贝母各 60g,天花粉、大黄、赤芍各 120g,雄黄 60g,甘草 45g,冰片 15g,牛黄 12g,共研细末后取 30g 加入溶化的凡士林 80g 中混匀而成。用时将药膏涂敷于溃烂创面,每日 2 次。

3) 紫色疽疮膏:琥珀粉、乳香粉、轻粉、红粉、血竭各 9g,煅珍珠粉、冰片各 0.9g,蜂蜡 30g,麻油 120g,共调成糊状而成。用时涂敷于溃疡面,每日 1 或 2 次。

4) 生肌散:橡皮散、赤石脂、乳香、没药、血竭、龙骨、儿茶各 3g,冰片 0.3g,共研细末后取少量扑撒于有肉芽组织的创面,然后外涂敷甘乳膏(水飞甘石粉、赤石脂、海螵蛸、乳香、龙骨各 4g,研粉末后加入凡士林 80g 中混匀而成),每日 1 或 2 次。

5) 炉银散:炉甘石 940g,磺胺嘧啶银、硼砂、冰片各 20g,共研细末后高温灭菌备用。用时将药粉直接扑撒于红肿皮损表面,每 2～4 小时 1 次,或用生理盐水调成糊状涂敷于溃疡面,每日换药 1 或 2 次。

摩擦性苔藓样疹

　　摩擦性苔藓样疹是一种发生于儿童手背、腕部和前臂皮肤的丘疹性炎性损害。可能与非特异性刺激、病毒感染或反复接触水、沙土等有关。

【诊断要点】

1. 好发年龄　多见于 2～5 岁学龄前儿童,男孩较为多见。

2. 好发部位　主要发生于手背、腕部和前臂,偶见于肘、膝、足背、躯干等部位。

3. 典型损害　皮损为针帽至粟粒大多角形和半球形丘疹,平顶或圆顶,皮色、灰白色或淡红色,数量较多,散在互不融合或密集成片呈苔藓样,表面光滑或有少量糠秕样鳞屑,消退后不留痕迹。

4. 自觉症状　一般无自觉症状或有轻微瘙痒,皮损泛发者瘙痒较明显。

5. 病程　皮疹一般6～8周自行消退,偶可复发。

【治疗】

1. 一般治疗　加强个人防护,避免接触沙土、洗涤剂和经常接触水,袖口、鞋口应保持干燥和柔软宽松,减少摩擦。本病对多种外用药物敏感性均较低,故应避免外用刺激性药物,以免加剧皮损炎症。

2. 全身治疗　伴有瘙痒者可给予抗组胺药,如酮替芬1～2mg/d、0.25%苯海拉明糖浆0.5～1ml/kg·d、氯雷他定2.5～10mg/d、苯咪唑嗪1mg/kg·d、盐酸赛庚啶0.25mg/kg·d、盐酸西替利嗪2.5～5mg/d或马来酸氯苯那敏0.35mg/kg·d,分次或1次口服。

有病毒感染迹象者可酌情应用抗病毒药物,如阿昔洛韦20mg/kg·d、利巴韦林10mg/kg·d或板蓝根冲剂10～15g/d等,分次口服。皮损泛发且症状明显者,可短期小剂量口服糖皮质激素,如醋酸泼尼松0.5mg/kg·d,分次口服,疗程3～5天。

3. 局部治疗　早期可涂搽炉甘石洗剂、1%樟脑炉甘石洗剂、1%薄荷炉甘石洗剂、氟芬那酸丁酯软膏或氧化锌软膏,每日3次;干燥、苔藓化或脱屑性皮疹,可外用1%醋酸氢化可的松软膏、0.1%丁酸氢化可的松霜、0.05%丁酸氯倍他松软膏、0.1%糠酸莫米松乳膏或软膏等糖皮质激素制剂,每日2次。外用3%～5%阿昔洛韦软膏对部分患者有效。

4. 物理疗法　局部紫外线负氧离子喷雾或照射UVA、氦-氖激光等,对皮疹消退可能有所帮助。顽固难退者,局部照射小剂量浅层X线,可有明显疗效。

5. 中医治疗

(1)内治法:可选用润肤饮加减,药用黑芝麻15g,生地、熟地各12g,玄参、麦冬各9g,白鲜皮、花粉、赤芍各6g,胡麻仁、蝉衣、生甘草各3g,每日1剂,水煎取汁分次服,连续5～7天。

(2)外治法:可选用花椒20g,苦参15g,蛇床子、地肤子、苍耳子各10g,皂矾6g,水煎趁热熏洗患处,每日2次。

冬季皮炎

冬季皮炎是一种与寒冷干燥相关的干燥瘙痒性皮肤病。可能是皮脂腺、汗腺分泌功能减退、生理性激素水平下降、皮肤老化萎缩等,造成皮肤干燥而引起皮肤瘙痒。

【诊断要点】

1. 好发年龄　多见于老年患者,无明显性别差异。

2. 好发部位　瘙痒主要发生于股部、小腿及腰背等处,但全身各处均可发生。

3. 典型损害　皮肤常有程度不同的干燥脱屑,可因搔抓出现继发损害,如抓痕、浸渍、糜烂、皱襞肥厚、辐射状皲裂、血痂、苔藓样变、湿疹样变、色素沉着、继发感染等。

4. 自觉症状　常有不同程度的瘙痒,部分瘙痒剧烈难以忍受,影响睡眠和工作,甚至以疼代痒造成皮肤损伤。一般瘙痒呈阵发性,常在睡前脱衣、情绪变化、进食辛辣食物及气候变化等情况下诱发。

5. 病程　绝大多数患者冬季发病,夏季瘙痒自然减轻或完全消失,但易反复发作。少数消退缓慢的继发性损害,瘙痒可持续较长时间。

【治疗】

1. 一般治疗　全身性瘙痒应排除内脏或其他慢性疾病引起的瘙痒,如糖尿病、肝胆疾病、内脏肿瘤、慢性肾功能不全、甲状腺功能异常、血液病、寄生虫病等。注意保暖和皮肤保湿,可在冬季全身适当使用润肤剂,尽量减少沐浴次数。少食烟酒及辛辣食物,保持情绪稳定,尽量克服搔抓习惯。避免外界理化因素的刺激,尤其是洗浴时不用碱性肥皂或用热水、花椒水烫洗。

2. 全身治疗

(1) 受体组织剂:可选用第一代抗 H_1 受体药,如苯海拉明 50～75mg/d、盐酸赛庚啶 6～12mg/d、马来酸氯苯那敏 12mg/d、酮替芬 2mg/d 等;第二代抗 H_1 受体药,如盐酸西替利嗪 5～10mg/d、非索非那定 30～60mg/d、富马酸氯马斯汀 0.5～1mg/d、盐酸左西替利嗪 5mg/d、氯雷他定 5～10mg/d、地氯雷他定 2.5～5mg/d、依巴斯汀 5～10mg/d、咪唑斯汀 5～10mg/d、美喹他嗪 10mg/d、曲普利啶 7.5～15mg/d 等;抗 H_2 受体药,如西咪替丁 0.4～0.8g/d、雷尼替丁 0.3g/d 等,以及具有拮抗 H_1 和 H_2 受体的多塞平 25～75mg/d 等,分次或 1 次口服。

各种抗 H_1 受体和抗 H_2 受体药物,既可单独应用,亦可联合或交替使用。

(2) 非特异性脱敏药物:可选用 10％葡萄糖酸钙 5～10ml 或普鲁卡因 4mg/kg·d,加入 5％葡萄糖注射液 250～500ml,与维生素 C 1～2g 静脉点滴,每日 1 次;葡萄糖酸钙口服液 5～10ml/d,分次口服;5％溴化钠注射液 10ml 或硫代硫酸钠 0.64g 融于生理盐水 10ml 中,静脉注射,每日 1 次。

此外,其他炎性介质拮抗剂和镇静剂、非特异性止痒剂、糖皮质激素、性激素、沙利度胺、三环抗抑郁药及类胰蛋白酶抑制剂等对本病也有一定疗效,可酌情选用。

3. 局部治疗

（1）糖皮质激素制剂：瘙痒初期可薄涂低效糖皮质激素霜剂或软膏剂，如1％醋酸氢化可的松软膏、0.1％丁酸氢化可的松霜、0.05％丁酸氯倍他松软膏、0.1％地塞米松霜、0.1％糠酸莫米松乳膏或软膏或 0.1％曲安奈德霜等，每日 2次。苔藓样损害可选用强效糖皮质激素酊剂、贴膏或软膏制剂，如复方醋酸氟轻松酊、曲安西龙贴膏、0.05％卤米松软膏、0.05％丙酸氯倍他索软膏、0.05％氟轻松霜或软膏或 0.1％哈西奈德乳膏或软膏等，每日 2 次。该类药物应用时应注意药物浓度、剂型、次数等，不宜大面积、长时间应用。

（2）焦油类制剂：肥厚和干燥性皮损，可涂搽 10％黑豆馏油糊或 5％～10％松馏油、煤焦油、糠馏油软膏和酊剂，每日 2 或 3 次。

（3）皮肤麻醉剂：皮损瘙痒剧烈者，可外用 1％达克罗宁乳膏、复方利多卡因乳膏、盐酸利多卡因喷雾剂、5％～10％苯唑卡因溶液、利多卡因与丙胺卡因的混合剂等，每日 2 或 3 次。

（4）止痒剂：局部可外用 0.025％辣椒素霜、5％多塞平霜、0.125％～0.25％薄荷醇洗剂或霜剂、5％～10％色甘酸钠软膏、2％～5％樟脑溶液或 1％麝香草酚溶液等，每日 2 次。

4. 封闭治疗　局限性苔藓样皮损内可注射醋酸泼尼松龙混悬液 25mg/ml、曲安西龙双醋酸酯混悬液 125mg/5ml、复方倍他米松混悬液 7mg/ml 或曲安奈德混悬液 40mg/ml，加 1％普鲁卡因或利多卡因溶液 3～4ml 混匀，根据皮损面积注射 0.5～1ml，每周或每月 1 次。其他如维生素 B_{12} 注射液、苯海拉明注射液、复方奎宁注射液、红花注射液、苯甲醇或复方当归注射液等，皮损内单独或与糖皮质激素混合后注射也有一定的止痒作用。

5. 物理治疗　全身照射 UVB 或 UVA＋UVB，每周 2～3 次，连续 4～6 次可缓解瘙痒症状。其他如矿泉浴、磁疗、燕麦浴、糠浴、淀粉浴、米泔浴、中草药药浴等对改善症状也有一定疗效。

6. 中医中药

（1）内治法：可选用活血化瘀、养血通络的止痒汤剂，如活血通络止痒方加减（药用鸡血藤、当归、生地、荆芥各 20g，白鲜皮、白蒺藜、苦参各 15g，丝瓜络、茜草各 12g，红花 10g，甘草 9g），或坎离丸加减（药用杜仲炭、蛇床子、生地黄、山药、泽泻、苦参 20g，牡丹皮、山茱萸、土鳖虫、茯苓、知母、黄柏、秦艽、防风、蝉蜕各 15g，红花 10g），每日 1 剂，水煎取汁分次服。

（2）外治法：可选用复方止痒汤（海风藤、五加皮、夜交藤、蛇床子、地肤子各

30g,透骨草、土茯苓、野菊花、丹参各 15g,海桐皮、花椒、白及、川芎、苦参、苍术、百部各 10g),复方苦参汤(野菊花、百部各 30g,徐长卿 20g,地肤子、蛇床子、萹蓄、茵陈、防风、百部各 15g,加水煎至 3000ml,温浴全身,每次 30 分钟,每日 1 次)或复方地肤子汤(地肤子、蛇床子、蒲公英、生大黄、苦参各 15g,白鲜皮、威灵仙、金银花、黄柏、枯矾各 12g,生苍术、薄荷各 6g),加水煎至 3000～4000ml,温浴全身,每次 20～30 分钟,每日 1 次。

冻　疮

冻疮是由于寒冷所致的局限性皮肤炎性损害。外周血液循环不良、皮肤湿度大、自主神经功能紊乱、营养不良、贫血、鞋袜过紧、寒冷环境中长久不活动等均可发生和加重冻疮。

【诊断要点】

1. 好发年龄　多见于儿童和青年女性,但任何人持久暴露于寒冷环境中均可被冻伤。

2. 好发部位　成人多发生于手背、小腿和指(趾);儿童多见于手指、手背、面部和耳廓。

3. 典型损害　为局限瘀血性暗紫红色隆起性斑块和结节,中央颜色青紫,边缘呈鲜红色,境界不清,表面紧张光亮,质柔软,压白返红时间延长。严重者损害表面可发生水疱和血疱,破裂后糜烂或形成溃疡,愈后留有暂时性色素沉着或萎缩性瘢痕。部分患者的皮损呈虹膜样或靶环状,主要见于寒冷性多形红斑,患者肢端皮肤常冰凉或紫绀。

4. 自觉症状　常有不同程度瘙痒、灼热和疼痛感,遇热后加重。

5. 病程　冬春季发病,天暖后自愈。

【治疗】

1. 一般治疗　严冬季节进行防寒教育,锻炼身体,增强耐寒能力。衣着应宽松软厚且不透风,潮湿后及时晾晒和更换。严寒环境中避免肢体长久静止不动,适当活动以增加血液循环。反复发生冻疮者,可从夏季开始,每日用冷水浸泡手足,早晚各 1 次,浸泡时间逐渐延长,水温逐渐降低,以提高机体的耐寒能力。

2. 全身治疗　可给予硝苯地平 30～60mg/d、山莨菪碱 15～30mg/d、烟酸 150～300mg/d、双嘧达莫 50～200mg/d、复方丹参 9～15 片/d、己酮可可碱 800～1200mg/d、维生素 E 300～600mg/d、盐酸赛庚啶 6～12mg/d 等,分次口

服或静注,根据病情单独或联合使用。

3. 局部治疗 皮损未破溃时可涂搽肝素钠软膏或5%～10%硫酸阿托品软膏。皮损已破溃,可先用生理盐水反复冲洗后,再涂搽2%莫匹罗星软膏、1%红霉素软膏、0.5%～1%盐酸金霉素软膏(溶液、乳剂)或0.5%四环素软膏,每日3～5次,直至皮损消退。

4. 物理疗法 可选用红外线照射、音频电疗、氦-氖激光照射、频谱仪照射、紫外线负氧离子喷雾、高分子驻极体敷贴,以及直流电、水浴、石蜡等疗法,均收到了较好的疗效。

5. 中医治疗

(1)内治法:可选用当归四逆汤加减,药用鸡血藤、透骨草各15g,黄芪、当归、赤芍、白芍、桂枝各10g,吴茱萸、生姜皮、川芎各6g;或阳和汤加减,药用熟地30g,鹿角胶9g,白芥子6g,肉桂、甘草各3g,炮姜、麻黄各1.5g,每日1剂,水煎取汁分次服。

(2)外治法:皮损未破溃时,可涂搽10%樟脑软膏、10%樟脑乙醇、冻疮软膏Ⅰ号、辣椒酊或猪油蜂蜜软膏(70%蜂蜜,30%猪油)。已破溃的损害可涂搽10%硼酸软膏、10%鱼石脂软膏、云南白药膏、冻疮软膏Ⅰ号、化毒散软膏或20%马勃软膏(马勃20g,凡士林80g)。

局部应用当归四逆汤熏洗也有较好疗效,药用当归20g,桂枝15g,生姜、木通各10g,炙甘草、细辛各5g,大枣5枚,水煎熏蒸患处10分钟后,再用药液温浸患处15～20分钟,每日2次。

冷球蛋白血症型股臀皮肤血管炎

冷球蛋白血症型股臀皮肤血管炎是一种伴有股臀部皮损的冷球蛋白血症或冷纤维蛋白原血症性疾病。低温造成冷球蛋白沉淀和补体被激活可能是其发病的诱因。

【诊断要点】

1. 好发年龄 主要见于中青年女性,尤其是股臀部皮下脂肪较厚者。

2. 好发部位 多发生于股后侧外上方及臀部下方等处。

3. 典型损害 皮损呈多形性,可为多形性红斑样、青斑血管炎样或结节性红斑样损害。

多形性红斑样损害,表现为境界清楚、数量多少不定的水肿性红斑,中央暗红或紫红色,可向周围扩展并相互融合成较大的斑块,常伴有网状青斑,轻微压痛。

青斑血管炎样损害，表现为青紫色或青褐色斑片，亦可为网状浸润性暗紫色斑，表面可糜烂、结痂或有少量鳞屑，部分皮损中央可见灰白色萎缩性瘢痕，可伴有手足发绀和雷诺现象。

结节性红斑样损害，表现为黄豆至豌豆大暗紫色或青褐色结节斑片和斑块，可伴有手足发绀和冻疮，有轻微压痛。

4. 自觉症状　多数无自觉症状，少数遇热后轻微瘙痒或痒痛相兼。

5. 病程　皮损发生于寒冷季节，夏季消退，但常反复发作，致使病程迁延。

6. 实验室检查　部分患者抗补体试验可呈阳性反应。伴冷球蛋白血症者，血清冷球蛋白常增高；伴冷纤维蛋白原血症者，血清冷纤维蛋白常增高，CH50可降低。

【治疗】

1. 一般治疗　寒冷季节注意保暖，经常运动和叩击股后侧和臀部，以增加局部血液循环。患处避免接触寒冷物质，如石器、铁器、地面等。

2. 全身治疗　目前尚无治疗本病有效的药物，可试用维生素 C 0.6g/d、维生素 E 0.3g/d、复方丹参6～9 片/d 或丹参酮1～2g/d、复方血塞通软胶囊4～6粒/d、复方甘草酸苷 6 片/d、雷公藤总苷1～1.5mg/kg·d等，分次口服。严重者可酌情给予糖皮质激素或免疫抑制剂，如醋酸泼尼松15～30mg/d、甲氨蝶呤5～7.5mg/周等。

3. 局部治疗　可外用 0.05％卤米松霜或软膏、0.05％丙酸氯倍他索软膏、0.1％哈西奈德乳膏或软膏、0.1％曲安奈德霜、0.1％糠酸莫米松乳膏或软膏等糖皮质激素制剂，也可外用肝素钠软膏，每日 2 次。

4. 物理疗法　局部可照射红外线、光动力、超短波等，每日或隔日 1 次。

5. 中医治疗　本病治宜温阳活血或活血化瘀，扶正抗寒，方选阳和汤加减，药用熟地、丹参各 30g，当归 15g，鹿角胶、独活各 10g，白芥子、麻黄、炮姜、肉桂各 6g，甘草 5g，畏寒肢冷者加炮附子 10g；便秘者加肉苁蓉 15g；伴有水疱者加秦艽、木瓜各 10g；疼痛明显者加豨莶草 15g。每日 1 剂，水煎取汁分次服。

夏季皮炎

夏季皮炎又名夏令皮炎，是一种在持续高温闷热环境中排汗过多又未及时清洗所致常见的夏季炎症性皮肤病。导致皮肤炎症的物质主要为汗液中的无机盐和尿素、乳酸、氨基酸等有机物引起，在夏季尤其是温度高于 30℃的环境下最易发病。

【诊断要点】

1. 好发年龄　多见于中年偏胖的女性,但任何年龄不同性别均可发病。

2. 好发部位　皮损好发于四肢伸侧和躯干部,尤以双侧胫前最为多见,常对称分布。

3. 典型损害　皮损初起为红色斑疹,继之出现密集成片的针头至粟粒大丘疹和丘疱疹,搔抓后可出现抓痕、血痂、皮肤肥厚及色素沉着,一般无糜烂、渗出,继发细菌感染表现脓疱。病情的轻重与温度高低和湿度大小密切相关,气温高、湿度大且持续时间长则病情加重,而气温下降时则明显好转并可逐渐自愈。

4. 自觉症状　自觉患处瘙痒和轻微灼痛感。

5. 病程　未经治疗患者一般在天气凉爽后自然痊愈,积极对症治疗且脱离闷热潮湿环境1周左右痊愈。但第二年仍可再发。

【治疗】

1. 一般治疗　保持室内及工作环境良好的通风和散热,室内温度不宜过高,着宽松且透气性良好、吸湿性较强的棉制衣裤。保持皮肤干燥清洁,及时擦拭汗液和去除汗渍。汗液较多时,宜用温水外洗后用毛巾拭干,禁用热水或冷水冲洗和刺激性较强的肥皂、药皂清洁,尽量不要在大量排汗过程中直接到温度较低的环境中。

2. 全身治疗　瘙痒明显者可给予盐酸赛庚啶6～12mg/d、马来酸氯苯那敏12mg/d、盐酸西替利嗪5～10mg/d、盐酸左西替利嗪5mg/d、氯雷他定5～10mg/d、地氯雷他定2.5～5mg/d、依巴斯汀5～10mg/d、非索非那定30～60mg/d或富马酸氯马斯汀0.5～1mg/d等,分次口服或顿服。

此外,也可同时给予10%葡萄糖酸钙5～10ml或5%溴化钠注射液5～10ml,静脉注射,每日1次。维C连翘片6片/d,分次口服,单独或与抗组胺药物联合应用也有较好疗效。

3. 局部治疗　外用药物治疗以清凉、止痒、收敛为原则,避免刺激。

(1) 急性炎症性皮损仅有红斑、丘疹和水肿而无糜烂渗出时,可涂搽1%薄荷酒精、炉甘石洗剂、5%～10%色甘酸钠软膏、1%酚炉甘石洗剂或1%樟脑炉甘石洗剂;有糜烂渗出时选用3%硼酸溶液、0.05%黄连素溶液、1:10000高锰酸钾溶液、生理盐水、0.02%呋喃西林溶液或0.1%依沙吖啶溶液冷湿敷,每次15～20分钟,每日2～4次,湿敷间歇期可涂搽40%氧化锌油、0.5%新霉素氧化锌油或橄榄油。

(2) 亚急性损害仅有红斑无水肿但有少量渗液时,可选用氧化锌糊、40%氧化锌油、0.5％新霉素氧化锌油、10％黑锌油、5％糠馏油糊,或涂搽1％氢化可的松霜、0.1％丁酸氢化可的松霜、0.1％糠酸莫米松霜、0.025％～0.1％曲安奈德霜、0.1％地塞米松霜、0.05％丙酸氟替卡松乳膏等,每日2次。

(3) 慢性炎症性皮损或苔藓样损害,可涂搽氧化锌软膏、10％黑豆馏油软膏、10％～20％糠馏油软膏、0.05％卤米松软膏、0.05％丙酸氯倍他索软膏、氟芬那酸丁酯软膏、复方曲安奈德软膏、曲安奈德益康唑软膏、复方酮康唑软膏、氯氟舒松涂膜剂、复方醋酸氟轻松酊等,每日2～3次。曲安西龙贴膏贴敷患处也有较好疗效。

4. 中医治疗

(1) 内治法:治宜清热燥湿,凉血解毒。药用连翘、蒺藜各30g,生甘草12g,黄芩、黄柏、黄连、生地、丹皮、栀子、紫草、玄参各10g,每日1剂,水煎取汁分次服。

也可选用加味六一散加减,药用六一散18g,黄柏、苍术、陈皮、苦参各10g,地肤子、白鲜皮各15g,身热多汗、心烦口渴、小便短赤、舌红苔黄腻、脉滑数者,加牡丹皮、地榆、马齿苋;间有胸闷脘胀、溲赤便溏、舌淡苔白或腻、脉濡数者,加藿香、佩兰、半夏、茯苓。每日1剂,早晚冲服六一散。

(2) 外治法:可选用黄柏、苍术、土茯苓、明矾各15g,地肤子、苦参、鱼腥草、蛇床子各15g,甘草10g,川椒6g;或荆芥、防风、生麻黄各10g,生地、蝉衣、苍术、地肤子、侧柏叶各15g,明矾、皮硝各30g,加水3000ml,水煎20分钟后过滤去渣,温洗患处,每日2次,每次10～15分钟。

也可选用枯矾、芦荟各50g,黄芩、黄柏、黄连各30g,共研细末后冷水调成糊状外敷患处,每日3次。

痱　子

痱子是汗孔闭塞导致皮肤内汗液潴留的一组疾病。常因高温闷热环境下出汗过多或汗液蒸发不畅,引起小汗腺导管和开口闭塞,导致汗液潴留所致。

【诊断要点】

1. **好发人群**　多见于高热卧床的病人和儿童,也可见于炎热天气和大量出汗时冷水冲凉者。

2. **好发部位**　常发生于四肢屈侧、外阴、腋窝、腘窝、胸腹和儿童的额头、颈项等处。

3. **典型损害**　根据汗腺和导管破裂部位不同,皮损表现也不同,但均为成批发生。

白痱主要为细小、透明、表浅、无炎症的水疱，似小水珠样，壁薄易破，消退后可有细小脱屑。

红痱为圆形尖顶针帽大密集的丘疹或丘疱疹，周围绕有红晕，数日干涸、脱屑而退。

脓痱为红痱顶端出现无菌性或非致病球菌性非毛囊性浅表小脓疱。

深痱发生于严重、反复的红痱后，为正常肤色的深在性丘疹或水疱，表面无光泽，刺激后可增大，刺破后有透明浆液流出。

4. 自觉症状　红痱和脓痱可有轻微瘙痒、灼热感。泛发性深痱可出现疲劳、食欲不振、嗜睡、头痛等热衰竭症状。

5. 病程　白痱常在1～2天内吸收消退，其他类型痱也常在5～10天内消退。

【治疗】

1. 一般治疗　高热条件下保持所处环境通风散热，衣服应宽松且易于汗液蒸发，多汗部位可扑撒痱子粉。出汗后避免冷水擦洗和冲凉，防止汗液排泄不畅。保持皮肤清洁，避免搔抓和用肥皂水搓擦皮损，防止继发感染。

2. 全身治疗　有瘙痒症状者可口服抗组胺药物，如盐酸赛庚啶6～12mg/d、盐酸西替利嗪5～10mg/d或氯雷他定5～10mg/d，分次或1次服用，同时口服维生素C 0.6～1.2g/d。

脓痱或有继发感染者给予有效抗生素，如罗红霉素150～300mg/d（儿童5～10mg/kg·d）、红霉素2～4g/d（儿童30～50mg/kg·d）、阿奇霉素500mg/d（儿童10mg/kg·d）、阿莫西林2～4g/d（儿童20～40mg/kg·d）或头孢氨苄1～4g/d（儿童25～50mg/kg·d）等，分次口服。

3. 局部治疗　患处清洗拭干后扑撒痱子粉或单纯扑粉，也可涂搽炉甘石洗剂、1%樟脑炉甘石洗剂或1%薄荷炉甘石洗剂，每日3～5次。脓痱可涂搽2%鱼石脂炉甘石洗剂或1%氯霉素酊，每日3～5次，也可在炉甘石洗剂内加入适量庆大霉素后外用。

此外，患处涂搽0.05%地塞米松1%氯霉素25%二甲基亚砜乙醇制剂，每日2次，也有较好疗效，但可使衣服染色。

4. 中医治疗

（1）暑湿证：皮损发生广泛，为针帽或粟粒大密集成片的灰白色丘疹、丘疱疹，周围绕有红晕，触之有芒刺样感，自觉瘙痒和灼热，伴有心烦口渴，小便短赤。治宜清暑利湿，止痒除烦，方选清暑汤加减，药用白茅根30g，滑石18g，车前草、银花各15g，淡竹叶、天花粉、牛蒡子、连翘、赤芍、泽泻各9g，灯心草、生甘草各

3g,每日1剂,水煎取汁分次服。

(2) 热毒证:皮损除针帽或粟粒大密集成片的灰白色周围绕有红晕的丘疹、丘疱疹外,可见散在脓疱或疖肿,伴有疼痛,附近淋巴结肿大。治宜清热解毒,清暑利湿,方选五味消毒饮合六一散加减,药用野菊花、银花、公英、滑石各18g,车前草、生地、赤芍、地丁、连翘各12g,甘草3g,每日1剂,水煎取汁分次服。

(3) 外治法:患处可用复方苦参汤、三黄洗剂、藿香正气水或马齿苋煎水涂搽或擦洗,每日2～3次。脓疱性损害选用玉露散或鹅黄散用植物油调成糊状涂敷,每日1～2次。大黄500g加入75％乙醇2000ml中浸泡1周,过滤后加入樟脑15g、冰片3g,蒸馏水加至5000ml,涂搽患处,每日3～5次,可收到较好疗效。

间　擦　疹

间擦疹又称擦烂红斑、褶烂、擦烂等,是皱褶部位由于湿热、摩擦所致的皮肤急性炎症。

【诊断要点】

1. 好发人群　多见于肥胖的婴儿、妇女及长久卧床者,也常发生于长途行军及在炎热季节进行剧烈活动者。

2. 好发部位　主要发生于乳房下、腹股沟、臀沟、腋窝、肘窝、脐窝、颈部和会阴等皱褶部位。

3. 典型损害　初为境界清楚的潮红色水肿性斑,范围与衣物摩擦接触面一致,表面浸渍,容易破溃形成糜烂面,可有少量渗出和皮肤裂隙,易继发细菌和念珠菌感染,炎症明显者可伴有浅表淋巴结肿大。

4. 自觉症状　常有瘙痒和灼痛感,衣物摩擦后加重。

5. 病程　急性发病,一般去除诱因后1～2周自愈。

6. 实验室检查　继发细菌或念珠菌感染者,创面取材可培养出致病细菌或真菌。

【治疗】

1. 一般治疗　保持皱褶部位清洁干燥,经常出汗者可扑撒痱子粉或单纯扑粉。患处通风透气或暴露,避免搔抓和用肥皂水、热水清洗。尽量不要让皱褶面相互接触,忌用软膏制剂。大小便失禁者应及时清理粪便和换洗衣裤。

2. 全身治疗　继发细菌感染和局部淋巴结肿大者,可给予罗红霉素150～500mg/d、红霉素2～4g/d、阿奇霉素500mg/d、阿莫西林2～4g/d、头孢氨苄1～4g/d、米诺环素100～200mg/d或四环素1～2g/d等抗生素,分次口服。患处疼痛明显者可酌情给予吲哚美辛 50～100mg/d 或曲马多 200～400mg/d 等止痛药。

3. 局部治疗　红斑性损害可扑撒硼酸滑石粉、爽身粉、痱子粉等,也可短期涂搽糖皮质激素或含有抗生素的糖皮质激素溶液或洗剂。糜烂面可先用 Burow 溶液、1∶8000 高锰酸钾溶液、3％硼酸溶液或 0.1％依沙吖啶溶液冲洗或湿敷后,涂搽 40％氧化锌油或林可霉素利多卡因凝胶,患处干燥脱屑可外用炉甘石洗剂或 2％冰片炉甘石洗剂,每日 3 次。

新生儿可涂搽鞣酸软膏(鞣酸 100g、甘油 200g、焦亚硫酸钠 2g、蒸馏水 20ml、单软膏 678g,加热混匀而成),每日 2 或 3 次。

继发细菌感染可外用 0.1％依沙吖啶溶液、0.5％新霉素溶液、0.1％苯扎溴铵溶液或 0.5％聚维酮碘溶液清洗后,涂搽 2％夫西地酸霜、林可霉素利多卡因凝胶、2％莫匹罗星软膏、0.5％金霉素溶液或乳剂等,每日 2 次;继发念珠菌感染可扑撒含制霉菌素 10 万～20 万 U/g 的粉剂或涂搽 3％克霉唑霜,每日 3 次。

4. 中医治疗

(1) 热郁肤表证:患处潮红肿胀,轮廓鲜明,颜色鲜红,重者表皮剥脱,自觉灼痛;舌质红,苔薄黄,脉数。治宜清热凉血解毒,方选凉血地黄汤加减,药用忍冬藤、马鞭草、生地、紫草各 15g,茯苓皮、黄柏、黄芩、防风各 10g,黄连、知母、柴胡、甘草各 6g,每日 1 剂,水煎取汁分次服。

(2) 湿毒内蕴证:患处簇集性水疱,糜烂渗液,边缘鲜红肿胀,自觉灼痛,伴心烦口渴,小便黄赤,大便干结;舌质红,苔腻,脉弦滑数。治宜清热利湿,凉血解毒,方选退毒散加减,药用赤小豆 30g,白茅根、滑石各 15g,绿豆衣 12g,车前子、栀子、丹皮、赤芍、银花、连翘各 10g,黄连 6g,每日 1 剂,水煎取汁分次服。

(3) 外治法:红斑性损害可扑撒松花粉或新三妙散(黄柏粉 100g、寒水石粉 50g、青黛粉 10g 混匀而成),每日 3～5 次。糜烂渗液较多的创面,可用马齿苋、苦参各 10g,或五倍子、野菊花、甘草各 5g 煎水冷湿敷后,外涂紫草地榆油膏,每日 3～5 次。

日 晒 伤

日晒伤又称日光性皮炎、晒斑或紫外线红斑,为强烈日光照射后局部皮肤发生的急性光毒性皮炎。光毒反应的光谱主要为 290～320nm 中波紫外线,其程度常与光线强弱、照射时间、范围、环境、皮色、体质,以及种族及个人差异等有关。

【诊断要点】

1. **好发年龄**　儿童和妇女容易发生,也多见于初到高原地区和海边者。

2. **好发部位**　主要发生于面、颈、前臂伸侧、手背等暴露部位。

3. **典型损害**　日晒数小时至十余小时,暴露部位皮肤出现境界清楚的潮红斑、小丘疹及丘疱疹,以后红斑逐渐变为暗红色或红褐色。严重者可有水肿、水疱或大疱,疱壁紧张,疱液为淡黄色浆液,破溃后形成浅表糜烂面,干燥后结痂、脱屑而愈。晒斑消退后留有褐色色素沉着或色素减退斑。反复发生晒斑者,皮损可呈苔藓样变,色素沉着明显。

4. **自觉症状**　患处有不同程度烧灼和刺痛感,触之疼痛加剧。晒斑面积广泛可出现发热、畏寒、头痛、乏力、恶心、周身不适,甚至心悸、休克等全身症状。

5. **病程**　避免日晒后轻症者的皮损一般2～3天消退,重症者的皮损常需7～10天消退,但晒斑可反复发生。

【治疗】

1. **一般治疗**　尽量避免日光暴晒,外出时撑遮阳伞、戴宽檐帽、着长袖衣衫,或暴露部位皮肤涂布5%对氨苯甲酸乙醇、5%二氧化钛乳剂、氧化锌糊剂等遮光剂。夏季少食野菜、苜蓿菜、灰菜、芹菜等光敏性蔬菜,以及海产品、辣椒等刺激性食物,适量补充维生素 B_{12} 和维生素 C 等。

经常进行室外锻炼,增强皮肤耐受日晒能力,在日光照射最强烈时段尽量避免户外活动。避免搔抓和搓擦晒伤处。

2. **全身治疗**　症状明显者可给予盐酸赛庚啶6～12mg/d、盐酸西替利嗪5～10mg/d或氯雷他定5～10mg/d,分次或1次服用,同时口服维生素 C 0.6～1.2g/d。必要时可短期应用糖皮质激素,如醋酸泼尼松30～60mg/d或地塞米松5mg/d,分次口服。

阿司匹林1～3g/d、吲哚美辛50～100mg/d 等具有止痛和抗前列腺素的作用,维生素 B_{12} 1.5～4.5mg/d、维生素 C 0.3～0.6g/d、烟酰胺120～300mg/d 等具有阻抑和减弱光敏的作用,均可酌情选用。

3. **局部治疗**　患处可涂搽0.5%～1%吲哚美辛溶液或霜剂、苯西卤铵乳膏、各种剂型糖皮质激素、炉甘石洗剂、1%樟脑炉甘石洗剂、1%薄荷炉甘石洗剂、各种润滑保护剂,以及含麻醉成分的喷雾剂、乳剂、洗剂等,每日3～5次。亦可用生理盐水、1:20醋酸铝溶液、0.5%～1%吲哚美辛溶液或3%硼酸溶液等冷湿敷,每日3～5次。

糜烂面可涂搽林可霉素利多卡因凝胶、2%莫匹罗星软膏、2%夫西地酸霜、1%利福平软膏、3%磷霉素软膏、1%诺氟沙星软膏、0.2%盐酸环丙沙星软膏、

0.5％新霉素溶液或乳剂等抗生素制剂,预防感染和保护创面。

4. 中医治疗

(1)内治法:治宜清热解毒,凉血除湿。方选清热除湿汤加减,药用白茅根、薏苡仁各30g,生石膏15g,大青叶、车前子、生地、连翘、银花各12g,龙胆草、六一散、花粉、丹皮、甘草各10g,每日1剂,水煎取汁分次服。适用于重症日光性皮炎,儿童用量酌减。

(2)外治法:患处可用2％～5％马齿苋煎液湿敷,或地肤子、蛇床子、苦参、川椒、白矾适量的水煎剂熏洗患处,每日3次,每次15～20分钟。也可涂搽千里光50g、大黄30g放入70％乙醇400ml中浸泡1周后的酊剂,每日3～4次。

多形性日光疹

多形性日光疹是一种反复发作的慢性光敏性皮肤病。发病可能系光线照射诱发的光合产物引起细胞免疫反应所致,也与遗传、内分泌、年龄等有一定关系。致病光谱主要为中波紫外线,少数可由长波紫外线、可见光、红外线、α粒子、X射线和短波紫外线等引起。

【诊断要点】

1. 好发人群 多见于青年女性,但患者多自幼发病。

2. 好发部位 主要发生于身体暴露部位,如颈前V形区、前臂伸侧、手背、面部、肩胛、股部和下肢等。

3. 典型损害 皮损呈多形性,如红斑、丘疹、丘疱疹、水疱、结节、斑块、糜烂、结痂、脱屑、苔藓样变等,常见有红斑水肿型、丘疱疹型、丘疹型、痒疹型、斑块型、多形红斑型和混合型,特征性损害为中央有脐窝的水疱,四周绕有红晕,以后中央坏死、结痂,愈后留有轻微表皮萎缩。

多数患者的皮损常较单一或以某一型皮损为主,且在每次发病过程中常出现同样类型皮损,仅少数患者的损害为混合型。皮损消退后留暂时性色素沉着斑,偶可伴有脱发、结膜炎、角膜炎、甲畸形等。

4. 自觉症状 患处常有不同程度瘙痒,部分瘙痒剧烈。一般不伴有全身症状。

5. 病程 皮损春夏加重,秋冬自行缓解和消退,反复发作可达数十年。

6. 实验室检查 紫外线红斑反应试验异常,但多数患者光斑贴试验阴性。

【治疗】

1. 一般治疗 尽量避免强烈日光照射,外出着保护服、遮阳帽、手套等,暴露部位涂搽 15％氧化锌软膏、5％二氧化钛霜、4％二苯甲酮洗剂或霜剂、二羟基丙酮及萘醌洗剂等避光剂。发病后少食辛辣刺激性和光感性较强的食品,停用磺胺类、盐酸异丙嗪、氯丙嗪、苯海拉明及灰黄霉素等增加光敏性的药物。

经常进行户外活动,接受小剂量短时间紫外线照射,以提高机体对光线照射的耐受能力。

2. 全身治疗　可给予苯海拉明 50～75mg/d、盐酸赛庚啶 6～12mg/d、盐酸西替利嗪 10mg/d、氯雷他定 10mg/d、特非那定 120～180mg/d、美喹他嗪 10mg/d 或曲普利啶 7.5～15mg/d 等抗组胺药物,必要时给予醋酸泼尼松 20～30mg/d 或地塞米松 5mg/d 等糖皮质激素,同时口服复合维生素 B 4～6 片/d、维生素 C 0.3～0.6g/d 和维生素 E 0.2～0.3g/d,分次口服。

此外,氯喹 0.25～0.5g/d、羟氯喹 0.2g/d 或烟酰胺 0.9～1.2g/d,分次口服,具有较好抑制光敏的作用。硫唑嘌呤 1～3mg/kg·d 对重度光敏感者效果显著,但儿童不宜应用。

其他如雷公藤 4～6 片/d、昆明山海棠 6～9 片/d、雷公藤总苷 1～1.5mg/kg·d、沙利度胺 100～200mg/d、β-胡萝卜素 150mg/d 等,分次口服,亦有一定疗效。

3. 局部治疗　皮肤红肿、丘疹、风团及未破的水疱,可外用炉甘石洗剂、1％樟脑炉甘石洗剂、1％薄荷炉甘石洗剂或苯西卤铵乳膏等,每日 3～4 次;破溃、糜烂、渗液的损害,可用 3％硼酸溶液、1:20 醋酸铝溶液或 0.1％依沙吖啶溶液湿敷,每次 30 分钟,每日 4 次。

形成溃疡者可外用雷琐锌软膏、2％莫匹罗星软膏、0.5％新霉素溶液或乳剂、0.5％金霉素溶液或乳剂等,每日 1～2 次;苔藓化皮损可外用复方醋酸氟轻松酊、0.025％醋酸氟轻松乳膏或软膏、复方曲安奈德软膏、5％水杨酸软膏或冰黄肤乐软膏(大黄、姜黄、硫磺、黄芩、甘草、冰片、薄荷脑)等,每日 2 次。

其他如 1％氢化可的松软膏、0.1％丁酸氢化可的松软膏、肝素钠软膏、0.5％～1％吲哚美辛霜、0.1％糠酸莫米松霜、0.025％～0.1％曲安西龙软膏、0.03％～0.1％他克莫司软膏、1％匹美克莫司软膏等,也可酌情选用。

4. 光化学疗法(PUVA)　即在春夏相交前 1 个月,口服 8-甲氧补骨脂素后照射长波紫外线(UVA),然后夏季再有规律地照射日光维持机体对紫外线的耐受状态,以增强皮肤抵抗紫外线的能力。方法为照射前 2 小时口服 8-甲氧补骨脂素 0.3～0.4mg/kg,UVA 自最小光毒量开始,一般每周照射 3 次,连续 4～6 周。

不能耐受 PUVA 的患者,也可进行 UVA＋VUB(中波紫外线)治疗。治疗过程中患者若出现皮疹,可给予对症处理后继续治疗。此法可使高达 92% 的患者成功脱敏而预防发病。

5. 中医治疗

(1) 风湿证:皮损发生于暴露部位,患处为红斑、风团样损害,日晒后症状加重,自觉患处灼热及剧烈瘙痒;舌质红,苔黄,脉数。治宜清热解毒,祛风止痒,方选消风散加减,药用生石膏、白鲜皮、白茅根、地肤子各 30g,金银花、连翘、生地、当归各 15g,知母 12g,牛蒡子、苦参、蝉蜕、全蝎、生甘草各 9g,每日 1 剂,水煎取汁分次服。

(2) 湿热证:皮损初始发生于暴露部位,逐渐蔓延至全身,表现为红斑、肿胀、水疱、糜烂、渗液、痂皮等多形性损害,自觉患处瘙痒或灼热,日晒后加重,避光后减轻;舌质红,苔黄腻,脉滑数。治宜清热利湿,除风止痒,方选龙胆泻肝汤加减,药用白茅根、白鲜皮、地肤子各 30g,车前草、生地、赤芍、泽泻各 15g,龙胆草、山栀、黄芩、柴胡、木通、蝉蜕、全蝎、生甘草各 9g,每日 1 剂,水煎取汁分次服。

(3) 外治法:以红斑、丘疹为主无渗出的皮损,可搽洗三黄洗剂;有水疱和少量渗液者,可涂搽生肌白玉膏,每日 3 次。如意金黄散 30g、化毒散 1.5g、鲜马齿苋或鲜白菜适量洗净捣烂,调成泥糊状外用,也有较好疗效。

慢性光化性皮炎

慢性光化性皮炎是指光敏物质产生光毒反应所致的一组慢性光敏性皮肤病。与本病有关的光敏物质主要有含卤代水杨酸苯胺、并噻醇、人造麝香等物质的肥皂、洗发水、护肤霜、香水、卫生巾等日常用品,氯丙嗪、异丙嗪、磺胺类、克尿塞、对氨基苯甲酸等药物,以及化工试剂、农药、化肥、建筑装潢材料和某些植物成分等。致病光谱主要为 UVA,UVB 及可见光也可能参与发病。

【诊断要点】

1. 好发年龄　多见于老年男性,平均发病年龄 60 岁左右。

2. 好发部位　主要发生于颧部、额部、颈部、上胸部、手背及前臂伸侧等暴露部位。

3. 典型损害　皮损初为弥漫性淡红色轻微水肿性斑疹,表面散在红色针帽大丘疹、丘疱疹或有少量渗出,严重时可呈湿疹样变。继续发展可表现为浸润增厚、境界清楚的暗红色苔藓样丘疹、小结节和斑块,表面干燥粗糙有少量鳞屑。

有时在前额部可见多数小结节融合成肥厚性半透明样外观的斑块,表面皱纹消失似狮面。偶可发展成红皮病。

4. 自觉症状　常有不同程度瘙痒，日晒后加重。

5. 病程　皮损较难在短期内自行缓解，常持续数年不退。

6. 实验室检查　光敏试验对 UVA 敏感性增强，部分患者对 UVB 及可见光也较敏感。光激发试验及光斑贴试验可阳性。

【治疗】

1. 一般治疗　尽量避免强日光照射，暴露部位涂搽 15％氧化锌软膏、5％二氧化钛霜、4％二苯甲酮洗剂或霜剂、二羟基丙酮及萘醌洗剂等避光剂，应用洗发水及肥皂后用清水冲洗干净。停用磺胺类、盐酸异丙嗪、氯丙嗪、苯海拉明及灰黄霉素等可增加光敏感性的药物，避免或减少食用野菜、苜蓿菜、灰菜、芹菜，以及海产品、辣椒等光敏性蔬菜和刺激性食物。

2. 全身治疗　可口服盐酸赛庚啶6～12mg/d、去氯羟嗪75～150mg/d、盐酸西替利嗪 10mg/d、盐酸左西替利嗪 5mg/d、地氯雷他定 5mg/d、非索非那定60～120mg/d、咪唑斯汀 10mg/d 或曲普利啶7.5～15mg/d 等抗组胺药物，同时给予复合维生素 B 4～6 片/d、维生素 C 0.3～0.6g/d 和维生素 E 0.2～0.3g/d，分次口服。

重症者可给予羟氯喹 0.2g/d、沙利度胺 150～300mg/d、烟酰胺 200～600mg/d、环孢素3～5mg/kg·d 或硫唑嘌呤1～3mg/kg·d，分次口服，但应注意药物不良反应；应用小剂量糖皮质激素如醋酸泼尼松15～20mg/d 或地塞米松2.25～3mg/d，亦可在短期内控制症状。特别顽固者采用羟氯喹 200mg/d 与硫唑嘌呤50～100mg/d 或醋酸泼尼松20～30mg/d 联合法治疗，可收到较好疗效。

3. 局部治疗　患处可涂搽 1％氢化可的松软膏、0.1％丁酸氢化可的松软膏、肝素钠软膏、苯西卤铵乳膏、15％氧化锌软膏、0.5％～1％吲哚美辛霜、0.1％糠酸莫米松霜、0.025％～0.1％曲安西龙软膏、0.05％二丙酸倍他米松软膏等，每日 2 次。

4. PUVA　此疗法为控制中重度患者较为有效的治疗方法，UVA 起始照射剂量为最小光毒反应剂量的 70％或最小红斑量，并以最小红斑量的 10％～20％递增，对紫外线高度敏感者在照射的同时可口服小剂量糖皮质激素。一般每周照射 3 次，连续6～8 周，然后夏季有规律地照射日光维持耐受状态，以增强皮肤抵抗紫外线的能力。不能耐受 PUVA 的患者，也可进行 UVA＋VUB 治疗。

5. 中医治疗　本病治宜清热解毒，化瘀散结，药用白花蛇舌草、丹参各 20g，浙贝母、蒲公英、玄参、生地各 15g，丹皮、莪术各 10g，甘草 6g，每日 1 剂，水煎取汁分次服。

青少年春季疹

青少年春季疹是一种主要发生于青少年耳廓的红斑丘疹性皮肤病。发病可能与日光和寒冷有关,或两者共同作用所致,多发生于早春季节。

【诊断要点】

1. 好发年龄 多见于对日光敏感且肤色白皙的5~12岁儿童,男孩多于女孩。

2. 好发部位 主要发生于耳廓,可累及耳垂、耳屏和耳轮。

3. 典型损害 皮损初为淡红色斑,12~14小时出现群集性针帽大丘疹或丘疱疹,多数丘疹顶端有小水疱,偶可出现大疱,数日后脱屑而愈,不留痕迹,耳后或颈部淋巴结偶可肿大。少数患者手背可出现多形红斑样皮疹。

4. 自觉症状 可有不同程度瘙痒,日晒和遇热后加重。

5. 病程 皮损约1周自行消退,但翌年初春可再发,可连续数年。

6. 实验室检查 少数患者光变态反应试验阳性。

【治疗】

1. 一般治疗 避免搔抓和刺激患处,尽量减少日光照射,反复发作者应注意双耳保暖。外用防晒霜可减弱光毒反应和缩短疗程,但难以预防翌年复发。

2. 全身治疗 瘙痒明显者可给予抗组胺药物,如酮替芬1~2mg/d、盐酸赛庚啶0.25mg/kg·d、非索非那定60~120mg/d、盐酸左西替利嗪5mg/d或盐酸西替利嗪5~10mg/d,分次或1次口服。重症者可给予羟氯喹200~400mg/d、沙利度胺25~50mg/d或烟酰胺50~150mg/d,必要时可给予醋酸泼尼松10~20mg/d或地塞米松1.5~3mg/d,分次或顿服。

3. 局部治疗 患处可涂搽15%氧化锌软膏、苯西卤铵乳膏、0.5%~1%吲哚美辛霜、炉甘石洗剂或1%薄荷炉甘石洗剂,每日3次,也可涂搽糖皮质激素制剂,如1%氢化可的松软膏、0.1%丁酸氢化可的松软膏、0.1%糠酸莫米松霜或0.025%~0.1%曲安西龙软膏等,每日2次。

4. 光脱敏疗法 光变态反应测试阳性者,可口服8-甲氧补骨脂素后照射UVA,进行光化学脱敏疗法。年龄较小或不能耐受PUVA者,亦可局部照射UVA、UVB或UVA+VUB。

5. 中医治疗

(1) 毒热侵袭证:耳部淡红色斑,轻微水肿,可见丘疹、丘疱疹、小水疱。治宜清热、凉血、解毒,药用生石膏、生地各15~30g,丹皮、赤芍、黄芩、银花、连翘、竹叶、知母、花粉各6～10g,红斑明显者加紫草、玄参;肿胀明显者加木通、丹皮,每日1剂,水煎取汁分次服。

(2)湿毒搏结证:患处红肿较明显,可见大小不等的水疱,破溃后糜烂渗液。治宜清热、祛湿、解毒,药用冬瓜皮、生地各15～30g,龙胆草、车前子、黄芩、栀子、泽泻、滑石、银花、连翘各6～10g,水疱较多或破裂糜烂者加用马齿苋、苍术、黄柏;红斑面积较大者加丹皮、紫草、赤芍;瘙痒明显者加白鲜皮,每日1剂,水煎取汁分次服。

(3)外治法　皮损红肿瘙痒者外搽三黄洗剂,每日2次;水疱集簇未破者外涂玉露膏(玉露膏60g,凡士林310g),每日2次;疱破糜烂有渗出者,可用生地榆、贯众、青蒿等量,水煎冷湿敷患处,每次10～15分钟,每日2～4次。

第六章 变态反应性皮肤病

湿 疹

湿疹是一种较为常见的慢性复发性瘙痒性炎性皮肤病。病因复杂,多由内在与外在因素相互作用引起,大部分属于Ⅳ型变态反应,少数为Ⅱ型变态反应。感染性变应原,尤其是皮肤表面金黄色葡萄球菌分泌的超抗原,可能是诱发和其病情加重的重要因素之一。

【诊断要点】

1. 好发年龄 可见于任何年龄不同性别,部分患者常自幼发病。

2. 好发部位 身体任何部位均可发生,但多见于身体暴露部位及四肢屈侧,常对称发生。有时皮损局限于身体某一部位,如耳部、手部、足部、乳房、脐窝、外生殖器、肛周等。

3. 典型损害 临床依病情将湿疹分为急性、亚急性和慢性三种。

(1)急性湿疹:皮疹呈多形性,初为大小不等的潮红色斑,以后出现丘疹、丘疱疹、水疱、糜烂、渗液、结痂等,在同一患者常见多种皮疹同时存在。皮损单发、多发甚至呈弥漫性,境界不清楚,严重时可泛发周身。可因搔抓、搓擦和热水、花椒水、肥皂水、盐水的烫洗和刺激使病情加重,或继发感染出现脓疱,甚至发生毛囊炎、丹毒、疖肿、淋巴管炎、淋巴结炎等。

(2)亚急性湿疹:可由急性湿疹治疗不当发展而来,亦可初发即表现为亚急性湿疹。皮损以丘疹、结痂、鳞屑为主,仅有少数丘疱疹,轻微浸润和糜烂。可因各种刺激激发而呈急性湿疹样变。

(3)慢性湿疹:常由急性湿疹和亚急性湿疹经久不愈迁延所致,少数开始即表现为慢性湿疹,无急性和亚急性经过。皮损为淡红色、暗红色斑片和浸润肥厚性斑块,表面粗糙干燥,皮纹加深,鳞屑较多,呈苔藓样和皮革样变,可有抓痕、血痂、皲裂、色素减退和色素沉着,境界较清楚且多局限,有时周边散在少数红斑、丘疹、丘疱疹等,可因刺激出现亚急性甚至急性湿疹样变。

4. 自觉症状 有不同程度的瘙痒,甚至剧痒。急性湿疹患处可有烧灼感。

5. 病程 长短不一,常反复发作,迁延数年甚至数十年不愈。

6. 组织病理

（1）急性湿疹：表皮内海绵形成和棘层内及角层下水疱，真皮浅层毛细血管扩张，血管周围轻度淋巴细胞、中性及嗜酸性粒细胞浸润。

（2）亚急性湿疹：表皮内海绵形成及棘层内、角层下水疱，轻度表皮增厚和角化不全，真皮内血管周围较多淋巴细胞浸润。

（3）慢性湿疹：表皮棘层明显肥厚，表皮突延长，伴有角化过度和角化不全，真皮浅层毛细血管管壁增厚，血管周围较多淋巴细胞浸润，胶原纤维轻度增粗。

【治疗】

1. 一般治疗　积极查找诱发和加重病情的可能因素，给予相应的处置和预防措施。加强皮肤护理，保持皮肤清洁，预防继发感染，避免理化物质的刺激。尽量减少或避免食用可加重病情的鱼腥海味和辛辣肥甘之品，保持心情舒畅，坚持规范系统治疗。糖皮质激素外用制剂应根据病情缓解情况，逐渐减少用量、应用次数和降低浓度与药效强度，避免长久使用，防止糖皮质激素不良反应的发生。

2. 全身治疗

（1）抗组胺类药物：可选用第一代抗 H_1 受体药，如苯海拉明 50～75mg/d、盐酸赛庚啶 6～12mg/d、安他乐 75mg/d、马来酸氯苯那敏 12mg/d、酮替芬 2mg/d 等；第二代抗 H_1 受体药，如盐酸西替利嗪 5～10mg/d、盐酸左西替利嗪 5mg/d、阿伐斯汀 16～24mg/d、氯雷他定 5～10mg/d、地氯雷他定 2.5～5mg/d、依巴斯汀 5～10mg/d、咪唑斯汀 5～10mg/d、美喹他嗪 10mg/d、曲普利啶 7.5～15mg/d、特非那定 60～120mg/d、非索非那定 30～60mg/d、富马酸氯马斯汀 0.5～1mg/d 等；抗 H_2 受体药，如西咪替丁 0.4～0.8g/d、雷尼替丁 0.3g/d 等，以及具有拮抗 H_1 和 H_2 受体的多塞平 25～75mg/d 等，分次或 1 次口服。

各种抗 H_1 受体和抗 H_2 受体药物，既可单独应用，亦可联合或交替使用，但婴幼儿应注意药物适应证、用法、用量和剂型。

（2）非特异性脱敏药物：可选用 10％葡萄糖酸钙 5～10ml 或普鲁卡因 0.3～0.6g/d，加入 5％葡萄糖注射液 250～500ml，与维生素 C 1～2g 静脉点滴，每日 1 次；葡萄糖酸钙口服液 5～10ml/d，分次口服；5％溴化钠注射液 10ml 或硫代硫酸钠 0.64g 融于生理盐水 10ml 中，静脉注射，每日 1 次。

（3）糖皮质激素：此类药物可很快控制病情，但停药易复发，多主张不用。病情严重或皮损泛发，一般疗法无法控制病情发展时再酌情使用，如醋酸泼尼松 20～45mg/d、氢化可的松 100～150mg/d 或地塞米松 3～7.5mg/d，口服、肌注或静脉注射。病情缓解后逐渐减少用量至停药。

（4）抗生素：继发细菌感染者可给予抗生素，如罗红霉素 150～500mg/d、红霉素2～4g/d、阿奇霉素500mg/d、氯唑西林2g/d、阿莫西林2～4g/d、头孢氨苄1～4g/d或阿莫西林-克拉维酸钾0.75g/d(按阿莫西林计算)等,口服、肌注或静注。

其他如地西泮、复方倍他米松注射液、曲安西龙、环磷酰胺、硫唑嘌呤、环孢素、雷公藤等,可根据病情酌情选用。较重者也可给予调节细胞免疫功能药物,如卡介苗多糖核酸注射液2ml,肌注,2～3天1次,3个月为一疗程。

3. 局部治疗

(1)急性期:糜烂有渗出的皮损可选用3%硼酸溶液、0.05%黄连素溶液、1:10000高锰酸钾溶液、生理盐水、0.02%呋喃西林溶液或0.1%依沙吖啶溶液冷湿敷,每次15～20分钟,每日2～4次,湿敷间歇期可涂搽40%氧化锌油或0.5%新霉素氧化锌油。无渗出的皮损可涂搽炉甘石洗剂、5%～10%色甘酸钠软膏、1%酚炉甘石洗剂或1%樟脑炉甘石洗剂,每日3～4次,或涂搽糖皮质激素制剂,如1%氢化可的松霜、0.1%丁酸氢化可的松霜、0.1%糠酸莫米松霜、0.025%～0.1%曲安奈德霜、0.1%地塞米松霜、0.05%丙酸氟替卡松乳膏等,每日2次。

(2)亚急性湿疹:可外用糊剂、油剂或霜剂,如氧化锌糊、40%氧化锌油、0.5%新霉素氧化锌油、10%黑锌油、5%糠馏油糊,以及0.1%丁酸氢化可的松霜、0.1%地塞米松霜、0.05%卤米松霜、0.1%曲安奈德霜、0.005%丙酸氟替卡松软膏、氟芬那酸丁酯软膏等,每日2～3次。

(3)慢性湿疹:可外用氧化锌软膏、10%黑豆馏油软膏、10%～20%糠馏油软膏、0.05%卤米松软膏、0.05%丙酸氯倍他索软膏、氟芬那酸丁酯软膏、复方曲安奈德软膏、曲安奈德益康唑软膏、复方酮康唑软膏、复方醋酸肤氟轻松酊等,每日2～3次。曲安西龙贴膏贴敷患处也有较好疗效。

4. 封闭疗法 顽固难退且较为局限的肥厚性皮损,局部可注射长效糖皮质激素,如用1%普鲁卡因或1%利多卡因溶液稀释而成的1%醋酸泼尼松龙混悬液、0.5%甲泼尼龙醋酸酯混悬液、1%曲安西龙双醋酸酯混悬液、0.2%复方倍他米松混悬液或1%曲安奈德混悬液1～2ml,每周或每月1次,共2～4次。

5. 物理疗法 局限肥厚性皮损可照射浅层X线,或敷贴磷-32、锶-90。局部液氮冷冻也有一定疗效。

6. 中医治疗

(1)湿热内蕴,热盛于湿证:相当于急性湿疹,治宜清热利湿,祛风止痒。方选龙胆泻肝汤加减,药用白鲜皮、白茅根、地肤子各30g,车前草、泽泻、当归、生地各15g,龙胆草、山栀、黄芩、木通、全蝎、蝉蜕、生甘草各9g,每日1剂,水煎取汁分次服。

（2）湿热内蕴，湿盛于热证：相当于亚急性湿疹，治宜清热利湿，佐以疏风清热。方选除湿止痒汤加减，药用车前草、生石膏、地肤子各 30g，白鲜皮、苍术、当归、生地各 15g，知母 12g，牛蒡子、苦参、蝉蜕、木通、生甘草各 9g，每日 1 剂，水煎取汁分次服。

（3）血虚风燥，肌肤失养证：相当于慢性湿疹，治宜养血润燥，祛风止痒。方选健脾润肤汤加减，药用生黄芪、徐长卿各 30g，何首乌、白蒺藜、苍耳子、丹参、白芍、川芎、全蝎、防风、当归、生甘草各 9g，每日 1 剂，水煎取汁分次服。

（4）经验方：婴儿湿疹反复发作，久治不愈，体弱纳呆，大便溏烂者，可给予山药粥，药用山药 40g，赤小豆、苡仁各 20g，生黄芪、蝉衣、莲子各 12g，红枣肉 10g，糯米适量，加水煎至成粥状，其中蝉衣、黄芪用布包水煎至豆烂捞出，每日 1 剂；亦可药用炒麦芽 9g，六一散 6g（另包），苍术、陈皮、茯苓、泽泻各 4.5g，每日 1 剂，水煎分次服用。

（5）外用治疗

1）糜烂渗出较多者，可选用煅石膏 500g、枯矾 150g、硫磺 60g、青黛 30g、冰片 1.5g，共研细末，麻油调敷或干撒患处，每日 1 次。或马齿苋、龙葵等量的水煎剂湿敷患处 20 分钟，然后涂敷祛湿散油糊（大黄粉、黄芩粉、寒水石粉各 30g，青黛粉 3g，植物油适量），或新三妙散油糊（黄柏粉 30g、青黛粉 3g、寒水石粉 15g，植物油适量），每日 3 次。

2）渗液减少或结痂者，可选用青黛、薄荷各 150g，黄柏 120g，人中白 90g，硼砂 60g，黄连 45g，冰片 6g，共研细末，麻油调敷患处，每日或隔日 1 次。

3）皮损肥厚或呈苔藓样变，可选用连翘、苦参各 15g，白鲜皮、蛇床子、防风、艾叶、花椒、苍术、黄柏、红花、赤芍、荆芥各 10g，白矾、雄黄、樟脑各 6g，水煎洗或湿敷患处，每日 1 或 2 次。亦可涂搽普连膏（黄柏粉、黄芩粉各 10g，凡士林 80g）或大枫子油，每日 2 或 3 次。

4）小儿湿疹，可选用生苍术、生黄柏、雄黄等量，共研细末，蛋清或麻油调敷患处，每日 2 次；或选用白鲜皮、地肤子、枯矾各 3g，青黛 1g，共研细末，放入单纯香霜 100g 中调匀，涂搽患处，每日 2 次。

特应性皮炎

特应性皮炎又称特应性湿疹、遗传过敏性湿疹、异位性皮炎等，是一种好发于皮肤皱褶处的瘙痒性炎症性变应性皮肤病。病因及发病机制复杂，可能与遗传、多种变应原、IgE升高、细胞介导的免疫异常,以及各种炎症介质、异位性β肾上腺素能受体阻滞、金葡菌性超抗原等有关。其他如心理因素、季节、湿度、温度等也在发病中起一定作用。

【诊断要点】

1. **好发年龄** 本病约60%的患者在1岁以前发病,约90%在5岁内发病,大约半数患儿病程超过16岁甚至持续终生。少数患者也可在青春期以后发病。

2. **好发部位** 婴儿皮损多见于头面部,特别是双颊和前额;儿童及成人皮损多发于四肢屈侧,如颈部、肘窝、腘窝、手腕、踝部等,少数发生于四肢伸侧,但皮损在不同时期均可泛发。

3. **典型损害** 临床根据患者年龄和皮损特点分为三期。

(1) 婴儿期(出生~2岁):亦称婴儿湿疹。常在出生2月后发病,皮疹始发于面颊部,为表面干燥有少量鳞屑的淡红色斑,可因热水、化纤织品、机械性摩擦等刺激,使红斑面积扩大、浸润和炎症加剧,出现水肿、糜烂、渗液和结痂,呈急性或亚急性湿疹样变。

(2) 儿童期(3~11岁):四肢屈侧受累较为明显,其他部位皮损可局限或相互融合。皮损以红斑、丘疹、结痂、鳞屑、苔藓样变为主,仅有少数皮损表现为丘疱疹、轻度浸润及糜烂,呈亚急性或慢性湿疹样变,可见痒疹样结节、皲裂及钱币大肥厚性斑块。

(3) 青少年期(12~20岁):皮损主要为淡红色、暗红色斑片和浸润肥厚性斑块,表面粗糙干燥,皮纹加深,鳞屑较多,苔藓样变较明显,可见抓痕、血痂、皲裂和色素沉着斑,呈慢性湿疹样变。间擦部位、眼睑和手足处皮损可因搔抓、摩擦等刺激出现浸润和炎症加剧,呈亚急性湿疹样变。

各期均有部分患者伴有哮喘、过敏性鼻炎、荨麻疹、血管神经性水肿等变态反应性疾病,少数合并鱼鳞病、干皮病、掌纹症、唇炎、斑秃、白癜风等疾病。偶可并发幼年白内障、圆锥形角膜和晶状体浑浊。

4. **自觉症状** 有不同程度瘙痒,可因情绪波动、进食刺激性食品、化纤织物刺激等加剧瘙痒。

5. **病程** 病程长短不一,婴儿期近半数患者的皮损可自然缓解,其他患者的皮损持续不退或反复发作,迁延数年甚至数十年。

6. **实验室检查** 外周血嗜酸性粒细胞常增高,血清总IgE及特异性IgE(花粉、屋尘螨等)水平增高。花粉、尘螨等变应原皮肤划痕试验常呈Ⅰ型变态反应。

7. **组织病理** 急性期表皮可见细胞间水肿或海绵形成,在表皮和真皮浅层有多数淋巴细胞和嗜酸性粒细胞浸润,偶见个别棘层细胞松解,严重者可形成网状变性、水疱和水肿,表皮可有单核细胞侵入。慢性期表皮不同程度增生,角化过度伴以角化不全,可有轻度海绵形成,真皮乳头层增厚,伴中等量炎症细胞尤其是淋巴细胞浸润。

【治疗】

1. 一般治疗　积极寻找和去除可能的诱发和加重因素,避免接触相应的变应原,并进行心理疏导。保持皮肤清洁,尽量避免理化物质的刺激。加强饮食指导,合理膳食,增加营养。儿童期免疫接种,应在患儿症状缓解阶段进行,但接种麻疹疫苗、卡介苗、脑炎疫苗时应注意观察局部和全身反应,出现症状及时处理。此外,患儿在应用青霉素类药物和血清制剂时需特别谨慎。

2. 全身治疗

(1) 抗组胺药:幼儿可给予 0.2% 苯海拉明糖浆 0.5~1ml/kg·d 或马来酸氯苯那敏 0.35mg/kg·d,分 3 次口服。2 岁以上儿童可给予酮替芬 0.5~1mg/d、盐酸西替利嗪 2.5~10mg/d、盐酸左西替利嗪 2.5~5mg/d、盐酸赛庚啶 2~8mg/d、氯雷他定 2.5~10mg/d、苯咪唑嗪 1mg/kg·d,或曲尼司特 5mg/kg·d、冬眠灵 25~75mg/d 等,分次或 1 次口服,或 5% 溴化钠注射液 10~20ml/d,1 次或分 2 次静脉注射。多塞平软膏贴脐代替其口服,也能起到镇静止痒的作用。

(2) 糖皮质激素:个别重症患者可短期应用中小剂量糖皮质激素,如醋酸泼尼松 1~2mg/kg·d,分 2~3 次或隔日 1 次口服。近年应用丙酸倍氯米松气雾(每次 100~200μg,每日 3 或 4 次)或干粉(每次 200~400μg,每日 2 次)吸入,收到了较好疗效,且可减轻糖皮质激素的副作用。

(3) 白三烯修饰剂:可给予孟鲁司特钠 5~10mg/d、扎鲁司特 40mg/d 或齐留通 1.2~2.4g/d,分次应用,疗程 4~6 周,治疗本病有较好疗效。

(4) 抗生素:继发细菌感染可给予红霉素 30~50mg/kg·d、罗红霉素 5~10mg/kg·d、头孢氨苄 25~50mg/kg·d、头孢唑林钠 20~40mg/kg·d 或头孢拉定 25~50mg/kg·d 等抗生素,口服或静滴。伴有真菌感染者可酌情给予抗真菌药物,如氟康唑 1~2mg/kg·d(婴儿禁用)、特比萘芬 62.5~125mg/d 等,静滴或口服。

(5) 免疫抑制剂:顽固重症病例或应用糖皮激素减量后复发者,可酌情给予免疫抑制剂,如环孢素 2.5~5mg/kg·d、硫唑嘌呤 1~3mg/kg·d 或环磷酰胺 100~450mg/d,分次口服,症状缓解后逐渐减量。

(6) 免疫调节剂:可选用胸腺肽 10~20mg/d,肌肉注射,每日或隔日 1 次;干扰素-γ 50 万 U/m²,皮下注射,每日 1 次;卡介苗多糖核酸 1mg/d,肌肉注射,隔日 1 次;转移因子 1~2ml,肌肉注射,每周 1 次,疗程 4~6 周,一般作为其他疗法的辅助治疗。静脉注射人免疫球蛋白200～400mg/kg·d,连用3～5天,对重症者有较好疗效。

(7) 其他:如氯喹、雷公藤总苷、麦考酚酯、色甘酸钠、钙剂、桂利嗪、多塞平、左旋咪唑、罂粟碱、组胺球蛋白、色甘酸钠、6-氨基己酸、抗纤溶芳酸等,均可酌情选用。

3. 局部治疗 目前治疗特应性皮炎的外用药物和方法较多,临床可根据病情适宜选用。

(1) 皮损为红斑、丘疹时,患处可外用炉甘石洗剂、1%樟脑炉甘石洗剂、1%薄荷炉甘石洗剂、5%樟脑粉、5%～10%色甘酸钠软膏、薄荷脑粉,或涂搽0.025%醋酸氟轻松乳膏或软膏、0.1%糠酸莫米松霜、0.1%丁酸氢化可的松霜、0.1%糠酸莫米松乳膏或软膏、0.05%丙酸氟替卡松乳膏、0.005%丙酸氟替卡松软膏、氟芬那酸丁酯软膏等,每日2或3次。

(2) 皮损面积较大有糜烂渗出时,可选用3%硼酸溶液、1:40 Burrow溶液、0.05%黄连素溶液、1:20醋酸铝溶液或1:5000高锰酸钾溶液冷湿敷,每日3次;每次20～30分钟,待渗液减少后,涂搽1%氢化可的松霜、0.1%丁酸氢化可的松霜、0.1%糠酸莫米松霜、0.025%～0.1%曲安奈德软膏、氧化锌油或10%黑锌油等,每日2次。

(3) 慢性肥厚性皮损,可选用氧化锌软膏、10%黑豆馏油软膏、10%～20%糠馏油软膏、10%～20%尿素软膏、5%水杨酸软膏、5%～10%硫磺软膏、复方醋酸氟轻松酊、曲安西龙贴膏,以及0.05%卤米松霜或软膏、0.05%丙酸氯倍他索软膏、0.025%醋酸氟氢可的松软膏、0.1%曲安奈德霜、0.1%糠酸莫米松乳膏或软膏、曲安奈德益康唑软膏、复方咪康唑软膏、复方酮康唑软膏等,每日2～3次。

(4) 继发细菌感染,可选用0.5%新霉素溶液、2%龙胆紫溶液、5%聚维酮碘溶液、1%红霉素软膏、1%新霉素软膏或2%莫匹罗星软膏等,湿敷或涂搽患处,每日3～5次。

其他如5%盐酸多塞平乳膏、0.025%辣椒素软膏、2%维生素E霜、0.03%～0.1%他克莫司软膏、1%匹美克莫司软膏、神经酰胺类润肤剂、氟芬那酸丁酯软膏、磷酸二酯酶抑制剂乳膏等,用于治疗特应性皮炎均取得了较好的疗效。

4. 封闭疗法 顽固难退且较为局限的肥厚性皮损,局部注射1%普鲁卡因或1%利多卡因溶液稀释而成的1%醋酸泼尼松龙混悬液、0.5%甲泼尼龙醋酸酯混悬液、1%曲安西龙双醋酸酯混悬液、0.2%复方倍他米松混悬液或1%曲安奈德混悬液1～2ml,每周或每月1次。

5. 物理疗法　局部或全身可照射 UVA、UVB 或 UVA＋UVB,其中 UVA＋UVB 联合照射疗效较单纯 UVA 效果好。近年采用中等剂量冷光 UVA1 治疗严重特应性皮炎,取得了较中等剂量常规 UVA1 和 UVA＋UVB 更为显著的疗效,是治疗特应性皮炎值得推广的一种方法。

6. 中医治疗

(1) 胎热证:相当于特应性皮炎的婴儿期。治宜清热凉血,疏风止痒,方选三心导赤散加减,药用五灵脂、黄芪、茯苓、山药各 9g,甘草梢、车前子、元参、生地、蝉蜕、木通各 6g,连翘心、栀子心、莲子心各 3g,每日 1 剂,水煎取汁分次服。

(2) 阴虚证:相当于特应性皮炎的儿童期。治宜健脾除湿,滋阴清热,方选养阴润肤祛湿汤加减,药用赤小豆、黄芪、党参、薏苡仁各 15g,南北沙参、荆芥炭、白鲜皮、天花粉、生地、玉竹各 12g,茯苓皮、炒蛋皮、丹参各 10g,每日 1 剂,水煎取汁分次服。

(3) 外治法:糜烂渗出者,可用地肤子、苍术、黄柏各 12g,苦参、龙胆草各 9g,或马齿苋、龙葵等量的水煎剂,湿敷患处,每次 20 分钟,每日 3 次。无渗出的亚急性皮损,可涂敷祛湿散油糊或新三妙散油糊,每日 2 次。肥厚性皮损,可涂搽普连膏或大枫子油,每日 2 次。

自身敏感性皮炎

自身敏感性皮炎是一种原发病灶产生和释放的致敏物质被吸收后引起的全身性过敏反应。原发病灶可为湿疹、溃疡、癣病、传染性湿疹样皮炎等,致敏物质可以是细菌或真菌产物,亦可以是病灶处的组织蛋白经过某种变化而形成的自身抗原。

【诊断要点】

1. 好发年龄　任何年龄不同性别均可发病,以青少年较为多见。

2. 好发部位　皮疹发生于原发病灶的远隔部位,多见于前臂屈侧、手背、股部、面颈、掌跖和躯干。

3. 典型损害　皮疹发生前原发病灶炎症加剧、面积扩大,继而在其远隔部位出现红斑、丘疹、丘疱疹和小水疱,甚至糜烂、渗液等多形性损害,严重者可呈急性湿疹样变,甚至发生剥脱性皮炎。其程度随原发病灶的改善或恶化而减轻或加重。

4. 自觉症状　患处有不同程度灼热和瘙痒,受热后加剧。

5. 病程　原发病灶症状得以有效控制后,过敏反应所产生的皮疹自行减轻和消退。病程一般2周，长者可迁延数月。

6. 实验室检查　外周血白细胞常增多，中性粒细胞比例增高，血沉可增快。

【治疗】

1. 一般治疗　积极控制原发病灶的炎症，避免搔抓、搓擦和热水、肥皂水、花椒水和盐水烫洗皮损，外用药应温和无刺激。患病期间减少和避免食用鱼腥海味和辛辣刺激性食品，保持皮肤清洁。

2. 全身治疗　轻症者可给予盐酸赛庚啶6～12mg/d、马来酸氯苯那敏12mg/d、苯海拉明50～75mg/d、盐酸西替利嗪5～10mg/d、氯雷他定5～10mg/d等抗组胺类药物，分次或1次口服。可同时静脉注射10%葡萄糖酸钙5～10ml、5%溴化钠注射液10ml或服用葡萄糖酸钙口服液5～10ml等非特异性脱敏药物，静脉注射加用维生素C 2～3g，每日1次。

重症病例可系统应用糖皮质激素，如醋酸泼尼松30～60mg/d、氢化可的松100～200mg/d或地塞米松5～10mg/d，口服、静滴或肌注，病情缓解后逐渐减量并用最小有效剂量维持治疗一段时间。

原发灶为细菌感染，可系统应用罗红霉素150～300mg/d(儿童5～10mg/kg·d)、红霉素2～4g/d(儿童30～50mg/kg·d)、阿奇霉素500mg/d(儿童10～12mg/kg·d)、阿莫西林2～4g/d(儿童20～40mg/kg·d)、氨苄西林2～4g/d(儿童25mg/kg·d)、头孢氨苄1～4g/d(儿童25～50mg/kg·d)、头孢曲松钠1～2g/d(儿童20～80mg/kg·d)或阿莫西林-克拉维酸钾0.75g/d(按阿莫西林计算，儿童50～60mg/kg·d)等，口服、肌注或静注。原发灶为真菌感染者，可给予伊曲康唑200mg/d、特比萘芬125～250mg/d或氟康唑100mg/d等抗真菌药物，分次或1次口服。

3. 局部治疗

(1) 原发病灶糜烂有渗液时，可用0.05%黄连素溶液、0.5%新霉素溶液、1:5000高锰酸钾溶液、0.1%依沙吖啶溶液、3%过氧化氢溶液、0.5%聚维酮碘溶液、3%硼酸溶液或1:20醋酸铝溶液冲洗、湿敷患处，每日2～3次。

细菌感染者涂搽2%莫匹罗星软膏、1%新霉素软膏、1%红霉素软膏、1%卡那霉素软膏、2%龙胆紫溶液、3%聚维酮碘液或0.2%盐酸环丙沙星软膏；真菌感染者涂搽复方益康唑霜、复方酮康唑霜或复方咪康唑霜，炎症控制后再外用单一抗真菌药，每日2或3次。

(2) 过敏反应性皮损有糜烂渗出时，可选用3%硼酸溶液、0.05%黄连素溶液、生理盐水、0.2%呋喃西林溶液或0.1%依沙吖啶溶液冷湿敷，每日2或3次，待渗液减少或无渗出后，涂搽40%氧化锌油、炉甘石洗剂、1%樟脑炉甘石洗剂、1%薄荷炉甘石洗剂,或 0.1%丁酸氢化可的松霜、0.1%糠酸莫米松霜、1%氢化可的松霜、0.05%丙酸氟替卡松乳膏、0.005%丙酸氟替卡松软膏、氟芬那酸丁酯软膏等,每日 2 次。

4. 中医治疗

(1) 风湿热阻证:皮损以丘疹、斑丘疹、丘疱疹为主,瘙痒剧烈,口干,便结,尿黄,舌淡红,苔黄,脉缓或浮数。治宜祛风清热,利湿止痒,方选消风散加减,药用土茯苓、茵陈膏、石膏各 20g,生地 15g,白鲜皮、防风、苦参、荆芥各 12g,蝉蜕10g,甘草 3g,每日 1 剂,水煎取汁分次服。

(2) 湿毒热盛证:皮损以水疱、糜烂、渗液、潮红、肿胀为主,剧烈瘙痒,影响睡眠,心烦不宁,口干口苦,小便短赤,大便干结,舌红苔黄腻,脉数。治宜清热利湿,凉血解毒,方选利湿清热解毒汤加减,药用土茯苓 30g,金银花、蒲公英、生地、萆薢、滑石各 20g,野菊花 15g,木通、赤芍各 12g,甘草 9g,每日 1 剂,水煎取汁分次服。

(3) 外用法:糜烂渗出明显时,可选用苦参 50g,大飞扬、大黄、荆芥、地榆各30g,紫草 20g,枯矾 15g,水煎汁湿敷患处,每日 3 次,每次 15～20 分钟,间歇期涂搽紫草油或青黛油。

传染性湿疹样皮炎

传染性湿疹样皮炎是微生物及其代谢产物所致的湿疹样皮肤病。发病可能与原发灶分泌物刺激、细菌毒素及超敏反应等有关。

【诊断要点】

1. 好发年龄　任何年龄均可发病,主要多见于青少年,尤其是患脂溢性皮炎者。

2. 好发部位　发生于足癣继发感染、中耳炎、烧伤、瘘管、窦道、溃疡及外伤感染灶等附近,可随搔抓方向播散累及到其他部位。

3. 典型损害　初为感染灶周围或其分泌物浸淫处皮肤出现鲜红色斑点、斑片,不久表面发生丘疹、丘疱疹、水疱、脓疱,破溃后形成糜烂面和渗液,表面结蜜黄色和污褐色痂,患处轻微肿胀,附近淋巴结可肿大。

4. 自觉症状　患处常有不同程度瘙痒和灼热感,严重者可有发热、乏力等全身症状。

5. 病程　感染灶炎症控制后,湿疹样损害可在 1～2 周消退,但可复发。

6. 实验室检查　感染灶分泌物取材可培养出致病菌,主要为金黄色葡萄球菌和链球菌。伴有全身症状者外周血白细胞总数可升高。

【治疗】

1. 一般治疗　积极治疗原发病灶,控制感染和炎症。避免搔抓和外用刺激性药物,防止皮损播散和炎症加剧。对沾染患处分泌物的手指、毛巾、敷料等,应消毒处理。

2. 全身治疗

(1) 抗生素:皮损炎症剧烈、面积较大或伴有全身症状者,可给予苯唑西林 2～6g/d、阿莫西林 2～4g/d、头孢唑林钠 1～4g/d、头孢氨苄 1～4g/d、头孢曲松 1～2g/d 或阿莫西林-克拉维酸钾 0.75g/d(按阿莫西林计算)等耐青霉素酶的抗生素,口服、肌注或静滴,必要时根据细菌培养和药敏结果选用敏感抗生素。

(2) 抗组胺药:瘙痒明显者给予盐酸赛庚啶 6～12mg/d、马来酸氯苯那敏 12mg/d、盐酸西替利嗪 10mg/d、氯雷他定 10mg/d、非索非那定 60mg/d、咪唑斯汀 10mg/d、美喹他嗪 10mg/d 或曲普利定 7.5～15mg/d 等,分次或 1 次口服。

(3) 糖皮质激素:在有效抗生素应用的同时,系统应用糖皮质激素,可很快控制病情、缓解症状,一般选用醋酸泼尼松 30～45mg/d,分次口服,或地塞米松 5～10mg/d,口服或肌注,疗程5～7 天。

3. 局部治疗　患处用 0.05%黄连素溶液、0.5%新霉素溶液、1:5000高锰酸钾溶液、0.1%依沙吖啶溶液、3%过氧化氢溶液或 0.5%聚维酮碘溶液冲洗、湿敷,每日 2～3 次,待渗液减少后涂搽 2%莫匹罗星软膏、1%新霉素软膏、1%红霉素软膏、氟芬那酸丁酯软膏、1%卡那霉素软膏、0.2%盐酸环丙沙星软膏、0.05%丙酸氟替卡松乳膏或 0.005%丙酸氟替卡松软膏,每日 2 次,直至皮损消退。

4. 中医治疗

(1) 内治法:治宜清热解毒,除湿止痒,方选清热除湿汤加减,药用大青叶、白茅根、六一散、生地各 30g,泽泻 25g,车前草、金银花、连翘各 15g,龙胆草、丹皮、黄芩各 10g;或方选利湿解毒方加减,药用滑石 25g,土茯苓、川草薢、野菊花、蒲公英、银花、生地各 15g,木通、赤芍各 12g,甘草 8g,病程后期去掉滑石、蒲公英、木通,加炒扁豆 18g、淮山药、薏苡仁各 15g,均为每日 1 剂,水煎取汁分次服。

(2) 外治法:无糜烂渗出的皮损可外搽 1%薄荷三黄洗剂,每日 3 次。有糜烂渗出时可选用野菊花、五倍子、大黄、苦参、地榆各 30g,枯矾 20g,水煎湿敷患处,每次15～20 分钟,间歇期涂搽黄连油或青黛油。糜烂渗液明显和继发细菌感染时,可选用大飞扬、五倍子、蒲公英、紫草、大黄各 30g,荆芥、甘草各 20g,水煎汁湿敷患处,每日 3 次,每次15～20 分钟。

郁积性皮炎

　　郁积性皮炎是一种因静脉压升高所致的湿疹样皮肤病。发病可能是静脉高压引起局部白细胞数量增多并释放蛋白水解酶和自由基,造成组织损伤及炎症发生所致,但确切发病机制尚不清楚。

【诊断要点】

　　1. 好发人群　　多见于患有下肢静脉曲张的中老年人,男性多于女性。

　　2. 好发部位　　好发于小腿下 1/3 伸面、侧面及内踝,单侧或双侧对称性发生。

　　3. 典型损害　　皮损为暗红色斑点和斑片,可伴有轻微水肿,表面有散在或密集的丘疹、丘疱疹、水疱、瘀点、瘀斑,常因搔抓、外伤引起糜烂、渗液和结痂,久之患处皮肤干燥、脱屑、皲裂、增厚,引起苔藓样变和色素沉着,可继发感染出现脓疱和脓痂,甚至发生营养不良性溃疡。

　　4. 自觉症状　　可有不同程度瘙痒和坠胀感。

　　5. 病程　　皮损常呈进行性加重趋势,顽固难愈,病程可达数年甚至数十年。部分患者行静脉曲张手术后,湿疹样损害可得以缓解和改善。

【治疗】

　　1. 一般治疗　　尽量减少下肢活动,休息时抬高患肢,避免长久站立和蹲坐,平时可将患肢用弹性绷带、弹力袜缚压,以促进静脉血回流。患肢避免搔抓、摩擦、外伤和热水烫洗,防止继发感染和病情加重。

　　2. 全身治疗　　瘙痒明显者可给予盐酸赛庚啶 6～12mg/d、盐酸西替利嗪 10mg/d、盐酸左西替利嗪 5mg/d、氯雷他定 10mg/d、美喹他嗪 10mg/d、曲普利定 7.5～15mg/d 等抗组胺药物,也可同时给予葡萄糖酸钙 10ml/d、5％氯化钙溴化钠 5～10ml/d、维生素 C 0.3～0.6g/d、曲克芦丁 600～900mg/d、维生素 E 0.2～0.3g/d、复方丹参 6～9 片/d 或丹参酮 1～2g/d 等,分次口服或静脉滴注。

　　溃疡性损害给予硫酸锌 200～300mg/d、阿司匹林 150～300mg/d 或司坦唑醇 2～4mg/d,有促进溃疡愈合和防止病情加重的作用。继发细菌感染者可系统应用抗生素,如红霉素 2～4g/d、罗红霉素 150～300mg/d、阿奇霉素 500mg/d、头孢氨苄 1～4g/d、阿莫西林 2～4g/d、司帕沙星 200mg/d 或左氧氟沙星 300～400mg/d,分次口服。

　　3. 局部治疗　　糜烂有渗液性损害,可选用 0.05％黄连素溶液、0.5％新霉素溶液、1:5000 高锰酸钾溶液、0.1％依沙吖啶溶液、0.5％聚维酮碘溶液、3％硼酸溶液或1:20醋酸铝溶液冲洗和湿敷,每次10~15分钟,每日2~4次,待渗液减少后,涂搽40%氧化锌油、1%樟脑炉甘石洗剂、炉甘石洗剂、5%~10%色甘酸钠软膏、0.1%丁酸氢化可的松霜、1%氢化可的松霜、0.05%丙酸氟替卡松乳膏、0.005%丙酸氟替卡松软膏、氟芬那酸丁酯软膏或肝素钠软膏等。

继发细菌感染或溃疡性损害,可外用2%莫匹罗星软膏、1%新霉素软膏、2.5%~5%过氧化甲酰乳膏或凝胶、1%红霉素软膏、3%聚维酮碘液或0.2%盐酸环丙沙星软膏,每日2次。

4. 外科疗法　重症或反复发作的病例,可在症状控制或缓解后,行静脉曲张根治术。慢性或顽固难愈的溃疡,彻底清创后覆盖生物膜、包裹渗透性生物合成敷料,或贴敷双层Ⅰ型牛胶原、活的人成纤维细胞和角质形成细胞等,以促进组织再生、加快创面愈合、缓解症状和预防感染。

5. 物理疗法　患处照射红光、紫外线、超短波、He-Ne激光或扩束CO_2激光等,每日或隔日1次,可促进血液循环、减少渗出和防止感染。

6. 中医治疗

(1)内治法:本病治宜活血化瘀,利湿解毒,方选银地土茯苓汤加减,药用土茯苓、薏苡仁各20g,白鲜皮、徐长卿、银花、生地、丹参、赤芍各15g,丹皮12g,甘草6g,每日1剂,水煎取汁分次服。

(2)外治法:继发感染后形成的溃疡,可选用白蔹18g,丹参15g,蜈蚣12g,煅石膏、皮胶珠各9g,轻粉、冰片、血竭、乳香、没药各6g,共研细末,用蛋黄油调成糊状,包敷患处,每日1次。或选用大黄、白及各50g,密陀僧、儿茶、没药各30g,青黛20g,轻粉10g,冰片5g,共研细末,用2%龙胆紫药水调成糊状,包敷患处,早晚各1次。

接触性皮炎

接触性皮炎是皮肤、黏膜接触外界物质后发生的炎症性皮肤病,分为刺激性接触性皮炎和变应性接触性皮炎两种。引起皮肤炎症的物质主要有动物性、植物性和化学性三大类,其中以化学性物质最为多见,如强酸、强碱、芥子气、斑蝥、有机溶媒、肥皂、洗衣粉、浴液、护肤品、化妆品、油彩、染发水、杀虫剂、除臭剂、外用药、金属和塑料制品等。

近年由芒果果汁或其植物茎汁所致的皮肤黏膜接触性皮炎明显增多,致敏物质主要为成熟芒果所含的单羟基苯、二羟基苯和不完全成熟芒果所含的乙醛酸等成分,皮肤沾染后发生接触性皮炎。

【诊断要点】

1. 好发年龄　刺激性接触性皮炎可发生于任何年龄不同性别的人。变应性接触性皮炎多见于儿童和青年人,尤其具有过敏体质者。

2. 好发部位　皮损可发生于任何刺激物接触部位,但主要见于手足、前臂、面颈部和脐周。

3. 典型损害　引起刺激性接触性皮炎的刺激物主要为强酸、强碱、芥子气、斑蝥、有机溶剂、芒果等,多表现为皮肤、黏膜急性损伤;引起变应性接触性皮炎的刺激物主要为肥皂、浴液、洗发液、塑料制品、化妆品、动物皮毛、荨麻、生漆等,可表现为急性或慢性皮肤、黏膜损伤。

急性损伤为接触部位很快出现与接触物形状、范围一致境界清楚的水肿性红斑、丘疹、水疱、大疱、糜烂,甚至坏死和溃疡等;慢性损伤主要为接触部位脱屑性红斑,可有少数丘疹、小水疱和皲裂,境界不清,多呈亚急性或慢性湿疹样变。损伤程度与该物质的性质、浓度、接触时间及范围等有关。

4. 自觉症状　接触部位有瘙痒、疼痛和灼热感,程度与接触物的性质有关,大面积损伤可出现全身症状。

5. 病程　病程自限,去除病因后,皮损一般1～2周自行消退。

6. 实验室检查　变应性接触性皮炎患者接触物斑贴试验常为阳性。芒果皮炎患者用新鲜成熟或未成熟的芒果果汁或茎汁进行斑贴试验呈阳性反应。

【治疗】

1. 一般治疗　积极查找和及时去除刺激物和变应原,避免再次接触。沾染在皮肤上的刺激物或毒性物质,可用清水、生理盐水或香皂水反复冲洗,或根据沾染物的酸碱性,选用肥皂水(苏打水)或硼酸水(食醋水),及时清洗患处。患处应避免搔抓、刺激和用热水冲洗,治疗时应选择无刺激性的外用药。

芒果皮炎发生后应停止继续食用芒果和接触芒果果汁与茎汁,并将沾染皮肤、黏膜的残留果汁清洗干净。必须接触芒果(如从事芒果业)时应戴手套防护,再次食用芒果时应避免果汁沾染皮肤,食后应漱口并将沾染在口唇和皮肤上的果汁用清水冲洗干净。

2. 全身治疗

(1)抗组胺药:可选用盐酸赛庚啶6～12mg/d、安他乐50～75mg/d、盐酸西替利嗪5～10mg/d、阿伐斯汀16～24mg/d、氯雷他定5～10mg/d、地氯雷他定2.5～5mg/d、依巴斯汀5～10mg/d或非索非那定60mg/d,分次或1次口服。

(2)非特异性脱敏药:可选用10%葡萄糖酸钙5～10ml或普鲁卡因0.3～0.6g/d,加入5%葡萄糖溶液250～500ml,与维生素C 2～3g静脉点滴,每日1

次;葡萄糖酸钙口服液10～15ml/d,分次口服;5％溴化钠注射液10ml或硫代硫酸钠0.64g融于生理盐水10ml中,静脉注射,每日1次。

（3）糖皮质激素:严重病例可系统应用糖皮质激素,如醋酸泼尼松30～60mg/d、氢化可的松150～250mg/d、地塞米松5～10mg/d或复方倍他米松注射液1ml,口服、肌注或静脉注射,症状控制后逐渐减少用量,并用最小有效量口服维持治疗一段时间。

（4）其他:如环磷酰胺100～450mg/d、环孢素3～5mg/kg·d、雷公藤总苷1～1.5mg/kg·d、甘草甜素注射液40～100ml/d等,对变应性接触性皮炎有一定疗效,但对刺激性接触性皮炎则作用轻微。

3. 局部治疗　急性损伤糜烂有渗液的皮损,可选用3％硼酸溶液、1:8000高锰酸钾溶液、生理盐水、1:20醋酸铝溶液或0.5％依沙吖啶溶液反复冲洗后湿敷,每次15～20分钟,每日2～4次。

渗液较少或无糜烂急性损伤的皮损,可涂搽40％氧化锌油、炉甘石洗剂、1％樟脑炉甘石洗剂、1％薄荷炉甘石洗剂、1％氢化可的松霜、0.1％丁酸氢化可的松霜、0.1％糠酸莫米松霜、0.025％～0.1％曲安奈德霜、0.1％地塞米松霜、0.05％丙酸氟替卡松乳膏或0.005％丙酸氟替卡松软膏,每日2次,直至皮损消退。

慢性损伤可外用氧化锌软膏、10％黑锌油、10％黑豆馏油软膏、10％～20％糠馏油软膏、曲安西龙贴膏、复方曲安奈德软膏、复方益康唑软膏、5％～10％色甘酸钠软膏、3％水杨酸软膏、0.2％倍他米松乳膏、氟芬那酸丁酯软膏、复方醋酸氟轻松酊或0.025％丙酸氯倍他松软膏等,每日2～3次。

4. 物理疗法　手部及前臂的慢性变应性皮损,反复发作或避光后症状缓解者,可进行光化学脱敏疗法或局部照射UVB。

5. 中医治疗

（1）湿热证:患处潮红、肿胀,其上有群集的丘疹和水疱,破溃后糜烂、渗出,自觉患处瘙痒明显;舌质红,苔薄白或微黄,脉弦滑或微数。治宜清热、除湿、止痒,方选萆薢渗湿汤加减,药用车前子、地肤子、薏苡仁各30g,白鲜皮、茯苓皮、萆薢、泽泻、生地、丹皮各15g,黄柏、黄芩各12g,木通、生甘草各9g,每日1剂,水煎取汁分次服。

（2）血燥证:病程迁延日久,皮损肥厚粗糙,可见抓痕、血痂、色素沉着或呈苔藓样变,瘙痒剧烈;舌质淡红,苔白,脉沉细。治宜活血润燥,祛风止痒,方选当归饮子加减,药用生黄芪、地肤子各30g,苍耳子、白鲜皮、合欢皮、何首乌、当归、白芍、丹参、生地、防风各15g,川芎、生甘草各9g,每日1剂,水煎取汁分次服。

（3）外治法：急性接触性皮炎无糜烂渗液者可选用金银花、野菊花、地榆、苦参、荆芥、大黄各 30g，枯矾 15g，水煎汁凉洗患处；有糜烂渗液者可选用大飞扬、黄柏、苦参、大黄各 30g，枯矾、芒硝、荆芥各 20g，水煎汁冷湿敷患处，亦可湿敷后涂搽青黛油、黄连油或氧化锌油。慢性接触性皮炎可选用大枫子、白鲜皮、紫草、大黄、丹参各 30g，川椒 20g，水煎汁温洗患处，温洗后涂搽青黛膏。

尿布皮炎

尿布皮炎是一种发生于婴儿尿布区皮肤的慢性刺激性皮炎。发病与劣质尿布、粪便刺激、使用沾染化学洗涤剂的尿布，以及尿布外包缚塑料布、橡皮垫等有关。

【诊断要点】

1. 好发年龄　见于 1～4 月使用尿布的婴儿，不使用尿布或使用专用合格尿布的婴儿一般不发病。

2. 好发部位　发生于下腹、会阴、腹股沟、臀、骶尾等尿布接触区域。

3. 典型损害　损害为境界清楚的轻微水肿性红斑，较重者可发生丘疹、水疱，或糜烂、渗液，严重者可出现表皮剥脱甚至浅溃疡，继发感染可出现脓疱。偶可并发穿凿性溃疡或糜烂性水肿、假疣样丘疹和结节，甚至继发紫色斑块和结节性肉芽肿样损害。

4. 自觉症状　可有不同程度瘙痒或灼痛，触摸皮损时患儿常有哭闹。

5. 病程　及时去除劣质尿布或改用专用合格尿布后症状可很快缓解，糜烂性皮损经治疗也可很快减轻。

【治疗】

1. 一般治疗　发病后及时去除劣质尿布，清洗沾染在皮肤上的粪便，保持患处皮肤干燥清洁，避免热水和肥皂水刺激，勿用橡皮垫或塑料布包缚于尿布外，保持局部通风透气。尿布应质地柔软、勤洗勤换，清洗尿布应选用刺激性小的洗涤剂，并用清水充分漂洗干净，经开水浸泡、日光下晾晒后方可重复使用，最好选用超强吸水性凝胶尿布。

2. 全身治疗　继发细菌感染者，可酌情给予青霉素 10 万～20 万 U/kg·d、羟苄西林钠 75～100mg/kg·d、头孢拉定 25～50mg/kg·d 等，静脉滴注或口服。

3. 局部治疗　患处可外用炉甘石洗剂、1%樟脑炉甘石洗剂、1%薄荷炉甘石洗剂、1%醋酸氢化可的松软膏、0.1%丁酸氢化可的松霜、0.05%丁酸氯倍他松软膏、0.1%糠酸莫米松乳膏或苯西卤铵乳膏，每日 2 次。皮损干燥脱屑可涂搽润肤霜或 0.5％新霉素氧化锌油,每日 2 次。

继发细菌感染涂搽林可霉素利多卡因凝胶、2％莫匹罗星软膏、0.5％新霉素溶液或乳剂、0.5％金霉素溶液或乳剂等,每日 2 次。继发真菌感染可外用 1％克霉唑霜、2％咪康唑霜、2％酮康唑霜、10 万～20 万 U/g 制霉菌素软膏或粉剂、1％联苯苄唑霜或 1％特比萘芬霜,每日 2 次。

4. 物理治疗　患处照射日光、红光或扩束 CO_2 激光等,可促进炎症消退。

5. 中医治疗

(1) 湿毒蕴结证:患处红斑肿胀,散在丘疱疹和水疱,部分破溃后糜烂渗液,患儿烦躁不安,便秘溲赤,口舌生疮;舌质红,苔黄,脉濡数。治宜清热利湿,凉血解毒,方选导赤散加减,药用白茅根 12g,生地 10g,川牛膝、栀子、银花、连翘各 6g,赤芍、黄柏各 3g,木通 2g,灯心 3 扎,每日 1 剂,水煎取汁分次服。

(2) 毒染成疮证:尿布潮湿日久不除,在接触部位皮肤出现疱疹、丘疱疹、脓疱,破溃后糜烂,甚或形成浅表性溃疡,自觉灼痛,伴有发热,大便秘结;舌质红,苔少,脉数。治宜清热利湿,解毒止痛,方选银花甘草汤加减,药用绿豆衣 15g,薏苡仁、野菊花、银花各 12g,生黄芪、赤小豆各 10g,炒胆草、车前子、生甘草、赤苓各 6g,每日 1 剂,水煎取汁分次服。

(3) 外治法:患处可选用钟乳石、寒水石各 60g,黄连 6g,梅片 3g,共研细末扑撒或麻油调敷患处,每日 3 次;或选用飞滑石、龙骨各 15g,硼砂、贝母各 10g,冰片 6g,朱砂 3g,麝香 0.1g,共研细末,放入凡士林中调配成 15％的膏剂,涂搽患处,每日 3～5 次。

荨 麻 疹

荨麻疹是一种暂时性血管反应导致血管扩张和血浆外渗引起皮肤、黏膜水肿和风团性皮肤病。病因和发病机制复杂,可能是某些食物、药物、感染、微生物、生物制剂等引起的变态反应(主要为Ⅰ型,少数为Ⅱ型和Ⅲ型),以及运动、寒冷、某些毒素等引起的非免疫性肥大细胞脱颗粒所致,但绝大多数荨麻疹患者属于特发性。

【诊断要点】

1. 好发年龄　任何年龄不同性别均可发病,但病因不同其好发年龄可略有差别,如皮肤划痕症、压力性荨麻疹和获得性冷性荨麻疹等多见于青年人,胆碱能性荨麻疹以青少年多见,家族性冷性荨麻疹常自幼发病等。

2. 好发部位　全身各处均可发生,既可泛发也可局限于身体某一部位。

3. **典型损害**　皮损为大小不等、形状各异、境界清楚的淡红色、正常肤色、鲜红色或苍白色风团,表面轻微隆起,其上毛孔扩大,向下凹陷,呈橘皮样外观,偶可发生大疱。部分风团可相互融合成形状不规则大片地图状,发生于结缔组织疏松部位者水肿明显且弥散,少数可伴发喉头水肿和皮肤划痕。

4. **临床类型**　风团突然发生,消退后不再复发或反复发作病程不超过 6 周者为急性荨麻疹,若反复发作且病程超过 6 周者称之为慢性荨麻疹。临床还可见到蛋白胨性荨麻疹、血清病性荨麻疹、接触性荨麻疹、皮肤划痕症、延迟性皮肤划痕症、延迟性压力性荨麻疹、冷性荨麻疹、获得性冷性荨麻疹、家族性冷性荨麻疹、胆碱能性荨麻疹、局限性热性荨麻疹、延迟性家族性局限性热性荨麻疹、日光性荨麻疹、遗传性家族性荨麻疹综合征等多种类型。

5. **自觉症状**　可有不同程度瘙痒和灼热感,极少数患者也可不痒。少数急性荨麻疹患者可伴有头痛、发热、乏力、恶心、腹痛、腹泻、胸闷、呼吸困难、心悸等全身症状。

6. **病程**　风团持续几分钟至数小时消退,很少超过 24 小时,但可反复发作,病程可达数月、数年甚至数十年。

7. **实验室检查**　外周血嗜酸性粒细胞增多,感染所致者白细胞数量增多。血清补体增高。特异性血清 IgE 可检测各种食物、花粉、屋尘螨、猫狗皮屑、霉菌等变应原。皮肤划痕、冷、热、运动、日光等试验,可查找发生相应荨麻疹的病因。

【治疗】

1. **一般治疗**　发病后积极寻找可能的诱发因素,对可疑致敏物进行斑贴试验,阳性者应避免再次接触或加强防护。病程越短,查找到诱发因素的可能性越大,防治相对较容易,反之防治则较为困难。

慢性反复发作的患者,药物治疗常可收到短期疗效,需要反复调整治疗方案,且疗程较长,所以在药物治疗的基础上,配合心理治疗,减轻思想压力,树立和增强其战胜疾病的勇气和信心,坚持治疗,避免间断,对巩固药物疗效、缩短疗程、减少复发等有一定作用。

2. **全身治疗**

(1) 寻常型荨麻疹常用治疗药物(为成人用药。婴幼儿应掌握适应证,剂量按体重计算)

1) H_1 受体阻滞剂:第一代 H_1 受体阻滞剂,如苯海拉明 75～150mg/d、马来酸氯苯那敏 12mg/d、羟嗪 75～150mg/d、去氯羟嗪 75～150mg/d、曲吡那敏 75mg/d、异丙嗪 25mg/d、富马酸氯马斯汀 2～4mg/d、盐酸赛庚啶 6～12mg/d 等。新一代 H_1 受体阻滞剂,如盐酸西替利嗪 10mg/d、盐酸左西替利嗪 5mg/d、阿伐斯汀16～24mg/d、咪唑斯汀10mg/d、氯雷他定10mg/d、地氯雷他定5mg/d、依巴斯汀5～10mg/d、非索非那定60mg/d、特非那定120～180mg/d、甲喹酚嗪10mg/d、美喹他嗪10mg/d、曲普利啶7.5～15mg/d等,分次或1次口服。

抑制肥大细胞脱颗粒且具有H_1受体阻滞作用的药物,如酮替芬3mg/d、曲尼司特300mg/d、硝苯地平15～30mg/d、桂利嗪75～150mg/d、硫酸间羟异丁肾上腺素7.5～15mg/d,分次口服,以及分次吸入色甘酸钠60mg/d等,均有一定疗效。

2)H_2受体阻滞剂:如西咪替丁0.8g/d、雷尼替丁0.3g/d、法莫替丁40mg/d、尼扎替丁300mg/d等,分次口服。

3)多塞平:为较强抗H_1和H_2受体阻滞剂,用量为25～75mg/d,分次或睡前服用。

4)钙剂及硫代硫酸钠:可选用3％氯化钙注射液10ml、10％葡萄糖酸钙注射液10ml、5％氯化钙溴化钠注射液5ml、10％果糖酸钙注射液10ml或10％硫代硫酸钠注射液10ml,缓慢静脉推注,或加入5％～25％葡萄糖溶液中缓慢静滴,每日1次。

5)维生素类:维生素C 0.3～0.9g/d,分次口服,或2～3g/d静脉滴注;维生素P 600～900mg/d、维生素E 0.3mg/d、维生素K_4 8～12mg/d等,分次口服。

6)糖皮质激素:醋酸泼尼松30～60mg/d、曲安西龙32～48mg/d、甲泼尼龙20～40mg/d、倍他米松2～4mg/d、地塞米松5～10mg/d或氢化可的松150～200mg/d,分次口服、肌注或静脉滴注。

7)免疫抑制剂:甲氨蝶呤10～15mg/w、环孢素3～5mg/kg·d、硫唑嘌呤1～3mg/kg·d、吗替麦考酚酯1.5～2g/d、环磷酰胺100～450mg/d、雷公藤4～6片/d或雷公藤总苷1～1.5mg/kg·d,分次口服。

8)组胺球蛋白:具有明显抗组胺和5-羟色胺的作用,可用于治疗慢性荨麻疹,常用量为组胺球蛋白2～4ml,肌肉注射,每周1或2次,6～8次为一疗程。

9)人免疫球蛋白:用于重症及有并发症者,常用量为0.2～0.4g/kg·d,静脉滴注,共3～5天。

10)其他:如普鲁卡因、氨茶碱、8-氨基己酸、孟鲁司特、氨苯砜、利舍平、氯喹、卡介苗多糖核酸、自血疗法等,均可酌情选用。

急性荨麻疹一般选用单一H_1受体阻滞剂,联用维生素C和/或钙剂即可;重症尤其是伴喉头水肿者,肌注或静脉滴注糖皮质激素,并做好急救准备,如气管插管、气管切开、吸氧、皮下或肌注0.1％肾上腺素等。

慢性荨麻疹常采取联合用药的方法,一般白天服新一代H_1受体阻滞剂、睡

前服第一代 H_1 受体阻滞剂,用药品种常需间断性调换,可加用 H_2 受体阻滞剂、钙剂、维生素及其他药物。免疫抑制剂、静脉注射人免疫球蛋白等只用于其他药物不能取得满意疗效者,糖皮质激素多不用于慢性荨麻疹的治疗。

(2)特殊类型荨麻疹的治疗

1)寒冷性荨麻疹:首选盐酸赛庚啶,其他如羟嗪、多塞平、酮替芬、咪唑斯汀、色甘酸钠等也可选用,可与维生素 E、桂利嗪及 H_2 受体阻滞剂等联用。阿扎他啶 3mg/d,分次口服,也有较好疗效。寒冬季节注意保暖,逐渐适应低温环境和凉水,可起到脱敏的作用。

2)胆碱能性荨麻疹:首选甲喹酚嗪,亦可选用多塞平、酮替芬、盐酸赛庚啶、去氯羟嗪或羟嗪。山莨菪碱 15～30mg/d、高氯环嗪 30mg/d,分次服用,也能收到较好疗效,可以试用。

有报道非索非那定与甲磺酸波尔啶联用可取得较好疗效。此外,限制剧烈运动、逐渐增加沐浴水温和运动量,以增强机体对温度的耐受,降低对热刺激的敏感性。

3)日光性荨麻疹:除选用 H_1 和 H_2 受体阻滞剂外,可加用烟酰胺 0.3g/d、羟氯喹 400mg/d 或氯喹 0.25～0.5g/d,分次服用。日常应避免服用光敏性药物和进食具有光敏性的食物,并通过逐渐增加日光照射次数和延长照射时间或进行 UVA 照射,增强皮肤对紫外线的耐受力,以起到脱敏的作用。

4)皮肤划痕症:H_1 受体阻滞剂中羟嗪、去氯羟嗪、酮替芬、盐酸西替利嗪、盐酸左西替利嗪等疗效较好,重症者可口服糖皮质激素。此外,也可给予组胺球蛋白和进行光化学疗法。

5)延迟性压力性荨麻疹:应用 H_1 和 H_1 受体阻滞剂治疗无效。糖皮质激素和氨苯砜 50～100mg/d 有一定疗效。

6)蛋白胨性荨麻疹:50％硫酸镁溶液 40ml,一次性口服导泻,同时给予 H_1 受体阻滞剂,同时注意饮食宜清淡。

3. 物理疗法　UVA 照射或 PUVA 适用于日光性荨麻疹。UVB 照射适用于皮肤划痕症、胆碱能性荨麻疹和寒冷性荨麻疹。

4. 中医治疗

(1)风热证:起病急骤,风团色红,剧痒和灼热,伴有发热、畏寒、咽喉肿痛或呕吐、腹痛,遇热皮疹发生或增多,得冷则减;舌苔薄黄,脉浮数。治宜清热凉血,祛风止痒,方选白鲜皮饮加减,药用白鲜皮、地肤子、白茅根各 30g,金银花、赤芍、生地各 15g,当归、苍术各 12g,全蝎、蝉衣、紫草、黄芩、甘草各 9g,每日 1 剂,水煎取汁分次服。

（2）风寒证：风团色淡或苍白，遇风、冷后易发或加重，得暖则缓解，冬重夏轻，瘙痒剧烈，形寒恶冷，口不渴；舌体胖嫩，苔薄白，脉浮缓。治宜辛温解表，疏风散寒，方选麻桂各半汤加减，药用苍耳子、防风、白芍各 15g，蛇床子 12g，炒杏仁、炙甘草、麻黄、桂枝、荆芥各 9g，大枣 5 枚，生姜 3 片，每日 1 剂，水煎取汁分次服。

（3）胃肠湿热证：风团色红，瘙痒剧烈，伴恶心呕吐，腹痛腹泻，大便秘结或溏泻；舌质淡红，苔黄腻，脉滑数。治宜清热疏风，除湿和胃，方选防风通圣散加减，药用生石膏、地肤子、白鲜皮各 30g，滑石 18g，炒白术、当归、白芍、防风各 15g，黄芩、山栀各 12g，大黄、芒硝、薄荷、桔梗、生甘草各 9g，每日 1 剂，水煎取汁分次服。

（4）气血两虚证：平素体质虚弱，皮疹反复发作，迁延日久不愈，伴剧烈瘙痒，且多在遇热、劳累后或夜间加剧，神疲乏力，面色㿠白无华，烦躁易怒，手足心热；舌淡少津，口干，脉沉细。治宜养血祛风，益气固表，方选当归饮子合玉屏风散加减，药用徐长卿、生黄芪、丹参各 30g，何首乌、炒白术、苍耳子、白芍、当归、防风各 15g，蛇床子、荆芥各 12g，全蝎、川芎、炙甘草各 9g，每日 1 剂，水煎取汁分次服。

（5）经验方：顽固性荨麻疹，可选用五虫汤加减，药用地龙、僵蚕、桂枝、防风、生姜各 10g，蝉蜕、麻黄各 5g，全蝎 3g，蜈蚣 2g，大枣 5 枚，每日 1 剂，水煎取汁分次服。慢性荨麻疹，可选用多皮饮加减，白鲜皮、桑白皮、赤苓皮、冬瓜皮、扁豆皮各 15g，地骨皮、五加皮、大腹皮、粉丹皮、川槿皮各 10g，干姜皮 6g，每日 1 剂，水煎取汁分次服。

血管性水肿

血管性水肿又称巨大型荨麻疹，是一种真皮深部及皮下组织小血管扩张导致血浆外渗所致的急性水肿性疾病，分为遗传性和获得性两种。

遗传性血管性水肿为常染色体显性遗传，80％患者有家族史，85％患者 C1 酯酶抑制物缺乏，15％为 C1 酯酶抑制物功能障碍，水肿多发生于碰撞、挤压之后，也可在激动、感染、气温骤变之后发生。

获得性血管性水肿为 IgE 介导的特发性（某些药物、食物、花粉、昆虫毒素），以及造影剂、血清病、冷性荨麻疹和 C1 酯酶抑制物缺乏等所致，可伴有淋巴瘤、骨髓瘤等恶性肿瘤或慢性丙型肝炎、系统性红斑狼疮等自身免疫性疾病。

【诊断要点】

1. 好发年龄　遗传性血管性水肿多自幼发病。获得性血管性水肿可在任何年龄发病,但多见于中年女性。

2. 好发部位　可发生于身体任何部位,多见于唇、手背、眼睑、颈部、躯干、踝部和外生殖器,可累及消化道和呼吸道黏膜。

3. 典型损害　损害为突然发生的局限性非凹陷性水肿,表面光亮,肤色或苍白色,偶可呈淡红色,境界不清,皮温不增高,消退后不留痕迹。获得性血管性水肿可伴有荨麻疹样损害,少数患者可伴有喉头水肿。

4. 自觉症状　患处常有轻微麻木和胀热感,一般不痒或有轻微瘙痒。胃肠黏膜受累可有腹痛、腹胀、恶心、呕吐、便秘,以及低血压性头痛及口渴、口干等症状;呼吸道黏膜受累可出现短暂性咳嗽、胸痛、呼吸困难等,严重咽喉水肿可窒息危及生命。

5. 病程　水肿突然发生,一般持续2～3天自行消退,但可反复发作,病程可达数年甚至数十年。

6. 实验室检查　遗传性血管性水肿患者,C1酯酶抑制物水平低下或功能障碍,血清C4及C2含量降低;获得性C1酯酶抑制物缺乏症患者,C1酯酶抑制物水平及血清C1、C2、C4含量均降低。

【治疗】

1. 一般治疗　本病以预防为主,如避免剧烈运动、挤压和外伤,在拔牙及外科操作时进行预防用药等。积极查找并去除可能的诱发因素,对某些食物或药物引起者,应避免再次接触和应用。反复发作且症状严重的患者,身边应备有急救药物(可为糖皮质激素和氨茶碱),防止喉头水肿威胁生命。

2. 全身治疗

(1) 获得性非C1酯酶抑制物缺乏型血管性水肿的治疗同荨麻疹,可选用任何一种或两种具有抗组胺作用的药物,或同时加用钙剂和维生素C等非特异性抗过敏药物。重症者可系统应用糖皮质激素,如醋酸泼尼松30～60mg/d,分次口服,或地塞米松5～10mg/d,肌肉注射。

(2) 遗传性血管性水肿和获得性C1酯酶抑制物缺乏症,对抗组胺药、拟交感药和糖皮质激素(有C1酯酶抑制自身抗体者除外)无效。可给予①雄激素制剂,如炔羟雄异噁唑0.2～0.6g/d、司坦唑醇4～6mg/d(6岁以下儿童2mg/d)或羟甲烯龙5～10mg/d(小儿1.25～5mg/d),分次或1次口服,部分患者在急性发作时舌下含化睾丸酮有效;②抗纤溶药,如6-氨基己酸6～8g/d(小儿0.4g/kg·d),分次口服,或氨甲环酸1g,每2小时口服1次;③新鲜血浆和纯化的C1

酯酶抑制物,一般用于急性重症者。

3. 急救处理　喉头水肿、呼吸道黏膜严重水肿及呼吸困难有窒息症状者,应采取以下抢救措施:

(1)立即皮下注射1:1000肾上腺素注射液0.3～0.5ml(高血压和心血管疾病患者慎用),必要时1～2小时后可重复给药1次。

(2)地塞米松5～10mg,肌肉或静脉注射,或氢化可的松150～300mg,静脉滴注。

(3)氨茶碱0.25～0.5g加入5％葡萄糖溶液250～500ml中静脉滴注,或氨茶碱0.25g加入25％～50％葡萄糖溶液20～40ml中静脉推注,紧急情况下可以含服。

(4)吸氧及其他生命支持措施,并做好气管插管和切开准备。

4. 中医治疗

(1)湿热证:皮肤局限性水肿,表面皮色或淡红,自觉患处发胀和灼热,并有不同程度瘙痒,常发于眼周、耳廓、口唇及外阴;舌质红,苔黄,脉滑数。治宜清泻肝胆湿热,祛风止痒,方选龙胆泻肝汤加减,药用车前草、地肤子各30g,白鲜皮、苍耳子、泽泻、当归、生地各15g,龙胆草、黄芩、木通、蝉蜕、生甘草各9g,每日1剂,水煎取汁分次服。

(2)风湿证:局限性水肿反复发生,部位固定或不固定,皮色正常,无明显红热,伴有麻木或轻微瘙痒;舌质淡,苔白,脉细滑。治宜活血益气,祛风除湿,方选活血祛风汤加减,药用生黄芪、薏苡仁各30g,白鲜皮、白蒺藜、何首乌、茯苓皮、丹参、当归、白芍、蝉蜕各15g,乌梢蛇、生甘草各9g,每日1剂,水煎取汁分次服。

丘疹性荨麻疹

丘疹性荨麻疹是一种以丘疹样损害为主要表现的变态反应性皮肤病。发病主要与跳蚤、臭虫、蚊、虱、螨、恙虫等昆虫叮咬有关,亦与消化道功能障碍、药物和食物等有关,多为Ⅳ型变态反应。

【诊断要点】

1. 好发年龄　主要发生于学龄期儿童,也可见于婴幼儿和成人,有时在同一家庭中同时或先后有多名不同年龄的成员发病。

2. 好发部位　全身各处均可发生,但多见于四肢、腰背和臀部。

3. 典型损害　皮损为黄豆至花生米大略呈梭形的红色水肿性丘疹、丘疱疹和风团样小斑块,质较硬,顶端可有瘀点和小水疱,部分高度敏感者可发生紧张性大疱。皮疹多成批发生,散在或群集分布,较少融合,可因搔抓形成糜烂面,继发细菌感染呈脓疱疮样改变,消退后留暂时性色素沉着。少数皮疹消退缓慢,形成表面干燥角化和有少量鳞屑的痒疹样损害。

4. 自觉症状　常有不同程度瘙痒,部分瘙痒剧烈,夜间尤甚,往往影响睡眠。一般无全身症状。

5. 病程　丘疹一般 3～7 天自行消退,但可成批反复发生,病程可达数周之久。

【治疗】

1. 一般治疗　讲究卫生,勤洗澡、勤换衣,新购买的内衣应洗涤晾晒。床单、被罩、凉席等卧具保持干燥清洁,经常清洗、晾晒和消毒。杀灭臭虫、蟑螂、螨虫、虱、蚤等有害昆虫,避免接触宠物和家禽。发病期间尽量避免食用容易致敏的食物,纠正消化道功能障碍。

2. 全身治疗

(1) 抗组胺药:根据患者年龄选用适宜适量的抗组胺药物,如苯海拉明片 25～75mg/d、苯海拉明糖浆 5～15ml/d、马来酸氯苯那敏 2～12mg/d、异丙嗪片 5～25mg/d、异丙嗪糖浆 3～10ml/d、盐酸赛庚啶 2～12mg/d、盐酸西替利嗪片 2.5～10mg/d、盐酸西替利嗪糖浆 3～10ml/d、盐酸左西替利嗪 2.5～5mg/d、氯雷他定片 2.5～10mg/d、氯雷他定糖浆 3～10ml/d、地氯雷他定 2.5～5mg/d、盐酸曲普利定 7.5～15mg/d 等,分次或 1 次口服。

(2) 非特异性抗过敏药:可选用 10%葡萄糖酸钙、5%～10%氯化钙溴化钠、10%果糖酸钙、5%溴化钠注射液或 10%硫代硫酸钠注射液 5～10ml,静脉注射,每日 1 次。

(3) 糖皮质激素:皮疹泛发且较严重者,可短期应用糖皮质激素,如醋酸泼尼松 10～30mg/d,分次服用,或地塞米松 2.5～5mg/d,肌肉注射。

(4) 维生素:顽固难退的结节性损害可试用维生素 A 1～2.5 万 IU/d 或异维 A 酸 0.5mg/kg·d,分次口服。

3. 局部治疗　患处可外用炉甘石洗剂、1%樟脑炉甘石洗剂、硫磺炉甘石洗剂、冰黄肤乐软膏(大黄、姜黄、硫磺、黄芩、甘草、冰片、薄荷脑)、无极膏,或 0.025%醋酸氟氢可的松软膏、0.0125%～0.05%氟轻缩松霜或软膏、0.025%醋酸氟轻松乳膏或软膏、0.1%哈西奈德乳膏或软膏、0.05%卤米松霜或软膏、0.05%丙酸氯倍他索软膏、氟芬那酸丁酯软膏等,每日 2 次。

继发感染者可外用 2%莫匹罗星软膏、2%夫西地酸霜、1%利福平软膏、1%诺氟沙星软膏、0.2%盐酸环丙沙星软膏、0.5%新霉素溶液或乳剂、0.5%金霉素溶液或乳剂等抗生素制剂,每日 2 次。大疱性损害可用注射器抽吸疱液后,外涂炉甘石洗剂、1％樟脑炉甘石洗剂或 1％薄荷炉甘石洗剂,每日 3 次。结节性或角化性损害可涂搽复方醋酸氟轻松酊或贴敷曲安西龙硬膏。

4. 物理疗法　顽固难退的痒疹样损害可试用液氮冷冻、CO_2 激光或微波治疗。

5. 封闭疗法　顽固难退或瘙痒明显的痒疹样损害,局部可注射用 1％普鲁卡因或 1％利多卡因溶液稀释而成的 1％醋酸泼尼松龙混悬液、0.5％甲泼尼龙醋酸酯混悬液、1％曲安西龙双醋酸酯混悬液、0.2％复方倍他米松混悬液或 1％曲安奈德混悬液 0.5～1ml,每周或每月 1 次。

6. 中医治疗

(1) 风热证:皮损为周围绕有红晕的风团样斑块,昆虫叮咬者可见瘀点,剧烈瘙痒;舌质红,苔薄白或黄。治宜清热利湿,祛风止痒,方选清热祛风汤加减,药用白茅根、赤小豆、地肤子各 30g,金银花、生地各 12g,连翘、蝉蜕、荆芥、防风、生甘草各 9g,每日 1 剂,水煎取汁分次服。

(2) 湿热证:皮疹为红色丘疹及风团样小斑块,可见大小不等的水疱,破溃后糜烂、渗液和结痂,剧烈瘙痒,伴有腹胀、纳食不香、咽干、大便秘结、小便短赤;舌质红,苔黄腻。治宜清热消导,疏风止痒,方选化湿汤加减,药用地肤子 30g,滑石 18g、炒麦芽、茯苓、苍术、泽泻、蝉蜕、防风、陈皮各 9g,生甘草 6g,每日 1 剂,水煎取汁分次服。

(3) 外治法:皮损无破溃时,可涂搽风油精、止痒酊、30％百部酊等,每日 3 次;糜烂有渗液或继发感染者,可外涂黄柏散或湿疹散麻油糊剂,每日 2 或 3 次。

药　疹

药疹又称药物性皮炎,是药物通过口服、注射、外用、吸入、灌肠等途径进入人体后引起局部甚至全身皮肤、黏膜的急性炎症性疾病,重者可累及内脏,甚至危及生命,为药物不良反应所致。常见引起药疹的药物有解热镇痛药、磺胺类、安眠镇静药、抗生素类等,部分中草药也可引发药疹。

本病发病是药物、个人体质及其他等多种因素综合作用所致,机制主要有变态反应、非变态反应、光变态反应和光毒作用等。

【诊断要点】

1. 好发年龄　任何年龄不同性别均可发病,临床以青壮年较为多见。

2. 好发部位　任何部位皮肤、黏膜均可发生,皮疹既可泛发全身,也可局限于某一部位皮肤和/或黏膜。

3. **典型损害**　皮损形态多样,一种药物可引发不同形态皮疹,而同一形态皮疹可由不同药物引发。

(1) 急性发疹性药疹:皮损初为四肢或头面部散在多数针帽至粟粒大鲜红色轻微水肿性斑疹、丘疹和斑丘疹,很快向躯干部蔓延并相互融合,甚至遍及全身,类似麻疹或猩红热,可间杂有风团、紫癜甚至湿疹样损害,间擦部位皮疹多浸渍,重症者可发展成剥脱性皮炎或大疱性表皮坏死松解性药疹。

(2) 固定性药疹:皮损为境界清楚、圆形或椭圆形、大小不等的水肿性鲜红色或紫红色斑,数目多少不定,一片、数片乃至数十片,表面可有疱壁松弛的水疱或大疱,肛周和外阴处皮损常有糜烂和渗液。急性炎症消退后留紫褐色斑,再次用药可在同一部位复发,但反复发作者的皮损数目可逐渐增多。

(3) 湿疹皮炎型药疹:皮疹最初为涂搽某种外用药所致的皮炎,在系统应用该药或结构相似的药物后,皮炎处炎症加剧,其他部位可发生红斑、丘疹、丘疱疹、水疱和糜烂、渗液等多形性皮疹,呈急性湿疹样,严重者可泛发周身。

(4) 多形红斑型药疹:皮损为暗红色水肿性斑疹和丘疱疹,数目多少不定,中心常有瘀点、水疱和渗液,外观呈靶环样或虹膜样,发生于间擦部位的皮损常浸渍、糜烂和有明显渗液,口腔黏膜损害可有血疱、出血、糜烂及浅表性溃疡。

(5) 剥脱性皮炎型药疹:皮损初为散在水肿性鲜红色斑点、斑片,数量迅速增多并相互融合,似麻疹样或猩红热样皮疹,最后红斑遍及周身,表面可有糠秕样鳞屑,皱褶处常有糜烂、渗液。皮损消退期间常有大片脱屑,手、足呈手套、袜套样剥脱。病程中可有指(趾)甲及头发脱落。

(6) 荨麻疹型药疹:皮疹为苍白色和鲜红色、大小不等、形状不规则的风团和水肿性斑块,境界较清楚,边缘有轻微浸润,数目较多,常泛发周身,多在 24 小时内消退,不留痕迹或周边留暂时性环状红斑,但可反复发作。部分患者可伴有血管性水肿或喉头水肿。

(7) 苔藓样药疹:皮损为紫红色或暗红色的针帽至粟粒大扁平丘疹,散在或成群分布,表面有蜡样光泽,类似扁平苔藓,但无 Wickham 纹,消退缓慢,可继发湿疹样改变。皮疹消退后留明显色素沉着或色素减退斑。

(8) 痤疮样药疹:皮损为炎症明显且数量较多的毛囊性丘疹和小脓疱,散在或群集分布,类似寻常痤疮样皮疹,但无黑头粉刺。皮疹常在服药1~2 个月后方才发生,且好发于面、颈、胸背,临床极易与痤疮混淆。

(9) 光敏性药疹:光毒反应性皮损类似日晒伤,为面、颈、手背、足背等暴露部位大片红斑,轻微水肿,严重者可发生水疱、大疱。慢性者可发生光线性甲剥离、苔藓样疹、色素减退、蓝灰色色素沉着、角化性斑块等。

（10）大疱表皮松解型药疹：为药疹最为严重的一型，死亡率高达25％～48％。皮损初为大小不等的潮红斑，迅速扩展并互相融合，1～2天内便可遍及周身，并在红斑基础上发生松弛性大疱或大片表皮坏死解离，尼氏征阳性，轻微摩擦即可导致表皮剥脱，露出鲜红色糜烂面，似Ⅰ～Ⅱ度烫伤样，其他部位坏死表皮皱缩。唇、口腔及外生殖器等处损害糜烂，渗液明显，可继发感染出现脓疱及脓液。眼睛受累可发生结膜炎和角膜炎，偶可导致角膜剥脱或坏死。

其他尚有急性发疹性脓疱型药疹、血清病样药疹、紫癜样药疹、红斑狼疮样综合征、变应性血管炎样药疹、药物过敏性休克、结节性红斑样药疹等。

4. 自觉症状　各型药疹多有不同程度瘙痒及灼热感，部分可有疼痛。皮损泛发及重症者可有发热、周身不适、乏力、关节痛、淋巴结肿大等全身症状，累及消化道、呼吸道、泌尿道、心血管等可出现相应症状。

5. 病程　长短不一，随药疹类型、发生部位、内脏是否受累等而不同，短者皮损1～2周消退，长者4～8周甚至更长方消退。

6. 实验室检查

（1）常规检查：皮损泛发及重症者，白细胞及嗜酸粒细胞增多，少数中性粒白细胞及血小板减少。肾脏受累尿蛋白和红细胞阳性。多脏器受累者，可有肝、肾功能异常，心脏受累可有心电图异常，肺脏受累X-线检查异常等。

（2）体内试验：荨麻疹性药疹及过敏休克性药物，皮内试验和点刺试验阳性。湿疹皮炎型药疹和光敏型药疹，斑贴试验和光斑贴试验阳性。

激发试验是确认致敏药物最为可靠的方法，即药疹痊愈一段时间后再次给予小剂量（一般为治疗剂量的1/8～1/4）可疑致敏药物，观察是否可引起症状再发，但危险性较大，甚至可引起死亡，临床只能用于口服药引起的轻型药疹，且疾病本身又必须使用此类药物（如抗癫痫药物、抗结核药物）的情况下进行。

（3）体外实验：包括血球凝聚抗体滴度测定、碱性粒细胞脱颗粒试验、特异性淋巴细胞转化试验、巨噬细胞移动抑制试验、特异性IgE检测、特异性IgM检测、琼脂扩散试验等，但特异性和敏感性较低。目前较好的方法有放射性变应原吸附试验和酶联免疫吸附试验。

【治疗】

1. 一般治疗　发病后及时停用一切可疑致敏药物，促进体内药物排泄，严密观察病情变化。重症药疹需制定有效的治疗方案和抢救措施，禁用可能引起交叉过敏反应的药物，治疗用药针对性强且应尽量单一。加强支持疗法和皮肤、黏膜的护理，保持口腔、鼻腔、眼睛、外阴、肛门的清洁。积极预防并发症的发生，注意保暖和水、电解质平衡等。

2. 全身治疗

(1) 轻型药疹：皮疹数量少、无全身症状及并发症者，可进行停药观察或对症处理，给予苯海拉明 75～150mg/d、盐酸赛庚啶 6～12mg/d、盐酸西替利嗪 10mg/d、盐酸左西替利嗪 5mg/d、咪唑斯汀 10mg/d、氯雷他定 10mg/d、特非那丁 120～160mg/d 或非索非那定 60mg/d 等抗组胺药，分次或 1 次口服；10％葡萄糖酸钙 10ml、5％～10％氯化钙溴化钠 5ml 或 10％硫代硫酸钠 10ml，缓慢静脉推注或静滴，同时分次口服维生素 C 0.3～0.6g/d 或 2～3g/d 静脉注射。

以上治疗症状无缓解或有新发皮疹时，可酌情给予糖皮质激素，如醋酸泼尼松 30～60mg/d、地塞米松 5～10mg/d 或氢化可的松 150～250mg/d，分次口服、肌注或静脉滴注。

(2) 重症药疹：皮损广泛、病情严重、伴有全身症状和并发症者，如剥脱性皮炎型药疹、大疱表皮松解型药疹、重症多形红斑型药疹等，应及早采取积极有效的治疗措施。

1) 糖皮质激素：应早期足量使用，常用药物和剂量为氢化可的松 5～10mg/kg·d、琥珀酸钠氢化可的松 6.75～13.5mg/kg·d、地塞米松 10～20mg/d 或甲泼尼龙 40～120mg/d，加入到 5％～10％葡萄糖溶液 1000～1500ml 中，持续静脉滴注 6～12 小时。病情危重者可用甲基泼尼松龙 10～20mg/kg·d 或地塞米松 100～200mg/d（30～50mg/d 也可收到较好疗效）冲击治疗，3 天后改为氢化可的松 5mg/kg·d 静滴或醋酸泼尼松 1mg/kg·d 口服，直至病情稳定和缓解后，再逐渐减量至停药。

2) 人免疫球蛋白：重症患者可给予人免疫球蛋白 200～400mg/kg·d，静脉滴注，共 3～5 天，能迅速阻断皮肤坏死松解，具有调节细胞因子的释放和强有力的抗感染作用，且能缩短病程，降低死亡率。

3) 抗生素：选用与可疑致敏药物无共同结构基团或极少发生过敏反应的抗生素，如红霉素 2～4g/d、阿奇霉素 500mg/d、磷霉素 2～4g/d、头孢唑林钠 1～4g/d、头孢氨苄 1～4g/d、头孢拉定 1～2g/d、头孢曲松 1.0g/d 等，口服、肌注或静滴，或根据细菌培养和药敏结果选用敏感抗生素。继发真菌感染症状者，给予伊曲康唑 200mg/d、氟康唑 50mg/d 或特比萘芬 125～250mg/d，分次或 1 次口服。

4) 其他：包括给予高能量流食、多种维生素、能量合剂、补液、纠正代谢性酸中毒及高血钾、输全血或血浆、血浆置换、保肝药、抗组胺药、免疫抑制剂、透析等，临床可根据患者病情酌情选用。

3. 局部治疗

1) 非大疱性无破溃糜烂的急性炎症性损害,可外用炉甘石洗剂、扑粉(硼酸5g、氧化锌25g、滑石粉加至100g混匀而成)、1%薄荷炉甘石洗剂、1%冰片炉甘石洗剂,或0.05%卤米松霜或软膏、0.05%丙酸氯倍他索软膏、0.025%醋酸氟氢可的松软膏、0.0125%~0.05%氟轻松霜或软膏、0.1%哈西奈德乳膏或软膏等,每日2或3次。

未破溃的大疱可用无菌注射器抽出疱液。继发感染的脓疱应剪除疱壁,外涂2%莫匹罗星软膏、1%利福平软膏、3%磷霉素软膏、1%诺氟沙星软膏、0.2%盐酸环丙沙星软膏、0.5%新霉素溶液或乳剂、0.5%金霉素溶液或乳剂、1%龙胆紫溶液等,每日2次。

2) 糜烂有渗液的损害,可选用3%硼酸溶液、生理盐水或1:8000高锰酸钾溶液(外阴损害可选用0.1%依沙吖啶溶液或1‰黄连素溶液)冷湿敷,每日3~5次,每次15分钟,待渗液减少后涂搽40%氧化锌油或20%糠馏油鱼石脂糊剂。

3) 眼睛损害应用生理盐水清除分泌物后,点涂0.5%醋酸氢化可的松眼膏、0.1%醋酸氢化可的松滴眼液、0.5%红霉素眼膏、0.5%金霉素眼膏或四环素可的松眼膏,每日数次,并经常钝性分离结膜,防止巩膜和球结膜粘连。

口腔糜烂疼痛者,在进食前可用0.5%利多卡因液含嗽或用1%普鲁卡因液点涂(皮试阴性者),进食后涂布鱼肝油滴剂,并经常应用2%碳酸氢钠溶液或复方氯己定溶液漱口,预防真菌感染。

4) 继发细菌感染的损害,可用生理盐水、3%过氧化氢溶液、0.1%依沙吖啶溶液或1:8000高锰酸钾溶液清洗后,涂搽0.5%新霉素氧化锌油、0.5%硝酸银或贴敷含抗生素的油浸纱布,亦可涂搽2%莫匹罗星软膏、0.5%~1%新霉素软膏或1%龙胆紫溶液,每日2或3次。

5) 干燥脱屑性皮损可涂搽润肤霜、白凡士林、5%硫磺软膏、10%硼酸软膏、10%鱼肝油软膏、5%~10%色甘酸钠软膏、氟芬那酸丁酯软膏,或与0.05%卤米松霜或软膏、0.05%丙酸氯倍他索软膏、0.1%哈西奈德乳膏等糖皮质激素制剂混合后外用,每日2次。避免外用刺激性药物。

4. 特殊治疗　糜烂面面积较大时,可采用暴露疗法或暴露于红外线灯下,必要时按烧伤进行隔离护理。

5. 中医治疗

(1) 风热证:多见于发疹型药疹或荨麻疹样药疹初期,治宜疏风解表,清热解毒。方选银翘散加减,药用蒲公英、银花、桑叶各30g,牛蒡子、白鲜皮、地肤子、黄芩、荆芥各15g,薄荷、连翘、栀子、生甘草各10g,每日1剂,水煎取汁分次服。

（2）湿热证：多见于湿疹皮炎型药疹，治宜清热除湿，凉血解毒。方选清热除湿汤加减，药用白茅根、蒲公英、六一散、车前草、大青叶、银花、生地各30g，龙胆草、紫草、黄芩、茵陈各10g，每日1剂，水煎取汁分次服。

（3）血热证：多见于固定型药疹，治宜清热凉血，佐以利湿。药用蒲公英、土茯苓、银花各30g，生槐花、生地、赤芍、丹皮、紫草各15g，土大黄、车前草、生甘草各10g，每日1剂，水煎取汁分次服。

（4）火毒证：多见于大疱性表皮松解型药疹、重症多形红斑样药疹、剥脱性皮炎样药疹的病情进展期，治宜清营解毒，养阴泄热。方选犀角地黄汤加减，药用生石膏、白茅根各30g，生地炭、双花炭、天花粉、紫草各15g，莲子心、生栀子、地丁、黄连、生甘草各10g，犀角1g，每日1剂，水煎取汁分次服。

（5）气阴两伤证：重症药疹恢复期有大片脱屑及黏膜剥脱，治宜养阴益气，清热凉血。方选解毒养阴汤加减，药用南北沙参各15g，干生地、石斛、元参、花粉各10～15g，地骨皮、黄芪、丹皮、赤芍各10g，西洋参6g，每日1剂，水煎取汁分次服。

（6）外治法：小面积皮损可涂搽三黄洗剂；皮损广泛者可扑撒青黛散（石膏、滑石各120g，青黛、黄柏各60g）；结痂、干燥性损害可涂搽青黛膏（青黛散75g，凡士林适量）；剥脱性皮炎型药疹，在急性期可涂敷地榆炭麻油或紫草油，脱屑期外涂麻油或清凉油乳剂，每日2或3次。

糖皮质激素依赖性皮炎

糖皮质激素依赖性皮炎是突然停止长期外用含糖皮质激素的制剂和化妆品所致局部炎症性皮肤病。外用糖皮质激素具有较强的降低毛细血管通透性、减少渗出和细胞浸润、抑制表皮细胞增殖与分化、抗炎和抗过敏的作用，长期反复应用导致角层细胞减少和功能异常，破坏了表皮通透屏障，降低了角质层含水量，诱发多种炎症细胞因子释放，导致真皮组织炎症。

此外，由于表皮屏障被破坏，皮肤对外界光、热、轻微刺激等敏感性增强，进一步激发炎症反应，导致症状加重，只有继续应用含糖皮质激素的制剂或化妆品症状方能缓解，从而形成对糖皮质激素的依赖。

【诊断要点】

1. 好发年龄　任何人长期外用糖皮质激素制剂或含糖皮质激素的化妆品均会发病，临床多见于中青年女性。

2. 好发部位　多见于面部和颈部,其他部位长期外用糖皮质激素也可发生,尤其是组织疏松部位,如阴囊、女阴、腋下、股内侧等处。

3. 典型损害　长期大量外用糖皮质激素制剂可致局部皮肤潮红、萎缩变薄、毛细血管扩张、毛孔粗大、局部多毛、炎性丘疹、痤疮样疹、色素沉着和/或色素减退、继发感染、紫斑、干燥、脱屑等。突然停用后可致原有皮肤病的症状复发或加重,并出现非原发性皮肤病的损害,如浸润性潮红斑、水肿、丘疹、丘疱疹、脓疱、痤疮样疹、酒渣鼻样皮损等,严重者长期外用糖皮质激素的部位明显肿胀,尤其是组织疏松部位,可有少量渗出或继发真菌感染。皮损发生范围常超过原发皮肤病损害和糖皮质激素涂搽范围,但境界仍较清楚,消退过程中常伴有不等量的脱屑。

长期大面积大剂量外用糖皮质激素制剂,可产生系统应用糖皮质激素的副作用,如钠水潴留、高血压、高血糖、低钾血症、失眠、多汗、体重增加、肌无力、满月脸、向心性肥胖、骨质疏松、继发感染、原发感染灶加重和扩散、月经紊乱、胃或十二指肠溃疡、无菌性骨质坏死等,皮肤出现膨胀纹、紫癜、痤疮、水肿、皮肤变薄、皮肤干燥脱屑、全身多毛症、伤口延迟愈合、脂膜炎等损害。突然停药后可出现反跳现象和糖皮质激素撤药综合征等。

4. 自觉症状　局部停用糖皮质激素制剂后常有明显的干燥紧缩感,以及瘙痒、烧灼感、虫爬感和刺痛感。

5. 病程　一般局部皮肤连续涂搽糖皮质激素3～4周即可对其产生依赖性,在停药后2～10天会出现停药反应,且症状持续3周左右。

【治疗】

1. 一般治疗　本病防重于治,严格掌握糖皮质激素外用制剂的适应证,积极推广安全和规范应用糖皮质激素外用制剂,避免滥用,减少和避免该病的发生。停用可能含有糖皮质激素的滋润护肤、增白祛斑、美容嫩肤、缩肤除皱、褪红脱敏等外用制剂。合理选择外用糖皮质激素的种类、剂型、药效及含量,掌握正确的使用方法、范围、用量、疗程及停药方法等。

长期外用长效糖皮质激素制剂后若停用,可采取逐渐减少外用药次数和用量直至停药的方法,或改为能控制症状的弱效糖皮质激素制剂和非甾体类外用药替代,再逐渐减少外用次数和用量,最后停用。正确认识外用糖皮质激素的治疗作用与停用后所出现症状之间的关系,尽量克服停用糖皮质激素后的皮肤不适感及其依赖心理。症状明显、一般治疗效果不显著或皮肤萎缩较明显者,应坚持系统治疗和树立治疗本病的信心。

2. 全身治疗　可给予抗组胺药、钙剂和硫代硫酸钠及维生素类等,如苯海拉明 75～150mg/d、盐酸赛庚啶 6～12mg/d、盐酸西替利嗪 10mg/d、盐酸左西替利嗪 5mg/d、氯雷他定 10mg/d、盐酸司他斯汀 2mg/d、盐酸依匹斯汀 10mg/d 或非索非那定 60mg/d 等,分次或 1 次口服;10%葡萄糖酸钙 10ml、5%～10%氯化钙溴化钠 5～10ml 或 10%硫代硫酸钠 10ml,缓慢静脉推注,或加入 5%～25%葡萄糖溶液中缓慢静滴,每日 1 次;维生素 C 0.3～0.9g/d 分次口服,或 2～3g/d 静脉注射,以及烟酰胺 120～300mg/d、维生素 E 0.1～0.3mg/d 等,分次口服。复方甘草酸单胺 6 片/d 或雷公藤多苷 60mg/d,分次口服,单独或与其他抗过敏药合用,可有较好疗效。

皮损面积大、症状明显、需大剂量糖皮质激素外用或已出现糖皮质激素全身不良反应者,可停用外用药物,酌情系统应用能控制症状最小剂量的糖皮质激素,如醋酸泼尼松 15～30mg/d,分次口服;或复方倍他米松注射液 1ml,肌肉注射,3～4 周 1 次,维持治疗一段时间后逐渐减量至停药。

脓疱性损害或痤疮样疹,可给予盐酸四环素 1～2g/d 或米诺环素 100mg/d(12 岁以下儿童禁用)、红霉素 1～2g/d、甲硝唑 0.6g/d 或替硝唑 1g/d 等抗生素,较重的痤疮样疹可给予阿维 A 酸或异维 A 酸 20mg/d,分次或一次口服。

3. 局部治疗　　可外用炉甘石洗剂、维生素 B₆ 软膏、盐酸丙马卡因霜、维生素 C 霜、维生素 E 霜、乙氧苯柳胺乳膏、丁苯羟酸乳膏、硼酸软膏、氟芬那酸丁酯软膏、0.03%～0.075%他克莫司软膏,以及棕榈酸、胆固醇、神经酰胺的混合制剂等,伴发感染者可涂搽 2%莫匹罗星软膏、0.5%～1%新霉素软膏、1%红霉素软膏、1%克林霉素溶液或软膏等。

4. 物理疗法　　局部照射红光 15～20 分钟或氦-氖激光 10 分钟,或用 JDZ-3 型综合激光治疗仪照射,每日 1 次,连续 10～15 次,可收到较好疗效。症状明显者,局部冷敷或液氮冷喷可迅速缓解症状。

5. 中医治疗

(1) 加味三白汤:白花蛇舌草 30g,益母草 20g,生地黄 18g,茵陈膏、蒲公英各 15g,桑白皮、白芷、玄参各 12g,黄芩 9g,甘草 6g。面部潮红明显、肿胀明显、胃纳欠佳、舌苔黄腻者加藿香、薏苡仁、牡丹皮、紫草、生地榆;面部油腻者加生山楂、生薏苡仁;渗出明显者加车前子;痒痛甚者加徐长卿、苍耳子等。每日 1 剂,水煎取汁分次服。

(2) 牛蒡子汤:牛蒡子、金银花、生地各 15g,蔓荆子、白蒺藜、厚朴、羌活、白芷、菊花各 9g,荆芥、防风、连翘、桔梗、当归各 6g,薄荷 3g。每日 1 剂,水煎取汁分次服。

(3) 黄芩蝉蜕汤:黄芩、五味子、首乌、赤芍、连翘、生地黄各 15g,荆芥、防风、蝉蜕、桔梗、白芷各 10g,生甘草 5g。每日 1 剂,水煎取汁分次服。

（4）凉血消风汤:生地、当归、荆芥、知母、苦参、白蒺藜、地肤子、淡竹叶、玄参、火麻仁、枳壳、紫草、生石膏、珍珠母(后下)各 15g,蝉蜕、甘草各 15g,伴色素沉着、瘙痒剧烈者加白鲜皮、红花各 10g,久治不愈、颜面多脂者去枳壳、玄参,加茯苓、泽泻各 10g,结节成脓未溃者加皂角刺 15g。每日 1 剂,水煎取汁分次服。

（5）凉血消斑汤:生石膏 15g,生地、麦冬、元参各 12g,桑白皮、防风、黄芩、丹皮、赤芍各 9g,凌霄花、鸡冠花、红花各 6g,龙胆草 5g。每日 1 剂,水煎取汁分次服。

（6）局部治疗:可选用生地、玄参、海浮石、枸杞各 30g,夏枯草、金银花、蒲公英、槐花、黄芩各 15g,瘙痒重者加白鲜皮;水肿明显者加泽泻;或野菊花、蒲公英、蛇床子、白鲜皮、地肤子、葛根、白芷、花椒、明矾各适量,每日 1 剂,水煎取汁湿敷或外洗患处,每日 2～4 次。

第七章　职业性皮肤病

职业性皮肤病是指在生产劳动过程中接触化学性、物理性、生物性等有害物质所致的皮肤及其附属器损害的一组疾病。病因及发病机制复杂，随着工业化进程的发展，以及工作性质的多元化、所接触物质的多样性等，其发病率有明显升高趋势。

【诊断要点】

1. 好发人群　主要发生于从事有害因子劳动时间较久的中青年人及部分老年人。

2. 好发部位　依所从事职业的不同其皮损发生部位也不同，多见于头、面、颈、手、足、前臂、小腿等有害因子经常接触的暴露部位。

3. 典型损害　皮肤损害与非职业因素所致者相似，多数无特异性，同一致病因子可致不同类型损害，同一类型损害又可由不同致病因子引起，其严重程度与劳动环境、工作制度、劳动强度、个体耐受、防护措施、个人卫生、季节变换等有关。我国在 1998 年颁布的《职业性皮肤病诊断标准》中主要有以下类型。

（1）职业性皮炎：最为多见，约占全部职业性皮肤病的 90%，有害因子主要为物理性和化学性物质，如强酸、强碱、洗涤剂、高温、紫外线、X 线、油漆、橡胶、农药、杀虫剂、香料、汞剂、苯、油彩、染发剂等。急性损害为接触部位出现红斑、水肿、丘疹和丘疱疹，严重者可出现水疱、糜烂、渗液、结痂，甚至溃疡、坏死等，停止与原发致病物接触后可很快消退，再次接触可再发。

反复接触致病因子，部分患者的损害可呈亚急性或慢性改变，如干燥脱屑、角化皲裂、浸润肥厚、色素加深等，少数患者表现为对致病因子的高度敏感性，甚至皮损范围超出接触部位，呈进行性加重趋势。但也有少数患者反复接触致病因子后，皮损逐渐减轻，以至最终不再对致病物有任何反应。

（2）职业性色素改变：色素加深主要见于经常接触沥青、焦油类及高沸点分馏产物者，初为接触部位的红斑、丘疹，逐渐出现点状、片状、网状等不规则形的淡褐色至紫铜色斑，散在分布或呈弥漫性，消退缓慢。

色素减退主要见于长期接触对苯二酚、醛酚、环氧树脂或生产、接触含酚类物品者，也可见于少数经常接触焦油类及石油分馏产品者。皮损为乳白色至瓷白色境界清楚的不规则形斑点和斑片，部分可呈网状或虫蚀状，甚至损害类似白癜风。

（3）职业性痤疮：皮损为多发性毛囊性红色和淡黄色丘疹、丘疱疹和脓疱，逐渐形成粟粒至黄豆大丘疹和结节，内含乳酪状皮脂物，继发细菌感染可形成大小不等的囊肿，散在黑头粉刺样损害，愈后留点状或虫蚀状萎缩性瘢痕，偶可形成瘢痕疙瘩。

皮损与寻常性痤疮相似，有时较难区别，但职业性痤疮发生于有害因子经常接触部位，除发生于寻常性痤疮好发部位外，也见于手背、小腹、股前侧、小腿、外生殖器等部位。

（4）职业性感染性皮肤病：包括真菌、细菌、病毒、衣原体及寄生虫感染等，如屠宰业、肉类及皮毛加工者的类丹毒、奶牛饲养业者的挤奶人结节、渔业者的非典型分枝杆菌病、洗浴业者的足癣、煤炭业者的毛囊炎、林业者的恙虫病、水稻种植业者的钩虫皮炎等，并出现相应的皮肤损害。

（5）职业性浸渍、糜烂：多发生于长时间在潮湿环境及水中作业者的手足部。损害初为水或汗液浸泡部位皮肤发白、变软、起皱和肿胀，弹性降低，可因机械性摩擦使表皮剥脱，露出鲜红色糜烂面，可有少量渗液，容易继发细菌、真菌感染而使症状加重。

（6）职业性溃疡：多为接触化学物质如铬酸、氢氟酸、氢氧化钙、砷、锑、氟化物、硫酸二甲酯等所致，溃疡形态、大小、深浅等，可因接触物性质、接触方式、接触部位和接触时间而不同，如铬酸在皮肤微小伤口处引起圆形或椭圆形豆大凹陷性溃疡，边缘隆起，表面覆干燥性灰色痂，形成鸡眼状溃疡者，称为铬疮；砷、铬等化合物的气雾剂或颗粒黏附在鼻中隔处，形成的溃疡可造成穿孔等，溃疡愈合后留有瘢痕。

（7）职业性角化过度及皲裂：损害为有害物质接触部位皮肤点状、片状或弥漫性脱脂、干燥、粗糙、鳞屑、增厚，表面无光泽，质地较硬，弹性较差，脆性增强，常在皮纹处出现深浅和长短不一的线状或沟状裂隙，可有出血，冬季加重。多见于手工业者，以及长期接触柴油、煤油、汽油、水泥、苯类、洗涤剂和碱性物质者。

（8）职业性痒疹：损害初为淡红色瘙痒性丘疹，逐渐增大为绿豆至花生米大质硬的红褐色或灰褐色半球形结节，表面干燥粗糙有少量鳞屑，基底无明显浸润，部分角化明显呈疣状，周围可伴有抓痕、鳞屑、色素沉着及苔藓样改变。多发生于昆虫叮咬和螨虫所致皮炎处，或物理性、化学性等物质颗粒侵入处。

（9）职业性疣赘：皮损为有害物质经常接触部位大小不等的扁平或疣状增生物，表面光滑或粗糙，淡褐色至深褐色，散在或融合成较大的斑块，部分可呈不典型增生性损害或发生癌变。多见于长期接触沥青、焦油、石油及其他矿物油，以及多环芳香烃碳氢化合物、无机砷化合物、芳香胺类、偶氮染料和石棉制造等从业者。

（10）职业性毛发改变：包括局限性毛发增多、毛发折断、毛发脱落、毛发脱色等。如长期频繁的机械性摩擦可使搬运工肩胛区的毛发增粗变长、长期接触矿物油类者前臂和手背的毳毛折断、长期接触氯丁二烯或砷剂者的头发暂时性脱落、长期暴露于热蒸汽环境中或游泳运动员者的头发变黄等。

（11）职业性甲改变：包括甲变色、甲凹陷、甲变平、甲剥离、甲增厚、甲周炎等。如长期接触氯丁二烯者的甲变黄变白、长期接触碱性液体或油剂者的甲变平凹陷、洗涤工和造纸厂工人的甲剥离、木工和手工操作者的甲增厚、编织工和屠宰业者的甲沟炎等。

4. 自觉症状　接触部位皮肤、黏膜可有不同程度瘙痒、灼热、刺痛、灼痛、感觉降低等，一般毛发、甲和疣赘常无自觉症状。

5. 病程　病程长短不一，一般急性损害脱离接触物后可很快消退，慢性损害消退缓慢，而增生性损害则无自行消退倾向，部分甚至可呈进行性增殖发生癌变。甲增厚和毛发脱色在脱离接触物后可自行恢复。

6. 实验室检查　包括化学分析技术、巨噬细胞移动抑制试验和各种皮肤试验等，其中斑贴试验应用最多且阳性率最高。

【治疗】

1. 一般治疗　及时去除沾染在皮肤上的有害刺激物，对不易清除的接触物可使用对皮肤刺激性小的清洁剂，避免长期使用汽油、肥皂、洗衣粉等清洗。健全职业防护制度，普及卫生保健知识，改善劳动条件，优化工作环境，改进生产设备，调整工作时间，加强劳动保护，注意个人卫生。对少数职业接触物高度敏感者，应进行严密防护，或脱离含致敏物的环境。

2. 全身治疗

（1）抗组胺药：可选用盐酸赛庚啶6～12mg/d、马来酸氯苯那敏8～12mg/d、酮替芬2mg/d、盐酸西替利嗪5～10mg/d、氯雷他定5～10mg/d、咪唑斯汀5～10mg/d或多塞平25～75mg/d等抗组胺类药，分次或1次口服。既可单独应用，亦可联合或交替使用，如白天服用无嗜睡作用的新一代抗组胺药，睡前服用有镇静作用的第一代抗组胺药等。

（2）非特异性抗过敏药：可选用10％葡萄糖酸钙或5％溴化钠注射液10ml静脉注射，或加入5％～10％葡萄糖注射液250～500ml，与维生素C 2～3g静脉点滴，每日1次。

（3）糖皮质激素：皮损广泛、病情严重或有明显糜烂、渗出者，可酌情系统应用糖皮质激素,一般选用醋酸泼尼松30～45mg/d、地塞米松5～10mg/d或氢化可的松150～200mg/d,口服、肌注或静脉注射,病情缓解后逐渐减少用量至停药。

(4) 解毒剂:如①10％硫代硫酸钠注射液10ml/d,静脉注射,每日1次,可用于氰化物的解毒,兼有抗过敏的作用;②依地酸钙钠1g加入到5％～10％葡萄溶液200～300ml中,静脉滴注,3天1次,可与铅、铜、锰、铬、镍等多种金属离子,以及镭、铀、钍等放射性元素,形成稳定的可溶性络合物随尿液排出体外,尤其对于铅中毒者疗效较好;③1％亚甲蓝溶液5～10ml加入到25％葡萄糖溶液20～40ml中,静脉注射,用于苯胺、硝基苯等引起的高血红蛋白血症;④青霉胺1g/d,分次空腹服用,5～7天为一疗程,一般1～3个疗程,待血清重金属离子正常后,用量减半间歇性用药,具有较好的驱铜作用。

临床常用二巯丁二钠治疗急、慢性金属中毒,肌肉和静脉注射均可。肌肉注射用量为0.5g/d,每日2次,5天为一疗程。静脉注射时将药物融入生理盐水或5％葡萄糖注射液中,配成5％～10％二巯丁二钠溶液缓慢注射(10～15分钟注射完毕),其中急性金属中毒首剂2g(儿童30～40mg/kg),以后1次1g,每小时1次,视病情用药4～5次,第2天减量;亚急性金属中毒用量1g/次,1天2～3次,连续3～5天;慢性金属中毒1g/d(儿童20mg/kg),1天1次,每周连续3天,停药4天为一疗程,视病情可用2～4个疗程。该药可与锑、汞、砷、铅、铜等金属离子形成稳定的络合物随尿排出而起到解毒作用。

(5) 维生素类:常给予维生素C 0.6～0.9g/d,分次口服,或维生素C 2～3g静脉滴注,每日1次;维生素E 0.2～0.3g/d、维生素P 600～900mg/d,分次口服。

(6) 维A酸类:慢性角化性结节和斑块、痤疮样疹等损害,可选用阿维A酸20～40mg/d、异维A酸20～40mg/d或维胺酯50～100mg/d,分次或1次口服。

(7) 抗生素:细菌感染者可给予红霉素2～4g/d、阿奇霉素250～500mg/d、四环素1～2g/d、多西环素100～200mg/d、二甲胺四环素100～200mg/d、头孢氨苄1～4g/d、氧氟沙星400～600ng/d、甲硝唑0.4～0.6g/d等,分次或1次口服。真菌感染者可给予伊曲康唑400mg/d、特比萘芬250mg/d或氟康唑150mg/周,分次或1次口服。

病毒感染者可给予阿昔洛韦1～2g/d、阿糖腺苷10～15mg/kg·d、利巴韦林0.9～1.2g/d、聚肌胞1～2mg/次或干扰素-α(1～3)×10⁶U/次,口服、静滴或肌注。寄生虫感染者,可给予甲硝唑0.4～0.6g/d、替硝唑1g/d、阿苯达唑400mg/d等,分次或1次口服。

3. 局部治疗

(1) 水肿、糜烂、渗出性损害：可选用 3％硼酸溶液、0.05％黄连素溶液、1:10000 高锰酸钾溶液、生理盐水、1.5％醋酸铅溶液或 33％～50％硫酸铝溶液冷湿敷，每次 15～20 分钟，每日 2～4 次。

(2) 红斑、丘疹和无渗出的急性损害：可涂搽炉甘石洗剂、1％酚炉甘石洗剂、1％樟脑炉甘石洗剂、2％多塞平霜、1％苯海拉明霜，或 1％氢化可的松霜、0.1％丁酸氢化可的松霜、0.1％糠酸莫米松霜、0.025％～0.1％曲安奈德霜等，每日 2 次。

(3) 溃疡性损害：可选用氧化锌糊、氧化锌油、10％黑锌油、5％糠馏油糊、2.5％～5％过氧化苯甲酰乳膏或凝胶，或 2％莫匹罗星软膏、2％碘酊、5％聚维酮碘液、3％磷霉素软膏或 3％盐酸环丙沙星软膏等抗生素制剂，每日 2～3 次。

铬溃疡可先用 10％亚硫酸钠溶液或 5％硫代硫酸钠冲洗后，外涂 3％二巯基丙醇软膏、5％依地酸钙软膏或维生素 C 软膏，每日 2 或 3 次。

(4) 角化性和苔藓样损害：可选用氧化锌软膏、10％黑豆馏油软膏、10％～20％糠馏油软膏、0.1％维 A 酸乳膏、去炎松贴膏，以及复方醋酸肤氟轻松酊、0.05％卤米松软膏、0.1％哈西奈德软膏、复方曲安奈德软膏、氟芬那酸丁酯软膏等，每日 2～3 次。皲裂处可涂搽 10％尿素脂、10％硫磺水杨酸软膏、1％尿囊素脂、0.2％求偶素软膏或甘油搽剂等，每日 3～5 次。

(5) 色素性损害：色素沉着性损害可外用 1％白降汞霜、维生素 E 霜、20％壬二酸霜、3％氢醌霜或超氧化物歧化酶霜等，每日 2～3 次。色素减退性损害可外用 0.05％盐酸氮芥乙醇、0.0002％他卡西醇软膏或 0.005％卡泊三醇软膏等。

4. 封闭疗法　顽固难退且较为局限的肥厚性及结节性损害，局部可注射长效糖皮质激素，如用 1％普鲁卡因或 1％利多卡因溶液稀释而成的 1％醋酸泼尼松龙混悬液、0.5％甲泼尼龙醋酸酯混悬液、1％曲安西龙双醋酸酯混悬液、0.2％复方倍他米松混悬液或 1％曲安奈德混悬液等 1～2ml，每周或每月 1 次。

5. 物理疗法　结节性损害可采用微波、CO_2 激光、液氮冷冻等方法去除；溃疡性损害可照射紫外线、微波、氦-氖激光等；色素减退性损害可照射 PUVA、UVB 或 UVA 等。

6. 外科疗法　有癌变倾向或已恶变的肿瘤，在明确诊断后，应及时手术彻底切除。

第八章　红斑、丘疹鳞屑性皮肤病

多形红斑

多形红斑是一种以水肿性红斑、丘疹、丘疱疹、水疱等多形性损害为主要临床表现的急性炎症性皮肤病。病因及发病机制复杂,可能是机体对某些变应原产生的一种变态反应,机体的生理性和病理性、病原体感染、饮食及气候变化等,均可成为其诱发因素,某些药物也可诱发本病,但常诊为药疹,故临床上将病因不明者称特发性多形红斑,有明确病因者称症状性多形红斑。

【诊断要点】

1. **好发年龄**　主要见于儿童和青年人,男女均可发病,好发于春、秋季节。

2. **好发部位**　多发生于面、颈、手足背、前臂及小腿伸面,严重者可累及口腔、鼻腔、眼、尿道、肛门、外生殖器等处黏膜。

3. **典型损害**　常起病突然,重症者发疹前可有高热、头痛、咽痛、肌痛和关节痛等前驱症状。多数损害最初为水肿性红色斑疹或风团样损害,并在此基础上出现丘疹、丘疱疹、紫癜、水疱、大疱、血疱或坏死,呈多形性。

水肿性红斑呈圆形或类圆形,可缓慢向四周扩展,中央水肿吸收凹陷且颜色变为暗紫红色,外观似靶环或虹膜状,为本病最具特征性的损害。黏膜处损害可破溃形成糜烂面甚或溃疡,症状严重者可造成角膜溃疡。

损害数量一般较多,散在分布或群集,常对称分布,愈后留暂时性色素沉着,偶可形成瘢痕。严重者皮损泛发甚至发展成中毒性表皮坏死松解症,极少数患者可伴发支气管肺炎、败血症、睾丸炎、膀胱炎、尿道炎、消化道溃疡,甚至坏死性胰腺炎、肾功能衰竭等。

4. **自觉症状**　患处常有不同程度的瘙痒和灼热感,黏膜损害可有疼痛甚至剧痛。重症者可伴有发热、乏力、头痛等全身症状。

5. **病程**　本病轻症者1～2周、重症者3～6周自愈,但可反复发作。重症者治疗不及时可危及生命。

6. **实验室检查**　重症病例外周血白细胞增多或减少,嗜酸粒细胞增加,轻度贫血,血沉增快,尿中可有蛋白和红细胞。10%～30%患者胸部 X 线可有肺部炎症改变。

【治疗】

1. 一般治疗　积极寻找和去除可能的诱发因素,停用可疑的致敏药物,根除感染灶。重症患者应卧床休息,严密观察病情变化,同时给予支持疗法,加强黏膜护理,预防继发感染。

2. 全身治疗

(1) 轻症多形红斑:可给予盐酸西替利嗪 5～10mg/d、马来酸氯苯那敏 8～12mg/d、氯雷他定 5～10mg/d、咪唑斯汀 5～10mg/d 或羟嗪 75～150mg/d 等抗组胺药,单用或联用,同时加用维生素 C 0.6g/d 和维生素 E 0.1～0.3g/d,分次或 1 次口服。亦可给予 10％葡萄糖酸钙或 10％硫代硫酸钠 5～10ml,静脉注射,每日 1 次。必要时可给予免疫抑制剂或进行血液透析。

(2) 重症多形红斑:酌情给予糖皮质激素,如醋酸泼尼松 60～90mg/d、地塞米松 10～15mg/d 或氢化可的松 200～400mg/d,口服、肌注或静脉注射,症状缓解后逐渐减少用量至停药,但与单纯疱疹相关的多形红斑应避免应用。黏膜损害或合并感染灶者,可加用红霉素 2～4g/d(儿童 30～50mg/kg·d)、阿奇霉素 250～500mg/d(儿童 10～13mg/kg·d)或头孢氨苄 1～4g/d(儿童 25～50mg/kg·d)等抗生素,口服或静滴。

大剂量静注人免疫球蛋白 200～400mg/kg·d,连用 3～5 天,能迅速阻断皮肤坏死松解,具有调节细胞因子的释放和强有力的抗感染能力,亦可用于糖皮质激素有禁忌者。全身症状明显者,可给予阿司匹林 0.6～0.9g/d、吲哚美辛 50～75mg/d 或布洛芬 0.6～1.2g/d 等解热镇痛剂。

(3) 单纯疱疹相关性多形红斑:可给予(症状出现前用药效果最好)阿昔洛韦 1～2g/d,分次口服,共 5～7 天,预防复发(1 年复发 5 次以上)时,疗程一般为6 个月。10％碘化钾溶液 20～30ml/d,分次口服,亦有较好疗效。此外,氨苯砜、氯喹或羟氯喹等也可试用。

3. 局部治疗

(1) 皮肤损害:红斑、丘疹性损害,可外用炉甘石洗剂、1％薄荷炉甘石洗剂、1％樟脑炉甘石洗剂,或 0.05％卤米松霜或软膏、0.05％丙酸氯倍他索软膏、复方曲安奈德软膏等糖皮质激素制剂,每日 2 或 3 次。

糜烂有渗液的损害,可选用 3％硼酸溶液、0.5％新霉素溶液、1％～3％醋酸铝溶液、生理盐水或 1:8000 高锰酸钾溶液(外阴损害可选用 0.1％依沙吖啶溶液或 1‰黄连素溶液)湿敷,每日 3～5 次,每次 10～15 分钟,待渗液减少后涂搽40％氧化锌油或 20％糠馏油鱼石脂糊剂,每日 2 次。

大疱性损害可用无菌注射器抽吸后,外涂炉甘石洗剂或单纯扑粉,每日 3～

5 次。继发细菌感染的损害，可涂搽 2%莫匹罗星软膏、1%新霉素软膏、3%磷霉素软膏或 0.2%盐酸环丙沙星软膏，每日 2～3 次。

（2）口腔损害：可选用 3%过氧化氢溶液、4%碳酸氢钠溶液、复方氯己定溶液、复方硼砂溶液或多贝尔液含漱，每日 3～5 次。进食前可用 0.5%利多卡因液含嗽，糜烂处点涂 1%地卡因龙胆紫溶液或利多卡因溶液，每日数次。

伴真菌感染者可口含制霉菌素 50 万 U/次，每日 4 次，必要时给予伊曲康唑200mg/d 或特比萘芬 250mg/d，1 次口服。

（3）眼睛损害：用生理盐水、0.1%洗必泰溶液或 2%硼酸溶液清除眼部分泌物后，点涂 0.25%～0.5%可的松混悬液、0.25%～0.5%四环素可的松眼膏、0.5%金霉素眼膏、0.5%～1%庆大霉素眼药水、0.3%诺氟沙星眼药水或 1%红霉素眼膏，每日 3～5 次。一般糖皮质激素与抗生素应交替使用，且白天应用眼药水，夜间应用眼药膏，以预防球结膜粘连和角膜穿孔。

4. 物理疗法　寒冷性多形红斑可照射氦-氖激光、紫外线或微波，每日 1次，连续 5～7 次。

5. 中医治疗

（1）湿热证：皮肤鲜红色斑疹、斑丘疹，可见大小不等的水疱，自觉瘙痒灼热，低热，伴四肢倦怠、关节痛、纳呆；舌质红，苔黄腻，脉滑数。治宜清热利湿，佐以凉血，方选四妙永安汤加减，药用金银花、玄参各 30g，车前子、赤芍各 15g，黄柏、黄芩、连翘、栀子、苍术、防己、紫草、木通各 9g，甘草 6g。热盛口渴加生石膏、竹叶；关节痛加鸡血藤、秦艽、桂枝。每日 1 剂，水煎取汁分次服。

（2）寒凝血瘀证：手足皮肤暗红色斑疹、斑丘疹，严重者累及面部，遇冷发生或皮损加重，伴畏寒喜热，手足厥冷；舌质暗红，苔白，脉沉迟。治宜温阳散寒，活血通络，方选当归四逆汤加减，药用鸡血藤 15g，吴茱萸、茯苓、白术、桂枝、白芍、当归各 10g，干姜 6g，陈皮 5g。气虚加生黄芪、党参；关节痛加老鹳草、秦艽；发于上肢加姜黄，下肢加木瓜。每日 1 剂，水煎取汁分次服。

（3）热毒炽盛证：皮肤多发性紫红色斑，迅速蔓延至全身，并有大疱出现，黏膜糜烂，壮热不退，甚则神昏谵语；舌质绛，脉洪数。治宜清热解毒，凉血利湿，方选犀角地黄汤加减，药用金银花、大青叶、生地各 30g，丹皮、地丁、赤芍、茵陈各15g，防己、栀子、黄芩各 9g，犀角 6g，每日 1 剂，水煎取汁分次服。

（4）外用治疗：寒凝血瘀型者可选用干姜、甘草各 9g，水煎熏洗患处，每次20 分钟，每日 1 次，亦可涂搽辣椒素酊或软膏及樟脑酊。湿热证者可选用黄柏、地榆各 30g，水煎外洗患处，每次 15～20 分钟，每日 2 次。伴有糜烂渗出者，可外涂湿疹散油膏剂，每日 1 次。

中毒性表皮坏死松解症

中毒性表皮坏死松解症为广泛性表皮全层剥脱伴坏死松解的非金黄色葡萄球菌性疾病。发病常与药物(主要为抗生素、解热镇痛药、镇静安眠药和磺胺类药)的不良反应有关,亦可为移植物抗宿主病,少数无明显诱因可寻或有遗传背景。

【诊断要点】

1. 好发年龄　主要见于成年人,少数发生于儿童,男女均可发生。

2. 好发部位　可发生于全身各处皮肤,多数泛发。85%～95%患者的口腔、咽、外生殖器、呼吸道、消化道等处黏膜受累。

3. 典型损害　起病急骤,发疹前常有发热、咽痛、眼睛不适等前驱症状。皮损初为大小不等的潮红斑和暗红色斑,半数皮损呈多形红斑样,在红斑基础上中央发生丘疹、丘疱疹、紫癜、水疱、大疱、血疱或坏死,部分呈靶环或虹膜状。

皮损发展迅速,一般3～4天甚或在几小时内便可累及体表面积的30%以上,颜色变为暗紫红色或青铜色,并出现大小不等的松弛性大疱,尼氏征阳性,轻微摩擦即可导致表皮剥脱,露出鲜红色糜烂面,似浅表烫伤样,未发生水疱的皮损常呈皱缩状态。少数患者伴发肝炎、肺炎或肾小球肾炎。

4. 自觉症状　常有不同程度的瘙痒和灼痛感,压痛较明显。多数患者伴有发热、周身不适、乏力、关节痛、淋巴结肿大等全身症状,累及消化道、呼吸道、泌尿系、心血管等出现相应症状。

5. 病程　多数患者经过4～6周后症状自行缓解,病情危重者死亡率为15%～25%。

6. 实验室检查　外周血白细胞和嗜酸性粒细胞增多,但病情危重者可降低;血沉增快;少数患者血清转氨酶增高和表皮细胞间抗体阳性。

7. 组织病理:病损处活检组织病理示,表皮下大疱,可见局灶性表皮全层坏死;真皮浅层血管周围少数淋巴细胞浸润。

【治疗】

1. 一般治疗　积极寻找和去除可能的诱发因素,停用一切可疑药物,并促进药物排泄,禁用与可疑致敏药物化学结构类似和可能引起交叉过敏的药物。加强皮肤、黏膜及消化道、呼吸道的护理,避免摩擦和挫伤,严密观察病情变化,尤其是伴有多脏器功能异常者。加强支持疗法,保持水、电解质平衡。

按烧伤常规护理,建立外周静脉通道,必要时将患者置入烧伤或 ICU 病房。

急性期伴有消化道黏膜损伤者,应避免口服药物,以免引起黏膜划伤和刺激,加重黏膜损伤和造成消化道出血。

2. 全身治疗

(1)糖皮质激素:早期足量使用,尤其是发病4天内应用可成为影响患者预后的关键。常用药物和剂量为氢化可的松5～10mg/kg·d、琥珀酸钠氢化可的松7～14mg/kg·d或甲泼尼龙40～120mg/d,加入到5%～10%葡萄糖溶液2000～4000ml中,尽可能24小时持续静脉滴注。病情稳定和缓解后逐渐减量,每次减量以当时用量的10%～20%为宜,最后用醋酸泼尼松口服维持治疗一段时间后停药。

近年有研究认为,系统应用糖皮质激素应慎重考虑其利弊,并认为在发病24小时内应用最为有效,且主张应用糖皮质激素冲击治疗,但有时在发病24小时内很难预测和判断其病情进展情况,且过早应用糖皮质激素冲击治疗可能有一定的盲目性。国外部分学者认为,本病应用糖皮质激素治疗可能会加重病情和增加死亡率,但目前国内多数学者认为糖皮质激素仍是治疗本病的主要药物,且治疗成功的经验也较丰富。

(2)人免疫球蛋白:重症患者可给予人免疫球蛋白200～400mg/kg·d,静脉滴注,连用3～5天,能迅速阻断皮肤坏死松解,具有调节细胞因子的释放和强有力的抗感染能力,且能缩短病程,降低死亡率。国内外已有较多治疗成功的报道,并可代替糖皮质激素有禁忌证患者的用药。

(3)抗生素:继发感染或作为大剂量应用糖皮质激素的预防感染用药,可给予不易致敏的广谱抗生素,如阿奇霉素500mg/d、红霉素2～4g/d、头孢唑林钠1～4g/d、头孢氨苄1～4g/d、头孢拉定2～4g/d、头孢曲松1～2g/d、林可霉素1.5～2g/d等,或根据细菌培养和药敏结果选用敏感抗生素,但应避免选用可疑致敏药物及与其化学结构类似的药物。继发真菌感染者,给予伊曲康唑200mg/d或特比萘芬250mg/d等抗真菌药物。

(4)抗组胺药:伴有瘙痒者可给予盐酸西替利嗪5～10mg/d、盐酸左西替利嗪5mg/d、盐酸赛庚啶6～12mg/d、氯雷他定5～10mg/d或咪唑斯汀5～10mg/d等抗组胺药物,分次或1次口服。

(5)维生素类:给予维生素C 2～3g/d,静脉滴注;维生素E 0.1～0.3g/d,复合维生素B 3～6片/d等,分次口服。

(6)免疫抑制剂:可与糖皮质激素同时应用,以减少糖皮质激素用量。常选用环磷酰胺100～200mg/d或环孢素3～5mg/kg·d,分次口服或静滴。

(7)其他:包括高能量流食、能量合剂、输全血或血浆、血浆置换、透析等,可根据患者病情酌情选用。

　　3. 局部治疗

　　(1) 皮肤损害：疱液用无菌注射器抽吸后表面扑撒消毒的单纯扑粉。糜烂有渗液的损害用3％硼酸溶液、生理盐水、1∶8000高锰酸钾溶液、0.1％依沙吖啶溶液或1‰黄连素溶液间断性湿敷后，涂搽0.5％硝酸银溶液、1∶2000氯己定溶液、40％氧化锌油或1％依沙吖啶氧化锌油等，每日3次。已坏死的组织应及时清除。

　　(2) 黏膜损害：口腔糜烂者，可用2％～4％碳酸氢钠溶液、复方氯己定溶液、复方硼砂溶液或多贝尔液含漱，每日3～5次，疼痛明显者进食前可用0.5％利多卡因溶液含漱。

　　外阴及肛周损害，先用0.1％依沙吖啶溶液或1‰黄连素溶液湿敷后，涂搽40％氧化锌油、0.5％新霉素氧化锌油，或2％莫匹罗星软膏、1％新霉素软膏、3％聚维酮碘液、0.2％盐酸环丙沙星软膏等抗生素制剂，每日2次。

　　(3) 眼睛损害：可应用生理盐水、0.1％氯己定溶液或2％硼酸溶液间断性冲洗后，外涂0.25％～0.5％四环素可的松眼膏。亦可白天点涂0.25％～0.5％可的松眼药水、0.5％～1％庆大霉素或0.3％诺氟沙星眼药水，夜间点涂0.5％可的松眼膏、0.5％金霉素眼膏或1％红霉素眼膏，防止继发感染和结膜粘连。

　　4. 物理治疗　可将皮损暴露于红外线灯下。

　　5. 中医治疗

　　(1) 火毒炽盛证：全身皮肤泛发性红斑或紫红色斑，肿胀较明显，可见大疱、糜烂、渗液和脱屑，自觉灼热明显，口腔、外阴黏膜溃烂、灼痛，伴高热、头痛甚或神昏谵语，口干烦渴，大便秘结，小便短赤或血尿，舌红绛，苔黄厚干或黄厚腻，脉滑数。治宜泻火解毒，凉血清营，方选牛角地黄汤加减，药用水牛角(先煎)、生地各30g，生石膏、鱼腥草、紫草各20g，土茯苓、丹皮、麦冬、元参各15g，山栀子12g，黄连10g，甘草6g，外阴黏膜溃烂疼痛者加龙胆草12g；大便秘结不痛者加大黄10g。每日1剂，水煎取汁分次服。

　　(2) 气阴两伤证：见于疾病后期，皮疹暗红，大片脱屑，神疲乏力，口干唇燥，大便秘结，舌红少苔，脉细弱。治宜益气和胃，养阴清热，方选生脉饮加减，药用太子参30g，生地20g，淮山药、薏苡仁、麦冬、石斛、元参、沙参各15g，五味子、丹皮各12g，每日1剂，水煎取汁分次服。

　　(3) 外治法：水疱、糜烂渗液性损害可选用五倍子、大黄、苦参、地榆、紫草各30g，枯矾20g，水煎汁湿敷患处，每日3～5次，每次15分钟，间歇期可涂搽青黛油或黄连油。口腔、外阴黏膜糜烂性损害，可扑撒青黛散、锡类散或喉风散；或选用紫草 20g、淡竹叶 15g、甘草 10g,水煎汁漱口。

Wissler 综合征

Wissler 综合征亦称变应性亚败血症性红斑,是一种间歇性高热、皮肤反复发作的红斑性疾病。病因不明,可能与细菌毒素、疫苗接种、食物、花粉等所致的过敏反应有关。

【诊断要点】

1. 好发年龄 多见于青年女性和儿童。

2. 好发部位 皮损主要发生于面、颈、胸和四肢,黏膜一般不受累。

3. 典型损害 皮损常为数量较多、大小不等、散在或融合成片的潮红色斑疹、斑片,伴有形状各异的风团,偶见丘疹、丘疱疹,皮温增高,压迫退色。皮损常与高热伴随发生,在高热持续阶段皮疹明显,体温正常后皮疹也随之减轻或消退,如此反复发作。

4. 自觉症状 皮损常伴有不同程度瘙痒。多数患者高热为间歇性,伴肌痛、乏力、倦怠、关节痛、一过性黄疸、脾肿大等全身症状,但患者一般情况较好,热退后活动如常。

5. 病程 皮疹常与高热并发,热退皮疹也消退,病程常迁延数周至数月。

6. 实验室检查 外周血多形核白细胞数可高达$(15\sim25)\times10^9$/L,嗜酸性粒细胞明显增多。血沉增快,血培养阴性。C-反应蛋白增高,免疫学检测指标阴性。

【治疗】

1. 一般治疗 积极寻找和去除可能的诱发因素,消除感染灶,可疑药物引起者,及时停用并加强排泄,避免再次应用或与可疑致敏药物化学结构类似和可能引起交叉过敏的药物。高热阶段应卧床休息,注意保暖,避免受凉,防止高热惊厥。给予易消化清淡、高维生素含量的饮食,避免食用鱼腥海味和辛辣刺激性食物。

2. 全身治疗 发热和关节疼痛者,可给予吲哚美辛 50～75mg/d、布洛芬0.8～1.2g/d、双氯芬酸钠 50～75mg/d、吡罗喜康 20mg/d、阿司匹林 0.9～1.8g/d 或保泰松 0.3～0.6g/d 等解热镇痛剂,分次口服。严重病例可应用糖皮质激素,如醋酸泼尼松 30～45mg/d 或地塞米松 5～7.5mg/d(儿童用量酌减),分次口服,症状控制后逐渐减量维持治疗一段时间。

伴有细菌感染者,给予新霉素 1～2g/d、头孢氨苄 1～4g/d、头孢曲松 1～2g/

d、头孢唑肟2～4g/d等广谱抗生素,必要根据细菌培养及药敏结果选用敏感抗生素。

一般治疗症状控制不明显者,可给予免疫抑制剂,如甲氨蝶呤10～15mg/d、环磷酰胺100～200mg/d或环孢素3～5mg/kg·d等,分次口服或静注。

3. 局部治疗　皮损红热明显或伴有瘙痒者,可涂搽炉甘石洗剂、1%薄荷炉甘石洗剂、1%冰片炉甘石洗剂或单纯扑粉,每日3～5次。

4. 中医治疗

(1) 热盛证:皮肤大片红斑、风团,可见散在丘疱疹,瘙痒明显,伴壮热,关节疼痛,口干欲饮,行走困难;舌质红,苔黄微干,脉浮数。治宜清热凉血,解毒退斑,方选清瘟败毒饮加减,药用绿豆衣、板蓝根、大青叶、银花各15g,凌霄花、鬼箭羽、生地、紫草、玄参各10g,炒牛蒡子、桔梗、升麻、甘草各6g,红花4.5g,每日1剂,水煎取汁分次服。

(2) 毒重证:体热持久不退,关节胀痛,皮疹呈猩红热样,皮温升高,散在瘀斑、紫斑,口腔黏膜可见红斑、丘疹,伴有烦躁、唇焦,舌乳头明显;苔少或无苔,脉数。治宜解毒护阴,凉血退斑,方选犀角地黄汤加减,药用银花炭、生地炭、绿豆衣、山药各30g,生石膏、水牛角、鬼箭羽、玳瑁各15g,炒丹皮、寻骨风、连翘、紫草、赤芍、寄生各10g,炒黄芩、红花各6g,每日1剂,水煎取汁分次服。

猩红热样红斑

猩红热样红斑是一种病因不明的全身性或局限性红斑性疾病,部分可能与某些药物或细菌外毒素所致的过敏反应有关。

【诊断要点】

1. 好发年龄　任何年龄不同性别均可发病,但多见于儿童和青年人。

2. 好发部位　皮损常泛发全身,个别局限于掌跖部。一般黏膜不受累。

3. 典型损害　发疹前可有低热、咽痛等前驱症状。皮疹初为散在或群集的轻微水肿性鲜红色斑点、斑片,数量迅速增多并相互融合,似猩红热样皮疹,泛发或累及全身大部分皮肤。炎症消退脱屑而愈,不留痕迹。病程中可有指(趾)甲和头发脱落。

4. 自觉症状　皮损常有不同程度的瘙痒和灼热感,部分患者可有低热、乏力及咽痛等全身症状。

5. 病程　病程自限,皮疹一般10～20天自行消退。

6. 实验室检查　外周血白细胞总数正常或轻微增高,中性粒细胞比值升高。特异性链球菌抗毒素转白试验(Schultz-Charlton)阴性。

【治疗】

1. 一般治疗　积极查找可能的诱发因素,疑为药物所致者及时停用,并避免再次应用或与致敏药物化学结构类似和可能引起交叉过敏的药物。注意休息和保暖,避免食用鱼腥海味和辛辣刺激性食物。

2. 全身治疗　可给予苯海拉明75～150mg/d、马来酸氯苯那敏8～12mg/d、盐酸赛庚啶6～12mg/d、盐酸西替利嗪10mg/d、盐酸左西替利嗪5mg/d、阿伐斯汀16～24mg/d、依巴斯汀5～10mg/d、氯雷他定10mg/d或特非那丁120mg/d等抗组胺药物,分次或1次口服;10%葡萄糖酸钙注射液10ml、5%～10%氯化钙溴化钠注射液5～10ml或10%硫代硫酸钠注射液10ml,缓慢静脉推注,或加入5%～25%葡萄糖溶液中缓慢静滴,每日1次,亦可口服葡萄糖酸钙片4～6片/d。同时加用维生素C 0.3～0.9g/d,分次口服,或2～3g/d静脉滴注。

严重病例可系统应用糖皮质激素,如氢化可的松50～150mg/d、地塞米松2.5～7.5mg/d或醋酸泼尼松15～45mg/d,分次口服、肌注或静注,症状缓解后逐渐减量至停用。

3. 局部治疗　患处可涂搽炉甘石洗剂、1%酚炉甘石洗剂或1%樟脑炉甘石洗剂,每日3～5次。亦可薄涂1%氢化可的松霜、0.1%丁酸氢化可的松霜或0.1%糠酸莫米松霜等糖皮质激素制剂,每日2次。

4. 中医治疗　本病治宜清热解毒,凉血祛风,方选凉血消风汤加减,药用生石膏、白茅根、生地各30g,银花15g,白芍12g,牛蒡子、荆芥、防风、人参、知母各9g,甘草6g,升麻3g,每日1剂,水煎取汁分次服,儿童用量酌减。

持久性色素异常性红斑

持久性色素异常性红斑又称灰色皮病,是一种病因不明伴色素沉着的红斑性皮肤病。少数患者的发病可能与服用硝酸胺或鞭虫感染有关。

【诊断要点】

1. 好发年龄　患者可见于任何年龄不同性别,但绝大多数在40岁之前发病。

2. 好发部位　皮损常对称发生于面、颈、躯干和四肢,一般掌跖、头皮、指(趾)甲和黏膜不受累。

3. 典型损害　皮损初为境界较清楚、大小不等、圆形或类圆形的红斑,中央皮损呈灰黑色,边缘轻微隆起并向四周缓慢扩展,可相互融合成多环状和不规则形的斑片,最后红色边缘消退,留暗蓝灰色色素沉着而愈。

4. 自觉症状　一般无自觉症状,少数患者在皮损扩展期可有轻微瘙痒。

5. 病程　皮损可间断性发生,病程常迁延数月至数年,色素沉着常经久不退。

6. 实验室检查　皮损处活检组织病理示,表皮基底细胞液化变性,真皮浅层慢性带状炎症细胞浸润,并可见大量噬黑素细胞。

【治疗】

1. 一般治疗　本病病因不明,缺乏有效的防治措施,但患处常需避光治疗。

2. 全身治疗　可试用氯法齐明 100mg/d、氨苯砜 100mg/d,分次口服,疗程 3～8 月,部分患者可有较好疗效,大剂量维生素 A 10 万 U/d,2 周为一疗程,也可使皮损暂时消退,加服维生素 C 0.6～1.2g/d 和维生素 E 0.3g/d,可增强疗效。此外,大剂量维生素 C 2～3g/d,静脉推注,每日 1 次,亦可试用。

3. 局部治疗　皮损在扩展期可外用 1% 氢化可的松霜、0.1% 丁酸氢化可的松霜、0.1% 糠酸莫米松乳膏或 0.025%～0.1% 曲安奈德软膏等糖皮质激素制剂,每日 2 次。炎症控制后可涂搽 10%～20% 尿素软膏、5%～10% 水杨酸软膏、5%～10% 硫磺软膏或 0.025%～0.1% 维 A 酸乳膏,每日 1 次。

色素沉着斑可外用 2%～5% 氢醌霜、维生素 C 或维生素 E 乳膏,每日 3 次,亦可在外出时暴露部位涂搽防晒霜。

4. 中医治疗　病情进展期可服用六味地黄丸,每次 6g/d,每日 3 次;静止期和色素沉着斑可服用金匮肾气丸,每次 6～9g/d,每日 3 次。

白色糠疹

白色糠疹是一种非特异性白色鳞屑性皮肤病。发病可能当淋球菌感染、肠道寄生虫或营养代谢异常等因素有关,风吹、日晒、肥皂水刺激及糠秕孢子菌感染等可能为其促发和加重因素。任何季节均可发病。

【诊断要点】

1. 好发年龄　多见于儿童和少年,偶见于青壮年,男女均可发生。

2. 好发部位　好发于面部,偶见于颈部、四肢和躯干。

3. 典型损害　皮损初为少数孤立散在的圆形和类圆形淡红色斑,逐渐转为淡白色,或初始即为淡白色斑,境界不十分清楚,数量和面积逐渐增多和扩大,可相互融合成面积较大的斑片,表面干燥有少量细小鳞屑,基底无浸润和炎症表现。一般皮损在冬春季节较为明显,夏季减轻或不明显。

4. 自觉症状　皮疹初发时可有轻微瘙痒和干燥紧缩感，以后多无自觉症状。

5. 病程　皮损能自行消退，但可持久存在数月至数年。

【治疗】

1. 一般治疗　患处避免强烈日光照射和肥皂水、外用药刺激，加强营养，多食用富含维生素的食物。

2. 全身治疗　肠道有寄生虫者，可给予阿苯达唑200～400mg/d或噻苯达唑25～50mg/kg·d，分次口服。口服维生素 B_6 30～60mg/d 和维生素 B_2 15～30mg/d 等，可能对促进皮损消退有所帮助。

3. 局部治疗　患处可外用5％尿囊素硅油霜、2％水杨酸软膏、3％～5％硫磺霜或无刺激性的皮肤润滑剂，亦可涂搽1％氢化可的松霜、0.1％丁酸氢化可的松霜、0.1％糠酸莫米松乳膏等弱效糖皮质激素制剂，每日2次。

4. 物理疗法　皮损进展期照射 UVA、UVB 或 PUVA，对控制炎症有所帮助。

5. 中医治疗

(1) 风热扑肤证：颜面淡红色斑片，上覆少量糠秕样鳞屑，轻微瘙痒。治宜疏风清热，和胃止痒，方选消风散加减，药用白茅根 30g，生地 15g，炒牛蒡子、杭菊花、荆芥、连翘、丹皮、浮萍各 10g，蝉衣 6g，焦山栀、黄芩各 4.5g，每日 1 剂，水煎取汁分次服。

(2) 脾失健运证：面部淡白色斑，搔之有白屑，纳谷不香，胃脘不适。治宜健脾和胃，佐以杀虫，方选香砂六君子汤加减，药用广木香、炒白术、茯苓、党参各 10g，使君子、槟榔、砂仁、防风、荆芥各 6g，蝉衣 4.5g，每日 1 剂，水煎取汁分次服。

(3) 外治法：患处可外用黄连素软膏或大枫子油，每日 2 次。患处外搽炒精白盐或枯矾，也有一定疗效。

玫瑰糠疹

玫瑰糠疹是一种急性炎症性自限性红斑鳞屑性皮肤病。病因不明，可能与细菌、真菌、病毒和寄生虫感染或其所致的过敏反应等有关，且发病有一定季节性，好发于春秋季节。有报告金、银、砷等重金属可引起玫瑰糠疹样损害。

【诊断要点】

1. 好发年龄　好发于青壮年，无明显性别差异，幼儿及 40 岁以上成人少见。

2. 好发部位　皮疹多对称发生于躯干和四肢近心端，偶可累及头面或局限于身体某一部位。多不累及黏膜。

3. 典型损害　皮损最初常为发生于胸前和/或颈肩部单一或少数几个淡红色丘疹，逐渐向四周扩大，形成圆形或类圆形境界清楚略微隆起的淡红色至橙红色指盖至钱币或更大的斑片，中央有消退倾向，表面覆细小鳞屑，称之为"母斑"。

一般1～2周后躯干部陆续出现多数较小椭圆形的淡红色斑，称之为"子斑"，并向四肢扩展。红斑中心略带黄色，表面覆灰白色糠秕样鳞屑，边缘稍翘起，其长轴常与皮纹走向一致，胸背部皮损的长轴可与肋骨平行。皮损消退后留暂时性色素沉着。

临床上尚可见到如手掌或更大的母斑，以及红斑中间杂有丘疹、风团、水疱和紫癜样等皮损。

4. 自觉症状　母斑通常无主觉症状，子斑常有不同程度瘙痒。偶伴低热和轻微头痛、周身不适、咽痛、关节痛、淋巴结肿大等全身症状。

5. 病程　皮损一般4～8周自行消退，少数持久不退可达6个月以上，致使病程迁延。愈后极少复发。

6. 实验室检查　少数患者lgD和lgM标志的B淋巴细胞总数增多，T淋巴细胞总数减少。

【治疗】

1. 一般治疗　尽量避免搔抓、搓擦和热水烫洗皮损，禁用刺激性外用药。患病期间饮食应清淡和富有营养，少食辛辣刺激性食品和饮酒。

2. 全身治疗　瘙痒较明显者给予盐酸西替利嗪5～10mg/d、盐酸左西替利嗪5mg/d、盐酸赛庚啶6～12mg/d、马来酸氯苯那敏8～12mg/d、氯雷他定5～10mg/d或咪唑斯汀5～10mg/d等抗组胺药，同时加用维生素C 0.6g/d、维生素B_1 30mg/d，分次或1次口服。

皮损泛发或炎症明显者可给予糖皮质激素，如醋酸泼尼松30～60mg/d或地塞米松5～10mg/d，分次口服。伴发较多水疱者可给予氨苯砜50～100mg/d，分次口服。

临床可根据病情，酌情选用10%葡萄糖酸钙溶液10ml/d、10%硫代硫酸钠溶液10ml/d、甘草甜素注射液40～100ml/d、红霉素2～4g/d、聚肌胞2mg/d、雷公藤总苷1～1.5mg/kg·d等，口服、静注或肌注。

3. 局部治疗　局部可外用1%薄荷炉甘石洗剂、1%冰片炉甘石洗剂、炉甘石洗剂、5%硫磺洗剂、3%～5%硫磺霜、肝素钠软膏,或薄涂 1%氢化可的松霜、0.1%丁酸氢化可的松霜、0.1%糠酸莫米松霜等糖皮质激素制剂,每日 2 次。

4. 物理治疗 皮损炎症较轻者可照射亚红斑量或红斑量 UVA 和/或 UVB,每周 2 或 3 次,一般 5～7 次皮疹可明显消退。炎症明显或有渗出的皮损可照射氦-氖激光,功率8～25mW,每区照射 10 分钟,每日 1 次,连续 10 次为一疗程。

肩胛下区皮下注射氧气也有较好疗效,首次 100ml,以后每次增加 50ml,最大注射量为 400ml,每 3 天 1 次,连续 10 次为一疗程。

5. 中医治疗

(1) 血热风盛证:皮疹颜色鲜红,上覆糠秕样鳞屑,伴有轻微瘙痒,口渴,大便干,小便色黄;舌质红,苔薄黄,脉浮数。治宜清热止痒,祛风止痒,方选凉血消风散加减,药用生石膏 30g,生地、丹皮、赤芍各 15g,刺蒺藜、紫草各 12g,荆芥、防风各 9g,蝉衣、甘草各 6g,每日 1 剂,水煎取汁分次服。

(2) 津亏风燥证:皮疹颜色淡红,表面干燥脱屑,自觉瘙痒;舌质红,少苔,脉细。治宜养阴、润燥、止痒,方选活血润燥生津汤加减,药用生地、当归、赤芍各 15g,白鲜皮、天冬、麦冬各 9g,石斛 6g,每日 1 剂,水煎取汁分次服。

此外,本病早期辨证属血热炽盛,复感风邪,治宜清热凉血,方选凉血消风汤加减,药用生石膏、生地、茅根各 30g,银花 15g,白芍 12g,牛蒡子、元参、知母、荆芥、防风、升麻、甘草各 9g,伴恶寒者加麻黄或薄荷,每日 1 剂,水煎取汁分次服,也常收到较好疗效。

(3) 局部治疗:可选用土茯苓 30g,土大黄、黄柏、黄芩各 20g,白鲜皮、苦参各 15g,花椒 3g,水煎外洗患处,每次 20 分钟,每日 1 次。亦可进行全身糠麸浴、矿泉浴或硫磺浴,适用于伴瘙痒脱屑期的患者,但水温不宜过热。

(4) 针灸疗法:取合谷、曲池、肩井、三阴交、足三里等穴,针刺得气后留针 10 分钟,每日 1 次,连续 10～15 次为一疗程。

毛发红糠疹

毛发红糠疹是一种以毛囊角化性丘疹伴少量鳞屑为主要临床表现的慢性炎症性皮肤病。病因不明,幼年发病者常有一定的遗传背景,成年发病者可能与维生素 A 代谢障碍或感染、外伤、药物等非特异性刺激有关。

【诊断要点】

1. 好发年龄 临床按发病年龄将本病分为儿童型和成人型两种,儿童型常自幼年发病。

2. 好发部位　皮损多发生于头皮、面部、颈部、四肢伸侧、躯干及指（趾）背侧，也可累及掌跖、甲板及口腔黏膜。内脏一般不受累。

3. 典型损害　基本损害为淡红褐色至棕色圆锥形毛囊性丘疹和鳞屑性斑片，数目多少不定，既可局限亦可泛发。丘疹质坚硬，针尖至粟粒大，顶端有棘状角栓和毛发贯穿，触之有锉手感，剥去角栓后留有火山口样凹陷，尤以第一和第二指节背面最为明显。

丘疹散在或密集分布，躯干部常呈鸡皮样外观，可相互融合成境界清楚的黄红色斑块，表面覆菲薄的灰白色鳞屑，在经常摩擦部位可似银屑病样损害，严重时可波及全身，形成红皮病（亦称剥脱性皮炎），但可见散在的毛囊性丘疹和正常皮岛。

患者常伴有掌跖弥漫性角化和甲板增厚、凹凸不平、甲变色等，口腔黏膜偶可呈毛玻璃样或扁平苔藓样。

4. 自觉症状　常伴有不同程度瘙痒及皮肤干燥紧缩感，继发红皮病者可伴有发热、畏寒及食欲下降等全身症状。

5. 病程　本病病情进展缓慢，皮损既可自行消退，亦可反复发生甚至持续终生。一般幼年发病者的皮损常顽固难退，持续时间较久，而成年发病者的皮损经治疗可消退，但易复发。

6. 实验室检查　皮损处活检组织病理示，表皮角化过度及局限性角化不全，毛囊口角栓形成，棘层不规则增厚，真皮上部轻度组织细胞和淋巴细胞浸润。

【治疗】

1. 一般治疗　避免搔抓、搓擦、热水烫洗和使用刺激性外用药，防止继发红皮病。加强营养，多进食富含维生素 A 的食品，尽量少食辛辣刺激性食品。皮损泛发或不明原因继发红皮病者，应积极查找可能合并的系统疾病，如自身免疫性疾病、恶性肿瘤、HIV 感染等。

2. 全身治疗

（1）抗组胺类药：瘙痒较明显者给予马来酸氯苯那敏 8～12mg/d、盐酸赛庚啶 6～12mg/d、氯雷他定 5～10mg/d、盐酸西替利嗪 5～10mg/d、盐酸左西替利嗪 5mg/d、曲普利啶 5～10mg/d、富马酸氯马斯汀 2～4mg/d 或咪唑斯汀 5～10mg/d 等，分次或 1 次口服。

（2）维生素类：皮损数量较少和年龄较小者，可选用维生素 A 10 万～20 万 U/d，分 3 次口服，胃肠道吸收障碍者可肌肉注射，总疗程不超过 6 个月，但用药 2 个月无效则应停用。大剂量维生素 E 0.3～0.6g/d、复合维生素 B_6 片/d 和烟酸 100～300mg/d,分次口服,可作为辅助用药。

（3）维 A 酸类:此类药物疗效不一,部分患者可取得较好疗效。可选用异维 A 酸 0.5～1mg/kg·d、阿维 A 酸 0.5～0.75mg/kg·d 或阿维 A 酯 0.5～0.75mg/kg·d,分次口服,3～5 月为一疗程。临床中可根据患者的耐受情况,选用最小初始耐受量,以后逐渐增加用药量,13 岁以下儿童应慎用。

（4）糖皮质激素:常与维生素 A 或维 A 酸类药物联合应用治疗继发性红皮病,一般选用醋酸泼尼松 30～60mg/d 或地塞米松 5～10mg/d,分次口服,症状控制后逐渐减量。

（5）免疫抑制剂:用于皮损泛发和顽固难退者,可选用甲氨蝶呤 7.5～25mg/周、环孢素 3～5mg/kg·d 或硫唑嘌呤 50～100mg/d,亦可选用雷公藤总苷 1～1.5mg/kg·d,分次口服。临床采用甲氨蝶呤与阿维 A 酸联合,治疗顽固性毛发红糠疹取得了显著疗效,但对肝脏的毒性作用增大,应定期复查肝功。

（6）其他:如甲状腺素片 30～60mg/d、胎盘组织液 2ml/d、红霉素 2～4g/d（儿童 30～50mg/kg·d）、维生素 D 1000～4000IU/d,以及 0.25％普鲁卡因溶液 10ml 静脉封闭等,均可试用。

3. 局部治疗　可选用凡士林、3％～5％水杨酸软膏或凝胶、2％～5％乳酸软膏或乳膏、10％～20％尿素霜或洗剂、0.025％～0.1％维 A 酸乳膏、30％鱼肝油软膏、0.005％卡泊三醇软膏或搽剂,以及 0.1％氯氟舒松霜或涂膜剂、0.5％氟轻松软膏、0.1％倍他米松霜、0.05％丙酸氯倍他索霜等糖皮质激素制剂,单剂涂搽或封包患处,每日 2 次,亦可不同种类和制剂联合或交替使用,但应注意适应证,避免长期大面积应用,防止药物吸收引起全身副作用。

4. 物理治疗　多采用 UVA 联合阿曲汀、窄谱 UVB 联合阿维 A 酸、PU-VA、UVA＋窄谱 UVB 联合阿维 A 酸或环孢素等方法治疗。但疗效对不同患者差异较大。

5. 中医治疗

（1）风热证:急性起病,周身多发性红斑和密集成片的红色丘疹,表面覆细小鳞屑,瘙痒明显,伴畏寒、周身不适等全身症状;苔薄白,脉浮数。治宜疏风清热,调和气血,方选消风散加减,药用生石膏 24g,赤芍、当归、生地、川芎各 12g,胡麻仁、牛蒡子、荆芥、防风、知母各 10g,蝉衣、甘草各 6g,每日 1 剂,水煎取汁分次口服。

（2）血虚风燥证:病程慢性,周身皮肤暗红干燥,鳞屑脱落较明显,瘙痒较明显,排汗少或汗闭,口唇干燥;舌质红,苔薄或少苔,脉细数。治宜养血祛风,方选养血定风汤加减,药用白蒺藜、何首乌、生地、丹皮各 15g,当归、赤芍、川芎、天冬、麦冬、僵蚕各 9g,乌梢蛇、全蝎、甘草各 6g,每日 1 剂,水煎取汁分次服。

(3)脾胃寒湿证:治宜健脾湿中,散寒理湿。方选胃苓汤加减,药用黄芩 15g,茯苓、猪苓、陈皮、泽泻、栀子、白术、苍术、半夏各 9g,桂枝、甘草各 6g,每日 1 剂,水煎取汁分次服。

(4)外治法:皮损广泛者,可行糠麸浴、淀粉浴、矿泉浴等,每周 2 或 3 次。局部可涂搽白杨膏、大枫子油、蛋黄油、清凉膏等,每日 2 次。

石棉状糠疹

石棉状糠疹是一种发生于头皮类似石棉状厚积的鳞屑性皮肤病。病因不明,可能是头皮对感染或外伤的一种特殊反应,或是脂溢性皮炎或银屑病的一种表现。

【诊断要点】

1. 好发年龄　多见于儿童和青年人,女性患者略多。

2. 好发部位　皮损多局限于头顶部,少数可累及整个头皮。

3. 典型损害　头皮局限或弥漫性厚积的灰白色或银白色鳞屑,呈石棉状黏附于头皮和头发,强行剥除鳞屑后露出淡红色潮润的头皮,可有轻微臭味。病损区毛干近端可见黏着的灰白色棘状鞘膜,头发可呈束状,但不损害毛本质。

4. 自觉症状　头皮常有不同程度的紧缩感,少数伴有轻微瘙痒。

5. 病程　皮损呈慢性经过,可持久存在数年甚至十数年,且愈后易复发。

6. 实验室检查　真菌镜检和培养均为阴性。

【治疗】

1. 一般治疗　避免搔刮和强行剥除石棉状鳞屑,防止继发感染和毛发脱落。多食用富含维生素尤其是维生素 A 的食品,可能会对防止鳞屑厚积或预防复发有所帮助。

2. 全身治疗　可口服维生素 B_6 30～45mg/d、维生素 B_2 20～30mg/d 或维生素 A 10 万～20 万 U/d,分次口服。也可试用阿维 A 酸 10～20mg/d 或维胺酯 50～100mg/d,分次口服。

3. 局部治疗　可先用硫磺香皂、2.5%硫化硒洗剂或 2%酮康唑洗剂清洗揉搓头皮 10～15 分钟后,涂搽 5%硫磺乳膏、5%～10%白降汞软膏、5%水杨酸软膏、0.025%～0.1%维 A 酸乳膏或复方醋酸氟轻松酊,每日 1 或 2 次。有渗出倾向或结痂时,可涂搽 2%莫匹罗星软膏、1%新霉素软膏、3%盐酸环丙沙星软膏或 2%水氯酊等抗生素制剂,每日 2 或 3 次。

4. 中医治疗

(1)湿热上壅证:头皮覆多量灰白色或污秽色鳞屑,包绕毛干堆积,状如霜雪,不易祛除,偶有腥臭味;舌质红,苔薄黄微腻,脉濡数。治宜清化湿热,方选三仁汤合二妙散加减,药用赤小豆 30g,薏苡仁 15g,赤茯苓、川牛膝各 12g,炒白术、炒黄柏、炒丹皮、羌活各 10g,焦山栀、竹叶、通草、砂仁(后下)各 6g,灯心 3扎,每日 1 剂,水煎取汁分次服。

(2)燥热怫郁证:头皮成片叠瓦状灰白色鳞屑,状如石棉,自觉轻微瘙痒,伴心烦易怒、口干鼻燥;舌质红,苔薄黄微干少津,脉细数。治宜润燥养阴,熄风止痒,方选知柏地黄丸加减,药用生龙牡、何首乌各 30g,天门冬、玉竹、石斛、花粉、生地各 12g,白附子、钩藤、天麻各 10g,焦山栀、莲子心、炒黄柏、炒丹皮各 6g,每日 1 剂,水煎取汁分次服。

(3)外治法:可选用桑白皮水煎剂清洗头皮,每次 15 分钟,每日 2 次。

线状苔藓

线状苔藓(苔藓样营养神经病)是一种慢性炎症性线状苔藓样皮肤病。病因不明,有报道可能与病毒感染有关。

【诊断要点】

1. 好发年龄 主要发生于 5~12 岁的儿童,女性明显多于男性。婴儿及成人偶可发病。

2. 好发部位 多见于一侧前臂、小腿、臀部、颈部和躯干,罕见双侧分布或累及多部位者。发生于肢体者偶可累及甲板。

3. 典型损害 皮损初为数个稀疏散在扁平多角形的针帽至芝麻大淡红色丘疹,表面覆少量灰白色鳞屑。数日后丘疹数量增多并相互融合成连续或间断性的线状或带状暗红色苔藓样损害,一般宽 0.2~2 厘米,数厘米长或与肢体等长,亦可形成大小不等的斑块,有时可见数条平行排列或呈波纹状的线状损害。

一般数周内皮损发展至一定程度后不再变化而呈静止状态,以后缓慢消退,不留痕迹或留暂时性色素沉着。偶可伴有甲条纹、甲纵嵴、远端甲剥离、甲凹凸不平等甲损害。

4. 自觉症状 可有不同程度瘙痒,少数患者剧痒,但也可无任何症状。

5. 病程　皮损发展缓慢，一般在1年左右自行消退。

6. 实验室检查　丘疹或苔藓样损害活检组织病理示，表皮轻度角化不全，棘层偶见嗜酸性角化不良的角质形成细胞；乳头下层血管周围有致密的淋巴细胞和组织细胞浸润，并可延伸至深部血管。

【治疗】

1. 一般治疗　皮损可自行消退，且无明显自觉症状，一般不需治疗。患处尽量避免用力搓擦，治疗宜选用刺激性小的外用药物。

2. 全身治疗　少数瘙痒剧烈者，可给予苯海拉明50～150mg/d、盐酸左西替利嗪2.5～5mg/d、马来酸氯苯那敏8～12mg/d、盐酸赛庚啶2～6mg/d、氯雷他定5～10mg/d、曲普利啶5～10mg/d或盐酸西替利嗪5～10mg/d等抗组胺类药物，分次或1次口服。

3. 局部治疗　外用药物可缓解症状和加快皮损消退，一般选用单纯凡士林、0.025%～0.1%维A酸乳膏、30%鱼肝油软膏、0.1%氯氟舒松软膏、0.5%氟轻松软膏、0.1%倍他米松霜、0.05%丙酸氯倍他索霜、0.05%卤米他松霜、复方醋酸氟轻松酊、大枫子油或蛋黄油，薄涂患处，每日2次。

4. 中医治疗　本病治宜祛风润燥，活血化瘀，药用地骨皮、麦冬、天冬、蒺藜、玄参各15g，防风、赤芍各12g，丹皮10g，甘草6g，每日1剂，水煎取汁分次服。

光泽苔藓

光泽苔藓是一种以有光泽的扁平丘疹为主要临床表现的慢性炎症性发疹性皮肤病。病因不明，可能系扁平苔藓的一种异型或与结核杆菌感染有关。

【诊断要点】

1. 好发年龄　多见于儿童和青年人，有报道50%以上患者的年龄不超过18岁，无明显性别差异。

2. 好发部位　可发生于身体任何部位，常见于阴茎、下腹部、乳房下及上肢曲侧，偶可累及口腔黏膜。

3. 典型损害　皮损为较均匀一致针帽大平顶或圆顶坚实的丘疹，肤色或淡白色，表面光滑有光泽，中心常有小的凹陷，无鳞屑和Wickham纹。丘疹数量较多，散在互不融合，但可密集成群，少数丘疹呈线状排列，可能为"同形反应"所致，有时类似扁平苔藓样损害，偶可发生淡红色斑点或灰白色糜烂面，以及掌跖皮肤粗糙增厚等。可伴有甲板点状凹陷、纵嵴、增厚、变脆、裂隙等。

4. 自觉症状　无任何自觉症状，少数患者遇热后可有轻微瘙痒。

5. 病程　皮疹可于数周内自行消退，但也有持久不退达1年甚或数年者。

6. 实验室检查　丘疹活检组织病理示，真皮乳头内局限性球形浸润灶，主要为组织细胞、淋巴细胞及少数成纤维细胞、浆细胞与噬色素细胞，偶见郎格汉斯细胞，但无结核样结节或干酪样坏死。每个球形浸润灶只占据一个乳头体，浸润灶周围的表皮突呈环抱状，其上方表皮扁平，可有基层液化变性和表皮下裂隙。

【治疗】

1. 一般治疗　避免搓擦和刺激皮疹，防止皮肤外伤。皮疹可自行消退，可观察一段时间后再行药物治疗，并注意药物适应证、应用方法和疗程。

2. 全身治疗　瘙痒较明显者，可给予盐酸西替利嗪5～10mg/d或左旋盐酸西替利嗪2.5～5mg/d，分次或1次口服。皮疹泛发或有明显症状者，可试用阿维A酯25～50mg/隔日、左旋咪唑50mg/隔日或异烟肼0.2～0.3g/d，分次口服。

其他如伊曲康唑100mg/d、维生素C 0.2～0.3g/d、维生素D 2500～5000IU/d、维生素A 10万～20万U/d、醋酸泼尼松10～20mg/d、10%水杨酸铋注射液2ml/周、阿维A酸0.5～1mg/kg·d等，口服或肌注，可以试用。

3. 局部治疗　皮损瘙痒者可薄涂0.05%丙酸氯倍他索霜、0.05%氟轻松醋酸酯、0.1%倍他米松霜、复方醋酸氟轻松酊或0.05%卤米他松霜等强效糖皮质激素制剂，每日2次。口腔黏膜损害可点涂1%金霉素甘油，每日3～5次。

4. 物理治疗　皮损泛发者，可口服糖皮质激素或阿维A酸（酯）后，照射UVA和/或UVB，亦可进行PUVA，每周2或3次，7～10次无效则停止治疗。顽固性口腔损害可照射境界线。

5. 中医治疗

(1) 风热瘀阻证：病程较短，皮疹分布较广泛，为散在多数淡红色和灰白色扁平丘疹，表面有蜡样光泽，伴心烦，口干，舌红，苔薄，脉弦。治宜散风清热，化瘀消疹，方选消风散加减，药用金银花、生地各15g，牡丹皮、栀子、桃仁各12g，防风10g，牛蒡子、黄连各9g，蚤休8g，蝉衣、荆芥、红花各6g，每日1剂，水煎取汁分次服。

(2) 血虚风燥证：病程较久，皮损较局限，颜色较淡，皮肤干燥，伴头昏眼花，口干咽燥，舌淡红，苔薄，脉细。治宜养血祛风，润燥散疹，方选当归饮子加减，药用白芍、丹参、防风、生地各15g，白蒺藜、当归、黄芪、首乌各12g，熟地、川芎各

10g,甘草3g,每日1剂,水煎取汁分次服。

（3）外治法:皮损散在数量较少者,可涂搽三黄洗剂,每日2次。皮疹数量较多者,可选用楮桃叶30g的水煎液,熏洗患处,每日1次。

小棘苔藓

小棘苔藓是一种以棘状隆起为特征的慢性角化性皮肤病。发病可能与维生素A缺乏或机体对药物、感染、代谢障碍、内分泌失调所致的异常反应等有关,部分患者有家族史。

【诊断要点】

1. 好发年龄　多见于年龄较小的儿童,男孩多于女孩。偶见于成人。

2. 好发部位　好发于颈、臀、股、腹、腘窝、上臂伸侧等处,对称性分布,偶可泛发周身。

3. 典型损害　皮损为针帽至粟粒大毛囊性丘疹,中央有灰白色丝状角质棘突,除去角质棘突后留有漏斗状小的凹陷。丘疹数量较多,散在分布或密集成片,但互不融合,触之有锉手感。消退后不留痕迹或留暂时性色素沉着。

4. 自觉症状　患处可有轻微瘙痒和干燥紧缩感,但也可无任何症状。

5. 病程　角化性棘状物常于数月至1年自行消退,偶有数年不退者。

6. 实验室检查　角质棘突处活检组织病理示,毛囊扩大,角栓形成,毛囊周围轻度淋巴细胞浸润。

【治疗】

1. 一般治疗　加强皮肤护理,避免干燥和浸渍。避免强行剥除角化性棘突,可在温水浸浴后涂搽油性护肤剂或外用药物。加强营养,多食用富含维生素A的食品。

2. 全身治疗　可给予维生素A7.5万～15万U/d、维生素E0.1～0.3g/d,分次口服。年龄较大的儿童和成年人,可给予阿维A酸或阿维A酯20～40mg/d,分次或1次口服。

3. 局部治疗　患处可涂搽3%～5%水杨酸软膏、10%雷锁辛软膏、10%尿素霜或0.1%维A酸乳膏,每日2次,温水浸浴后涂药可增强疗效。

4. 中医治疗　本病可试用养血祛风汤加减,药用刺蒺藜、熟地各15g,茯苓皮、菟丝子、白附子、何首乌、荆芥、防风、当归、黄芩、栀子各9g,蝉蜕、甘草各6g,蜈蚣1条,每日1剂,水煎取汁分次服,儿童用量酌减。

扁平苔藓

扁平苔藓是一种以紫红色多角形扁平丘疹为主要临床表现的亚急性或慢性炎症性皮肤病。可能与感染、某些药物、自身免疫、内分泌紊乱、精神紧张、遗传及某些系统性疾病和酶的代谢异常等有关，但确切病因及发病机制不清。

【诊断要点】

1. 好发年龄　主要见于30～60岁成年人，男女均可发病，但口腔扁平苔藓多见于女性。

2. 好发部位　皮损多见于四肢屈侧、踝部、股内侧和腰部，面部及掌跖也可受累。黏膜损害多发生于口腔和龟头，偶可发生于喉、眼结合膜、阴道、胃、膀胱和直肠。少数患者可有秃发和甲损害。

3. 典型损害　皮肤损害为散在或密集成群的红色至紫红色有光泽的多角形扁平丘疹，针帽至粟粒大或更大，表面覆细小灰白色鳞屑和蜡样薄膜，可见小的中央凹陷和纤细的白色条纹（Wickham纹，涂搽植物油后观察更为清晰），部分丘疹可相互融合成大小不等的肥厚性斑块，表面覆不等量的鳞屑，似银屑病样，但周围散在一定数量的紫红色多角形丘疹。

龟头或女阴等处皮损可形成中央消退而边缘浸润发展的环形损害，在四肢、躯干可见毛囊角化性棘刺状损害及同形反应所致的线状损害，偶见水疱、紫癜和红斑。皮损消退后留暂时性色素沉着或萎缩性凹陷，发生于头皮可造成永久性秃发，发生于足跖可形成顽固性溃疡。

部分患者在皮损发生的同时或先后出现黏膜损害，如口腔损害为淡白色丘疹、斑块及糜烂面，唇部损害常有黏着性鳞痂。少数患者伴有甲损害，如甲板干燥粗糙和甲纵嵴等，严重时甲板变薄、裂隙、点状凹陷、甲变色、匙状甲、甲胬肉、甲床萎缩、甲板脱落或发生甲下角化过度等，极少数病例的损害仅发生于甲板，而无皮肤、黏膜损害。

4. 自觉症状　常有不同程度瘙痒，甚至剧痒，但也可无任何自觉症状。口腔黏膜损害可在进食时有疼痛和灼热感。

5. 病程　大部分患者的皮损1～2年内消退，肥厚性斑块及黏膜损害消退相对缓慢。

6. 实验室检查　典型皮损处活检组织病理示，表皮角化过度、颗粒层楔形增厚、棘层锯齿状增厚、基底细胞液化变性、表皮和真皮乳头层有角化不良细胞；真皮乳头层胶原增生、血管周围致密的淋巴组织浸润、真皮浅层可有噬黑素细胞等。

【治疗】

1. 一般治疗　　加强皮肤及黏膜护理,避免外伤和搓擦、烫洗皮损。积极治疗合并的慢性感染性病灶,纠正胃肠功能紊乱,禁用可能诱发或加重本病的药物。加强营养,合理膳食,限制烟酒及辛辣刺激性食物。消除精神紧张,克服不良情绪,保持良好稳定的心态。

2. 全身治疗

(1) 抗组胺药及镇静剂:皮损瘙痒剧烈者,可给予盐酸赛庚啶 4～6mg/d、马来酸氯苯那敏 8～16mg/d、苯海拉明 25～50mg/d、去氯羟嗪 25～50mg/d、盐酸西替利嗪 5～10mg/d、曲普利啶 5～10mg/d 或盐酸左西替利嗪 2.5～5mg/d,分次或 1 次口服;或氯丙嗪 50～75mg/d、地西泮 2.5mg/d、多塞平 25～50mg/d,分次或睡前口服。

(2) 糖皮质激素:用于急性泛发性及重症者,且具有预防阴道受累、甲受累及甲胬肉形成的作用。常选用醋酸泼尼松 30～60mg/d,分次口服,症状控制后逐渐减量,并用最小有效量维持治疗一段时间。常规剂量不能控制病情发展者,可选用甲泼尼松龙 1g/d 冲击治疗,连续 3 天。

(3) 维 A 酸类:可选用阿维 A 酸 20～40mg/d、阿维 A 酯 30～50mg/d 或异维 A 酸 20～50mg/d,分次或 1 次口服,疗程至少 8 周。治疗皮肤扁平苔藓疗效较为确切,但对口腔黏膜损害起效缓慢。

(4) 免疫抑制剂:用于糖皮质激素和维 A 酸类药物治疗效果不明显者,可选用环孢素 2～5mg/kg·d、硫唑嘌呤 1～3mg/kg·d、环磷酰胺 100～200mg/d、雷公藤 4～6 片/d 或雷公藤总苷 1～1.5mg/kg·d,分次口服,症状控制后逐渐减量。

(5) 免疫调节剂:可选用胸腺肽(10～20mg/次,每日或隔日肌注 1 次)、左旋咪唑(75～150mg/d,连服 3 天,停药 11 天)或聚肌胞(2mg/次,隔日肌注 1 次),疗程 4～6 周。

(6) 灰黄霉素:适用于大疱性及黏膜扁平苔藓,对皮肤扁平苔藓也有效。常用量为灰黄霉素 10～15mg/kg·d,分 3 次服,疗程总剂量不超过 18g,常与维生素 B_6 20～60mg/d 同服。

(7) 其他:如低分子肝素注射液 3mg/周、氯喹 250～500mg/d 或羟氯喹 200～400mg/d、苯妥英钠 100～200mg/d、氨苯砜 50～100mg/d、反应停 50～75mg/d、二甲砷酸钠 100mg/d、10% 水杨酸铋注射液 2ml/周、甲氧苄啶-磺胺甲噁唑 4 片/d、甲硝唑 0.6g/d、替硝唑 1g/d 等,口服、皮下或肌肉注射,对部分患者有一定疗效。

3. 局部治疗

（1）皮肤损害：患处可选用 0.05％丙酸氯倍他索霜、0.1％氯氟舒松软膏、0.05％氟轻松醋酸酯、0.1％倍他米松霜、0.05％卤米他松霜、复方醋酸氟轻松酊等强效糖皮质激素，涂搽或封包，每日 2 次。亦可选用 0.1％维 A 酸乳膏或软膏、5％水杨酸软膏、10％水杨酸火棉胶、0.1％他克莫司软膏、10％黑豆馏油软膏、10％～20％糠馏油软膏等，涂搽或封包患处，每日 2 次。

（2）黏膜损害：口腔黏膜损害可选用 0.2％苯海拉明糖浆、3％四环素溶液、10％环孢素口服液、0.05％地塞米松溶液、3％过氧化氢溶液、2％～4％碳酸氢钠溶液、复方氯己定溶液或多贝尔漱口液等，每日交替含漱 3～5 次或更多，疼痛明显者进食前可用 0.5％利多卡因溶液含漱。

阴道黏膜损害可先用 0.1％依沙吖啶溶液或 1‰黄连素溶液冲洗后，外涂 1％氢化可的松霜，并定期用阴道扩张器扩张以防粘连，继发感染者可涂搽 2％莫匹罗星软膏、1％新霉素软膏、0.2％盐酸环丙沙星软膏、0.5％聚维酮碘溶液、复方氯己定溶液，每日 2 或 3 次，或用 1％～2％咪康唑溶液、1％奥昔康唑洗剂等抗真菌剂冲洗阴道。

龟头损害外涂 0.1％维生素 A 酸软膏有效，每日 2 次，但应注意对周围正常组织的保护，避免药物刺激。

4. 物理治疗　PUVA 适用于泛发性或糜烂性皮损；液氮冷冻适用于局限肥厚性和口腔糜烂性损害；小剂量准分子激光和扩束 CO_2 激光适用于口腔顽固性损害；境界线适用于局限肥厚性损害和光化性扁平苔藓；浅层 X 线适用于光化性扁平苔藓及足跖顽固溃疡性损害。

5. 外科疗法　顽固性口腔糜烂性损害或疑有恶变者，可行外科手术切除。

6. 封闭治疗　肥厚性斑块和甲病变局部注射糖皮质激素，可使皮损消退和新甲生长。常选用 1％普鲁卡因或 1％利多卡因溶液稀释而成的 1％醋酸泼尼松龙混悬液、0.5％甲泼尼龙醋酸酯混悬液、1％曲安西龙双醋酸酯混悬液、0.2％复方倍他米松混悬液或 1％曲安奈德混悬液 0.5～2ml，每周或每月 1 次，一般 4～8 周即可收到较好疗效。

7. 中医治疗

（1）风热证：起病急骤，皮疹迅速蔓延周身，疹色淡红或暗红，可有大小不等的水疱，自觉剧烈瘙痒；舌质红，脉浮数。治宜疏风清热，佐以利湿，方选消风散加减，药用生石膏 30g，知母、当归、生地各 12g，胡麻仁、牛蒡子、荆芥、防风、蝉衣、苦参各 9g，木通、甘草各 6g，每日 1 剂，水煎取汁分次服。

（2）血瘀证：病程日久，皮疹融合成褐色和蓝紫色带状、环状或疣状肥厚性斑块,瘙痒剧烈;舌质紫暗或有瘀斑,苔薄润,脉沉细或弦。治宜活血化瘀,养血祛风,方选桃红四物汤加减,药用鸡血藤 30g,生地 15g,桃仁、红花、当归、赤芍、白芍、川芎 12g,蝉衣、防风各 9g,每日 1 剂,水煎取汁分次服。

(3) 肝肾阴虚证:除皮肤紫红色损害外,口腔黏膜或外阴也常受累,表现为乳白色条纹状或网状排列的灰白色扁平丘疹,严重者可有浸渍、糜烂,自觉患处干涩,对辛辣刺激物敏感;舌红少苔,脉细涩。治宜滋阴降火,佐以利湿,方选知柏地黄丸加减,药用熟地 24g,炒山药、山茱萸各 12g,女贞子、茯苓、泽泻、知母、黄柏、沙参、麦冬、元参、丹皮各 9g,每日 1 剂,水煎取汁分次服。

(4) 外治法:口腔黏膜损害可先用双花、菊花冲水含嗽后,外涂鹅口散、锡类散(牛黄、冰片、珍珠、人指甲、象牙各 1g,青黛 2g)、西瓜霜或青黛散,亦可口含金莲花片。肥厚性皮损可外涂黄柏霜或一扫光,每日 2 次。皮损泛发,瘙痒剧烈者,可外用 1% 薄荷三黄洗剂,每日 3 次。

硬化萎缩性苔藓

硬化萎缩性苔藓又称白点病,是一种以白色萎缩为主要临床表现的慢性炎症性皮肤病。病因及发病机制不十分清楚,多与感染、自身免疫、内分泌紊乱、外伤、慢性刺激等有关,有报告母女、母子和兄弟姐妹可同时或先后患病,似与遗传有关。

【诊断要点】

1. **好发年龄** 可见于任何年龄,患者最小 3 岁、最大 70 岁,女性与男性患者比约为 10:1。成年女性常于绝经期前后、女孩常于 13 岁之前发病。平均发病年龄女性约为 50 岁,男性约为 43 岁。

2. **好发部位** 损害好发于外生殖器、肛门,其他部位多见于颈侧、锁骨上窝、胸、背上部、腹部、腋窝、手腕屈侧等。约 75% 男性和 50% 女性患者的损害局限于外生殖器和肛门,偶可发生于口腔黏膜。

3. **典型损害** 本病发生于不同部位其表现各有不同。

(1) 女阴损害:常累及小阴唇、大阴唇、阴蒂、会阴部和肛周,有时损害可扩展至股内侧。损害为境界清楚的淡白色大小不等的斑片,呈香烟纸样皱缩,表面常有扩张的毛细血管,边缘可见萎缩性象牙白色丘疹,中心常有角化过度的毛囊角栓,尤以肛门周围最为明显,女阴及肛周损害可相互连通而呈哑铃形外观,周围正常皮肤色素常加深。

损害可因摩擦和潮湿而发红、浸渍、破溃和糜烂,偶可发生水疱、大疱和出血。后期损害常表现为萎缩性白斑,可造成阴道口狭窄和大小阴唇、阴蒂及其系带完全萎缩(亦称女阴干枯),部分损害可有癌变倾向。

(2) 男性外生殖器损害:常累及龟头、包皮及其系带,为境界较清楚的淡白色斑,表面干燥萎缩,包皮硬化,可因摩擦、潮湿和分泌物刺激而发红、糜烂,引起包皮粘连和尿道口狭窄,少数晚期可癌变。

(3) 外生殖器以外部位损害:可发生于身体任何部位光滑皮肤,初为荞麦至扁豆大多角形的淡白色至瓷白色质软的扁平丘疹,周围绕有红晕,数量较多,散在或群集成片,多数局限,少数也可泛发,一般对称性分布。以后丘疹缓慢向外扩展,数量逐渐增多,质地逐渐变硬似纸样,表面逐渐平伏并与周围正常皮肤相平甚至凹陷,日久相互融合而形成境界清楚、大小不等、形状各异的白色斑片,其上毛囊口扩大并形成黑色角栓,用力剥除后留有小的凹陷。

一般皮损发展似纸样硬后即不再变硬,并持续较长时间,但有时变硬的皮损也可逐渐变软,甚至萎缩而呈羊皮纸样。病程中白斑偶可水肿,甚至出现水疱、大疱、紫癜、毛细血管扩张、表皮剥脱和糜烂,有时腋窝和腕屈面白斑出现角化过度,类似神经性皮炎。

口腔黏膜偶可受累,损害多发生于颊黏膜及舌,为形状不规则或呈网状的蓝白色斑片,表面可糜烂或形成浅表性溃疡,极似扁平苔藓的口腔损害,常与身体其他部位皮损并发,罕见损害单独发生于口腔。

4. 自觉症状　多无任何自觉症状,起病隐袭,少数可有轻微瘙痒,不伴有全身症状。黏膜损害破溃、糜烂或形成粘连时,可有不同程度灼痛感。

5. 病程　成人皮肤损害较难根除,且外生殖器损害常呈进行性发展趋势,并可发生癌变。女童外阴损害至青春期可自然消退。

6. 实验室检查　皮损处活检组织病理示,表皮萎缩变薄,角化过度伴毛囊角栓,基底细胞液化变性;真皮浅层较多炎症细胞浸润,陈旧损害炎症浸润减轻,胶原纤维肿胀且均一化。外阴损害除无毛囊角栓外,余同皮肤改变。

【治疗】

1. 一般治疗　尽量查找和去除可能的诱发因素,积极治疗阴道滴虫病、念珠菌及细菌感染。加强口腔及外阴黏膜的护理,避免用力搓擦、烫洗和应用刺激性外用药,保持患处清洁和干燥。外阴及口腔黏膜损害应定期随访,及时发现恶变。

2. 全身治疗　早期应用维生素 A 7.5万～15 万 U/d、维生素 E 0.3～1.6g/d、阿维 A 酸20～40mg/d、阿维 A 酯20～50mg/d 或异维 A 酸 0.5～1mg/kg·d,分次或 1 次口服,疗程3～12 个月,对临床症状及病变组织学的改善均较明显。

　　女性更年期患者可给予己烯雌酚 1mg/d,睡前服用。其他如氯喹 250mg/d、维生素 C 0.6g/d,以及盐酸赛庚啶6～12mg/d、盐酸西替利嗪 10mg/d、曲普利啶5～10mg/d 等抗组胺药,亦可酌情选用。

　　3. 局部治疗　患处可外用 0.05％丙酸氯倍他索霜、0.1％氯氟舒松软膏、0.05％氟轻松醋酸酯、0.1％倍他米松霜、0.05％卤米他松霜等强效糖皮质激素,每日 2 次。外阴损害可涂搽 2％丙酸睾酮软膏或 0.05％己烯雌酚软膏,每日 2 次,常与糖皮质激素制剂联合或交替外用。此外,0.025％～0.1％维 A 酸乳膏适用于糖皮质激素治疗无效者,亦可两者联合应用,每日 2 次。

　　4. 物理治疗　外用 PUVA(患处涂搽 8-甲氧补骨脂素液后照射 UVA)和 UVA1 对外生殖器损害和其他部位皮损均有一定疗效。光动力疗法(照射前患处涂搽 20％氨基酮戊酸)适用于外阴损害。皮肤损害可试用扩束 CO_2 激光和液氮冷冻治疗。

　　5. 外科疗法　包皮粘连可行包皮环切术;尿道狭窄可行尿道扩张术;疑有恶变的损害可行外科手术切除。

　　6. 封闭治疗　损害内可放射状注射用 1％普鲁卡因或 1％利多卡因溶液稀释而成的 1％醋酸泼尼松龙混悬液、0.5％甲泼尼龙醋酸酯混悬液、1％曲安西龙双醋酸酯混悬液、0.2％复方倍他米松混悬液或 1％曲安奈德混悬液1～2ml,每周或每月 1 次,可改善症状和组织学病变。

　　7. 中医治疗

　　(1)患病初期可选用疏肝活血汤加减,药用柴胡、黄芩、栀子、赤芍、陈皮、莪术、红花、薄荷、归尾各 9g,甘草 6g,每日 1 剂,水煎取汁分次服。

　　(2)严重皮肤黏膜萎缩性损害,可行滋阴、助阳、益肾法治疗,药用益母草 15g,何首乌、旱莲草、女贞子、覆盆子、元参、丹皮、麦冬各 9g,阴虚肝旺者加柴胡、茵陈各 9g,每日 1 剂,水煎取汁分次服。

　　(3)患处可选用蛇床子、白鲜皮、苍耳子、苦参、雄黄各 10g,或淫羊藿、鹿含草、蝉蜕各 9g 的水煎剂,趁热熏洗患处 15 分钟,每日 1 或 2 次。

银 屑 病

　　银屑病是一种慢性复发性炎症性红斑鳞屑性皮肤病。病因不明,可能与遗传、感染、代谢障碍、内分泌异常、免疫异常、心理应激、外界环境等综合因素有关,自然人群患病率约为 2％,但不同地域和人群其患病率差异较大,如丹麦约为 2.9%、北欧平均患病率为 2%、美国患病率为 2.2%～2.6%,我国在 1984 年进行的大样本抽样调查后统计,总患病率为 0.123%,而印第安人则几乎不患银屑病。近年我国多地区抽样调查其发病率有逐年升高趋势,防治任务艰巨,是皮肤学科目前重点研究和防治的疾病之一。

【诊断要点】

根据皮损特点及临床表现将其分为寻常型、红皮病型、脓疱型、关节病型银屑病。

一、寻常型银屑病

寻常型银屑病是临床上最为常见的一种类型,约占银屑病患病总人数的 95% 以上,发病机制复杂,可能是在银屑病易患体质的基础上,通过外界易感因素干扰刺激下综合而发病。

1. **好发年龄**　任何年龄均可发病,但多见于青壮年。一般儿童起病者多见于女性,而成年起病者则以男性为多。

2. **好发部位**　多见于头皮、四肢伸侧、背及臀部,但任何部位均可发生,皮损既可泛发全身,也可长期局限于身体某一处,但常呈对称性散在分布。偶可发生于口腔、龟头等处黏膜及腋窝、腹股沟等皮肤皱褶处,指(趾)甲及掌跖亦可被累及。

3. **典型损害**　基本损害初起为炎性红色丘疹,粟粒至黄豆大或更大,以后逐渐增大或融合成形状各异、大小不等、境界清楚的斑块,颜色鲜红或暗红,高出皮面,基底浸润明显,周围绕有炎性红晕,表面覆多层干燥灰白色或银白色鳞屑,轻轻刮除鳞屑后,则渐露出一层淡红色发亮的半透明薄膜即表皮棘细胞层,称为薄膜现象;若再用力刮除薄膜即达真皮乳头层的顶部,则可使其扩张的毛细血管显露并破损,出现筛样的点状出血,称之为点状出血现象(Auspitz 征)。临床将银白色鳞屑、薄膜现象和点状出血称为寻常型银屑病皮损的三大特征,尤其是 Auspitz 征为临床诊断寻常型银屑病的主要依据之一。

在其发展过程中,临床根据皮损形态可分为点滴状银屑病、钱币状银屑病、地图状银屑病、环状银屑病、带状银屑病、蛎壳状银屑病、扁平苔藓样银屑病、疣状银屑病、慢性肥厚性银屑病等;根据皮损发生及分布的部位可分为头皮银屑病、颜面银屑病、皱襞部银屑病、掌跖银屑病、黏膜银屑病、指(趾)甲银屑病、毛囊性银屑病、脂溢性皮炎样银屑病等。

4. **寻常型银屑病特殊类型**

(1) 点滴状银屑病:也称发疹型银屑病,占银屑病患者总数的 14%～17%,常见于儿童,多与咽部链球菌感染相伴,在患急性扁桃体炎或上呼吸道感染 2～

3周时，全身突然出现数量较多粟粒至蚕豆大小的红色丘疹，Auspitz征阳性。部分患者应用抗生素及对症治疗数周后皮疹可完全消退。

（2）尿布银屑病：因皮疹首先发生于婴儿臀部及腹股沟等尿布覆盖处，故而称之为尿布银屑病，可能是患儿具有银屑病体质，尿素分解产生的氨刺激皮肤引起变态反应所致，多见于出生后数日至9个月的婴儿，以2个月左右发病者最为多见。

损害为暗红色或红褐色大小不等、边界清楚的斑块，呈圆形、卵圆形或融合成不规则形地图状，表面覆较厚的银白色细薄鳞屑，周围可见粟粒至绿豆大炎性鳞屑性丘疹，似卫星状分布。主要分布于臀、股、外生殖器及下腹部等接触尿布区域，亦可蔓延至躯干及四肢近端等非尿布接触处，头皮可出现散在性浅红色斑片，表面覆干燥性痂屑。少数患儿指（趾）甲出现点状凹陷或嵴状隆起，极少数患儿伴有地图舌。多数患儿无瘙痒或疼痛，全身健康不受影响。

此外，多数寻常型银屑病患者的病情在冬季症状加重或复发，皮损在夏季减轻或消退，临床称之为冬季型银屑病；少数患者的病情在夏季症状加重或复发，皮损在冬季减轻或消失，临床称之为夏季型银屑病。但部分患者因多种药物干预或病程较久，其发病和症状改善的季节性往往不甚明显。

5. 寻常型银屑病病程分期

（1）进行期：是指银屑病病势逐渐加重，新皮损不断出现，原有皮损面积不断扩大或相互融合，鳞屑厚积，基底炎症明显，周围绕有炎性红晕，痒感较明显。在此期间，患者的皮肤敏感性增高，如外伤、摩擦、注射或针刺正常皮肤后，可在该处发生类似损害，称为银屑病的同形反应，一般在皮肤受损伤后3～18天发生，处于此期的银屑病患者该反应发生率约为47%，应引起临床重视。

（2）静止期：是指银屑病病情相对稳定，皮损处于静止状态，炎症逐渐减轻，无新发皮疹或虽有个别新发皮疹，但初发皮损既不消退也无明显扩展。

（3）消退期：是指皮损的炎症及浸润明显减轻，颜色渐淡，面积逐渐缩小，鳞屑厚度变薄或明显减少，周围出现浅色晕，最后皮损消退留暂时性色素减退斑或色素沉着斑，达临床痊愈。一般皮损减轻和消退先从躯干和上肢开始，头部及小腿皮损消退缓慢。

6. 自觉症状　患者常有不同程度的瘙痒，尤其是病情进展期，可伴有剧痒。急性起病皮损泛发者可伴有低热、咽痛、疲乏等全身症状。

7. 病程　皮损呈慢性经过，常反复发作，迁延数年甚至数十年。

8. 实验室检查　多数患者系统检查无明显异常。少数尤其是婴幼儿及急性点滴型患者，可伴有白细胞数量增多、血沉增快，极少数患者可有血糖、血脂增高和肝功能异常。

　　组织病理主要表现为：表皮角化不全及角化过度，颗粒层变薄或缺失，棘层肥厚；钉突向下延伸，末端增宽，相应的乳头顶部表皮明显变薄，有时仅有2～3层细胞，可见明显表皮细胞核分裂相；角质层下尤其在角化不全处可见聚集的中性粒细胞，即Munro微脓疡；真皮乳头层毛细血管扩张、迂曲，血管周围有中性粒细胞或淋巴细胞浸润。

二、脓疱型银屑病

　　脓疱型银屑病是一种较为少见而严重的银屑病，约占银屑病患病总人数的1％。急性泛发性脓疱型银屑病发病机制不清，可能与遗传背景、免疫异常、链球菌或葡菌球菌感染、过度劳累等因素有关，亦可因外用刺激性较大的药物或长期大量应用糖皮质激素、免疫抑制剂等治疗寻常型银屑病过程中突然停药或减量过快引起的反跳所致。掌跖脓疱型银屑病可能与金属镶牙材料等因素有关。

　　1. 好发年龄　任何年龄均可发病，男性患者略多于女性。小儿泛发型脓疱型银屑病发病年龄以1岁以内者为多，症状较成人轻，常有银屑病家族史。

　　2. 好发部位　皮损可发生于身体任何部位皮肤，即可局限也可泛发，可累及口腔黏膜、舌及甲床。

　　3. 典型损害　脓疱型银屑病分为急性泛发型、环形型、幼年型、妊娠型、局限型（掌跖型和非指端型）五个类型，其中急性泛发型及掌跖脓疱型银屑病较其他三型脓疱型银屑病多见。

　　（1）急性泛发型脓疱型银屑病：发病突然，在银屑病基本损害基础上出现密集的针帽至粟粒大灰白色或黄色浅表无菌性脓疱，以后脓疱迅速增多呈回旋形或波浪形并融合成大片脓湖，边缘常有较多的小脓疱，疱壁较薄，抓破后流少量脓液，可在数周内泛发全身，并伴有程度不同的水肿，以四肢屈侧及皱襞处最为严重，可发展成红皮病型银屑病。病情减轻或脓疱消退后，可复现寻常型银屑病的皮损。

　　口腔黏膜及甲床也可出现小脓疱，脓疱破裂形成小的糜烂面、浅表性溃疡、少量渗液、结痂或形成脓痂，常伴有沟状和/或地图舌。指（趾）甲可出现萎缩、碎裂或溶解，甲板可肥厚、浑浊，甲板下有堆积成层的角蛋白鳞屑。可并发肝肾损害、电解质紊乱、继发感染致败血症等系统损害。

　　（2）掌跖脓疱型银屑病：皮损常局限于掌跖，常对称发生。损害为红斑基础上较多针帽至粟粒大无菌性脓疱，疱壁不易破裂，经1～2周后可自行干涸，结褐色质较硬的痂皮。痂皮脱落后，可出现小片鳞屑，剥除鳞屑后可出现点状出血，以后复在鳞屑下出现成群的脓疱和结痂,如此反复,掌跖受累面积可逐渐扩大。可伴有关节病变,主要累及远端指(趾)关节。

指(趾)甲常受累,引起甲变形、肥厚、浑浊及甲下积脓,甚至甲板脱落。少数患者伴有沟状舌。病人一般情况较好,偶伴低热、头痛等全身症状。

4. 自觉症状　急性泛发型脓疱型银屑病常伴有高热、关节疼痛肿胀、全身不适等症状,局部可有不同程度瘙痒或疼痛,尤其急性泛发型脓疱型患者可有剧痛。

5. 病程　数月或数年不等,尤其是掌跖脓疱型的脓疱常反复发作,病程较长,难以彻底治愈。小儿泛发型脓疱型银屑病常随年龄增长,复发次数趋于减少,可能与患儿抵抗力逐渐增强有关。

6. 实验室检查　急性泛发型脓疱型银屑病患者可有白细胞增高、血沉加快等。

非掌跖脓疱型银屑病组织学特点:表皮角化过度和角化不全,表皮突向下延伸不显著;棘层水肿,棘细胞增生,由于中性粒细胞在海绵状网中聚集而形成Kogoj海绵状脓疱;真皮上部有单一核细胞浸润,从毛细血管渗出的中性粒细胞自乳头进入表皮。沟状舌的组织病理改变与皮肤损害基本相同,但在增生的棘细胞层可见海绵状脓疱。

掌跖脓疱型银屑病的组织学特点:角质层明显增厚,表皮内有大的单房性脓疱,两侧钝圆,微隆起于表皮,脓疱内有大量中性粒细胞,脓疱周围表皮轻度棘层增厚,脓疱下方有炎细胞浸润,在脓疱两侧常见小而典型的海绵状脓疱。早期损害为真皮乳头上方的表皮下部有海绵形成及单一核细胞浸润,以后发展成含单一粒细胞的表皮内水疱,当水疱向外扩展时,大量中性粒细胞在水疱周围聚集,若中性粒细胞进入水疱内,则形成海绵状脓疱。

三、红皮病型银屑病

红皮病型银屑病又称银屑病性剥脱性皮炎,是银屑病中一种较为少见的严重类型,约占银屑病患病总人数的0.64%。发病常与寻常型银屑病在急性发疹期受某些外界刺激或不恰当治疗有关,如经常用力擦洗皮损,用盐水、花椒水或温度较高的水清洗,或外用刺激性较大的药物等,亦可因在长期或大量应用糖皮质激素或免疫抑制剂过程中突然停药或减量过快引起的反跳所致,部分可因服用含砷、汞等重金属中药诱发。但少数病例可由寻常型银屑病自行演变而来,有时脓疱型银屑病在脓疱消退过程中,也可暂时表现为红皮病。

1. 好发年龄　多见于中老年人,男女均可发病,儿童尤其是幼儿少见。

2. 好发部位　脓疱多见于躯干、四肢屈侧、掌跖及皱褶部位,既可局限亦可泛发,但面部常不受累。

3. 典型损害　临床表现为原有寻常型银屑病皮损部位出现红色斑片,迅速扩展并蔓延至全身,最后呈弥漫性潮红色或暗红色斑,炎症浸润明显伴轻度水肿,表面覆大量糠秕样鳞屑,并不断脱落,少数湿润结痂。原有寻常型银屑病的特征如白色鳞屑及点状出血往往消失,但病情控制后又可见小片寻常型银屑病的损害。

病程较长的皮损可浸润肥厚,头面部皮损因皮脂较多或继发细菌感染而有较厚的鳞屑堆积,呈蛎壳状,头发相互粘连呈束状,可有毛发脱落。掌跖因角质层较厚,脱落的皮屑常呈大片状,甚至呈破手套、袜套样。可伴有指(趾)甲混浊或变形,甲板增厚,表面凹凸不平,严重时可引起甲脱落。鼻腔、口腔、咽、阴道及尿道也可受累而发红,甚至引起黏膜上皮脱落,常伴有浅表淋巴结肿大。

4. 自觉症状　红皮病型银屑病急性发疹期常有发热、头痛、寒战、乏力等全身症状,部分患者有不同程度瘙痒。

5. 病程　皮损常持续数周、数月甚至数年不退,且常反复发作。部分病势危重的病例可并发败血症或引起肝、肾损伤,甚至危及生命。

6. 实验室检查　病情严重或病程较久患者,可因鳞屑大量脱落导致继发性低蛋白血症和缺铁性贫血。急性发疹期白细胞计数常增高、血沉加快。

红皮病型银屑病的组织病理主要表现为:表皮角化不全和角化过度,颗粒层变薄或消失,棘层肥厚,表皮突下延呈棒槌状,细胞内或细胞间水肿,有时可见表皮内微脓肿;真皮乳头上方表皮变薄,乳头水肿,毛细血管扩张、迂曲;真皮浅层血管周围有少量炎细胞浸润,早期以中性粒细胞和淋巴细胞为主,晚期则以淋巴细胞和组织细胞为主,偶见嗜酸性白细胞和浆细胞。

四、关节病型银屑病

关节病型银屑病又称银屑病性关节炎或银屑病性关节病,是一种伴有严重的炎症性、侵蚀性关节疾病的银屑病,约占银屑病患病总人数的1％,寒冷地区患病人数相对多于温热地区。关节炎约81.67％患者是发生在寻常型银屑病的急性发疹期,部分寻常型银屑病患者在穴位注射去炎松混悬液后转变为关节病型银屑病。

1. 好发年龄　寻常型银屑病的皮损可发生于任何年龄,关节炎症状多见于30~50岁成年人,男性患者略多于女性。

2. 好发部位　关节炎可同时发生于身体任何大小关节,亦可累及脊柱,但以手、腕、足等小关节较为常见,尤以指(趾)末端关节受累者最为多见。皮肤损害与寻常型银屑病好发部位相同。

3. 典型损害

（1）皮肤损害：皮肤损害表现为寻常型银屑病者约占 96.7％，表现为脓疱型者约占 3.3％。一般皮肤损害有较为明显的渗出倾向，加之鳞屑层层堆积，容易形成蛎壳状损害。银屑病皮损多先于关节症状出现，后于关节症状者少见，两者同时出现者罕见。

（2）关节症状：主要表现为关节炎症状，其程度随关节炎是否处于活动期而有所不同，活动期关节红、肿、热、痛和活动受限，可伴有乏力、发热、体重减轻及关节僵硬、晨僵等全身症状；缓解期关节无疼痛或仅在受压时有轻微疼痛，一般肿胀不明显，活动亦不受限。

（3）指（趾）甲损害：可出现甲板点状凹陷、横沟纵嵴、条状纵形色素沉着、甲增厚、甲变形、甲脆裂等，还可引起甲板与甲床分离甚至脱落。关节病型银屑病的指（趾）甲改变常与关节症状相关联，关节症状愈明显则指（趾）甲改变愈显著。

4. 自觉症状　皮肤损害除有寻常型或脓疱型银屑病症状外，还有类风湿性关节炎的症状，出现受累关节疼痛、红肿及活动受限，有时疼痛剧烈，可伴有发热等全身症状。关节炎症状可与皮肤症状同时缓解或加重。

5. 病程　皮肤损害经治疗可完全消退，但可反复发生。关节损害难以彻底治愈，症状加重与缓解相互交替，致使病程迁延。

6. 实验室检查　大多数关节病型银屑病患者类风湿因子阴性，血尿酸及尿尿酸水平常升高，血沉可增快。久病者 X 线检查表现为受累关节骨质疏松、骨囊肿形成、关节间隙变狭窄、关节面侵蚀、关节强直等。

【治疗】

由于银屑病的病因未明，发病机理十分复杂，治疗缺乏针对性较强疗效确切的药物，更无有效预防该病复发的方法。虽然治疗银屑病的方法较多，但药物治疗只能达到近期效果，或暂时病情缓解，尚无根治的办法。一般在急性发疹期不宜饮酒及食用辛辣刺激性食物，避免物理性、化学性物质和药物的刺激，防止外伤和滥用药物。避免上呼吸道感染，消除感染灶，对反复发作的扁桃体炎可行扁桃体切除术。

近年来，银屑病的治疗方法有了很大的进展，既有传统药物新型用法，又有新药物与传统药物交替、联合用法，中西医结合，以及物理疗法和心理疗法等，这些疗法既方便了患者，同时也提高了疗效。但银屑病发病机制的复杂性决定了治疗时必须全面考虑其分型、分期、皮损严重程度、部位及患者的一般情况和过去治疗情况等，应以最好的疗效、最小的副作用、最低的费用为原则，慎重选择药物品种以及制定最佳的治疗方案，并告诚患者不要乱投医，以免受到医源性伤害,防止病势加重。此外,在药物治疗的过程中,亦应根据患者的身心状况,进行有针对性的心理疏导。

一、寻常型银屑病

1. 一般治疗　去除一切可能的诱发因素,消除感染灶,避免物理性、化学性和药物性刺激,防止外伤,加强皮肤护理,避免热水烫洗和滥用药物等。急性发疹期不宜饮酒和食用辛辣刺激性食品,补充营养,多食用蛋白质和维生素含量较高的食品,保持水、电解质平衡,注意休息和保暖。减轻心理压力,消除精神紧张,营造宽松和谐的生活、工作和学习环境。

2. 全身治疗

(1) 维生素类:补充多种维生素对改善寻常型银屑病患者的症状、抑制角质形成细胞增殖与分裂具有一定的作用,尤其是儿童患者,可减轻其他抗银药物的副作用,如维生素 A、腺苷辅酶维生素 B_{12}、维生素 C、维生素 E、维生素 K_4、维生素 D_3 等,根据病情酌情选用。

(2) 抗生素类:主要是由链球菌感染引起的上呼吸道感染,如慢性咽炎,急、慢性扁桃体炎及其他部位链球菌感染,以及由金黄色葡萄球菌感染引起的慢性化脓性中耳炎、副鼻窦炎等,一般选用青霉素、红霉素或头孢拉啶治疗,10～14天为一疗程,亦可在青霉素或红霉素治疗一疗程后,再加服利福平或氯洁霉素治疗5～10 天,以增强疗效。

对银屑病皮损继发 A 族 β 溶血性链球菌感染和皮肤皱襞处 B 族 β 溶血性链球菌感染,除上述药物外,有报告用羟氨苄青霉素(阿莫西林)治疗,可取得较好疗效,但应注意药物过敏反应。

有研究表明银屑病发病可能与幽门螺杆菌感染有关,建议给予相应的药物治疗。革兰氏阴性杆菌产生的内毒素可使银屑病病情加剧,用甲硝唑治疗可使病情缓解。

(3) 免疫调节类药物:对于细胞免疫功能低下的银屑病患者,可通过应用免疫调节类药物调整和提高其免疫力,以缓解银屑病的病情。

1) 转移因子1～2U/次(1U 相当于 4×10^8 个白细胞提取物),皮下注射,每周 1 次,6 周为一个疗程。

2) 胸腺肽5～10mg/次,肌肉注射(过敏者禁用),隔日 1 次,20 次为一个疗程。

3) 死卡介苗2～3 滴,滴于针头作"井"字皮肤划痕处,每周 1 次,10 次为一个疗程;麻疹活疫苗上臂外侧皮下注射,每周 1 次,第 1 次 0.5ml,第 1 次 1ml,以后每次 2ml,连续6～8 次为一个疗程。

4) 灵杆菌苗首次 100U，以后每次 200U，肌肉注射，每日或隔日 1 次，30～45 次为一个疗程。

5) 冻干白细胞干扰素（α-干扰素），1.5 万 IU/次，肌注，每日 1 次，10 次为一个疗程，2 个疗程无效停用。

6) 左旋咪唑：为免疫调节剂，能使免疫缺陷或免疫抑制的宿主恢复免疫功能，对正常机体的影响并不显著。成人用量为 150mg/d，分 3 次口服，每 2 周连续服 3 天或每周连续服 2 天，3～4 个月为一个疗程。

其他如自血疗法、多价葡萄球菌素疗法、厌氧短棒杆菌苗疗法、聚肌胞、免疫核糖核酸、薄盖灵芝、多抗甲素治疗等，均属于免疫调节类药物，可根据患者病情适当选用。

此外，γ-干扰素（Ⅱ型）有促进细胞毒性 T 淋巴细胞成熟及增强其活性，激活中性粒细胞及血管内皮细胞的作用，可诱发或加重银屑病，应避免使用。

（4）迪银片：主要成分为活性多肽、谷氨酸、苏氨酸、甘氨酸、胱氨酸、微量元素锌、β 胡萝卜素等，可改善机体免疫功能、降低血液黏度、改善微循环、维持人体蛋白代谢和微量元素平衡。常用量为 6～9 片/d，儿童用量酌减，分次口服。

（5）维 A 酸类：该类药物为维生素 A 在体内的中间代谢产物，具有促进角质形成细胞分化、抑制角化过程、溶解角质、减少皮脂分泌、增强细胞免疫和游离巨噬细胞功能，以及抗炎等作用，在治疗银屑病的药物中有不可替代的地位。代表药物为阿维 A 酸，开始剂量 0.3～1.5mg/kg·d，病情控制后逐渐减为 0.2mg/kg·d 维持治疗，疗程数周至数月不等，14 岁以下儿童禁用，每 2～4 周复查 1 次血脂和肝肾功能。

（6）生物调节剂

1) 直接杀伤 T 细胞的药物：主要有昂他克（ontak）5μg/kg·d，静脉滴注，每 2 周连续用药 3 天；阿法赛特（alefacept）0.025～0.15mg/kg·次，每周 1 次，以及希普利珠单抗（siplizumab）和 Hum291（Nuvion）等。

2) 抑制 T 细胞活化与迁移的药物：主要有依法利珠单抗（efalizumab）0.3～0.6mg/kg·次，每周 1 次，静脉滴注；塞尼哌（daclizumab）1～2mg/kg·w；OK-Tcdr4a（imuclone）250mg/次，隔日 1 次，静脉滴注；达克利珠单抗 2mg/kg，第 2、4、8、12 周用药量为 1mg/kg，静脉滴注；CTLA4Ig 50mg/kg·次，5 周给药 4 次，静脉滴注。

3) 促进免疫偏向的药物：主要有血小板生成素（rhil-11）2.5～5mg/kg·d，皮下注射；重组人白介素 10（rhil-10）8～20μg/kg·次，皮下注射，每周 3 次。

4) 阻断炎症性细胞因子活性药物：主要有依那西普（eltanercept）25mg/次，

每周2次；英利昔单克隆抗体(infliximab)5mg/kg·d,第1、2、6周静脉给药1次等,治疗各型银屑病均取得了较好的疗效,而且复发间期延长、安全无明显副作用等特点,为银屑病的治疗提供了更多更安全有效的方法选择。

此外,治疗银屑病的生物制剂如 ABX-IL-8、SMART、rhIL-4、CDP850、IDEC-114、basiliximab 等也已应用于临床。但银屑病发病机制的复杂性,决定了任何一种药物都难以达到理想的治疗效果,多靶位生物制剂相互联合、生物制剂与其他化学药品联合、中西医结合等仍为目前治疗银屑病的主要方向。

(7)维生素 D_3 衍生物:主要药物有钙泊三醇0.25~0.5μg/d,并逐渐增量至2μg/d,分次口服,取得了较好疗效。该药不与镁剂、止酸剂和其他维生素 D 或衍生物等同时应用,以免引起高镁血症和加重影响钙的代谢。

(8)氨苯砜:治疗寻常型银屑病的近期疗效肯定,尤其是对初次发病的急性点滴状银屑病疗效较好。成人用量为 150mg/d,分 3 次服,儿童用量减半,连服6 天停药 1 天,持续1~2 个月。用药期间应加服铁剂和复合维生素 B,以减轻其毒副作用。与丙磺舒合用可增加氨苯砜的血液浓度,宜适当减少用量。

(9)鱼油:系从深海鱼类中用分子精馏法提纯而成的不饱和脂肪酸,其中甘碳五烯酸和廿二碳六烯酸总含量高达 65%,能抑制银屑病的炎症反应。成人常用量为鱼油胶囊 10 粒(每粒含 0.18g 甘碳五烯酸),持续8~12 周。此药无任何副作用,尤其适用于育龄期妇女、儿童及伴明显瘙痒的银屑病患者。

此外,每日食 150g 油性鱼(如鲭鱼)可提供 10 粒鱼油胶囊所含甘碳五烯酸的治疗量。因此,银屑病患者应科学饮食,多食用深海鱼类食品,避免盲目忌口。

(10)柳氮磺胺吡啶:治疗斑块型银屑病疗效较好。一般成人用量为 3g/d,分3 次口服,每周连服 6 天,停药 1 天,连续 8 周为一疗程。肝、肾功能不全者慎用。

(11)改善微循环疗法:通过药物降低全血黏稠度、抑制血小板聚集和增加局部组织血流量,缓解银屑病的病情,加快皮损消退,尤其适用于静止期和临床具有"血瘀"证的患者。

1) 654-2:常用量为 654-2 注射液20~40mg,肌注,每日 2 次,或 40mg,静脉滴注,隔日 1 次,1 个月为一疗程,停药3~5 天后,再进行第 2 个疗程。

2) 尼莫地平:成人用量为 150mg/d,分 3 次口服,连续 3 周为一疗程,停药3~5 天后再进行下一个疗程。

3) 维脑路通:成人用量为 400~600mg,加入 5%葡萄糖溶液 500ml 中,静脉滴注,每日 1 次,或 600~900mg/d,分 3 次口服,15~20 天为一疗程,连续2~6个疗程,疗程间停药5~7 天。

4) 双嘧达莫:成人常用量为 75~150mg/d,分 3 次口服,30 天为一疗程,连续2～3个疗程,疗程间停药5～7天。

5) 藻酸双酯钠:成人常用量为100mg,加入5％葡萄糖溶液500ml中,缓慢静滴,每日1次,30天为一疗程。

6) 肝素钠:成人常用量为2500U,皮下注射,隔日1次,15次为一疗程。

7) 蝮蛇抗栓酶:成人用量0.25～0.5U/d,加入5％葡萄糖溶液或生理盐水250ml中,缓慢静滴,15～20天为一疗程,连续2～3个疗程。

其他如丹参、川芎、益母草、黄芪、红花、红藤、积雪草、赤芍、当归、三棱、三七、郁金、党参等中草药均具有抗血小板凝集功能和改善微循环的作用,可用于临床有"血瘀"证的银屑病患者。

(12) 免疫抑制剂:抗肿瘤药及糖皮质激素均具有免疫抑制作用,可用于治疗银屑病的该类药物主要有环孢菌素、白血宁、甲氨蝶呤、羟基脲、秋水仙碱、乙亚胺、乙双吗啉、硫唑嘌呤、丙亚胺、6-巯基嘌呤、环磷酰胺、复方氟尿嘧啶多相质体口服液、醋酸泼尼松、甲泼尼龙、倍他米松、复方倍他米松等。

该类药物对银屑病虽有显著的疗效,但此类药物毒副作用大,且停药后容易复发,复发时病势往往更加严重,一般寻常型银屑病主张不用。只适用于部分应用一般抗银药物皮损顽固难退的有向红皮病型发展的泛发性寻常型银屑病,并在医务人员的指导下应用。肝、肾功能障碍、淋巴造血系统疾病、结核、消化道溃疡病人及孕妇、哺乳期妇女禁用,儿童、年老体弱者慎用。

此外,中药雷公藤、昆明山海棠、甘草酸苷等也具有免疫抑制作用,适当应用对改善银屑病的炎症反应有一定疗效,可酌情选用。

3. 局部治疗　局部用药可缓解表皮角化过程,使皮屑松软,易于脱落,尤其是皮损较少的仅外用药即能控制病情。治疗银屑病以还原剂、角质剥脱剂及细胞抑制剂为主,温水沐浴后涂搽外用药可增强疗效,但应注意用药浓度、剂型、方法、剂量、涂搽面积等,避免使用不当激发红皮病、药物经皮吸收中毒或达不到预期疗效。

(1) 焦油制剂:常用的有煤焦油、松馏油、糠馏油及黑豆馏油,小儿使用浓度一般为1％～5％,成人局部使用浓度可达20％。

(2) 蒽林:对斑块型银屑病有较好疗效,且与水杨酸制剂、糖皮质激素制剂、焦油类制剂等联合使用可提高疗效,降低其刺激性。临床一般用1％蒽林软膏短期治疗获得疗效后,用0.5％蒽林维持治疗。不用于面部、四肢屈侧及腹股沟等处皮肤。

(3) 糖皮质激素:糖皮质激素外用制剂是临床应用最为广泛治疗银屑病的药物,虽也有较多不良反应,但根据应用部位、范围、疗程、方法及药效强度的不同,合理规范使用不但可产生显著治疗效果,而且可减轻其不良反应。

按糖皮质激素药效强弱将其外用制剂分为 4 类。最强效类,如 0.05％丙酸氯倍他索霜或软膏(特美肤)、0.05％双醋酸二氟松霜(索康)、0.05％卤米松霜或软膏(适确得)、0.1％哈西缩松霜或溶液(喜乐、氯氟舒松、乐肤液)、0.025％丙酸倍氯美松软膏、0.2％醋酸氟轻松霜或软膏(肤轻松、仙乃乐)等;强效类,如0.05％丁氯倍他松软膏、0.1％倍他米松戊酸酯霜或软膏、0.1％糠酸莫米松软膏(艾洛松)、0.025％～0.1％曲安缩松霜或软膏、0.1％氢化可的松丁酸酯(尤卓尔)等;中效类,如 0.05％氯倍他松丁酸酯霜或软膏、0.1％地塞米松乳膏或软膏、0.01％曲安缩松霜(康纳乐)等;弱效类,如0.1％～2.5％氢化可的松碱基或醋酸盐霜、0.25％甲泼尼松龙霜或软膏等。

一般来说,药效强度愈高,疗效愈显著,不良反应愈明显,同一药物相同浓度的软膏相对于霜剂、硬膏效果要好,应用局部封包较单纯涂搽疗效要好,但强效糖皮质激素禁用于面部、腋下、腹股沟及其他皱褶部位。

(4) 维 A 酸类:主要为第三代维 A 酸受体选择剂他扎罗汀凝胶,局部外用治疗斑块型银屑病有很好疗效,与糖皮质激素外用制剂联合应用,可提高疗效和减轻其刺激性。

(5) 维生素 D_3 类似物:主要有钙泊三醇、他骨化醇,具有抑制角质形成细胞增殖及诱导其分化的作用,并有直接抗炎作用。钙泊三醇软膏(每克含钙泊三醇 $50\mu g$),1～2 次/d,涂搽面积不超过体表面积的 30％,每周用量不超过 100g;他骨化醇软膏(每克含他骨化醇 $2\mu g$),2 次/d,涂搽面积不超过体表面积的 35％,病情改善后逐渐减少用量维持数月,可用于皮肤皱褶处和面部。

(6) 钙调神经磷酸酶抑制剂:主要有吡美莫司软膏和他克莫司软膏,可用于头面、皱褶、肛周和外阴等部位,但使用浓度应从 0.03％逐渐增加至 0.1％,薄涂于皮损表面,每日 2 次,并避免日晒和与光疗联用。

(8) 盐酸氮芥及芥子气:两者均具有较强的细胞毒及弱的免疫抑制作用,外用治疗银屑病,一般配成 0.0025％～0.0005％氮芥酊、1:2万～1:1万的芥子气软膏,每周1～2 次薄涂或局部封包,直至皮损消退。应注意药物的刺激性和毒性,颜面、外阴、肛周、腋窝、乳房下及黏膜等部位禁用。

其他如3％～5％水杨酸软膏或乙醇溶液、5％硫磺软膏、5％～10％水杨酸软膏、0.05％～0.1％维 A 酸乳膏、1％5-氟尿嘧啶凝胶或霜剂、0.1％～0.5％甲氨蝶呤霜、10％～15％喜树碱二甲基亚砜溶液、10％羟基脲霜、抗人白介素 8 单克隆抗体乳膏,以及中草药制剂等,均可酌情选用。

4. 物理治疗　物理疗法是利用某些物质的物理特性对疾病进行治疗的方

法。用于治疗银屑病的物理疗法主要有紫外线疗法、光化学疗法、水疗、药浴及电疗等。

(1) 紫外线疗法：是利用紫外线对皮肤角质层的穿透性及其生物作用治疗银屑病，可以单独照射中波紫外线，亦可与药物或药浴配合应用。如在外涂2%~5%煤焦油软膏后，次日沐浴后照射中波紫外线，取得了较好疗效。

(2) 光化学疗法(PUVA)：即服用或外用光敏剂后，全身照射长波紫外线。如口服8-甲氧补骨脂素0.7mg/kg或5-甲氧补骨脂素后2小时，病损区或全身照射长波紫外线；或在皮损表面涂0.1%8-甲氧补骨脂素软膏后数分钟至1小时，照射长波紫外线。

(3) 沐浴疗法：治疗银屑病常用的沐浴方法主要有矿泉浴、焦油浴、硫磺浴、中草药浴等，尤以焦油浴和中草药浴应用较多，临床可根据病情适宜选用。

(4) 电疗法：是利用脉冲静电将臭氧和负离子导致皮下组织，以促进局部血液循环，加强新陈代谢，提高机体免疫力。一般每周3次，一个月为一疗程。

5. 心理治疗　银屑病属于心身疾病范畴，心理应激、精神紧张、不良情绪等与其发生、发展和病情缓解关系密切，应用以一定的理论为指导，以良好的医患关系为桥梁，以心理学的方法，影响或改变病人的感受、认识、情绪及行为，调整个体与环境之间的平衡，促进机体抗病能力提高的心理治疗方法，可增强银屑病的防治效果。

心理治疗的方法主要有心理疏导、认知教育和生物反馈治疗等。近年在药物治疗银屑病的同时，融入心理治疗，已取得了显著的成效。

6. 中医治疗　中医学是一门治病经验与系统理论体系相结合的系统科学，根据其理论体系，对疾病进行辨证施治，形成了一整套理、法、方、药的理论与经验。中医学认为银屑病是内有血虚燥热，外受风邪，皮肤失气血之润所致，在内因方面注重血分的变化，其中血热、血燥、血虚、血瘀为银屑病常见的发病原因；在外因方面，以风邪为主，并与寒、湿、燥、毒等相兼致病。通过对银屑病辨证施治，往往能取得较好的疗效。

(1) 风热型：多见于寻常型银屑病发病初期及夏季型银屑病的进行期。临床表现为病情发展迅速，皮疹逐渐增多，为红色或深红色点滴状丘疹、斑丘疹，表面覆银白色鳞屑，剥脱后基底有点状出血，偶见同形反应，散在分布于躯干、四肢，也可见于头皮、颜面。自觉瘙痒，伴发热、周身不适、口渴、咽干、咽痛，舌质红、苔薄黄，脉浮数。治宜清热凉血，疏风解表。

常用草药主要有银花、连翘、桑叶、牛蒡子、槐花、牡丹皮、凌霄花、山豆根、黄芩、板蓝根、紫草、白鲜皮、草河车、乌梢蛇、全蝎、蜈蚣、蝉衣等。风盛剧痒者加地肤子、蒺藜；热盛者加栀子、大黄、龙胆草、石膏。皮损以头面部为多者加川芎、白芷；以颈项部为多者加柴胡、葛根；以胸背部为多者加杜仲、桔梗；以上肢为多者加桑枝、羌活、桂枝；以下肢为多者加牛膝、木瓜。口干、口渴者加石斛、花粉；皮疹鲜红、剧痒者加黄连；大便干结者加大黄；纳谷不香者加谷芽、山楂。成人每日1剂，水煎取汁分次服。

（2）血热型：相当于银屑病的进行期。新发皮疹不断出现，初发皮疹不断扩大，鳞屑厚积，基底炎症明显，周围有炎性红晕，瘙痒明显，可有发热、恶寒等全身症状，伴心烦口渴、大便秘结、小便短黄，舌体红赤，苔薄黄或舌根苔厚黄，脉弦滑或滑数。治宜清热解毒，凉血化斑。

·　常用草药主要有生地、赤芍、丹皮、丹参、紫草、白茅根、黄芩、黄连、知母、苦参、生石膏、板蓝根、大青叶、忍冬藤、山豆根、白鲜皮、草河车等。皮疹鲜红、面积较大，重用生地、赤芍、丹皮、紫草以加强凉血作用，生石膏、知母以增强清解气分热势的力量；若皮损紫暗，加桃仁、红花以增强活血之力；若鳞屑较厚，重用黄芩、大青叶；大便干结加生川军、火麻仁；烦躁口渴者，加麦冬、沙参、玉竹；小便黄赤者加木通、竹叶、生草梢。皮损浸润明显者，加薏苡仁、茵陈、土茯苓、防己、泽泻；大便燥结者加大黄、栀子；伴咽炎、扁桃体炎者加板蓝根、大青叶、连翘、元参；湿盛者加地肤子、木通、土茯苓；热盛者加栀子、虎杖、槐花；痒甚加海桐皮、皂刺；睡眠欠佳加夜交藤、生龙牡。每日1剂，水煎取汁分次服。

（3）血瘀型：多见于寻常型银屑病的静止期。病程较长，皮损干燥硬厚，为大小不等的斑块，少数呈蛎壳状，基底黯红或紫红，白屑迭起，舌质紫暗或暗红有瘀斑，苔薄白或薄黄，脉弦涩或沉涩。治宜活血化瘀，理气活血。

常用草药有当归、丹参、川芎、赤芍、茜草、桃仁、红花、三棱、莪术、乳香、没药等。兼有热者，加黄芩、黄柏、黄连；关节肿痛者，加秦艽、羌活、独活、鸡血藤。风盛痒甚、鳞屑较多者，加乌蛇、僵蚕；血热甚、皮损发红者，加白茅根、生地；风湿阻络、关节痹痛者，加秦艽、白鲜皮；血燥伤阴、皮损干燥呈较大斑块者，重用当归、丹参；加女贞子。皮损冬重夏轻，瘙痒轻微，舌淡，苔薄白，脉沉迟者，加用川羌、防风、麻黄；皮损夏重冬轻，瘙痒剧烈，舌红苔黄，脉弦数者，加用蝉蜕、苦参、木通；月经前皮损减轻，月经后皮损加重者，重用当归、川芎、红花；病程长，反复发作者，重用红花、当归，加用白鲜皮、苦参、蝉蜕。每日1剂，水煎取汁分次服。

此外，银屑病多因风、热之邪结聚于机体而引起，邪气聚结则肌肤运行失畅，气血不畅则皮肤失去濡养；还由于营血亏耗、生风生燥，更兼风寒外袭，营血失调，均可导致经络阻隔、气血凝滞而发病，尤其是气滞血瘀是发病转归的一个重要环节，从而确立理气活血法治疗银屑病。常用草药有黄芪、丹参、红花、三棱、莪术、泽兰、茜草、乌蛇、青皮、凌霄花、石打穿、丝瓜络、王不留行等。每日1剂，水煎取汁分次服。

（4）血燥型：相当于银屑病的缓解期，病情处于稳定阶段。皮损干燥，鳞屑厚积呈钱币状或地图状，五心烦热或掌心发热，口干咽燥，舌红少津，苔薄黄而干，脉弦细或细数。治宜滋阴润燥，清热祛风。

常用草药主要有当归、丹参、何首乌、生地、熟地、天冬、麦冬、丹皮、川芎、白蒺藜、白鲜皮、草河车、鸡血藤、山豆根、赤芍、白芍等。若病邪稽留时久，损害浸润肥厚，基底暗红，舌质暗紫或有瘀斑、瘀点，脉涩或细缓者，酌加桃仁、红花、三棱、莪术、香附、枳壳、陈皮；便秘体不虚者，加川军；皮损顽固难退者，加乌梅、槐米；心烦热盛者，加黄连、山栀；瘙痒剧烈者，加玳瑁、地肤子、川槿皮；气虚者加人参、白术、黄芪；兼寒湿者，加肉桂、干姜、蛇床子；血虚者，重用熟地、白芍、川芎、何首乌，加大枣；血瘀者，加三棱、莪术、地龙、桃仁；风盛痒剧者，重用白蒺藜、白鲜皮，加钩藤。月经不调、冲任不固者，酌加淫羊藿、巴戟天、菟丝子、补骨脂。每日1剂，水煎取汁分次服。

（5）血虚型：多见于寻常型银屑病的静止期。皮损厚度变薄，疹色淡红或暗红，表面有较多干燥的银白色鳞屑，层层脱落，伴程度不同的瘙痒，病程迁延日久，面色无华，体弱肢乏，头晕少眠，食欲不振；舌质淡红，苔少或无苔，脉弦细或沉细，病程较长。治宜养血和营，益气祛风。

常用草药有炙黄芪、党参、元参、当归、白芍、熟地、鸡血藤、天冬、麦冬、白芷、麻仁、白蒺藜、白鲜皮等。鳞屑较厚者，重用当归、鸡血藤；大便干结者，加生川军、火麻仁；烦躁口渴者，加沙参、玉竹；小便黄赤者，加木通、竹叶、生草梢；有瘀证者，加红花、三棱、莪术。每日1剂，水煎取汁分次服。

（6）冲任不调型：多见于内分泌紊乱型银屑病。男性常有阳痿滑精，女性常有月经不调，多在月经前、孕中、分娩前等发病或病势加重，亦可在月经后、分娩后发病。皮损泛发，色鲜红或淡红，表面覆银白色鳞屑，微痒，心烦口干，头晕腰酸，周身不适，舌质红或淡红，苔薄白，脉弦滑或沉细。治宜调和冲任，和血理血。

常用草药有仙茅、黄柏、知母、当归、熟地、生地、茯苓、柴胡、枳壳、丹参、红花、桃仁、香附、仙灵脾、巴戟天、菟丝子、女贞子、旱莲草、何首乌等。损害以头面部较重者，加白附子、桑叶、杭菊花、泽泻；以躯干部为重者，加郁金、山栀、柴胡、黄芩；以腰骶部为重者，加川牛膝、炒杜仲、防风草；以四肢为重者，加川牛膝、木瓜、桂枝、姜黄、钩藤。每日1剂，水煎取汁分2或3次服。

二、脓疱型银屑病

1. 一般治疗　泛发性脓疱型银屑病患者最好住院治疗，卧床休息，维持适量的液体摄入，注意水、电解质平衡，补充维生素、钙剂等，给予高蛋白清淡饮食。去除诱发因素，如停用磺胺类药、保泰松、水杨酸盐、制霉菌素等，控制感染，停止外用高效糖皮质激素等。避免应用砷剂、氯喹等可能加重病势的药物，在妊娠早期发病者应考虑终止妊娠。

对反复发作的慢性扁桃体炎，或扁桃体炎急性发作与脓疱型银屑病的病情相关联，应用抗生素后，可使病情稳定或缓解的病例可行扁桃体摘除术。

2. 全身治疗　泛发性脓疱型银屑病的治疗，国内外目前尚无理想的治疗方案和疗效确切的单剂药物，大多主张采用综合疗法以提高疗效和减少药物的毒副作用。

(1) 维A酸类药物：阿维A酯或阿维A酸治疗本病常有较好的疗效，可迅速控制病情，缓解症状。一般用量为阿维A酯或阿维A酸 1mg/kg·d，午餐及晚餐后服用，多数病例在用药2～3天后脓疱开始干瘪，平均1周脓疱消退，脓疱消退后逐渐减量并用最小有效量维持治疗2～3个月或更久。

此类药物对病程1年以上和对甲氨蝶呤及其他药物治疗收效甚微的病例也有效。该类药物过早停用或减量过快，脓疱易复发。若减量过程中又出现脓疱，再增加剂量仍有效。

(2) 细胞毒类药物

1) 甲氨蝶呤：在服用合成维A酸不能控制病情或因其他原因不能应用维A酸类药物者，可选用甲氨蝶呤，但脓疱型银屑病在急性期肾脏对药物清除能力下降，应减少甲氨蝶呤药量或慎用。一般最初用量为5mg/周，以后逐渐增至25mg/周，顿服或分次服。

2) 羟基脲：对不能耐受甲氨蝶呤治疗的病例，可选用羟基脲，一般用药量为1～2g/d，分次口服，有时缓解症状较甲氨蝶呤快，但对骨髓抑制的毒性较大。

3) 秋水仙素：一般用药量为2mg/d，分3次口服。副作用主要有恶心、腹泻、精子数量减少、闭经、乏力、脱发等，其严重程度与剂量相关。儿童、青年及孕妇禁用。

4) 环孢素A：此药小剂量即可对脓疱型银屑病有较好的疗效，一般初始剂量为2.5mg/kg·d，症状缓解后逐渐减量至1.25mg/kg·d维持治疗数周。

其他如乙亚胺、丙亚胺、硫唑嘌呤、5-氟尿嘧啶等，对部分病例有效，可酌情选用。

(4) 抗生素

1) 甲砜霉素：治疗各型脓疱型银屑病均取得了较好疗效，甚至国内一些专家推荐此药为治疗本病的一线药物，一般用药量为0.75g/d（儿童25～50mg/

kg·d)，分次肌注或口服，病情控制后减量维持治疗一段时间防止复发。副作用较大，主要为骨髓抑制、胃肠道反应、神经和精神症状、肝损害、剥脱性皮炎等。

2）平阳霉素：一般用药量为 8mg，加入 5％葡萄糖溶液 500ml 中静点，每日1 次，连续用药 1～2 周后改为 8mg，肌注，7～10 天 1 次，并逐渐减量至停药，总量不超过 300mg。不良反应有皮疹、色素沉着、肢端肿胀、皮肤瘙痒、脱发、厌食等，但停药后可消退。

其他如氯霉素、红霉素、头孢氨苄、四环素等系统应用，对本病也有一定的疗效。

（5）糖皮质激素：此类药物大剂量系统应用能迅速控制病情，一般应用量为醋酸泼尼松 1～2mg/kg·d 或甲泼尼龙 0.8～1.6mg/kg·d，但副作用明显，减量过快极易引起脓疱复发，故多不单独应用，常与雷公藤、秋水仙碱、甲氨蝶呤等联合应用。如 PAVB 三联疗法，即醋酸泼尼松 30～40mg/d、硫唑嘌呤 2mg/d、乙双吗啉 0.6g/d，分次口服，病情控制后，各药剂量缓慢递减至停药，一般先停用醋酸泼尼松，再停用硫唑嘌呤和乙双吗啉。

此外，复方甘草酸苷、昆明山海棠、雷公藤或雷公藤多苷等单独或与其他药物联合应用，对多数各型脓疱型银屑病均有较好疗效，但也应在症状缓解后逐渐减量，并用最小有效量维持治疗数周，以防复发。

（6）丙种球蛋白：急性泛发性脓疱型银屑病患者，尤其是体质虚弱儿童，可给予大剂量人血丙种球蛋白 0.2～0.4g/kg·d，静脉滴注，3～5 天。重症患者可输血，每次 200ml，一般 2～6 次。

（7）氨苯砜：对部分脓疱型银屑病有效，一般初始用量为 100～150mg/d，分2 次或 3 次口服，病情缓解后逐渐减量至 50～70mg/d 维持治疗数周。

其他如氯苯吩嗪 300mg/d、反应停 150mg/d 或甲氧苄氨嘧啶 0.2g/d 等也可酌情选用。

3. 局部治疗　治疗脓疱型银屑病的外用制剂需选择无刺激性的润肤剂或弱效糖皮质激素软膏外搽，以减轻皮肤不适感和防止水、电解质经皮肤丢失。避免热水烫洗和外用高浓度强效糖皮质激素及刺激性较大的外用药物。

红斑及细小脓疱性皮疹可外用炉甘石洗剂，大片脓湖或糜烂性皮损外用氯霉素氧化锌油，干燥脱屑性皮损外用甘草油，根据病情决定用药次数。也可选用龙胆紫糊剂包敷患处。

近年采用 0.005％卡泊三醇霜联合 0.05％氯倍他索霜外用的方法，治疗脓疱型银屑病取得了较好疗效，方法可为两药混合外用或早晚各涂药 1 次。临床可根据病情适宜使用。

4. 物理疗法

（1）PUVA：在应用阿维A酯或阿维A酸控制病情发展和脓疱消退1周后，开始进行PUVA，并逐渐减少阿维A酯或阿维A酸用量，疗程3～6个月或更久。治疗中应掌握紫外线照射剂量，逐渐增加照射时间，谨防光毒反应加重病势。

（2）蒽林联合窄谱UVB：治疗泛发性脓疱型银屑病有较好疗效，方法为患者在应用5%～10%煤焦油沐浴后穿1小时涂有蒽林（开始浓度为0.025%，逐渐增加至1%～2%）的棉质内衣，根据皮肤类型照射窄谱UVB（开始剂量为0.1～0.2J/m²，以后每日增加0.1J/m²，直至出现皮肤微红斑维持治疗）。

5. 中医治疗　在应用上述药物治疗的同时，通过辨证施治，加服中草药制剂，常可取得较好疗效。

（1）湿热蕴毒型：又称毒热型、湿热化毒型，系由湿热内蕴、郁久化毒，毒热互结、壅郁肌肤，多见于泛发性脓疱型银屑病。临床表现为起病急骤，全身弥漫性红斑基础上密集的针头至粟粒大脓疱，成批反复出现，脓疱壁较薄，破溃后结黄褐色痂，皱褶处损害渗液明显，易继发感染结污褐色痂，指（趾）甲混浊，可缺损或增厚；伴发热、心烦口渴，颜面红赤，或伴关节肿痛，便秘、溲赤；舌质红、苔黄腻，脉弦滑或滑数。

治宜祛湿解毒，凉血清热。常用草药有水牛角、龙胆草、苦参、黄芩、车前子、泽泻、草河车、山豆根、生地、赤芍、丹皮、知母、生石膏、银花、连翘、地丁、野菊花、蒲公英、天葵子等。处方可选用克银一方加减（药用土茯苓、忍冬藤、草河车、白鲜皮、板蓝根、山豆根、威灵仙、生甘草。若皮损鲜红、面积较大，重用生地，加赤芍、丹皮、紫草以加强凉血作用，或加生石膏、知母以增强清解气分热势的力量；若皮损紫暗，加赤芍、桃仁、红花以增加活血之力）、五味消毒饮合黄连解毒汤化裁（药用蒲公英、银花、地丁、黄连、黄芩、黄柏、焦山栀、生地、赤芍）、黄连解毒汤加减（药用黄连、黄芩、黄柏、紫花、地丁、银花、大青叶、车前子、泽泻、苡仁、竹叶、蚕砂）等，每日1剂，水煎取汁分次服。

（2）脾虚毒恋型：本型系由湿热蕴毒型变化而来，多见于脓疱型银屑病恢复期。临床表现为湿热蕴毒型银屑病经过治疗后，红斑基本消退，或转为暗红或红褐色，脓疱大部分消失，偶有新起或残留少数脓疱、痂皮，鳞屑明显减少，出现体倦肢乏，饮食减少，大便稀溏，舌质红，苔黄根腻，脉濡或滑。

治宜健脾除湿，清解余毒。常用草药有苍术、炒白术、茯苓、厚朴、陈皮、猪苓、泽泻、栀子、黄芩、薏苡仁、草河车、半枝莲等。处方可选用除湿胃苓汤加减（药用炒白术、苍术、厚朴、陈皮、焦山栀、黄芩、茯苓、泽泻、草河车、半枝莲、土茯苓、薏苡仁)、参苓散加味(药用红参、茯苓、炒扁豆、荆芥、防风、蝉衣、山药、苡仁、陈皮、砂仁、干姜、川芎、胡麻仁、首乌、炙甘草、大枣 5 枚、生姜 2 片)、苓桂术甘汤加味(药用茯苓、桂枝、白术、地肤子、炙甘草、首乌)或指迷茯苓丸(药用党参、茯苓、陈皮、蜂房、紫草、制首乌、清半夏、大胡麻、炒白术、风化硝、炒枳壳)等。每日 1 剂,水煎取汁分次服。

(3) 湿毒凝聚型:见于掌跖脓疱型银屑病初期。临床表现为掌跖成批出现大小不等的脓疱,无自觉症状或局部干痛,脉沉缓,舌胖淡。治宜除湿解毒,活血化瘀,药用土茯苓、薏苡仁各 20g,石上板、寮习竹、猪苓、泽泻、苍术、白术、赤芍各 15g,丹参、连翘各 10g。每日 1 剂,水煎取汁分 3 次服。

(4) 湿热蕴结型:见于掌跖脓疱型银屑病急性发疹期。临床表现为掌跖水疱、脓疱,局部红肿,自觉胀痛,大便干燥,小便黄赤,舌质红,苔黄腻,脉弦滑微数。治宜清热解毒除湿,药用茵陈 20g,白鲜皮、茯苓皮、蒲公英、冬瓜皮、黄芩、黄柏、栀子各 15g,车前子 9g,大便秘结加大黄 9g(后下)。每日 1 剂,水煎取汁分 3 次服。

(5) 热毒伤阴型:见于掌跖脓疱型银屑病恢复期。临床表现为掌跖脱皮,鳞屑较细小,局部干燥或有皲裂,可有出血,去除鳞屑后基底可见脓疱,指(趾)甲增厚变形。治宜清热解毒,养肝润燥,药用首乌、生地、熟地各 12g,鸡血藤、乌梢蛇、金银花、蒲公英、天冬、麦冬、连翘各 10g。每日 1 剂,水煎取汁分 3 次服。

虽然脓疱型银屑病的治疗方法较多,但治疗前首先应寻找诱发及加重病势的可能因素,并了解病人既往用药史、病程、药物耐受性、是否合并其他慢性疾患等情况后,综合分析再制订治疗方案,以提高疗效,降低药物毒副作用,减少复发。

三、红皮病型银屑病

1. 一般治疗　红皮病型银屑病是银屑病中较为严重的一种类型,因此,在治疗和护理上应特别谨慎,患者最好住院治疗,卧床休息,注意保暖,防止继发感染。给予高蛋白、高维生素饮食,急性期忌食辛辣刺激和肥甘厚味之品。因本病有诱发心衰和体温调节障碍的潜在危险,对老年或有心脏病史的患者,应注意心电监护。维持适量的液体摄入,保持水和电解质的平衡。局部外用润肤剂以减少水分经皮肤丢失和改善皮肤不适感,也可小面积外用糖皮质激素软膏,但不宜长期大面积应用。

2. 全身治疗

(1) 维 A 酸类药物:对本病的症状改善显著,常用药物为阿维 A 酯或阿维 A 酸。一般用阿维 A 酯 20～60mg/d,分 2 次或 3 次口服;阿维 A 酸 20～60mg/

d(逐渐加量),中午餐后服用,但疗程较长,病情控制后需用最小有效量维持治疗3～6个月或更长时间。

(2)依那西普:为新型靶向生物制剂,可竞争抑制人 TNF-α 的重组融合蛋白,近年治疗红皮病型银屑病取得了较好疗效,其临床耐受性和有效性均较好。一般用量为 25mg/次,每周 2 次,皮下给药,直至症状缓解、皮损消退。

(3)甲氨蝶呤:能明显改善本病的症状,一般采用间歇静脉给药法,即每次10mg 溶于 5％葡萄糖溶液 500ml 中静滴,最初每周 2 次,以后视病情缓解情况维持治疗或逐渐减量用 10mg/周治疗数周。

(4)平阳霉素:具有毒性小、抗炎作用强等特点,治疗本病疗效较好。一般用平阳霉素 10mg 溶于 5％葡萄糖溶液 500ml 中静点,每日 1 次,病情控制后逐渐减量,用最小有效量维持治疗数周。应注意此药有皮肤过敏、脱发等副作用。

(5)降血氨类药物:此类药物可使血氨减少,从而解除血氨对血管的毒性作用,治疗红皮病型银屑病有效。一般选用谷氨酸钠或精氨酸 40～60ml 加入10％葡萄糖溶液 500ml 中静滴,每日 1 次,1 个月为一疗程。

(6)糖皮质激素:治疗红皮型银屑病多不单独应用,一般与免疫抑制剂和(或)抗生素联合应用,以减少糖皮质激素用药量,减轻不良反应。如醋酸泼尼松30～60mg/d、甲泼尼龙 20～40mg/d、地塞米松 5～10mg/d 或氢化可的松 120～200mg/d,分次口服或静滴。

3. 局部治疗　急性期外涂氧化锌油、鱼肝油软膏、三黄霜(黄连、黄芩、大黄)、10％硼酸软膏或弱效糖皮质激素制剂(如 0.05％丁氯倍他松软膏、0.1％倍他米松戊酸酯霜或软膏、0.1％糠酸莫米松软膏、0.1％氢化可的松丁酸酯、0.05％氯倍他松丁酸酯霜或软膏、0.1％地塞米松乳膏或软膏、0.01％曲安缩松霜等),皮损炎症减轻开始消退时外用 5％复方松馏油软膏。

临床可根据患者病情选用中草药浴,如白花蛇舌草、土茯苓、地肤子、刺蒺藜、白鲜皮、大青叶、蜂房、蝉衣等各适量水煎成 1000ml,放入 40℃半浴缸中全身浸泡,同时用精制淀粉 500g 熬成糊状装入纱布袋中轻轻揉擦皮肤;或选用紫花地丁、蒲公英、白鲜皮各 50g,土茯苓、金银花、防风各 30g,水煎成 2000ml 放入40℃半浴缸中全身浸泡。每次 30 分钟,每日 1 次。

4. 物理治疗

(1)改良 Goeckerman 法:即局部外涂糖皮质激素后照射中波紫外线,对急性发疹期的患者疗效较好,但应严格控制紫外线照射剂量和照射时间,防止光毒反应加重病势。

(2)PUVA:在急性期禁用,宜在应用其他疗法或口服糖皮质激素待病情控制并改善后方可进行,开始时 $0.5J/cm^2$,以后缓慢增加剂量,并维持治疗数周至数月。

5. 血浆置换术与透析疗法　两种方法对本病的症状改善有益,一般每周 1 次,连续 3 次。

6. 中医中药　证属湿热内蕴、血热炽盛。治宜清热利湿,凉血活血。发病初期,药用生槐花、土茯苓各 30g,鲜生地 15g,茵陈蒿、车前子、紫草、茜草、红花、黄芩、泽泻、生甘草各 9g,生栀仁 5g,每日 1 剂,水煎汁分早晚服,待病情缓解后去掉上方茜草、泽泻,加黄芪、当归、熟地等;或药用生地 30g,赤芍、丹皮、麦冬、元参、丹参、麻仁、大青叶、山豆根、白鲜皮各 9g,每日 1 剂,水煎汁分早晚服,待红斑颜色变淡后,上方去山豆根、丹参、麻仁,加紫草 15g,地肤子、苍耳子各 9g 等。成药雷公藤片、雷公藤多苷、昆明山海棠、甘草酸苷等单用也有较好疗效。

红皮病型银屑病的治疗难度较大,目前主要采用综合疗法,主要有:①糖皮质激素和免疫抑制剂或与中草药或中成药(如复方甘草酸苷、复方丹参注射液、雷公藤或雷公藤多苷等)联合疗法;②对少数患者用糖皮质激素、免疫抑制剂治疗效果不佳或出现副作用者,加用维 A 酸类药物,可获得较为满意的疗效;③糖皮质激素的副作用明显,易引起反跳,多不主张单独应用,若就诊前已经应用或正在应用,则不应减量过快或突然停药,可与免疫抑制剂、维 A 酸类药物或雷公藤联合应用,待病情控制后逐渐减少糖皮质激素用量至停药。

四、关节病型银屑病

1. 一般治疗　合并关节僵硬及疼痛时关节应制动,如关节部位上夹板、维持功能位等。以后随关节症状的改善情况,受累关节可适当活动,以维持正常功能和防止关节韧带挛缩。积极预防各种感染、外伤,注意保暖,加强护理等。

2. 全身治疗　关节病型银屑病是一种严重类型的银屑病,由于关节病变可引起骨质破坏和关节周围组织炎症所形成的瘢痕很难消退,因此,治疗原则是对银屑病的关节症状进行及时给予治疗,防止骨质破坏和炎症后结缔组织增生。

(1) 消炎止痛剂:非类固醇类抗炎药如痛灭定 $0.2\sim0.4g$,每日 4 次;萘普生 $0.25\sim0.5g$,每日 2 次;布洛芬 100mg,每日 3 次;芬必得 0.3g,每日 3 次;或炎痛喜康 20mg,每日 1 次,口服。这些药物常为改善关节症状的首选药物。

阿司匹林对个别病例有效。脊柱炎病人可选用羟基保泰松,但症状缓解较慢。因吲哚美辛可加重部分寻常型银屑病患者的病势,应慎重选用。

(2) 金盐:此类药物能控制病情发展,减少骨质破坏,抑制滑膜炎症。可选用 Solganal,开始用量为 10mg/周,以后可增至 50mg/周,肌注;或醋硫葡金 6mg/d,分次口服。

用金盐治疗关节病型银屑病需持续用药6～12个月方可使症状缓解，对周围型关节炎效果较好，而对脊柱炎效果较差。

（3）细胞毒类药物

1）甲氨蝶呤：对银屑病的皮损和关节病变均有较好的疗效，特别是对常规治疗无效的病例。一般开始用量为5～7.5mg/周，以后可增至15mg/周，每周1次或每周连续3次口服，每次服药间隔12小时。用药后第5天复查血象和肝功，当累积量达1～2g时应做肝脏活检。

2）秋水仙素：对关节炎及银屑病皮损均有较好疗效，对伴有类风湿性关节炎的患者效果显著，能明显减轻关节疼痛。一般成人用量为每日1～2mg，分2～4次口服，总量20～40mg为一疗程。

3）硫唑嘌呤：常用量为1.5～3.0mg/kg·d，分2次或3次口服，症状缓解后逐渐减量，并用最低有效量维持，疗程数周至数月，对侵蚀性关节炎效果较好。

4）阿扎利宾：常用量为100～400mg/kg·d，平均用药9个月可使皮损和关节症状得到改善。

（4）维A酸类药物：阿维A酯或阿维A酸30mg/d，分2或3次口服，连续用药6个月可改善关节晨僵和降低血沉。第三代维A酸如芳维甲乙酯较阿维A酯作用大4倍以上。

（5）改良Goeckerman法及PUVA：治疗方法为在口服第二代维A酸（如阿维A酯或阿维A酸1mg/kg·d）后7～20天开始PUVA，每周3次，对皮损广泛和伴有侵蚀性关节炎的患者疗效较好。

（6）硫酸锌：常用量为每次20mg，每日3次，口服，持续用药6个月可改善关节症状，并能减少镇痛剂用量。

（7）糖皮质激素：常需大剂量方能奏效，多不全身应用。关节腔或腱鞘内注射，2～3天即有显著效果，并能消除屈侧肌腱的挛缩。

雷公藤和昆明山海棠也有较好抗炎、止痛、解热和恢复关节功能的作用。一般选用雷公藤片（每片相当于生药1.8g），每次2或3片，每天3次，饭后服用。

（8）内分泌综合疗法：口服醋酸泼尼松5～10mg/d，同时用0.1％油剂苯甲酸雌二醇和1％油剂丙酸睾丸酮各1ml，每周肌注2次，4周为一个疗程，并补充钙剂和加服改善微循环药物，平均4个疗程，在关节制动情况下，疼痛可明显减轻或消失，关节活动度也能增强。

（9）其他疗法：如环孢素-A（450～720mg/d，维持量100～300mg/d）、人体生长素抑制剂、柳氮磺胺吡啶、近端关节顺次电泳导入肝素和溶纤蛋白酶、血浆置换术等也可酌情选用。已有关节畸形的病例，可进行理疗或行关节成形术和滑膜切除术。

治疗关节病型银屑病的药物和方法较多,改善关节症状一般首选非类固醇类抗炎药,对严重和用非类固醇类抗炎药不能控制症状的病例,某些金盐是可供选择的药物;甲氨蝶呤对大多数病例有效,15mg/周多能耐受,副作用较少,若疗效不明显时,可用改良 Goeckerman 法或 PUVA;若关节症状经以上疗法仍不能缓解,可试用硫唑嘌呤。顽固病例可考虑血浆置换术或应用环孢素 A,或试用小剂量糖皮质激素、硫酸锌口服,亦可进行糖皮质激素局部注射或关节导入等。

3. 中医中药

(1) 肝肾阴虚型:系由风湿痹阻证久治不愈而成,即湿热久羁,损伤筋骨,内舍肝肾;或因肝肾虚弱,筋骨不健,湿热搏结筋骨,外发肌肤所致。临床表现为关节病型银屑病患病时久,反复发作,久治不愈,皮损呈点滴状和(或)斑块状,关节疼痛,日渐加重,以致关节变形、活动受限,腰膝酸痛;舌质淡红或暗红,苔薄少或无苔,脉沉滑、细弱。

治宜补益肝肾,祛风除湿。常用草药有熟地、当归、丹皮、杜仲、续断、木瓜、狗脊、龟板、乌蛇、山萸肉、土茯苓、防风草、伸筋草等。处方可选用五龙祛风散(药用乌梢蛇、蕲蛇各 100g,干地龙、全蝎、僵蚕各 50g,共研细末,每日 2 次,每次服 5g,同时服用王不留行、荆三棱、蓬莪术、防风各 12g,徐长卿、海风藤、千年健、延胡索各 9g,自然铜 20g,生大黄 4.5g 后下,紫贝齿 30g 先煎)、麦味地黄丸加减(药用生熟地、炒丹皮、麦冬、五味子、泽泻、茯苓、伸筋草、千年健、鬼箭羽、金毛狗脊、钩藤、当归、丹皮)、健步虎潜丸加减(药用熟地、山萸肉、川续断、炒杜仲、木瓜、龟板、乌蛇、伸筋草、防风草、金毛狗脊、土茯苓)等。每日 1 剂,水煎取汁分次服。

(2) 风湿痹阻型:又称湿热久羁证,系由湿热内蕴、外受风湿,内外湿热互结、痹阻经络,怫郁肌肤,出现鳞屑性红斑伴关节肿痛为主症的证候。临床表现为鳞屑性红色丘疹和(或)斑块,散布四肢、躯干,刮剥鳞屑有点状出血,有时可见脓疱,伴关节肿痛、屈伸不利,以指(趾)关节最为常见。舌质红、苔黄腻,脉弦数或滑数。

治宜祛湿清热,解毒通络。常用草药有羌活、独活、防风、秦艽、桑寄生、防己、半枝莲、防风草、雷公藤、透骨草、络石藤、乌蛇等。处方可选用独活寄生汤加减(药用独活、防风、秦艽、桑寄生、桂枝、杜仲、牛膝、当归、川芎、白芍、茯苓、甘草;或羌活、独活、防风、秦艽、桑寄生、防风草、木防己、透骨草、络石藤、乌蛇、半枝莲、鬼箭羽、制川乌、制草乌)、解毒活血汤(药用蒲公英、板蓝根、蚤休、三棱、莪术、白花蛇舌草、白蒺藜、尤葵、秦艽、白鲜皮,热盛者加茅根、生地;风盛者加乌蛇、僵蚕；血燥伤阴、皮损干燥呈斑块者加当归、丹参、女贞子）、祛风除湿、解毒通络活血治法（药用大青叶、板蓝根、白花蛇舌草、鸡血藤、秦艽、独活、当归、赤芍、防风、牛膝、陈皮）、银藤散加减（药用金银藤、鸡血藤、海风藤、络石藤、夜交藤，热盛者加栀子；湿盛者加苍术；燥盛者加沙参、玄参；风盛者加白鲜皮）。每日1剂，水煎取汁分次服。

类银屑病

类银屑病是一组具有类似银屑病皮损而与银屑病无关的红斑鳞屑性皮肤病，其病因及发病机制目前尚无定论。

【诊断要点】

临床将类银屑病分为痘疮样型、苔藓样型、小斑块型和大斑块型四种，各型表现虽有不同，但可相互转化。

1. 痘疮样型类银屑病

（1）好发年龄：多见于青年人及年长儿童，老年人罕见。

（2）好发部位：皮损主要发生于躯干、四肢屈侧和腋窝，一般不累及掌跖。口腔及外生殖器黏膜偶可受累。

（3）典型损害：皮损为淡黄色、淡红色或红褐色针帽至豌豆大丘疹、丘疱疹、脓疱和小斑块，表面覆少量鳞屑，常有坏死、出血和水疱，可形成位置较深的痘疮样脐凹、钻孔样溃疡及覆棕黑色痂皮或出血的坏死性丘疹。皮损常成批反复发生，同一患者不同阶段的损害常同时存在。愈后留有小的凹陷性瘢痕。

（4）自觉症状：一般无自觉症状。坏死性损害严重且数量多者，可有发热、乏力、关节痛及淋巴结肿大等全身症状。

（5）病程：皮损多在数周至数月自行消退，但常成批反复发生，且愈后可复发，致使病程迁延，可达数年甚至十数年。

（6）实验室检查：坏死性损害活检组织病理示，急性炎症和灶性坏死性改变。早期皮损可有表皮细胞水肿，表皮内水疱形成，甚至表皮坏死，真皮内可见淋巴细胞性血管炎改变。

2. 苔藓样型类银屑病

（1）好发年龄：多见于青壮年人，偶见儿童及老年人。

（2）好发部位：皮损主要发生于颈部两侧、躯干和四肢近端，偶可泛发全身。一般头面、掌跖和黏膜不受累。

（3）典型损害：皮损为淡红色至棕色浸润性粟粒至绿豆大丘疹和斑丘疹，可增大成扁豆至指盖大斑块,表面覆较多鳞屑,刮除鳞屑后基底无出血点。皮疹数量较多,散在或密集分布,可排列成条索状、丛状和网状等奇异形状,消退后留有点状皮肤萎缩及血管萎缩性皮肤异色症样损害。约 20%患者在若干年后可能会发展成蕈样肉芽肿。

(4)自觉症状:无自觉症状或有轻微瘙痒。在演变为蕈样肉芽肿之前可有剧痒,但发展成为蕈样肉芽肿后,瘙痒则会明显减轻或消失。

(5)病程:单个皮损经数周或数月自行消退,但新疹不断发生,致使病程迁延达数年甚至数十年之久。

(6)实验室检查:炎性丘疹活检组织病理示,真皮上部淋巴细胞浸润,甚至可侵及表皮,类似扁平苔藓,但表皮伴有角化不全。萎缩处活检组织病理示表皮下炎症细胞呈带状浸润。

3. 小斑块型类银屑病

(1)好发年龄:皮损多在青春期发病,男性多于女性。

(2)好发部位:皮损主要发生于躯干及四肢近端屈侧面,很少累及头面部、掌跖及黏膜。

(3)典型损害:损害初为淡黄色、淡红色或红褐色甚至紫色的针帽至粟粒大丘疹、斑丘疹或斑疹,向外扩展形成圆形、椭圆形和长条形轻度浸润的斑块及斑片,直径1~5厘米,边缘清楚或模糊,表面覆少量黏着性细薄鳞屑,刮除鳞屑后无点状出血。皮损数量较多,散在互不融合,消退后留暂时性色素脱失斑,但新疹不断出现。

(4)自觉症状:一般无自觉症状,少数可有轻微瘙痒。

(5)病程:单一皮损经过3~4周或数月自行消退,少数可持续数年不退,且不断有新发皮疹出现,致使病程迁延。

(6)实验室检查:斑块性损害活检组织病理示,表皮灶性角化不全,棘层轻度至中度增厚,可有细胞内和细胞间水肿,部分基底细胞液化变性;真皮浅层慢性炎症细胞浸润。

4. 大斑块型类银屑病

(1)好发年龄:多见于中年人,男性多于女性。

(2)好发部位:皮损主要发生于臀部、四肢近端及妇女的乳房处。一般不累及头面、掌跖及黏膜。

(3)典型损害:损害为淡黄红色、棕色或紫褐色的圆形、椭圆形和不规则形肥厚性斑块,直径常在 10 厘米以上,散在或融合成更大的斑块,边缘轻度浸润,表面覆细薄鳞屑,刮除鳞屑后基底无点状出血。数年后可出现苔藓样肥厚性斑块,或出现毛细血管扩张、萎缩、色素沉着等皮肤异色症样改变,约10%患者的皮损可发展成蕈样肉芽肿。

(4)自觉症状:患处常有紧缩不适感,少数伴轻微瘙痒。

(5)病程:皮损无自行消退倾向,常在冬季加重,夏季好转,病程可达数十年之久。

(6)实验室检查:斑块性损害活检组织病理示,皮损呈慢性炎症性改变,表皮下带状炎症细胞浸润。后期在表皮和真皮均可见不典型淋巴细胞。

【治疗】

1. 一般治疗 各型类银屑病之间可以相互转化,尤其是大斑块型和苔癣样型类银屑病与淋巴瘤有一定关系,且部分淋巴瘤病例早期损害表现为类银屑病样,故对临床有类银屑病样皮损的患者应长期随访,以便及时发现皮肤早期 T 淋巴细胞瘤。

临床中遇到病程长、症状不明显、抵抗治疗,皮损呈多环状、马蹄形和不规则形,基底浸润明显,出现皮肤异色症样改变,或突然出现剧烈瘙痒者,应考虑皮损已发展成为淋巴瘤的可能,需及时进行组织病理学检查以明确诊断。目前尚无特效治疗类银屑病的方法,临床用药只能改善症状,根治较为困难。

2. 全身治疗 伴有瘙痒者,给予抗组胺药或镇静剂,如盐酸赛庚啶 4～6mg/d、马来酸氯苯那敏 8～16mg/d、盐酸西替利嗪 5～10mg/d、富马酸氯马斯汀 2～4mg/d、盐酸左西替利嗪 2.5～5mg/d、曲普利啶 5～10mg/d,或地西泮 2.5mg/d、多塞平 25～50mg/d,分次或睡前服用。

轻症者可酌情给予烟酰胺 50～150mg/d、维生素 E 0.3～0.6/d、维生素 C 0.6～0.9g/d、维胺酯 75～150mg/d、异维 A 酸 0.5～1mg/kg·d、阿维 A 酸 20～50mg/d、昆明山海棠 1.5～2.5g/d 或雷公藤总苷 1～1.5mg/kg·d 等,分次口服。急性重症者可给予环孢素 2.5～5mg/kg·d、甲氨蝶呤 7.5～15mg/周或醋酸泼尼松 20～40mg/d,分次或 1 次口服。

此外,氨苯砜 100mg/d,分 2 次口服,连用 1～2 周,适用于痘疮样型和小斑块型类银屑病;红霉素或四环素 1～2g/d,分 4 次口服,适用于痘疮样型和苔藓样型类银屑病;维生素 D_2 5 万～15 万 U,分次口服,适用于斑块形和痘疮样型类银屑病;干扰素 α-2a(3600 万 U/d,皮下注射)或白介素-2(20 万～40 万 U,皮下注射,每周连用 4 天)可试用于大斑块型类银屑病;己酮可可碱 800～1200mg/d 可试用于痘疮样型类银屑病等。

3. 局部治疗 患处可涂搽 10%尿素霜、0.1%维 A 酸乳膏、0.1%～0.5% 蒽林或地蒽林软膏或糊剂、2%～5%煤焦油或黑豆馏油、5%～10%糠馏油软膏,以及 0.1％糠酸莫米松霜、0.1％丁酸氢化可的松霜、0.05％丙酸氯倍他索霜、0.1％氯氟舒松软膏、0.05％氟轻松醋酸酯等糖皮质激素制剂,每日 2 次。

斑块型类银屑病亦可选用 5％咪喹莫特软膏、0.1％～0.2％他克莫司软膏或 0.05％～0.1％氮芥溶液,每日 1 或 2 次。

4. 物理治疗　各型类银屑病均可进行 PUVA 或照射 UVB,开始每周治疗3～4 次,紫外线剂量酌情缓慢增加,症状缓解后每周照射 1 或 2 次,维持治疗一段时间。年龄较大的儿童可采用口服红霉素或甲氨蝶呤＋PUVA 或 UVB 的疗法。

局限浸润性斑块或疑有恶变的损害,可试照射浅层 X 线。硫磺浴、矿泉浴、糠麸浴等可作为辅助治疗方法。

5. 中药治疗

(1) 斑块型类银屑病:治宜益气养阴,活血解毒。方选生脉饮加减,药用生黄芪、半枝莲、蚤休、丹参各 30g,太子参、鬼箭羽、虎杖各 15g,当归 12g,天麦冬、五味子、莪术、地龙各 10g,每日 1 剂,水煎取汁分次服。

(2) 痘疮样类银屑病:治宜清热、除湿、解毒。方选生地水牛角方加减,药用生地 30g,水牛角 15g(先煎),山楂 12g,牡丹皮、元参、黄芩、知母各 9g,炒黄连、竹叶、甘草各 6g,每日 1 剂,水煎取汁分次服。

(3) 经验方:应用化瘀祛风汤(药用鸡血藤、白鲜皮各 30g,丹参 15g,赤芍12g,刺蒺藜、地鳖虫、牡丹皮、桃仁、红花、三棱、当归各 10g,莪术、川芎、防风、荆芥各 6g)或复方昆明山海棠汤(药用昆明山海棠生药 30g,补骨脂、黄芪、白芷、丹参各 15g,元胡、法夏各 12g,甘草 8g),每日 1 剂,水煎取汁分次服,治疗各型类银屑病均有一定疗效。

(4) 外治法:患处可外涂天麻膏,每日 2 次。

红 皮 病

红皮病(剥脱性皮炎)是一种广泛而严重的弥漫性炎症性红斑鳞屑性皮肤病。病因主要有特发性(多为自身免疫)、药物性(磺胺类、抗疟药、青霉素、阿司匹林、卡马西平、金剂、别嘌呤等)、恶性肿瘤(蕈样肉芽肿、淋巴瘤、白血病、网状细胞肉瘤、多发性骨髓瘤、肺癌、直肠癌等)和继发性(银屑病、异位性皮炎、扁平苔藓、落叶型天疱疮、接触性皮炎、毛发红糠疹等)等。

【诊断要点】

1. 好发年龄　任何年龄均可发病,但多见于中老年人,男性多于女性。

2. 好发部位　常累及全身体表面积 90％以上的皮肤,指(趾)甲及口腔、外阴黏膜常有受累。

3. 典型损害　急性起病者,皮损为麻疹样或猩红热样红斑,短期内蔓延至全身大部分皮肤,皮损潮红、浸润、肿胀和少量脱屑,皱褶部位皮损炎症明显,可有糜烂、渗液、浆液性痂皮和皲裂,口腔及外阴黏膜糜烂、渗液和浅表性溃疡。以后红斑颜色变为暗红色,表面出现大量干燥性鳞屑,呈淡黄色或灰白色,可有大片脱屑,尤其是手足可呈手套和袜套样脱屑。有时可见色素沉着或色素减退斑,少数患者伴有脱发和甲营养不良。

慢性起病者,皮损发展缓慢,常继发于其他皮肤病损害的基础上,不同部位皮损的炎症和浸润程度不一,多有水肿,一般无黏膜损害。红斑逐渐蔓延至全身大部分皮肤,以后炎症减轻并出现大量脱屑,消退后可留有原发皮肤病的损害。

4. 自觉症状　无自觉症状或有不同程度的瘙痒和皮肤干燥紧缩感,口腔黏膜受累可有进食疼痛。急性起病者可伴有发热、食欲不振、淋巴结肿大、肝脾肿大等全身症状。

5. 病程　皮损慢性经过,可持续数月甚至数年。积极治疗者一般预后较好。

6. 实验室检查　依不同病因而表现各异,如白细胞总数增高、贫血、血沉增快、血清总蛋白减少、血氨增高、肝肾功能异常、免疫球蛋白增高等。肿瘤所致者可有肿瘤改变。

【治疗】

1. 一般治疗　积极查找可能的诱发因素,停用可疑药物,及时查找体内合并的恶性肿瘤。加强护理,保持皮肤和口腔清洁,禁用热水烫洗和搓擦皮损。保持适宜的室内温度,避免感冒和汗液浸渍皮肤。加强支持疗法,给予高能量、高蛋白、高维生素饮食,避免辛辣刺激和肥甘厚味之品。根据病因制订有针对性的治疗方案,避免千篇一律,预后取决于发病因素、病变程度和治疗过程等。

2. 全身治疗

(1) 糖皮质激素:适用于特发性和药物所致者,一般选用醋酸泼尼松 45～80mg/d,分次口服;重症者可给予地塞米松 10～20mg/d 或氢化可的松 200～500mg/d,静脉滴注,必要时可应用甲泼尼龙 1g/d 冲击治疗3～4 天。症状控制后逐渐减量,并用醋酸泼尼松 15～30mg/d 口服维持治疗一段时间。

(2) 免疫抑制剂:用于糖皮质激素治疗无效和原发病为银屑病或毛发红糠疹者,可选用甲氨蝶呤 7.5～30mg/周,分 3 次口服;或 10～30mg/周,肌注或静脉滴注,疗程4～6 周。也可试用环孢素 3～5mg/kg·d、环磷酰胺 100～300mg/d

或硫唑嘌呤1～3mg/kg·d、雷公藤总苷30～60mg/d等,分次服用。

（3）维A酸类:继发于银屑病或毛发红糠疹者,可给予阿维A酸或阿维A酯0.5～1mg/kg·d,分次或1次口服,疗程4～8周。

（4）抗过敏药:可酌情给予盐酸赛庚啶4～6mg/d、马来酸氯苯那敏8～16mg/d、盐酸西替利嗪5～10mg/d、盐酸左西替利嗪2.5～5mg/d、曲普利啶5～10mg/d或多塞平25～50mg/d,分次或睡前服用。同时加用维生素C 0.6～2/d、维生素E 0.3～0.6g/d,10％葡萄糖酸钙或10％氯化钙溴化钠注射液10ml/d,分次口服或静注。

（5）抗生素:用于继发细菌感染或有感染征象者,常选用氯唑西林2g/d、氨苄西林2～4g/d、头孢氨苄1～4g/d、头孢拉定1～2g/d、头孢曲松1～2g/d或阿莫西林-克拉维酸钾0.75g/d(按阿莫西林计算),对青霉素过敏者可选用红霉素2～4g/d、阿奇霉素0.5g/d或克拉霉素0.5～1g/d,分次口服、肌注或静注。

（6）人免疫球蛋白:病情危重患者可大剂量静脉滴注人免疫球蛋白0.4～1g/kg·d,连用3～5天,能迅速阻断皮肤坏死松解,具有调节细胞因子释放和强有力的抗感染能力,且能缩短病程,可代替糖皮质激素有禁忌证患者的用药。

此外,重症患者输鲜血或血浆,可明显缓解症状。

3. 局部治疗　糜烂、渗液性损害,可选用0.5％聚维酮碘溶液、3％硼酸溶液、1:8000高锰酸钾溶液、3％过氧化氢溶液、0.1％苯扎溴胺溶液、1:2000氯己定溶液、生理盐水、0.02％呋喃西林溶液、0.05％黄连素溶液、1％新霉素液、0.4％庆大霉素液、1:20醋酸铝溶液或0.1％依沙吖啶溶液等湿敷患处,每次15～20分钟,每日2～4次。

无渗液的皮损可选用单纯扑粉、炉甘石洗剂、10％硼酸滑石粉、1％樟脑炉甘石洗剂、1％薄荷炉甘石洗剂等,每日3～5次,亦可外用糖皮质激素制剂,如0.1％地塞米松霜、0.1％丁酸氢化可的松霜、0.025％～0.1％曲安西龙软膏、0.1％糠酸莫米松霜、0.5％～2.5％醋酸氢化可的松软膏等,每日2次,炎症减轻后逐渐减少用量至停用。

4. 物理治疗　蕈样肉芽肿所致红皮病者,可进行PUVA和全身电子束照射,每周2或3次。温水浴、糠麸浴可作为辅助治疗方法。

5. 中药治疗

（1）热毒炽盛证:皮肤弥漫性潮红肿胀,大量脱屑,伴有壮热多汗,口渴欲饮;舌红绛,苔黄燥,脉洪数。治宜清解热毒,凉血养阴,方选清营汤加减,药用金银花、生地各15g,犀角、玄参、麦冬各9g,连翘、黄连、生地各6g,竹叶3g;或白茅根、板蓝根、蒲公英、大青叶、生石膏、生地各30g,冬瓜皮、赤芍、丹皮各15g,连翘、知母各 10g,羚羊角粉 0.5g,每日 1 剂,水煎取汁分次服。

(2) 气阴两虚证:皮肤红斑颜色变淡,干燥脱屑,热退,四肢乏力,纳呆;舌质嫩红,少苔,脉细弱。治宜益气养血,方选四君子汤合增液汤加减,药用生地、麦冬、玄参各 15g,党参、茯苓各 12g,白术、炙甘草各 6g;或板蓝根、土茯苓、沙参各30g,车前子、大青叶、萆薢、丹参、玄参、石斛各 15g,茯苓、白术、泽泻、桃仁、红花各 10g,每日 1 剂,水煎取汁分次服。

(3) 外治法:糜烂有渗出者,可选用黄连、黄柏、黄芩等量的水煎剂湿敷患处,每次15~20 分钟,每日 2~4 次。

第九章 水疱及疱疹性皮肤病

天疱疮

天疱疮是一组以表皮内水疱和大疱为主要特征的自身免疫性疾病。发病可能与免疫异常、感染、药物、肿瘤等因素有关,关键致病因子为天疱疮抗体,但其形成的始动原因尚不清楚。

【诊断要点】

根据天疱疮的皮损特征,临床将其分为寻常型、增殖型、落叶型和红斑型天疱疮四种。好发年龄均以40～60岁中老年人多见,部分增殖型和红斑型天疱疮患者的发病年龄相对较轻,男女发病率相近。

1. 寻常型天疱疮

(1) 好发部位:皮损可发生于周身各处,但多见于胸背、头面、颈、腋下、腹股沟等处。口腔黏膜常有受累。

(2) 典型损害:皮损为突然发生在正常皮肤和/或红斑基础上黄豆至核桃或更大的浆液性水疱和大疱,疱壁薄而松弛,尼氏征阳性,水疱数量逐渐增多,并可相互融合成不规则形大疱,严重者可遍及全身。早期疱液清澈,以后变得混浊或为血疱,疱壁易破,破溃后形成潮润的红色糜烂面,表面有少量浆液渗出并凝结成有腥臭味的污秽黄色痂,逐渐向周围扩展,部分日久损害可呈疣状增生。皮损消退后留色素沉着斑,一般不形成瘢痕。

约60%的寻常型天疱疮患者,在皮损出现前口腔黏膜有经久不愈的损害,常为境界不清的糜烂面,表面覆灰白色膜状物,罕见完整的水疱。

(3) 自觉症状:表皮剥脱处常有不同程度的瘙痒、疼痛和灼热感,口腔黏膜损害在进食时灼热、疼痛明显。少数患者可伴有发热、畏寒、厌食、乏力等全身症状。

(4) 病程:皮损呈慢性经过,难以自愈,且易反复发作,病程迁延可达数年之久。

(5) 实验室检查:血清抗表皮细胞间物质抗体阳性,其滴度与病情呈一致性。刮取新鲜水疱基底组织用瑞氏或姬姆萨染色,可见单个或成团的棘层松解细胞。

　　水疱处活检组织病理示，表皮基底层上部水疱和裂隙；直接免疫荧光显示棘细胞间有呈波浪状 IgG 和 C3 沉积。

　　2. 增殖型天疱疮

　　(1) 好发部位：皮损好发于头面、腋下、乳房下、脐窝、外生殖器、腹股沟、肛周等皮脂溢出和间擦部位。

　　(2) 典型损害：本型天疱疮可能为寻常型天疱疮的变型，在机体抵抗力较低时发生，口腔黏膜损害出现较迟。早期皮损类似寻常型天疱疮，亦为壁薄易破的浆液性松弛水疱，但很快在糜烂面上形成肉芽组织，并逐渐形成疣状或乳头瘤样增生性斑块，尤以皱褶部位增生明显，表面干燥粗糙有深浅不一的裂隙，可有少量浆液渗出、脓性分泌物和污秽褐色痂，常有腥臭味。

　　(3) 自觉症状：患处常有不同程度疼痛，口腔损害疼痛明显。

　　(4) 病程：皮损顽固难愈，可持续数年甚至十数年。

　　(5) 实验室检查：血清抗表皮细胞间物质抗体阳性。

　　斑块性损害活检组织病理示，表皮基底层上部水疱和棘层松解，伴有棘层肥厚和表皮突向下延伸，并可见嗜酸粒细胞性微脓肿。

　　3. 落叶型天疱疮

　　(1) 好发部位：皮损初发于头皮、面部和躯干上部，以后约 70% 患者的皮损泛发。口腔黏膜受累罕见。

　　(2) 典型损害：最初多为红斑基础上数量较少的浆液性松弛水疱和大疱，尼氏征阳性，疱壁菲薄，极易破溃形成浸润潮红的浅表糜烂面，表面有少量浆液渗出并逐渐凝结成多层黄褐色油腻性叶状痂，痂下渗出物积聚，有腥臭味。

　　有时皮损最初表现为患处充血、肿胀，表面覆细碎鳞屑和薄痂，似剥脱性皮炎，而不出现水疱，但尼氏征阳性。常伴有部分或全部头发脱落，指（趾）甲可呈营养不良性改变。

　　(3) 自觉症状：患处常有不同程度疼痛和灼热感，一般全身症状不明显。

　　(4) 病程：皮损顽固难退，但可自行缓解，曝晒或遇热后可加重，病程可长达十数年。

　　(5) 实验室检查：血清抗表皮细胞间物质抗体阳性。

　　皮损处活检组织病理示，表皮颗粒层水疱和裂隙，棘层细胞松解。

　　4. 红斑型天疱疮

　　(1) 好发部位：好发于头皮、面部、胸背和上肢等皮脂溢出和暴露部位，一般不累及下肢和黏膜。

　　(2) 典型损害：本型天疱疮可能为落叶型天疱疮的局限型或早期表现。皮损为境界清楚的局限性鳞屑性红斑,伴有角化过度和结痂,面部红斑呈蝶形类似红斑狼疮,头皮及胸背部皮损类似脂溢性皮炎。

红斑发生数周后,其上可断续出现壁薄的松弛性水疱,尼氏征阳性,破溃后形成浅表糜烂面,但很快干燥结痂。

(3)自觉症状:患处可有轻微瘙痒,全身症状不明显。

(4)病程:皮损呈慢性经过,日晒后加重,可与红斑狼疮并发。

(5)实验室检查:血清抗表皮细胞间物质抗体阳性,约有30%患者的血清抗核抗体阳性,甚至红斑狼疮细胞阳性。

皮损处活检组织病理表现同落叶型;直接免疫荧光除棘细胞间有 IgG 和 C3 沉积外,大部分曝光部位正常皮肤基底膜带也有 IgG 和/或 C3 沉积。

【治疗】

1. 一般治疗　积极查找可能的诱发和加重因素,消除慢性感染灶,停用可疑诱发药物,避免强烈日光照射,及时发现和治疗潜在的内脏肿瘤和红斑狼疮。加强支持疗法,增强机体抵抗力,尤其是口腔黏膜受累者,应给予高能量、高蛋白、高维生素饮食,避免辛辣刺激性食品,必要时静脉补充营养。加强皮肤和黏膜护理,保持创面清洁干燥,防止继发感染。

2. 全身治疗

(1)糖皮质激素:常为治疗各型天疱疮的首选药物。一般泛发性寻常型和增殖型天疱疮的初始用量为醋酸泼尼松 100～200mg/d(病初多选用地塞米松 30～60mg/d 或氢化可的松 400～800mg/d,静脉滴注),较为局限者醋酸泼尼松用量为 60～80mg/d;红斑型和落叶型初始用量多为醋酸泼尼松 60～80mg/d,分次口服。

以上剂量给药 1 周后病情未控制者,需增加初始用药量的 1/3～1/2,病情控制后 2～3 周减量 1 次,减药量为当时用药量的 1/6～1/10。当减至醋酸泼尼松 30mg/d 时,可采用每日或隔日顿服法,维持量一般为 5～15mg/d,常需数年。

少数对大剂量糖皮质激素反应不敏感者,可采用糖皮质激素冲击疗法,如甲泼尼松龙 0.5～1g/d 或地塞米松 100～200mg/d,加入 5% 葡萄糖溶液或生理盐水中,静脉滴注 3 小时以上,连用 3～5 天后,改服醋酸泼尼松 40～60mg/d,1 月后可根据病情再次冲击。

(2)免疫抑制剂:常与糖皮质激素联合应用,尤其对糖皮质激素抵抗或糖皮质激素减量过程中病情反复者,重症病例宜先用糖皮质激素控制病情后再加用免疫抑制剂,产生疗效后,一般先减糖皮质激素用量,后减免疫抑制剂。

常用药物为硫唑嘌呤 2～3mg/kg·d、环磷酰胺 100～200mg/d、甲氨蝶呤

7.5～15mg/周、酶酚酸酯35～45mg/kg·d或环孢素5～8mg/kg·d,分次口服或静脉滴注,疗程视病情改善情况而定。

（3）金制剂:可在糖皮质激素减量过程中给予,也可替代免疫抑制剂。一般选用硫代苹果酸金钠,每周注射1次,首次用量为10mg,第2次为25mg,以后每周注射50mg,病情改善后改为每2～4周50mg维持治疗。因该药疗效不一,且肺及肾脏可对其产生超敏反应,目前已较少应用。

（4）人免疫球蛋白:用于大剂量糖皮质激素和免疫抑制剂不能控制病情或有禁忌证者,也适用于高滴度天疱疮抗体者。常用量为人免疫球蛋白0.4～1g/kg·d,缓慢静脉滴注,连用3～5天,2～4周后酌情重复给药。

（5）氨苯砜:用于轻症寻常型和落叶型患者,但对于天疱疮抗体高滴度者无效。常用量为100～300mg/d,分2或3次口服。

（6）肝素:有减轻天疱疮抗体对靶细胞毒性的作用,常用量为0.5mg/kg·d,分4次静脉滴注,每次用药前需检测凝血时间,一旦有出血倾向应及时停用。应用过程中糖皮质激素用量可酌情减少。

（7）抗生素:用于有感染征象或大剂量糖皮质激素的预防用药,一般选用广谱抗生素,如头孢唑林钠1～4g/d、头孢氨苄1～4g/d、头孢拉定1～2g/d、头孢曲松1～2g/d、米诺环素100～200mg/d或新霉素1～2g/d,分次口服、肌注或静注,亦可根据细菌培养和药敏结果选用敏感抗生素。

（8）其他:如雷公藤总苷40～60mg/d、磺胺吡啶2～3g/d、左旋咪唑100～200mg/d、烟酰胺0.3～0.6g/d、氯喹0.25～0.5g/d、羟氯喹200～400mg/d、昆明山海棠1.5～2.5g/d、四环素2g/d等,均可酌情选用。

3. 血浆置换疗法　可用于病情严重、高滴度天疱疮抗体或大剂量糖皮质激素不能控制病情发展者,但仅作为辅助治疗。一般每周置换1或2次,每次交换血浆0.5～2升,可根据病情改善情况置换4～10次。

4. 局部治疗　皮损广泛且有渗出者,可选用1∶10000高锰酸钾溶液或0.1%苯扎溴铵溶液,较局限者选用0.1%雷佛奴尔溶液或3%硼酸溶液,湿敷患处,每次10～15分钟,每日3～5次。

无渗液者可交替外用0.5%新霉素溶液或乳剂、0.5%金霉素溶液或乳剂等抗生素,以及1%醋酸氢化可的松软膏、0.1%丁酸氢化可的松霜、0.1%哈西奈德乳膏或软膏等糖皮质激素制剂,每日2次。表面覆有痂皮的损害,可外涂0.5%依沙吖啶氧化锌油或40%氧化锌油,每日2次。

黏膜损害可用2%～3%硼酸溶液、1%过氧化氢溶液、1%明矾溶液或多贝尔液含漱后,患处点涂1%龙胆紫液、金霉素甘油或西瓜霜;疼痛明显可涂敷2%

利多卡因溶液、林可霉素利多卡因凝胶、3％苯唑卡因硼酸甘油溶液或 1％达克罗宁溶液,每日数次。

5. 中医治疗

(1) 热毒炽盛证:起病急骤,水疱迅速扩展,创面鲜红糜烂,身热心烦,口渴欲饮,尿黄,便秘;舌质绛红,苔黄,脉细数。治宜清热凉血,解毒利尿,方选犀角地黄汤加减,药用生地黄、金银花、白鲜皮、地肤子、连翘各 15g,天花粉、赤芍、丹皮、栀子各 10g,生甘草 6g,犀角粉 1.5g(冲服),每日 1 剂,水煎取汁分次服。

(2) 湿热蕴蒸证:周身大疱,破溃糜烂后津液渗出不止,身热心烦,口渴,口舌糜烂,纳呆,便秘,尿黄;舌质红,苔黄腻,脉濡数。治宜清热利湿,方选除湿胃苓汤合茵陈汤加减,药用茯苓皮 15g,茵陈、泽泻、栀子、白术、大黄各 10g,竹叶、甘草各 6g,灯心草 3g,每日 1 剂,水煎取汁分次服。

(3) 气阴两伤证:病程日久,皮损以鳞屑、痂皮为主,口渴不欲饮,烦躁不安,倦怠懒言,周身乏力;舌质淡红有裂纹,苔薄白或见剥苔,脉沉细濡。治宜益气养阴,清解余毒,可方选生脉饮加减,药用天花粉、生地各 30g,连翘、银花各 15g,五味子、生甘草、石斛、党参、麦冬、丹皮各 10g;或方选益胃汤加减,药用金银花、生黄芪、沙参、公英各 15g,麦门冬、生地黄、玉竹各 12g,孩儿参、生甘草各 10g。每日 1 剂,水煎取汁分次服。

(4) 外治法:糜烂性皮损可外涂 10％紫草油,每日 2 次;鳞屑厚积或结痂性损害,外涂湿疹膏;口腔糜烂或溃疡,可选用金莲花片含服,或扑撒养阴生肌散、锡类散、珠黄散等,每日数次。

大疱性类天疱疮

大疱性类天疱疮是一种自身免疫性表皮下水疱性皮肤病。发病可能是表皮基底膜的抗原抗体反应在补体的参与下,引起组织的免疫损伤导致水疱的发生。部分患者的发病与紫外线照射和 PUVA 有关。

【诊断要点】

1. 好发年龄　多见于老年人,尤其是 60 岁以上者,男女发病率相近。偶见于儿童,发病者称之为幼年型类天疱疮,平均发病年龄为 6 岁,男孩多于女孩。

2. 好发部位　损害好发于四肢屈侧、腋下、腹股沟和小腹等处,少数患者可累及口腔、肛门、阴道,甚至食道黏膜。幼年型类天疱疮黏膜损害较成人常见且严重。

3. 典型损害　急性起病,初发者较复发者症状严重。皮损为发生在正常皮肤或红斑基础上成批的水疱,直径1～2厘米,呈半球形,疱壁紧张,疱液澄清或为血性,久之因纤维蛋白凝固浑浊呈胶样,尼氏征阴性。少数患者的水疱较大,直径可超过7厘米。

水疱常缓慢向外扩展,数量不断增多,但常散在分布,部分可排列成环状或多环状。一般水疱破裂后的糜烂面多不再扩大,表面结淡黄色或蜜黄色薄痂,偶可呈湿疹样改变。

糜烂面较易愈合,留暂时性色素沉着,但常反复发作,罕见瘢痕形成。黏膜损害多在皮损发展期或疾病后期发生,可表现为完整的水疱或大疱,破溃后形成糜烂面。

临床根据类天疱疮的皮损形态和发生范围,有泛发性大疱型、局限型、汗疱疹型、小疱型、增殖型、结节型、红斑型类天疱疮等多种变型,应注意与其他疾病相鉴别。

4. 自觉症状 皮损常有轻微瘙痒,口腔及食道黏膜损害有不同程度的灼痛感,进食时加重。

5. 病程 皮损常呈慢性经过,病情自行缓解与复发相互交替,可使病程迁延达数年,但幼年型类天疱疮的病程多不超过1年。

6. 实验室检查 1/3～1/2患者的周围血嗜酸性粒细胞总数升高,1/2～2/3患者血清IgE升高。10%～80%患者的血清抗表皮基底膜带循环抗体阳性,主要为IgG,其次为IgA和IgE,血清抗体滴度与皮损严重程度和病情无平行关系。

水疱处活检组织病理示,表皮下大疱,疱内含有嗜酸性粒细胞、中性粒细胞、淋巴细胞,偶见由嗜酸性粒细胞组成的乳头状微脓疡。红斑性皮损血管周围有以嗜酸性粒细胞为主的炎细胞浸润。直接免疫荧光约90%患者的基底膜带有IgG、全部患者有补体C3呈线状沉积。

【治疗】

1. 一般治疗 加强皮肤护理,保持皮肤清洁,长期卧床者应防止褥疮发生。加强营养,尤其是年老体弱者,应给予高蛋白、高维生素饮食,必要时静脉补充营养。大疱疱壁应尽量保持完整,防止基底面裸露继发感染。

2. 全身治疗

(1)糖皮质激素:一般皮损数量较少者醋酸泼尼松用量为0.5mg/kg·d,皮损数量较多者醋酸泼尼松用量为0.75～1.25mg/kg·d,分次口服。皮损严重且泛发者,应用甲泼尼松龙0.5～1g/d或地塞米松100～200mg/d冲击治疗,静脉滴注,连用3天后,改为醋酸泼尼松0.5～1mg/d口服。临床根据病情缓解情况,逐渐减少糖皮质激素用量,并用最小有效量维持治疗数周。

　　(2)免疫抑制剂:常选用硫唑嘌呤 2～3mg/kg·d 或环磷酰胺 100～200mg/d,亦可选用甲氨蝶呤 7.5～15mg/周、酶酚酸酯 35～45mg/kg·d、环孢素 5～8mg/kg·d、雷公藤总苷 60mg/d 或昆明山海棠 1.5～2.5g/d,分次口服或静脉滴注,一般用药 2～6 个月可见明显疗效。

　　该类药物常与中等剂量糖皮质激素联合应用,疗效产生后,逐渐减少糖皮质激素用量,但免疫抑制剂需继续应用数周至数月。

　　(3)人免疫球蛋白:病情严重和对糖皮质激素或免疫抑制剂治疗抵抗者,可静脉给予大剂量人免疫球蛋白 0.4～1g/kg·d,缓慢滴注,连用 3～5 天,2～4 周后酌情再次应用。

　　(4)氨苯砜:常与糖皮质激素联用,轻症患者也可单用。常用剂量为氨苯砜 50～100mg/d,分次服用,每服 6 天停药 1 天,每服 10 周停药 2 周,若连用 3 月无效则停药。

　　(5)抗生素与烟酰胺:抗生素可选用四环素 1～2mg/d、米诺环素 100～200mg/d 或红霉素 2～4g/d(儿童 30～50mg/kg·d),烟酰胺用量为 1.5～2.5g/d,分次口服,对不能耐受糖皮质激素且年龄较小的患者,常可收到较好的疗效。

　　(6)其他:如磺胺吡啶 2～3g/d、复方磺胺甲噁唑 4 片/d、氯喹 250～500mg/d 或羟氯喹 200mg/d 等,分次口服,可酌情选用。

　　3.血浆置换疗法　　可暂时降低患者体内致病性自身抗体和免疫复合物水平,但副作用较多,仅用于其他治疗无效的严重患者。一般每周置换 1 或 2 次,每次置换血浆 0.5～2 升,可根据病情置换 4～10 次。

　　4.局部治疗　　糜烂破溃有渗液的皮损,可用 1∶10000 高锰酸钾溶液、0.1%苯扎溴铵溶液、0.1%雷佛奴尔溶液或 3%硼酸溶液湿敷,每次 10～15 分钟,每日 3～5 次。未破溃大疱用无菌注射器抽吸疱液后或已破溃无明显渗液的创面,涂搽 0.5%依沙吖啶氧化锌油、40%氧化锌油或 0.5%新霉素氧化锌油,每日数次。

　　红斑、小水疱或有结痂的损害,可外涂糖皮质激素,如 0.05%丙酸氯倍他索软膏、0.05%卤美他松软膏、0.1%氯氟舒松软膏、0.1%戊酸倍他米松软膏、0.025%～0.1%曲安西龙软膏、0.1%糠酸莫米松霜等,每日 2 次,炎症减轻后逐渐减少用量至停用。

　　口腔黏膜损害可用 2%～3%硼酸溶液、1%过氧化氢溶液、1%明矾溶液或多贝尔液含漱,外涂金霉素甘油、林可霉素利多卡因凝胶、2%利多卡因、3%苯唑卡因硼酸甘油或 1%达克罗宁溶液,每日数次。

　5. 封闭治疗　顽固难退的局限性斑块,损害内可注射用 1‰ 普鲁卡因或 1‰ 利多卡因溶液稀释而成的 1‰ 醋酸泼尼松龙混悬液、0.5‰ 甲泼尼龙醋酸酯混悬液、1‰ 曲安西龙双醋酸酯混悬液、0.2‰ 复方倍他米松混悬液或 1‰ 曲安奈德混悬液 0.5～1ml,每周或每月 1 次。

　6. 中医治疗

　(1) 脾虚湿热证:皮损为红斑基础上大小不等的水疱,水疱疱壁较厚不易破溃,若破溃则糜烂渗液,可伴有畏寒发热,胃纳不香,苔薄黄腻,脉滑数。治宜健脾益气,清热利湿,方选参苓白术散加减,药用白鲜皮、土茯苓、蒲公英各 30g,生黄芪、党参各 15g,淮山药、车前子、六一散(包煎)、白术、银花各 9g,伴有发热者加板蓝根 30g,黄芩 9g;有血疱者加白茅根 30g,仙鹤草 15g,丹皮 9g;瘙痒明显者加徐长卿 15g,苦参 9g。每日 1 剂,水煎取汁分次服。

　(2) 血热挟湿证:皮损以水疱为主,但水疱周围颜色发紫,夹有血疱、血痂,舌红苔薄,脉弦数。治宜清热凉血利湿,方选凉血地黄汤加减,药用土茯苓、白茅根、白鲜皮、生地各 30g,紫草 12g,生地榆、车前子(包煎)、赤芍、槐角、丹皮、黄芩各 9g,黄连 6g,生甘草 3g,水疱大、数量多者加五加皮、冬瓜皮、红花;皮损灼热刺痛者加地骨皮、桑白皮;瘙痒剧烈者加地肤子、钩藤、苦参。每日 1 剂,水煎取汁分次服。

　(3) 经验方:本病早期湿热较重者,可选用普济消毒饮加减,药用元参 18g,板蓝根 15g,连翘、僵蚕各 12g,牛蒡子、山豆根、桔梗、陈皮各 10g,柴胡 9g,黄芩、黄连、马勃、升麻、甘草各 6g,薄荷 3g;或方选清热利湿汤加减,药用茵陈 30g,黄柏 25g,滑石 20g,苍术 15g,淮牛膝、茯苓、猪苓各 12g,地肤子、白鲜皮、车前子、大腹皮、竹叶、泽泻、白芷、木通各 9g。每日 1 剂,水煎取汁分次服。

　(4) 外治法:水疱破溃后渗液较多者,可选用马齿苋、千里光、地榆、大黄等各适量水煎湿敷患处,每次 10～15 分钟,每日 3～5 次,渗液减少后创面可扑撒青黛散或三石散。

家族性良性慢性天疱疮

　家族性良性慢性天疱疮是一种先天性表皮缺陷或细胞间物质形成障碍的常染色体显性遗传性皮肤病。钙依赖性 ATP 酶基因缺陷为本病发病的基础,致使表皮自发性或在摩擦、感染、紫外线照射后发生棘层松解。

　【诊断要点】

　1. 好发年龄　一般 10～30 岁发病,但青春期发病者较为多见,男女发病率相近。

2. 好发部位　损害好发于腋下、腹股沟、颈部和肛周等易受摩擦部位。一般不累及口腔黏膜。

3. 典型损害　皮损为正常皮肤或红斑基础上成群的小水疱,尼氏征阳性,疱壁松弛易破,破溃后糜烂,表面结污褐色痂,中央消退而周边向外发展,部分可出现浸润的颗粒状赘生物或角化性丘疹,汗液浸渍和摩擦后可出现表皮剥脱。皮损消退后留暂时性色素沉着,不形成瘢痕。

4. 自觉症状　皮损常有不同程度瘙痒和灼痛感,部分疼痛剧烈。

5. 病程　损害自行缓解与加重相互交替,缓解期数月至数年不等,病程可达数十年之久。

6. 实验室检查　血清自身抗体阴性。

皮损处活检组织病理示,基层上水疱和裂隙,表皮内棘层松解,棘细胞间桥可消失,棘细胞疏散连接似倒塌的砖墙,常伴有表皮增厚。直接免疫荧光检查,基底膜无免疫球蛋白和补体沉积。

【治疗】

1. 一般治疗　加强皮肤护理,皱褶部位在夏季应扑粉并经常清洗,保持皮肤清洁干燥。患病期间着柔软的棉质内衣,尽量避免摩擦和剧烈活动。避免强烈日晒和用力搓擦皮肤,防止蚊虫叮咬和各种外伤。患处避免潮湿和汗液浸渍,治疗选用刺激性小的外用药。正确认识和对待疾病反复加重与缓解的病情特点,增强长期防治的信心,避免产生心理压力和悲观失望情绪。

2. 全身治疗

(1)抗生素:一般首选四环素,常用量为2g/d,分4次口服,皮损消退后减量至0.5g/d维持治疗。亦可选用二甲胺四环素100mg/d、红霉素2～4g/d(儿童30～50mg/kg·d)或青霉素160万～320万U/d,口服、静滴或肌注。

(2)氨苯砜:用于抗生素治疗无效者,或与抗生素联合应用。常用量为氨苯砜100mg/d,分次服用。症状控制或皮损消退后,改用氨苯砜50mg/d维持治疗,连服6天停药1天,连服10周停药2周,若连续服药3月无效则停用。

(3)糖皮质激素:一般短期小剂量应用,但仅用于皮损广泛、糜烂渗出明显、其他药物难以控制者。常选用醋酸泼尼松20～30mg/d或甲泼尼龙16～24mg/d,分次口服,症状控制后逐渐减量至停用。

(4)免疫抑制剂:仅试用于皮损顽固难退者,常选用甲氨蝶呤7.5～15mg/周,分次口服,症状控制后减量至停用。有报告环孢素5mg/kg·d与阿维A酸20～40mg/d联合应用,对病情严重者有较好疗效,但对肝脏的损伤加重,应定期检测肝功能。

3. 局部治疗　糜烂渗液性皮损,可涂搽 0.5％依沙吖啶氧化锌油、10％代马妥尔氧化锌油、40％氧化锌油或5％～10％黑豆馏油,每日3～5次。

无渗出的皮损单纯外用糖皮质激素效果不佳,多选用糖皮质激素与抗生素和/或抗真菌药物的复方外用制剂,如复方益康唑霜、复方康钠乐霜、复方咪康唑霜、地塞米松新霉素霜等,亦可糖皮质激素制剂与抗生素、抗真菌制剂混合或交替外用。

4. 物理治疗　可试用浅层 X 线、境界线或放射性同位素照射,一般同位素[32]磷为一次性敷贴,境界线照射 10kV、300R,每周照射 3 次。近年采用 CO_2 激光气雾治疗取得了较好疗效,可以试用。

5. 手术治疗　疣状增生性或顽固难退性皮损,可进行皮肤磨削术或分层皮片移植,但后者仍偶有复发。

6. 中医治疗

(1) 湿热毒盛证:皮损主要为红斑基础上的混浊水疱,疱壁破溃后有渗液,形成鲜红色糜烂面并结痂,痂皮较厚,自觉瘙痒,浅表淋巴结肿大,伴口渴、心烦、疲倦乏力,舌质红,苔黄腻,脉弦滑或濡数。治宜清热利湿解毒,方选黄连解毒汤合茵陈五苓散化裁,药用土茯苓 30g,锦茵陈、猪苓各 15g,山栀子、黄柏、黄芩、泽泻各 12g,黄连 10g,生甘草 6g,间有暑湿者加冬瓜皮 15g,绿豆衣 10g;热毒较重者加白花蛇舌草 30g,蒲公英 15g;口干渴者加天花粉、玄参各 15g。每日 1 剂,水煎取汁分次服。

(2) 脾虚湿蕴证:水疱反复发生,疱液较清,周围红晕不明显,痂皮较少,可有面色苍白,体倦乏力,纳呆,大便溏泻,舌质红,苔薄白,脉濡或细。治宜健脾渗湿,方选参苓白术散加减,药用薏苡仁、茯苓各 30g,党参 25g,炒扁豆、白术、山药各 15g,泽泻 12g,炙甘草 6g,陈皮 5g,湿重者加赤苓皮、萆薢各 15g;挟瘀者加丹参 15g,川红花、桃仁各 10g。每日 1 剂,水煎取汁分次服。

(3) 经验方:本病治宜健脾除湿清热,方选健脾除湿汤加减,药用赤苓皮 15g,生地 12g,生白术、黄芩、泽泻、枳壳、防风、防己、甘草各 10g,灯心草、栀子、茵陈、竹叶各 6g,每日 1 剂,水煎取汁分次服。

(4) 外治法:皮损为水疱、糜烂、渗液者,可选用金银花、野菊花、九里明、马齿苋、蒲公英、地榆、苦参各 30g,水煎取汁温洗患处或湿敷,每次 15～20 分钟,每日 3～5 次,间歇期创面可涂搽青黛油。皮损以红斑水疱为主,渗液较少时可涂搽三黄洗剂。

副肿瘤性天疱疮

副肿瘤性天疱疮是一种与体内肿瘤相关的严重的自身免疫性大疱性疾病。皮损发生可能与肿瘤异常表达上皮蛋白,机体抗肿瘤免疫反应不仅攻击这些异常蛋白,而且可与上皮正常结构的蛋白发生交叉反应所致,但确切发病机制仍需进一步研究。

【诊断要点】

1. 好发年龄　多见于患恶性肿瘤的中老年人,少数见于青少年,男女发病率无显著差异。

2. 好发部位　皮损好发于四肢屈侧和躯干。几乎所有患者均有口腔黏膜损害,甚至累及咽喉、支气管,龟头、阴道等处黏膜也可受累。

3. 典型损害　皮损发生前常有顽固且较为广泛的口腔糜烂和溃疡,常累及唇红。皮损形态多样,且随病程的不同阶段而发生改变,如浸润性红斑、丘疹、斑丘疹、斑块、水疱、糜烂、苔藓样和多形红斑样损害等,往往同一患者在同一时期可有几种损害并存。

水疱可为浅表松弛性大疱,类似天疱疮样,亦可为较深在的张力性水疱,类似大疱性类天疱疮,尼氏征既可阳性亦可阴性。苔藓样或斑块样损害多在其他皮损基础上缓慢发展而来,在躯干部常排列成弧形或环形,类似线状 IgA 大疱性皮病。皮损消退后留暂时性色素沉着,一般不形成瘢痕。

患者常合并良性或恶性肿瘤,如非 Hodgkin 淋巴瘤、胸腺肿瘤、Castleman 肿瘤、慢性淋巴细胞性白血病、肉瘤及甲状腺肿瘤等,但以淋巴内皮细胞肿瘤最为多见。

4. 自觉症状　皮损可有轻微瘙痒和灼痛感,口腔损害常有疼痛,尤以进食时明显。少数患者伴有发热、乏力、倦怠、浅表淋巴结肿大等全身症状。

5. 病程　切除良性肿瘤后,皮肤损害可在半年至 1 年自行缓解或消退。合并恶性肿瘤者的皮损常顽固难退。口腔黏膜损害常持久存在,难以消退。

6. 实验室检查　患者血清中存在针对表皮细胞浆桥粒斑成分的抗体。

皮损处活检组织病理示,基底层上方棘细胞松解,伴角化不良。苔藓样损害表现为真皮乳头层致密的带状淋巴细胞浸润,上皮内可见个别坏死细胞及少量淋巴细胞浸润。直接免疫荧光显示棘层和基底膜带有 IgG 和补体沉积。

【治疗】

1. 一般治疗　积极查找合并的体内原发肿瘤,及早明确诊断和治疗。加强皮肤及黏膜护理,内衣应经常清洗,保持洁净,防止继发感染。口腔黏膜损害影响进食者,需加强营养,必要时静脉补充营养。皮损广泛且有糜烂者,需卧床休息,并加强支持疗法。

2. 全身治疗 伴有恶性肿瘤且皮损广泛而严重者,可给予醋酸泼尼松 1mg/kg·d,分次口服。必要时加用免疫抑制剂,如环磷酰胺 100～200mg/d、硫唑嘌呤 1～3mg/kg·d 或环孢素 4～6mg/kg·d 等,分次口服或静注,此外利妥昔单抗、麦考酚酯等也可适用。也可试用氨苯砜 100mg/d,分次口服;或硫代苹果酸金钠,首次用量为 10mg,第 2 次为 25mg,以后每次 50mg,每周 1 次,肌肉注射。

以上药物疗效均不确定,仅环孢素对少数慢性粒细胞性白血病所致者的皮损有一定疗效。口腔黏膜损害对各种治疗一般均无明显反应,临床可根据病情酌情选用,一般应用 2～4 周无效即应改用其他疗法。静脉注射大剂量人血免疫球蛋白 400mg/kg·d 可治疗和预防闭塞性支气管炎的发生。

3. 局部治疗

(1) 糜烂渗液性皮损:可选用 3％硼酸溶液、生理盐水、1∶8000 高锰酸钾溶液、0.1％依沙吖啶溶液或 1‰黄连素溶液间断性湿敷后,涂搽 10％代马妥尔氧化锌油、40％氧化锌油、5％～10％黑豆馏油或 1％依沙吖啶氧化锌油,每日 3～5 次。

(2) 未破溃大疱性损害:用无菌注射器抽吸疱液后,单纯扑粉或涂搽炉甘石洗剂、1％樟脑炉甘石洗剂、1％薄荷炉甘石洗剂,每日 3～5 次。

(3) 红斑、丘疹和苔藓样皮损:可涂搽氧化锌软膏、复方益康唑霜、复方康钠乐霜、复方咪康唑霜、地塞米松新霉素霜、0.05％丙酸氯倍他索软膏、0.05％卤美他松软膏或 0.1％糠酸莫米松霜,每日 2 次。

(4) 感染性皮损:外涂 2％莫匹罗星软膏、1％新霉素软膏或 0.2％盐酸环丙沙星软膏,每日 2 或 3 次。

(5) 口腔黏膜损害:可选用 2％～4％碳酸氢钠溶液、复方氯己定溶液、0.03％他克莫司口服液或多贝尔漱口液含漱,每日 3～5 次,疼痛明显者在进食前可用 0.5％利多卡因溶液含嗽。患处亦可外涂金霉素甘油、3％苯唑卡因硼酸甘油溶液、林可霉素利多卡因凝胶或 1％达克罗宁溶液,每日数次。

疱疹样皮炎

疱疹样皮炎是一种具有遗传易感性的自身免疫性复发性丘疹水疱性疾病。多数患者伴有谷胶敏感性肠病,皮损活检组织病理示真皮乳头颗粒状 IgA 和 C3

沉积,且多见于 HLA-B8、HLA-DR3 和 HLA-DQw2 的患者,可能是患者对摄入的谷胶产生抗体,引起谷胶敏感性肠病和皮肤损害。

【诊断要点】

1. **好发年龄** 多见于20～40岁的中青年人,儿童和老年人少见,男女发病率无明显差异。

2. **好发部位** 皮损好发于四肢伸侧及腋后、肩、臀、骶、发际等处,口腔黏膜偶有受累。

3. **典型损害** 损害呈多形性,如红斑、丘疹、丘疱疹、风团、水疱、大疱、糜烂、结痂等,其中以红斑基础上直径0.5厘米左右大小的水疱较为多见,常成簇分布,排列成环形、匐行形或不规则形。疱壁厚而紧张,不易破溃,疱液初多清澈,以后可浑浊或略为脓性,尼氏征阴性,可因搔抓破溃而呈湿疹样变或继发感染。皮损消退后留暂时性色素沉着,少数可留有瘢痕和表皮萎缩。

60%～70%患者有小肠黏膜萎缩,导致吸收不良综合征和脂肪泻,约6%患者伴发消化道淋巴瘤和其他恶性肿瘤。

4. **自觉症状** 皮损瘙痒剧烈,可伴有灼热和刺痛感。食用含谷胶、牛乳、碘的食物,以及女性患者月经期前后其症状常加重。少数病例有腹胀、腹泻等消化道症状。

5. **病程** 一般病情短暂缓解与加重相互交替,病程常迁延数年甚至十数年。约15%患者的病情可自然缓解,愈后多年不复发。

6. **实验室检查** 外周血嗜酸性粒细胞总数常增多,分类计数可高达40%。约70%患者的血清中有抗平滑肌细胞内膜的循环 IgA 抗体,尤其是伴有乳糜泻的病情进展期患者。少数患者抗甲状腺抗体、抗胃壁细胞抗体和抗核抗体阳性。用25%～50%碘化钾软膏进行斑贴试验,多数患者阳性。

皮损处活检组织病理示,表皮下水疱,乳头顶部有嗜酸性粒细胞微脓肿或多房性水疱。直接免疫荧光显示真皮乳头有 IgA 和 C3 沉积。

【治疗】

1. **一般治疗** 禁用含碘和溴剂的药物(如碘化钾、氯化钙溴化钠、苯扎溴胺、碘仿、碘伏、含碘造影剂等)及食物(如紫菜、海带等),皮肤、黏膜也应禁用含碘和溴剂的外用药。尽量避免食用含谷胶(如小麦、燕麦、大麦等)的食物,但食用不含谷胶(如大米、玉米等)的食物须坚持1年后方有效果。积极查找可能伴发的恶性肿瘤,尤其是胃肠道淋巴瘤、甲状腺瘤及其他恶性肿瘤等,并给予及时治疗。

2. **全身治疗**

(1) 氨苯砜:治疗本病的首选有效药物,常用量为氨苯砜100～150mg/d,分次口服。其疗效可在服药或停药数小时至 2 天内症状显著缓解或复发,故也常以此作为本病的诊断依据之一。维持量依不同个体而异,一般为 25~50mg/d,亦可在症状控制后,逐渐减少用药量,当减至有新发皮疹时即为最小用药量,维持量应略大于最小用药量。

本药有蓄积毒性,需连服 6 天停药 1 天,每服 10 周停药 2 周。

(2) 磺胺吡啶:用于对氨苯砜疗效不显著者,一般用量为磺胺吡啶 1~2g/d,分次口服,症状控制后逐渐减量,维持量为 0.25~0.5g/d,分次或顿服。

(3) 糖皮质激素:用于皮损广泛且对氨苯砜、磺胺吡啶疗效不显著者,常选用醋酸泼尼松 30~45mg/d,分次口服,症状控制后逐渐减量,维持量 15mg/d 或隔日 30mg 顿服。

(4) 抗组胺药:可减轻瘙痒症状,常选用苯海拉明 50~75mg/d、异丙嗪 25mg/d、盐酸赛庚啶 6~12mg/d、盐酸西替利嗪 10mg/d、盐酸左西替利嗪 5mg/d、氯雷他定 10mg/d、特非那定 30~60mg/d、依巴斯汀 10mg/d 或咪唑斯汀 10mg/d 等,分次或睡前顿服,单独、联合或交替使用。

(5) 其他:如秋水仙碱 1mg/d、环孢素 5~7mg/kg·d、四环素 2g/d、米诺环素 200mg/d、烟酰胺 1.5g/d 等,分次口服,对部分患者有效。

3. 外用治疗　水疱破溃糜烂或呈急性湿疹样变时,可用 3% 硼酸溶液、1:8000 高锰酸钾溶液、0.05% 黄连素溶液或 0.1% 依沙吖啶溶液湿敷,每日 3~5 次,每次 10~15 分钟,待渗液减少后外涂 40% 氧化锌油、0.5% 新霉素氧化锌油或 10% 黑锌油,每日 2 或 3 次。红斑、风团、小水疱、丘疱疹性损害,可涂搽炉甘石洗剂、1% 樟脑炉甘石洗剂或 1% 薄荷炉甘石洗剂,每日 3~5 次。

干燥或结痂性损害,可涂搽 0.1% 丁酸氢化可的松霜、0.1% 糠酸莫米松乳膏或软膏、0.1% 哈西奈德乳膏或软膏,以及复方曲安奈德软膏、复方益康唑软膏、复方咪康唑软膏等,每日 2 次。

4. 中医治疗

(1) 心火妄动证:皮损以疱疹和丘疱疹为主,呈环状排列,陈旧皮损消退,新发皮损又生,自觉剧痒,抓痕明显,可见血痂;舌质红,苔少或无苔,脉细数。治宜泻火解毒,散风止痒,方选芩连解毒汤加减,药用赤小豆、六一散(包)各 30g,白鲜皮、地肤子、藿香、佩兰各 12g,苍白术、黄芩、苦参、防风各 10g,炒黄连、焦山栀各 6g,炒知母、蝉衣各 4.5g,苍耳子 3g,每日 1 剂,水煎取汁分次服。

(2) 湿盛脾困证:皮损以丘疱疹、水疱、脓疱为主,呈聚集倾向,抓破后滋水浸淫,自觉瘙痒,大便秘结,纳呆食少;舌质淡红,苔薄白或薄滑微腻,脉濡且滑。治宜健脾除湿,散风止痒,方选参苓白术散加减,药用淮山药、地肤子、白鲜皮、藿香、佩兰各 12g,焦白术、炒扁豆、泽泻、防风各 10g,胡黄连、黄芩、苦参各 6g,每日 1 剂,水煎取汁分次服。

（3）阴虚血燥证:病程慢性,皮损反复发生,以抓痕、血痂、肥厚性斑块、色素沉着等为主,可见少数红斑、水疱,伴头昏乏力,四肢倦怠,消瘦纳少;舌质红,苔少,脉细数。治宜养血润燥,滋阴清热,方选当归饮子加减,药用白鲜皮、蛇舌草、何首乌、沙参、山药各 15g,钩藤、花粉、防风、生甘草各 12g,生熟地、炒白芍、玄参、当归各 10g,每日 1 剂,水煎取汁分次服。

此外,少数患者表现为湿寒毒型,可采用加减胃苓汤、附子胃苓汤,加味消毒饮、三黄汤等治疗。但该病有剧痒与瘀血两大特征,可采用祛风解表、活血化瘀的永安止痒汤治疗,药用麻黄、苍术、僵蚕、薄荷、荆芥、防风以解表止痒,用当归尾、赤芍、红花、莪术等以活血化瘀。如有其他毒热症状,还可加用消毒饮、三黄汤等治疗。其他活血化瘀的方药也可酌情选用。

（4）外治法:皮损以丘疹、丘疱疹为主,伴有剧痒者,可外用苍肤水或路路通洗剂,每日 3～5 次;皮损泛发,糜烂有渗液或继发感染者,可选用金银花、野菊花、九里明、大飞扬、马齿苋、苦参、黄柏各 120g,薄荷 50g(后下),煎水全身浸温浴,渗液减少后疮面涂搽青黛油或黄连油。

获得性大疱性表皮坏死松解症

获得性大疱性表皮坏死松解症是一种Ⅶ型胶原自身抗体阳性的自身免疫性表皮下大疱性皮肤病。抗原是基底膜成分的Ⅶ型抗原,外伤后与血液中的Ⅶ型自身抗体结合使表皮与真皮分离而发生水疱。患者无家族史。

【诊断要点】

1. 好发年龄 成年发病,尤多见于 40 岁以上的中老年人,男女发病率无显著差别。

2. 好发部位 好发于手、足背、肘、膝等易受外伤部位,极少数可泛发周身。偶可累及口腔、食道及外阴黏膜,部分患者伴有毛发及甲板损害。

3. 典型损害 皮肤脆性增强,轻微外伤即发生水疱和大疱,疱壁厚而紧张,尼氏征阴性,破溃后形成糜烂面,皮损泛发周身时常表现为红斑、风团及红斑基础上的水疱和大疱。愈后留有瘢痕,并在瘢痕上出现粟丘疹。头皮可见不规则形瘢痕性秃发斑,甲板出现营养不良性改变,口腔和食道黏膜受累形成的瘢痕可影响进食。

部分患者伴发糖尿病、Crohn 病、系统性红斑狼疮、自身免疫性甲状腺炎、类风湿性关节炎、皮肤淀粉样变、冷球蛋白血症等。

4. 自觉症状　皮损有不同程度瘙痒，口腔及食道黏膜受累可有进食疼痛。

5. 病程　经过慢性，症状时轻时重，偶可自愈，一旦外伤即发生新的皮损。

6. 实验室检查　患者血清中可有较高滴度的抗基底膜自身抗体。

皮损处活检组织病理示表皮下水疱。直接免疫荧光在基底膜带有线状 IgG 及 C3 沉积。用正常人皮肤为底物，用患者血清进行间接免疫荧光检查，在真皮一侧可见线状 IgG 沉积，可与大疱性类天疱疮相区别。

【治疗】

1. 一般治疗　加强皮肤、黏膜保护，避免各种外伤、摩擦、日光暴晒和食用过热、带有骨渣及鱼刺的食物，积极治疗其他瘙痒性皮肤病。外伤后应及时处理，彻底清创和止血。全面体检，及时发现和治疗合并的系统性疾病。

损害发生后常对多种药物抵抗，故应防治结合，预防为主，加强皮肤、黏膜护理，防止继发感染。口腔及食道黏膜受累影响进食者，应加强营养，必要时静脉补充营养。

2. 全身治疗　可试用硫唑嘌呤 2～3mg/kg·d、环磷酰胺 100～200mg/d、环孢素 6～8mg/kg·d、秋水仙碱 1mg/d、氨苯砜 50～100mg/d 或醋酸泼尼松 1～2mg/kg·d，分次口服。一般免疫抑制剂或氨苯砜常单用，病情较重时可与糖皮质激素联用。

重症病例或血清高滴度Ⅶ型自身抗体者，可进行血液透析和大剂量静注人免疫球蛋白（用量为 0.4～1g/kg·d，连续 3～5 天）。

伴有瘙痒者给予盐酸赛庚啶 6～12mg/d、盐酸西替利嗪 10mg/d、盐酸左西替利嗪 5mg/d、咪唑斯汀 10mg/d 等抗组胺药，分次或 1 次服用。

3. 局部治疗　大疱性损害可用无菌针头抽吸疱液后，外涂 40% 氧化锌油、炉甘石洗剂、1% 樟脑炉甘石洗剂或 1% 薄荷炉甘石洗剂，每日 3～5 次。

糜烂性损害可用 1:8000 高锰酸钾溶液、3% 过氧化氢溶液、1:2000 氯己定溶液、0.5% 聚维酮碘溶液或 0.05% 黄连素溶液反复冲洗湿敷后，外涂 10% 黑豆馏油糊、10% 黑锌油、10%～20% 糠馏油糊、2% 莫匹罗星软膏、0.5%～1% 新霉素软膏、0.2% 盐酸环丙沙星软膏等，或与 0.05% 卤米松霜或软膏、0.05% 丙酸氯倍他索软膏等强效糖皮质激素制剂交替外用，每日 2 次。

口腔黏膜损害，可用 2%～4% 碳酸氢钠溶液、复方氯己定溶液、0.5% 利多卡因溶液或多贝尔液交替含漱，每日数次，局部外涂金霉素甘油、3% 苯唑卡因硼酸甘油溶液、林可霉素利多卡因凝胶或 1% 达克罗宁溶液，每日 3～5 次。

4. 物理治疗　口腔黏膜糜烂性损害可照射氦-氖激光或亚红斑量紫外线，

每日或隔日 1 次。

5. 外科疗法　有报告本病患者在手术切除合并 Crohn 病的病变肠段后,皮肤损害可自行消退。

6. 中医治疗

(1) 湿热证:患者主要为小儿,皮损好发于肘膝、腰骶等处,水疱疱液常以血性为主,疱壁破溃后结血痂,伴有口唇赤红,夜间哭闹,小便短黄,舌红苔黄,脉数。治宜清心导热,解毒宁神,方选清热解毒汤加减,药用银花、生地、连翘、赤芍各 10g,灯心草、生甘草、木通、黄连各 3g,薄荷 1.5g,每日 1 剂,水煎取汁分次服。

(2) 脾湿证:患者体偏胖,水疱反复发生,大如樱桃,小如黄豆,疱壁紧张,疱壁破溃后脂液外溢,纳呆,便溏,舌淡红胖嫩,苔薄白,脉弦细。治宜益气健脾,化湿消疱,方选健脾除湿汤加减,药用赤小豆 30g,茯苓皮、冬瓜皮各 15g,苍白术、炒枳壳、泽泻各 10g,茵陈、砂仁各 6g,每日 1 剂,水煎取汁分次服。

(3) 脾肾阳虚证:皮损反复发生,迁延不愈,形体消瘦,头发稀少,爪甲软缺,伴畏寒乏力,舌淡红或胖嫩,脉沉细。治宜健脾补肾,益气养血,方选右归饮加减,药用山萸肉、枸杞子、山药、熟地、扁豆、阿胶、党参各 12g,制附片、炒杜仲、天麦冬、陈皮各 10g,鹿角胶、龟板各 6g,每日 1 剂,水煎取汁分次服。

(4) 外治法:皮损以水疱、血泡为主者,将疱液抽吸干净后,表面扑撒青黛散或黄柏散。

线状 IgA 大疱性皮病

线状 IgA 大疱性皮病是一种临床类似疱疹样皮炎而基底膜带有线状 IgA 沉积的慢性大疱性皮肤病。病因与发病机制尚不十分清楚,可能与自身免疫性疾病、胃肠道疾病、恶性肿瘤、感染和药物等有关。近年研究认为,本病可能是大疱性类天疱疮的一种特殊类型。

【诊断要点】

1. 好发年龄　任何年龄均可发病,但以 60 岁以上老年人和学龄前儿童较为多见。女性发病率略多于男性,但无显著差异。

2. 好发部位　成人起病者的皮损好发于四肢和躯干,头面部常不受累,约 70% 患者伴有口腔损害,偶可累及咽、食管、鼻、泌尿生殖道和肛门。幼年起病者的皮损好发于下腹部、臀部、腹股沟、股内侧、外生殖器和口周,仅少数有口腔黏膜受累。

3. 典型损害 皮损为突然发生在正常皮肤或红斑基础上的浆液性水疱和大疱,偶见丘疱疹、风团和丘疹样损害。水疱疱液清澈,疱壁厚而紧张,不易破溃,尼氏征阴性,有时疱液可为血性。水疱数量较多且常群集,中心水疱破溃后糜烂、结痂,而边缘水疱未破溃,形成环形、弧形和不规则形,似"颈圈"样。水疱破裂后愈合较快,留有色素沉着,无瘢痕形成。

口腔黏膜损害主要表现为水疱、糜烂或浅溃疡,愈后可形成瘢痕。

4. 自觉症状 皮肤损害常有剧烈瘙痒,甚至难以忍受。黏膜损害常有不同程度灼热感,进食时可有疼痛。一般不伴有全身症状。

5. 病程 成人患者病程慢性,病情加重与缓解相互更替,可迁延数年之久。幼儿常在起病后数月至2~3年自行缓解,很少迁延至青春期。

6. 实验室检查 皮损处活检组织病理表现与疱疹样皮炎和大疱性类天疱疮难于区别,但直接免疫荧光检查在病变组织的基底膜带有 IgA 和 C3 呈均质线状沉积,少数患者同时有 IgG 沉积。

间接免疫荧光检查,约 60% 患者血清中可检测到循环 IgA 抗基底膜抗体。

【治疗】

1. 一般治疗 积极查找和去除与本病发病和使病情加重的可能因素,如控制感染、停用可疑药物、调整消化道功能及控制合并其他系统性疾病的病情等。加强皮肤、黏膜的护理,大疱疱壁应尽量保持完整,避免基底裸露继发感染。加强营养,给予高蛋白、高维生素饮食,口腔及食道黏膜受累影响进食者,可静脉补充营养。

2. 全身治疗

(1) 氨苯砜:为治疗成人线状 IgA 大疱性皮病的首选药物,初始用量常为 25mg/d,以后每1~2周增加 25mg,直至症状控制,最大用量可达 300mg/d,分次口服。儿童常用量为1~2mg/kg·d,最大剂量不超过3~4mg/kg·d,分次口服。患者用药前需检测葡萄糖-6-磷酸酶,水平在正常范围者方可使用。本药连服 6 天停用 1 天,每服 10 周停药 2 周,避免毒性蓄积。

(2) 磺胺吡啶:为治疗儿童线状 IgA 大疱性皮病的首选药物,常用量为磺胺吡啶1~1.5g/d,分次口服,症状控制后逐渐减量维持治疗,若症状不能控制则改用氨苯砜。该药成人初始常用量为2g/d,逐渐增加至 4g/d,分次口服,用于对单纯氨苯砜疗效不显著者,症状控制后逐渐减量,维持量为0.25~0.5g/d。

(3) 糖皮质激素:用于皮损广泛且症状严重者,成人醋酸泼尼松常用量为30~45mg/d,12 岁以下儿童为 1mg/kg·d,症状控制后逐渐减至最小有效量维持治疗。若与氨苯砜或磺胺吡啶联用,疗效可得以增强。

（4）抗组胺药：伴有瘙痒者，儿童可给予苯海拉明片或糖浆 2～4mg/kg·d、马来酸氯苯那敏 3.5mg/kg·d 或盐酸左西替利嗪 2.5mg/d；成人可给予盐酸赛庚啶 6～12mg/d、盐酸西替利嗪 10mg/d、盐酸左西替利嗪 5mg/d、氯雷他定 10mg/d、咪唑斯汀 10mg/d 或特非那定 60～120mg/d 等，分次或睡前顿服，可单独、联合或交替使用。

（5）四环素联合烟酰胺：成人患者可试用，常用量为四环素 2g/d、烟酰胺 1.5g/d，分次口服，对部分患者有效。

（6）其他：如秋水仙碱 1～1.2mg/d、静注人免疫球蛋白 0.4g/kg·d 等，重症患者可试用。

3. 局部治疗

（1）未破裂的水疱：可用无菌注射器将疱液抽出后，外搽 40%氧化锌油、1%樟脑炉甘石洗剂或 1%薄荷炉甘石洗剂，每日 3～5 次。

（2）糜烂结痂性损害：患处可涂搽 2.5%聚维酮碘溶液、0.5%新霉素氧化锌油、0.1%糠酸莫米松乳膏或软膏、0.1%哈西奈德乳膏或复方曲安奈德软膏、复方酮康唑软膏、复方咪康唑软膏等，每日 2 次。

（3）口腔黏膜损害：可选用 2%～4%碳酸氢钠溶液、0.5%利多卡因溶液、复方氯己定溶液或多贝尔液含漱，每日数次。疼痛者患处涂搽林可霉素利多卡因凝胶、3%苯唑卡因硼酸甘油或 1%达克罗宁溶液，每日 3～5 次。

4. 中医治疗　本病治宜清热利湿，健脾扶正，方选银地土茯苓汤合参苓白术散化裁，药用薏苡仁 25g，土茯苓 20g，蒲公英、鱼腥草、银花、生地、白术、白芍各 15g，防风 10g，甘草 6g，每日 1 剂，水煎取汁分次服。

连续性肢端皮炎

连续性肢端皮炎是一种发生于肢端的无菌性慢性复发性脓疱性皮肤病。发病可能与细菌感染、内分泌紊乱等有关，也可能是一种自身免疫性疾病或脓疱型银屑病的异型，外伤常为其诱发因素。

【诊断要点】

1. 好发年龄　多见于中年人，男女患病率无显著差异。

2. 好发部位　多从一侧指（趾）端发病，逐渐向手（足）背蔓延并累及对侧，可引起指（趾）骨吸收和甲板萎缩脱落。少数可泛发周身和累及口腔黏膜。

3. 典型损害　指（趾）端外伤或感染后，患处出现密集的针头至粟粒大脓疱，或开始为水疱而后很快变成脓疱，脓疱破溃后糜烂、结痂，痂皮脱落后留暗红色斑,不久脓疱又成批出现,此起彼伏,并逐渐向肢体近心端蔓延,甚至累及整个足背和/或手背,少数患者的皮损也可长期局限于原发处而无明显扩大。

有时脓疱簇集成脓湖,表面结污褐色痂,痂下可见新发脓疱。指(趾)骨吸收可造成手足畸形,口腔黏膜受累出现红斑和糜烂,可伴有地图舌。

少数患者的皮损可泛发周身,表现为红斑及红斑基础上粟粒大灰白色和黄色脓疱,可见脓湖和脓痂,经治疗四肢、躯干皮损可消退,指(趾)端原发皮损则顽固难退,但皮损仍可泛发,偶可继发红皮病。

4. 自觉症状　皮肤损害常有轻微瘙痒和灼热感,口腔损害有不同程度灼痛感。皮损泛发者可有发热、畏寒、关节痛等全身症状。

5. 病程　脓疱反复发生,皮损面积逐渐扩大,无自愈倾向,病程常迁延数年甚至数十年。

6. 实验室检查　疱液培养无细菌及真菌生长。病程较长者 X 线检查可见远端指(趾)骨萎缩吸收及指(趾)间关节病。

皮损处活检组织病理示,表皮浅层海绵状微脓肿,疱内有多数中性粒细胞,与脓疱型银屑病的组织病理表现相似。

【治疗】

1. 一般治疗　积极查找合并的慢性感染灶,并进行彻底治疗。加强皮肤、黏膜保护,防止外伤,患处保持干燥清洁,避免继发感染。外用药物应温和,避免刺激和强行去除痂皮。锻炼身体,增强体质,加强营养,提高机体抗病能力。

2. 全身治疗

(1) 维 A 酸类:阿维 A 酯治疗本病有较好效果,初始用量为 0.5mg/kg·d,逐渐增加用量,最大用量不超过 1.5mg/kg·d,顿服或分次服,维持量为 0.25～0.5mg/kg·d。亦可选用阿维 A 酸20～50mg/d,分次口服。

(2) 糖皮质激素:适用于病情严重或皮损泛发者,常选用醋酸泼尼松45～60mg/d,分次口服,症状控制后逐渐减量,维持量 10～15mg/d,晨起顿服或隔日服。

(3) 四环素类:常选用四环素 0.5～1g/d 或米诺环素 100mg/d,分次口服,症状控制后逐渐减少用量,并用最小有效量维持治疗一段时间,疗程1～3 月,但部分患者停药后可很快复发。

(4) 雷公藤:具有糖皮质激素作用,可选用雷公藤4～6 片、雷公藤总苷1～1.5mg/kg·d或昆明山海棠1.5～2.5g/d,分次口服,单用或与糖皮质激素联用均能较好控制症状,但停药后常复发。

(5) 免疫抑制剂:如秋水仙碱 1mg/d、环孢素 4～6mg/kg·d、甲氨蝶呤7.5～

15mg/周、氨苯砜 50～100mg/d、甲砜霉素 1.5～2g/d 等,分次口服,可与其他药物联用,有一定疗效,可酌情选用,但停药后仍可复发。

3. 局部治疗　局限性损害可选用 2% 莫匹罗星软膏、1% 新霉素软膏、2% 夫西地酸霜、3% 磷霉素软膏、1% 诺氟沙星软膏或 0.2% 盐酸环丙沙星软膏,与 0.05% 卤米松霜或软膏、0.05% 丙酸氯倍他索软膏、曲安奈德益康唑软膏、复方咪康唑软膏或复方酮康唑软膏,交替外用,亦可采用间歇性封包法,但局部有萎缩者禁用。

外用 10%～50% 松馏油软膏、10% 黑豆馏油糊、10%～20% 糠馏油糊或 0.005% 卡泊三醇软膏或搽剂,每日 2～3 次,也有一定疗效。

4. 物理治疗　口服或外用 8-甲氧补骨脂素的 PUVA 或照射窄谱 UVB,有一定疗效,可抑制脓疱形成,但需长期维持治疗。浅层 X 线、境界线、放射性核素等照射患处,对部分患者有效。

5. 中医治疗

(1) 毒热证:指(趾)出现群集性脓疱,鲜红肿胀,破溃后渗出脂水或脓汁,甲周肿胀,久则增厚、变形甚至脱落,自觉灼热或疼痛;舌质红,苔薄黄,脉洪数。治宜清热解毒,方选内疏黄连汤加减,药用赤小豆 30g,忍冬藤、马鞭草、败酱草各 15g,炒黄芩、炒黄柏、赤茯苓、片姜黄各 10g,焦山栀、炒黄连各 6g,每日 1 剂,水煎取汁分次服。

(2) 湿热证:指(趾)皮肤焮红糜烂,脓汁浸淫,兼有水疱、脓疱,或反复发生,缠绵不断;舌质红,苔黄或腻,脉濡数。治宜清化湿热,活络解毒,方选五苓散加减,药用赤小豆、丹参各 30g,银花 15g,茯苓皮、花粉、猪苓、泽泻各 10g,炒胆草、白术、苍术各 6g,焦山栀、炒黄连、丝瓜络、橘络各 3g,上肉桂 0.6g,每日 1 剂,水煎取汁分次服。

加减法:病在拇指加桔梗、升麻、葱白、白芷;病在食指加生石膏、白芷、升麻;病在手小指外侧加藁本、黄柏;病在手小指内侧加黄连、细辛;病在第二趾加生石膏、白芷、白芍、葛根、升麻、苍术;病在足小趾外侧加羌活;病在跗部加羌活、知母、肉桂、细辛;病在中指加柴胡、丹皮;病在无名指外侧加连翘、柴胡;病在足小趾、第四趾外侧加柴胡、青皮;病在大足趾加吴茱萸、青皮、川芎、柴胡。脓疱反复发生加白花蛇舌草、半枝莲、土茯苓、青皮等。

(3) 外治法:皮损以脓疱、丘疱疹、水疱为主,可选用苍肤水洗剂、路路通洗剂,或马齿苋、大青叶各 30g,蒲公英 15g 的水煎剂,清洗湿敷患处,然后涂搽儿茶 15g,雄黄 3g,冰片 0.6g 共研细末麻油调成的糊剂,每日 3 次。

掌跖脓疱病

　　掌跖脓疱病是一种局限于掌跖的慢性复发性无菌性脓疱性皮肤病。病因尚不十分清楚,可能与慢性感染有关,或为局限性掌跖脓疱型银屑病。近年研究认为,本病发病可能与铜、汞、锡、银等金属通过食物或镶牙材料进入体内,随汗液进入掌跖角质而诱发。

　　【诊断要点】

　　1. 好发年龄　多见于中年女性,但任何年龄均可发病。

　　2. 好发部位　主要发生于掌跖,其中掌部多见于掌中部及大小鱼际,跖部多见于足跟和足弓。

　　3. 典型损害　损害为红斑基础上针头至粟粒大的灰白色或黄白色脓疱,或初始为水疱很快变为脓疱,脓疱数量较多,散在或密集成群,疱壁薄而易破,表面结棕色和污褐色痂,痂下出现新发脓疱或痂皮脱落后留暗红色斑。脓疱反复发生,局限于原发处或逐渐向外扩展,可累及整个掌跖甚至腕、踝部。

　　一般皮损始发于掌部和/或跖部一侧,以后累及对侧掌跖,偶可发生于身体其他部位甚或周身。

　　4. 自觉症状　常有轻微瘙痒和灼痛感,不伴有全身症状。

　　5. 病程　脓疱反复发作,症状时轻时重,病程可长达数年。全身泛发者可有发热、关节痛、胸骨压痛、淋巴结肿大等症状。

　　6. 实验室检查　脓疱疱液培养无细菌及真菌生长。脓疱处活检组织病理示,表皮内大的单房性由多形核白细胞组成的脓疱,两侧钝圆,周围表皮可见单核细胞浸润所致的海绵状改变。

　　【治疗】

　　1. 一般治疗　积极查找和根除慢性感染灶,避免应用可能诱发和加重病情的铜、汞、锡、银等金属制剂。装有金属牙料及用汞或银充填的义齿,应做金属斑贴试验,阳性者摘除金属牙料。加强掌跖皮肤护理,避免患处浸渍、摩擦和洗涤剂刺激。

　　2. 全身治疗

　　(1) 抗生类:常选用四环素 0.5~1g/d、米诺环素 100mg/d 或甲砜霉素 1.5~3g/d,分次口服,症状控制后逐渐减少用量,并用最小有效量维持治疗,疗程1~3月。

　　(2) 维 A 酸类:可选用阿维 A 酯 30~50mg/d 或阿维 A 酸 20~50mg/d,分

次或 1 次口服,初始用量以患者耐受程度而定,逐渐增加用量,症状控制后逐渐减量维持。

(3) 氨苯砜:常用量为 150mg/d,分次口服,对部分患者有效。也可选用氯法齐明 400mg/d,分次口服,症状控制后逐渐减量至停用。

(4) 免疫抑制剂:可选用甲氨蝶呤 20～25mg/周,起效后减量维持一段时间;秋水仙碱 1～2mg/d,症状控制后逐渐减量至 0.5～1mg/d 维持治疗,多数患者可收到良效。亦可选用雷公藤总苷 1～1.5mg/kg·d、雷公藤 4～6 片/d 或昆明山海棠 1.5～2.5g/d 等,分次口服。

(5) 糖皮质激素:用于症状严重或用其他药物治疗无效者,可给予醋酸泼尼松 30～45mg/d,分次口服,症状控制后逐渐减量用最小量维持治疗一段时间。

(6) 免疫调节剂:可作为其他药物的辅助治疗,如胸腺肽 10～20mg/d,每日或隔日肌注 1 次;转移因子 2～4ml,1～2 周肌注 1 次;左旋咪唑 150mg/d,分次口服,连服 3 天停药 11 天;或云芝肝泰冲剂 3 袋/d,分次口服。

(7) 其他:如盐酸赛庚啶 4～6mg/d、氯喹 250～500mg/d、维生素 E 0.3g/d、强力宁注射液 60～80ml/d、伊曲康唑 200mg/d 等,分次口服或静注,可酌情选用。

3. 局部治疗 常选用强效糖皮质激素制剂局部外用或封包,如 0.05％氟轻松软膏、0.025％醋酸氟轻松乳膏或软膏、0.1％哈西奈德乳膏或软膏、0.05％卤米松霜或软膏、0.05％丙酸氯倍他索软膏,或曲安奈德益康唑软膏、复方咪康唑软膏、复方酮康唑软膏等,每日 1 次或 2 次。

干燥脱屑性损害也可涂搽 10％～50％松馏油软膏、10％黑豆馏油糊、10％～20％糠馏油糊、5％～10％水杨酸软膏等,每日 2 次。

4. 物理治疗 局部 PUVA、UVB 及浅层 X 线照射,对部分患者有一定疗效。

5. 封闭治疗 损害内注射用 1％普鲁卡因或 1％利多卡因溶液稀释而成的 1％醋酸泼尼松龙混悬液、0.5％甲泼尼龙醋酸酯混悬液、1％曲安西龙双醋酸酯混悬液、0.2％复方倍他米松混悬液或 1％曲安奈德混悬液 0.5～2ml,每周或每月 1 次,可迅速控制症状,但不能防止复发。

6. 中医治疗

(1) 毒热偏盛证:掌跖成批出现大小不等水疱、脓疱,破溃后糜烂结痂,自觉疼痛,伴周身不适、发热、口渴;舌质深绛,苔少,脉数。治宜清热解毒,化湿泻火,方选清瘟败毒饮加减,药用薏苡仁、赤小豆、赤芍各 15g,绿豆衣、大青叶、银花、连翘各 12g,黄柏、泽泻、滑石各 10g,板蓝根、炒黄连、炒黄芩、焦山栀、升麻各

6g,每日 1 剂,水煎取汁分次服。

(2)脾经湿热证:足跖部水疱、脓疱相兼,破溃后糜烂渗液;舌质红,苔薄黄或黄腻,脉濡数。治宜清热化湿,益气扶脾,方选二妙丸加减,药用赤茯苓、泽泻、黄芩各 18g,薏苡仁、山药、党参、黄芪各 15g,忍冬藤、蒲公英、马齿苋各 12g,炒黄柏、苍术、陈皮各 10g,每日 1 剂,水煎取汁分次服。

(3)金石毒攻证:皮疹除发生于掌跖,肘膝、小腿、足背、手背等处也可发生,肤色暗红,角层增厚,表面覆糠秕样鳞屑,伴瘙痒;舌质红,苔光剥或少苔,脉细数。治宜清解毒火,护心止痒,方选黄连解毒汤加减,药用绿豆衣 30g,玄参、石斛、麦冬、甘草各 12g,炒黄芩 10g,炒黄连、焦山栀、连翘心、琥珀各 6g,灯心草 3扎,每日 1 剂,水煎取汁分次服。

(4)余毒未清证:病情稳定,或脓疱反复发作,但数量较少;舌质红,苔少或光剥,脉沉细。治宜养阴益气,清热解毒,方选五味消毒饮加减,药用白花蛇舌草、薏苡仁各 30g,太子参、沙参、石斛、熟地、山药各 15g,蒲公英、茯苓皮、地丁、连翘各 12g,浙贝母、当归、白芍、甘草各 10g,每日 1 剂,水煎取汁分次服。

(5)外治法:水疱、脓疱性损害,可选用蛇床子、刺猬皮、石榴皮各 15g,淫羊藿、鹤虱各 10g;或大黄、黄芩、黄柏、苦参各等份;或白鲜皮、蒲公英、苦参 30g,乌梅 15g,雄黄、黄柏各 10g。任选一方水煎浓汁浸泡患处,每日 3 次,每次 15分钟。

第十章 神经精神障碍性皮肤病

瘙 痒 症

瘙痒症是一种仅有皮肤瘙痒而无原发皮肤损害的疾病,分为局限性和泛发性瘙痒症两种。病因和发病机制复杂。

泛发性瘙痒症多与某些系统性疾病有关,如糖尿病、肝胆疾病、肾脏疾病、内脏肿瘤、血液病、恶性淋巴瘤、甲状腺疾病、代谢性疾病、寄生虫病、习惯性便秘、神经系统疾病、核黄素缺乏等,其他如化学物质、物理刺激、食物、药物、精神紧张、妊娠、水等亦可引起全身瘙痒。

局限性瘙痒症可为系统性疾病的局部皮肤表现,也可为局部因素所诱发,如滴虫感染、真菌感染、分泌物刺激、内分泌失调、性激素水平下降、痔疮、外用药刺激、局部潮热、避孕用具等。

【诊断要点】

1. 好发年龄　多见于中老年人,无明显性别差异,偶见于儿童。

2. 好发部位　泛发者累及身体全部或大部皮肤,局限性者多见于头皮、肛门、外阴、小腿、眼睑、外耳道等处。

3. 典型损害　无原发性损害,常因搔抓继发抓痕、血痂、鳞屑、色素沉着、苔藓样变、湿疹样变等损害,苔藓样损害内的头发折断或毳毛粗长,可继发细菌感染引起毛囊炎、淋巴管炎、淋巴结炎、疖肿、脓疱病等。

临床常见瘙痒症主要有老年性瘙痒症、冬季瘙痒症、夏季瘙痒症、水源性瘙痒症、精神神经性瘙痒症、肛门瘙痒症、阴囊瘙痒症、女阴瘙痒症、小腿瘙痒症、外耳道瘙痒症、掌跖瘙痒症、头皮瘙痒症、遗传性局限性瘙痒症等多种类型。

4. 自觉症状　有不同程度的阵发性瘙痒,尤以夜间为甚,有时瘙痒剧烈难以忍受。可伴有失眠、食欲不振、抑郁、头晕等神经衰弱症状。

5. 病程　长短不一,由内脏疾病所致者在有效治疗后皮肤瘙痒可自行消失,某些特发性瘙痒常持续较长时间,甚至数年至数十年。

6. 实验室检查　伴有糖尿病、肝胆疾病、核黄素缺乏等全身或局部疾病者,进行相应的检查可阳性。接触某些物质所致者进行相应的斑贴试验多阳性。特发性者各种检查多无阳性结果。

【治疗】

1. 一般治疗 积极查找可能的诱发因素,并给予相应的处理。停用可疑药物,着宽松的棉质内衣,选用无刺激性洗涤剂,染发者应避免将洗头水沾染外阴和身体薄嫩皮肤。避免进食酒、浓茶、咖啡、肥甘厚味和辛辣刺激性食品。锻炼身体,增强体质,逐渐增强对冷、热、水、光等日常接触物质的耐受性。

生活规律,心情舒畅,避免精神紧张,保持良好稳定心态。讲究卫生,勤修剪指甲,尽量克制瘙痒所致的不适感,避免搔抓和用热水、花椒水烫洗皮肤。

2. 全身治疗

(1) 抗组胺类药:可选用第一代抗 H_1 受体药,如苯海拉明 50～75mg/d、异丙嗪 25mg/d、盐酸赛庚啶 6～12mg/d、安他乐 75mg/d、马来酸氯苯那敏 12mg/d、去氯羟嗪 75～150mg/d 等;新一代抗 H_1 受体药,如盐酸西替利嗪 10mg/d、盐酸左西替利嗪 5mg/d、氯雷他定 10mg/d、地氯雷他定 5mg/d、非索非那定 60mg/d、特非那定 60～120mg/d、依巴斯汀 10mg/d、阿伐斯汀 24mg/d、咪唑斯汀 10mg/d、美喹他嗪 10mg/d、曲普利啶 5～10mg/d、富马酸氯马斯汀 2～4mg/d 等;抗 H_2 受体药,如西咪替丁 0.4～0.8g/d、雷尼替丁 0.3g/d 等,分次或 1 次口服。

各种抗 H_1 受体药可单独、联合或交替使用,如白天服无镇静作用的新一代抗 H_1 受体药,睡前服有镇静作用的第一代抗 H_1 受体药等,或联用抗 H_2 受体药。

(2) 镇静剂:用于瘙痒影响睡眠者,可酌情选用氯普噻顿 12～25mg/次、甲丙氨酯 0.2g/次、艾司唑仑 2mg/次、谷维素 10mg/次或多塞平 12～25mg/次,睡前服用。

(3) 非特异性止痒剂:可选用 10％葡萄糖酸钙 10ml、5％～10％氯化钙溴化钠 10ml 或 10％硫代硫酸钠 10ml,缓慢静脉滴注,每日 1 次。0.25％普鲁卡因 10～30ml(皮试阴性者)、维生素 C 1～2g,加入 5％葡萄糖注射液 250～500ml,缓慢静脉滴注,每日 1 次,10 次为一疗程,常可收到较好疗效。

(4) 糖皮质激素:用于剧烈瘙痒或合并其他皮肤病者,常选用醋酸泼尼龙 30～60mg/d 或地塞米松 5～10mg/d,分次口服或肌注,症状控制后逐渐减量维持治疗一段时间。

(5) 性激素:用于治疗老年性瘙痒症,如男性患者给予丙酸睾酮 25mg/次,每周 2 次,或甲基睾酮 5mg/次,每日 2 次,口服;女性患者给予己烯雌酚 0.5mg/次,每日 2 次,口服。月经期瘙痒加重的患者,可在月经来临前 10 天、5 天各肌注黄体酮 10mg、5mg;若月经无定期,可在月经来潮后第 20 天、25 天各肌注黄体酮 10mg、5mg。

（6）纳络酮：用于顽固性瘙痒者，常用量为 25mg/次，每日 3 次口服，但应注意该药有潜在成瘾性。

（7）其他：如恩丹西酮、考来烯胺、利福平等对胆汁淤积性瘙痒有效；酮替芬 2～4mg/d 具有抑制过敏介质释放的作用，对多种原因所致的瘙痒均有一定疗效；桂利嗪 75～150mg/d 对老年性瘙痒症效果较好；5-脂氧合酶抑制剂、沙利度胺、类胰蛋白酶抑制剂、多塞平等也有较好的止痒作用，均可酌情试用。

3. 局部治疗

（1）弱效糖皮质激素制剂：可选用 1％醋酸氢化可的松软膏、0.1％丁酸氢化可的松霜、0.05％丁酸氯倍他松软膏、0.1％地塞米松霜、0.1％糠酸莫米松乳膏或软膏或 0.1％曲安奈德霜等，每日 2 次，但应避免长期、大面积使用。

（2）皮肤麻醉剂：可选用 1％达克罗宁洗剂或乳膏、5％～10％苯唑卡因溶液、利多卡因与丙胺卡因的混合制剂等，每日 2～3 次。

（3）止痒剂：可选用 0.025％辣椒素霜、5％多塞平霜、0.125％～0.25％薄荷醇洗剂或霜剂、2％～5％樟脑溶液、1％麝香草酚溶液、5％～10％松馏油、5％～10％色甘酸钠软膏、黑豆馏油或糠馏油等，局部外用或封包，每日 1 或 2 次。

4. 物理治疗　PUVA 或照射 UVA、UVB 或 UVA＋UVB，对全身性瘙痒症有一定的疗效。顽固局限性瘙痒症可试用同位素照射、浅层 X 线照射、液氮喷雾冷冻、境界线、高频电疗等。矿泉浴、淀粉浴、糠麸浴等，均有一定的止痒作用。

5. 封闭治疗　用于顽固局限性瘙痒症或皮肤有苔藓样变者，可选用醋酸泼尼松龙混悬液 25mg/ml、甲泼尼龙醋酸酯混悬液 20mg/ml、曲安西龙双醋酸酯混悬液 125mg/5ml、复方倍他米松混悬液 7mg/ml、曲安奈德混悬液 40mg/ml，加 1％普鲁卡因或利多卡因溶液 2～5ml 混匀，皮损内注射 0.5～1ml，每周或每月 1 次。

此外，维生素 B$_{12}$、苯海拉明、异丙嗪或山莨菪碱穴位注射，也有较好止痒效果。亚甲基蓝或 5％石炭酸杏仁油局部注射，治疗慢性肛门瘙痒症效果较好。

6. 中医治疗

（1）风热证：皮肤瘙痒多发生于夏季，遇热后加重，可见抓痕、血痂，伴口渴，大便干，小便色黄；舌质红，苔薄黄，脉浮数。治宜清热、祛风、止痒，方选消风散加减，药用生石膏 30g，白鲜皮、丹皮、生地、赤芍各 15g，牛蒡子、蝉衣、防风、知母各 9g，甘草 6g，每日 1 剂，水煎取汁分次服。

（2）风寒证：皮肤瘙痒多发生于冬季，睡前或遇风加重，伴肢冷畏寒；舌质淡，苔薄白，脉浮紧。治宜散寒、祛风、止痒，方选麻黄桂枝汤加减，药用蛇床子、桂枝、白芍各 15g,麻黄、荆芥、干姜、附子各 9g,炙甘草 6g,每日 1 剂,水煎取汁分次服。

（3）湿热证:瘙痒多发生于肛门、外生殖器,搔抓后局部轻度潮润、肿胀,伴心烦易怒,口苦纳呆;舌质红,苔黄腻,脉滑数。治宜清热、利湿、止痒,方选龙胆泻肝汤加减,药用地肤子、白鲜皮、车前草、柴胡、泽泻各 15g,龙胆草、黄芩、黄柏、苍术各 9g,木通、甘草各 6g,每日 1 剂,水煎取汁分次服。

（4）气血不足证:瘙痒时轻时重,经久不愈,劳累后加重,伴四肢乏力,纳呆;舌质淡,苔薄白,脉细弱。治宜益气养血,润肤止痒,方选八珍汤加减,药用当归、熟地各 21g,党参、黄芪、茯苓各 15g,刺蒺藜、白术、白芍、川芎、蝉衣、防风各 9g,炙甘草 6g,每日 1 剂,水煎取汁分次服。

（5）血虚肝旺证:全身皮肤干燥瘙痒,伴头晕目眩,心烦失眠;舌质红,苔薄少,脉弦细。治宜滋阴养血,平肝止痒,方选当归饮子加减,药用何首乌、白芍、生地、当归各 15g,刺蒺藜、防风、天麻、钩藤各 12g,柴胡、黄芩各 9g,甘草 6g,每日 1 剂,水煎取汁分次服。

（6）外治法:可选用艾叶 90g,防风 30g,雄黄、花椒各 6g;或野菊花、地榆、藿香、茵陈各 30g,荆芥 20g,薄荷、甘草各 15g,冰片 5g,水煎汁熏洗患处,每日 1 次,每次 15 分钟。

外阴及肛周瘙痒症,可选用蛇床子、白鲜皮、地肤子各 15g,枯矾 12g,黄柏 10g,秦皮、花椒各 6g,薄荷 3g,水煎外洗患处。

女阴瘙痒症,可选用荆芥、苦参、大黄、地榆各 30g,白鲜皮、黄柏各 20g,川椒、枯矾各 15g,水煎坐浴温洗患处,每次 20～30 分钟,每日 1 或 2 次。

神经性皮炎

神经性皮炎是一种以阵发性剧痒伴皮肤苔藓样变的慢性神经功能障碍性皮肤病。病因尚不十分清楚,过度疲劳、精神紧张、胃肠功能障碍、内分泌功能紊乱、慢性感染灶、饮酒、日晒及物理和化学性刺激等,均可促发和加重本病。

【诊断要点】

1. 好发年龄　多见于中青年人,男女均可发病。儿童及老年人较为少见。

2. 好发部位　皮损泛发者好发于肘窝、腘窝、上背部、腋下、股内侧、前臂伸侧、面颈部等;皮损局限者好发于颈项、眼睑、外耳道、耳后、肘、膝、踝、骶尾、会阴、阴囊等处。

3. 典型损害　起病初患处仅有皮肤瘙痒而无皮疹,经常搔抓、摩擦和机械性刺激后,局部逐渐出现针帽至粟粒大圆形或多角形扁平丘疹,正常皮色或呈淡红至褐黄色,表面光滑或粗糙,覆少量鳞屑。

丘疹数量常逐渐增多,密集并融合成境界清楚、皮沟加深、皮嵴隆起的苔藓样斑块,钱币至掌心大小,圆形、类圆形或不规则形,周围皮肤常有少数孤立散在的扁平丘疹,可见抓痕、血痂及轻度色素沉着,可继发感染或呈湿疹样变。初始皮损常局限于身体某一处或几处,以后皮损数量可逐渐增多而泛发。

4. 自觉症状　阵发性剧烈瘙痒,尤以夜间、食用鱼腥海味和辛辣刺激性食物后为重。

5. 病程　病情加重与缓解相互交替,一般夏季复发或加重,冬季痊愈或缓解。病程可达数十年之久。

6. 实验室检查　苔藓样损害处活检组织病理示,表皮角化过度,间有角化不全,棘层不规则增厚伴非水疱性海绵形成,表皮突延长且较整齐。真皮内血管周围多形核细胞浸润,可见成纤维细胞增生及纤维化。

【治疗】

1. 一般治疗　生活规律,劳逸结合,心情舒畅,保持良好稳定心态,避免精神紧张。忌饮酒、浓茶、咖啡、肥甘厚味和辛辣刺激性食物,纠正胃肠功能紊乱。积极治疗合并的其他疾病,调节和改善神经及内分泌机能,去除慢性感染灶。避免搔抓和用热水、花椒水烫洗皮损,勤修剪指甲,避免继发感染。

2. 全身治疗

(1) 抗组胺药:可选用苯海拉明 50～75mg/d、异丙嗪 25mg/d、盐酸赛庚啶 6～12mg/d、马来酸氯苯那敏 12mg/d、酮替芬 2mg/d、去氯羟嗪 75～150mg/d、盐酸西替利嗪 10mg/d、盐酸左西替利嗪 5mg/d、氯雷他定 10mg/d、地氯雷他定 5mg/d、特非那定 60～120mg/d、非索非那定 60mg/d、依巴斯汀 10mg/d、阿伐斯汀 24mg/d、咪唑斯汀 10mg/d、美喹他嗪 10mg/d、酮替芬 2～4mg/d、曲普利啶 5～10mg/d、富马酸氯马斯汀 2～4mg/d 等,单用、联用或交替使用,一般白天服无镇静作用、夜间服有镇静作用的抗组胺药。

(2) 镇静剂:影响睡眠者,可酌情给予异戊巴比妥 20～40mg/次、奥沙唑仑 15mg/次、地西泮 2.5～5mg/次、羟嗪 25～50mg/次、谷维素 10mg/次、多塞平 12～25mg/次或维生素 B_1 10～20mg/次,睡前服用。

(3) 非特异性止痒剂:可选用 10％葡萄糖酸钙 10ml、5％氯化钙溴化钠 10ml 或 10％硫代硫酸钠 10ml,缓慢静脉注射,每日 1 次。或普鲁卡因 100～300mg/d、维生素 C 1～2g,加入 5％葡萄糖注射液 250～500ml,缓慢静脉滴注,每日 1 次,10 次为一疗程。

3. 局部治疗

（1）糖皮质激素制剂：苔藓样损害初始可选用强效糖皮质激素酊剂、贴膏或软膏制剂，如复方醋酸氟轻松酊、曲安西龙贴膏、0.05％卤米松软膏、0.05％丙酸氯倍他索软膏、0.05％氟轻松霜或软膏或0.1％哈西奈德乳膏或软膏等，皮损变薄后外用低效糖皮质激素霜剂或软膏剂，如1％醋酸氢化可的松软膏、0.1％丁酸氢化可的松霜、0.05％丁酸氯倍他松软膏、0.1％地塞米松霜、0.1％糠酸莫米松乳膏或软膏或0.1％曲安奈德霜等，每日2次。

有继发感染征象者，可外用曲安奈德益康唑软膏、复方咪康唑软膏、复方酮康唑软膏，或糖皮质激素制剂与林可霉素利多卡因凝胶、2％莫匹罗星软膏、1％诺氟沙星软膏或0.2％盐酸环丙沙星软膏等抗生素制剂交替外用，每日2或3次。

（2）焦油类制剂：肥厚和干燥性皮损，可涂搽10％黑豆馏油糊或5％～10％松馏油、煤焦油、糠馏油软膏和酊剂，每日2或3次。

（3）皮肤麻醉剂：皮损瘙痒剧烈者，可外用1％达克罗宁乳膏、5％～10％苯唑卡因溶液、利多卡因与丙胺卡因的混合剂等，每日2或3次。

（4）止痒剂：局部可外用0.025％辣椒素霜、5％多塞平霜、0.125％～0.25％薄荷醇洗剂或霜剂、5％～10％色甘酸钠软膏、2％～5％樟脑溶液或1％麝香草酚溶液等，每日2次。

4. 封闭治疗　局限性苔藓样皮损内可注射醋酸泼尼松龙混悬液25mg/ml、曲安西龙双醋酸酯混悬液125mg/5ml、复方倍他米松混悬液7mg/ml或曲安奈德混悬液40mg/ml，加1％普鲁卡因或利多卡因溶液3～4ml混匀，根据皮损面积注射0.5～1ml，每周或每月1次。其他如普鲁卡因注射液、维生素B_{12}注射液、苯海拉明注射液、复方奎宁注射液、红花注射液、苯甲醇或复方当归注射液等，皮损内注射也有一定的止痒作用。

5. 物理治疗　非皱褶部位顽固局限性苔藓样皮损，可进行液氮冷冻、浅层X线或境界线照射，亦可贴敷锶-90或磷-32。泛发者可进行PUVA、UVB、UVA与UVB混合照射。其他如矿泉浴、蜡疗、磁疗、中草药药浴等均有一定疗效。

6. 中医治疗

（1）肝郁化火证：多见于初始发病者，治宜疏肝理气，解郁泄热。方选逍遥散加减，药用首乌藤30g，生地、当归、钩藤各15g，柴胡、栀子、胆草、丹皮、赤芍、白芍各10g，每日1剂，水煎取汁分次服。

（2）风湿蕴阻证：多见于皮损肥厚且颜色呈淡褐色者，治宜祛风燥湿，润肤止痒。方选全虫方加减,药用首乌藤 30g,白鲜皮、刺蒺藜各 15g,防风、苦参、当归各 10g,全虫、皂刺各 6g,每日 1 剂,水煎取汁分次服。

（3）血虚风燥证:多见于慢性肥厚性皮损且颜色较淡者,治宜养血祛风,润燥止痒。方选止痒合剂加减,药用首乌藤、鸡血藤、刺蒺藜、丹参各 30g,地肤子、全当归、生地各 15g,苦参 10g,每日 1 剂,水煎取汁分次服。

（4）外治法:可选用土槿皮 90g,槟榔 30g,共研细末,食醋调成糊状,包敷患处,每日 1 次;或密陀僧、轻粉各 15g,冰片 9g,共研细末,菜籽油调敷患处,每日 1 次;或木鳖子(去壳)30g 研碎,放入陈醋 250ml 浸泡 1 周,涂搽患处,每日 2 次。

（5）烟熏法:具有祛风燥湿、杀虫止痒的作用,药用大枫子、白鲜皮各 30g,五倍子 15g,鹤虱草、松香各 12g,黄柏、苍术、苦参、防风各 9g,诸药共研细末,撒于燃烧的木炭上使之冒烟,将患处置于烟中熏烤,程度以皮肤能够耐受为宜,每次 15～20 分钟,每日 2 次。

（6）针刺法:皮损泛发者可针刺风池、天柱、天突、委中、足三里等穴。皮损局限者可沿皮损周围皮下进针或梅花针弹刺。

近年采用在皮损表面涂搽丙酸睾酮后,用七星针弹刺皮损,边弹刺边搽药,力度以患者能承受为宜。若弹刺后封包 0.05％卤米松霜或软膏、0.05％丙酸氯倍他索软膏、0.0125％～0.05％氟轻松霜或软膏等糖皮质激素制剂,可增强疗效。

此外,艾灸或隔鲜姜片灸治疗局限性神经性皮炎,也可收到较好疗效。

结节性痒疹

结节性痒疹是一种疣状角化性慢性瘙痒性皮肤病。病因尚不十分清楚,多认为因虫咬、药物及食物等引起的变态反应所致,部分可能与遗传、贫血、胃肠及内分泌功能紊乱等有关。

【诊断要点】

1. 好发年龄　多见于中年妇女,儿童和青年人也不少见。

2. 好发部位　皮损好发于四肢,尤以小腿伸侧最为多见。

3. 典型损害　损害初为散在淡红色风团样丘疹和丘疱疹,数量多少不定,数个至数十个不等,逐渐形成半球形粟粒至豌豆大质硬的角化性丘疹和结节,肤色、淡红色或红褐色,表面粗糙干燥,覆少量鳞屑或因搔抓出现表皮剥脱,严重时可呈湿疹样或苔藓样变,偶可继发感染形成脓皮病,罕见皮损泛发。愈后留有色素沉着或浅表性瘢痕。

4. 自觉症状　常有阵发性剧痒，尤以夜间和精神紧张时为重。不伴有全身症状。

5. 病程　皮损呈慢性经过，常多年不消退。

6. 实验室检查　角化性结节活检组织病理示，表皮轻度角化过度和角化不全，棘层增厚，偶见海绵形成及小水疱。真皮上部结缔组织水肿，血管周围淋巴细胞浸润。

【治疗】

1. 一般治疗　积极查找可能的诱发因素，避免蚊虫叮咬，改善消化道功能，纠正内分泌功能紊乱。生活规律，讲究卫生，加强皮肤保护，情绪稳定，避免精神紧张。

2. 全身治疗

（1）抗组胺药：可选用盐酸赛庚啶6～12mg/d、马来酸氯苯那敏12mg/d、盐酸西替利嗪10mg/d、盐酸左西替利嗪5mg/d、氯雷他定10mg/d、地氯雷他定5mg/d、非索非那定60mg/d、美喹他嗪10mg/d、曲普利啶5～10mg/d、富马酸氯马斯汀2～4mg/d、依巴斯汀10mg/d、咪唑斯汀10mg/d等，分次或1次服用，单用、联合或交替使用。

（2）维A酸类：可选用维胺酯100～150mg/d、阿维A酸或阿维A酯20～40mg/d，分次口服，用于角化明显或痒疹数量较多者。

（3）镇静剂：影响睡眠者酌情给予地西泮2.5～5mg/次、羟嗪25～50mg/次、谷维素10mg/次或多塞平12～25mg/次等，睡前服用。

（4）免疫抑制剂：结节顽固难退且瘙痒剧烈者，可给予环孢素5mg/kg·d，分次口服，皮损消退后逐渐减量。

（5）沙利度胺：常可收到较好疗效，常用量为100～200mg/d，分次口服，症状缓解后逐渐减量至25mg/d维持治疗一段时间。该药有很强的致畸性，妊娠妇女禁用，生育期妇女应严格避孕。

（6）其他：如氨苯砜50～100mg/d、桂利嗪75～150mg/d、四环素1～2g/d、雷公藤4～6片/d等，均可酌情选用。

3. 局部治疗　可选用0.1%哈西奈德软膏、0.05%卤米松软膏、0.05%丙酸氯倍他索软膏、曲安西龙贴膏、复方醋酸氟轻松酊、复方曲安奈德软膏、复方酮康唑软膏、10%硫磺煤焦油软膏、10%黑豆馏油糊或20%糠馏油糊等，每日2～3次。

局部外涂33%冰醋酸、浓硝酸或石炭酸，包敷高锰酸钾粉，或涂搽0.025%～0.3%辣椒素软膏等，均有一定疗效，但应用腐蚀剂时应保护周围正常皮肤。

4. 封闭治疗　结节顽固难退或疼痛明显者,损害内可注射用 1％普鲁卡因或 1％利多卡因溶液稀释而成的 1％醋酸泼尼松龙混悬液、0.5％甲泼尼龙醋酸酯混悬液、1％曲安西龙双醋酸酯混悬液、0.2％复方倍他米松混悬液或 1％曲安奈德混悬液 0.5～1ml,每周或每月 1 次。此外,结节内注射 2％苯甲醇溶液也有一定疗效。

5. 物理治疗　可选用液氮冷冻、浅层 X 线照射、锶-90 或磷-32 贴敷、微波、电凝、电灼、CO_2 激光、PUVA,或照射 UVB、UVA＋UVB。糠麸浴、淀粉浴、焦油浴、中草药浴等均可减轻瘙痒。

6. 中医治疗

(1) 湿热风毒证:病程较短,皮疹呈红褐色,表面粗糙,瘙痒剧烈,搔抓后脱屑、渗液或结血痂,伴心烦口渴,大便不调,小便溲黄;舌质红,苔腻,脉滑数。治宜除湿解热,疏风止痒,方选全虫方加减,药用白鲜皮、车前子(包煎)、萆薢、苦参各 15g,赤白芍、泽泻、荆芥、防风、当归各 10g,全蝎、皂刺各 6g;或刺蒺藜、白鲜皮、夏枯草各 15g,车前子、荆芥、防风、苦参、当归、赤芍、白芍、泽泻各 10g,全虫、皂刺各 6g。每日 1 剂,水煎取汁分次服。

(2) 瘀阻肌肤证:病程较长,结节大而质硬,表面干燥粗糙,外观呈疣状,灰褐色,自觉剧烈瘙痒,患者面色晦暗,夜不能寐,精神不振;舌质暗红可见瘀斑,苔少,脉涩滞。治宜活血散结,通络止痒,方选大黄䗪虫丸加减,药用炒黄芩、生地、丹参各 15g,威灵仙、炒枳壳、陈皮各 12g,酒大黄、赤芍、青皮、桃仁各 10g,甲珠 6g,水蛭 0.6g;或方选乌蛇祛风汤加减,药用马尾连、乌蛇、羌活、白芷、荆芥、防风、黄芩、银花、连翘、苦参、红花各 9g,甘草 6g。每日 1 剂,水煎取汁分次服。

(3) 外治法:结节较小,浸润不深时,可用鲜芦荟断面醮雄黄解毒散或化毒散涂搽,亦可用鲜黄瓜、鲜荸荠醮黄粉涂搽。皮疹数量较多时,选用路路通洗剂或苍肤水洗剂,搽洗患处。结节大且浸润较明显时,可选用黑色拔膏棍加温或康肤硬膏贴敷。

股外侧皮神经炎

股外侧皮神经炎是一种股外侧皮神经炎症所致的局限性皮肤感觉异常症。外伤、受压、感染、动脉硬化、糖尿病、肿瘤、带状疱疹、寒冷、潮湿等,均可成为其诱发因素,部分病因不明。

【诊断要点】

1. 好发年龄　多见于20～50岁较肥胖的男性。

2. 好发部位　发生于股外侧皮神经支配区域(髂前上棘下10厘米左右至膝上股前外侧)皮肤,通常单侧发生。

3. 典型损害　患处皮肤颜色正常或有轻微脱色或色素加深,出汗较少。病程较久者,患处皮肤轻微变薄,表面干燥有少量细小鳞屑,其上毳毛数量可减少,无肌肉萎缩及运动障碍。

4. 自觉症状　患处皮肤感觉异常,主要为麻木感,亦可为蚁爬、刺痛、灼热、发凉及沉重感,站立和行走时间较久加重,休息后减轻或缓解。

5. 病程　感觉异常呈慢性经过,病程数月至数年。

6. 实验室检查　患处组胺及毛果芸香碱发汗试验阴性。

【治疗】

1. 一般治疗　积极查找可能的诱发因素,给予相应的处理,肥胖者减肥。加强患处皮肤保护,防止灼伤、刺伤和烫伤,避免寒冷、潮湿和用力抓捏、拍击患处。加强营养,多食用富含维生素的食品。

2. 全身治疗　给予维生素B_1 40～60mg/d和维生素B_{12} 100μg/d,口服或肌肉注射,也可分次服用丹参酮1～2g/d。刺痛明显者可给予吲哚美辛50～100mg/d、布洛芬1.2～1.8g/d或卡马西平100～200mg/d,分次或1次口服。

症状明显影响睡眠者必要时给予镇静剂,如多塞平25～50mg/次、艾司唑仑1～2mg/次或谷维素10mg/次,临睡前服用。

3. 封闭治疗　可选用维生素注射液B_{12} 100μg与维生素注射液B_1 100mg、654-2注射液10mg、1%利多卡因5ml或1%普鲁卡因5ml的混合液,于腹股沟下5～10厘米股外侧皮神经穿过阔筋膜处浸润封闭,每日1次,5～10次为一疗程。同时可进行风市、血海、伏兔等穴位注射。

4. 物理治疗　局部按摩、理疗、电疗、磁疗、氦-氖激光或CO_2激光照射、紫外线照射、离子导入等均可酌情选用。

5. 外科疗法　疼痛严重且一般治疗无效者,可手术切开压迫股外侧皮神经的阔筋膜或腹股沟韧带。

6. 中医治疗

(1) 经络阻滞证:发病早期,股外侧皮肤麻木、刺痛或有蚁行感,时轻时重;舌脉正常。治宜疏通经络,调和气血,方选凉血五根汤加减,药用白茅根、活血藤、忍冬藤各15g,板蓝根、紫草根、瓜蒌根各12g,炙地龙、青皮、皂刺、橘络各6g,每日1剂,水煎取汁分次服。

（2）筋脉失养证：发病后期，局部皮肤变薄，表面覆少量糠秕样鳞屑，患处麻木感时轻时重，有寒凉感，站立或行走时加重；舌质淡红，苔少，脉虚数。治宜养血疏筋，扶中通络，方选姜黄散加减，药用首乌藤、鸡血藤、熟地、黄芪各 12g，玄胡索、当归、白芍各 10g，姜黄、丹皮、莪术、川芎、红花各 6g，上肉桂、甲珠各 3g，每日 1 剂，水煎取汁分次服。

人工皮炎

人工皮炎是指有意或无意用机械或化学方法伤害自己皮肤所致的各种皮肤损伤。为情绪不稳定的一种表现，患者常有神经官能症的表现，部分可能因心理问题，通过对皮肤的自伤行为来发泄或缓解自己的不良情绪所致。

【诊断要点】

1. 好发年龄　多见于青年女性，但可见于任何人。

2. 好发部位　一般发生于双手所能触及部位的皮肤，以右手所能触及的部位多见。

3. 典型损害　皮肤损害形状奇特，可呈多角形、三角形、几何图形或线状、串珠状、带状、点滴状等；形态多样，可为红斑、疱疹、水疱、大疱、坏死、溃疡、表皮剥脱或灼伤、割伤、刺伤、划伤等，可继发感染出现脓疱、脓性分泌物和脓痂，亦可呈急性、亚急性或慢性湿疹样变。

4. 自觉症状　依损伤物的性质及程度而异，多为疼痛和烧灼感。

5. 病程　皮肤损伤行为依患者的心理状态而定，部分患者经过心理治疗后可停止皮肤伤害。

6. 实验室检查　皮损处活检组织病理表现为急性或慢性非特异性炎症。

【治疗】

1. 一般治疗　积极查找和妥善解决造成患者自损皮肤行为的外界因素，主动与患者进行心理沟通，使其认识和调整自己不良的心理状态。脱离可能引起患者自我损伤的环境，如隐藏损伤工具、修剪指甲等。尽可能防止患者独处，多参加集体活动，丰富业余文化生活，营造宽松、和谐、愉悦的工作、生活和学习环境，转移其注意力，使精神放松。

2. 心理治疗　以一定的理论为指导，以良好的医患关系为桥梁，应用心理学的方法影响或改变患者的感受、认知、情绪及行为，调整个体与环境之间的平衡，内容包括认知教育、心理疏导、生物反馈疗法、气功疗法等。

心理治疗需循序渐进，耐心细致，激发其情感并进一步暴露自己，使之产生批判性的自我知觉,达到消除疑虑、减轻心理压力、重塑自我的目的。

3. 药物治疗　用于严重的焦虑、抑郁或边缘型精神病患者,可选用多塞平50～100mg/d、舍曲林25～50mg/d、奥氮平2.5～5mg/d、匹莫齐特4～8mg/d或氟西汀20～40mg/d,分次或1次口服,用量可根据患者症状而定。

4. 皮损治疗　皮损可进行消毒包扎,继发感染者可外涂林可霉素利多卡因凝胶、2%莫匹罗星软膏、0.5%～1%新霉素软膏、1%龙胆紫溶液、1%诺氟沙星软膏或0.2%盐酸环丙沙星软膏,每日2或3次。

水疱性损害,可外涂40%氧化锌油、氧化锌糊、炉甘石洗剂、1%樟脑炉甘石洗剂等,每日3次。皮损干燥粗糙者,可涂搽10%～50%松馏油软膏、5%～10%色甘酸钠软膏、10%黑豆馏油糊、10%～20%糠馏油糊、0.1%维A酸乳膏或糖皮质激素制剂,每日2或3次。

5. 中药治疗　本病治宜疏肝清热,宁心安神,方选柴胡疏肝汤合酸枣仁汤化裁,药用生龙骨30g,合欢皮25g,酸枣仁20g,柏子仁、郁金、茯苓、麦冬、白芍、天冬各15g,柴胡12g,丹皮10g,甘草6g,每日1剂,水煎取汁分次服。

皮肤垢着病

皮肤垢着病是一种可能与精神有关的局限性皮脂分泌旺盛、鳞屑和灰尘堆积所致的皮肤病。患者可有性格孤僻、行为怪异、神情呆滞、反应迟钝等,多数患者发病前有外伤史,部分与内分泌功能失调、长期未清洗等有关。

【诊断要点】

1. 好发年龄　多见于青少年女性,平均发病年龄20岁。

2. 好发部位　好发于面部和乳晕周围,一般皮损局限于身体某一部位。

3. 典型损害　皮损为污垢样黏着性黑褐色痂,境界清楚,面积大小不等,中央较厚,边缘较薄,表面干燥皲裂呈树皮样,亦可呈颗粒状和绒毛状。鳞痂与皮肤黏着较紧,强行剥除后基底浸渍或呈淡红色,痂皮可用温水和汽油擦洗掉,但不久又可出现。

乳晕处皮损常为褐色颗粒或小丘疹样损害,数量较多,有时表面可有黏着性薄痂,外观似轻度鱼鳞病样。

4. 自觉症状　局部可有轻微瘙痒、间歇性灼热和干燥紧缩感。

5. 病程　皮损慢性经过,可持续数月至数年之久。

6. 实验室检查　皮损处活检组织病理示,皮脂腺及汗腺增多,周围炎症细胞浸润。

【治疗】

1. 一般治疗 积极查找可能造成患者紧张和抑郁的因素,消除其顾虑和忧愁。丰富患者的业余文化生活,多参加有益身心健康的娱乐活动,缓解心理压力。生活规律,讲究卫生,加强皮肤保护,避免外伤和强行剥除痂皮。

2. 心理治疗 本病发病常与精神因素有关,故以心理治疗为主,包括心理疏导、行为治疗、生物反馈疗法、气功疗法等,使患者减轻心理压力,消除精神紧张,缓解抑郁情绪。

3. 药物治疗 用于有焦虑或抑郁症状者,可选用多塞平50～100mg/d、羟嗪50～100mg/d、奥氮平2.5～5mg/d 或氟苯西汀20～40mg/d,分次或1次口服,用量亦可依患者症状而定。

4. 皮损治疗 皮损可外搽40％氧化锌油、20％紫草油、0.025％～0.1％维A酸乳膏、3％～5％水杨酸软膏、3％硫磺软膏或霜,每日2次。

5. 中药治疗 局部可选用白鲜皮、地骨皮、夏枯草、瓜蒌皮、紫草等适量,水煎取汁搽洗患处,每次15～20分钟,每日3次。亦可涂搽20％紫草油,每日3～5次。

第十一章 结缔组织病

红斑狼疮

红斑狼疮是一种慢性病情反复发作的自身免疫性疾病。病因及发病机制尚不十分清楚,发病多与遗传、病毒感染、药物、物理因素、免疫异常、雌激素等有关,系在遗传基础上受环境因素影响诱发的自身免疫性疾病。本病为一病谱性疾病,盘状红斑狼疮和系统性红斑狼疮为病谱的两个端型,中间有亚急性皮肤型红斑狼疮、深在性狼疮等多个类型。

【诊断要点】

(一)盘状红斑狼疮(DLE)

1. **好发年龄** 多见于20～40岁的中青年女性,男女比例约为1:2,且男性发病年龄较女性稍大。

2. **好发部位** 皮损好发于两颧部、鼻背、口唇、前额、头皮、耳廓、手背、胸前等处,偶可发生于四肢、躯干、掌跖皮肤和口腔黏膜。

3. **典型损害**

(1)皮肤损害:为持久性境界清楚的盘状红斑,边缘微隆起,中央轻微凹陷,伴毛细血管扩张,表面覆黏着性鳞屑,去除鳞屑后可见角质栓和扩大的毛孔,发生日久的损害可见萎缩性瘢痕、浸润肥厚性斑块和色素减退,少数患者指尖、耳廓、足跟可出现冻疮样损害,偶可播散至四肢和躯干。皮损多对称性分布,两颧和鼻梁处损害连接呈蝶形,具有特征性。

少数皮损可发生钙质沉着、基底细胞癌、鳞状细胞癌、角化棘皮瘤等,1%～5%患者可发展成系统性红斑狼疮。

(2)黏膜损害:口腔黏膜损害呈淡红色斑,边缘发红,表面浸渍发白,可糜烂或形成浅溃疡,最后出现萎缩。唇部尤其是下唇出现暗红色斑,表面覆灰白色鳞屑或黏着性痂,轻微挛缩,唇纹可消失。

(3)头发改变:头皮损害可引起头发局限性永久性脱落。

(4)指(趾)甲改变:一般无明显改变,少数可有甲变色、甲板轻微增厚、甲表面脱屑、甲床角化过度等,可呈红-绿色甲板伴纵向条纹和甲碎裂。有时一个或数个指(趾)甲萎缩。

4. **自觉症状**　多无自觉症状,少数可有轻微瘙痒和皮肤紧缩感,日晒后症状加重。偶有低热、关节痛等全身症状。

5. **病程**　病情进展缓慢,病程可持续数年至数十年。

6. **实验室检查**　约35％患者血清抗核抗体阳性,少数 γ 球蛋白增高、类风湿因子阳性、血沉增快和白细胞总数轻微降低。

皮损处活检组织病理示:表皮角化过度,角栓形成,基底细胞液化变性;真皮灶性淋巴细胞浸润。90％患者狼疮带试验阳性。

（二）亚急性皮肤型红斑狼疮（SCLE）

1. **好发年龄**　患者多见于中青年女性,也可见于老年人。

2. **好发部位**　皮损主要发生于面、颈、肩和躯干部,少数可发生于前臂和手背。偶可累及口腔黏膜,腰以下部位很少受累。

3. **典型损害**

（1）皮肤损害:损害以丘疹鳞屑型和环状红斑型为主。

丘疹鳞屑型皮损初为红色丘疹,逐渐向周围扩展形成浅表暗红色斑块,表面覆少量灰白色鳞屑,似银屑病或糠疹样,消退后可留有色素沉着。

环状红斑型皮损初为水肿性淡红色至暗红色斑疹及丘疹,边缘不断向外扩展,而中央逐渐消退,形成境界清楚、大小不等的环状或多环状损害,边缘隆起且覆少量鳞屑,中央消退后留有毛细血管扩张及色素沉着,周围可见少数水疱和结痂。

两型皮损数量均较多且表浅,散在或有融合倾向,无毛囊角栓和萎缩。

（2）黏膜损害:口腔黏膜损害呈淡红色斑,表面浸渍发白,可糜烂或形成浅表性溃疡。

（3）系统损害:可伴有关节炎、雷诺征、浆膜炎、骨骼肌及中枢神经系统受累,但症状轻微。约65％丘疹鳞屑型患者可发生狼疮性肾炎,而环状红斑型患者极少有肾脏受累,且损害轻微。

（4）头发改变:一般无头发脱落。

（5）指（趾）甲改变:伴有雷诺现象者的甲皱襞可轻微萎缩,甲板可凹凸不平。

4. **自觉症状**　皮损轻微瘙痒,部分患者可有低热、关节酸痛、肌痛、乏力等全身症状。

5. **病程**　病情进展缓慢,日晒后加重,皮损可持续数月。

6. **实验室检查**　约60％患者血清抗核抗体阳性,60％～70％抗 Ro 抗体和约40％抗 La 抗体阳性,部分患者狼疮细胞阳性和 IgG、γ 球蛋白及免疫复合物增高,血沉可增快,白细胞和血小板数量减少。

皮损处活检组织病理表现与盘状红斑狼疮相同,狼疮带试验阳性。

(三)深在性红斑狼疮(LEP)

1. 好发年龄　患者多为中青年女性,也可见于老年人。多数患者伴有盘状红斑狼疮,也见于2%~5%的系统性红斑狼疮患者。

2. 好发部位　好发于面颊部,也可见于臀部、上臂、股部和胸部,损害单侧或双侧分布。不累及内脏器官及黏膜。

3. 典型损害　为深在质韧如橡皮样硬的结节和斑块,直径1~3厘米或更大,触诊与周围组织界限较清楚。表面皮肤正常或呈淡红色,身体其他部位可有盘状红斑狼疮皮损。

4. 自觉症状　患处常有不同程度疼痛,合并盘状或系统性红斑狼疮者可有相应局部和全身症状。

5. 病程　损害可自行消退,但多倾向于持久存在。

6. 实验室检查　约30%患者血清抗核抗体阳性,部分患者抗 dsDNA、抗 ssDNA、抗 SSA、抗 SSB 抗体阳性。

深在性结节或斑块活检组织病理示:真皮深部和脂肪层为淋巴细胞性脂膜炎;免疫显微镜下可见线状基底膜带;直接免疫荧光可见真皮小血管及深部血管有免疫复合物沉积。

(四)系统性红斑狼疮(SLE)

1. 好发年龄　患者多为中青年女性,也可见于儿童。多数患者伴有盘状红斑狼疮或由2%~5%的盘状红斑狼疮发展而来。

2. 好发部位　皮损好发于面、颈、胸前、双手背、前臂外侧、耳廓等暴露部位,少数泛发。多数患者伴有内脏器官、头发、黏膜及指(趾)甲损害。

3. 典型损害

(1)皮肤损害:见于80%~90%患者。面部特征性蝶形水肿性红斑,颜色鲜红或紫红,境界清楚,表面光滑或覆少量灰白色黏着性鳞屑,偶有渗出和水疱,消退后留褐色斑。指(趾)及甲皱襞水肿性暗红色斑、多形红斑样或冻疮样损害,可见短线状毛细血管扩张,指(趾)末端可见少数紫红色斑点、瘀点、紫斑、溃疡、坏死及点状萎缩等。

身体其他部位可有红色丘疹、斑丘疹、疱疹、多形红斑、皮下结节、网状青斑、毛细血管扩张等多形性损害。多数患者具有光敏性,日光照射后症状加重或皮疹数量增多、面积扩大。

(2)黏膜损害:约25%患者有口腔、口唇、鼻、眼及外阴黏膜受累。损害为点片状红斑和瘀斑,可糜烂或形成浅表性溃疡,表面浸渍发白,边缘绕有轻度浸润性红晕。唇部常有水肿、痂皮和皲裂,外阴损害可继发感染出现脓性分泌物。

(3)头发损害:多数患者的头发稀疏、易断、干燥、无光泽、长短不一,约50%患者在疾病进展期有局限性或弥漫性脱发,以前额及头顶处最为明显,但多数可恢复。

(4)甲损害:可有甲板变色、脱屑、轻微增厚、纵嵴,部分甲半月处变薄或分层。

(5)肾损害:约80%患者有肾脏受累,主要表现为肾炎或肾病综合征,后期可发生肾功能衰竭,出现尿毒症。

(6)其他脏器损害:约30%患者有其他脏器损害,如关节炎、肌炎、心肌炎、心包炎、冠状动脉炎、肝肿大、脾肿大、肠系膜血管炎、肠穿孔、贫血、急性肺炎、间质性肺炎、胸膜炎、癫痫、卒中、眼底出血、雷诺现象、浅表淋巴结肿大,以及情绪波动、性格改变等。

4. 自觉症状　皮损可有轻微瘙痒和灼热感,日晒后加重;伴有深在性狼疮者,患处可有疼痛。常有不规则发热、寒战、乏力、倦怠、纳差、体重下降、关节痛、肌痛、头痛等全身症状。内脏器官受累者可出现相应症状。

5. 病程　皮损加重与缓解相互交替,部分可自行消退。内脏可为慢性进行性损伤,病程可达数年甚至数十年。

6. 实验室检查　患者血清90%～95%抗核抗体、60%～70%抗 dsDNA 抗体、35%～40%抗 Sm 抗体、20%～25%抗 nRNP 抗体、60%以上抗 Ro 抗体阳性。其他可有全血细胞减少、血沉增快、RPR 阳性、γ 球蛋白明显增高、白蛋白减少、血清 IgG 和 IgM 升高、总补体降低、类风湿因子阳性等。

约92%皮损处狼疮带试验阳性,玫瑰花形成率及淋巴细胞转化率均降低。伴有内脏受累者可出现相应阳性检测指标。

【治疗】

1. 一般治疗　避免日光照射,外出时着长袖、撑遮阳伞或戴长沿帽,暴露部位皮肤涂搽指数较高的防晒霜,脱离寒冷潮湿环境。加强营养,多食用高蛋白、高维生素、高能量饮食,忌食灰菜、小白菜、油菜、芥菜、莴苣、无花果等具有光感作用的蔬菜。禁用肼苯哒嗪、利舍平、青霉素、灰黄霉素、苯妥英钠、异烟肼、氯丙嗪、磺胺类、保太松、对氨基水杨酸、避孕药和疫苗等可能引起 LE 的药物。

注意休息,避免劳累,急性期伴有全身症状者应卧床休息,加强皮肤和黏膜护理,伴有肾或其他脏器损伤的孕妇,应及早终止妊娠。减轻心理压力,消除思想顾虑,积极配合治疗,树立与疾病长期斗争的信心。

2. 全身治疗

（1）盘状红斑狼疮

1）抗疟药：常选用氯喹 250～500mg/d、羟氯喹 400mg/d 或氯酚喹林 0.4～0.6g/d，分次口服，症状缓解后逐渐减量，用最小有效量维持治疗，疗程不小于 6 个月，并定期进行眼底检查。

2）糖皮质激素：单纯抗疟药和外用药治疗无效者，可系统应用小剂量糖皮质激素，常选用醋酸泼尼松 5～20mg/d，分次或 1 次口服。

3）免疫抑制剂：一般治疗无效或顽固性手足损害，可选用硫唑嘌呤 2～3mg/kg·d、环磷酰胺 100～200mg/d 或甲氨蝶呤 7.5～15mg/周，分次或 1 次口服。亦可选用雷公藤 6～9 片/d、雷公藤总苷 30～60mg/d 或雷公藤糖浆 30～45ml/d（每日总用量相当于雷公藤生药 20～40g）；昆明山海棠与雷公藤作用相似，常用量为 1.5～2.5g/d，分次口服。

4）沙利度胺：初始用量为 50～400mg/d，分次口服，症状控制后减至 25～50mg/d，维持治疗 3～5 个月。该药对多数患者有效，但停药可复发。

5）抗麻风药：该类药物对大疱性盘状红斑狼疮疗效较好，可选用氨苯砜或氯法齐明 100mg/d，分次口服，症状控制后减量维持治疗一段时间。应注意氯法齐明有使衣服和皮肤染色的副作用。

6）维 A 酸类：可选用阿维 A 酸或阿维 A 酯 0.5～1mg/kg·d，分次或 1 次口服。常与抗疟药联用治疗有慢性肥厚性皮损的红斑狼疮。

7）β-胡萝卜素：对头皮损害及脱发疗效较好，常用量为 150mg/d，分次口服。

8）其他：如维生素 E、维生素 C、金制剂、达那唑、铋剂、氯苯吩嗪、泛酸钙、复合维生素 B 等，可酌情选用。

（2）亚急性皮肤型及深在性红斑狼疮

1）糖皮质激素：病情进展期可系统应用小剂量糖皮质激素，常选用醋酸泼尼松 20～40mg/d，分次口服，一般每周减量 1 次，每次减量 10mg，直至停用。病情严重者可行糖皮质激素冲击治疗，常选用甲泼尼松龙 1g/d，缓慢静脉滴注，每日 1 次，连用 3 天后改为醋酸泼尼松 30～45mg/d 口服，并逐渐减量至停用。

2）非甾体类抗炎剂：用于关节痛及伴有全身症状者，常选用阿司匹林 0.9～1.8g/d、吲哚美辛 75～150mg/d 或布洛芬 1.2～1.8g/d，分次口服。

3）人免疫球蛋白：用于病情严重或其他药物疗效不佳者，常用量为 0.2～0.4g/kg·d，连用 3～5 天，部分患者可收到较好疗效。

4）其他：如抗疟药、抗麻风药、维 A 酸类、沙利度胺等，用法用量同盘状红斑狼疮。维生素 E、维生素 C、烟酸、泛酸钙、维生素 B_{12} 等可作为辅助治疗药物。

（3）系统性红斑狼疮

1）非甾体类抗炎药：伴有关节痛及轻症患者，可给予阿司匹林 2～3g/d、吲哚美辛 75～150mg/d 或布洛芬 1.2～1.8g/d，分次口服。

2）糖皮质激素：为治疗系统性红斑狼疮的首选药物，用法、用量依病情而定，但早期、足量、规律、逐渐减量是其原则。轻症者可给予醋酸泼尼松 20～40mg/d，分次口服；病情较重者可给予醋酸泼尼松 60～80mg/d，分次口服，症状缓解后逐渐减量并用最小有效量维持治疗。

重症者可给予氢化可的松 5～10mg/kg·d、地塞米松 15～30mg/d 或甲泼尼龙 40～120mg/d，加入到 5%～10% 葡萄糖溶液 2000～4000ml 中，静脉滴注，尽可能维持 24 小时。病情稳定和缓解后逐渐减量，每次减量以当时用量的 10%～20% 为宜，最后用醋酸泼尼松 0.5～1mg/kg·d 口服维持治疗；病情有恶化倾向者，应用甲泼尼松龙 0.5～1g/d 或地塞米松 100～200mg/d，加入 5%～10% 葡萄糖溶液 250～500ml 中，30～60 分钟静脉注入，连用 3 天，以后改为醋酸泼尼松 0.5～1mg/kg·d 口服，病情稳定或缓解后逐渐减至最小量维持治疗。

糖皮质激素初始用量若足够，则发热、关节痛及中毒症状等在 1～2 天内消退，一般情况好转，若第 3 天症状无好转，则应将剂量增加当时用药量的 25%～50%，多数 2～3 周病情能够最大程度得到控制，然后逐渐减少用药量，并用最小量维持治疗。用药过程中可给予雷尼替丁或氢氧化铝预防应激性溃疡、地西泮用于糖皮质激素引起的精神症状、抗生素预防继发感染等。

3）免疫抑制剂：与糖皮质激素联用可提高疗效、减少糖皮质激素用量，改善肾脏、中枢神经、心肺的损伤。常选用硫唑嘌呤 1～3mg/kg·d、环磷酰胺 100～200mg/d、甲氨蝶呤 7.5～15mg/周、苯丁酸氮芥 0.1～0.2mg/kg·d、吗替麦考酚酯 1.5～2g/d、环孢素 3～5mg/kg·d、他克莫司 0.15～0.3mg/kg·d 或雷公藤总苷 1～1.5mg/kg·d 等，分次服用。病情最大程度得以控制后，一般先减糖皮质激素用量，后减免疫抑制剂，疗程视病情而定。该类药物中以硫唑嘌呤和环磷酰胺的疗效较为确切。

4）人免疫球蛋白：用于病情严重、身体极度虚弱或合并全身感染者，一般用量为 0.2～0.4g/kg·d，连用 3～5 天。

5）免疫调节剂：可选用胸腺肽 10～20mg/d（肌注，每周或每 2 周 1 次）、转移因子 2～4ml（肌注，每周 1 次）、异丙肌苷 3g/d 分次口服，或左旋咪唑 100～150mg/d（每 2 周连服 3 天，停药 11 天）。其他如多抗甲素、薄芝片和薄芝注射液等也可选用。

6）抗疟药：常选用氯喹 0.25～0.5g/d、羟氯喹 400mg/d 或氯酚喹林 0.4～0.6g/d，分次口服，症状缓解后可逐渐减量，用最小有效量维持治疗，疗程不小于 6 个月。用药过程中应定期进行眼底检查。

7）其他：如异维 A 酸 0.5～1mg/kg·d 能促进皮损消退和口腔溃疡愈合；盐酸酚苄明 10～20mg/d 用于雷诺综合征者；有精神症状者可给予地西泮；伴有荨麻疹样损害者可给予氨苯砜 100mg/d；贫血者给予铁剂；秋水仙碱用于狼疮性血管炎患者。维生素 E、维生素 C、烟酸、泛酸钙、维生素 B_{12} 等可作为辅助治疗药物。

3. 血浆置换及透析疗法　血浆置换是用正常人血浆或血浆代制品、白蛋白、人免疫球蛋白等，置换患者血浆，每日或隔日置换 1 次，每次置换血浆 2～3升，可置换 5～10 次，用于狼疮性肾炎伴循环免疫复合物及自身抗体滴度明显升高者。透析疗法适用于肾衰病人。

4. 局部治疗　各型皮损均可选用 0.025％ 醋酸氟氢可的松软膏、0.0125％～0.05％氟轻缩松霜或软膏、0.025％醋酸氟轻松乳膏或软膏、0.1％哈西奈德乳膏或软膏、0.05％卤米松霜或 0.05％丙酸氯倍他索软膏等强效糖皮质激素封包，每日 2 次。肢端血管炎样损害可涂搽肝素钠软膏或喜疗妥软膏，每日 3 次。

5. 封闭疗法　深在性结节和顽固难退的皮损，可选用醋酸泼尼松龙混悬液 25mg/ml、甲泼尼龙醋酸酯混悬液 20mg/ml、曲安西龙双醋酸酯混悬液 125mg/5ml、复方倍他米松混悬液 7mg/ml 或曲安奈德混悬液 40mg/ml，加 1％普鲁卡因或利多卡因溶液 2～5ml 混匀，根据皮损面积和结节大小，每个损害内注射 1～2ml，每周或每月 1 次。

皮损内注射 α-干扰素也有较好疗效。鞘内注射甲氨蝶呤和糖皮质激素适用于狼疮脑病。

6. 物理疗法　局限性顽固难退的皮损可激光或液氮冷冻治疗；毛细血管扩张可进行脉冲激光或氩激光治疗；胸水或腹水可进行音频电疗。

7. 外科疗法　终末期狼疮肾炎可进行肾移植；局限性皮损在应用其他方法治疗无效时，可手术切除后植皮；狼疮性秃发可进行毛发再植。

8. 造血干细胞移植　适用于免疫抑制剂及糖皮质激素疗效不佳，但重要脏器功能仍处于代偿期的患者。目前国内多采用自体外周血干细胞移植。

9. 免疫吸附　即用葡聚糖硫酸酯纤维素柱去除致病性抗体。该方法可使约 60％ 的患者狼疮活动指数明显降低，且可减少糖皮质激素用量。

10. 新型生物制剂　可选用抗 CD40L 单克隆抗体、细胞毒性 T 淋巴细胞相关抗原 4-免疫球蛋白融合蛋白（CTLA-41g）、B7-1、B7-2 单克隆抗体，以及治疗性 Th 细胞表位疫苗、重组 DNAase 等。

11. 基因治疗　该疗法可能是纠正自身免疫性疾病患者免疫紊乱最为有效的方法之一，但目前仍处于探寻阶段。

12. 中医治疗

（1）热毒炽盛证：见于 SLE 活动期，皮疹为蝶形红斑或水肿性鲜红色斑片，手足可有不规则形红斑、瘀点、紫斑，壮热烦躁，神昏谵语，口渴咽干，大便干结，小便短赤，常伴关节、肌肉疼痛；舌红绛，苔黄，脉洪数。治宜清营透热，方选犀角地黄汤合大黄黄连泻心汤加减，药用水牛角 30g，玄参 20g，金银花、生地黄各 15g，丹皮、知母、黄芩、赤芍各 12g，黄连、生大黄（后下）各 10g，生甘草 6g，每日 1 剂，水煎取汁分次服（儿童用量酌减）。

（2）阴虚内热证：见于 SLE 活动期有心肾损害者，表现为颜面及暴露部位红斑，口干唇燥，五心烦热，面红盗汗，头昏乏力，关节疼痛，头发脱落；舌红苔少，脉细数。治宜滋阴降火，方选知柏地黄汤合增液汤加减，药用龟板 30g，生地 20g，鱼腥草、紫草、玉竹、牛膝、麦冬、玄参各 15g，旱莲草 12g，知母、黄柏各 10g，每日 1 剂，水煎取汁分次服。

（3）气阴两虚证：见于 SLE 中后期，表现为五心潮热，头晕乏力，神倦形怠，气短懒言，面色㿠白无华，关节疼痛，失眠；舌淡苔薄白，脉细。治宜益气养阴，方选益气养阴汤加减，药用南沙参、北沙参、黄芪、玄参各 30g，鸡血藤、丹参、秦艽、当归、党参各 15g，乌梢蛇、玉竹各 10g，每日 1 剂，水煎取汁分次服。

（4）邪热伤肝证：见于 SLE 后期，表现为皮肤紫斑，黄疸，胸胁胀痛，腹胀纳呆，头晕失眠，月经不调，甚有肝脾肿大；舌质暗或有瘀斑，苔薄白，脉涩。治宜疏肝行气，活血化瘀，方选丹栀逍遥散加减，药用丹参 15g，旱莲草、柴胡、桃仁、赤芍、枳实各 12g，黑山栀、凌霄花、丹皮、当归、红花各 10g，甘草 3g，每日 1 剂，水煎取汁分次服。

（5）脾肾阳虚证：表现为面色㿠白无华，额面、四肢水肿，皮疹不甚明显，形寒肢冷，气促乏力，脱发耳鸣，腹胀满，大便稀溏，小便清长；舌质淡红有齿痕，苔薄白，脉沉细弱。治宜温阳益肾，健脾渗湿，方选济生肾气丸合二仙汤加减，药用菟丝子、鸡血藤、首乌藤、黄芪、党参、山药、白术、丹参、秦艽各 15g，仙灵脾、茯苓、仙茅、车前子（包煎）各 10g，每日 1 剂，水煎取汁分次服。

（6）外治法：患处可涂搽黄连膏、清凉膏、生肌玉红膏、黄柏膏等，每日 2 次；糜烂或溃疡处可扑撒五倍子散（五倍子 5g，白矾、枯矾各 0.5g，共研细末而成），每日 3 次。

皮 肌 炎

皮肌炎是一种以横纹肌和皮肤非化脓性炎症为主要临床表现、可累及多系统的自身免疫性疾病。病因尚未完全清楚,目前多认为与感染、自身免疫、遗传和恶性肿瘤等有关。

【诊断要点】

1. 好发年龄　成人和儿童均可发病,其中成人患者大于 40 岁者约半数合并恶性肿瘤。

2. 好发部位　皮损多见于面部、胸前和四肢关节伸侧面。全身骨骼肌均可受累,但多见于四肢近心端和躯干部。

3. 典型损害　皮肤和肌肉症状出现前可有上呼吸道感染症状,如发热、咽痛、困乏疲倦、纳差、低热、腹痛等前驱症状,持续时间长短不一,少数开始即表现为皮肤和肌肉症状。

（1）皮肤损害:眶周及眼睑对称性淡紫红色水肿性斑,肘膝、指背及内踝处紫红色鳞屑性或无鳞屑的斑点或斑片即 Gottron 征,以及指关节伸侧面对称性紫红色扁平丘疹即 Gottron 丘疹等,较具特征性。其他损害主要有双手掌侧缘及掌面皮肤角化、裂纹及脱屑;颧部、额前、耳廓、颈部、上胸 V 字区等曝光部位紫红色斑片及毛细血管扩张;四肢、躯干少数境界不清的暗红色斑片,常伴有萎缩、毛细血管扩张、色素加深或减退,以后皮损可发生硬化;甲皱襞弥漫性红斑、毛细血管扩张,间有萎缩、瘢痕、瘀点、色素沉着及色素减退,有时可见短而直的扩张血管等。

此外,病程中可出现一过性红斑、多形红斑、风团、晒伤、甲小皮角化、坏死性血管炎、慢性溃疡等,部分患者可有多汗、脱发、皮肤多毛及雷诺现象,20％～60％青少年患者可发生皮肤、关节周围及肌肉钙质沉着。

（2）肌肉损害:四肢近心端及躯干部肌群,尤其是肩胛带肌、四肢近端三角肌、股四头肌、颈肌及咽部肌群等最易受累,表现为肢体运动障碍、活动受限,严重者行走、上楼、下蹲、抬头、翻身困难。咽肌和食管肌肉受累可出现吞咽困难,膈肌和呼吸肌受累可出现呼吸困难,颈肌受累抬头困难,眼肌受累可出现复视等。

晚期可使受累肌肉萎缩变性、纤维化,甚至钙质沉着而硬化,可致关节挛缩、畸形,丧失运动功能。

（3）皮肤肌肉外损害:可发生关节炎、肌腱瘢痕、关节挛缩、心包炎、弥漫性间质肺纤维化、心律不齐、心脏扩大、消化道功能紊乱、肝脾肿大、贫血、发热、淋巴结肿大等,儿童可发生肠坏死、肠穿孔等。

15%～54%成人患者伴有内脏恶性肿瘤,国内资料以鼻咽癌最为多见,其次为肺癌、乳腺癌和胃癌。

(4) 无肌病性皮肌炎:患者具有典型皮肌炎的皮肤损害,但无肌肉病变,如缺乏近心端肌无力表现、血清肌酶正常等,一般在皮损出现2年或更长时间不出现肌肉损害,则称之为无肌病性皮肌炎,但患者仍有患恶性肿瘤的高伴发率。

4. 自觉症状　皮肤损害可有轻微瘙痒,部分患者有光敏现象。骨骼肌受累出现肌无力及肌痛症状,平滑肌和心肌受累出现相应症状。病程中可有不规则发热、乏力、疲倦、关节痛、消瘦等。

5. 病程　一般皮肤损害进展缓慢,肌肉损害常呈进行性发展趋势,有效治疗后多数患者预后良好,心肌受累及伴发恶性肿瘤者预后较差。

6. 实验室检查　病情进展期患者白细胞增高、血沉增快、CRP可阳性,血浆肌酸可增高,50%～60%患者血清抗核抗体阳性。血清肌酸激酶(CK)、醛缩酶(ALD)、天门冬氨基转氨酶(AST)、丙氨基转氨酶(ALT)及乳酸脱氢酶(LDH)升高,其中CK、ALD特异性较高。抗Jo-1抗体为多发性肌炎的特异性抗体,阳性率25%～45%,但皮肌炎阳性率小于15%。肌电图检测为肌源性损伤。

肌肉活检组织病理示:肌纤维变性及再生,肌纤维横纹消失,伴单核细胞浸润。

【治疗】

1. 一般治疗　急性期患者应卧床休息,给予高蛋白、高维生素饮食,伴有钙质沉着者应给予低钙饮食。吞咽困难者给予易消化的流食,体质特别虚弱者可静脉补充营养。重症患者应加强护理,保持呼吸道通畅,避免外伤和呛咳。恢复期患者可逐步进行适量活动和体能训练,防止肌肉萎缩和肌腱挛缩。

妊娠可加重病情,还可引起早产和死胎,故患者在病情活动期应采取避孕措施。成人患者应定期全面体检,以便早期发现肿瘤。

2. 全身治疗

(1) 糖皮质激素:为治疗本病的首选药物,原则为早期、足量、规律和逐渐减量维持,因地塞米松、曲安西龙及曲安奈德可导致类固醇性肌病和易使肌肉萎缩,故不宜选用。常选用醋酸泼尼松1～2mg/kg·d或甲泼尼龙0.8～1.6mg/kg·d,最高初始用量常不超过醋酸泼尼龙100mg/d,一般足量糖皮质激素应用2～4周,若症状缓解、肌力恢复、血清肌酶下降,以后每2周可减少10%～15%糖皮质激素用量,若在减量过程中出现病情反复,则需增加当时糖皮质激素用量的 50%，直至逐渐减至最小有效量维持治疗。

若治疗初始已应用足量糖皮质激素，但肌肉症状无缓解反而加重，需考虑肌炎病情发展亦或糖皮质激素诱发肌炎加重的可能。若减少糖皮质激素用量后肌肉症状得以缓解，则为糖皮质激素诱发肌炎加重，需减量或停用；若减少糖皮质激素用量后病情仍进行性加重，则应加大糖皮质激素用量，或用甲泼尼松龙 $0.5\sim1g/d$ 冲击治疗，连续 3 天，然后改为醋酸泼尼松 $30\sim45mg/d$ 口服。

（2）免疫抑制剂：适用于大剂量糖皮质激素治疗效果不显著或出现糖皮质激素明显不良反应者，可联用或单独应用免疫抑制剂，常选用硫唑嘌呤 $2\sim3mg/kg\cdot d$、甲氨蝶呤 $7.5\sim15mg/d$、环磷酰胺 $100\sim200mg/d$、环孢素 $7.5\sim10mg/kg\cdot d$ 或雷公藤总苷 $1\sim1.5mg/kg\cdot d$ 等，分次服用。

硫唑嘌呤对硬化性皮肌炎及伴有功能性残疾者效果较好；环孢素可明显减轻肌溶解和改善轻瘫症状。

甲氨蝶呤对皮肌炎和多发性肌炎均有较好的疗效，长期应用可致肝纤维化、肝硬化和坏死性过敏性肺炎，但应与多发性肌病所致的肝、肺损害相鉴别。

（3）人免疫球蛋白：大剂量静脉滴注人免疫球蛋白 $0.2\sim0.4g/kg\cdot d$，连用 $3\sim5$ 天，可明显改善重症患者的病情，尤其对身体虚弱者效果显著。

（4）抗生素：抗链"O"阳性者可进行咽拭子培养和药敏试验，并选用敏感抗生素，如头孢唑林钠 $1\sim4g/d$、头孢拉定 $1\sim2g/d$、头孢曲松 $1\sim2g/d$、红霉素 $2\sim4g/d$ 或阿奇霉素 $500mg/d$ 等，口服、肌注或静注。

（5）抗钙化剂：可选用丙磺舒 $1\sim2g/d$、依地酸钠 $1\sim2g/d$、秋水仙碱 $1\sim2mg/d$、氢氧化铝 $2\sim3g/d$、华法令 $1mg/d$、阿仑膦酸钠 $10mg/d$ 或盐酸地尔硫 $2\sim8mg/kg\cdot d$ 等，分次口服。

（6）蛋白同化剂：可选用苯丙酸诺龙或丙酸睾酮 $25\sim50mg/$次肌注，每周 2 次，或司坦唑醇 $2\sim4mg/d$ 口服，可促进蛋白合成，减少蛋白分解和尿肌酸排泄，有利肌力恢复。

（7）血浆置换：适用于有脏器损伤或大剂量糖皮质激素疗效不显著的重症患者，一般每日或隔日进行血浆置换 1 次，每次置换血浆 $2\sim3$ 升，可置换 $5\sim10$ 次。

（8）其他：如阿司匹林、吲哚美辛、雷尼替丁、吗叮啉、氯喹、羟氯喹、硝苯地平、双嘧达莫、维生素 E、薄芝液、能量合剂等，可作为对症和辅助治疗药物。

3. 局部治疗 光感性患者暴露部位可涂搽防晒霜或润滑剂。顽固难退性皮损，可涂搽 0.1%他克莫司软膏，每日 2 次。肢端血管炎性损害可涂搽肝素钠软膏或喜疗妥软膏，每日 3 次。

4. 中医治疗

（1）热毒炽盛证：急性发病，病情进展较快，壮热不退，面颊紫红色水肿斑，肌肉、关节疼痛，乏力感明显，口苦咽干；舌红绛，苔黄厚，脉滑数。治宜清热解毒，凉血护阴，方选清营汤加减，药用水牛角、金银花、生地各30g，赤芍、玄参各20g，连翘15g，丹皮12g，淡竹叶、黄连各6g，每日1剂，水煎取汁分次服。

（2）湿热郁蒸证：急性发病，皮肤红肿，伴不规则发热，倦怠乏力，胸脘痞满，口咽干，渴不欲饮；舌红苔黄腻，脉滑数。治宜清热利湿，解毒消肿，方选茵陈蒿汤合萆薢渗湿汤加减，药用生薏仁、生石膏、茵陈、滑石各30g，当归、白芍各20g，萆薢、山栀各15g，丹皮12g，黄柏、茯苓、泽泻各10g，大黄9g，通草、甘草各6g，肌肉疼痛明显者加鸡血藤30g、防己10g，每日1剂，水煎取汁分次服。

（3）脾肾阳虚证：病程日久，皮疹颜色紫暗，关节疼痛，肌肉萎缩，肢端发凉怕冷，小便清长，大便溏泻；舌质淡，苔薄白，脉沉细。治宜补肾健脾，温阳通络，方选金匮肾气丸加减，药用熟地、牛膝、茯苓各15g，山萸肉、淮山药、仙灵脾、菟丝子各12g，炒杜仲、补骨脂、泽泻、丹皮各10g，制附子9g，肉桂6g，腰膝酸软者加续断15g、狗脊10g；血虚者加阿胶10g（烊化）。每日1剂，水煎取汁分次服。

（4）气血亏虚证：皮肤肌肉萎缩，身体消瘦，气短乏力，胃纳减少，自汗；舌淡苔薄，脉细数。治宜益气养血，方选八珍汤加减，药用黄芪20g，鸡血藤、鸡内金、党参、当归、熟地、赤芍、白芍各15g，川芎、白术、茯苓各10g，甘草6g，关节疼痛者加威灵仙10g；肢软无力者加续断、狗脊各10g。每日1剂，水煎取汁分次服。

（5）外治法：发病初期，可选用透骨草30g、桂枝25g、红花10g，加水适量，水煎熏洗患处，每日1次，每次15～20分钟。

硬 皮 病

硬皮病是一种以皮肤纤维化、硬化并可伴内脏器官受累为特征的结缔组织病。发病与遗传、感染、免疫功能异常、血管病变及胶原合成异常等有关。

【诊断要点】

1. 好发年龄　任何年龄均可发病，儿童和青年人较为多见，女性患者显著多于男性，男女之比为1∶3～8。

2. 好发部位　皮损可局限于身体某一部位或泛发周身，可有内脏多器官受累。

3. 典型损害

（1）局限性硬皮病：皮损初为点滴状、线状或片状淡红色或紫红色斑点和斑块,境界清楚,略隆起于皮面,初始数量较少,以后可逐渐增多,甚或泛发周身。皮损缓慢向周围扩展并逐渐变硬,颜色蜡黄或乳白,弹性和韧性降低,不易抓捏和褶皱,表面光滑无皮纹、干燥无汗、毳毛脱落,发生较久的皮损硬度减轻、变薄萎缩,甚至凹陷,并出现色素沉着或减退。

病情活动期硬斑四周绕有淡紫红色晕,病情稳定或好转后紫红色晕明显变淡或消失。线状损害常单侧分布,皮下组织及肌肉亦可变硬,发生于面部者可呈"刀砍样"瘢痕,发生于关节部位可影响肢体活动,发生于头皮者可引起永久性脱发。

(2) 系统性硬皮病:临床根据病情轻重分为肢端硬化病、弥漫性系统性硬皮病和 CREST 综合征三种。①系统性硬皮病病情进展快,皮损遍布全身,内脏受累程度较重;②肢端硬化病病情进展缓慢,皮损多局限于四肢和面部,肢端动脉痉挛现象较明显,内脏受累程度较轻;③CREST 综合征为手指及关节周围软组织的钙盐沉积、雷诺现象、食道蠕动障碍、指端硬化和毛细血管扩张,其他内脏器官较少受累。约 70%患者均以雷诺现象为首发症状,尤其是肢端硬皮病,可同时或1～2 年后出现皮肤损害。

皮肤损害一般均经过水肿期、硬化期和萎缩期。①水肿期皮损为苍白或淡黄色非凹陷性水肿斑,表面紧张光亮,皮纹消失,与皮下组织紧密相连,较难抓捏,皮温降低;②硬化期皮损变硬,表面有蜡样光泽,可有色素沉着或减退,手指变细变硬呈腊肠样,活动受限,面部皮肤硬化呈假面具样,缺乏表情,表现为鼻背如崤、鼻尖如喙、鼻翼萎缩、鼻孔狭窄、口唇变薄收缩、张口困难、唇周放射状沟纹等,舌系带挛缩变短,眼睑挛缩外翻,胸部皮肤受累引起的皮肤紧缩可影响呼吸;③萎缩期硬化的皮肤逐渐变软变薄,甚至累及皮下组织和肌肉,有时可见皮肤紧贴于骨面,表面可见扩张的毛细血管,常伴有色素沉着斑和色素减退斑。皮损处毛发和排汗减少,可出现顽固难愈的溃疡。

此外,骨、关节和肌肉受累可出现关节炎、肌无力、肌萎缩;消化道受累可引起吞咽困难、消化不良;心脏受累可出现心律不齐、心力衰竭;肺脏受累可引起肺纤维化、肺动脉高压、肺功能不全;肾脏受累可引起硬化性肾小球肾炎、高血压、肾功能不全,少数可出现内分泌功能紊乱、外周神经病变等。

4. 自觉症状　皮损无自觉症状,可有不同程度的瘙痒、皮肤紧缩感和知觉减退,伴有雷诺征者遇冷后可有刺痛和胀痛感。系统性硬皮病患者发病初期可有发热、乏力、关节痛、肌痛、雷诺现象等。内脏损害依受累器官和受损程度的不同而出现相应症状。

5. 病程　皮损多呈慢性经过,内脏损害常呈慢性进行性加重趋势。

6. 实验室检查　系统性硬皮病患者血沉增快、γ球蛋白增高、免疫球蛋白升高,90%以上患者抗核抗体阳性,约40%抗-Scl-70抗体阳性,60%～80%抗着丝抗体阳性。内脏受累可出现相应损害器官异常的检测指标。

硬化处皮肤活检组织病理示:表皮萎缩,早期真皮胶原纤维肿胀,胶原束间及血管周围有以淋巴细胞为主的炎症细胞浸润;中期血管及胶原纤维周围酸性黏多糖增加;晚期胶原纤维增多且致密,血管减少,管壁增厚,皮肤附属器萎缩。内脏损害主要为间质及血管壁的胶原增生和硬化。

【治疗】

1. 一般治疗　早期明确诊断和分型,全面体检,监测内脏是否受累及损伤程度。避免诱发和加重病情的可能因素,祛除感染病灶,注意保暖,防止外伤。系统性硬皮病患者应加强营养,适当进行体育锻炼,防止肌肉萎缩和关节强直。减轻心理压力,消除思想顾虑,避免精神紧张,保持良好稳定的情绪,树立长期与疾病作斗争的信心。

2. 全身治疗

(1) 局限性硬皮病

1) 维生素类:常给予维生素E 300mg/d,分次口服。

2) 维A酸类:可选用维胺酯75～150mg/d或阿维A酸20～40mg/d,分次口服,症状缓解后逐渐减量维持。

3) 骨化三醇:具有抗炎和缓解胶原纤维硬化的作用,常用量为0.25～0.5μg/d,分2次口服,总疗程约6个月。治疗期间限制钙的摄入,并监测血和尿钙、肌酸、肌酐、尿素、磷酸盐等。

4) 糖皮质激素:一般用于皮损发生早期,常选用醋酸泼尼松20～30mg/d,分次口服。

5) 苯海索:作用机制不详,可能与该药抑制乙酰胆碱的兴奋性有关。一般初始用量为1～2mg/d,逐渐递增至6～8mg/d,分次口服。糖尿病患者禁用。

6) 其他:如青霉素、灰黄霉素、苯妥英钠、积雪苷等可酌情选用。

(2) 系统性硬皮病

1) 血管活性药物:可选用司坦唑醇2～4mg/d、卡托普利25～150mg/d、尿激酶1万～2万U/d、蝮蛇抗栓酶0.01U～0.02U/kg·d、肼屈嗪0.75mg/kg·d、维生素E 0.8～1.2g/d、哌唑嗪1.5～3mg/d、利舍平0.1～0.25mg/d、地巴唑30mg/d、硝苯地平0.1～0.2mg/kg·d、妥拉唑林75mg/d、己酮可可碱0.6～1.2g/d,或低分子右旋糖酐-40溶液500ml加丹参注射液16～20ml等,静脉滴注或分次口服。

应用治疗量依前列醇 2～10ng/kg·min 或前列地尔 0.05～0.1μg/kg·min 大静脉持续滴注,适用于晚期系统性硬皮病患者。

2) 抗纤维化药:如青霉胺 300mg/d 递增至 1g/d、秋水仙碱 0.5mg/d 递增至 1.5～2mg/d(每周服药 6 天)、异维 A 酸 0.5mg/kg·d、阿维 A 酯 75mg/d、阿司匹林 600mg/d、积雪苷 60～120mg/d 等,静脉滴注或分次口服。

3) 糖皮质激素:适用于病情活动期患者,若病情明显活动给予醋酸泼尼松 40～60mg/d、活动较明显给予 15～30mg/d,分次或 1 次口服,病情停止活动后逐渐减量至停药。

4) 免疫抑制剂:常选用硫唑嘌呤 2～3mg/kg·d、环磷酰胺 100～200mg/d、甲氨蝶呤 15～25mg/周、苯丁酸氮芥 0.1～0.2mg/kg·d 或环孢素 3～5mg/kg·d,分次口服。

5) 非甾体抗炎药:用于有明显关节疼痛者,常选用吲哚美辛 50～75mg/d、布洛芬 0.6～1.2g/d 或萘普生 500～750mg/d,分次口服。

6) 人重组松弛素:可使硬化皮损得以改善,以缓解肢体运动障碍,常用量为 25μg/kg·d,皮下注射。

7) 沙利度胺:可改善皮肤纤维化,减轻胃液反流,促进肢端溃疡愈合,常用量为 100～200mg/d,分次口服。

8) 抗感染治疗:用于莱姆抗体阳性者,可选用青霉素 G 120 万～240 万 U/d、红霉素 2～4g/d(儿童 30～50mg/kg·d)或米诺环素 100～200mg/d 等,分次肌注或口服。

9) 其他:如奥美拉唑 20～60mg/d 抑制胃液反流、盐酸酚卞明 10～20mg/d 缓解周围血管痉挛、卡托普利 25～100mg/d 或马来酸依那普利 2.5～5mg/d 改善肾性高血压、静脉注射人免疫球蛋白 0.2～0.4g/kg·d 改善皮肤纤维化、血浆置换可去除血浆抗体和免疫复合物、自体肝细胞移植可重建免疫系统,以及复方丹参注射液、当归注射液、薄芝注射液、雷公藤苷、昆明山海棠和贞芪扶正胶囊等,均可酌情选用。

3. 局部治疗　局限性皮损可涂搽或封包 0.025%醋酸氟氢可的松软膏、0.0125%～0.05%氟轻缩松霜或软膏、0.025%醋酸氟轻松乳膏或软膏、0.1%哈西奈德乳膏或软膏、0.05%卤米松软膏或 0.05%丙酸氯倍他索软膏,每日 1 或 2 次。亦可外用右旋糖酐软膏、1.2%烟酸苄酯霜、1%～2%硝酸甘油软膏、2%二硝基氯苯软膏、0.005%卡泊三醇软膏、肝素钠软膏或喜疗妥软膏等,每日 2 次。

4. 封闭治疗　局限性硬化皮损内,注射醋酸泼尼松龙混悬液 25mg/ml、甲泼尼龙醋酸酯混悬液 20mg/ml、曲安西龙双醋酸酯混悬液 125mg/5ml、复方倍他米松混悬液7mg/ml或曲安奈德混悬液40mg/ml,与1‰普鲁卡因或利多卡因溶液2～5ml的混合液2～5ml,每周或每月1次,可改善皮肤硬化程度。

5. 物理治疗 可试用浓缩的丹参液电离子局部透入、碘离子透入、同位素磷-32或锶-90贴敷,以及氦-氖激光照射、音频电疗、蜡疗、按摩等,均有一定疗效。UVA1(340～400nm)或PUVA对弥漫性硬皮病有一定疗效。

6. 中医治疗

(1) 风寒湿阻证:皮肤肿胀,表面紧张光亮,皮纹消失,皮温降低,可伴有刺痛或麻木感,关节屈伸不利伴疼痛;舌质淡红,苔薄白,脉弦数。治宜调和营卫,祛风除湿,温经散寒,方选祛痹汤加减,药用炙黄芪30g,威灵仙、羌活、防风、赤芍、当归各15g,姜黄、桂枝、生姜、大枣、甘草各10g,每日1剂,水煎取汁分次服。

(2) 肺脾两虚证:皮肤变硬,毛发脱落,面黄倦怠,进食困难,腹胀便溏;舌质淡红,苔白,脉濡弱。治宜补肺挟脾,培土生金,方选参苓白术散加减,药用淮山药、薏苡仁、茯苓、白术各15g,人参、桔梗、艾叶、甘草各10g,陈皮、麻黄各6g,每日1剂,水煎取汁分次服。

(3) 脾肾阳虚证:皮肤变薄,紧贴于骨面,张口困难,面色㿠白,表情丧失,手如鸟爪,伴畏寒、肢冷、腰酸肢软,气短倦怠,大便溏泄,或月经不调,阳痿滑精;舌质淡胖,脉细弱。治宜温补肾阳,健脾益气,方选金匮肾气丸加减,药用生地黄、淮山药、山茱萸、牡丹皮、泽泻、茯苓各20g,熟附子10g,肉桂(焗服)2g,每日1剂,水煎取汁分次服。

(4) 寒凝瘀阻证:皮肤弥漫性肿胀,颜色㿠白,小便清利;舌质淡,苔白,脉迟细或沉细。治宜温经散寒,和阳通滞,方选阳和汤加减,药用熟地30g,鹿角胶(蒸兑)、甘草各10g,白芥子、麻黄各8g,姜炭2g,肉桂(焗服)1g,每日1剂,水煎取汁分次服。

(5) 外治法:皮损泛发者,可选用伸筋草、透骨草各30g,艾叶15g,乳香、没药各6g,水煎温洗周身,每日1次。此外,川楝子60g,花椒30g,用食盐炒后布包,热敷患处,或将虎骨酒、红灵酒等加热后按摩患处,均有一定疗效。

干燥综合征

干燥综合征是一种外分泌腺高度淋巴细胞浸润性的自身免疫性疾病。发病可能与遗传、病毒感染、免疫异常等有关,或是在免疫功能先天性缺陷的遗传基础上发生慢性病毒感染所致。分为原发性和继发性两种,后者常伴有系统性红斑狼疮、类风湿性关节炎、多发性肌炎、结节性多动脉炎、高球蛋白性紫癜等结缔组织疾病。

【临床表现】

1. 好发年龄　多见于中年人，女性患者占90％以上。

2. 好发部位　原发性干燥综合征主要累及唾液腺和泪腺，继发性干燥综合征除累及唾液腺和泪腺外，常伴发其他结缔组织疾病。

3. 典型损害

(1) 眼部损害：泪腺分泌减少形成干燥性角膜结合膜炎，可见丝状和云雾状乳白色状物，泪腺导管开口处萎缩或凹陷，挤压导管无泪液流出。

(2) 口腔损害：唾液分泌减少或缺乏形成口干燥症，口腔黏膜干燥皱缩，舌乳头萎缩，舌面光滑发红，可见裂隙和浅溃疡，常伴有唇炎、口角炎。易生龋齿，牙齿逐渐变黑并呈小片状脱落，剩下的残根称为"猖獗龋"，为口干燥症的特征之一。单侧或双侧腮腺或颌下腺可反复发红、肿胀，挤压腮腺导管口无分泌液流出。

(3) 皮肤黏膜损害：汗液分泌减少，皮肤干燥脱屑，可出现水肿性红斑、结节性红斑、紫癜样皮疹和毛细血管扩张等损害。毛发干燥稀少，脆性增强易脱落。阴道干燥发红，分泌物减少，黏膜轻微萎缩，易继发感染。

(4) 其他损害：肾小管受累可引起远端肾小管酸中毒症状，如口渴、多饮、多尿、发作性软瘫等，儿童患者较成人多见，且可为首发症状；呼吸道腺体受累，出现鼻和咽部干燥、鼻衄、声嘶，亦可引起支气管炎、间质性肺炎等；消化道腺体受累，引起食管干燥，出现吞咽困难，胃酸分泌减少；肝脾受累可出现肝脾肿大和肝功能异常等。

4. 自觉症状　眼睛干涩、畏光、视物不清、易疲劳，常有灼热、沙砾和异物感。口干渴、咀嚼困难，自觉疼痛和味觉减退。约70％患者伴有关节痛，部分可有肌肉疼痛，少数患者可有不同程度的外阴及肛周瘙痒。

5. 病程　本征起病隐袭，病情进展缓慢，无自愈倾向，病程较长。

6. 实验室检查　部分患者可有贫血、白细胞减少、嗜酸性粒细胞增多、血沉增快、γ-球蛋白升高、类风湿因子和Coomb试验阳性；血清抗Ro/SSA抗体、抗La/SSB抗体阳性，约13％患者抗dsDNA抗体阳性，少数患者可出现抗唾液腺抗体、抗甲状腺抗体和抗胃壁抗体。Schirmer试验（泪流量测定）阳性。

唾液腺及下唇黏膜活检组织病理示：腺体内和周围组织大量淋巴细胞增生浸润。

【治疗】

1. 一般治疗　避免室内空气干燥，尽量保持一定的湿度，外出时可戴墨镜和口罩,随身携带人工泪液和口腔喷雾剂。注意口腔卫生,避免食用过热、过凉或刺激性较强的食品,禁止吸烟。防止上呼吸道感染,积极治疗合并的其他疾病,避免应用抑制泪液和唾液腺分泌的抗抑郁药、利尿剂、抗高血压药、抗组胺药、阿托品等。

2. 全身治疗

(1) 糖皮质激素:小剂量糖皮质激素可减轻症状,一般给予醋酸泼尼松30mg/d,分次口服,症状缓解后逐渐减量维持,约 4 个月停药,改用非甾体类抗炎剂,如布洛芬1.2～1.8g/d、吲哚美辛50～100mg/d 或阿司匹林0.6～1.2g/d,分次或 1 次口服。合并有肺纤维化或周围神经病变者,糖皮质激素用量可增大至醋酸泼尼松60～90mg/d。

(2) 羟氯喹:具有调节免疫功能和抗炎的作用,可缓解关节症状。常用量为400～600mg/d,分次口服,症状控制后逐渐减量至 200～400mg/d 维持一段时间。

(3) M_3受体激动剂:可提高唾液分泌量,缓解眼干、口干症状。常选用毛果芸香碱15～20mg/d 或环戊硫铜15～50mg/d,分次口服。

(4) 环磷酰胺:该药具有免疫抑制作用,可减轻腺体的淋巴细胞浸润,改善外分泌腺功能,增加泪腺和唾液腺的分泌。常用量为环磷酰胺100～200mg/d,分次口服,症状缓解后逐渐减量。

(5) 溴己新(必嗽平):可刺激胃黏膜反射性使呼吸道腺体分泌增加,改善呼吸道黏膜干燥症状。常用量为24～48mg/d,分次口服。

(6) 免疫调节剂:可作为辅助治疗药物,常选用转移因子2～4ml/周(皮下注射)、左旋咪唑 150mg/d(每 2 周连服 3 天)、胸腺肽 10～20mg/d(每日或隔日肌注 1 次)等。

(7) 其他:如青霉胺 1g/d、西维美林 90mg/d、伊那西普 50mg/周、英利昔单抗3～5mg/kg·d、干扰素-α 450IU(分次口服或黏膜给药)、雷公藤糖浆 30～45ml/d、雷公藤总苷 1～1.5mg/kg·d、昆明山海棠 1.5～2.5g/d、丹参酮1～2g/d等可酌情试用。

3. 局部治疗

(1) 眼睛干燥:可选用人工泪液(0.5％羟甲基纤维素溶液)与黏液溶解剂(5％～10％乙酰半胱氨酸溶液)混合液或硫酸软骨素溶液滴眼,每日数次。角膜溃疡可外用 5％硼酸软膏或 0.5％金霉素眼膏。亦可选用环孢素滴眼液。

(2) 口腔干燥:可经常用柠檬酸溶液或柠檬汁含嗽和涂搽甘油,饭前口腔黏膜涂搽 2％羟甲基纤维素溶液,外涂 0.05％卤米松霜或软膏、0.05％丙酸氯倍他索软膏、0.05％丁酸氯倍他松软膏、0.1％地塞米松霜等糖皮质激素制剂可有一定的疗效。鼻腔干燥可涂搽生理盐水,尽量避免应用易引起类脂性肺炎的油性润滑剂。

（3）阴道干燥:可选用润滑剂、达克宁栓、0.5％～1％羟甲基纤维素溶液等。

（4）皮肤干燥:一般不作处理,干燥较明显者可外涂皮肤保湿剂、润肤剂或10％～20％尿素霜。

4. 其他治疗　角膜溃疡可进行角膜修补术;严重泪腺分泌不足者可电凝封闭泪点和鼻泪管;合并较大唾液腺结石者可手术切除。

5. 中医治疗

（1）燥盛成毒证:主要症状为目赤,口干唇焦,燥渴喜饮,关节、肌肉酸痛,毛发稀少,干脆易脱,兼有身热恶寒,偶有壮热,舌红苔少,脉细数。治宜清营解毒,养阴润燥,方选地黄汤加减,药用绿豆衣 30～50g,赤小豆、大黑豆、山药各 30g,生石膏、沙参、玄参、丹参、生地各 15g,桔梗 6g,每日 1 剂,水煎取汁分次服。

（2）阴虚内热证:主要症状表现为口眼干燥,渴不欲饮,涎腺肿大,面色潮红,五心烦热,伴有低热,头晕失眠,干咳或痰黏不易咯出,舌红,苔薄而干或少苔,脉细数。治宜养阴清热,生津润燥,方选一贯煎加减,药用太子参、生地各20g,枸杞子、浮小麦、旱莲草、女贞子各 15g,石斛、黄柏各 12g,天花粉、山茱萸、知母各 10g,五味子 6g,每日 1 剂,水煎取汁分次服。

（3）湿热内蕴证:涎腺肿大,口眼干燥,口苦口臭,口黏不适,口角有白色分泌物,可伴胸闷腹胀,尿涩痛难解,少数伴有低热,舌质红,苔白腻或黄腻,脉滑数。治宜清热化湿,解毒通络,方选龙胆泻肝汤加减,药用天花粉 20g,夏枯草、板蓝根、生地、黄芩、僵蚕各 15g,泽泻 12g,栀子、柴胡各 10g,川木通、龙胆草各6g,每日 1 剂,水煎取汁分次服。

（4）气阴耗伤证:病程较长,少气懒言,倦怠乏力,双目干涩,视物不明,口干唇燥,咽干少津,五心烦热,形体消瘦,牙齿色暗欠润,皮肤干燥瘙痒,关节酸痛,大便秘结,阴门干涩,舌红,边缘有齿痕,苔少或无苔,脉数或细数。治宜益气养阴,润燥解毒,方选生脉散合沙参麦冬汤化裁,药用白花蛇舌草、太子参、北沙参、生地黄、山药各 30g,天花粉、炒白芍各 20g,牡丹皮、天冬、麦冬各15g,五味子、山萸肉、生白术、茯苓各 10g,关节疼痛明显者加鸡血藤、老鹳草各 15g,秦艽 10g;瘙痒明显者加乌梢蛇 15g、全蝎 6g、蜈蚣 2 条。每日 1 剂,水煎取汁分次服。

（5）痰瘀壅阻证:口鼻干燥,颈项痰核,腮部肿胀,关节、肌肉酸痛,肢端冰冷紫暗,舌质暗红,苔少,脉细涩。治宜活血化瘀,祛痰散结,方选血府逐瘀汤加减,药用浙贝母、玄参、茯苓各 20g,夏枯草、连翘各 15g,山慈菇、当归尾、赤芍、丹皮、桃仁、红花各 10g,颈部淋巴结肿大者加猫爪草 20g、土鳖虫 5g;肋胁胀痛着加郁金、白芍各 15g,川楝子 10g。每日 1 剂,水煎取汁分次服。

（6）外治法:可选用玄参 20g,白花蛇舌草、谷精草、金银花各 15g,石斛 10g,放入容器中加水煮沸后,以蒸气熏蒸双眼及口腔,每次 15～30 分钟,每日 3～5次,连续 2 个月。

白 塞 病

　　白塞病是一种以眼、口、外生殖器、皮肤和关节损害并可累及多脏器的慢性疾病。发病可能与遗传、感染、自身免疫、环境、微量元素失衡等多因素有关,机制尚不十分清楚。

【诊断要点】

1. 好发年龄　多见于 20～40 岁青壮年人,10 岁以下、50 岁以上发病者少见。

2. 好发部位　病变主要发生于眼、口、外生殖器、皮肤和关节,但多系统、多器官均可受累。

3. 典型损害

（1）口腔损害:常为首发症状,损害为口腔内单发或多发大小不等的溃疡,直径 2～10 毫米,圆形、椭圆形或不规则形,中央多呈淡黄红色,周围绕有鲜红色晕环,可自行愈合,多不形成瘢痕。溃疡常反复发作,一年至少复发 3 次。

（2）外生殖器损害:一般发生在口腔损害之后,少数亦可为首发症状,发生率约 75%。损害初为红色斑疹和/或丘疹,1～2 天形成脓疱,破溃后形成大小不等、深浅不一的多形性溃疡。

　　男性外生殖器溃疡发生率较低,症状也较轻,主要发生于龟头、阴囊、阴茎,亦可发生于尿道。女性患者绝大多数发生外生殖器溃疡,且出现时间较早,症状也较明显,主要发生于大小阴唇,也可发生于阴道和子宫颈。两性患者的溃疡均可发生于会阴、肛门和直肠。溃疡可自行愈合,愈后常留有瘢痕,可反复发作,但复发率常低于口腔溃疡。

（3）眼部损害:发生率 50%～85%,常晚于口腔和外生殖器损害,多发生于起病 1～5 年后,男性较女性更易发生,且症状也较严重。损害包括结合膜炎、角膜炎、虹膜睫状体炎、前房积脓、脉络膜炎、视网膜血管炎、视神经病变及玻璃体混浊或出血等,大多累及双眼,仅少数单侧发病。

病变常自眼球前段逐渐向眼球后段发展,且眼球后段受累者约40%可发展为青光眼、白内障,甚至失明。

(4) 皮肤损害:发生率56%～97%,较常见损害为结节性红斑、毛囊炎、痤疮样疹,也可发生蜂窝织炎、坏疽性脓皮病样皮损、Sweet综合征样损害、多形红斑、丘疹坏死性结核样疹等。约62.6%患者针刺反应阳性(皮内针刺或注射生理盐水,48小时针眼处出现毛囊炎样小红点或脓疱)。

(5) 关节损害:发生率38%～64%,主要表现为非侵袭性、不对称性、游走性关节炎,多见于四肢大关节,尤其是膝关节,红肿少见,常反复发作,一般不引起功能障碍和畸形。

(6) 其他损害:可发生动静脉血管炎,除发生于小血管外,亦可累及大血管,以静脉受累多见,可发生深或浅静脉血栓,但罕见肺栓塞,偶可发生主动脉炎或周围动脉瘤、动脉血栓。

此外,消化道受累可发生溃疡、穿孔和出血;中枢神经系统受累可发生脑炎症状群、脑干症状群、脑膜-脊髓炎症状群、颅内高压症状群及器质性精神病症状群等;心脏受累可发生心包炎、心肌炎、心律失常等;肺部受累可发生间质性肺炎、胸膜炎等;肾脏受累可继发淀粉样变、新月体性肾小球肾炎等。偶可合并副睾炎、肌炎、胰腺炎、胆囊炎等。

4. 自觉症状 溃疡性损害常有不同程度疼痛,尤以外生殖溃疡为著。关节损害表现为游走性关节痛,伴明显晨僵。其他器官受累可出现相应症状。

5. 病程 溃疡一般1～3周自行愈合,但常反复发作,可迁延数年甚至十数年。

6. 实验室检查 多数患者急性发病期血沉增快,C-反应蛋白升高。部分患者可检测到抗人口腔黏膜抗体,约40%患者抗PPD抗体增高。针刺反应阳性。

活检组织病理基本改变为血管炎,皮肤黏膜的早期损害表现为真皮或皮下组织小血管内皮细胞肿胀,微小血栓形成,类似白细胞破碎性血管炎,晚期多为淋巴细胞血管炎。初期棘层及基底层淋巴细胞和浆细胞浸润,随后液化变性和表皮坏死。皮肤血管可见IgM和C3沉积,可见坏死性血管炎样改变。

【治疗】

1. 一般治疗 发病后症状严重者应卧床休息,增加营养,多进食高蛋白及高维生素饮食。加强皮肤黏膜护理,避免外伤,注意口腔卫生,避免辛辣刺激性和过凉、过热食物。外生殖器和肛周损害应尽量保持干燥,避免汗液浸渍和分泌物刺激,大便后应用消毒液或清水清洗,防止继发感染。锻炼身体,增强体质,去除慢性感染灶,预防上呼吸道感染。

2. 全身治疗

（1）糖皮质激素：用于较为严重的急性期患者，常选用醋酸泼尼松30～60mg/d，分次口服，症状控制后逐渐减量。溃疡特别严重或合并有神经和眼睛严重损害者，可考虑甲泼尼松龙0.5～1g/d或地塞米松100～200mg/d冲击治疗，静脉滴注，连用3天后改用醋酸泼尼松30～45mg/d口服，并逐渐减量至停药。

（2）非甾体类抗炎药：常选用肠溶阿司匹林0.3g/d、双嘧达莫50～75mg/d、吲哚美辛50～75mg/d、萘普生0.4～0.8g/d或布洛芬1.2～1.8g/d，分次口服，对皮肤、眼睛、关节、外生殖器及神经损害均有一定疗效。

（3）免疫抑制剂：常用于有重要脏器受损者，可选用苯丁酸氮芥3～6mg/d、环孢素5～10mg/kg·d、环磷酰胺100～200mg/d或硫唑嘌呤1～3mg/kg·d，分次口服。此外，秋水仙碱1～1.2mg/d或雷公藤总苷1mg/kg·d，对皮肤、黏膜、关节病变有较好疗效。

（4）抗生素：可选用苄星青霉素120万U/次，每2周肌注1次，同时联用秋水仙碱1～1.2mg/d，对皮肤、黏膜及关节损害疗效较好；米诺环素100～200mg/d，分次或1次口服，对外生殖器损害有一定疗效。

（5）其他：如沙利度胺起始剂量400mg/d对口腔及外生殖器损害疗效较好；氨苯砜100～200mg/d对皮肤及黏膜损害有效；柳氮磺胺吡啶1.5～3g/d对无视网膜受累的眼色素膜炎有效；大剂量维生素E、维生素C及多种维生素B可作为辅助用药。复方丹参注射液、氯喹、人免疫球蛋白、右旋糖酐-40、链激酶、司坦唑醇等亦可酌情选用。

3. 局部治疗　口腔溃疡可用2%～4%碳酸氢钠溶液、复方氯己定溶液或多贝尔液含漱，疼痛明显者进食前用0.5%利多卡因溶液含嗽，亦可外涂金霉素甘油、3%苯唑卡因硼酸甘油溶液、林可霉素利多卡因凝胶、1%达克罗宁溶液和糖皮质激素软膏或贴膜剂。

外生殖器溃疡可用1∶5000高锰酸钾溶液、0.05%黄连素溶液、0.5%聚维酮碘溶液、0.1%依沙吖啶溶液或0.02%呋喃西林溶液冲洗后，外涂贝复剂喷雾剂、2%莫匹罗星软膏、1%利福平软膏、0.5%～1%新霉素软膏、1%诺氟沙星软膏或0.2%盐酸环丙沙星软膏，每日3～5次。

急性眼色素膜炎可用散瞳剂点眼。肢端血管炎性损害可涂搽肝素钠软膏或喜疗妥软膏，每日3次。

4. 封闭治疗　球结膜下及关节腔内注射地塞米松5mg，可有效缓解炎症。溃疡基底部注射曲安西龙乙酸酯5mg/m²，每周1次，可迅速改善症状。

5. 中医治疗

（1）风温湿热上蕴证：多见于有复发性口腔溃疡者，兼有眼结合膜炎、虹膜睫状体炎、角膜炎等目赤症状，或有发热、头痛、骨节酸楚、便干溲赤；舌苔黄腻，脉多弦滑有力。治宜祛风清热，和营利湿，药用淡竹叶、土茯苓、金银花、桑叶、赤芍各10g，生石膏、鲜生地各15g，生大黄、薄荷、山栀、黄芩各6g，生甘草5g，黄连3g，每日1剂，水煎取汁分次服。

（2）肝脾湿热下注证：多见于有外生殖器溃疡，并伴有小腿结节性红斑、脓疱疮或毛囊炎者，全身症状可兼有午后低热，头昏、头胀、头痛，关节酸痛，神疲乏力，纳呆腹胀，小便黄或刺痛；苔黄腻，脉濡数或弦数。治宜疏肝和脾，清利湿热，药用生薏仁、金银花各15g，车前子12g，赤白芍、苍白术、川牛膝、柴胡、当归、山栀、茯苓、黄芩、萆薢、黄柏各10g，龙胆草、木通各6g，生甘草3g，每日1剂，水煎取汁分次服。

（3）肝肾阴虚内热证：多见于病程日久、肝肾阴亏、阴虚生内热者，证见低热起伏，腰膝酸软，头昏乏力，视物模糊，口苦咽干，盗汗，五心烦热，女子月经不调，男子遗精；舌红苔剥，脉弦细数。治宜滋养肝肾，养阴清热，药用太子参、桑葚子、生地各15g，枸杞子、玄参、山药各12g，女贞子、白菊花、白芍、麦冬、知母、黄柏、丹皮各10g，每日1剂，水煎取汁分次服。

（4）外治法：口腔溃疡可吹扑西瓜霜、锡类散或珠黄散；眼痛或羞明，选用黄菊花、薄荷、青茶适量水煎外敷或冲洗；外阴溃疡可选用苦参汤或蛇床子汤外洗，然后扑撒黄连粉或铁箍粉；溃疡久不愈合，可用珍珠软膏（珍珠粉0.3~0.6g混于凡士林10g中）外敷，每日数次。

混合结缔组织病

混合结缔组织病是临床具有系统性红斑狼疮、硬皮病、皮肌炎和类风湿关节炎等症状，血液中常有高滴度抗核抗体，特别是抗可提取核抗原（ENA）抗体中的抗核糖核蛋白（RNP）抗体的一种综合征。病因不明，可能是在遗传基础上免疫调节异常所致。

【诊断要点】

1. 好发年龄　约80%患者为女性，平均发病年龄约为37岁。

2. 好发部位　皮损多发生于面部及双手，可累及多系统和多器官。

3. 典型损害

（1）皮肤损害：早期约90%患者出现雷诺现象，常为本病的先躯症状或始发症状,患者对冷水及寒冷反应明显,重者可发生指(趾)端缺血性溃疡或坏疽。手指弥漫性肿胀,皮肤紧绷,指端变细,外观似腊肠样,指关节伸侧可见萎缩性红斑和甲周毛细血管扩张等。

面部皮肤轻微水肿,表面紧张光亮,弹性降低,但无明显硬化,可见毛细血管扩张,眼睑弥漫水肿性紫红色斑,双颧及鼻背红斑常融合成蝶形。可伴有头发脱落。

(2) 关节及肌肉损害:87%以上患者伴有多发性关节痛或关节炎,主要累及四肢小关节,关节周围一般无红肿,多不形成关节畸形。约60%患者伴有四肢近端肌肉疼痛、压痛和肌力减退。

(3) 食管损害:66%～88%患者伴有食管下端扩张及蠕动无力,可引起吞咽困难。

(4) 其他脏器损害:约70%患者肺脏受累,发生胸膜炎、肺间质纤维化和间质性肺炎;心脏受累可发生心包炎,亦可有心肌损害。肝、脾、淋巴结、神经系统、血液系统等均可受累,成年肾脏受累较轻且对糖皮质激素治疗反应较好,儿童肾脏受累较多见且较为顽固。

4. 自觉症状　常有不同程度关节痛及肌肉压痛,内脏器官受累可出现相应症状。部分患者可伴有发热、浅表淋巴结肿大、乏力、倦怠等全身症状。

5. 病程　慢性经过,症状缓解与加重相互更替,病程可达数年至数十年。

6. 实验室检查　可有贫血、白细胞减少、血小板减少,血沉增快,高球蛋白血症,血清补体可降低,血清肌酶升高等,部分患者 HLA-DR$_4$。约半数患者类风湿因子阳性,高滴度荧光抗核抗体呈斑点型;ENA 抗体和抗 nRNP 抗体阳性具有特异性。

非曝光正常皮肤直接免疫荧光,显示表皮细胞间 IgG 沉积,约30%病例在表皮与真皮交界处有免疫球蛋白沉积,少数患者肾小球基底膜有 IgG、IgM 和补体沉积。

【治疗】

1. 一般治疗　治疗前应明确诊断,除外系统性红斑狼疮、皮肌炎、硬皮病和类风湿性关节炎。注意休息,避免劳累,加强营养,提高机体抗病能力。伴有雷诺现象者,应注意保暖,避免寒冷刺激,伴有关节症状者应避免剧烈运动。

2. 全身治疗

(1) 糖皮质激素:半数以上患者对中小剂量糖皮质激素有较好反应,尤其对贫血、白细胞减少、关节炎、皮肤损害及肌肉损害疗效显著。常选用醋酸泼尼松10～30mg/d,分次或1次口服,肌炎患者可加大剂量至1～2mg/kg·d。

（2）免疫抑制剂：与小剂量糖皮质激素合用对肾外损害有较好疗效，可选用硫唑嘌呤2～3mg/kg·d、环磷酰胺100～200mg/d、甲氨蝶呤7.5～15mg/周、环孢素5mg/kg·d或雷公藤总苷1～1.5mg/kg·d，分次口服。严重的肾脏损害可选用环磷酰胺0.5～1g/m²冲击治疗，1～3月1次。

（3）非甾体类抗炎剂：对缓解关节症状效果较好，常选用肠溶阿司匹林0.3g/d、萘普生0.4～0.8g/d、吲哚美辛75～150mg/d或布洛芬1.2～1.8g/d，分次口服。

（4）血管活性剂：能减轻雷诺现象症状和减少发作次数，可选用盐酸地尔硫䓬90～240mg/d、硝苯地平30～60mg/d、盐酸酚卞明10～20mg/d、卡托普利25～100mg/d、妥拉唑林75mg/d、双嘧达莫75～150mg/d、己酮可可碱1200mg/d或右旋糖酐-40溶液500ml，静脉滴注或分次口服。

（5）其他：如氯喹或羟氯喹对皮肤损害有效；金制剂或青霉素可用于有侵蚀性关节炎而无肾脏受累者；雷公藤多苷或昆明山海棠与糖皮质激素作用相似，轻症者可单独应用。复方丹参注射液、当归注射液、薄芝注射液、左旋咪唑、转移因子、胸腺肽、贞芪扶正胶囊等，可酌情选用。

3. 局部治疗　局限性皮损可涂搽1%醋酸氢化可的松软膏、0.1%丁酸氢化可的松霜、0.1%糠酸莫米松乳膏或软膏、0.1%哈西奈德乳膏或0.05%丙酸氯倍他索软膏，每日1或2次。亦可外涂右旋糖酐软膏、1.2%烟酸苄酯霜、1%～2%硝酸甘油软膏、2%二硝基氯苯软膏、肝素钠软膏或喜疗妥软膏，每日2次。

4. 物理治疗　指（趾）端损害可试用浓缩的丹参液电离子局部透入、氦-氖激光照射、音频电疗、蜡疗、按摩等。毛细血管扩张可选用脉冲激光或氩激光治疗。

5. 中医中药　中医认为混合结缔组织病的病因病机主要因肾阴不足、肾阳虚损或阴阳俱虚所致，治疗原则以滋肾养阴、补肾温阳或阴阳双补为主。临床可根据病情选用以下验方治疗。

（1）复方益母草汤：具有养阴清热、活血通络之功效。药用益母草、灵磁石各30g，丹参、元参各15g，牡丹皮、肉苁蓉、补骨脂、桂枝、黄柏、川芎各9g，广犀角粉、甘草各3g，每日1剂，水煎取汁分次服。

（2）凉血通络饮：具有活血祛瘀、凉血通络之功效。药用益母草、丹参各30g，牡丹皮、丝瓜络、大黄、桂枝、赤芍、红花、川芎各9g，桃仁6g，生甘草3g，每日1剂，水煎取汁分次服。

（3）益气活血方：①寒凝血瘀证[指（趾）端苍白、发凉，麻木或刺痛，继而紫暗、肿胀，遇冷加重，得温缓解等]者，治宜温阳散寒，活血通络，药用桑枝30g，大枣 15g,炙地龙、桂枝、赤芍、当归、川芎、桃仁、红花各 10g,炙川乌(先煎)9g。②阳虚血瘀证(手指肿胀,关节酸痛,活动不利,伴面色萎黄,畏寒肢冷,纳呆便溏等),治宜补肾壮阳,温经合营,药用淫羊藿、丹参各 30g,熟地 18g,益母草 15g,鹿角片 12g,肉苁蓉、威灵仙、锁阳、桂枝、麻黄、秦艽、羌活各 9g。③阴虚血瘀证(双手弥漫性肿胀,关节疼痛,面部蝶形红斑,伴不同程度发热等)者,治宜养阴清热,益气活血,药用白花蛇舌草、生地黄、鸡血藤、鹿含草、六月雪、生黄芪、虎杖、丹参各 30g,乌梢蛇、炙地龙各 15g,玄参 12g,天门冬各 9g。均为每日 1 剂,水煎取汁分次服。

第十二章　角化性皮肤病

毛周角化病

毛周角化病是一种常见的慢性毛囊角化异常性皮肤病。发病可能与不同外显率常染色体显性遗传、内分泌异常或代谢障碍等有关,部分患者可伴发掌跖角化症、毛囊性鱼鳞病、丘疹性无毛病、心-面-皮肤综合征、外胚叶发育不良伴螺旋发和 KID 综合征等。

【诊断要点】

1. 好发年龄　多见于青少年,发病无明显性别差异。

2. 好发部位　皮损多发生于上臂外侧和股前外侧,也可见于前臂、肩胛和臀部,偶可泛发,常对称分布。

3. 典型损害　皮损为针尖至粟粒大尖顶的毛囊角化性丘疹,正常肤色或呈淡红色,丘疹顶端常有灰褐色或灰白色圆锥形由浓缩的皮脂分泌物和毛囊上皮细胞聚集在毛干周围构成的角质棘刺,可有毛发贯穿或蜷曲其中。除去角栓后,其顶端留有小的杯状凹陷,不久即被新的角质物填充。

丘疹数量较多,散在互不融合,常簇集成群,外观类似"鸡皮",触摸有锉手感,周围皮肤正常或有细小鳞屑。

4. 自觉症状　一般无自觉症状,有时伴有轻微瘙痒。

5. 病程　皮疹呈慢性经过,冬季加重,夏季减轻,可随年龄增长自然缓解。伴有鱼鳞病者的皮疹常倾向于持久存在。

6. 实验室检查　毛囊性丘疹活检组织病理示:毛囊口扩大,内有角栓,可含有一根或多根扭曲的毛发。表皮角化过度,真皮可有轻度炎症细胞浸润。

【治疗】

1. 一般治疗　本病无自觉症状,常随年龄增长自行缓解,不影响健康。平时多食用富含维生素的蔬菜、水果等,避免用力搓擦和剥刮皮疹。

2. 全身治疗　角化明显者可间断性口服维生素 A 5 万～15 万 U/d 和维生素 E 0.2～0.3g/d,必要时给予维胺酯50～100mg/d 或阿维 A 酸10～20mg/d,分次或 1 次口服。

严重病例或继发毛囊炎者,可给予四环素 1～2g/d 或米诺环素 100～

200mg/d,分次口服。

瘙痒明显者可给予盐酸赛庚啶6～12mg/d、盐酸西替利嗪10mg/d或盐酸左西替利嗪5mg/d,分次或1次口服。

3. 局部治疗　局部外用12%乳酸铵洗剂、0.1%阿达帕林凝胶、0.005%卡泊三醇软膏、6%甘醇酸软膏、10%～20%尿素霜、2%～3%水杨酸软膏、0.025%～0.1%维A酸乳膏、维生素D霜等,每日2～3次,可有暂时疗效,但停药后易复发。

4. 中医治疗

(1)血虚风燥证:皮损主要见于四肢、股外侧及臀部,为针头大毛囊性皮色丘疹,顶部可见角栓,剥除角栓后可见凹窝,冬重夏轻,一般无自觉症状,面色、口唇、甲床可发白,四肢麻木,偶伴心悸、失眠,舌质淡,脉虚数。治宜健脾养血祛风,方选四物消风汤加减,药用生地25g,当归、荆芥、各20g,何首乌、防风、白芍、□芷、独活、柴胡、白术各15g,白鲜皮、蝉蜕各10g,每日1剂,水煎取汁分次服。

(2)脾虚实盛证:皮损主要见于四肢和臀部,多对称性分布,为毛囊性淡褐色丘疹,顶部角栓,剥除后可见凹窝,轻微瘙痒,慢性病程,可伴有腹胀纳少、气短懒言、便溏等,舌质淡,脉弱。治宜健脾化湿止痒,方选参苓白术散加减,药用荆芥20g,薏苡仁、炙甘草、白术、扁豆、砂仁、陈皮、防风各15g,人参、山药各10g,每日1剂,水煎取汁分次服。

(3)外治法:局部可选用地骨皮、皂角刺、石菖蒲、益母草、甘松、白及、漏芦、红花、赤芍、当归等各适量,水煎搽洗患处。亦可涂搽10%五倍子软膏或润肤甘草油,每日2次。

毛囊角化病

毛囊角化病是一种以表皮细胞角化不良为病理特征的慢性角化性皮肤病。本病为常染色体显性遗传,具有完全的外显率,但多数患者散发,可能由ATP2A2基因突变引起。

【诊断要点】

1. 好发年龄　常于8～16岁发病,5岁以前发病者少见,无明显种族、性别差异。

2. 好发部位　皮损好发于面、颈、胸、背、腹、腋窝、乳房下、外阴、腹股沟、骶尾部、四肢屈侧等,常对称分布,少数可局限于身体一侧或某一部位。黏膜、指(趾)甲也可受累,偶可伴有系统损害。

3. **典型损害**　皮损为针尖至粟粒大肤色、暗灰色或褐色质较硬的毛囊性丘疹,表面覆油腻性棕色或黑色鳞屑和痂皮,其下有角质栓嵌于毛囊口内,剥除后丘疹顶端留有漏斗状小凹窝。

丘疹数量逐渐增多并相互融合成大小不等的斑片和斑块,少数可呈乳头瘤样增殖,尤以皮肤皱褶处明显,表面覆污褐色痂皮,痂下为湿润基底面,常伴有恶臭,发生于头皮的痂皮较厚,但不引起脱发,手足背部损害可类似疣状肢端角化症。约10%患者可有掌跖点状或弥漫性角化过度,少数患者的皮损呈线状或带状局限于身体一侧。

唇、舌、牙龈、腭等处黏膜受累,表现为白色小丘疹或白斑样损害;甲板受累表现为甲板变薄、脆裂、纵嵴、甲远端缺损及甲下角化等;肺脏受累,X线检查示肺下叶广泛纤维化和结节性损害。有报道少数患者可伴发骨囊性变,以及侏儒症、智力低下等。

4. **自觉症状**　一般无自觉症状,可伴有轻微瘙痒,无系统损害者不伴有全身症状。多数患者对日光敏感,日晒后症状加重,冬季症状减轻。

5. **病程**　皮损呈慢性进行性发展趋势,青春期后达到顶峰,以后趋于稳定。皮损冬轻夏重,无自行消退倾向。

6. **实验室检查**　毛囊性丘疹活检组织病理的基本变化为角化不良,圆体细胞及谷粒细胞位于颗粒层和角质层,基底层和棘层细胞松解形成裂隙,单层基底细胞围绕真皮乳头形成绒毛。角化过度及乳头瘤样增殖形成角质栓塞。

【治疗】

1. **一般治疗**　避免阳光暴晒和服用碳酸锂等药物,防止病情加剧。保持皮肤清洁干燥,避免摩擦、肥皂水刺激和外伤,防止继发感染。本病为遗传性疾病,禁止近亲结婚。平时多食用富含维生素的蔬菜、水果、动物肝脏等食物。

2. **全身治疗**

(1) 维生素 A:成人用量为 20 万 U/d,儿童用量为 2.5 万～5 万 U/d,分次口服,可与维生素 C 0.2～0.6g/d 或维生素 E 0.1～0.3g/d 合用,连续2～3月,无效或效果不显著者停用。大剂量维生素 A 副作用较大,且疗效有限,尤其是儿童,故不予推荐。

(2) 维 A 酸类:可选用异维 A 酸 1mg/kg·d、阿维 A 酯 0.5mg/kg·d、阿维 A 酸 0.5mg/kg·d 或维胺酯 1～2mg/kg·d,分次口服,常有较好疗效,但对浸渍和间擦部位损害效果一般。

(3) 抗疟药:用于光敏感患者,常选用氯喹 0.25～0.5g/d 或羟氯喹 0.4～0.6g/d,分次口服,症状缓解后逐渐减量,疗程中应定期检查眼底。

（4）免疫抑制剂：仅用于病情严重病例，一般选用环孢素 5～7.5mg/kg·d，分次口服，或环孢素 3～5mg/kg·d 静脉滴注。

（5）抗生素：继发细菌感染或痂下分泌物较多者，可给予罗红霉素 150～300mg/d（儿童 5～10mg/kg·d）、红霉素 2～4g/d（儿童 30～50mg/kg·d）、阿奇霉素 500mg/d（儿童 10～12mg/kg·d）、阿莫西林 1g/d（儿童 20～40mg/kg·d）或米诺环素 100～200mg/d 等，分次口服，必要时根据细菌培养和药敏试验选择敏感抗生素。

3. 局部治疗　患处可外用 0.025％～0.1％维 A 酸乳膏、0.3％维 A 酯凝胶、5％～10％水杨酸软膏、10％尿素软膏、5％5-氟脲嘧啶软膏、0.1％阿达帕林凝胶或 0.05％他扎罗汀凝胶，每日 1～2 次，但皱褶部位应谨慎应用，选择低浓度无刺激性的药物。

继发细菌感染者，可选用 1∶8000 高锰酸钾溶液清洗湿敷患处后，外涂 2％莫匹罗星软膏、2％夫西地酸乳膏、1％诺氟沙星软膏或 0.2％盐酸环丙沙星软膏，每日 2～3 次。

4. 物理治疗　皮损泛发者可照射境界线或浅层 X 线，有时可获良效。疣状增殖性损害可试用液氮冷冻、CO_2 激光或微波治疗。

5. 封闭治疗　肥厚性或疣状斑块内注射长效糖皮质激素，如用 1％普鲁卡因或 1％利多卡因溶液稀释而成的 1％醋酸泼尼松龙混悬液、0.5％甲泼尼龙醋酸酯混悬液、1％曲安西龙双醋酸酯混悬液、0.2％复方倍他米松混悬液或 1％曲安奈德混悬液 1～2ml，每周或每月 1 次，可有较好的暂时疗效，但停药易复发。

6. 外科疗法　蕈样斑块或肥厚性损害，可采用皮肤磨削术或手术切除，面积较大的损害可切除后植皮。

7. 中医治疗

（1）血燥湿痒证：发病初期，皮疹主要发生于头面、颈胸、鼠蹊及四肢屈侧，表面有油腻性污垢，损害为粟粒大质较硬的角化性丘疹，状如蟾皮，触之甲错，指（趾）甲脆薄而裂，伴口干舌燥；舌质红，苔少，脉细数。治宜养血润燥，方选清燥救肺汤加减，药用炒扁豆、山药、麻仁各 15g，枇杷叶、沙参、麦冬、杏仁各 12g，阿胶、桑叶、石斛、玉竹、甘草各 10g，每日 1 剂，水煎取汁分次服。

（2）脾不布津证：皮损处于静止期，主要发生于面颊、腋胁、鼠蹊、肩背、外阴等处，分布较为广泛，皮疹为绿豆大质硬的丘疹，可有少量脓性黏液，口唇糜烂、皲裂、结痂，掌跖皮肤增厚变硬，兼有身重懒言，腹胀便溏；舌质淡或有齿痕，脉细无力。治宜健脾助运化，方选参苓白术散加减，药用山药、苍术各 15g，炒白扁豆、炒枳壳、炒二芽、鸡内金、法夏各 12g,党参、白术、陈皮、甘草各 10g,砂仁 8g,每日 1 剂,水煎取汁分次服。

加减法:皮疹坚硬者加用大黄䗪虫丸;伴有家族史者加用六味地黄丸;伴有脓液及恶臭者加用藿香、佩兰;口干舌燥者加用花粉、玉竹、沙参等。

(3)外治法:皮损为丘疹,伴有皲裂、脱屑,外用疯油膏;伴有糜烂、渗出及恶臭,选用乌梅水洗剂,湿敷患处,每日 3 次,每次 15 分钟。

掌跖角化症

掌跖角化症是以手掌和足跖角化过度为主要特征的一组慢性皮肤病。分为遗传性、获得性和症状性三类,绝大多数患者的发病与遗传有关,常有家族史,为常染色体显性或隐性遗传,部分可为其他皮肤病或全身性疾病的掌跖部表现。

【诊断要点】

1. 好发年龄 遗传性者常自婴幼儿期发病,获得性和症状性者可见于任何年龄。

2. 好发部位 皮损发生于手掌和足跖部,少数可累及掌跖侧缘和手足背,常对称分布。

3. 典型损害 皮损为弥漫性、点状和条纹状质硬增厚的表皮,颜色淡黄或黄白,呈半透明状,表面干燥粗糙常有裂隙,可有不规则形小块的表皮脱落,边缘与正常皮肤分界清楚,轻症者仅表现为皮肤干燥、粗糙和轻微增厚。汗液和水浸泡后皮损轻微肿胀发白,容易剥泊,冬季则易发生皲裂和出血。

多数患者伴有掌跖多汗症,指(趾)甲板增厚、混浊、弯曲或有嵴纹,表面凹凸不平,缺乏光泽,少数患者可有杵状指或勺状甲。少数患者可伴有其他先天畸形或其他疾病,偶可并发食道癌。

4. 自觉症状 一般无自觉症状,发生皲裂时可有疼痛。

5. 病程 遗传性掌跖角化症的皮损常持续终生,其他类型掌跖角化症常随伴发疾病症状的缓解而减轻或消退。

6. 实验室检查 角化性损害处活检组织病理的基本改变为表皮角化过度、角化不良、颗粒层和棘层增厚,真皮浅层轻度炎症细胞浸润。部分遗传性者的表皮基底层上细胞内有密集成簇的角蛋白丝,角质形成细胞核周空泡化,颗粒层可见大而不规则透明的角质颗粒。

【治疗】

1. 一般治疗 掌跖部尽量避免长久受压、摩擦和机械性摩擦,防止表皮剥脱。平时注意多食用富含维生素的蔬菜、水果等。加强手足的护理,避免过度潮湿和干燥,防止继发感染。单纯性掌跖角化一般不影响身体健康,但极少数尤其是遗传性掌跖角化症者可伴发食道癌,应引起注意。

2. 全身治疗 症状较明显者可给予异维A酸0.5~1mg/kg·d、阿维A酯0.5~1mg/kg·d、阿维A酸0.5~1mg/kg·d或维胺酯1~2mg/kg·d,分次口服,部分患者常有较好的短期疗效,但停药可复发,13以下儿童不用或慎用。

3. 局部治疗 常选用10%~20%尿素脂、0.1%维A酸乳膏、5%~10%水杨酸软膏、0.25%蒽林软膏等局部封包,每日1或2次,待角化性皮损软化后改用0.025%醋酸氟氢可的松软膏、0.1%哈西奈德乳膏或软膏、0.05%卤米松软膏或0.05%丙酸氯倍他索软膏等糖皮质激素制剂封包可提高疗效。

此外,0.005%卡泊三醇软膏或6%水杨酸丙二醇凝胶局部外用,以及曲安西龙橡皮膏贴敷等也有较好疗效。

4. 物理治疗 患处照射浅层X线可有一定疗效。继发性掌跖角化症进行PUVA或re-PUVA(口服维A酸类药物后照射UVA)效果较好。

5. 手术治疗 顽固角化性损害影响手部功能者,可考虑手术切除植皮,切除的损害应包括表皮、真皮及皮下脂肪,以防复发。

6. 中医论治 弥漫性掌跖角皮症治宜补益肝肾,养血润肤,药用女贞子20g、黄精20,旱莲草、桑椹子、熟地、天冬、首乌、白芍各15g、乌豆衣10g,甘草5g,每日1剂,水煎取汁分次服。

局部选用黄精60g、白及35g、丹参30g、甘草15g水煎汁浸泡患处,或封包紫草膏可有一定疗效。

汗管角化症

是一种以表皮明显角化、鸡眼样板层结构为主要病理特征的慢性角化不全性皮肤病。多数患者有家族史,为常染色体显性遗传,部分可能与光损伤、感染、外伤、免疫抑制和药物等有关。

【诊断要点】

1. 好发年龄 多数患者自幼发病,少数成年发病,男性多于女性。

2. 好发部位 皮损多发生于面部及四肢暴露部位,少数可发生于头皮、躯干、外阴及黏膜等部位。

3. 典型损害 损害初为针尖至粟粒大褐色或棕褐色角化性丘疹,缓慢向四周扩展,并逐渐形成境界清楚、大小不一的环状或不规则形斑块,中央萎缩,灰黄色或淡褐色,四周呈暗褐色堤状隆起,可见线状沟槽及突起的角质薄片,表面干燥粗糙,可有少量鳞屑,毳毛消失。

损害数量多少不定,既可单发长久不变,亦可逐渐增多甚至泛发全身。多发者的皮损散在分布或相互融合成面积较大的多环状、条带状或地图状斑片和斑块,一般条带状皮损常单侧分布。掌跖合并播散型者可有黏膜损害。

临床根据皮损表现将其分为 Mibelli 型(即典型汗管角化症)、播散性表浅型(角化性皮损除掌跖外泛发周身)、播散性表浅光化型(皮损泛发于身体暴露部位)、掌跖合并播散型(皮损播散且累及掌跖)、线状型(汗孔角化性损害呈线状或带状分布)、掌跖点状型(汗孔角化性损害仅发生于掌跖)、角化过度型(汗孔角化性损害角化过度)、增生炎症型(汗孔角化性损害发生炎性改变)等多种类型。病程较久者的损害偶可发展成鳞状细胞癌、Bowen 病或基底细胞癌,尤以线状型损害癌变率最高,而播散性表浅光化型的损害几乎不发生恶变。

4. 自觉症状 一般无任何自觉症状,少数可有轻微瘙痒,尤其是发生于暴露部位的皮损。

5. 病程 皮损可长期静止不变,亦可缓慢扩大或不断有新发损害,自行消退者少见。

6. 实验室检查 本病各型的组织病理表现基本相同。隆起处损害可见充满角蛋白的表皮凹陷,呈一定角度向下延伸,中央有角化不全柱,称为鸡眼样板层,为本病最显著的特征。角化不全柱的底部可见排列不规则的表皮细胞,胞核固缩伴核周水肿,在角化不全柱凸起处无颗粒层,而周围颗粒层则正常。

【治疗】

1. 一般治疗 损害多发生于暴露部位,强烈日光照射可促其播散,尤其是播散性表浅光化型者,应尽量避免日晒,外出时在暴露部位涂搽高指数防晒霜。中老年患者应经常观察皮损变化,遇有皮损突然扩大、呈疣状增殖、颜色改变、自行破溃、瘙痒明显等情况,应及时进行病理检查,以便早期发现恶变。

2. 全身治疗 光敏感者可间断性给予氯喹0.25～0.5g/d 或羟氯喹0.4～0.6g/d,分次口服,但应避免长期服用,并定期复查眼底。成人及 12 岁以上皮损泛发者,可试用异维 A 酸0.5～1mg/kg·d、阿维 A 酯 0.5mg/kg·d 或阿维 A 酸0.5mg/kg·d,分次口服,对部分患者有效,但应注意药物不良反应。

3. 局部治疗 表浅性皮损可涂搽 5%5-氟脲嘧啶软膏、0.005%卡泊三醇软膏或 0.1%维 A 酸霜,每日 2 次,可有暂时疗效。伴有瘙痒者可外用 0.1%糠酸莫米松乳膏或软膏、0.1%曲安奈德霜、0.1%哈西奈德乳膏或软膏、0.05%卤米松软膏或 0.05%丙酸氯倍他索软膏,每日 2 次。

4. 封闭治疗　较大的斑块性损害内注射适量的醋酸泼尼松龙混悬液、甲泼尼龙醋酸酯混悬液、曲安西龙双醋酸酯混悬液、复方倍他米松混悬液或曲安奈德混悬液等长效糖皮质激素,每周或每月 1 次,可有一定疗效。

5. 物理疗法　基于美容考虑的散在较小损害,可试用液氮冷冻、激光、微波、电灼或 585nm 脉冲激光治疗。有报告 PUVA(总量 6J/cm²)治疗非光感泛发性损害有效,机制尚不清楚。

6. 外科疗法　顽固较小的肥厚性斑块或疑有恶变倾向者,可手术切除。皮肤磨削术可完全治愈局限性浅表性汗管角化病。

7. 中医治疗

(1) 风湿外袭证:多见于发病初期,患者常为成年人,皮损以四肢多见,可见于手足,境界鲜明,多为散在的角化性圆圈形损害,发于趾间者形似鸡眼,向外扩展非常缓慢;舌质淡红,苔白,脉弦细。治宜祛风除湿,养血润燥,方选苍术膏加减,药用苍术 1000g,何首乌、白鲜皮、当归各 200g,水煎成浸膏,加蜂蜜 500g 成膏,每次服 10g,每日 2 或 3 次。

(2) 瘀血阻滞证:早年发病,有家族史,皮损为褐黑色角化性斑疹,近圆形或不规则形,周边轻微隆起,触之有铧手感,发展极其缓慢或多年无变化;舌质暗红或有瘀斑,苔少,脉涩滞。治宜活血化瘀,疏通经络,方选通窍活血汤加减,药用当归、生地、赤芍各 12g,丝瓜络、青陈皮、甲珠、皂刺、川芎、桃仁各 10g,白芷 6g,每日 1 剂,水煎取汁分次服。

(3) 肝肾不足证:病变主要发生于口腔,为乳白色斑片,发生于阴部可有糜烂,病程缓慢,不易消退;舌质淡红,少苔,脉细数。治宜补益肝肾,化痰软坚,方选新六味片加减,药用生地 4000g,女贞子、山药各 2000g,茯苓、赤芍、泽泻各 1500g,共研细末,压缩成片,每次服 15g,每日 3 次。

进行性指掌角皮症

进行性指掌角皮症是一种发生于指掌的慢性角化性皮肤病。发病可能与干燥、洗涤剂刺激、妊娠、雌激素降低等有关。

【诊断要点】

1. 好发年龄　多见于中青年女性。

2. 好发部位　好发于双手掌及指腹部,以右手多见。可累及指掌侧缘和跖部。

3. 典型损害　损害为掌指皮肤干燥,皮纹不清甚至完全消失,颜色淡红略有光泽,表面有少量鳞屑及碎玻璃样裂隙,少数角质增厚明显,冬季常发生皲裂和出血。

一般皮损常从一侧拇指、食指开始,逐渐扩展至手掌及其他手指,对侧可同时或不久后也发生同样损害,严重者跖部及指背侧也可干燥脱屑,甚至指关节活动受限、指尖变细。

4. 自觉症状　多数患者无任何自觉症状,少数可有轻微瘙痒及掌指皮肤紧缩感。伴有皲裂时可有疼痛。

5. 病程　皮损常呈慢性进行性发展趋势,少数可自行缓解,偶可自愈。

【治疗】

1. 一般治疗　加强掌指皮肤护理,去除可能的诱发因素,尽量避免接触肥皂、洗衣粉、汽油、洗洁精及其他刺激性物质。平时经常接触水者,可带防水手套,并经常涂搽油性护肤剂。生活规律,情绪稳定,避免焦躁和精神紧张。

2. 全身治疗　伴有性激素紊乱者,可试用维生素 A 10 万～15 万 U/d、维生素 E 0.2～0.3g/d,分次口服,以及己烯雌酚 1mg,临睡前顿服。伴有瘙痒者可给予盐酸赛庚啶 4～8mg/d、盐酸西替利嗪 10mg/d 或非索非那定 60mg/d,分次或 1 次口服。

3. 局部治疗　患处可外用 0.05％～0.1％维 A 酸乳膏、5％水杨酸硫磺软膏、5％尿囊素软膏、喜疗妥软膏,以及 0.05％卤米松霜或软膏、0.05％丙酸氯倍他索软膏、0.1％哈西奈德乳膏或软膏、0.1％糠酸莫米松乳膏或软膏、0.1％曲安奈德霜或曲安奈德益康唑软膏、复方酮康唑软膏等,每日 2～3 次。

4. 封闭治疗　在内关穴或腕部皮下注射 0.8％～1％曲安西龙双醋酸酯混悬液、0.2％复方倍他米松混悬液或 1％曲安奈德混悬液 0.5～1ml,2～4 周 1次,可有暂时疗效。

5. 中医治疗

(1) 风热证:掌跖皮肤干燥、发皱,颜色淡红,轻微瘙痒,舌质红,苔薄黄,脉浮数。治宜祛风清热,方选消风散加减,药用山药、生地、当归各 20g,胡麻仁、牛蒡子、生甘草、防风、苍术、蝉蜕、知母、石膏各 15g,荆芥、苦参各 10g,每日 1 剂,水煎取汁分次服。

(2) 血热证:掌跖皮肤潮红,干燥、发皱和有少量鳞屑,轻微肿胀,瘙痒较明显,伴有身热夜甚,烦躁不眠,目赤,鼻衄,女性经血多且色红,舌质红绛,脉细数。治宜清热凉血疏风,方选清营汤加减,药用:丹参、荆芥各 20g,金银花、生地、连翘、玄参、黄连、防风各 15g,白鲜皮、蝉蜕各 10g,竹叶 5g,每日 1 剂,水煎取汁分次服。

（3）血虚证：掌跖皮肤干燥、发皱，颜色不红，伴有鳞屑和皲裂，自觉痒痛，面色淡白无华，四肢麻木，心悸失眠，周身乏力，女性经少色淡，舌质淡，脉虚数。治宜补血养血祛风，方选四物汤合消风散化裁，药用熟地 25g，当归、山药、生地各 20g，牛蒡子、煅石膏、胡麻仁、生甘草、白芍、川芎、防风、苍术、蝉蜕、知母各 15g，荆芥、苦参各 10g，每日 1 剂，水煎取汁分次服。

（4）外治法：局部可涂搽青黛软膏，每日 3 次；或选用苦参汤温洗双手。

进行性对称性红斑角化症

进行性对称性红斑角化症是一种双侧掌跖慢性进行性红斑角化性皮肤病。发病可能与遗传有关，亦或是毛发红糠疹的一种亚型。

【诊断要点】

1. 好发年龄　常自婴儿期发病，少数也可于成年发病，无明显性别差异。

2. 好发部位　皮损常对称发生于手掌及足跖部，可扩展至手背、足背、颈前、肘、膝及股前侧，偶见于上臂、肩、颈、颜面、臀和腔口周围。

3. 典型损害　皮损为境界清晰、大小不一的浸润性褐红色角化性斑块，微隆起于皮面，表面干燥粗糙，覆少量鳞屑，边缘可有色素沉着，多对称分布，偶可不规则分布或局限于某一处。

一般皮损始发于掌跖，逐渐累及手背和手指，可长期局限于手足部，亦可向四肢近心端蔓延累及前臂、胫前和肘膝伸面，偶可泛发，部分在外伤或皮肤划破后出现类似损害。皮损遇冷、热刺激或情绪波动可使症状加重。

4. 自觉症状　多数患者掌跖部皮肤感觉降低，少数可有轻微瘙痒。

5. 病程　皮损常呈慢性进行性发展趋势，少数自幼发病者至青春期病情可自行缓解。

6. 实验室检查　角化性皮损活检组织病理示：表皮角化过度，伴角化不全，颗粒层消失，棘层显著增厚，真皮有不同程度炎症细胞浸润。

【治疗】

1. 一般治疗　加强皮肤护理，避免外伤和温度过高或过凉的水刺激患处，尤其要防止掌跖部皮肤烫伤。保持良好稳定的心态，避免情绪波动过大和精神紧张。

2. 全身治疗　可试用维生素 A 10 万～20 万 U/d、异维 A 酸 0.5～1mg/kg·d、阿维 A 酯 0.5～1mg/kg·d 或阿维 A 酸 0.5～1mg/kg·d，分次口服，部分患者有效，但应注意其副作用，年龄较小的儿童慎用。

3. 局部治疗　皮损处可涂搽 0.1％维 A 酸乳膏、10％水杨酸硫磺软膏、20％～30％鱼肝油软膏、10％尿素软膏，亦可涂搽 0.05％丙酸氯倍他索软膏、0.1％哈西奈德乳膏或软膏、复方醋酸氟轻松酊、0.1％糠酸莫米松软膏或 0.1％曲安奈德软膏、复方氟美松软膏等，每日 2～3 次。若进行封包疗法其效果可得以加强。

4. 物理治疗　肥厚性损害照射浅层 X 线、敷贴^{32}磷或 PUVA，可有一定疗效。

5. 中医治疗

(1) 血热风燥证：发病初期，皮损逐渐向外扩展，基底潮红，伴有皲裂和痒痛，表面覆灰白色鳞屑，不易剥除，可因情绪波动而加重，口渴喜冷饮，大便干结，小便短赤；舌质红，苔薄黄，脉弦滑数。治宜凉血清热，润燥生津，方选凉血解毒汤加减，药用水牛角 30g，白茅根、生石膏、生地各 20g，银花、蚤休、花粉各 12g，焦山栀、川牛膝、地丁、桑枝各 10g，莲子心、黄连各 4.5g，每日 1 剂，水煎取汁分次服。

(2) 血虚风燥证：病变处于静止期，皮损多不再扩展，基底淡红，表面覆灰白色细薄鳞屑，指(趾)甲干枯增厚，失去光泽，每受风寒则加重，伴心悸、失眠、气短、乏力；舌质淡红，苔少，脉弦数。治宜养血熄风，润燥止痒，方选养血润肤汤加减，药用五加皮、天麦冬、生熟地、山药、钩藤各 15g，当归、黄芪、花粉、黄芩各 10g，皂刺、桃仁、红花各 6g，每日 1 剂，水煎取汁分次服。

(3) 外治法：手足角化性红斑，脱屑较多，冰凉不温者，可选用党参、麦冬、薏仁各 20g，牡丹皮 12g，吴茱萸、当归、白芍、桂枝、半夏、干姜、甘草各 9g，水煎趁热浸泡患处，每日 2 次，每次 15 分钟。

剥脱性角质松解症

　　剥脱性角质松解症是一种掌跖角质层浅表剥脱性皮肤病。发病可能有一定的遗传背景，掌跖多汗症或自主神经功能紊乱可能是其诱发因素。

【诊断要点】

1. 好发年龄　多见于青少年，无明显性别差异，常于春秋季节发病。

2. 好发部位　皮损常对称发生于两手掌，少数可发于足跖及指(趾)。

3. 典型损害　皮损初为淡红色斑点、斑片或壁较薄的空泡样损害，尔后表皮自然破裂成菲薄的碎屑，并逐渐向周围扩大，其下皮肤多正常，无炎症表现，数量可逐渐增多并相互融合成大片脱屑斑，甚至满布整个掌跖。重症者表皮可层层脱落,其下皮肤呈鲜嫩淡红色。患者平素常伴有掌跖多汗,但皮损发生后患处排汗则减少。

4. 自觉症状　一般无自觉症状,少数可有轻微瘙痒和烧灼感,肥皂水或其他化学物质刺激后症状可加重。

5. 病程　皮肤脱屑一般2～4周自然消退,掌跖皮肤恢复正常,但常反复发作。

【治疗】

1. 一般治疗　发病后加强掌跖皮肤护理,避免撕剥皮屑和热肥皂水、化学洗涤剂的刺激。经常发作者平素可针对多汗症给予相应的处理,在复发季节应注意预防。

2. 全身治疗　伴有神经衰弱和睡眠不佳者,可给予维生素 B_1 15～30mg/d、谷维素20～30mg/d 或多塞平12.5～25mg/d,睡前或分次口服。维生素 A 15万～20万 U/d 和维生素 E 0.2～0.3g/d 在脱屑初期应用,可能对缓解病情有所帮助。

3. 局部治疗　患处可涂搽5％煤焦油凝胶、10％乳酸胺洗剂、3％水杨酸软膏、20％～30％鱼肝油软膏或10％～20％尿素软膏,重症者亦可外用0.05％丙酸氯倍他索软膏、0.1％糠酸莫米松乳膏或0.1％曲安奈德软膏等糖皮质激素制剂,每日2～3次。

4. 物理治疗　重症者患处照射 UVB 或红光,有助于症状缓解。

5. 中医治疗

(1) 内治法:病程迁延日久或每年复发数次,皮肤大片脱屑,掌心发热汗多,烦躁;舌质红,苔少,脉细数。治宜甘寒润燥,淡渗瘀湿,方选养胃汤加减,药用薏苡仁、冬瓜皮、赤小豆各30g,南沙参、石斛、天冬各15g,生白芍、玉竹、生地各10g,莲子心、丝瓜络、桑枝各6g,每日1剂,水煎取汁分次服。

(2) 外治法:手掌干燥脱屑,选用金毛狗脊、陈皮各30g,五倍子、苍耳子、金钱草各15g;或白鲜皮、黄柏、苍术、苦参各等份,水煎汁浸洗双手,每日2次,每次15分钟。

砷剂角化病

砷剂角化病是慢性砷中毒所致的皮肤损害。引起中毒的砷一般为三价无机砷隐性吸收所致,常为长期饮用高浓度砷水,以及应用砷剂治疗某些疾病所致。

【诊断要点】

1. **好发年龄**　多见于老年人,中青年人也不少见。

2. **好发部位**　皮损可发生于身体任何部位,内脏也可受累。

3. **典型损害**　慢性砷中毒所致的皮肤损害形态多样,不同部位也表现各异,如掌、指、足跟、趾及易受摩擦和创伤部位的多发性斑点或鸡眼状淡黄色质硬的丘疹,面颈、前臂、小腿、胸前及掌跖部多发性轻微隆起的鳞屑性淡红色斑点斑片和大小不等的色素沉着斑,四肢、躯干部散在多数角化性扁平丘疹,表面覆浅灰色鳞屑,常伴有弥漫性秃发、白色横纹甲、多发性神经炎等。

皮肤损害数年后可发展成侵袭性鳞癌,慢性砷中毒可出现鼻中隔穿孔、慢性腹泻、血细胞减少、贫血等,偶可发生内脏癌。

4. **自觉症状**　皮损无明显自觉症状,偶有轻微瘙痒。

5. **病程**　皮肤损害可持续多年,少数可自行减轻。皮损癌变可在数年或数十年后发生。

6. **实验室检查**　血清砷含量高于正常值,但停止摄入砷数年后血清砷方可转为正常。

本病角化性损害组织病理类似光线性角化病,表皮肥厚,角化过度和致密角化不全,大量角质形成细胞出现空泡,附属器上皮可不受累。

【治疗】

1. **一般治疗**　确诊后应立即停止含砷的药物和饮用水,彻底治理环境,饮用不含砷的水。皮肤损害应注意定期复查,并进行全身体检,以便早期发现和及时处理内脏和恶性病变。

2. **全身治疗**　慢性砷中毒且血清砷含量高于正常者,可给予5%二巯丙磺钠溶液2.5mg/kg·d,肌肉注射,每日1～3次,连用3天停药4天为一疗程,可用药2～3个疗程。

此外,亦可选用二巯丁二钠,成人用量为1g/d、儿童20mg/kg·d,静脉注射,每日1次,连用3天后停药4天为一疗程,连用2～4个疗程;或青霉胺1g/d,分次口服,连用5～7天后停药2～3天为一疗程,连用2～4个疗程。

口服异维A酸0.5～1mg/kg·d、阿维A酯0.5～1mg/kg·d或阿维A酸0.5mg/kg·d,对角化性损害疗效较好,同时有降低组织潜在癌变危险性的作用。

3. **局部治疗**　患处可涂搽5%5-氟脲嘧啶软膏、2.5%二巯基丙醇软膏,或0.05%丙酸氯倍他索软膏、0.1%糠酸莫米松乳膏、0.1%曲安奈德软膏、复方醋酸氟轻松酊等,每日2～3次。

4. **物理治疗**　角化性和色素性损害可试用液氮冷冻、CO_2激光等治疗。

5. 中医治疗　本病治疗需补益肝肾,养血润燥,药用白及、丹参各 30g,女贞子、黄精各 20g,旱莲草、桑椹子、熟地、天冬、白芍、首乌各 15g,乌豆衣 10g,甘草 10g,每日 1 剂,水煎取汁分次服。

局部可选用黄精 60g,白及、丹参各 30g,甘草 15g,水煎温洗患处,每次 15 分钟,每日 2 次。

第十三章　遗传性皮肤病

鱼 鳞 病

鱼鳞病是一组以皮肤干燥伴片状黏着性鱼鳞状皮屑为主要临床表现的遗传性角化异常性皮肤病。根据遗传方式、组织学表现和皮损形态,将其分为寻常型鱼鳞病、性联隐性鱼鳞病、大疱性鱼鳞病样红皮病、板层状鱼鳞病、火棉胶婴儿和非大疱性先天性鱼鳞病样红皮病等多种类型。

寻常型鱼鳞病为常染色体显性遗传;性连锁鱼鳞病为性连锁遗传;板层状鱼鳞病为常染色体隐性遗传;大疱性先天性鱼鳞病样红皮病由 K1/K10 基因突变引起;非大疱性先天性鱼鳞病样红皮病可能与鳞屑脂质中烷属烃增多有关;火棉胶婴儿的发病可能为几种遗传型鱼鳞病的混合病因所致。

【诊断要点】

1. 寻常型鱼鳞病

(1) 好发年龄:皮损一般于出生后 3 个月~5 岁发生,男女均可发病。

(2) 好发部位:好发于四肢伸侧及背部,尤以两小腿伸侧为著,对称性分布,很少累及四肢屈侧及褶皱部位。

(3) 典型损害:皮肤干燥粗糙,伴有灰白色至淡棕色鱼鳞状鳞屑,周边微翘起,中央黏着较紧,有时鳞屑间可出现网状白色沟纹,跖部皮肤可增厚,臀及股部常有毛囊角化性丘疹。患儿可伴有湿疹、过敏性鼻炎或支气管哮喘等特应性疾病。

(4) 自觉症状:一般无自觉症状,冬季皮肤干燥时可有轻微瘙痒。

(5) 病程:皮损冬重夏轻,青春期后症状可有所缓解,但很难完全消退,常伴随终生。

(6) 实验室检查:鱼鳞状损害活检组织病理示:表皮变薄,颗粒层减少或缺乏,毛囊孔和汗腺可有角质栓塞,皮脂腺数量减少,真皮血管周围有散在淋巴细胞浸润。

2. 性联隐性鱼鳞病

(1) 好发年龄:出生时或出生后不久发病,患者仅为男性。

(2) 好发部位:皮损好发于四肢伸侧,头皮、面、耳后、颈、腹及皱褶等部位也常受累,但不累及掌跖、毛发和指(趾)甲。

(3)典型损害:皮损为干燥性鱼鳞状黑棕色大而显著的鳞屑,与皮肤附着较紧,不易剥脱和擦洗掉。患者常伴有角膜混浊和/或隐睾,部分可伴支气管哮喘、过敏性鼻炎、变态反应性结膜炎、异位性皮炎等疾病,老年患者常有雄激素性脱发。携带致病基因的女性胫前可有轻度鱼鳞病样改变。

(4)自觉症状:一般无自觉症状,少数可有轻微瘙痒。

(5)病程:皮损无明显季节变化,症状也不随年龄增长而改善,常伴随终生。

(6)实验室检查:脂蛋白电泳显示 β 低密度脂蛋白增加,皮肤成纤维细胞中类固醇硫酸酯酶缺乏或含量明显降低。

皮损组织病理与寻常型鱼鳞病相似。

3. 板层状鱼鳞病

(1)好发年龄:皮损出生时即已发生,男女均可发病。

(2)好发部位:出生时皮损包绕全身皮肤,包括头皮及四肢屈侧。

(3)典型损害:出生时全身覆有类似胶样的角质膜,2 周后膜状物逐渐脱落,皮肤弥漫性潮红,逐渐出现大片四方形灰棕色鳞屑,中央固着,边缘游离,重者犹如铠甲,常伴掌跖角化、皲裂和指(趾)甲改变,多数患者的毛囊开口似火山口样,约 1/3 患者伴有睑外翻。

(4)自觉症状:无自觉症状或皮肤有紧缩感。

(5)病程:皮损在幼儿期可完全消退恢复正常,也可持久存在。

(6)实验室检查:板层状损害活检组织病理改变为非特异性,主要为中度角化过度,灶性角化不全,中度棘层增厚,真皮上部慢性炎症细胞浸润。

4. 大疱性先天性鱼鳞病样红皮病

(1)好发年龄:出生时或生后 1 周内发病,男女均可发病。

(2)好发部位:皮损泛发周身,以四肢屈侧及皱褶处为重。

(3)典型损害:出生时皮肤覆有较厚的大小不等似鳞屑的角质片,重者似铠甲样覆盖全身,出生后不久鳞屑脱落,留有潮红斑,并陆续出现水疱和大疱,一般红斑和水疱可在数周或数月后消退,出现广泛鳞屑及局限性角化性疣状条纹,类似"豪猪"样外观。

(4)自觉症状:潮红斑可有疼痛,疣状损害和鳞屑一般无明显自觉症状。

(5)病程:皮损随年龄增大可自行缓解。

(6)实验室检查:早期损害活检组织病理示:表皮松解性角化过度,表现为致密的角化过度,内含粗大颗粒,棘层肥厚,颗粒层及棘层上部网状空泡化,可有松解形成表皮内水疱或大疱,真皮上部中度慢性炎症细胞浸润。

5. 非大疱性先天性鱼鳞病样红皮病

（1）好发年龄：皮损出生时即已发生，男女均可发病。

（2）好发部位：全身皮肤均可受累。

（3）典型损害：90％以上患者出生时表现为火棉胶样婴儿，胶膜脱落后出现鳞屑性红皮病样损害，以后出现灰白色浅表性黏着的光亮鳞屑，面、手臂和躯干部的鳞屑较为细薄，双下肢鳞屑则呈板层样，可在2～4周内反复脱落和再发，约70％患者伴有掌跖角化。

（4）自觉症状：皮损角化明显者可有轻微瘙痒。

（5）病程：大多数患者的皮损常在青春期自行缓解。

（6）实验室检查：板层状损害组织病理示：表皮角化过度，伴有轻度角化不全和棘层肥厚，真皮浅层少量淋巴细胞浸润。

6. 火棉胶婴儿

（1）好发年龄：多见于早产儿，出生时即已发病。

（2）好发部位：损害覆盖全身皮肤。

（3）典型损害：出生时皮肤光亮紧张，被覆紧束干燥的一层棕黄色火棉胶样薄膜，致使婴儿肢体限定于某一特殊的体位，常伴有双侧眼睑及口唇外翻。火棉胶样膜常在出生后24小时内破裂，破裂处边缘翘起，膜下潮湿发红，高低不平，15～30天火棉胶样膜全部脱落，皮肤轻微红肿伴糠秕样脱屑，以后演变成其他不同类型鱼鳞病。一般无系统损害和永久性器官畸形。

（4）自觉症状：触摸皮损时患儿可能因疼痛哭闹。

（5）病程：一般2～4周糠秕样脱屑累及全身，以后演变成其他不同类型鱼鳞病。眼睑及口唇外翻可逐渐恢复正常。

【治疗】

1. 一般治疗　皮肤尽量避免使用碱性清洁剂清洗，以防皮肤过度干燥。沐浴后涂搽保湿润肤膏或油剂，以减少水分经皮肤丢失，保持皮肤湿润。年龄较小的患儿应避免过热环境，伴有眼睑损害者应加强眼睛保护。

2. 全身治疗

（1）寻常型和性联隐性鱼鳞病：维生素A可改善皮肤角化过度，常用量为小儿2.5万～5万U/d，婴幼儿0.5万～2.5万U/d，新生儿0.1万～0.15万U/d，分次口服，可同时口服维生素E，一般儿童用量为1mg/d，单次或分次口服。

（2）先天性鱼鳞病样红皮病：12岁以上患儿可口服异维A酸，开始用量为0.5mg/kg·d，4周后增加至1mg/kg·d，耐受性较差者初始用量为0.1mg/kg·d，

12 周为一个疗程。亦可选用阿维 A 酸,常用量为 0.5～1mg/kg·d,分 2～3 次口服,逐渐增加剂量,疗程 4～8 周。此类药物可明显缓解症状,但不能根治。

3. 局部治疗

(1) 寻常型鱼鳞病:轻症者可涂搽 10％鱼肝油、10％尿素霜、肝素钠软膏等润滑和保湿剂;重症者可外用 3％～6％水杨酸软膏、5％乳酸铵或羟丁二酸霜或乳膏、0.005％卡泊三醇软膏、40％～60％丙二醇水溶液等,每周 2～3 次,对多数患者有较好疗效。

(2) 性联隐性遗传性鱼鳞病:该病由于角质层类固醇硫酸酯酶缺乏,使胆固醇硫酸盐含量相对增加,游离胆固醇相对减少,外用 10％胆固醇霜、6％水杨酸丙烯乙二醇,以及 40％～60％丙二醇封包等,可提高细胞间水合能力、减少胆固醇硫酸盐浓度而起到祛除鳞屑的作用。

(3) 先天性鱼鳞病样红皮病:皮损较湿润者可外涂 10％甘油、3％乳酸水溶液等,每日 3 次。干燥性皮损外用 0.025％维 A 酸乳膏、10％尿素霜等,可促进角质溶解,减少鳞屑。

4. 中医治疗

(1) 血虚风燥证:肌肤甲错,皮肤干燥粗糙,以四肢伸侧为重,可有口干唇燥,汗少不适;舌淡,苔薄白,脉弦缓。治宜健脾、养血、润燥,方选养血润肤饮加减,药用鸡血藤、何首乌、生地、熟地、丹参、云苓、黄芪各 15g,党参、当归、红花、白芍、玉竹各 10g,桂枝 6g,每日 1 剂,水煎取汁分次服。

(2) 经验方:可选用滋补肝肾、养血祛风的鱼鳞汤加减,药用生黄芪 50g,黑芝麻 40g,地肤子、丹参各 25g,枸杞子、何首乌、白鲜皮、当归、熟地、生地各 20g,山药、苦参、防风各 15g,川芎、桂枝、蝉衣、甘草各 10g,每日 1 剂,水煎取汁分次服。

(3) 中成药:可选用润肤丸、八珍丸、人参健脾丸、人参归脾丸等,分次口服。

(4) 外治法:可选用三油合剂(由蛋黄油、大枫子油、甘草油等量混匀而成)或杏仁油膏(杏仁 30g,猪油 60g,捣烂如泥)涂擦患处,每日 2 次。也可选用大黄汤(桂枝、桃仁各 30g,大黄 15g,共研细末,用纱布包裹,加水 1000ml,煎至 500ml)温洗患处。

长期外用蛇皮灵膏可收到较好疗效,配制方法为:将姜黄 60g,白及、当归、生甘草各 30g,生槐花 25g,紫草 10g,共浸入黑芝麻油 600g 中 10 天,然后在炉火上煎至诸药枯黄,离火去渣,待温热时加入轻粉、冰片各 6g,最后加入蜂白蜡 90g 混匀而成,每日早晚用淡盐水清洗皮肤后,薄涂此膏。

鳞状毛囊角化症

鳞状毛囊角化症是一种毛囊口角化过度所致的鳞屑性皮肤病。病因不明，少数病例可有家族史。

【诊断要点】

1. 好发年龄 多见于青少年，无性别差异。

2. 好发部位 多对称发生于腹、腰、臀及股外侧等部位。

3. 典型损害 皮损为境界清楚的圆形、椭圆形淡灰色至褐色鳞屑性斑，直径数毫米至1～2厘米不等，鳞屑很薄，中央黏着较紧，可见与毛囊孔一致的黑色小点，鳞屑边缘游离，周围可绕有淡的色素减退晕，强行剥除鳞屑后黑色小点依然存在，但不久鳞屑复现。皮损数量多少不定，一般散在对称性分布，极少融合。

4. 自觉症状 一般无自觉症状或有轻微瘙痒，不伴有全身症状。

5. 病程 病情发展缓慢，皮损冬重夏轻，可于数年后完全消退，遗留暂时色素减退斑。

6. 实验室检查 黑色小点处活检组织病理示，角质层增厚，毛囊口明显角化过度，毛囊周围有少数炎症细胞浸润。

【治疗】

1. 一般治疗 本病病程自限，无明显自觉症状，不影响身体健康。避免强行去除鳞屑中央的黑点状角质物，以免形成小的凹陷而影响美容。平时多食胡萝卜、新鲜蔬菜等富含维生素的食品，加强皮肤护理和卫生。

2. 全身治疗 可试用维生素A 10万～20万U、维生素E 0.2～0.3g/d，分次口服。皮损数量较多且影响美容者，可试用异维A酸0.5mg/kg·d、阿维A酯0.5～1mg/kg·d或阿维A酸0.5～1mg/kg·d，分次口服，但停药后皮损可再次出现。

3. 局部治疗 患处可外用0.025%～0.1%维A酸乳膏、30%鱼肝油软膏、3%～5%黑豆馏油水杨酸软膏、60%卵磷脂软膏、5%～10%水杨酸软膏或10%～20%尿素软膏，每日2次，对缓解症状、去除鳞屑和角栓有所帮助。

4. 物理治疗 局部照射UVA或UVB可能有一定疗效，但疗程较长。

5. 中药治疗 治宜活血散结，养血润燥，方选血府逐瘀汤加减，药用生龙骨、生牡蛎各30g，当归20g，白芍15g，柴胡、茜草各12g，三棱、莪术、桃仁、红花、熟地各10g，每日1剂，水煎取汁分次服。

遗传性大疱性表皮松解症

遗传性大疱性表皮松解症是一组大疱性非炎症性慢性疾病。属于常染色体显性或隐性遗传,临床依据其遗传方式、临床表现、病理特点等,分为单纯性大疱性表皮松解症、显性遗传营养不良性大疱性表皮松解症、隐性遗传营养不良性大疱性表皮松解症、交界性大疱性表皮松解症四类。

【诊断要点】

1. 单纯性大疱性表皮松解症

(1) 好发年龄:多在婴儿期或儿童早期发病。

(2) 好发部位:皮损好发于手、足、肘、膝等容易受外伤部位,偶可泛发全身。

(3) 典型损害:皮损为数量多少不定的水疱和大疱,疱壁紧张,不易破溃,疱液透明,尼氏征阴性,愈后不形成瘢痕,不累及黏膜和指(趾)甲。临床可见手足大疱性、泛发性单纯型大疱性、疱疹样大疱性、Ogna 变异型大疱性、大疱伴无牙或少牙、大疱伴斑点状色素沉着、大疱伴神经肌肉病变等多种亚型。

(4) 自觉症状:一般无自觉症状或有轻微瘙痒,发生于关节部位可有疼痛。

(5) 病程:皮损反复发生,持续多年,青春期后症状可自然缓解。

(6) 实验室检查:早期损害活检组织病理示:基底细胞内可见空泡形成和变性,形成表皮下大疱。免疫病理检查无 IgG、C3 沉积。

2. 显性遗传营养不良型大疱性表皮松解症

(1) 好发年龄:多数在婴儿至青春期发病,少数青春期后发病。

(2) 好发部位:好发于四肢伸侧尤其是关节处,可伴有指(趾)甲损害。

(3) 典型损害:皮肤受摩擦或压迫后出现疱壁紧张的大疱和水疱,疱液透明,尼氏征阴性,偶可阳性,水疱消退后遗留萎缩性或增殖性瘢痕。耳轮、手背、臂及小腿伸侧可见粟丘疹,为白色或象牙色坚实丘疹,直径2～15 毫米,表面粗糙,散在分布或融合成轻度苔藓样斑块,或呈紫红色扁平苔藓样损害。

患者常伴有指(趾)甲营养不良、甲萎缩或甲畸形、秃发、爪形手、指骨萎缩、假性并指(趾)等,偶有黏膜受累和皮损发生恶变。

(4) 自觉症状:皮损常有不同程度瘙痒,有时瘙痒剧烈。

(5) 病程:病情呈慢性进行性发展倾向,常于青春期后加重,持续多年。

(6) 实验室检查:早期损害活检组织病理示:基底膜上发生裂隙形成大疱,常有乳头毛细血管扩张。

3. 隐性遗传营养不良性大疱性表皮松解症

（1）好发年龄：出生时或婴幼儿期发病。

（2）好发部位：全身各处皮肤、黏膜均可受累。

（3）典型损害：损害为疱壁松弛的大疱和血疱，尼氏征阳性，可累及唇、口腔、咽喉、食管、鼻、气管、生殖器、肛周等，愈后留有萎缩性瘢痕，偶可在瘢痕基础上发生侵袭性鳞癌。

（4）自觉症状：皮肤损害一般无自觉症状，口腔损害可有疼痛，关节及腔口部位瘢痕可影响肢体活动。

（5）病程：水疱反复发生，婴儿继发感染、败血症、肺炎等可引起死亡。

（6）实验室检查：活检组织病理示：水疱发生于表皮与真皮交界处，真皮乳头毛细血管扩张。

4. 交界性大疱性表皮松解症

（1）好发年龄：常在出生时或婴儿期发病，少数可在幼儿期发病。

（2）好发部位：损害可发生于全身各处皮肤、黏膜，但掌跖极少受累。

（3）典型损害：损害为严重而广泛的大疱和大面积表皮剥脱，大疱可为血性，破溃后形成糜烂面或痂皮，极难愈合，愈后可形成萎缩性瘢痕和留有色素沉着，可伴有甲营养不良、甲脱落、甲床被瘢痕组织覆盖等。

口腔、食管、气管、喉、眼、鼻腔、肠管等受累，可引起小口畸形、舌系带短缩、食道狭窄、气管闭塞、小肠营养吸收障碍等。

（4）自觉症状：皮肤黏膜损害可有疼痛，内脏器官受累可出现相应症状。

（5）病程：病情呈慢性进行性发展趋势，少数可在婴儿早期死亡。

（6）实验室检查：皮损处组织病理示：水疱发生于表皮与真皮交界处，底部为基底膜，基底膜细胞可发生空泡变性。

【治疗】

1. 一般治疗　加强皮肤和黏膜保护，防止搓擦、压迫和外伤，着柔软宽松的棉质内衣和鞋袜。大疱疱壁尽量保持完整，用无菌注射器抽吸疱液后的疱壁和已破溃的水疱用非粘连性合成敷料或无菌纱布敷盖。加强皮肤和口腔卫生，预防继发感染。

加强支持疗法，隐性遗传营养不良性大疱性表皮松解症的患者，应给予高能量、高蛋白、高维生素饮食，避免食用坚硬和含骨刺的食物，药片应溶化后服用，避免损伤口腔及食道黏膜。

显性和隐性遗传营养不良性大疱性表皮松解症患者，应定期进行体检，及早发现瘢痕处的恶性病变。

2. 全身治疗

(1) 维生素 E：大剂量维生素 E 对各类大疱性表皮松解症的症状改善均有帮助，常用量为 10～20mg/kg·d，分次口服，若与维生素 C 10mg/kg·d 合用，可增强其疗效。

(2) 苯妥英钠：初始常用量为 2～3mg/kg·d，分 2～3 次服用，根据症状缓解情况逐渐增加剂量，但用药过程中应将血药浓度控制在 5～12μg/ml，以免出现严重的不良反应。

(3) 糖皮质激素：适用于损害广泛且严重者，常选用醋酸泼尼松 1～2mg/kg·d，分次口服，起效后逐渐减量。有食管损害者可考虑大剂量糖皮质激素冲击疗法，如甲泼尼松龙 10～20mg/kg·d，静脉滴注，连续应用 3 天后改用醋酸泼尼松 1mg/kg·d 口服。

(4) 抗生素：合并感染者给予罗红霉素 5～10mg/kg·d、头孢唑林钠 20～40mg/kg·d 或头孢噻肟钠 50～100mg/kg·d，分次口服或静注，或根据细菌培养和药敏结果选用敏感抗生素。

(5) 支持疗法：皮损面积广泛或病情较重者，可静脉补充足量的蛋白质、维生素和微量元素，必要时输新鲜血浆或人免疫球蛋白。

3. 局部治疗　水疱破溃后的糜烂面可先用 0.1% 雷佛奴尔溶液或 1:8000 高锰酸钾溶液湿敷后，涂搽 2% 莫匹罗星软膏、2% 夫西地酸乳膏、0.5%～1% 新霉素软膏或 3% 磷霉素软膏等抗生素制剂，每日 2 或 3 次，预防继发感染。

无感染征象的创面可外用 1% 醋酸氢化可的松软膏、0.1% 丁酸氢化可的松霜、0.1% 糠酸莫米松乳膏或 0.1% 哈西奈德软膏等糖皮质激素制剂，损害面积较广者可进行 1:5000 高锰酸钾溶液或次氯酸钠溶液浸浴，每日 1 次。

4. 外科疗法　发生食管、腔口部位狭窄及瘢痕影响功能者，可行狭窄扩张术、挛缩或粘连松解术、瘢痕切除术。长期不愈的糜烂和溃疡性损害，可进行皮片移植、采用同种或自体角质形成细胞培养移植物覆盖。继发鳞癌者，手术将癌肿完全切除。致死性大疱表皮松解症发生气道梗阻者，应及时行气管切开术，维持自主呼吸。牙釉质发育不全者行牙齿修复术。

5. 中医治疗

(1) 脾虚湿盛证：相当于单纯大疱性表皮松解症，损害为大小不等、疱壁紧张的水疱，破溃后浸淫糜烂，渗液不止，大便溏泄；舌质淡红，苔白，脉沉。治宜健脾除湿，利水消肿，方选健脾除湿汤加减，药用生扁豆、生薏米各 30g，茯苓、山药、芡实各 15g，大豆黄卷、枳壳、萆薢、黄柏、白术各 9g；或茯苓 15g，党参、白术、泽泻、甘草各 10g，冬瓜皮、茵陈、竹叶各 6g，灯心草 2g，继发感染者加公英、银花。每日1剂,水煎取汁分次服。

（2）脾肾阳虚证:相当于营养不良大疱性表皮松解症,皮损以大疱为主,患者身体瘦弱,毛发稀疏,牙齿不健,甲板软或脱落,手足发凉,五更泻泄;舌胖质淡,苔白,脉沉细。治宜温补脾肾,益气养血,药用黄芪15g,巴戟天、菟丝子、党参、茯苓、白术、阿胶（烊化服）、熟地、当归、炙甘草各10g,桂枝1g（冲服）,每日1剂,水煎取汁分次服。幼儿用量酌减。

（3）外治法:局部可选用马齿苋煎剂外洗和湿敷,每次10分钟,每日2次。有糜烂渗液者可选用湿疹散油剂涂敷,每日3次。

结节性硬化症

结节性硬化症是一种以面部血管纤维瘤、癫痫和智力障碍为主要临床表现的复合型发育不良性疾病。属外显不完全的常染色体显性遗传,损害起源于外胚叶或中胚叶,可能与胚胎细胞分化障碍有关。

【诊断要点】

1. **好发年龄** 皮肤损害常在3～10岁发生,癫痫可与皮损同时或先后发生。

2. **好发部位** 皮肤、黏膜及内脏多器官均可受累。

3. **皮肤损害**

（1）面部血管纤维瘤:见于70%～75%的患者,常在3～10岁发生,青春期加重。损害为黄红色、褐红色或肤色质硬且韧的扁平丘疹、结节和斑块,大小不一,直径1～10毫米或更大,表面光滑亮泽,可见扩张的毛细血管,压之褪色,损害与皮肤粘连,但与皮下组织不粘连,可活动。数量多少不定,散在或密集成群,主要发生于鼻唇沟、颊和鼻部,有时颏、耳廓、颈、额及眼睑等处也可发生。

（2）甲周纤维瘤:见于19%～55%的患者,常在青春期后发生,儿童少见。损害为发生于甲皱襞、甲根或甲下的赘生物,鲜红色、淡红色或肤色,质坚韧,表面较光滑,可为指状突起或更大,少数表面角化结痂。瘤体数量一般较多,分布常不对称,齿龈也可出现类似损害。

（3）纤维瘤样斑块:为主要发生于头皮及额部的皮色或黄褐色斑块,表面光滑,隆起于皮面,形状不规则,质如橡皮样硬。斑块大小不等,单发或多发。

（4）色素减退斑:发生率94%～97%,主要发生于躯干和臀部,尤多见于臀部。该斑形态多样,可为条索状、卵圆形、柳叶状、多角形或碎纸屑样的白色或乳白色斑,直径数毫米至数厘米不等,境界较清楚,在滤过紫外线灯下显现更为清楚,表面光滑无鳞屑,不隆起于皮面,数量一般较多,散在分布或密集成片,互不融合。该色素减退斑可为本病的首发或唯一皮肤损害。

(5) 鲨鱼皮样斑:发生率为21%~80%,一般在青春期前出现,随年龄增长该斑发生率也常增高。损害为不规则形隆起于皮面质较软的斑块,皮色、淡棕色或粉红色,境界清楚,边缘整齐无浸润,表面常皱缩呈橘皮样,直径数毫米至数厘米不等,数量多少不定,多发或单发。主要发生于躯干和腰骶部,尤多见于腰骶部。

(6) 其他损害:部分患者尚可伴发咖啡牛奶斑、软纤维瘤、痣、白发等。

4. 皮肤以外损害

(1) 神经系统病变:约2/3患者伴有不同程度智力障碍,其中约75%患者的癫痫发生于1岁以内,几乎有智力障碍者均发生癫痫,而智力正常患者也约有2/3发生癫痫,且可有不同程度瘫痪、小脑共济失调等表现,少数患者脑部发生错构瘤样结节或室管膜下结节,以及颅内恶性肿瘤等。

(2) 眼部症状:约40%患者发生视网膜星形细胞瘤,约50%患者发生视网膜色素脱失斑。少数可发生原发或继发性视神经萎缩、斜视、白内障、视乳头水肿等。

(3) 肾脏病变:有报道约53%儿童患者有肾脏损害,平均发生年龄约为6.9岁,女性多于男性,绝大多数为双侧肾脏受累。主要为肾血管肌脂肪瘤、肾囊肿、肾细胞癌、嗜酸粒细胞癌等,其中肾血管肌脂肪瘤与智力障碍有一定的相关性,如智力障碍的患者100%患有肾血管肌脂肪瘤,而智力正常的患者仅约38%患有肾血管肌脂肪瘤。

(4) 肺部病变:主要为淋巴管平滑肌瘤病,其特征为肺组织囊泡被高弹性的平滑肌细胞扭曲。常出现干咳、咯血、呼吸困难或自发性气胸,严重者可出现呼吸衰竭。

(5) 心血管病变:心脏病变主要表现为心横纹肌瘤,一般发生于多个腔室,常出现心律失常,若瘤体巨大而横贯心脏的传导通路,则易发生房室折返性心动过速,可致突发性死亡。偶可形成动脉瘤,主要发生于主动脉、颈动脉、腋动脉、肾动脉或颅内动脉。

5. 一般症状　皮肤纤维瘤可伴有阵发性刺痛,皮肤以外损害可出现相应受累器官的症状。

6. 病程　皮肤及其他脏器损害呈慢性经过,病程漫长。

7. 实验室检查　头颅X线摄片及CT、MRI可见多灶性结节和钙化。

【治疗】

1. 一般治疗　本病无特效治疗方法，主要治疗癫痫、并发症及系统性损害。智力严重障碍者应加强监护，防止发生意外，伴有内脏器官损害者应定期体检，若病情发生变化应及时进行相应处理。

2. 全身治疗　癫痫发作给予苯妥英钠等抗惊厥药物治疗，但疗效多不理想。其他内脏损害应用药物治疗效果也较差。

3. 物理治疗　面部血管纤维瘤及甲周纤维瘤，可采用液氮冷冻、电灼、微波、CO_2激光、Q铒激光等方法治疗，但容易复发。

4. 手术治疗　如面部血管纤维瘤可采用皮肤磨削术祛除；癫痫药物治疗不能控制者，可考虑行神经外科手术治疗；心脏横纹肌瘤及甲下纤维瘤直接将瘤体切除等。

神经纤维瘤病

神经纤维瘤病是一种遗传性神经外胚叶异常性疾病。属常染色体显性遗传，发病为神经纤维瘤蛋白基因或神经纤维瘤蛋白-2基因突变导致神经外胚叶发育异常所致。

【诊断要点】

1. 好发年龄　多自幼年发病，男性较为多见。

2. 好发部位　皮肤损害多发生于面部及躯干，口腔黏膜及内脏多器官也可受累。

3. 皮肤黏膜损害

（1）皮肤色素斑：多自幼儿期发生或出生时即有，可为本病首发皮肤损害，除掌跖外，可发生于身体任何部位。皮损为境界清楚的圆形、卵圆形和不规则形棕黄色至暗褐色斑点斑片，称之为牛奶咖啡色斑，数目多少不等，直径数毫米至数厘米，本病患者此斑直径在1.5厘米以上者常超过6片。约20％患者的腋窝及会阴部有雀斑样点状色素沉着斑，称之为Crowe征。

（2）皮肤软纤维瘤：迟发于皮肤色素斑，一般在童年晚期至青春期早期发生，多见于躯干部。损害为有蒂或无蒂的圆锥形、半球形或球形质软的肿块或扁平隆起的包块，直径数毫米至数厘米或更大，肤色、粉红色或紫红色，表面平坦或突起于皮面，触之有疝囊感，可将肿瘤推入底部，压力移除后恢复原状。数目多少不等，数个至数百个或更多。结节偶可破溃引起出血，甚至大出血。

（3）丛状神经纤维瘤：为沿周围神经分布大小不等的结节及包块，可因整个神经及其分支被侵犯而形成绳索样、串珠样或丛状肿块。瘤体生长缓慢,可形成组织弥漫增生性象皮肿样损害,偶可恶变。

（4）口腔损害:口腔受累见于5%～10%的患者,为大小不等的乳头瘤样损害,主要发生于舌、上腭、唇和颊黏膜,较常见的损害为单侧性巨舌。

4. 皮肤外损害　约60%患者伴有智力障碍;约40%患者有神经系统病变,主要为神经系统肿瘤,以视神经胶质瘤、星形细胞瘤和末梢神经胶质瘤最为多见,可引起癫痫发作;约10%的患者有脊柱畸形、脊柱后凸与后侧凸;多数患者伴有内分泌障碍,如肢端肥大症、爱狄森病、性早熟、甲状旁腺机能亢进、男子乳房发育和肾上腺嗜铬细胞瘤等;发生于胃肠道的神经瘤可引起消化道出血和梗阻等,但内脏受累与皮肤损害的严重程度并不平行。

5. 自觉症状　丛状损害常有刺痛、瘙痒和压痛。系统损害出现各自相应的受累症状。

6. 病程　皮肤、黏膜及内脏损害持续终生。

7. 实验室检查　皮肤色素斑活检组织病理示:表皮内黑素细胞增加,角质形成细胞和黑素细胞内可见巨大的球形色素颗粒。皮肤神经纤维瘤活检组织病理示:瘤体位于表皮下,无包膜,但界限分明,由神经鞘细胞、成纤维细胞、内皮细胞、神经束膜成纤维细胞和轴索等组成,杂乱地分布于含有胶原和黏液样物质的基质内。头颅 CT、MRI 和脊髓 MRI 检查可发现神经纤维瘤。

【治疗】

1. 一般治疗　本病为常染色体显性遗传疾病,神经纤维瘤可遍布全身,甚至可侵入中枢神经引起智力发育障碍或头痛头晕,应禁止近亲结婚,必要时可考虑绝育。加强皮肤保护,避免用力挤压瘤体和外伤,防止瘤体破溃出血。系统受累者应定期体检,并加强对严重和可能发生癌变的损害进行监测,若出现癫痫、消化道出血和癌变,应及时进行处理。

2. 全身治疗　癫痫发作给予苯妥英钠等抗惊厥药物治疗,但效果不理想。肥大细胞阻滞剂酮替芬,可抑制皮肤神经纤维瘤体内的肥大细胞分泌功能,使瘤体的瘙痒、疼痛等症状得以缓解,甚至可使肿瘤生长速度减缓,以及全身症状得以好转,一般间断性试用,常用量为酮替芬2～4mg/d,分次口服。

3. 物理治疗　面部及影响美容的色素斑,可选用脉冲染料激光、YAG 激光、红宝石激光等去除,但复发率较高。位置表浅较小的纤维瘤,可采用液氮冷冻、电灼、微波、CO_2激光、Nd:YAG 激光等方法去除。

4. 手术治疗　面部数量较多且位置表浅较小的纤维瘤,可行皮肤磨削术;较大或影响肢体功能的瘤体和丛状纤维瘤,可行外科手术切除,切除深度达皮下组织,分层封闭切口;较小的瘤体也可使用环钻去除,伤口封闭或开放;中枢神经肿瘤可考虑行神经外科手术切除。

5. 中医治疗

(1)痰湿凝结证:发病初期,咖啡斑大小不等,纤维瘤小而少,质地柔软,色白不赤,舌质红,脉滑数或细数。治宜理气化痰,活血散结,方选内销瘰疬丸加减,药用车前子、连翘各 15g,地骨皮、桔梗各 12g,夏枯草、海藻、贝母、杏仁、陈皮、瓜蒌各 10g,甘草 5g,每日 1 剂,水煎取汁分次服。

(2)正虚气郁证:病程日久,全身散在回密集分布大小不等的疝囊状肿瘤,可有随喜怒消长的现象,伴有大小不等的咖啡斑,形体虚弱,气短倦怠,夜眠不安,舌红,苔少,脉细。治宜益气活血,行气散结,方选血府逐瘀汤加减,药用生黄芪、丹参各 15g,全当归、枳壳各 12g,穿山甲、丝瓜络、党参、茯苓、桃仁、红花、陈皮、川芎各 10g,每日 1 剂,水煎取汁分次服。

着色性干皮病

着色性干皮病是一种早年发生在曝光部位皮肤的色素改变、萎缩、角化和癌变为主要临床表现的遗传性疾病。属常染色体隐性遗传,部分为性连锁遗传。因皮肤缺乏核酸内切酶造成紫外线损伤的脱氧核糖核酸(DNA)修复功能异常所致。

【诊断要点】

1. 发病年龄　约75%的患者在出生后 6 个月至 3 岁间发病,其家族中常有近亲结婚史。

2. 好发部位　损害主要发生于面颈、手背、眼睑、口唇等曝光部位皮肤和黏膜,口腔黏膜及非曝光部位皮肤偶有受累。毛发和甲通常正常。

3. 典型损害

(1)皮肤黏膜损害:早期损害为曝光部位皮肤、黏膜日晒后发生急性晒伤或持久性红斑,以后出现雀斑样损害,皮肤干燥脱屑。一般雀斑样损害最初出现在面部和双手,以后颈部、小腿、唇和球结膜,甚至躯干部也可发生,其颜色深浅不一,淡褐色至深棕色,针帽至手指盖或更大,可相互融合成不规则形较大的斑片。

最初雀斑样损害在冬季可消退或颜色变淡,以后持久不退且数量逐渐增多,并在其间出现毛细血管扩张和较小的血管瘤,以及圆形或不规则形白色萎缩性斑点、斑片等,其中血管性损害也可发生于非曝光部位、舌和口腔黏膜。有时可见水疱、大疱和结痂性损害,若发生溃疡则极难愈合,并留有毁形性瘢痕。

疣状角化性损害多继发于其他皮损基础上，表面粗糙干燥，少数基底可有轻微浸润，3～4年后可恶变，主要为基底细胞癌、鳞癌和黑素瘤，且常为多发性，可因广泛转移导致死亡。

（2）眼睛损害：约80％患者有眼损害，多为眼睑外翻和下眼睑挛缩，以及睑缘炎、角膜炎、睑球结膜粘连和溃疡。其他如结合膜色素斑、血管翼状胬肉、角膜混浊和上皮瘤等也较常见。

（3）其他损害：多数患者发育迟缓、身材矮小、智力低下、反应迟钝，最严重的一型称为 de Sanctis-Cacchione 综合征，即着色性干皮病、侏儒、痴愚综合征，患者表现为着色性干皮病伴小头、语言障碍、智力低下、侏儒症及生殖腺发育迟缓等。部分患者可有牙齿缺损。

4. 自觉症状　早期畏光和流泪，日晒后皮肤有瘙痒和灼痛感，溃疡性损害可有疼痛。

5. 病程　患者病情常呈进行性发展趋势，约 2/3 患者在 20 岁之前死亡。

6. 实验室检查　皮肤损害活检组织病理示，表皮角化过度，马尔匹基层变薄，部分皮突萎缩与伸长相互交织，基底层黑素细胞数量增加，可见不规则积聚的黑素颗粒，真皮上部慢性炎症细胞浸润，胶原纤维嗜碱性变。

【治疗】

1. 一般治疗　早期明确诊断，终身避免紫外线照射，患者家属应进行详细体检，并给予生育指导，严禁近亲结婚。外出时着长袖衫和长裤，戴长沿帽和墨镜，暴露部位涂搽高指数防晒霜，照明光源应进行紫外线滤过处理。避免食用含光敏物质的植物、药物和接触化学致癌物，定期进行皮肤检查，监测皮损癌变。

2. 全身治疗　可间断性给予维生素 A 5 万～20 万 U/d、维生素 B_2 10～20mg/d、维生素 C 0.2～0.6g/d、烟酰胺100～600mg/d、硫酸锌0.2～0.5g/d 或甘草锌0.25～0.75g/d 等，分次或 1 次服用。维 A 酸类药物可降低皮肤癌的发生率，常选用异维 A 酸1～2mg/kg·d，分次口服，为避免长期应用产生的药物不良反应，可采用间断性服药法。

3. 局部治疗　暴露部位皮肤可涂搽 10％氧化锌霜、25％二氧化钛霜、5％对氨基苯甲酸液、T_4核酶Ⅴ脂质软膏等，每日数次，室内室外均应使用。角化性或疣状损害可外用 5％5-氟尿嘧啶软膏，每日 1 或 2 次，应注意保护周围正常皮肤。

4. 物理治疗　角化性及疣状损害可选用液氮冷冻、微波、CO_2激光等方法治疗。

5. 手术治疗　疣状损害及肿瘤可手术切除，必要时植皮。

肥大细胞增生症

肥大细胞增生症是一组以皮肤和其他器官内肥大细胞浸润为特征的疾病。病因不明,发病可能与遗传有关。

【诊断要点】

1. 好发年龄 主要在婴幼儿期发病,少数可于成年发病。

2. 好发部位 皮损可发生于全身各部位皮肤和黏膜,多系统多器官可同时或单独受累。

3. 典型损害 皮肤损害常为多个圆形和椭圆形的红棕色斑疹和斑丘疹,直径0.5~1.5厘米,表面平滑,边界不十分清楚,稀疏散在或密集成群,多对称分布,主要发生于四肢和躯干部,掌跖及面部极少受累,部分皮损表面可见毛细血管扩张。皮损轻微摩擦即发红,并出现风团,即 Darier 征阳性(成年期发病者常阴性),约半数患者皮肤划痕征阳性,可发生水疱或血疱。

极少数患者的皮损为弥漫性淡黄色质软增厚的苔藓样损害,即弥漫性皮肤肥大细胞增生症,表面可有多数小的棘状突起,尤以腋窝及腹股沟最为多见,可伴发红皮病,或发生结节、皮肤裂隙、溃疡及肿瘤等。

约10％的婴儿患者可在上肢、躯干、颈部,特别是腕部出现单个或数个直径2~5厘米棕色或黄棕色质韧的卵圆形斑块或结节,即肥大细胞瘤,表面光滑或呈橘皮样,Darier 征阳性。系统性肥大细胞增生症主要累及骨、肝、脾和胃肠道,偶可并发血液系统恶性肿瘤,主要为髓细胞性和淋巴细胞性肿瘤。

4. 自觉症状 多数患者无自觉症状,部分患者运动后可有瘙痒,甚至剧痒,严重者可出现皮肤潮红、恶心、呕吐、肠绞痛、心动过速、晕厥、休克等症状。

5. 病程 多数患者的皮肤损害至青春期可自行消退,少数可持续至成年。累及内脏器官者预后较差。

6. 实验室检查 可有贫血、血小板减少、凝血机制异常、嗜酸性粒细胞增多、血沉增快;X线检查可发现骨骼损害。

皮肤损害活检组织病理示,真皮上部或整个真皮有不同程度肥大细胞浸润。

【治疗】

1. 一般治疗 尽量避免冷、热和机械性刺激,沐浴水温应适宜,避免过热或过冷,防止运动过量。鱼虾、贝类、辛辣食物、酒精、干酪等可诱发和加重症状,应避免食用。某些药物如吗啡、可待因、多黏菌素 B、维生素 B、水杨酸盐、普鲁卡因、奎宁、东莨菪碱、阿托品及少数非甾体类抗炎剂等,可引发肥大细胞脱颗粒而诱发或加重病情,应避免应用。

2. 全身治疗

(1) 抗组胺药:常为本病治疗的首选药物,可有效防止肥大细胞脱颗粒而减轻症状。H_1受体拮抗剂可选用苯海拉明 12.5～25mg/kg·d、盐酸赛庚啶 4～12mg/d、马来酸氯苯那敏 0.35mg/kg·d、羟嗪 50～150mg/d、去氯羟嗪 2mg/kg·d、盐酸西替利嗪 5～10mg/d、盐酸左西替利嗪 2.5～5mg/d、氯雷他定 5～10mg/d、地氯雷他定 2.5～5mg/d、特非那定 30～120mg/d、非索非那定 30～60mg/d、依巴斯汀 10mg/d、阿伐斯汀 12～24mg/d、咪唑斯汀 5～10mg/d、多塞平 25～150mg/d、曲普利啶 5～10mg/d、富马酸氯马斯汀 2～4mg/d、美喹他嗪 5～10mg/d 等;H_2受体拮抗剂可选用西咪替丁 0.4～1.6g/d、雷尼替丁 0.15～0.3g/d、法莫替丁 20～40mg/d 等,分次或 1 次口服。

各种 H_1 和 H_2 受体拮抗剂,可单独应用,亦可联合或交替使用,临床一般多采用联合用药的方式治疗本病,但婴幼儿应注意药物适应证、用法用量和剂型。

(2) 硝苯地平:对寒冷诱发的患者效果较好,常用量为 20～30mg/d,分次口服。

(3) 阿司匹林:用于严重皮肤潮红及抗组胺药无效者,初始用量为 50mg/d,可逐渐增加至 750mg/d,分次口服,症状控制后减至最小有效量维持治疗。

(4) 色甘酸钠及酮替芬:能防止肥大细胞脱颗粒,可有效缓解皮肤、胃肠及中枢神经系统症状。酮替芬成人及 3 岁以上儿童初始用量为 2mg/d、6 个月～3 岁婴幼儿为 0.5mg/d,分次服或睡前顿服;色甘酸钠成人(6 岁以上儿童)初始用量为 80mg/d、6 岁以下儿童为 40mg/d,分次干粉吸入。症状控制后逐渐减至最小有效量维持治疗。

(5) 糖皮质激素:婴幼儿伴发水疱、血疱且病情较严重者,可间断服用糖皮质激素,常选用醋酸泼尼松 0.5～1mg/kg·d,分次口服。

(6) 肾上腺素:用于病情急性发作且伴有低血压者,常用量为 0.25～0.5mg,肌肉或皮下注射。

3. 局部治疗　患处可外用 5%～10%色甘酸钠软膏、1%醋酸氢化可的松软膏、0.1%丁酸氢化可的松霜、0.1%糠酸莫米松乳膏或软膏、0.1%曲安奈德霜、0.1%哈西奈德软膏或 0.05%丙酸氯倍他索软膏等,每日 2 次。若采用封包疗法可提高疗效,一般初始每日封包体表面积的 1/2,症状缓解后每周封包 1 次。

4. 物理治疗　皮损泛发者可进行 PUVA,一般每周治疗 3 次,但应注意适应证且停止治疗后可复发。

5. 手术治疗　孤立性肥大细胞瘤可进行手术切除,侵袭性肥大细胞增生症者可行脾切除术。但手术前需应用抗组胺药，防止手术过程中受肥大细胞介质释放的影响。

色素失禁症

色素失禁症是一种以水疱、疣状损害、色素异常及神经系统、骨骼等发育缺陷的复合性疾病。遗传方式可能为 X 性联显性遗传。

【诊断要点】

1. 好发年龄　多于出生 2 个月内发病，女性患者明显多于男性，但男性患者的病情较女性严重。

2. 好发部位　皮损可发生于四肢、躯干和手足背，伴有骨骼、眼睛、中枢神经等系统性损害。

3. 典型损害

（1）皮肤损害：皮损分为炎症期、疣状增生期和色素沉着期。始发皮损为炎性损害，为主要发生于躯干及四肢近心端的多发性红斑、丘疹和水疱，常排列成线状，偶可泛发。炎症持续约 2 个月消退，继而出现红色或淡紫蓝色大小不等、形状不规则的疣状增生性斑块、结节，常排列成带状或条索状，手足背部损害呈线状疣状增生，持续约 2 个月或更久后消退，遗留萎缩性斑和硬化性斑块。以后四肢、躯干出现青灰色至棕褐色斑点斑片，可为泼水状、斑点状、涡轮状、树枝状或其他多种奇异形态，以后稳定不再变化且持久存在。

（2）皮肤外损害：约 13％患者伴有癫痫、约 12％患者智力低下、约 11％患者伴有强直麻痹，其他可伴有假性斑秃、白内障、斜视、视神经萎缩、视网膜脉络膜炎、牙齿畸形、甲萎缩、并指、四肢短小、多肋骨、偏侧萎缩、先天性心脏病等，患儿肿瘤发生率增高。

4. 自觉症状　炎性损害可有轻微瘙痒，视力可有不同程度下降。

5. 病程　炎性损害一般数周至 2 个月消退。疣状损害可持续 2 个月或更久。色素性损害可持续多年，多数至青春期逐渐消退。

6. 实验室检查　皮损处于炎症期时，外周血嗜酸性粒细胞可明显增多。

色素性皮损活检组织病理示：表皮基层细胞空泡变性，色素体减少，真皮浅层噬色素细胞及黑素颗粒增多。

【治疗】

1. 一般治疗　炎症期加强皮肤护理，避免继发感染。各期皮损均能自行消退，无需特殊处理，避免药物影响患儿生长发育。伴有系统性损害者应加强监护,避免发生意外。

2. 全身治疗　主要为对症处理,炎症期皮损泛发且严重者,可给予0.2%苯海拉明糖浆0.5～1ml/kg·d或马来酸氯苯那敏0.35mg/kg·d、维生素C 0.1g/d,分次口服。必要时可短期系统应用糖皮质激素,如口服醋酸泼尼松5mg/d或肌注地塞米松2mg/d。

继发感染者给予罗红霉素5～10mg/kg·d、头孢唑林钠20～40mg/kg·d、头孢噻肟钠50～100mg/kg·d等,分次口服或静注,或根据细菌培养和药敏结果选用敏感抗生素。

3. 局部治疗　炎症期皮损可涂搽炉甘石洗剂、1%樟脑炉甘石洗剂、1%薄荷炉甘石洗剂、0.1%依沙吖啶溶液、2%莫匹罗星软膏,或与1%醋酸氢化可的松软膏、0.1%丁酸氢化可的松霜、0.05%丁酸氯倍他松软膏、0.1%地塞米松霜、0.1%糠酸莫米松乳膏或软膏等糖皮质激素制剂交替外用,每日2次。

4. 物理治疗　炎性皮损照射扩束激光、红光、UVB等对促进炎症消退有一定帮助。

第十四章　皮肤附属器皮肤病

皮脂溢出

皮脂溢出是皮脂腺功能异常所致的皮脂分泌过多。皮脂腺的功能受年龄、内分泌、代谢、神经精神、饮食、环境等多种因素的影响,成年人、雄激素水平增高、多脂饮食、情绪波动等均可使皮脂分泌增多。

【诊断要点】

1. 好发年龄　好发于青壮年,男性患者多于女性。儿童及老年人也可发生。

2. 好发部位　常见于头、面、胸、背、腋窝、外阴等皮脂腺丰富部位。

3. 典型损害　皮损分为油性和干性两种。油性皮损为好发部位的皮肤和头发油脂增多,光亮似涂脂,清洗后不久油脂又复溢出,毛囊口扩大,面部及鼻部可挤出白色线状软脂状物。干性皮损为主要发生于头皮的弥漫性灰白色略具油腻的细小糠秕样鳞屑,量较多,重者搔拨头皮可似雪花样飘落,头发常干燥无光泽。油脂分泌异常较久者可伴有不同程度的头发脱落。

婴儿皮脂溢出常于出生后数天至数周发生,在头顶及眉弓出现淡黄色、灰褐色或污褐色油腻性痂皮,重者额部、鼻周可有类似痂皮及油性分泌物。

4. 自觉症状　可有不同程度的阵发性瘙痒,尤以日晒后、情绪激动或食用刺激性食物后加重。

5. 病程　呈慢性经过,成年人常持续数年甚至数十年。一般婴儿皮脂溢出常在几个月内恢复正常。

【治疗】

1. 一般治疗　纠正异常的胃肠功能,进食低脂、低糖、易消化的食物,少食辛辣刺激性食品和饮料。忌用强碱性洗涤剂清洗头皮和皮肤,婴儿油腻性痂皮勿强行剥除。

2. 全身治疗　可给予维生素 B_2 15～30mg/d、维生素 B_6 15～30mg/d 或复合维生素 B 3～6 片/d,分次口服。症状明显者可给予西咪替丁 0.6～1.6g/d、螺内酯 40～80mg/d 或维胺酯 100～150mg/d,分次口服。

3. 局部治疗　可选用 2％酮康唑洗剂、3％间苯二酚洗剂、1％二硫化硒洗剂或 5％硫磺乳膏清洗头皮。面部及胸背部油性和干性皮损,可选用 1％～2％雷锁辛溶液、2％～5％硫磺霜、5％硫磺洗剂或 2％水杨酸氯霉素酊,亦可与 1％联苯苄唑乳膏或凝胶、1％特比萘芬乳膏或凝胶、1％～2％咪康唑霜或溶液、2％酮康唑乳膏等抗真菌制剂交替外用,每日 2～3 次。

4. 物理治疗　面部交替照射红光和蓝光,可起到杀菌和紧缩毛孔的作用。

5. 中医治疗

(1) 湿热蕴蒸证:头皮及面部油光发亮,毛囊口粗大,表面覆油腻性污垢或少量鳞屑,清洗后油脂仍较多,时有瘙痒;舌质红,苔薄,脉滑数。治宜清热除湿,散风止痒,方选祛风换肌散加减,药用苍蔚子、蛇舌草、杭菊花、山楂片、茵陈、虎杖各 15g,五味子、赤茯苓、大胡麻、何首乌、青蒿、当归各 10g,威灵仙、川芎、苍术、苦参各 6g,每日 1 剂,水煎取汁分次服。

(2) 血热风燥证:头面多量细碎干燥性鳞屑,脱落后再生,自觉瘙痒;舌质红,苔薄,脉数。治宜凉血清热,消风止痒,方选凉血消风散加减,药用薏苡仁 30g,炒丹皮、冬瓜皮、生地、萆薢各 15g,王不留行、蔓荆子、杭菊花、钩藤、泽泻各 12g,羌活、防风各 6g,苍耳子、川芎各 4.5g,白附子、荆芥各 3g,每日 1 剂,水煎取汁分次服。

(3) 外治法:皮肤油脂较多者,可选用苍耳子、贯众各 30g;或杜蘅、莽草、皂荚、蜀椒、桂皮、茵陈、细辛、防风、菊花、独活各 15g,共研细末,水煎清洗患处,每日 2 次。

脂溢性皮炎

脂溢性皮炎是一种皮脂分泌过多所致的慢性浅表炎症性皮肤病。病因不明,推测可能是在皮脂溢出的基础上继发皮肤炎症,使正常菌群失调,引起卵圆形糠秕孢子菌生长而加重炎症所致。

婴儿脂溢性皮炎与母体雄激素通过胎盘至胎儿致使新生儿皮脂增多有关。维生素 B_2 缺乏、暂时性 δ-6 去饱和酶功能障碍等,可能也是婴儿脂溢性皮炎重要的发病机制之一。

【诊断要点】

1. 好发年龄　多见于青壮年人,男性患者多于女性。婴儿可于出生后 2 周～2 个月发生。

2. 好发部位　好发于头皮、眉弓、眼睑、鼻背、鼻翼、耳后、颈、前胸、肩胛间区、腋窝、腹股沟、脐窝等皮脂腺分布较丰富部位。

3. 典型损害　皮损最初多为毛囊性红色丘疹,逐渐扩大并融合成大小不等的黄红色浸润性斑片,境界较清楚,表面覆油腻性鳞屑和痂皮,头皮鳞屑可层层堆积,搔刮头皮常有较多皮屑飘落,严重时可有渗液和继发红皮病。头发干燥或油腻,可伴有程度不同的脱发。

婴儿脂溢性皮炎常为皮肤潮红色斑,表面覆黄色油腻性鳞屑,头皮损害可形成较厚的黄色浆液性和油腻性痂,痂下炎症明显,可有糜烂和渗出。

4. 自觉症状　可有不同程度的瘙痒,日晒和食用刺激性食物后加重。

5. 病程　成人脂溢性皮炎呈慢性经过,可急性发作。婴儿脂溢性皮炎常于1月左右自愈。

6. 实验室检查　皮屑培养部分有卵圆形糠秕孢子菌生长。

【治疗】

1. 一般治疗　保持消化道通畅,调整膳食结构,限制脂肪、糖类及辛辣刺激性饮食,多食用绿色蔬菜、水果、乳类、蛋类等富含营养和维生素的食品。生活规律,睡眠充足,心情愉快,讲究卫生,不用刺激性大的药物和洗涤剂,防止继发红皮病。

2. 全身治疗

(1) 维生素类:可给予维生素 B_2 15~30mg/d、维生素 B_6 15~30mg/d 或复合维生素 B 3~6 片/d,分次口服。

(2) 维 A 酸类:可选用异维 A 酸0.5~1mg/kg·d 或维胺酯100~150mg/d,分次口服。

(3) 糖皮质激素:皮损炎症明显或有发展成红皮病倾向者,可给予醋酸泼尼松10~20mg/d 或雷公藤总苷 1mg/kg·d,分次或晨间 1 次口服。亦可短期给予氯喹0.25~0.5g/d,分次口服,疗程1~2 周。

(4) 抗生素:可选用甲硝唑0.4~0.8g/d、四环素 1~2g/d、米诺环素50~100mg/d 或红霉素2~4g/d(儿童30~50mg/kg·d),分次口服,症状控制后逐渐减量至停用。

(5) 锌制剂:该类药物具有抑制毛囊角化和抗炎的作用,可给予硫酸锌0.4~0.6g/d、葡萄糖酸锌3~6 片/d 或甘草锌0.25~0.75g/d,分次口服,疗程1~2 个月。

(6) 抗雄性激素药:可选用西咪替丁0.4~0.6g/d 或螺内酯40~80mg/d,分次口服。

(7) 抗真菌剂:其他药物疗效欠佳、症状明显或真菌培养有糠秕孢子菌生长者,可给予伊曲康唑0.2g/d,连服 2 周;或 0.1g/d,连服 3 周。

3. 局部治疗

(1) 硫磺或水杨酸制剂：可选用1％～5％硫磺乳膏或霜、1％～2％雷锁辛溶液、2％～5％硫磺煤焦油糊剂、5％硫磺洗剂或2％水杨酸氯霉素酊，外搽或沐浴。婴儿可外用3％～5％水杨酸油涂搽患处，有清除痂皮和抑菌的作用。

(2) 硫化硒洗剂：可减少皮脂分泌及皮肤脂肪酸含量，具有轻微杀真菌和抑制细菌生长的作用，一般选用1％～2.5％二硫化硒洗剂清洗头皮，每周2次。

(3) 抗生素制剂：有糜烂渗液者可选用3％硼酸溶液、1∶2000氯己定溶液或0.1％依沙吖啶溶液湿敷，每次15～20分钟，每日2～4次。亦可涂搽1％氯霉素0.1％地塞米松霜、2％红霉素软膏或凝胶、3％甲硝唑乳膏或1％克林霉素软膏、溶液、凝胶等，每日2或3次。

(4) 糖皮质激素制剂：炎症明显或有糜烂渗液者，可外用1％醋酸氢化可的松软膏或0.1％丁酸氢化可的松霜，每日2次，症状缓解后减少用量或次数直至停药。

(5) 抗真菌制剂：以咪唑类抗真菌剂疗效较好，可选用2％酮康唑霜或洗剂、2％咪康唑软膏或洗剂、1％益康唑霜或洗剂、1％联苯苄唑凝胶或乳膏、1％～3％克霉唑软膏或1％肟康唑霜等，外搽患处或沐浴。

(6) 其他：如1％～2％巯氧吡啶锌洗剂、3％～5％间苯二酚软膏、3％间苯二酚洗剂、0.2％～0.5％氯碘羟喹锌油、8％琥珀酸锂软膏或霜、1％环吡司胺霜、2.5％过氧化苯甲酰、3％～5％新霉素糠馏油糊剂等，均可酌情选用。

4. 物理治疗　　面部交替照射红-蓝光，可起到抑菌、抗炎和紧缩毛孔的作用。

5. 中医治疗

(1) 风热血燥证：头面及胸背多发性毛囊性红色丘疹或表面覆油腻性鳞屑的黄红色斑片，头皮有大量干燥细碎皮屑，伴有不同程度瘙痒，头发稀疏；舌淡无苔，脉细。治宜清热祛风，养血润燥，方选当归饮子加减，药用威灵仙、刺蒺藜、何首乌、苦参、生地各15g，当归12g，赤芍、白芍、丹皮、花粉各9g，川芎、甘草各6g，每日1剂，水煎取汁分次服。

(2) 湿热证：头面、胸背糜烂性红斑，表面有少量渗液，可见黄红色油腻性痂皮，自觉有不同程度瘙痒，伴口苦、纳差、便结、小便短赤；舌红，苔黄腻，脉滑数。治宜清热、利湿、疏风，方选桑菊饮加减，药用薏米30g，金银花、白鲜皮、菊花、连翘、赤芍、丹皮各15g，黄芩、紫草、苍术、荆芥各10g，甘草6g，每日1剂，水煎取汁分次服。

(3) 脂溢性脱发：可选用燥湿、养血、生发的滋发汤，药用白鲜皮、地肤子、野菊花、黑芝麻、何首乌、羌活、蒺藜、生地各 15g；牡丹皮、赤芍、白芍各 12g；或滋补肝肾、祛风除湿的生发汤，药用旱莲草 30g，何首乌、菟丝子、天麻、白芍、甘草各 15g，茯苓、生地、熟地各 12g，当归、羌活、木瓜各 10g。每日 1 剂，水煎取汁分次服。

(4) 外治法：头皮鳞屑较多者外用 30％百部酊，面部鳞屑较多者外用甘草油（甘草 100g，75％乙醇 200ml，甘油 200ml），糜烂渗液者可外用青黛油膏后扑撒三石散，亦可用脂溢洗方（王不留行 50g、苍耳子 30g、苦参 20g、明矾 9g 的水煎剂）洗头。皮损发生较为广泛者，可选用白鲜皮、土茯苓、龙胆草、大黄、苦参、硫磺各 30g；或地榆、黄芩、艾叶、丹皮、连翘、甘草各 20g 的水煎剂，搽洗患处，每次 15～20 分钟，每日 1 次。

伴有较为明显的脱发者，可外涂侧柏生发酊（鲜侧柏叶、闹羊华、骨碎补各适量，放入 85％乙醇 100ml 中，浸泡 2 周），或脱发处扑撒保发粉（何首乌 30g，白鲜皮、当归、白芷各 20g，王不留行 15g，共研粉末），每日 2 次。

寻常痤疮

寻常痤疮是一种毛囊皮脂腺的慢性炎症性皮肤病。发病与遗传、皮脂分泌过多、内分泌异常、细菌感染、毛囊皮脂腺导管的角化过度等有关。过食油腻、甜食、辛辣刺激性食品，以及睡眠不足、化妆品使用不当、情绪波动、胃肠功能障碍等，可加重病情。

【诊断要点】

1. 好发年龄　多见于青年人，男女患病率无显著差异。

2. 好发部位　好发于面、上胸、背等皮脂腺丰富部位。

3. 典型损害　基本损害为黑头粉刺、白头粉刺、炎性毛囊性丘疹及丘脓疱疹，数量较多，散在对称性分布，严重时可形成炎性结节、囊肿、脓肿、瘢痕疙瘩。同一患者在同一时期常以某一种损害为主，亦可几种皮损共存，常伴有皮脂溢出。皮疹消退后留色素沉着，少数留凹陷性瘢痕。

痤疮的轻重可按 Pillsbury 分为 Ⅰ、Ⅱ、Ⅲ、Ⅳ 级。Ⅰ 级为轻度，表现为散在多发的黑头粉刺，可有少数炎性丘疹；Ⅱ 度为中度，是在 Ⅰ 度皮损基础上出现浅表脓疱，炎性丘疹的数目增多，但皮损仅限于面部；Ⅲ 度为重度，是在 Ⅱ 度皮损基础上，出现深在性炎性皮损，分布于面、颈、胸背部；Ⅳ 度为重度-集簇性，是在 Ⅲ 度皮损基础上出现囊肿、脓肿，易形成瘢痕，发生于面、颈、胸背部。

4. 自觉症状　一般无自觉症状，炎症明显者可有疼痛。

5. 病程　病情时轻时重,皮损此起彼伏,常持续多年。

6. 实验室检查　皮损活检组织病理示,毛囊皮脂腺慢性炎症,其中粉刺性损害可见毛囊漏斗部扩张或微囊肿,内含角质栓;丘疹性损害可见毛囊周围淋巴细胞为主的炎细胞浸润,部分毛囊壁破裂;脓疱性损害为毛囊性脓肿,周围有大量炎性渗出物,含有淋巴细胞和多形核白细胞;囊肿性损害可见部分毛囊壁破裂;脓肿性损害可见皮脂腺部分或全部破坏,中央液化坏死。皮损在愈合过程中炎症浸润被纤维组织逐渐取代。

【治疗】

1. 一般治疗　合理调整膳食结构,控制肥甘厚味及辛辣刺激性饮食,保持消化道通畅。保持面部清洁,经常用温水和含抗菌成分的香皂清洗患处,避免应用油脂类及粉质化妆品,临睡前应将化妆品清洗干净。生活规律,心情愉快,消除心理压力。避免挤压皮损和乱用外用药物,防止形成瘢痕。

2. 全身治疗

(1) 抗生素:中、重度炎性痤疮可选用罗红霉素 150～300mg/d、甲硝唑 0.4～0.8g/d、四环素 1～2g/d、米诺环素 100～200mg/d、克林霉素 0.45～1.2g/d、奥硝唑 0.5～1g/d 或红霉素 1～4g/d,分次口服,症状控制后可逐渐减量维持一段时间。

(2) 维生素类:可给予维生素 A 15 万～20 万 U/d、维生素 E 0.1～0.3g/d、维生素 B_2 15～30mg/d、维生素 B_6 15～30mg/d 或复合维生素 B 3～6 片/d,分次口服。

(3) 维 A 酸类:常选用 13-顺维甲酸(泰尔丝)0.1mg/kg·d 或维胺酯 100～150mg/d,分次口服,6 周为一疗程。

(4) 性激素:仅用于其他疗法无效的 14 岁以上重症患者,但应慎重。一般选用己烯雌酚 1mg/d,男性患者睡前顿服,连服 2 周,女性患者在月经后 5 天应用,连服 22 天。月经前加重的女性患者可在月经前 10 天和 5 天,各注射黄体酮 10mg。

(5) 抗雄激素药:可选用西咪替丁 0.4～0.6g/d 或螺内酯 40～80mg/d,分次口服,4 周为一疗程。

(6) 达因-35:该药为醋酸环丙孕酮和乙炔吡醇的组合物,前者有很强的抗雄激素作用,后者可避免月经紊乱。限用于女性雄激素过多引起的中、重度痤疮(亦指多囊卵巢综合征)。应用方法为月经周期的第 1 天开始服药,每日 1 片,连服 3 周,然后停药 1 周,再依月经周期服药,一般应用数月。

(7) 锌制剂:可选用硫酸锌 0.4～0.6g/d、葡萄糖酸锌 3～6 片/d 或甘草锌

0.25～0.75g/d,分次口服,4～6周为一疗程。

(8)氨苯砜:用于结节、囊肿、聚合性痤疮患者,常用量为75mg/d,分次口服,一周后血常规无异常者可将剂量增加至100mg/d,连服1～2个月为一疗程。

(9)糖皮质激素:仅用于严重结节、囊肿、聚合性痤疮及其他方法治疗无效者,可短期小剂量系统应用,常选用醋酸泼尼松20～30mg/d或雷公藤总苷40～60mg/d,分次口服。

3. 局部治疗

(1)维A酸类制剂:常选用含0.1%阿达帕林凝胶、0.025%～0.1%维A酸乳膏、0.05%～0.1%他扎罗汀凝胶或软膏等,每晚洁面后外用。

(2)抗生素制剂:可选用2%氯柳酊、2%红霉素酊、1%氯洁霉素溶液、1%磷酸克林霉素溶液或1%洁霉素溶液,亦可选用2%莫匹罗星软膏、1%氯霉素0.1%地塞米松霜、2%红霉素软膏或凝胶、3%甲硝唑乳膏或1%克林霉素软膏,每日2次。

(3)过氧化苯甲酰:可快速杀灭痤疮丙酸杆菌,且无抗菌耐药性,主要用于轻、中度痤疮,但应从低浓度开始使用。常选用2.5%～10%过氧化苯甲酰洗剂、凝胶或霜剂,或含5%过氧化苯甲酰与3%红霉素的霜剂,每日2次。

(4)角质剥脱剂:可选用3%～5%硫磺洗剂、1%～2%水杨酸洗剂、2%水杨酸氯霉素酊、1%～5%硫磺乳膏或霜、2%～5%间苯二酚软膏等,每日2次。

(5)糖皮质激素制剂:常选用1%氯霉素0.1%地塞米松霜封包治疗囊肿性痤疮,每晚1次。

(6)其他制剂:如20%壬二酸霜、4%烟酰胺凝胶、复方乳酸溶液、丹参酮霜、蛇胆霜、3%间苯二酚洗剂等,均可酌情选用。

4. 封闭疗法 囊肿性痤疮可用无菌针头穿刺抽出囊肿内容物,并用庆大霉素溶液冲洗后,每个囊腔内注射0.8%～1%曲安西龙双醋酸酯混悬液0.05～0.25ml,2～3周1次。痤疮所致的瘢痕疙瘩亦可在损害内注射长效糖皮质激素。

5. 物理疗法 可根据不同类型皮损,选用液氮冷冻、UVB照射年、X线照射、红-蓝光等方法治疗。近年采用1450nm二极管激光、CO_2激光、镍激光、1064nmQ-开关激光,以及射频治疗仪等,治疗中重度瘢痕、囊肿和炎症性痤疮收到了较好疗效。亦可用粉刺摘除器逐个将成熟的粉刺去除,防止粉刺继发感染。

6. 中医治疗

(1)肺经风热证:相当于轻型痤疮,颜面潮红,粉刺灼热、疼痛,或有脓疱,粉刺多见于前额、面颊及前胸、后背;舌红、苔薄黄、脉细数。治宜疏风、宣肺、清热,方选枇杷清肺饮加减,药用生地 15g,枇杷叶、桑白皮、丹皮、赤芍、知母、黄芩、连翘各 9g,生甘草 6g。

(2)湿热蕴结证:相当于结节性、脓疱性痤疮,粉刺红肿疼痛,大如黄豆,个别有脓疱,粉刺多见于口周,伴口臭,尿黄,便秘;舌红、苔黄厚、脉滑数。治宜健脾化湿,清热通便,方选茵陈蒿汤加减,药用生石膏 30g,茵陈 20g,栀子、黄连各 10g,生地 15g,枇杷叶、桑白皮、赤芍、黄芩各 9g,生甘草 6g,芦荟 1g。

(3)痰湿蕴结证:相当于囊肿性、聚合性痤疮,皮疹色红不鲜,反复发作,或结成囊肿,或伴有纳呆、便溏、神疲乏力、苔薄白、脉濡滑等。治宜健脾化湿,方选参苓白术散加减,药用薏米 30g,山药 20g,茯苓 15g,白扁豆、凌霄花、天葵子、白术、红花、黄芩各 10g,甘草 6g。

(4)肝气郁滞证:相当于结节性痤疮,皮损暗红、痒痛,黄豆至花生米大,个别有脓疱,粉刺见于前额、面颊、口周及前胸、后背,伴纳呆、夜寐不安,心烦,神疲乏力,尿黄,便秘;舌暗红,苔黄黑厚,脉弦数。治宜疏肝解郁,清热通便,方选逍遥丸加减,药用草决明、山药、柴胡各 20g,制香附、野菊花、茯苓各 12g,白术、黄芩各 10g,甘草 6g。

(5)冲任失调证:月经来潮前 1 周,粉刺增多,疼痛,或有脓疱,粉刺多见于前额、面颊及前胸、后背;舌红,苔薄黄,脉细数。治宜调理冲任和清热,方选二至丸加减,药用益母草、生地各 15g,女贞子、旱莲草、枇杷叶、桑白皮、赤芍、知母、黄芩各 9g,生甘草 6g。

(6)气滞血瘀证:相当于瘢痕性痤疮,皮疹色红不鲜,可见结节或形成囊肿,疼痛;舌暗红有瘀斑,苔薄白,脉涩数。治宜活血、凉血、清热,方选桃红四物汤加减,药用生地、山药各 20g,茯苓、赤芍各 15g,炒桃仁、野菊花、玫瑰花、黄芩、防风、红花、白术各 10g,甘草 6g。

(7)肾阴不足证:午后及夜间丘疹颜色加重,晨起减轻,伴手足心热,心烦;舌体瘦,暗红,苔薄黄,脉细弱。治宜滋补肾阴和清热,方选六味地黄汤加减,药用生地 20g,生地、知母各 15g,茯苓 12g,丹皮、泽泻、黄芩、山药、栀子各 10g,甘草 6g。

加减法:以上各证,凡皮损质硬难以消退者,加夏枯草、莪术、海藻、牡蛎等;大便秘结者,加草决明、芦荟等;伴月经不调者,加益母草、白芍、当归等;伴咽干口燥者,加玄参、麦冬、花粉等。每日 1 剂,水煎取汁分次服。

(8)外治法:可将白附子、轻粉、黄芩、白芷、防风各 3g,共研细末,取少量涂擦患处。也可选用苦参 60g,菖蒲 30g 的水煎剂熏洗患处,每次 30 分钟,每日 1 或 2 次;或大黄 25g,明矾 20g,杏仁 15g,连翘、甘草各 10g,水煎汁湿敷患处,每次 30 分钟，每日 3 次。

其他如颠倒散水调外敷、三黄洗剂搽洗、止痒洗液熏洗患处等，也有较好疗效。

酒渣鼻

酒渣鼻是一种以面部中央红斑、丘疹及毛细血管扩张为主要临床表现的慢性炎症性皮肤疾病。发病可能与血管舒缩功能失调、胃肠功能紊乱、螨虫感染、内分泌紊乱、局部感染灶、个人体质、免疫功能异常等有关，冷、热、日光、辛辣食物刺激、饮酒、情绪波动等可使病情加重。

【临床表现】

1. 好发年龄　多见于中年人，尤多见于30～50 岁的女性，但严重病例多为男性。少数青少年也可发生。

2. 好发部位　皮损多集中于颜面中央，最常见于鼻尖及鼻两侧。

3. 典型损害　皮损初为暂时性、阵发性红斑，常在进食辛辣食物、冷热刺激或情感激动时发生，以后逐渐转为持久性潮红斑，日久可出现浅表树枝状扩张的细小血管，伴有毛囊口扩大和皮脂溢出，并出现粟粒至绿豆大丘疹、结节和脓疱，可形成囊肿、脓肿或窦道。

发病时间久长者，鼻部皮脂腺及结缔组织增生，致使鼻部肥大，鼻尖部有大小不等质软的结节状隆起，称为鼻赘。病情严重者可有眼睑受累，发生眼睑炎、结膜炎，甚至角膜炎、虹膜炎和巩膜炎。

4. 自觉症状　一般无自觉症状，部分患者有灼热和轻微瘙痒，以冷热、辛辣食物刺激和情绪激动时明显。

5. 病程　病情呈进行性发展趋势，病程长达数年甚至数十年。

6. 实验室检查　部分患者鼻部皮脂状物镜检可查到螨虫。

【治疗】

1. 一般治疗　忌饮酒和辛辣食物，避免过冷过热刺激和长时间日光照射，尽量少食可加重病情含碘量高的食物，纠正胃肠道功能紊乱和内分泌失调，彻底根除慢性感染灶。生活规律，心情愉快，情绪稳定，养成良好的卫生习惯。

2. 全身治疗

（1）抗生素：四环素类药物对炎性丘疹、结节、脓疱及红斑性病变均有较好疗效，常选用四环素 1～2g/d、米诺环素 100～200mg/d 或多西环素 50mg/d，分次口服，症状缓解后逐渐减至最小有效量维持治疗。其他如罗红霉素 150～

300mg/d、甲硝唑 0.4～0.8g/d、克林霉素 0.45～1.2g/d、阿莫西林 2～4g/d、克拉霉素 0.5～1g/d、替硝唑 1g/d 或红霉素 1～4g/d 等,也可酌情选用。

(2) 维 A 酸类:常选用异维 A 酸 0.5～1mg/kg·d 或维胺酯 100～150mg/d,分次口服,症状缓解后逐渐减至最小有效量维持治疗,总疗程约 6 个月。

(3) 维生素类:可给予维生素 A 15 万～20 万 U/d、维生素 E 0.1～0.3g/d、维生素 B₂15～30mg/d、维生素 B₆15～30mg/d 或复合维生素 B 3～6 片/d,分次口服。但该类药物常作为辅助用药。

(4) 其他:如酒精诱发者可选用纳络酮 400～800μg/次,绝经期妇女可给予己烯雌酚 0.25～0.5mg/d 激素或可乐定 0.6～1.8mg/d。此外,牛磺酸、枸橼酸铋等也可酌情选用。

3. 局部治疗　可外用 3％甲硝唑软膏、0.75％甲硝唑凝胶、0.2％异维 A 酸霜、0.025％～0.1％维 A 酸乳膏、5％～10％过氧化苯甲酰凝胶、20％壬二酸霜、5％～15％硫磺软膏,以及含 1％～3％硫磺与 0.5％～1％氢化可的松的磺胺醋酰钠洗剂等,每日 2 或 3 次。

4. 物理疗法　毛细血管扩张及鼻赘可选用微波、CO_2 激光、电凝等方法治疗,亦可采用强脉冲光子嫩肤治疗仪或 KTP532 激光治疗。

5. 手术治疗　毛细血管扩张可行皮肤划切法、鼻赘可手术切除。

6. 中医治疗

(1) 肺胃热盛证:相当于红斑期,鼻部红斑和毛细血管扩张,进食刺激性食物或情绪激动时加重;舌红,苔黄,脉数。治宜清泻肺胃积热,方选枇杷清肺饮加减,药用败酱草、金银花、生地各 30g,桑白皮、黄芩、山栀、白芷各 12g,枇杷叶 10g,黄连、生甘草各 6g,每日 1 剂,水煎取汁分次服。

(2) 热毒蕴肤证:相当于丘疹期,周围红斑伴毛细血管扩张,散在红色丘疹及脓疱,大便干结;舌质红,苔黄燥,脉数。治宜清热解毒,凉血化瘀,方选凉血四物汤加减,药用生地、银花各 30g,丹参 18g,土茯苓、野菊花各 15g,五灵脂、山栀、赤芍、黄芩、玄参各 12g,竹叶、生甘草各 9g,每日 1 剂,水煎取汁分次服。

(3) 血瘀凝结证:相当于鼻赘期,鼻部浸润肥厚性暗红色和紫红色斑及结节;舌质暗红或有瘀斑,脉弦。治宜活血化瘀,清热散结,方选通窍活血汤加减,药用生地 15g,五灵脂、当归、赤芍、桃仁、红花、川芎、黄芩、陈皮各 12g,蒲黄 9g,熟大黄 6g,每日 1 剂,水煎取汁分次服。

(4) 外治法:局部可外用 30％百部酊(百部 30g,蛇床子、地榆各 10g,75％乙醇 100ml 密封浸泡 5～7 天)或蒲公英、野菊花、鱼腥草、淡竹叶各 10g 的浓煎剂,每日 2 次。密陀僧、白果、杏仁、大黄、硫磺各 10g;或轻粉、硫磺各 3g,杏仁 27

枚,共研细末,睡前温开水调敷患处,亦有较好疗效。

口周皮炎

口周皮炎是一种主要发生于口周的慢性炎症性皮肤病。发病可能与蠕虫感染、化妆品、含氟牙膏、口服避孕药、外用糖皮质激素、情绪波动、内分泌失调及某些系统性疾病等有关。

【临床表现】

1. 好发年龄 多见于中青年,尤其是20~35岁的女性。偶见于男性和儿童。

2. 好发部位 皮损局限于口周、鼻唇沟、上唇和颏部,偶可累及眉间、眼睑和额部。

3. 典型损害 皮损为散在或弥漫性红斑,表面有少量鳞屑,散在少数质较硬坚实的小丘疹,可见少数丘疱疹、脓疱或小水疱,轻症者极似脂溢性皮炎,常对称性分布,口唇周围常有一狭窄的正常皮肤。一般红斑多为持久性,丘疹及脓疱常成批发生。

4. 自觉症状 常有不同程度瘙痒和灼热感。

5. 病程 病情加重与缓解相互交替,偶可自愈,但可复发,病程可迁延数年。

【治疗】

1. 一般治疗 忌食辛辣刺激性食物和饮酒,避免应用含氟牙膏、化妆品,停用高效糖皮质激素外用制剂,停服避孕药。生活规律,睡眠充足,情绪稳定,积极治疗合并的系统性疾病,减轻和消除因皮损影响美容造成的心理压力。

2. 全身治疗 皮损严重者可给予四环素1~2g/d、米诺环素100~200mg/d或多西环素50~100mg/d,分次口服,症状缓解后逐渐减至最小有效量维持治疗,外用糖皮质激素所致者,四环素用量可适当增大。

其他如红霉素1~2g/d、罗红霉素150~300mg/d、复方磺胺甲基异噁唑4片/d、甲硝唑0.4~0.8g/d、替硝唑1g/d、克林霉素0.45~1.2g/d等也可酌情选用。

3. 局部治疗 可外用5%~10%过氧化苯甲酰乳膏、1%红霉素软膏、3%甲硝唑软膏、0.75%甲硝唑凝胶、0.5%吲哚美辛霜等,亦可与0.5%醋酸氢化可的松软膏混合、交替外用,每日2次。局部选用1%巯氧吡啶锌洗剂或1%二硫化硒洗剂清洗,可减少皮脂溢出,减少复发。

4. 物理疗法 顽固性红斑或结节性损害,可试用液氮冷冻和浅层 X 线照射。

5. 中药治疗

(1) 脾肺郁热证:口周皮肤大小不等密集分布的红色丘疹、丘疱疹,可见散在少数灰白色脓疱,口干喜饮,大便干燥,舌质红,苔少,脉数。治宜宣肺清脾,凉血止痒,方选泻白散加减,药用桑白皮、地骨皮、金银花各 15g,生地 12g,焦山栀、黄芩各 10g,生麻 4.5g,生大黄 3g(后下),每日 1 剂,水煎取汁分次服。

(2) 脾胃实火证:口周皮肤不断出现丘疹、脓疱,红斑不易消退,反复发生糠秕样鳞屑,舌质红,苔薄黄,脉滑数。治宜清脾泻火,化湿清热,方选泻黄散加减,药用生石膏 30g,生薏仁 15g,藿香、佩兰、黄芩、生地各 12g,焦山栀、蒲公英、玄参各 10g,黄连、生麻黄、防风各 6g,每日 1 剂,水煎取汁分次服。

(3) 外治法:皮损以丘疹、丘疱疹为主者,可选用月石散温水调敷患处,每日 2 次;皮疹以脓疱为主,可选用颠倒散植物油调敷患处,每日 2 次。

鼻红粒病

鼻红粒病是一种发生于儿童鼻部的局限性红斑、丘疹性皮肤病。可能系常染色体显性或隐性遗传性疾病,或为血管舒缩功能障碍所致。

【诊断要点】

1. 好发年龄 初发年龄多为 6 个月～6 岁的婴幼儿,男女均可发病。

2. 好发部位 皮损好发于鼻尖,偶可累及颊、上唇及颌部。

3. 典型损害 初为鼻部多汗,以后出现红色或紫红色斑,皮温降低,散在少数针帽大暗红色丘疹,用玻片压之可完全消退,偶见小脓疱和小囊肿,消退后不留痕迹。多伴有鼻尖和掌跖部多汗,部分患者末梢血液循环不良,肢端较易发绀或发生冻疮。

4. 自觉症状 患处无任何自觉症状,偶有轻微瘙痒、灼热和发凉。

5. 病程 皮损持续至青春期自行消退,少数可持久不退。

6. 实验室检查 丘疹处活检组织病理示:表皮正常,真皮血管和淋巴管扩张,汗管扩张可呈囊性,汗管周围炎症细胞浸润,可见少数肥大细胞。

【治疗】

1. 一般治疗 皮损可自行消退,且无自觉症状,多无需特殊处理。患处避免机械性刺激和挤压,冬季注意保暖,防止冻伤。

2. 局部治疗 患处多汗或红斑较明显者,可外用炉甘石洗剂或复方硫磺洗剂;丘疹明显者可外用 5%硫磺霜或 10%鱼石脂软膏,每日 2 次。

3. 物理疗法　顽固性红斑或丘疹较明显者,可试用光子嫩肤治疗仪治疗或液氮冷冻。必要时可应用 CO_2 激光或微波祛除。

汗 疱 疹

汗疱疹是一种周期性发作的掌跖水疱性皮肤病。为多因素所致的皮肤湿疹样改变,部分患者有家族史。真菌感染、药物反应、精神紧张、接触某些金属(镍、铬、汞、钴)等,可为其诱发因素。多于春末夏初发病。

【诊断要点】

1. 好发年龄　多见于儿童和青壮年,新生儿也偶有发病。

2. 好发部位　常对称发生于掌跖和指(趾)屈侧。

3. 典型损害　皮损初为深在性针头至粟粒大非炎症性半球形水疱,微隆起于皮面,周围无红晕,疱内为清澈或略微混浊的浆液,疱壁厚而紧张,不易破裂,疱液自行吸收后干枯,疱壁脱落后露出淡红色新生上皮。

皮疹数量多少不定,散在分布,严重者密集或满布掌跖,甚至累及手足背,偶可继发感染出现脓疱,多伴手足多汗。

4. 自觉症状　轻症者无自觉症状或有轻微瘙痒,严重者可有灼热、刺痛和明显瘙痒。

5. 病程　皮疹一般 1~2 周自行消退,但可反复发作。部分病情严重者病程可延长。

6. 实验室检查　原发性皮疹取材真菌镜检和细菌培养均阴性。

【治疗】

1. 一般治疗　积极寻找可能的诱发因素并去除,防止复发。尽量保持水疱壁的完整,避免撕剥皮屑和使用碱性清洁剂。重症患者发疹期间应注意休息,避免精神紧张,加强手足卫生。

2. 全身治疗

(1) 抗组胺药:可选用具有镇静作用的抗 H_1 受体药,如苯海拉明 50~75mg/d、异丙嗪 25mg/d、盐酸赛庚啶 6~12mg/d、马来酸氯苯那敏 12mg/d、去氯羟嗪 75~150mg/d 等,瘙痒明显者可给予盐酸西替利嗪 10mg/d、盐酸左西替利嗪 5mg/d、氯雷他定 10mg/d、非索非那定 30~60mg/d 等,分次或 1 次口服。

(2) 镇静剂:睡眠不佳或情绪不稳定者,可给予地西泮 5~10mg/d、谷维素 30~60mg/d、氯丙嗪 25~75mg/d 或利舍平 0.1~0.25mg/d 等,分次口服,症状缓解后停药。

(3) 糖皮质激素:急性发疹的重症患者,可短期系统应用糖皮质激素,常选用醋酸泼尼松30～45mg/d,分次口服,疗程5～7天。严重或既往皮损持续时间较长者,可肌注复方倍他米松混悬液(7mg/ml)或曲安西龙双醋酸酯混悬液50mg/2ml,一次即可。

3. 局部治疗

(1) 水疱性损害:可选用炉甘石洗剂、2%～5%甲醛、5%复方硫酸铜溶液、5%明矾溶液或10%醋酸铝溶液,涂搽、湿敷或浸洗患处,每日3次。

(2) 脱屑性损害:可外用10%尿素乳膏、0.05%丙酸氯倍他索软膏、0.1%糠酸莫米松乳膏或软膏、2%～5%水杨酸软膏等,每日2或3次。

4. 中医治疗

(1) 湿热蕴结证:病程较短,水疱簇集成群,疱液清澈,偶可混浊,自觉灼热瘙痒,腹胀纳呆,大便不调,小便短黄;舌质红,苔薄黄微腻,脉滑数。治宜清热化湿,扶脾解毒,方选泻黄散加减,药用山药30g,薏苡仁、藿香、佩兰各15g,六一散、车前子(包)、连翘、泽泻各12g,白鲜皮、黄芩、银花各10g,桑枝4.5g,每日1剂,水煎取汁分次服。

(2) 心脾两虚证:病程较长或每年复发,疱液干枯,层层脱皮,露出薄嫩表皮,自觉患处灼痛,伴乏力倦怠,食少气短,偶尔动则汗出;舌质淡红,苔少,脉虚细。治宜补心益脾,敛汗止痒,方选归脾汤加减,药用煅龙牡各30g,酸枣仁、柏子仁、黄芪、党参、茯神各12g,五味子、麦冬、白术、防风各10g,莲子心、远志各6g,每日1剂,水煎取汁分次服。

(3) 外用治疗:可选用葛水洗剂(葛根30g、枯矾15g)或苍肤水洗剂(苍耳子、地肤子、土槿皮、蛇床子、苦参、百部各15g,枯矾6g),搽洗患处,每次15分钟,每日2次。脱屑明显伴手足多汗者,可选用金毛狗脊、陈皮各30g,五倍子、苍耳子、金钱草各15g;或王不留行30g,明矾9g,水煎汁浸泡手足,每日2次,每次15～20分钟。

多 汗 症

多汗症是指局部或全身皮肤汗液排泄量过多。分为生理性和病理性多汗症两种,生理性多汗是指在气温过高、穿衣盖被过多、恐惧惊吓、快速进食或剧烈运动后,机体通过出汗以维持正常体温,是一种正常的生理反应。病理性多汗是指在安静状态(坐卧、睡眠)和日常环境中,全身或某些部位出汗过多,是机体病理性损伤的表现。

幼儿由于代谢旺盛,活泼多动,出汗常比成人多(新生儿除外),属于正常现象。精神紧张、进食辛辣或热烫食物、某些药物及系统性疾病、遗传等因素,均可增加汗液排泄量。

【诊断要点】

1. 好发年龄　可见于任何年龄,男女均可发生。掌跖多汗症初发年龄多见于婴幼儿期。

2. 好发部位　分为全身性和局限性多汗症,局限性多汗症多见于腋下、掌跖、前额和外阴。交感神经损伤性多汗症多为单侧或局限于身体某一区域。

3. 典型损害　多汗程度因人而异,轻症者仅为皮肤轻微潮湿,重症者汗液呈点滴状外溢,手足湿凉,皮肤呈淡青紫色,角质层较厚处多被汗液浸渍而发白,可有腐败酸臭味。多汗与高温环境和剧烈运动无必然联系,但与情绪波动有关。

4. 自觉症状　一般无任何自觉症状,情绪激动可有轻微瘙痒。

5. 病程　多汗症状常持续多年,幼儿期发病者一般至中年多汗症状可得以缓解。

【治疗】

1. 一般治疗　积极治疗合并的系统性疾病(如甲状腺机能亢进、内分泌功能失调、糖尿病、低血糖等),情绪稳定,避免精神紧张。讲究卫生,勤洗手足和勤换衣袜,保持多汗部位清洁。

2. 全身治疗

(1) 抗胆碱能药物:用于乙酰胆碱分泌增多性多汗症。可选用阿托品1～3mg/d、溴丙胺太林(普鲁本辛)45～90mg/d或山莨菪碱(654-2)15～30mg/d,分次或睡前服用,儿童用量酌减。

(2) 镇静剂:用于情绪性多汗症。可选用地西泮5～10mg/d、谷维素30～60mg/d、苯巴比妥30～60mg/d、氯丙嗪25～75mg/d、利舍平0.25～0.5mg/d或溴西泮3～9mg/d、溴替唑仑0.25mg/d等,分次口服,但应注意药物不良反应。

3. 局部治疗　多汗部位可涂搽20%三氯化铝乙醇、乌洛托品粉或10%乌洛托品水溶液、3%～5%甲醛溶液、5%～10%鞣酸溶液、0.5%醋酸铝溶液、2%～10%戊二醛溶液等,每日1或2次。

4. 物理疗法

(1) 离子导入疗法:适用于掌跖多汗症,一般每日1次,连续12天,以后每周1～2次维持治疗。

(2) 浅层X线照射:适用于严重且一般方法治疗无效的青少年掌跖多汗症,

注意应精确计算照射剂量,否则对汗腺的过度破坏可致局部永久性干燥。

5. **手术治疗**　交感神经切除术仅适用于对一般治疗方法抵抗的顽固性多汗症病人。上胸2～3交感神经切除术对头面和手掌多汗症有效。严重腋部多汗症可行腋臭根治术。

6. **肉毒毒素-A:** 该药为神经肌肉麻痹剂,能选择性作用于周围胆碱能神经末梢,抑制乙酰胆碱释放,从而抑制汗腺的分泌达到止汗目的,局部皮内注射,对严重局部多汗者有良效,且安全有效,但6～12个月需重复注射1次,一般仅用于局部治疗无效的14岁以上儿童及成人局部多汗症。

7. **中医治疗**

(1) 内热熏蒸证

1) 若进食时头额部多汗,责在阳明胃热。治宜清胃泻火,方选白虎汤加减,药用生石膏、山药各15g,石斛、玄参各12g,炒知母、焦山栀、炒黄芩、甘草各6g,每日1剂,水煎取汁分次服。

2) 若情绪紧张,心烦时多汗,责在少阳心火偏亢。治宜清心泻火,方选清心莲子汤加减,药用车前子15g,石莲子、生黄芪、党参、茯苓各12g,地骨皮、黄芩、麦冬、生甘草各10g,灯心3扎,每日1剂,水煎取汁分次服。

3) 若急躁易怒,乍然多汗,责在厥阴肝郁化火。治宜清泻肝火,方选当归龙荟丸加减,药用炒黄柏、炒白芍、炒黄芩、当归各10g,炒胆草、焦山栀、炒黄连各6g,柴胡、青黛各4.5g,每日1剂,水煎取汁分次服。

4) 若手足心烘热多汗,伴咽燥颧红,责在阴虚内热。治宜养阴清热,方选麦味地黄丸加减,药用煅牡蛎、石决明各30g,山药15g,干地黄、山萸肉、麦冬各12g,地骨皮、炒丹皮、茯苓、泽泻各10g,五味子6g,每日1剂,水煎取汁分次服。

(2) 阳虚腠疏证

1) 若动则多汗,伴有恶风、神疲、肢冷等,系由卫外阳虚,营卫失和所致。治宜调和营卫,固表敛汗,方选桂枝汤加减,药用炒黄柏、煅牡蛎、黄芪、党参、白术各12g,桂枝、甘草各6g,麻黄节4.5g,大枣7枚,每日1剂,水煎取汁分次服。

2) 若遇风汗出不已,兼有心悸、失眠等,系由心阳虚所致。治宜益气温阳,方选参附汤加减,药用制附片12g,地骨皮、党参、麦冬、生地、甘草各10g,生黄芪、党参各6g,五味子4.5g,每日1剂,水煎取汁分次服。

3) 若冬天腋窝多汗,且越冷汗越多,伴有畏寒、四肢不温,系由心肾阳虚所致。治宜扶正助阳,方选右归丸加减,药用山药15g,制附片12g,山萸肉、炒杜仲、枸杞子、熟地各10g,上肉桂、甘草各6g,每日1剂,水煎取汁分次服。

（3）湿热熏蒸证

1）若头汗多，兼有身热，系由湿热上蒸所致。治宜清脾泻热，方选泻黄散加减，药用生石膏 15g，泽泻 12g，藿香、佩兰、茯苓各 10g，焦山栀、炒黄连、炒黄芩、升麻各 6g，每日 1 剂，水煎取汁分次服。

2）若手足多汗，时常不断，系由湿热旁留所致。治宜清热燥湿，方选清脾饮加减，药用炒牛蒡子、生石膏、白术各 12g，制半夏、厚补、柴胡、黄芩各 6g，炒知母、炒黄连各 3g，每日 1 剂，水煎取汁分次服。

3）若阴囊多汗，或股内汗湿沾衣，系由湿热下注所致。治宜清肝泻火，方选龙胆泻肝汤加减，药用车前子 15g，炒白芍、炒杜仲、茯苓、泽泻各 12g，炒胆草、焦山栀、柴胡、黄芩各 6g，每日 1 剂，水煎取汁分次服。

（4）气血瘀阻证

1）身体左侧或右侧，或上或下，汗出如雨，患者多为年老体弱者，系由气血不调所致，属于虚证。治宜补气益血，方选十全大补丸加减，药用赤白芍、熟地、当归各 12g，生黄芪、茯苓、党参、白术各 10g，川芎、丹参、红花各 4.5g，每日 1 剂，水煎取汁分次服。

2）若身体某一处多汗，时轻时重，系由气滞血瘀所致。治宜理气活血，方选复元活血汤加减，药用益母草、丹参各 12g，酒当归、炒白芍、干地黄、花粉各 10g，熟大黄、炒枳壳、柴胡、生甘草各 6g，每日 1 剂，水煎取汁分次服。

（5）小儿多汗症：可选用桂圆 10 枚、浮小麦 15g；葡萄干 10g、糯稻根 15g；太子参 15g、大枣 10 枚；或黄芪 10g、大枣 10 枚等，开水浸泡当茶饮。亦可方选麦味地黄丸加减（浮小麦、沙参、麦冬各 5～10g，熟地 4～8g，五味子 3g，麻黄根、甘草各 3～6g，水煎取汁分次服），每日 1 剂，5 天为一疗程。

（6）局部治疗：掌跖或腋部多汗者，可选用干葛洗剂（干葛根 120g，明矾 15g），温浸手足或外洗腋部，每次 15～20 分钟。全身多汗可选用麻黄根、牡蛎各 20g，赤石脂、龙骨各 15g，共研细末，外扑患处，每日 2 次。

无 汗 症

无汗症又称汗闭症，是指在能引起出汗的刺激、环境中机体无法产生或排泄汗液，局部或全身皮肤表面少汗或完全无汗，完全无汗罕见。本病由神经通路或汗腺功能障碍所致，包括先天性疾病（如先天性外胚叶发育不良及一些罕见遗传病）、内脏及系统性疾病（如糖尿病、Addison 病、甲状腺功能低下、尿崩症、慢性肾炎、肝硬化、恶性肿瘤）、皮肤病及皮肤损伤（鱼鳞病、银屑病、维生素 A 缺乏、麻风、硬皮病、烧伤、放射线皮炎、干燥综合征、皮肤萎缩、汗腺萎缩、粟粒疹等)、神经损伤(如脊髓灰质炎、横贯性脊髓炎、脊髓空洞症、Horner 综合征及桥脑、延髓、交感神经损伤等)、药物(如抗胆碱能药物、重金属及吗啡等)。

【诊断要点】

1. 好发年龄　任何年龄不同性别均可发病,取决于该症的病因。

2. 好发部位　根据不同病因,无汗可为全身性或局限性。

3. 典型皮损　全身或局部皮肤终年没有可见汗液,皮肤干燥无湿润感,先天性外胚叶发育不良患者多合并毛发、甲、皮脂腺发育不全或残缺。局限性无汗症患处皮肤干燥并伴原发皮肤病的损害。

4. 自觉症状　全身性或大范围局限性无汗症者容易感疲劳和周身不适,运动时加重,在热环境中可出现皮肤潮红、体温升高、心率增快等症状。

5. 病程　因病因不同而差别较大,可达数年甚至终身无汗。

6. 实验室检查　发汗试验阴性。

【治疗】

1. 一般治疗　积极寻找病因,治疗引起可能引起本症的各种疾病。先天性外胚叶发育不良及遗传病性无汗症尚无有效治疗方法,患者需常年生活在低温环境中。全身性无汗患者宜着浅色、宽松衣服,避免在炎热环境中生活和工作。

2. 全身治疗　对于有汗腺的患者,可口服或注射毛果芸香碱,刺激汗腺分泌以暂时缓解症状。口服甲状腺片和维生素 A 对症状缓解可能有所帮助。

3. 局部治疗　全身性无汗患者可行物理降温或人工湿润皮肤,局限性无汗患者可局部外用无刺激软膏滋润皮肤。

4. 中医治疗

(1) 郁热无汗证:症状表现为盛夏劳作出汗过多,损伤阴津致热邪蕴郁肌肤,玄府不通使汗不得外出。患者面色萎黄,全身畏寒,皮肤灼热,背部皮疹暗紫但无痛痒,天气凉爽时反而微微汗出,体胖,舌紫红色,苔黄腻,脉弦滑。治宜清泄郁热,活血化瘀,方选血府逐瘀汤加减,药用柴胡、黄芩、桃仁各 15g,川牛膝、生地黄、桔梗、赤芍、川芎、红花各 10g,当归 9g,枳壳、甘草各 6g,每日 1 剂,水煎取汁分次服。

(2) 肝郁血瘀证:全身无汗症状较久,伴有疲乏无力、心悸、烦躁不安,盛夏季节症状明显,皮肤弥漫性轻微发红,可伴有黄褐斑、月经不调或痛经。舌质淡红,苔微黄厚,脉弦涩。治宜理气通窍,活血化瘀,方选血府逐瘀汤加减,药用柴胡、桃仁各 15g,枳壳 12g,生地黄、川牛膝、桔梗、赤芍、红花、川芎各 10g,当归 9g,甘草 6g。

（3）气血失和，营卫失调证：临床表现为身体或左或右半身无汗，盛夏季节更加明显，伴头昏郁闷，情致失调，无发热恶寒及睡眠障碍，舌苔薄白，脉缓。治宜调和营卫，疏通气血，方选桂枝汤加减，药用桂枝、白芍、丹参各 15g，远志 12g，杭白菊、合欢皮各 10g，生姜 9g，甘草 6g，大枣 5 枚，每日 1 剂，水煎取汁分次服。

（4）心脾两虚证：全身无汗，时间较久，伴胸闷气短，记忆力减退，舌淡苔白，脉沉缓。治宜养心益气健脾，药用焦三仙、龙骨、牡蛎各 30g，太子参 18g，白芍、云苓各 15g，柏子仁、大腹皮、内金、元肉、当归、白术各 10g，枳壳 6g，每日 1 剂，水煎取汁分次服。

此外，临床也可根据辨证施治，如阴液亏损者宜养阴生津、滋益汗源；阳虚气弱者宜益气壮阳、滋润肌肤；汗腺功能障碍至发汗不畅者宜解毒发汗等。

臭　汗　症

臭汗症是指汗腺分泌液有特殊臭味或汗液被分解释放出臭味所致的全身性或局限性体臭。分为小汗腺臭汗症和大汗腺臭汗症两种，小汗腺臭汗症多与皮肤卫生不良、进食有异味的食物（如大蒜、洋葱）、某些药物等有关。大汗腺臭汗症与遗传有关，系汗液中的有机物质被某些细菌分解产生不饱和脂肪酸所致。

【诊断要点】

1. 好发年龄　多于青春期发病，女性较为多见。

2. 好发部位　多发生于腋窝、腹股沟、足部、肛周、外阴、脐周等多汗且汗液不易蒸发部位。小汗腺臭汗症为全身性。

3. 典型损害　小汗腺臭汗症表现为不同程度的体臭味，进食有异味的食物或药物后加重，尤以皱褶部位及跖部明显。大汗腺臭汗症常伴有大汗腺密集部位多汗，有刺鼻的狐臭味，局部皮肤可被汗液浸渍而发白。

4. 自觉症状　一般无任何自觉症状，炎热季节局部可有轻微瘙痒。

5. 病程　臭汗味至中年逐渐减轻，老年基本消失。

【治疗】

1. 一般治疗　保持皮肤清洁，勤洗澡和更换内衣，尽量保持皮肤干燥，沐浴时宜使用抗菌皂。着透气性及吸汗性能好的鞋袜和内衣，忌食辛辣刺激性和异味性较强的食物。

2. 外用治疗　体臭可外用西施兰夏露、半月清等；腋臭可外用 5％硝酸银溶液、庆大霉素、3％～5％福尔马林溶液、2％莫匹罗星软膏、25％氯化铝溶液、0.25％新霉素乙醇或 0.2％依沙吖啶溶液等；足跖臭汗症可外涂 3％～5％福尔马林液、2％莫匹罗星软膏,或1∶5000高锰酸钾溶液、0.1％依沙吖啶溶液浸泡足部等,均可减轻臭味。

3. 局部注射疗法　主要用于腋臭治疗,机制为药物引起周围组织产生无菌性炎症而发生粘连,破坏汗腺或阻断汗液排泄而达到治疗目的,但应掌握药物用量。

方法为95％乙醇15ml、0.5％普鲁卡因15ml、阿托品1mg的混合液一侧皮下注射;曲安奈德混悬液40mg与1％利多卡因注射液5～10ml的混合液注射于真皮下层;或消痔灵液10～20ml与等量1％普鲁卡因注射液混匀后皮下注射,每次注射总量不超过40ml等,均可获得较好疗效。

4. 物理治疗　可选用冷冻、激光、电凝等方法,通过冷或热效应破坏大汗腺,从而阻断其汗液分泌,但需要操作技巧和一定的治疗经验,且可复发和遗留瘢痕。

(1) 液氮冷冻:局部消毒后,用金属冷冻头行接触冷冻,需掌握好冷冻时间及深度。一般多采用小面积多次冷冻的方法治疗。

(2) 高频电疗法:剃净局部毛发后,常规消毒、麻醉,将电流调到中等强度,顺毛孔走向将针刺入毛囊约2～3毫米,烧灼3～4秒,术后消毒包扎。

(3) CO_2激光:局部剃除毛发、消毒、麻醉后,将CO_2激光出光口对准毛孔,垂直逐点进行烧灼,每点烧灼1～2秒,术后消毒包扎。

5. 手术疗法　适用于腋臭治疗,可采用微创术皮下汗腺层吸引搔刮术或大汗腺清除术等。

6. 中医中药

(1) 秽浊内蕴证:患者多有家族史,常自青春期开始发病,腋下、乳晕、脐周、外阴、鼠蹊等处均有狐臭味,盛夏和汗出时更为明显,若腋下有棕纹缕孔时,则汗液色黄如柏汁样,耳道多有柔软耵聍;舌脉可如常人。治宜芳香辟秽,方选五香丸加减,药用汉防己、茯苓各15g,麝香12g,白芷、当归、槟榔各10g,柴胡、黄芩各6g,零陵香、香附、丁香、木香各4.5g,每日1剂,水煎取汁分次服。

(2) 湿热熏蒸证:患者常无家族史,表现为夏季腋下多汗,沾染衬衣呈黄色,有轻微狐臭气味,洗浴后症状可减轻或消除;舌质红,苔黄微腻,脉滑数。治宜清热利湿,芳香化浊,方选甘露消毒丹加减,药用茵陈30g,藿香、连翘、滑石(荷叶包)各12g,佩兰、甘松各10g,石菖蒲、川贝母、木通各6g,每日1剂,水煎取汁分次服。

(3) 局部可扑撒腋臭散(密陀僧240g,枯矾60g;或滑石粉、轻粉各5g;或枯矾60g,轻粉20g),每日数次。

顶泌汗腺性痒疹

顶泌汗腺性痒疹是一种顶泌汗腺导管阻塞和破裂所致的汗液潴留性慢性瘙痒性疾病。可能受内分泌影响使大汗腺机能失调所致。

【诊断要点】

1. 好发年龄　多见于中青年女性,青春期前和更年期后未见发病者。偶见于男性。

2. 好发部位　多对称发生于腋窝和乳晕,也可累及脐窝、耻骨和会阴。

3. 典型损害　皮损多为圆锥形坚实的毛囊性丘疹,针帽至绿豆大,表面光滑,皮色、淡黄色或灰色,数量多少不定,散在分布或密集成群,互不融合。挤压丘疹基底部,可有少量混浊液体从顶端流出,患处毛发稀少或缺失。

4. 自觉症状　患处瘙痒剧烈,多呈阵发性。月经期、情绪激动和局部刺激常使症状加重,妊娠期症状减轻或消失。

5. 病程　病情加重与缓解相互交替,更年期后性腺活动降低而自愈。

6. 实验室检查　丘疹性损害活检组织病理示:正常角化细胞阻塞毛囊口,大汗腺导管进入毛囊的漏斗部呈海绵样水肿,血管周围淋巴细胞浸润。

【治疗】

1. 一般治疗　保持患处清洁干燥,避免剧烈搔抓和机械性刺激。注意经期卫生,保持情绪稳定,避免精神紧张和情绪激动。

2. 系统治疗　系统应用雌激素疗效显著,常选用己烯雌酚 1mg/d,睡前顿服。亦可选用含乙炔雌二醇甲酯或其他雌孕激素的避孕药,剂量与用法与避孕相同。有报告口服 13-顺维 A 酸 30mg/d,治疗 8 周后改为 15mg/d,可使皮损完全消退,但可复发。

瘙痒剧烈者可给予苯海拉明 50～75mg/d、盐酸赛庚啶 6～12mg/d、马来酸氯苯那敏 12mg/d、盐酸西替利嗪 10mg/d、盐酸左西替利嗪 5mg/d、特非那定 60～120mg/d、阿伐斯汀 24mg/d 等抗组胺类药,分次或睡前服用。

3. 局部治疗　可外用 0.025%～0.1%维 A 酸霜,或与 1%醋酸氢化可的松软膏、0.1%丁酸氢化可的松霜、0.1%糠酸莫米松乳膏或软膏、0.1%哈西奈德乳膏等混和或交替外用,每日 2 次。

继发感染者可外用林可霉素利多卡因凝胶、2%莫匹罗星软膏、0.5%～1%新霉素软膏、1%诺氟沙星软膏或 0.2%盐酸环丙沙星软膏,亦可外用曲安奈德益康唑软膏、复方咪康唑软膏、复方酮康唑软膏等,每日 2 次。

4. 封闭治疗　损害内可注射用 1％普鲁卡因或 1％利多卡因溶液稀释而成的 1％醋酸泼尼松龙混悬液、0.5％甲泼尼龙醋酸酯混悬液、1％曲安西龙双醋酸酯混悬液、0.2％复方倍他米松混悬液或 1％曲安奈德混悬液 0.5～1ml,每周或每月 1 次。一般仅用于皮损较为局限者。

5. 物理治疗　顽固难退的结节性损害,照射浅层 X 线、液氮冷冻、CO_2 激光烧灼或紫外线照射,可有不同程度疗效。

6. 手术治疗　顽固难退且较为局限的皮损,可手术切除。

7. 中医治疗

（1）肝郁湿困证:双腋、乳晕或耻骨处毛囊性丘疹,剧烈瘙痒,病情变化与情绪有关,部分挤压时有少量浑浊液体溢出,大便不畅或稀塘,女性可有月经不调,经前症状加重,苔微黄,脉缓或弦。治宜疏肝除湿止痒,方选柴胡疏肝汤加减,药用茵陈 25g,蒺藜 20g,桑白皮、柴胡、郁金、生地、麦冬、茯苓各 15g,丹皮 12g,甘草 3g,每日 1 剂,水煎取汁分次服。

（2）阴虚挟瘀证:病程日久,反复发作或迁延不愈,皮损坚实,表面粗糙,瘙痒以夜间为重,舌质暗红或有瘀斑,苔少,脉细弦。治宜养阴化瘀止痒,药用桃红四物汤合六味地黄汤化裁,药用茯苓 20g,徐长卿、酸枣仁、桃仁、生地、麦冬、丹皮、泽泻各 15g,红花、甘草各 3g,每日 1 剂,水煎取汁分次服。

（3）外治法:局部可选用大枫子、荆芥、苦参各 30g,野菊花 20g,枯矾 15g,水煎取汁温洗患处,每次 15～20 分钟,每日 2 或 3 次。

斑　秃

斑秃是一种突然发生的局限性、斑片状脱发性疾病。病因不十分清楚,可能与自身免疫、遗传、神经精神、慢性感染灶、药物和特应性疾病等多因素有关。患有异位性皮炎、扁平苔藓、系统性红斑狼疮、甲状腺炎、重症肌无力、白癜风等疾病的患者,斑秃的发病率较正常人增高。

【诊断要点】

1. 好发年龄　可见于任何年龄,但以青壮年多见,发病无性别差异。

2. 好发部位　主要发生于头皮,严重者眉毛、睫毛、阴毛、腋毛和全身毳毛均可脱落。

3. 典型损害　初为头皮突然出现境界清楚的一块或数块圆形或椭圆形脱发区,直径 1～10 厘米不等,脱发区皮肤光滑无炎症反应。脱发区面积可逐渐扩大,边缘头发松动易拔出,显微镜下观察毛干近端萎缩,呈上粗下细的"惊叹号"

样。以后脱发停止,并长出细软、色浅的绒毛,逐渐变粗变黑而恢复正常。

秃发斑数目可逐渐增多,并可互相融合成不规则形大片脱发斑,若全部头发脱落称为全秃,若同时伴有眉毛、睫毛、阴毛、腋毛和全身毳毛脱落称为普秃。

约10%患者指甲出现横向或纵向线状凹沟,大小较为一致,主要见于患病时间长、累及范围广的斑秃患者,少数可伴有甲床炎、甲缺失、红色点状甲半月等。发生于儿童枕部发际处的脱发称为匍行性秃发。

4. 自觉症状　一般无任何症状,多在无意中发现或被他人发现,少数患者可有局部麻木、轻痒或刺痛感。

5. 病程　慢性经过,多数秃发斑有自愈倾向,少数可反复脱落。

6. 实验室检查　新近秃发斑处活检组织病理示:真皮浅层、毛囊周围、毛囊内可见数量不等的淋巴细胞浸润,呈蜂群样,毛囊萎缩变小。脱发时间较久或有新生绒毛处活检组织示:毛囊逐渐恢复正常,浸润的炎细胞数量减少。

【治疗】

1. 一般治疗　积极寻找和及时去除可能的诱发因素,避免再次刺激。注意休息,消除精神紧张和减轻心理压力,保持平稳心态,积极进行治疗。

2. 全身治疗

(1) 镇静剂:精神紧张、焦虑、失眠或曾受惊吓的患者,可给予地西泮5~10mg/d、谷维素30~60mg/d、苯巴比妥30~60mg/d、氯丙嗪25~75mg/d、利舍平0.1~0.25mg/d 等,儿童可给予溴化钾口服液5~20ml/d、三溴合剂10~20ml/d 或异丙嗪糖浆0.5mg/kg·d,分次口服,但应注意药物不良反应。

(2) 胱氨酸及维生素类:可给予胱氨酸0.1g/d,维生素 E 0.2~0.3g/d,或维生素 B_1 40~60mg/d、维生素 B_6 15~30mg/d 等,分次口服。维生素 B_2 15~30mg/d 或复合维生素 B 3~6 片/d,分次口服,常作为辅助用药。

(3) 糖皮质激素:较严重脱发或全秃、普秃患者,可系统应用糖皮质激素,常给予醋酸泼尼松15~30mg/d,分次或晨间顿服。该类药物虽可使毛发暂时长出,但停药后易再次脱落,且长期应用副作用明显,故应慎重。

(4) 免疫抑制剂:全秃或普秃患者,可给予环孢素3~6mg/kg·d,分次口服,对部分患者有效,若治疗4个月无效则停药。依巴斯汀可抑制相关细胞活化及IFN-γ诱生多种细胞表面分子和组胺诱导 P 物质的表达,治疗斑秃有效,常用量为10mg/d,顿服。

(5) 米诺地尔:初始用量为5mg/d,逐渐增加至10~40mg/d维持治疗,分次口服,平均起效时间为9周,但停药可复发。

(6) 免疫调节剂:常选用转移因子2~4ml/周(皮下注射)、左旋咪唑

150mg/d(每2周连服3天)或胸腺肽10～20mg/d(每日或隔日肌肉注射1次)等。其他如多抗甲素10～60mg/d、人免疫球蛋白注射液6～9ml/次、薄芝注射液4ml/d或薄芝片12～18片/d等,也有一定疗效。

(7) 氨苯砜:常用量为50～100mg/d,分次口服,对70％局限性斑秃、20％全秃和普秃患者有效。

(8) 异丙肌苷:用于细胞免疫缺陷引起的脱发,开始剂量为2～3g/d,分次口服,2周后用量减至隔日50mg/kg,疗程6～18个月。

3. 局部治疗　常选用2％～5％米诺地尔搽剂、0.05％氮芥溶液、10％辣椒酊、0.5％～1％地蒽酚软膏、0.1％他克莫司软膏、0.05％丙酸氯倍他索软膏、0.05％卤米松霜或软膏、0.1％哈西奈德乳膏或软膏,以及1％～2％二硝基氯苯、角鲨烯酸二丁基酯、二苯环丙酸致炎剂、0.5％～1％蒽林霜等,局部外用,每日1或2次。局部亦可涂搽生姜汁或大蒜汁,每日数次。

4. 封闭疗法　秃发区皮内注射用1％普鲁卡因或1％利多卡因溶液稀释而成的1％醋酸泼尼松龙混悬液、0.5％甲泼尼龙醋酸酯混悬液、1％曲安西龙双醋酸酯混悬液、0.2％复方倍他米松混悬液或1％曲安奈德混悬液0.5～1ml,每周或每月1次。每次注射后用电磁波治疗仪照射秃发区,隔日1次,每次20分钟,可增强疗效。

5. 物理疗法　局部涂搽0.1％8-甲氧补骨脂素溶液或0.5％血卟啉1小时后,照射UVA,每周2～3次,逐渐增加照射剂量,部分患者疗效较好。其他如局部按摩、音频电疗、共鸣火花、液氮冷冻、UVB照射等,均有一定疗效。

6. 中医治疗

(1) 肝肾不足证:头发大片脱落,严重时眉毛、睫毛、腋毛及阴毛脱落,患者年龄常大于40岁,平素头发干黄或花白,面色㿠白,肢冷畏寒,头昏耳鸣,腰膝酸软;舌质红有裂纹,苔少或无,脉沉细无力。治宜滋肝益肾,益精生发,方选七宝美髯丹加减,药用何首乌、枸杞子、菟丝子、当归各15g,怀牛膝、黑芝麻、胡桃肉、女贞子各12g,桑椹子、石菖蒲、远志、黄精各10g,每日1剂,水煎取汁分次服。

(2) 血瘀毛窍证:脱发前有头痛或头皮刺痛,不久出现斑状脱发,时久出现全秃,夜多恶梦,或烦热难以入睡;舌质暗红或有瘀斑,苔少,脉沉涩。治宜活血理气,通络开窍,方选通窍活血方加减,药用赤芍、生地、归尾各12g,杭菊花、桑叶、枣仁、桃仁、红花、川芎、甘草各10g,蔓荆子、远志、白芷各6g,每日1剂,水煎取汁分次服。

(3) 血热生风证:脱发突然,进展较快,常表现为大片头发脱落,患处偶有痒感或灼热,伴心烦易怒,急躁不安;舌质红,苔少,脉细数。治宜凉血熄风,养阴护发,方选四物汤合六味地黄丸化裁,药用侧柏叶、生赭石、茯神、当归各18g,女贞子、桑椹子、生地各15g,菟丝子、巨胜子、玄参各12g,山茱萸、炒丹皮、赤白芍各10g,每日1剂,水煎取汁分次服。

(4)气血两虚证:久病后、产后或疮后脱发,且进行性加重,面积由小逐渐向外扩大,秃发斑数量逐渐增多,头皮光亮松软,秃发区可见残留的毛发,但较易拔除,伴唇白、心悸、头昏、嗜睡、气短懒言、倦怠乏力;舌质淡红,苔薄白,脉细弱。治宜益气补血,养血生发,方选八珍汤加减,药用何首乌、黑桑葚、女贞子、黄精、黄芪、茯神各15g,熟地黄、炒白芍、漂白术、党参、当归各12g,白附子、川芎、炙甘草各6g,每日1剂,水煎取汁分次服。

(5)中成药:可酌情选用斑秃丸、七宝美髯丹、首乌片、当归丸、生发丸、养血生发胶囊等,分次口服。

(6)外治法:常用中药有侧柏叶、旱莲草、补骨脂、斑蝥、冰片、当归、丹参、红花、樟脑、川椒、附子、干姜、苦参、百部等,如30%补骨脂酊、1%辣椒酊、20%~30%百部酊等。蔓荆子、菊花、艾叶、荆芥、防风各10g,薄荷、藿香、甘松各6g,水煎温洗患处,每次20分钟,每日2次,可作为其他治疗的辅助用药。

(7)针刺疗法:可选用梅花针或七星针局部叩刺秃发处,5天1次,7次为一疗程。针灸疗法也有较好疗效。

假性斑秃

假性斑秃为类似于斑秃损害的永久性脱发。病因不明,可能为萎缩性扁平苔藓的一种表现形式,或盘状红斑狼疮、局限性硬皮病、秃发性毛囊炎等疾病的头皮损害。

【诊断要点】

1. 好发年龄 可见于任何年龄,男女均可发病。

2. 好发部位 主要发生于头皮,罕有累及眉毛、睫毛、阴毛及腋毛者。

3. 典型损害 初为头皮出现一片或数片圆形、椭圆形或不规则形秃发斑,境界清楚,边缘轻微发红。秃发区头皮较柔软,表面光滑亮泽,皮肤萎缩变薄,轻微凹陷,毛囊口消失,边缘头发不松动,无丘疹、脓疱、痂皮和断发,秃发边缘发根无"惊叹号"样改变。

随病情发展,秃发斑缓慢向周围扩展,数量亦可逐渐增多,但面积一般较小,散在分布,亦可互相融合成片,偶可2~3年发展成近似全秃者。脱发区为永久性秃发,头发不能再生,少数患者可伴有甲营养不良改变。

4. 自觉症状　一般无任何自觉症状,病情进展期局部可有轻微瘙痒。

5. 病程　脱发斑缓慢扩展数月或数年后即自行停止,但脱发为永久性,不能再生。

6. 实验室检查　早期秃发斑活检组织病理示:毛囊周围上 2/3 处单一核细胞为主的炎症浸润,并侵犯毛囊壁和皮脂腺。炎性浸润逐渐向下、向内发展,导致毛囊、皮脂腺破坏,毛发脱失,代之以纵行纤维束。晚期真皮广泛纤维化,毛囊和皮脂腺消失,炎性浸润细胞数量减少。一般表皮、立毛肌和汗腺正常。

【治疗】

1. 一般治疗　积极寻找可能的诱发因素,避免再次刺激,对合并的系统性疾病进行有效治疗。早期患病后应明确诊断,避免盲目治疗而产生不良的心理影响。保持乐观情绪,避免精神紧张,积极配合各种检查和治疗。注意休息,消除精神紧张和心理压力,保持稳定情绪和良好心态。

2. 全身治疗　特发性假性斑秃一般无有效药物治疗。因扁平苔藓、盘状红斑狼疮、局限性硬皮病、秃发性毛囊炎等所致者,给予相应治疗。

3. 局部治疗　发病初期或有炎性红晕的秃发斑,可试用 0.2mg/ml 氮芥溶液、10％辣椒酊、0.05％丙酸氯倍他索软膏、0.05％卤米松霜或软膏、0.1％哈西奈德乳膏或软膏,以及生姜汁、大蒜汁等,涂搽秃发区,每日 2 次。

4. 封闭疗法　秃发区皮内或皮下放射性注射 0.8％醋酸泼尼松龙混悬液、1％曲安西龙双醋酸酯混悬液、0.2％复方倍他米松混悬液,或 1％曲安奈德混悬液与 1％利多卡因或 1％普鲁卡因 2～5ml 的混合液 0.5～1ml,每周或每月 1 次,少数患者可能有效。

5. 物理疗法　局部可试用音频电疗、共鸣火花、液氮冷冻、UVB 照射等方法治疗。

6. 中医治疗

(1) 气血不荣证:头部明显萎缩性瘢痕,头皮薄而光亮,其上仅存留少数头发甚或全无头发;舌质正常或淡红,苔少,脉细涩。治宜益气养血,宣通腠理,方选麻黄四物汤加减,药用全当归、生熟地、炙黄芪、党参各 15g,桂枝、杏仁、白芍、甘草各 10g,石菖蒲、炙麻黄、川芎各 6g,大枣 5 枚,生姜 3 片,每日 1 剂,水煎取汁分次服。

(2) 肾气不充证:小儿头发稀疏细软,干枯少泽,甚则不生或眉毛也无,牙齿疏少,倦怠喜卧,面色㿠白无华;舌质淡红,苔少。治宜扶阳益阴,方选还少丹加减,药用补骨脂、茯苓、山药各 12g,熟地黄、枸杞子、山茱萸、肉苁蓉各 10g,楮实子、五味子、小茴香、远志各 6g，每日 1 剂，水煎取汁分次服。

（3）针灸法：可用艾灸条灸涌泉、血海两穴，每次10～15分钟，每日 2 次。

雄激素性秃发

雄激素性秃发是一种由雄性激素增多引起的慢性进行性头发脱落。发病与雄性激素水平、遗传和性格等因素有关，部分患者有家族史。

【诊断要点】

1. 好发年龄　脱发多见于青春期以后，男性平均发病年龄约为 17 岁，女性发病年龄为25～30 岁。临床分为 30 岁之前的早发型和 50 岁以后发病的迟发型雄激素性秃发两种，但女性患者明显多于男性。

2. 好发部位　男性脱发主要发生于额、颞和头顶部，女性主要发生于头顶部。不累及眉毛、胡须、腋毛和阴毛。

3. 典型损害　脱发常自头顶和两鬓角头发稀少开始，头发数量逐渐减少，常有短而细软的新生头发，不久再次脱落。前额部脱发区逐渐向头顶部呈"M型"延伸，并与头顶部脱发区连成一片，严重者头顶部头发全部脱落，但颞部两侧和枕部头发不受累。脱发区头皮光滑亮泽，可见少数短而细小的毳毛样头发。多数患者伴有皮脂溢和脂溢性皮炎。

4. 自觉症状　无任何自觉症状，伴有脂溢性皮炎者可有轻微瘙痒。

5. 病程　脱发常呈慢性进行性发展趋势，脱发速度和程度因人而异。

【治疗】

1. 一般治疗　调整膳食结构，限制脂肪、糖类及辛辣刺激性饮食，多食用绿色蔬菜、水果、乳类等富含营养和维生素的食品，以及海带、蛋类、花生、鱼类、动物肝脏、胡萝卜等含碘和铁丰富的食品，对减缓脱发可有一定的帮助。保持良好稳定的心态，心情愉快，严重脱发影响美观者，必要时可佩戴假发。

2. 全身治疗

（1）胱氨酸及维生素类：可给予胱氨酸100～150mg/d，维生素 E 0.2～0.3g/d，或维生素 B_2 20～30mg/d，维生素 B_6 30～60mg/d 等，分次口服。

（2）抗雄激素药：可选用西咪替丁 0.4～0.6g/d 或螺内酯40～120mg/d，分次口服，4～8 周为一疗程。非那雄胺 1mg/d，顿服，连续 1 年，可延缓部分男性患者的脱发速度。

（3）性激素：女性患者在月经后第5～25 天，可给予醋酸环丙孕酮 100mg/d 和炔雌醇 0.02～0.05mg/d，分次口服。

（4）米诺地尔：可延长毛囊生长期，减缓脱发速度。常用量为 10mg/d，分次或 1 次口服。

（5）苯妥英钠：有促进表皮细胞有丝分裂和免疫抑制的作用，可促进毛发生长。常用量为 100～300mg/d，分次口服。

（6）海鱼软骨多糖类提取物（viviscal）：可能与该药中的有效成分影响毛乳头雄激素受体而起到治疗作用。常用量为 2～3 片/d，分次口服。

3. 局部治疗　可选用 2%～5% 米诺地尔搽剂、3% 二氮嗪溶液、1%～2% 环孢素溶液、0.025% 维 A 酸溶液、0.1% 他克莫司软膏、1%viviscal 香波、2% 氟罗地尔溶液、2%～4% 黄体酮酊、1%～2.5% 二硫化硒洗剂等，涂搽或清洗头皮，每日 1 或 2 次。少数患者外用 0.05% 丙酸氯倍他索软膏、0.05% 卤米松霜或软膏、0.1% 哈西奈德乳膏或软膏等糖皮质激素制剂，可有一定疗效。

4. 毛发移植　适用于自体毛发充足者，一般采用束状毛发移植法，可先小面积试移植，成功后再行大面积移植，瘢痕体质者禁用此法。

5. 中医治疗

（1）血热风燥证：头发干黄稀少，头皮鳞屑较多，头皮烘热燥痒；舌质红，苔薄黄微燥。早期宜凉血消风，方选凉血消风散加减，药用女贞子、生地黄、旱莲草各 20g，生甘草、白芍、茯苓各 15g，五味子、柴胡各 12g，法半夏、白蒺藜、黄芩各 10g；后期宜养血润燥，方选养血消风散加减，药用绞股蓝 20g，制首乌、当归、熟地各 15g，白蒺藜、炙甘草、荆芥、黄芪、川芎、白芍、防风各 10g。每日 1 剂，水煎取汁分次服。

（2）脾胃湿燥证：头皮油腻亮泽，头发稀少；舌质红，苔黄腻。治宜健脾燥湿，方选祛湿健发汤加减，药用车前子、猪苓、泽泻、萆薢、熟地各 15，首乌藤、白鲜皮、桑椹各 12g，赤石脂、川芎各 10g，炒白术、干地黄 9g，每日 1 剂，水煎取汁分次服。

（3）针刺疗法：选用梅花针轻微叩刺脱发区头皮，以促进头皮血液循环，可作为其他疗法的辅助治疗。

管型毛发

管型毛发是头发周围包绕膜状角质状物的鳞屑性疾病。分为毛周角蛋白管型和毛周非角蛋白管型两种，前者可能与毛发长期受牵拉有关，部分患者合并银屑病、脂溢性皮炎、石棉状糠疹等疾病；后者可能因细菌或真菌感染、染发剂、洗发剂等引起。

【诊断要点】

1. 好发年龄　多见于2～8岁扎辫子的女童，也可见于银屑病、扁平苔藓、脂溢性皮炎或拔毛癖的成人。

2. 好发部位　发生于头皮，管状物多见于发根部。

3. 典型损害　损害为出头皮1～5厘米处的发干上包绕有黄白色或淡白色半透明管状物，1毫米至数毫米长，较短者外观极似虮卵，可沿毛干自由滑动，梳头时易于脱落。一般扎辫子时间越久、卫生条件越差者，其管状物数量也越多、越长。正常人通过扎辫牵拉试验可引发本病。

4. 自觉症状　无任何自觉症状，少数可伴有头皮瘙痒。

5. 病程　将辫子改为直发后膜状物可自然消失。

6. 实验室检查

(1) 蛋白染色：用1%DACA(4-二甲胺基肉桂醛)染色，DACA与内毛根鞘中含胱氨酸的蛋白质结合，产生一条细长而清楚的淡红色带，长度为0.1～0.3毫米。此方法可诊断内毛根鞘管型毛发。

(2) 伍德灯检查：毛周角蛋白管型毛发在伍德灯下可发出白、蓝或黄等多种颜色的荧光，同一患者可见发出数种颜色荧光的管型毛发。

(3) 直接镜检：显微镜下可见发干周围包绕灰白色管状物，可呈正方形或矩形，质脆不致密，易碎裂。

【治疗】

1. 一般治疗　患病后积极治疗合并的其他疾病，可用细密的篦子梳理毛发去除管状物。将辫子解开改为直发或短发，并彻底清洗，以后尽量避免再扎长辫，并注意头发护理和卫生。

2. 全身治疗　合并银屑病、脂溢性皮炎、石棉状糠疹等皮肤疾病，以及细菌或真菌感染者，可给予相应的治疗。单纯因扎辫子引起者，一般不需内用药物治疗。

3. 局部治疗　头发管状物较多者，可用含雷锁辛和水杨酸的乙醇清洗头发，并轻轻揉搓头发数分钟，一般1或2次即可将其清除干净。外用0.025%维A酸洗剂，也可收到较好疗效。

妇女多毛症

妇女多毛症是指女性躯体终毛过多或雄激素敏感区终毛呈男性型分布的局限性或全身性多毛症，亦泛指女性体表任何部位毛发数量、密度、长度、颜色等超出正常界限或毳毛处有过多的终毛生长。多毛症病因复杂，一般分为先天性和获得性两种，前者常与遗传和种族有关，后者常与机体的内分泌机能紊乱有关。

【诊断要点】

1. 好发年龄　先天性多毛症常于出生时或幼儿期发病；后天性可见于任何年龄，主要为中青年和绝经期妇女。

2. 好发部位　多见于上唇、下颏及颊部，也见于小腹中线、前臂、小腿及后背等处，严重者全身毳毛变长、变粗、变黑、变密。

3. 典型损害　原有细而软的毳毛逐渐变成粗而硬的终毛，颜色加深，上唇、下颏及颊部的毛发呈男性型分布。泛发性先天性多毛症全身毛发变长、变粗、变黑、变密，甚至睫毛和眉毛也变浓、变长，严重者面部多毛似"狗脸"或全身布满粗长的毛发，常伴有其他先天性畸形；局限性先天性多毛症多见于肘部、耳廓、手指中节和多毛痣。

获得性毳毛增多症一般先在颜面长出细长且软的胎毛样毳毛，以后其他部位毳毛也变长，最长可达10厘米，常合并支气管癌、肺癌、结肠癌、直肠癌、胆囊癌、子宫癌、乳腺癌等恶性肿瘤，或皮肌炎、营养不良型大疱性表皮松解症、卟啉病等疾病。

其他如后天性局部多毛症、医源性多毛症、症状性多毛症、妊娠多毛症、妇女长须糖尿病综合征等，均与本病表现类似。

4. 自觉症状　无任何自觉症状，合并其他疾病者伴有相应症状。

5. 病程　获得性多毛症在其他疾病的症状得以控制或缓解后可得以改善，甚至恢复正常。先天性多毛症不能自行缓解。

6. 实验室检查　部分患者血清非结合性睾酮、黄体激素/毛囊刺激素比值、催乳激素等异常。

【治疗】

1. 一般治疗　患病后应及时进行系统检查，寻找可能的诱发因素和合并的系统性疾病，并给予相应处理，多数患者系统性疾病得以缓解或合并的肿瘤得以有效治疗，以及停用所致药物等，多毛症状可逐渐缓解。某些特发性的多毛症患者，应定期体检，以确定可能的诱发因素。早期多毛应症应尽量避免拔除和剃除，以免继发毛囊炎或成为永久性硬毛。

2. 全身治疗

（1）特异性抗雄性激素药：可选用螺内酯40～120mg/d、西咪替丁0.8～1.2g/d、醋酸环丙孕酮100mg/d、炔雌醇0.02～0.05mg/d、氟他胺500mg/d、非那雄胺1mg/d或溴隐亭2.5～10mg/d等，分次或1次口服。

（2）非特异性抗雄性激素药：可选用醋酸泼尼松 2.5～5mg/d 或地塞米松 0.25～0.75mg/d，晨间顿服。口服避孕药如达因-35（含雌二醇 35μg、醋酸氯羟甲烯孕酮 2mg）1 片/d，也可达到与糖皮质激素相似的疗效。

3. 局部治疗 局部可外用 1.5％孕酮软膏、含 4％dimexide 透皮剂的 7％甲基纤维素溶液或 15％依氟鸟氨酸霜，每日 1 或 2 次。

4. 美容疗法 可选用蜡疗脱毛、激光脱毛、光子脱毛、电解脱毛、高频脱毛、外用药物脱毛（如 5％硫代乙醇酸钙霜、45％硫化钡糊剂、10％硫化钠糊剂等）、毛发漂白，以及剃毛、拔毛等，近年来采用长脉冲紫翠宝石激光（波长 755nm）脱毛 6～12 次，可取得满意的疗效。

5. 中医治疗

（1）凡出生后即有全身硬毛者，常为禀赋不足，肾精亏损，虚火妄延所致，治宜滋阴补肾，清降虚火。方选知柏地黄汤化裁，药用熟地 30g，黑芝麻 10g，女贞子、山萸肉、知母、黄柏、丹皮、菊花、玄参各 9g，每日 1 剂，水煎取汁分次服。

（2）若多毛始于青春期，常发于热病之后，伴舌红口干，大便燥结，溲短赤，舌红苔净，脉象细数者，多为阴津不足，风邪乘袭所致，治宜养阴生津，祛风通络。方选养血润肤饮加减，药用生牡蛎（先下）、生地、熟地各 30g，当归 15g，天花粉 12g，天冬、麦冬、石斛、川芎、升麻各 10g，每日 1 剂，水煎取汁分次服。

（3）外用治疗：局部可外用祛毛散（生牡蛎、炉甘石各 30g，海浮石 15g，月石 10g，冰片 1g，分别研细混匀，纱布包扑患处），每日 2 次。

小棘毛壅病

小棘毛壅病是一种毛囊口黑头粉刺和毛发蜷曲于毛囊周围的毛发疾病。可能是一种先天性毛乳头发育异常或毛发退行性疾病，亦可能是毛囊漏斗角化过度使毛囊口闭塞，致使休止期毛发滞于其中所致。

【诊断要点】

1. 好发年龄 多见于中青年男性，女性少见。

2. 好发部位 多对称发生于头皮、面、颈、肩、背、上臂及臀外侧。

3. 典型损害 损害为针帽大质较硬的非炎性毛囊性丘疹，周围常绕有淡褐色色素沉着，顶端可见黑头粉刺样小的角质栓塞，剥开后可见一根或数根卷曲的毳毛。丘疹数量多少不定，散在分布，继发细菌感染可出现炎性改变和脓疱。

4. 自觉症状 一般无自觉症状，运动后可有轻微瘙痒。

5. 病程 慢性经过，部分皮损可自行消退。

6. 实验室检查　挤出堵塞毛囊口的角质状物置于显微镜下,可见数量不等无髓质的卷曲毳毛,其根部无毛乳头。

【治疗】

1. 一般治疗　平时多食用富含维生素的蔬菜、水果等,避免用力搓擦和刺激皮疹。去除毛囊口角栓状物时,应注意消毒,防止继发感染。

2. 全身治疗　可间断性口服维生素 A 5 万～10 万 U,应注意避免长期服用。

3. 局部治疗　局部可涂搽 0.1％维 A 酸霜、10％～20％尿素霜、2％氯水酊等,每日 1 或 2 次。

4. 物理治疗　可用粉刺针将毛囊性丘疹剥开后挤除内含的角质状物,或用蜡膜去除毛囊角质状物。

常见甲病

甲病是甲板生长和形态异常的一组甲疾病。病因复杂,分为先天性和后天性两种,后天性甲病可为原发性或继发于后天性全身疾病和局部皮肤病。

【诊断要点】

1. 好发年龄　可见于任何年龄,男女均可患病。先天性者多在出生时即已发病。

2. 好发部位　发生于指(趾)甲板、甲根和甲床。

3. 典型损害

(1) 先天性甲病:如先天性无甲、缺甲、厚甲、巨甲、小甲、网拍状甲、杵状甲、反甲、甲周纤维瘤、钩甲等,常伴有系统性损害或其他先天性异常。

(2) 后天原发性甲病:主要有甲剥离、甲萎缩、甲分裂、甲缺损、钩甲、薄甲、甲凹点、脆甲、甲纵沟、甲纵嵴、对半甲、绿甲、黄甲、黑甲、白点甲、条纹甲、嵌甲、逆剥、甲下出血、软甲、甲床肿瘤等。

(3) 系统性疾病合并的甲病:如慢性心肺疾病的杵状甲、甲状腺机能低下的脆甲和甲裂纹、甲状腺机能亢进的薄甲和甲松动、Addison 病的黑甲、肢端肥大症的甲肥厚和杵状甲、肝硬化的杵状甲、低血红蛋白性贫血的薄甲和甲营养不良、雷诺病的杵状甲或反甲、系统性红斑狼疮的甲皱红斑及毛细血管扩张、急性热性病的甲横沟等。

(4) 部分皮肤病的甲损害:如手足癣的甲增厚和甲缺损、银屑病的凹点甲、扁平苔藓的厚甲或薄甲、毛囊角化病的甲变薄和甲下角质增生、剥脱性皮炎的甲萎缩和甲混浊、放射性皮炎的甲变色和甲纵嵴、甲沟炎的甲板分离、毛发红糠疹的甲增厚和甲粗糙等，其中扁平苔藓的甲床表皮过度增厚，并与甲皱襞粘连，造成部分甲板破坏，称之为甲翼状胬肉。

4. 自觉症状　各种甲病均可不同程度影响手部精细劳动和生活质量，炎症性甲病可有疼痛。

5. 病程　慢性病程，先天性甲损害常持续终生，部分后天原发性的甲损害可自行或经治疗后恢复正常。

6. 实验室检查　真菌所致者的甲屑真菌培养和直接境检阳性；细菌所致者可查到致病菌；甲床肿瘤活检组织病理有异常增殖的肿瘤细胞。

【治疗】

1. 一般治疗　平时注意指（趾）甲的保护，避免物理和化学物质的刺激，防止损伤甲板、甲床及甲周皮肤。注意指（趾）甲卫生，甲板不要蓄留过长或修剪过短，患有感染性甲病者，修甲工具应进行消毒，先修剪未受损害的指（趾）甲，后修剪已受损害的指（趾）甲。多食用富含微量元素和维生素的食物，保证指（趾）甲的正常生长。

2. 全身治疗　合并系统性疾病和局部皮肤病者，在症状得以控制后指（趾）甲可随之好转或恢复正常，若给予多种微量元素和维生素，如 21 金维他、金施尔康等，对指（趾）甲恢复有益。

3. 局部治疗　主要为对症处理，如绿脓杆菌所致的绿甲外用硫酸多黏菌素 E、甲缘疣局部注射 0.01%平阳霉素、甲沟炎外用 2%莫匹罗星软膏或 0.5%～1%新霉素软膏、甲真菌病外用 8%环吡酮胺或 5%阿莫罗芬指甲油、慢性甲沟炎外用 4%麝香草酚纯乙醇、扁平苔藓的甲损害局部封包糖皮质激素制剂等，均可促进指（趾）甲恢复。

4. 物理治疗　甲周寻常疣、甲翼状胬肉、甲周纤维瘤、嵌甲等，可进行液氮冷冻、微波、电解、激光、电灼等方法治疗。

5. 外科疗法　某些原发性甲病，如嵌甲、钩甲、甲下肿瘤、甲翼状胬肉等，可拔甲或手术切除。

第十五章　萎缩及皮下组织病

斑状萎缩

斑状萎缩是一种真皮结缔组织萎缩所致的局限性皮肤松弛、柔软、菲薄和凹陷性疾病，分为原发性及继发性斑状萎缩两种。病因不明，原发性斑状萎缩可能与内分泌功能障碍、神经功能失调、外伤、感染、先天性缺陷及免疫异常等有关；继发性斑状萎缩可继发于梅毒、结核、寻常痤疮、麻风、盘状红斑狼疮、麻疹、水痘、结节病、伤寒、昆虫叮咬、深脓疱疮、慢性萎缩性肢端皮炎、网织细胞肿瘤等疾病。

【诊断要点】

1. **好发年龄**　常见于20～30岁的青年女性，偶见于儿童。

2. **好发部位**　多发生于肩部、躯干和上臂，偶见于颈部。

3. **典型损害**

（1）原发性斑状萎缩：根据发病前局部皮肤有无炎症分为 Jadassohn-Pellizari 型及 Schweninger-Buzzi 型斑状萎缩。

1）Jadassohn 型斑状萎缩在发生萎缩前，局部皮肤常有炎症表现，为单发或多发直径0.2～0.3厘米圆形、椭圆形或不规则形的淡红色斑，境界清楚，1～2周缓慢扩展至直径0.5～1厘米甚至2～3厘米淡红色斑片，同时炎症从中央开始向周边逐渐消退，数周至数月后，局部形成萎缩性斑，表皮变薄，表面光滑，抓捏容易出现皱褶，轻微凹陷，手指推压有疝囊样感，颜色也逐渐变为淡白色或珍珠母色。

Pellazari 型斑状萎缩为 Jadassohn 型斑状萎缩的亚型，较为少见，发生萎缩前患处常先有风团样损害，偶为天疱疮样大疱，反复发作后出现柔软有疝囊样感的萎缩性斑。

2）Schweninger-Buzzi 型斑状萎缩又称无红斑性皮肤松弛或皮肤多发性良性肿瘤样新生物，损害初为正常皮色或青白色圆形或椭圆形丘疹，逐渐扩大为直径1～2厘米的淡白色或淡褐色包块样损害，表面隆起似气球样，质地柔软，手指推压有疝囊样感，手指移开后恢复原状，少数损害表面可见扩张的毛细血管。损害数目较多，可多达上百个，散在对称性分布，部分自然消退后留有柔软的瘢痕，但新疹可不断出现。

（2）继发性斑状萎缩：在结核、梅毒、麻风、扁平苔藓、黄瘤病、结节病、红斑狼疮等疾病的皮损基础上，或放射治疗、局部注射糖皮质激素等部位，出现圆形、卵圆形或不规则形可有或无疝囊样感柔软的萎缩性斑点和斑片。

4. 自觉症状　多无自觉症状，偶有瘙痒或灼热感。

5. 病程　损害长期存在，但皮损发展至一定程度后即静止不变。

6. 实验室检查　原发性斑状萎缩早期损害活检组织病理示：真皮水肿，血管及附属器周围淋巴细胞浸润，偶见中性粒细胞及嗜酸性粒细胞，可有核尘及白细胞碎裂性血管炎改变；后期损害炎症消退，表皮萎缩，表皮突变平或消失，基底细胞层色素颗粒减少，真皮萎缩，胶原纤维变性，弹性纤维断裂、减少甚至消失，皮肤附属器如毛囊、皮脂腺及汗腺等数量减少，严重者可完全消失。特殊染色可见弹力纤维变细、不规则扭曲等。

【治疗】

1. 一般治疗　原发性斑状萎缩炎症期给予及时治疗对预后有一定的影响，可能会减缓弹力纤维的破坏，避免患处过度萎缩。继发性斑状萎缩应积极治疗原发性疾病，局部注射糖皮质激素应掌握用药剂量和间隔时间，已发生萎缩者应避免再次注射。

2. 全身治疗　Jadassohn-Pellizari 型斑状萎缩炎症期可试用青霉素240 万～480 万 U/d，肌肉注射，或醋酸泼尼松30～45mg/d，分次口服。此外，亦可试用维生素 E 0.2～0.3g/d、维生素 C 0.3～0.6g/d、甲状腺素 10～20mg/d或氨基己酸6～8g/d（儿童 0.3～0.4g/d），分次口服，但已发生萎缩者无有效药物治疗。继发性斑状萎缩以治疗原发病为主。

3. 局部治疗　原发性斑状萎缩炎症期可外用0.025％～0.1％维 A 酸乳膏或 0.1％哈西奈德乳膏或软膏、0.05％卤米松霜或软膏、0.05％丙酸氯倍他索软膏等强效糖皮质激素制剂，每日 2 次，局部封包可增强疗效。

4. 物理治疗　原发性斑状萎缩炎症期可试用紫外线照射、按摩、热疗、氦-氖激光照射、蜡疗等。

5. 外科疗法　影响面容较小的萎缩性皮损，可手术切除。

进行性特发性皮肤萎缩

进行性特发性皮肤萎缩是一种范围较大伴色素沉着的萎缩性皮肤病。病因不明，可能与感染、外伤、手术、内分泌紊乱、循环障碍等有关，有学者认为该病为硬皮病的萎缩性亚型或与博氏疏螺旋体感染有关。

【诊断要点】

1. 好发年龄　多见于20～30岁的中青年女性,也可见于婴儿及老年人。

2. 好发部位　皮损好发生于躯干部,尤其是背部,偶见于四肢近端和手足。

3. 典型损害　皮损初起为圆形、卵圆形或不规则形境界清楚的水肿性大小不等的淡红色斑,1～2周水肿消退,颜色逐渐转变为青灰色或棕褐色,形成直径1～10厘米或更大质柔软的萎缩性斑片,表面光滑无汗,轻微凹陷,可见扩张的毛细血管,其上毳毛脱落,随病情的发展,皮损边缘可呈虫蚀状。皮损单发或多发,少数萎缩斑后期中央可硬化,难以自愈。

4. 自觉症状　起病缓慢,无任何自觉症状。

5. 病程　皮损发展缓慢,可在发病数月或数年后静止不变,无自行消退倾向。

6. 实验室检查　早期皮损活检组织病理示:表皮变薄,表皮突变平,真皮浅层水肿,真皮上部血管周围轻度炎症细胞浸润,胶原纤维水肿增粗,真皮萎缩;后期表皮萎缩,真皮变薄,真皮深层胶原束增粗且排列紧密,可呈均质化或玻璃样变,皮下脂肪层正常。

【治疗】

1. 一般治疗　避免皮肤外伤和感染,萎缩斑防止用力挤压和刺激,积极治疗原发性疾病。

2. 全身治疗　可试用维生素E 0.2～0.3g/d、维生素C 0.3～0.6g/d、复方丹参6～9片/d、维生素A 5万～10万U/d、醋酸泼尼松10～20mg/d,分次口服,或复方丹参注射液10～16ml/d、低分子右旋糖酐500ml/d,静脉滴注。可也试用氨苯砜50～100mg/d或雷公藤总苷60mg/d,分次口服。

3. 局部治疗　局部可外用含角质渗透剂氮酮的0.1%哈西奈德乳膏或软膏、0.05%卤米松霜或软膏、0.05%丙酸氯倍他索软膏等强效糖皮质激素制剂,或外搽二甲基亚砜溶液后再外涂强效糖皮质激素制剂,每日2次。

4. 物理治疗　患处可进行紫外线照射、按摩、透热疗法、氦-氖激光照射等。

婴儿腹部远心性脂肪营养不良

　　婴儿腹部远心性脂肪营养不良(幼年腹部远心性脂肪营养不良)是一种发生于婴幼儿腹部的局限性皮肤及皮下脂肪萎缩性疾病。病因不明,一般认为发病与外伤、感染、代谢异常及遗传等有关。部分患儿发病前有腹股沟疝、腹部注射和肠套叠史。

【诊断要点】

1. 好发年龄　约85%患儿在5岁前发病,最小可为出生后1个月,最大可为9岁。

2. 好发部位　皮损始发于腹股沟者约占85%,始发于腋窝者约占20%,逐渐缓慢累及周围皮肤。

3. 典型损害　损害初为稍微隆起的淡红色或淡紫色斑,表面可有少量脱屑,皮下脂肪逐渐融解减少甚至消失而凹陷,但边缘轻微隆起,此后凹陷逐渐呈远心性向周围扩大,累及腹部、股内侧大部或胸背部。凹陷区皮肤轻微变薄,质柔软,紧贴于肌肉和骨表面,皮下静脉清晰可见。凹陷区局部淋巴结可稍有肿大。

4. 自觉症状　起病隐袭,无自觉症状。

5. 病程　皮下脂肪消失缓慢,发病3~8年后凹陷可自然减轻。

6. 实验室检查　患处活检组织病理示:边缘处皮损真皮深层有淋巴细胞、中性粒细胞和组织细胞浸润,偶见巨噬细胞和嗜酸性粒细胞。凹陷处皮损可见表皮轻度萎缩,皮下脂肪组织减少和脂肪细胞坏死,脂肪小叶内毛囊、汗腺和血管周围有较多炎症细胞浸润。

【治疗】

1. 一般治疗　积极去除可能的诱发因素,避免皮肤外伤,彻底根除慢性感染灶,纠正内分泌功能紊乱和消化道吸收障碍,加强营养。本病病程自限,损害可自行缓解甚至恢复正常,一般不需处理,但应避免机械性和化学物质的刺激。

2. 全身治疗　酌情给予维生素E 20~100mg/d、维生素C 0.1~0.3g/d、维生素A 2.5万~5万U/d、吲哚美辛25~50mg/d、复方丹参3~6片/d或丹参酮0.2~1g/d等,分次口服,可能对病情缓解有益。

3. 局部治疗　早期局部外用1%醋酸氢化可的松软膏、0.1%丁酸氢化可的松霜或0.05%丙酸氯倍他索软膏等糖皮质激素制剂,每日2次,可减轻局部炎症。

4. 物理治疗　患处可进行紫外线照射、透热疗法等。

萎　缩　纹

萎缩纹是皮肤膨胀所致的条索状萎缩。多发生于青春发育、妊娠、体重突然增加或降低、长期应用糖皮质激素者,糖尿病、慢性感染、部分恶性肿瘤患者也易发生萎缩纹。

【诊断要点】

1. 好发年龄　多见于青年女性,也常见于妊娠妇女。临床青春期男性也不少见。

2. 好发部位　皮损多发生于股内侧、腋、肘、膝、腰骶、臀、乳房等处,偶见于躯干及四肢。

3. 典型损害　损害初为境界清楚的淡红色至紫色长短不一轻微隆起较窄的波浪形条纹,一般多条,长轴多与皮纹走向一致,以后颜色逐渐转为淡白色,表面轻微凹陷有细碎条纹,质软无疝囊感,有时隐约可见皮下血管。糖皮质激素过多所致的萎缩纹理较宽,范围也较广泛,可发生于躯干及四肢。

4. 自觉症状　无任何自觉症状,少数初发损害可有轻微瘙痒。

5. 病程　萎缩性条纹倾向于持久存在,但妊娠妇女腹部的萎缩纹数月或数年后可自行消退。

6. 实验室检查　早期损害活检组织病理示:表皮轻微隆起,真皮浅层血管扩张,乳头及网状层水肿,弹力纤维断裂;后期损害表皮萎缩,真皮变薄,胶原纤维变性均质化,纤维母细胞数量减少,附件萎缩甚至消失。

【治疗】

1. 一般治疗　萎缩纹发生后应积极寻找诱发因素,停用糖皮质激素,肥胖所致者应限制饮食和减肥。避免剧烈运动,防止皮肤过度牵拉。妊娠和青春期发生的萎缩纹可自行消退,一般无需处理,必要时进行系统检查以除外内分泌疾病。

2. 全身治疗　可试用维生素A 5万～10万 U/d,间歇性口服。

3. 局部治疗　早期损害涂搽肝素钠软膏、0.025%维A酸乳膏,或短期外用弱效糖皮质激素制剂可能对减轻局部症状有所帮助。

4. 物理疗法　萎缩纹宽大且影响美容者,可试用血管内激光照射。

环状肉芽肿

环状肉芽肿是一种以环形丘疹或结节为特征的慢性炎症性皮肤病。病因不明,可能与昆虫叮咬、日晒、外伤、病毒感染、螺旋体感染,以及糖尿病、类风湿性关节炎、自身免疫性甲状腺炎等有关。

【诊断要点】

1. 好发年龄　可发生于任何年龄,但以儿童和青年人较为多见,女性患者约为男性的2倍。

2. 好发部位　皮损好发于手足背、前臂、上臂、小腿、股部及膝部。

3. **典型损害** 损害为肤色、红色或紫红色坚实的丘疹,表面光滑,一般数量较多,常密集呈环状或半环状,丘疹可离心性向外扩展,逐渐形成环状、半环状、多环状和不规则形边缘轻微隆起而中央轻微凹陷的碟形损害,直径1~5厘米,表面可有轻微色素沉着,质似橡皮样硬。

临床分为单发型、泛发型、穿通型、红斑型、皮下结节型等多种,其中皮下结节型损害中央可坏死形成溃疡,可与恶性肿瘤并发;穿通型损害为淡黄色中央凹陷的多发性丘疹,溃破后排出乳酪样液体。皮损消退后留色素沉着或色素减退斑,偶可形成瘢痕。

4. **自觉症状** 无自觉症状,日晒后可有轻微瘙痒。

5. **病程** 慢性经过,少数皮损2年内可自行消退,但可复发。

6. **实验室检查** 皮损处活检组织病理示:局灶性胶原纤维变性、炎症细胞浸润及纤维化。胶原纤维在大病灶中完全变性,淡染,呈纯一性,并含少量固缩核;在小病灶中胶原纤维不完全变性,坏死灶边界不清。在病灶周围有淋巴细胞、组织细胞和成纤维细胞浸润,呈栅栏状或放射状排列。有时可见上皮样细胞岛和异物巨细胞,一般无明显血管异常。

【治疗】

1. **一般治疗** 尽量避免紫外线照射和昆虫叮咬,防止外伤和感染,积极治疗合并的内脏疾病。皮下结节型者应注意探查内脏肿瘤,并定期复查。

2. **全身治疗**

(1) 糖皮质激素:皮损泛发者可给予醋酸泼尼松30~45mg/d,分次口服,见效后减量维持治疗。

(2) 维A酸类:可给予异维A酸0.5mg/kg·d、阿维A酸或阿维A酯0.5~1mg/kg·d,分次口服,疗程2~4周。

(3) 免疫抑制剂:常选用白消安4~6mg/d,分次口服,症状控制后减半维持治疗。亦可选用苯丁酸氮芥0.1~0.2mg/kg·d,分次口服,见效后改为0.03mg/kg·d维持治疗,总量不超过300~500mg。

(4) 氨苯砜:初始用量为12.5~15mg/d,逐渐增加至100mg/d,分次口服,连用4~6周无效停用。

(5) 抗疟药:氯喹初始用量为0.25~0.5g/d,逐渐增加至0.5~0.75g/d;或羟氯喹200~400mg/d,分次服用,对部分患者有效。

(6) 其他:如10%碘化钾溶液30ml/d、异烟肼0.3g/d、己酮可可碱800~1200mg/d,维生素E 0.3g/d等,均可试用。

3. **局部治疗** 早期损害可选用0.1%哈西奈德乳膏或软膏、0.05%卤米松软膏或 0.05％丙酸氯倍他索软膏等强效糖皮质激素制剂封包,每日 1 次。

4. 封闭治疗　损害内可注射用1％普鲁卡因或1％利多卡因溶液稀释而成的1％醋酸泼尼松龙混悬液、0.5％甲泼尼龙醋酸酯混悬液、1％曲安西龙双醋酸酯混悬液、0.2％复方倍他米松混悬液或1％曲安奈德混悬液0.1～1ml,每周或每月 1 次,部分可收到较好疗效。

5. 物理疗法　可采用皮肤划痕、液氮冷冻、电灼、电干燥、CO_2激光照射、境界线照射,以及^{32}磷、^{90}锶局部贴敷等,均有较好疗效。

6. 外科疗法　顽固难退且较为局限的皮损,可手术切除,闭合伤口。

7. 中医治疗

(1) 湿热久蕴证:皮疹主要发生于下肢和前臂,开始为粟粒大淡红色丘疹,紧拥成簇,周边延展,中央稍平,呈碟状,肤色或淡红色,伴心烦、脘胀、肢倦;舌质红,苔薄黄或微腻,脉滑数。治宜清热利湿,佐以通络,方选合营活血汤加减,药用忍冬藤、赤小豆各 30g,鸡血藤、活血藤、蛇舌草各 15g,赤芍、泽兰、防己、桃仁各 10g,炒丹皮、皂刺、甲珠、甘草各 6g,每日 1 剂,水煎取汁分次服。

(2) 血瘀孙络证:病程较长,皮损好发于头面、膝、腕等处,为密集而光滑的坚实丘疹或皮下结节,可排列成环状或地图状,颜色暗红或呈深褐色;舌质红或有瘀点,脉细涩。治宜理气活血,通络退斑,方选活血和气饮加减,药用路路通、丝瓜络、泽兰、滑石各 12g,白芍、甘草各 10g,川芎、丹皮、青皮、桃仁各 6g,金头蜈蚣 1 条,每日 1 剂,水煎取汁分次服。

(3) 外治法:头面部皮损可外用紫连膏;四肢皮损可外用香桂活血膏,每日 2 次。

结 节 病

结节病是一种 T 淋巴细胞和单核吞噬细胞浸润性非干酪样上皮细胞肉芽肿性疾病,可累及多器官和多组织。病因不明,可能与感染、药物、变态反应、自身免疫、化学物质及遗传等有关。

【诊断要点】

1. 好发年龄　多见于20～40 岁的中青年女性,儿童期发病者也不少见。

2. 好发部位　皮肤、黏膜损害主要发生于口腔、面、颈、肩、臀等部位,常伴有多脏器病变。

3. 典型损害

(1) 皮肤、黏膜损害:皮损形态多样,可为红斑、结节、斑丘疹、浸润性斑块、皮肤萎缩、溃疡、肿瘤、瘢痕性秃发、冻疮样狼疮、银屑病样、红皮病样、鱼鳞病样、结节性红斑样、皮下结节等，常为多发，质硬而有弹性，表面可有毛细血管扩张和不等量的鳞屑，颜色多样，可为淡红色、暗红色、紫色、棕色、黄色或乳白色。

口腔黏膜损害为针帽大淡红色或淡白色丘疹，密集成群，可相互融合成苔藓样斑块，偶可形成溃疡。

（2）系统性损害：可累及眼睛、肺脏、肝脏、肾脏、心脏、骨骼、关节、肌肉等多器官，如肉芽肿样眼色素层炎、肺部结节、淋巴结肿大等。

4. 自觉症状　皮肤损害常有不同程度瘙痒。约半数患者有干咳、呼吸困难、胸痛，少数患者有嗜睡、体重下降、疲倦乏力等全身症状。

5. 病程　病情缓解与加重相互交替，部分损害可自行消退，但易复发，病程可迁延数年甚至数十年。

6. 实验室检查　部分患者 X 线显示肺门淋巴结肿大、肺部大片浓密阴影；Kveim（肉样瘤皮肤试验）在病情活动期阳性；结核菌素试验阴性，淋巴细胞转化率降低；血沉增快，白细胞总数减少，嗜酸粒细胞增多，血小板减少，高球蛋白血症；肝脏和骨骼受累可致碱性磷酸酶增高，脑磷脂絮状试验阳性等。

皮肤损害活检组织病理示：皮内或皮下上皮样细胞成团浸润，呈岛屿状构成结核样结节，其内仅有少数淋巴细胞浸润，但无干酪样坏死，晚期损害可见巨细胞。

【治疗】

1. 一般治疗　本病皮肤损害常晚于内脏受累，故有皮肤损害者需进行系统检查，以明确内脏受累程度。治疗需根据损害类型、受累程度、患者症状、实验室检查阳性指标等综合分析后，制定不同的治疗方案，一般无症状的局限性损害不需要治疗，但应监测内脏损害。

2. 全身治疗

（1）糖皮质激素：多用于急性系统性受累伴发热和体重减轻者，常选用醋酸泼尼松 30～60mg/d，分次口服，症状控制后减量至 10mg/d 维持治疗，疗程一般 6 个月。

（2）免疫抑制剂：可与糖皮质激素联合或交替使用，常选用甲氨蝶呤 15～20mg/周、苯丁酸氮芥 0.1～0.2mg/kg·d、别嘌呤 100～300mg/d 或硫唑嘌呤 1～3mg/kg·d，分次口服，症状控制后逐渐减量。

（3）维 A 酸类：可选用异维 A 酸 0.5～1mg/kg·d、阿维 A 酯 0.75～1mg/kg·d 或阿维 A 酸 0.75～1mg/kg·d，分次口服，可与免疫抑制剂联合应用，但应定期复查肝功。

（4）氨苯砜：初始用量为12.5～15mg/d,逐渐增加用量至100mg/d,分次口服,连用6～8周,无效则停用。

（5）抗疟药：常选用氯喹0.25g/d或羟氯喹200～400mg/d,分次口服,对部分患者有效,连用3个月无效则停用。

（6）曲尼司特：常用量为0.3g/d,分次口服,对伴有瘙痒症状者效果较好。

（7）非甾体类抗炎剂：可试用吲哚美辛50～100mg/d、布洛芬0.6～1.2g/d或保泰松0.3～0.6g/d,分次口服。

（8）抗结核药物：结核菌素试验阳性者,可选用异烟肼0.3g/d,分次口服。

3. 局部治疗　局限表浅性损害,可选用0.1%哈西奈德乳膏或软膏、0.05%卤米松软膏或0.05%丙酸氯倍他索软膏等强效糖皮质激素制剂封包,每日1次。

4. 封闭治疗　结节内注射用1%普鲁卡因或1%利多卡因溶液稀释而成的1%醋酸泼尼松龙混悬液、0.5%甲泼尼龙醋酸酯混悬液、1%曲安西龙双醋酸酯混悬液、0.2%复方倍他米松混悬液或1%曲安奈德混悬液0.5～1ml,每周或每月1次,可收到较好疗效,但糖皮质激素应不超过一次最大用量。有报告皮损内多点注射盐酸氯喹溶液(浓度为50mg/ml)有一定疗效。

5. 物理疗法　局部可试用CO_2激光、微波、超声波导入及外用8-甲氧补骨脂素的PUVA等方法治疗。

6. 外科疗法　局限性影响功能的结节,可手术切除,切口闭合。

7. 中医治疗

（1）血热证：主要见于急性期患者,皮损多为红斑或呈多形性(红斑、斑丘疹、红皮病等),伴有发热,周身疲倦,干咳,胸痛;舌质红,苔少,脉细数。治宜凉血解毒,宣肺退斑,方选犀角地黄汤加减,药用绿豆衣、赤小豆各30g,生地炭、银花炭、板蓝根、炒黄芩、连翘各12g,炒牛蒡子、浙贝母、僵蚕、桔梗各10g,丹皮、柴胡各6g,每日1剂,水煎取汁分次服。

（2）血瘀证：主要见于亚急性期患者,皮损多为丘疹、瘢痕和结节,伴有淋巴结肿大,疲倦无力,关节酸痛;舌质暗红,苔少,脉细涩。治宜理气活血,化瘀散结,方选通经导赤汤加减,药用赤小豆、赤芍各15g,甘草节、牛膝、香附、陈皮各12g,炒枳壳、川芎、当归、熟地各10g,独活、柴胡、黄芩各6g,每日1剂,水煎取汁分次服。

（3）寒湿证：主要见于慢性期患者,皮损以结节、斑块为主,遇冷、遇湿加重,指(趾)关节疼痛;舌质淡红,苔薄黄,脉沉紧。治宜散寒祛湿,通络止痛,方选茯苓甘草汤加减,药用山茱萸、山药各12g,茯苓、桂皮、丹参、白术各10g,制附片、细辛、甘草各 6g,生姜 3 片,每日 1 剂,水煎取汁分次服。

(4)肺热证:患者咳嗽,痰黄且稠,胸闷气急,兼有皮下结节;舌质红,苔少或无苔,脉虚数。治宜清肺化痰,活络散结,方选枇杷清肺饮加减,药用桑白皮15g,鱼腥草、沙参、天冬各 12g,枇杷叶、制半夏、川贝母、紫菀、黄芩、陈皮、茯苓、甘草各 10g,每日 1 剂,水煎取汁分次服。

(5)肝郁证:四肢或颜面大小不等的暗红色结节,伴双目赤红,发颐肿大;舌质黯紫,苔薄黄,脉弦数。治宜舒肝解郁,解毒散结,方选柴胡清肝饮加减,药用白花蛇舌草 30g,夏枯草、半枝莲、鱼腥草、生龙牡各 15g,青陈皮、土贝母、香附、赤芍、桃仁、恬蒌各 10g,焦山栀、黄芩、柴胡各 6g,每日 1 剂,水煎取汁分次服。

(6)外治法:皮疹以红斑、丘疹为主,可外涂紫连膏;皮疹以冻疮样损害为主,外涂玉红膏;皮疹以瘢痕为主,外用胆南星膏,每日 2 次。

弹性假黄瘤

弹性假黄瘤是一种弹力纤维异常钙化所致的皮肤、眼睛及心血管性疾病。病因不明,可能与常染色体显性或隐性遗传有关。

【诊断要点】

1. 好发年龄 多于儿童或青春期发病,无明显性别差异。

2. **好发部位** 皮肤损害主要发生于颈侧、锁骨下、腋下、肘窝、腹股沟、小腹、股内侧和会阴部,常伴有视网膜和心血管病变。

3. 典型损害

(1)皮肤损害:皮损为直径1~3毫米大的淡黄色至橘黄色质软的扁平丘疹或小斑块,呈沙粒样散在分布,或排列成线状或网状,可相互融合成较大的扁平斑块,常伴有毛细血管扩张。

(2)视网膜损害:约1/4患者伴有视网膜病变,主要为血管样条纹、斑状色素沉着。晚期可出现视网膜出血、渗血和瘢痕形成,可导致中心性失盲或不完全失明。

(3)心血管损害:心血管病变可导致血压升高、胃肠道出血、肢体无力、心肌梗死等。

4. 自觉症状 皮肤损害无自觉症状;视网膜损害可致不完全失明;心血管损害可导致间歇性跛行、心绞痛等。

5. 病程 皮肤损害常持久存在,不能自行消退。视网膜和心血管病变可呈进行性发展趋势。

6. 实验室检查　皮损处活检组织病理示：真皮中下 1/3 处弹性纤维变性、破裂和肿胀，数量增多密集，并有钙质沉着，可见嗜碱性黏液样物质沉积。

【治疗】

1. 一般治疗　患者应限制含钙、磷和胺的食物摄入，尤其在儿童期和青春期更为重要。早期加强体育锻炼，同时建立侧支循环，降低病变周围血管的负担。

患者严禁吸烟，避免口服避孕药，本病在妊娠期间病情可加重，应注意对病情和胎儿的监护。严重心血管病变者，应避免激动、情绪波动和头部撞击与外伤，防止视网膜出血，并定期进行眼底和系统检查。

2. 全身治疗　口服维生素 E 0.1～0.3/d，可能有效。己酮可可碱0.8～1.2g/d，分次服用，对心血管病变可有一定的疗效。

3. 外科疗法　影响美容的斑块样损害和松弛的皮肤皱褶，可外科手术切除。

复发性发热性结节性非化脓性脂膜炎

复发性发热性结节性非化脓性脂膜炎又称 Weber-Christian 病，是一种原发于脂肪小叶、可累及全身多脏器伴有发热的复发性皮下结节性非化脓性炎症。病因不明，可能与变态反应、自身免疫反应、药物因素、脂肪代谢障碍或影响脂肪代谢的酶异常等有关，有饮酒或服用人工合成低能量甜味剂后发病的报道。

【诊断要点】

1. 好发年龄　各年龄组均可发病，但最常见于中年妇女（30～60 岁），约占患者总数的 75％。儿童以 4～7 岁者为多，发病无种族差异。

2. 好发部位　皮肤型多见于双下肢，少数发生于上臂，偶可发生于躯干和面部。系统性除皮肤损害外，尚可累及各个脏器。

3. 典型损害

（1）皮肤型：典型损害为表面皮肤呈暗红色轻微水肿性的皮下结节，呈多发性、对称性、成群分布，直径多为1～2厘米，少数可达 5 厘米或更大。略高于皮面，质地坚实，可有压痛，结节位置较深时可轻微活动，位置较浅时可与皮肤粘连，活动性很小或不能活动，结节反复发生，间歇期长短不等，结节消退后，由于脂肪萎缩、纤维化留有轻微萎缩性瘢痕而凹陷和色素沉着。

有时结节可自行破溃，排出棕黄色油样液体，称之为液化性脂膜炎，愈后形成不规则形斑痕。少数患者关节出现红肿，但无畸形。

（2）系统型：除具有皮肤表现外，还可累及内脏，内脏损害可与皮肤损害同时出现，也可出现在皮肤损害之后，少数病例广泛内脏损害先于皮肤损害。各种脏器均可受累，包括肝脏、小肠、肠系膜、大网膜、腹膜后脂肪组织、骨髓、肺脏、胸膜、心肌、心包、脾脏、肾脏和肾上腺等，发热多为弛张热，常与皮肤损害相平行，在皮损出现后体温逐渐升高，可高达 40℃，持续 1～2 周后热度逐渐下降。可出现肠梗阻、消化道出血、胸膜炎、胸腔积液、肾功能不全，甚至造成多脏器功能损伤，累及中枢神经系统可出现精神异常和神志障碍。

4. 自觉症状　约半数皮肤型患者伴有发热，可为低热、中热和高热，热型多为间歇热和不规则热，少数为弛张热，可伴有乏力、肌肉酸痛、食欲减退，少数伴有关节疼痛，以膝、踝关节多见，成对称性、持续性或复发性，有时伴有全身不适、发热、恶心、呕吐、腹痛、骨痛、关节痛和体重下降等全身症状。

5. 病程　结节反复发生与消退，间隔期数周或数月不等，病程可达数年之久，但病程长短和预后与受累器官相关。

6. 实验室检查　发病期间白细胞总数常增多，中性粒细胞核左移；可有贫血或低补体血症；血沉常加快。肝肾受累出现肝功能和肾功能异常，骨髓受累可有贫血、白细胞和血小板减少，内脏受累时可出现相应检测指标的异常。免疫球蛋白可增高、补体下降和淋巴细胞转化率下降。

7. 组织病理　可分为三期。Ⅰ期（早期或急性炎症期）主要特征为急性炎症反应，脂肪小叶被中性粒细胞、淋巴细胞和组织细胞所代替；Ⅱ期（巨噬细胞期）主要为组织细胞浸润，吞噬变性脂肪，形成特征性泡沫细胞；Ⅲ期（纤维化期）主要特征为泡沫细胞及其他炎症细胞被纤维组织代替。

【治疗】

1. 一般治疗　去除可能的诱发因素，消除感染灶，停用可疑致敏药物。加强皮肤护理和卫生，对结节破溃者可适当应用抗生素防止感染。不限制活动，但应避免皮损处外伤，饮食无特殊限制。

2. 全身治疗

（1）非甾体类抗炎剂

1）阿司匹林：主要用于退热及减少血栓烷的形成，成人常用量为 300～600mg/次，每日 4～6 次，一日最大剂量不超过 4g/d，餐后分次服用。3～5 天明显见效，最大抗炎作用需要 2～4 周。孕妇慎用。

2）吲哚美辛：该药退热效果明显，且不良反应较少。成人常用量为 75～150mg/d，分次口服。消化道溃疡病人禁用。其他非甾体类抗炎剂也可酌情选用。

其他非甾体类抗炎剂也可酌情选用。

（2）糖皮质激素：病情进展期应用可抑制急性炎症反应。常选用醋酸泼尼松40～60mg/d或甲基泼尼松龙32～48mg/d,分次或顿服,2周症状明显缓解后逐渐减量维持治疗一段时间。甘草酸苷也可酌情选用。

（3）免疫抑制剂

1）硫唑嘌呤：50～100mg/d,顿服或分两次服,开始剂量可为1mg/kg·d,连用6～8周后根据病情缓解情况逐渐增加剂量,最大剂量不超过2.5mg/kg·d。应用过程中应定期检查血尿常规及肝肾功能。

2）环磷酰胺：成人常用量为2.5～3mg/kg·d,顿服或分次口服。重症患者每次用量可达0.5～1g,每2～4周静脉给药1次。

3）环孢素：成人常用剂量为2.5～5mg/kg·d,分次服用,症状控制后逐渐减量。

（4）沙利度胺：常用量为100～300mg/d,晚餐后1小时后服用。体重低于50kg患者,以从小剂量开始服用,根据病情缓解情况逐渐增加剂量。

（5）氯喹和羟氯喹：氯喹常用量为0.25g/d;羟氯喹为200～400mg/d,1次或分2次口服,症状控制后用量减半维持治疗一段时间。长期应用者应定期复查眼底。

（6）麦考酚酯：为半合成麦考酚酸吗啉乙酯,具有较高的生物利用度和免疫抑制作用,可特异性抑制淋巴细胞IMPD活性和鸟苷酸的合成,抑制细胞合成和增殖,成人用量为2g/d,症状缓解后用1.5g/d维持治疗数周。可单独应用或与糖皮质激素联用。

其他如饱和碘化钾溶液5滴/次,每日3次,逐日加量,每次加1滴,直至每日3次,每次30滴,应谨慎应用,有报告碘剂可诱发本病。也可选用透明质酸酶1500U/次,每3天1次,可配合青霉素和链霉素一起应用。

3. 局部治疗　本病主要以系统治疗为主,局部用药常无效。液化性脂膜炎结节破溃者,可应用庆大霉素注射液和生理盐水冲洗创面,局部涂搽2%莫匹罗星软膏、1%新霉素软膏、1%红霉素软膏、2%夫西地酸乳膏、2%龙胆紫溶液、3%聚维酮碘液或0.2%盐酸环丙沙星软膏,每日2～3次,预防继发感染,直至创面愈合。

4. 中医治疗　本病治宜清热解毒、活血化瘀、通络止痛,药用生石膏30～60,鸡血藤、白蒺藜、金银花、牡蛎、白芍、茯苓各30,生地、丹参各20,当归、川芎、防风、柴胡、麦冬、连翘、赤芍各15,郁金12,丹皮、知母、白术、甘草各10,生姜5片。每日1剂,水煎分次服。常与其他药物联合应用,以增强疗效。

第十六章　皮肤血管炎及脉管性皮肤病

过敏性紫癜

过敏性紫癜是一种皮肤毛细血管及细小动脉白细胞碎裂性血管炎。病因不明,细菌感染、病毒感染、某些食物(如牛奶、鱼虾、鸡蛋等)及药物(如抗生素类、水杨酸盐类、巴比妥类等)、寒冷、寄生虫等均可诱发。机制可能是免疫复合物沉积在血管壁后刺激补体,导致毛细血管和小血管壁及其周围组织发生炎症,引起血管壁通透性增强而出现皮肤损害及全身症状。

【诊断要点】

1. **好发年龄**　本病多见于儿童,男性多于女性,发病高峰年龄为4～8岁。

2. **好发部位**　皮损多见于双下肢伸侧和臀部,尤其是小腿伸侧,少数可累及上肢和躯干,常对称分布。患者74%～84%有关节受累、61%～76%有胃肠道受累、44%～47%有肾脏受累。

3. **典型损害**　发疹前常有上呼吸道感染、周身不适、头痛、低热等症状。皮损最初表现为瘀点、瘀斑或稍隆起呈出血性的斑丘疹,散在分布或部分融合成片,压迫不褪色,偶可出现水疱、血疱、坏死性紫斑和血管瘤样损害。一般2～3周后,颜色由暗红色转变为黄褐色而逐渐消退,不留痕迹,但皮疹可成批反复出现。

临床中对仅有皮肤损害而无全身症状者称单纯型紫癜;伴有关节酸痛、肿胀、活动受限者称关节型紫癜;伴有腹痛或有恶心、呕吐、便血,甚至发生麻痹性肠梗阻、肠套叠或肠穿孔等消化道症状者称腹型紫癜;伴有蛋白尿、血尿、管型尿者称肾型紫癜。部分病例可同时伴有几型紫癜的症状。

4. **自觉症状**　皮肤损害无自觉症状或有不同程度瘙痒,伴有内脏损害者可有关节痛、腹痛、腰痛、便血、血尿等症状。

5. **病程**　皮疹通常一周左右消退,但常成批反复发生,致使病程延长,甚至达2年或更长。内脏损害较皮疹恢复缓慢。

6. **实验室检查**　外周血白细胞总数轻度增高,血小板计数、出凝血时间、凝血因子等均在正常范围,少数患者血沉增快。毛细血管脆性试验阳性;约半数患者有蛋白尿、血尿或管型尿。

皮损处活检组织病理示：真皮浅层毛细血管和细小血管内皮细胞肿胀，管腔闭塞，管壁有纤维蛋白沉积、变性和坏死，血管周围有中性粒细胞浸润，伴有核尘及红细胞外渗。

【治疗】

1. 一般治疗　积极查找可能的诱发因素，消除感染灶，避免服用可疑致敏的食物及药物等。发疹期间应尽量卧床休息，避免过多活动，注意保暖，防止外伤。保持消化道通畅，少食用肥甘厚味及辛辣刺激性食品，伴有消化道和肾脏受累者应注意对二便的监测，同时根据病情严重程度，选择禁食、流食等（护理）。

2. 全身治疗

(1) 抗组胺药：可选用苯海拉明 50～75mg/d、异丙嗪 15～25mg/d、盐酸赛庚啶 6～12mg/d、安他乐 50～75mg/d、马来酸氯苯那敏 6～12mg/d、酮替芬 1～2mg/d、盐酸西替利嗪 5～10mg/d、盐酸左西替利嗪 2.5～5mg/d、氯雷他定 5～10mg/d、非索非那定 30～120mg/d、阿伐斯汀 12～24mg/d、咪唑斯汀 5～10mg/d、曲普利啶 5～10mg/d、富马酸氯马斯汀 2～4mg/d 等，单独、联合或交替使用，但其疗效并不确定。

(2) 降低毛细血管通透性和脆性药物：常选用维生素 C 0.3～0.6g/d、曲克芦丁 600～900mg/d、维生素 E 30～120mg/d、盖天力 75～300mg/d 或活性钙 6～12 片/d，分次口服。亦可选用 10％葡萄糖酸钙注射液或 5％氯化钙溴化钠注射液 5～10ml/d，静脉注射。

(3) 盐酸雷尼替丁：为 H_2 受体拮抗剂，可防治肠黏膜溃疡、出血，预防穿孔及肠坏死等并发症的发生，多用于腹型紫癜。常用量为 150～300mg/d，分 2 次口服，疗程 2～3 周。

(4) 双嘧达莫：可加快紫癜消失、预防紫癜性肾炎的发生，且可缓解关节肿痛和腹部症状。常用量为 75～150mg/d，分次口服。

(5) 氨苯砜：具有较强的抗炎及免疫抑制作用，早期或复发初期应用效果明显，适用于常规治疗无效或反复发作者，但对胃肠道症状和蛋白尿无效。常用量为 50～150mg/d，分次口服。

(6) 普鲁卡因：具有调整中枢神经系统，抑制过敏反应，恢复血管功能的作用，与糖皮质激素合用治疗单纯型及部分腹型紫癜效果较好。皮试阴性者可给予普鲁卡因注射液 3～5mg/kg·d、维生素 C 1～2g，加入 5％葡萄糖溶液 500ml 中，静脉滴注，疗程 7～10 天。

(7) 山莨菪碱：常用量为 10～15mg/d，加入 5％葡萄糖溶液 500ml 内，静脉滴注，每日 1 次，症状消失后改为山莨菪碱 15～30mg/d，分次口服，可连续服药

1～2个月以巩固疗效。对各型紫癜均有较好的短期疗效,远期疗效可优于糖皮质激素。

(8) 糖皮质激素:适用于单纯型、腹型和关节型紫癜患者,可迅速减轻症状,防止并发症的发生。常选用醋酸泼尼松,小儿用量为1～2mg/kg·d,成人用量不超过60mg/d,分次口服。但糖皮质激素不能预防紫癜复发,也不能改善和预防肾脏损伤。雷公藤总苷1～1.5mg/kg·d、强力宁40～100ml/d或昆明山海棠1.5～2.5g/d,也具有与糖皮质激素相似的作用,可酌情选用。

(9) 免疫抑制剂:主要用于肾型紫癜患者,可选用硫唑嘌呤2～3mg/kg·d或环磷酰胺100～200mg/d,分次口服,症状控制后逐渐减量维持一段时间。

(10) 其他:如复方丹参注射液20ml/d、低分子右旋糖酐500ml、盐酸阿托品0.3～0.6mg/次、卡巴克洛5～15mg/d、吲哚美辛50～150mg/d、羟氯喹200～400mg/d、人免疫球蛋白注射液1g(3周肌肉注射2次)、雷公藤4～6片/d、酚磺乙胺10mg/kg·次、复方丹参6～9片/d或丹参酮1～2g/d等可酌情选用。伴有感染者给予敏感抗生素。

3. 局部治疗　患处瘙痒或有水疱者,可外用炉甘石洗剂、1%樟脑炉甘石洗剂、1%薄荷炉甘石洗剂、肝素钠软膏、1%丁酸氢化可的松软膏、丁酸氢化可的松霜、0.1%糠酸莫米松乳膏或软膏等,每日2次。

4. 中医治疗

(1) 风热外袭证:突然发生的散在多发性红色瘀斑及瘀点,压迫不完全退色,伴有头痛、咽痛、口干等症状;舌质红,苔薄黄,脉浮数。治宜凉血止血,疏风清热,方选犀角地黄汤合桑菊饮加减,药用生地黄、金银花、芦根各15g,赤芍、连翘各12g,桑叶、菊花各6g,侧柏叶、牛蒡子、丹参各6g,每日1剂,水煎取汁分次服。

(2) 风湿入络证:皮损呈多形性,瘀斑色红且隆起,甚至出现血疱,伴关节红肿疼痛,发热;舌质红,苔腻或微黄,脉滑数。治宜凉血止血,祛风利湿,方选犀角地黄汤合独活寄生汤加减,药用薏苡仁30g,生地黄炭、赤芍各15g,威灵仙、独活、丹皮、苍术、防己各10g,黄柏、生甘草各9g,犀角粉3g(冲服),每日1剂,水煎取汁分次服。

(3) 脾胃湿热证:皮肤散在多发性瘀斑、瘀点,甚至血疱,伴恶心、呕吐、腹痛、便血等消化道症状;舌质红,苔黄腻,脉濡数。治宜清热利湿,凉血止血,方选清脾除湿饮加减,药用薏苡仁15g,茵陈12g,栀子10g,地榆炭、茯苓、苍术、白术、紫草各9g,厚朴、木香、生甘草各6g,每日1剂,水煎取汁分次服。

(4) 肝肾阴虚证:皮肤紫斑反复发生,伴有虚热、烦躁、腰痛、耳鸣和血尿等症状;舌红,苔少,脉细数。治宜滋阴清热,凉血止血,方选知柏地黄丸加减,药用白茅根 30g,生地黄 24g,山茱萸、大蓟、小蓟、山药各 12g,黄柏、知母各 10g,茯苓、丹皮、生甘草各 9g,每日 1 剂,水煎取汁分次服。

(5)气不摄血证:皮损反复发生,紫斑稀疏散在,颜色较淡,伴面色㿠白、头晕目眩、食欲不振、神疲乏力等症状;舌淡,苔薄白,脉细数。治宜益气摄血,培补脾土,药用党参、茯苓各 12g,黄芪、白术、当归、丹参、紫草各 9g,木香、甘草各 5g,每日 1 剂,水煎取汁分次服。

(6)外治法:患处可选用紫草根水煎剂外洗,每日 2 次。

变应性皮肤血管炎

变应性皮肤血管炎是一种主要累及真皮浅层小血管及毛细血管的坏死性血管炎。病因主要有感染(溶血性链球菌、流感病毒、寄生虫、真菌等)、药物(阿司匹林、青霉素、磺胺类、血清制品等)、恶性肿瘤(白血病、淋巴瘤等)、自身免疫性疾病(类风湿性关节炎、干燥综合征、系统性红斑狼疮等)和先天性补体 C2 缺乏等。

【诊断要点】

1. 好发年龄　多见于青中年人,儿童发病者也不少见,无明显性别差异。

2. 好发部位　皮损多对称发生于踝部和小腿等下垂及受压部位。

3. 典型损害　损害呈多形性,可为红斑、丘疹、斑丘疹、风团、紫癜、瘀点、瘀斑、水疱、血疱、结节、坏死、溃疡等,但以紫癜、结节、坏死和溃疡为主。一般皮损数量较多,针帽至直径数厘米不等,散在分布或群集成片,患处尤其是踝部常伴有水肿。

初发皮损多为红色丘疹和紫癜,可在紫癜及丘疹基础上发生血疱、坏死和溃疡,少数可发展成为结节,溃疡愈合后留有萎缩性瘢痕。部分患者可并发关节炎、消化道出血、肾炎、肺炎、复视、感觉或运动障碍、肝脾肿大等系统损害,严重者可危及生命。

4. 自觉症状　患处有不同程度瘙痒或灼热感,少数可有不同程度疼痛。部分患者伴有低热、头痛、乏力、关节和/或肌痛等全身症状。

5. 病程　皮损一般 3～4 周自行消退,但可复发,病程可迁延数月至数年。

6. 实验室检查　病情活动期可有血沉增快、贫血、血小板减少、高球蛋白血症、补体下降及类风湿因子阳性等。

不同形态皮损活检组织病理改变差异较大,典型变化为真皮毛细血管和小血管扩张、内皮细胞肿胀、管腔变窄、闭塞、管壁纤维蛋白样变性或坏死,血管壁及其周围中性粒细胞浸润,可见白细胞破碎及核尘和红细胞外渗等。

【治疗】

1. 一般治疗　积极查找和去除可能的诱发因素,避免再次接触,及时控制合并原发性疾病的病情。患病期间应卧床休息,抬高患肢,避免过多活动,加强患处皮肤护理,防止感染和外伤。伴有内脏损害者,应加强病情监测,防止严重并发症的发生。

2. 全身治疗

(1)糖皮质激素:适用于有坏死性皮损和系统损害者,常选用醋酸泼尼松30～60mg/d,小儿用量为1～2mg/kg·d,分次口服,症状控制后逐渐减量维持,总疗程8～12周。雷公藤4～6片/d、雷公藤总苷1～1.5mg/kg·d、强力宁注射液40～100ml/d等,也具有与糖皮质激素相似的作用,可酌情选用。

(2)免疫抑制剂:可选用秋水仙碱1mg/d、硫唑嘌呤1～3mg/kg·d或环磷酰胺100～200mg/d,分次口服,症状控制后逐渐减量维持,可单用或与糖皮质激素联合应用。

(3)非甾体类抗炎剂:适用于发热和有关节疼痛者,多选用阿司匹林0.6～0.9g/d、吲哚美辛50～75mg/d、芬必得0.6g/d或保泰松0.3～0.6g/d,分次口服。

(4)抗生素:适用于有感染症状者,可选用罗红霉素140～300mg/d、红霉素2～4g/d、阿奇霉素500mg/d、头孢唑林钠1～4g/d、头孢氨苄1～4g/d、头孢拉定1～2g/d、头孢曲松1～2g/d、氯唑西林2～3g/d、阿莫西林2～4g/d或氯霉素1.5～3g/d等,口服、肌注或静注。

(5)氨苯砜:能稳定溶酶体膜和抑制溶酶体酶活性,具有较强的抗炎及免疫抑制作用,常用量为100～150mg/d,分次口服,症状控制后逐渐减量。

(6)维生素:具有降低毛细血管通透性和脆性的作用,对伴有水肿及明显渗出者疗效较好。可选用维生素C 0.3～0.6g/d、曲克芦丁600～900mg/d、维生素E 30～120mg/d、盖天力75～300mg/d或活性钙6～12片/d,分次口服。

(7)碘化钾:有促进炎症和结节消散的作用,可用于伴有结节性损害者,常选用10％碘化钾溶液30ml/d,分次口服。

3. 局部治疗　红斑、丘疹、水疱性损害,可外用炉甘石洗剂、1％樟脑炉甘石洗剂、1％薄荷炉甘石洗剂、0.05％卤米松霜或软膏、0.05％丙酸氯倍他索软膏或0.1％糠酸莫米松乳膏或软膏,每日3次;糜烂、渗液或溃疡性损害,可用0.5％聚维酮碘溶液、3％硼酸溶液、1:8000高锰酸钾溶液、0.05％黄连素溶液或0.1％

依沙吖啶溶液清洗或湿敷后,外涂 40%氧化锌油或 10%～50%松馏油软膏,每日 2 次;继发细菌感染者,可外用 2%莫匹罗星软膏、3%磷霉素软膏、1%诺氟沙星软膏或 0.2%盐酸环丙沙星软膏,每日 2 或 3 次。

4. 物理治疗 根据病情选用高压氧、音频电疗、微波照射、红光照射、紫外线照射、氦-氖激光照射,以及弹力绷带绑缚等,均有一定疗效。

5. 中医中药

(1) 热毒证:结节初期鲜红灼热,疼痛明显;舌红苔黄,脉数。治宜清热解毒,药用鸡血藤、蚤休、生地、银花各 20g,野菊花 15g,牡丹皮、山栀子、大青叶、黄芩、黄柏、赤芍各 12g,紫草、甘草各 10g,每日 1 剂,水煎取汁分次服。

(2) 瘀滞证:结节日久不退,暗红瘀肿;舌暗红,脉涩。治宜活血化瘀散结,药用鸡血藤 30g,丹参、元参各 20g,郁金 15g,牡丹皮、牛膝、当归、白芍、川芎各 12g,红花、甘草各 6g,每日 1 剂,水煎取汁分次服。

(3) 经验方:可选用活血化瘀、消癥散结的桂枝茯苓丸加减,药用白花蛇舌草、半枝莲、铁树叶各 30g,茯苓皮、防己各 20g,香谷芽、牡丹皮、桃仁、赤芍各 10g,桂枝 5g;或清热解毒、活血散结的清热散结活血汤加减,药用丹参、苡仁各 30g,牡蛎 18g,鸡血藤、牛膝、苍术、元参、郁金各 12g,穿心莲、黄柏各 9g,青黛 6g,象贝母 3g,牛黄 2g,白及 1g。每日 1 剂,水煎取汁分次服。

(4) 外治法:紫癜性丘疹和风团样损害,可涂搽红灵酒或涂搽三黄洗剂,每日 3～5 次;坏死性或溃疡性损害,可外涂生肌膏,每日 2 次。

持久隆起性红斑

持久隆起性红斑是一种慢性局限性轻度白细胞碎裂性血管炎。病因不明,可能与病毒或细菌(多为链球菌)感染所致的免疫反应有关。

【诊断要点】

1. 好发年龄 多见于成年男性和青年女性,儿童少见。

2. 好发部位 皮损好发生于手、足、膝、肘、臀、面及耳廓等处。

3. 典型损害 皮损初始为成批发生的红色扁平丘疹、结节或小斑块,逐渐扩大并融合成圆形、卵圆形、环形、半环形、多环状或不规则形斑块,表面光滑,颜色由红转变为紫、棕、橘黄或淡黄色,少数可发生水疱、血疱、溃疡。皮损消退后留有色素沉着或脱色斑,溃疡性损害消退后可形成萎缩性瘢痕。

4. 自觉症状 多数患者无自觉症状,少数患处可有不同程度的瘙痒、疼痛或灼热感,偶伴有关节疼痛。

5. 病程　皮损常持续数周至数月后自行消退,但可反复发作,病程可迁延数年甚至十数年。

6. 实验室检查　损害处活检组织病理示:早期损害血管周围嗜中性粒细胞浸润,少数伴有核尘,真皮浅层血管壁有少量纤维蛋白沉积。晚期损害真皮血管周围结节性嗜酸性纤维均质样变,毛细血管增生。

【治疗】

1. 一般治疗　预防上呼吸道感染,根治慢性扁桃体炎、慢性鼻窦炎及慢性皮肤感染,患处避免强烈刺激和外伤。锻炼身体,增强体质,提高机体免疫力。

2. 全身治疗　氨苯砜 50～100mg/d,分次口服,常有较好疗效,但停药后可复发,氯苯酚嗪 150～200mg/d 与氨苯砜效果相同。其他如复方磺胺甲噁唑 4 片/d、氯喹 0.25～0.5g/d 或羟氯喹 200～400mg/d、四环素 1～2g/d、秋水仙碱 1mg/d、环磷酰胺 100～200mg/d、醋酸泼尼松 30～45mg/d、烟酰胺 0.3g/d、10% 碘化钾 30ml/d 等,均可酌情选用,但疗效尚难确定。

临床采用醋酸泼尼松与氨苯砜;环磷酰胺、烟酰胺与四环素;氨苯砜与四环素或长效磺胺等联合应用,疗效可得以增强。

3. 局部治疗　局部可外用含角质渗透剂氮酮的 0.1% 哈西奈德乳膏或软膏、0.05% 卤米松霜或软膏、0.05% 丙酸氯倍他索软膏等强效糖皮质激素,或外用二甲基亚砜溶液后再外涂强效糖皮质激素制剂,每日 2 次,局部封包可增强疗效。

4. 封闭治疗　损害内注射用 1% 普鲁卡因或 1% 利多卡因溶液稀释而成的 1% 醋酸泼尼松龙混悬液、0.5% 甲泼尼龙醋酸酯混悬液、1% 曲安西龙双醋酸酯混悬液、0.2% 复方倍他米松混悬液或 1% 曲安奈德混悬液 1～2ml,每周或每月 1 次。

5. 外科疗法　顽固的局限性损害可手术切除,但不能防止复发。

6. 中医中药

(1) 血热证:四肢伸侧成批发生的皮下结节和丘疹,颜色鲜红后逐渐增大并融合成不规则形红色斑块,表面光滑有光泽,常对称分布,有轻微灼热和疼痛,口干口苦,大便秘结,小便黄赤,舌红苔黄,脉滑数或浮数。治宜清热解毒,凉血活血,方选凉血五根汤加减,药用生地黄 20g,紫草根、茜草根、白茅根、板蓝根各 15g,金银花、连翘、玄参各 12g,丹皮、赤芍各 10g,甘草 6g,每日 1 剂,水煎取汁分次服。

(2) 血瘀证:病程日久,四肢伸侧扁平隆起的斑块,颜色紫红或黄红色,质坚实,可见色素沉着和萎缩斑,常伴有关节疼痛,舌质暗红或有瘀斑,苔薄黄,脉弦涩。治宜行气活血,化瘀散结,方选桃红四物汤加减,药用鳖甲 20g,当归尾、桃仁、红花、丹参、川芎、乳香、没药、香附、枳壳、地龙各 10g,甘草 6g,每日 1 剂,水煎取汁分次服。

(3) 外治法:红斑初期,可选用金黄膏或玉露膏外敷患处,每日 1 次;皮损日久不消,可外敷紫色消肿膏或涂搽紫金锭醋剂,每日 3～5 次。

急性发热性嗜中性皮病

急性发热性嗜中性皮病是一种以突然发生红色疼痛性结节或斑块伴中性粒细胞增多为特征的慢性复发性疾病。发病可能与上呼吸道或消化道感染、药物(米诺环素、呋喃妥因、甲氧苄啶-磺胺甲噁唑、抗癫痫药、抗高血压药、避孕药等)、恶性肿瘤或副肿瘤等有关。

【诊断要点】

1. 好发年龄　多见于30～60 岁的成人女性。婴儿发病者常伴有恶性血液疾病。

2. 好发部位　常对称发生于面、颈和四肢,偶可发生于躯干和黏膜。少数患者可伴有系统损害。

3. 典型损害　皮损初为鲜红色浸润性丘疹、斑丘疹和结节,逐渐形成圆形、类圆形或不规则形软骨样硬有触痛的潮红或暗红色斑块或结节,黄豆至蚕豆或更大,边缘隆起,周围常有轻度浸润,表面光滑或有似水疱样的粗颗粒或呈乳头状,偶有针帽大水疱或灰黄色无菌性脓疱。

有时皮损中央消退呈盘状或相互融合成不规则形或多环状,一般不破溃,消退期皮损可结痂、脱屑和留暂时性色素沉着。少数患者伴有关节炎、肾炎、肝肿大、浅表性巩膜炎、结膜炎或恶性肿瘤。

4. 自觉症状　常有不同程度灼痛和触痛,85％以上患者伴有发热和全身不适,部分伴有关节痛、肌痛、眼结合膜炎等。

5. 病程　皮损多在1～2 个月自行消退,但常成批反复发作,致使病程迁延达数年甚至十数年。

6. 实验室检查　发作期外周血嗜中性白细胞增高,白细胞总数增高或正常;血沉增快,针刺反应可阳性;肾脏受累者可有蛋白尿、血尿及颗粒管型等。

皮损处活检组织病理示:早期真皮血管周围灶性中性粒细胞浸润和多数核碎片。晚期血管周围浸润细胞中可有淋巴细胞和少数嗜酸性粒细胞。浸润灶内细胞水肿,血管扩张。整个病程表皮无明显改变。

【治疗】

1. 一般治疗　积极治疗和预防上呼吸道感染,改善胃肠道消化功能,停用可疑致敏药物。病情活动期和伴有全身症状者,应注意休息,必要时卧床,给予高蛋白、高维生素且易消化的饮食,避免日光照射和着凉。

2. 全身治疗

(1) 糖皮质激素:治疗本病疗效肯定,可迅速控制病情和改善症状。常选用醋酸泼尼松0.5～1.5mg/kg·d,分次口服,症状控制或明显改善后逐渐减量,对反复发作者可小剂量长期维持治疗,总疗程8～12周。

(2) 免疫抑制剂:常选用秋水仙碱1mg/d、雷公藤总苷1～1.5mg/kg·d或昆明山海棠1.5～2.5g/d,分次口服,症状改善后逐渐减量维持。可单用或与糖皮质激素联用。

(3) 碘化钾:可抑制白细胞趋化因子的释放,对皮肤和皮肤外损害均有一定疗效。可选用10%碘化钾溶液15～30ml/d或碘化钾片600～900mg/d,分次口服,2周为一疗程。

(4) 非甾体类抗炎剂:适用于发热和有关节疼痛者,常选用阿司匹林0.6～0.9g/d、吲哚美辛50～75mg/d、萘普生250～500mg/d、芬必得0.6g/d或保泰松0.3～0.6g/d,分次口服。

(5) 抗麻风药:常选用氨苯砜100～150mg/d或氯法齐明200mg/d,分次口服,症状控制后逐渐减量维持治疗,总疗程8～10周。可单用或与糖皮质激素合用。

(6) 其他:如雷公藤6片/d、环磷酰胺100～200mg/d、环孢素5mg/kg·d、苯丁酸氮芥3～6mg/d、四环素1～2g/d、复方丹参9～12片/d或丹参酮1～2g/d、维生素E 0.3g/d、阿维A酯20～50mg/d、氯喹0.25～0.5g/d或羟氯喹200～400mg/d等,均可酌情选用。

3. 局部治疗　患处可外涂0.1%哈西奈德乳膏或软膏、0.05%卤米松霜或软膏、0.05%丙酸氯倍他索软膏等强效糖皮质激素,每日2次。局部10%碘化钾溶液电离子导入也有一定疗效。

4. 封闭治疗　皮损内可注射用1%普鲁卡因或1%利多卡因溶液稀释而成的1%醋酸泼尼松龙混悬液、0.5%甲泼尼龙醋酸酯混悬液、1%曲安西龙双醋酸酯混悬液、0.2%复方倍他米松混悬液或1%曲安奈德混悬液0.5～1ml,每周或每月1次。

5. 中医治疗

(1) 风热证:红色斑块好发于面颈部,皮损略微高出皮面,伴有发热、头痛、口干、咽痛等症状；舌质红，苔薄黄，脉浮数。治宜疏风清热，解毒退斑，方选普济消毒饮加减，药用生石膏 15g，连翘、银花、紫草、生地各 12g，焦山栀、炒黄芩、板蓝根、大青叶各 10g，炒牛蒡子、炒丹皮、桔梗、防风、赤芍各 6g，升麻、蝉衣、红花各 4.5g，每日 1 剂，水煎取汁分次服。

（2）湿热证：红色斑块好发于四肢和躯干，表面可见丘疱疹、假水疱、脓疱、痂皮，偶见结节和口疮，伴有发热、关节痛和周身不适等症状；舌质红，苔薄黄微腻，脉濡数。治宜清热化湿，活血退斑，方选泻黄散加减，药用生石膏、藿香、生地各 15g，炒黄芩、地骨皮、薏苡仁、丹参各 10g，焦山栀、炒丹皮、红花、紫草各 6g，每日 1 剂，水煎取汁分次服。

加减法：结节难消加泽兰、皂刺、甲珠、天龙；壮热加羚羊角、绿豆衣；关节、肌肉痛加秦艽、鬼箭羽、千年健、寻骨风。

（3）外治法：发病初期可选用马齿苋洗剂湿敷患处，每日 3～5 次，每次 20 分钟。皮疹暗红，发生时间较久，可外涂玉红膏。口腔糜烂可选用养阴生肌散扑撒患处，每日 5 次。

荨麻疹性血管炎

荨麻疹性血管炎是一种以风团为主要临床表现的细胞碎裂性免疫复合物介导的血管炎。感染和药物可能是其发病的诱因，亦可能是红斑狼疮、干燥综合征或潜在恶性疾病的伴发损害。

【诊断要点】

1. 好发年龄　多见于中年人，女性患者多于男性。

2. 好发部位　风团样损害可发生于全身各处，少数可伴有内脏损害。

3. 典型损害　发病前可有不规则发热。皮损为大小不等、形状各异的淡红色或苍白色风团，持续时间较荨麻疹的风团要久，常超过 24 小时，质较韧有浸润感，有时风团表面可见出血点，偶可形成溃疡，消退后留有暂时性色素沉着，可伴有组织疏松部位水肿。

多数患者伴发关节炎，以肘膝和四肢小关节多见，轻微肿胀，浅表淋巴结肿大，部分可有肾脏、肺脏、眼睛和消化道损害。

4. 自觉症状　皮损常有不同程度灼热和疼痛感，无明显瘙痒。多数患者伴有关节痛和腹部不适。

5. 病程　风团样损害反复发生，病程可达数年之久。

6. 实验室检查　发作期白细胞总数正常或轻度增加，中性粒细胞比例升高,部分患者血沉增快,伴持久的低补体血症,尤以 C4 降低最为明显。

风团处活检组织病理主要表现为白细胞碎裂性血管炎,血管内皮肿胀,血管壁及血管周围纤维蛋白样变性和较多嗜中性粒细胞浸润,可见核尘和红细胞外溢。直接免疫荧光检查可见血管壁及其周围免疫球蛋白和补体沉积。

【治疗】

1. 一般治疗　本病早期与寻常型荨麻疹容易混淆,持久的低补体血症及风团有疼痛感可能是其主要特征,可资鉴别。预防上呼吸道感染,停用可疑致敏药物,进行系统检查以确定合并的结缔组织病和恶性肿瘤,及时给予相应处理。

2. 全身治疗

(1) 糖皮质激素:可迅速控制病情和改善症状,尤其对伴有肾脏损害及关节疼痛者。常选用醋酸泼尼松 0.5～1mg/kg·d,分次口服,或氢化可的松 150～300mg/d,静脉滴注,症状控制后逐渐减量,用最小有效剂量的醋酸泼尼松 10～20mg/d 维持治疗一段时间。

(2) 免疫抑制剂:可选用硫唑嘌呤 1～3mg/kg·d、秋水仙碱 1mg/d、环孢素 5mg/kg·d、环磷酰胺 100～200mg/d 或甲氨蝶呤 7.5～15mg/周,分次服用,常与糖皮质激素联合应用控制肾脏损害。

(3) 非甾体类抗炎剂:适用于发热和有关节疼痛者,常选用阿司匹林 0.6～0.9g/d、吲哚美辛 50～75mg/d、芬必得 0.6g/d 或保泰松 0.3～0.6g/d,分次口服。

(4) 氨苯砜:常用量为 100～150mg/d,分次口服,症状控制后逐渐减量维持治疗,总疗程 4～6 周,单用或与糖皮质激素合用。

(5) 抗组胺药:单用治疗本病无效,但可缓解症状、减轻瘙痒。可选用盐酸赛庚啶 6～12mg/d、盐酸西替利嗪 10mg/d、盐酸左西替利嗪 5mg/d、氯雷他定 10mg/d 或咪唑斯汀 10mg/d 等,分次或 1 次口服。

(6) 其他:如雷公藤 6 片/d、雷公藤总苷 60mg/d、己酮可可碱 800～1200mg/d、羟氯喹 200～400mg/d、昆明山海棠 1.5～2g/d、氯喹 0.25～0.5g/d、维生素 C 0.6g/d、维生素 E 0.3g/d、复方丹参 6～9 片/d 或丹参酮 1～2g/d 等,均可酌情选用。

3. 局部治疗　炎症明显或伴有瘙痒者,可外用 1% 樟脑炉甘石洗剂、1% 薄荷炉甘石洗剂、0.05% 卤米松霜或 0.05% 丙酸氯倍他索软膏,每日 2 次。

4. 中医治疗　本病治宜祛风清热,凉血解毒,方选银翘散加减,药用鱼腥草 20g,白鲜皮、银花、生地、赤芍、丹皮、连翘、玄参各 15g,竹叶、牛子、荆芥、紫草各

10g,甘草 6g,每日 1 剂,水煎取汁分次服。

结节性红斑

结节性红斑是一种发生于真皮深层及皮下组织的结节性炎性疾病。可能是病毒、链球菌、结核杆菌、真菌感染或某些药物等引起的血管炎症反应,或肉样瘤、麻风、淋巴瘤、结缔组织病、异常蛋白血症等疾病的一种症候。

【诊断要点】

1. 好发年龄　多见于20～45 岁的中青年人,女性患者约为男性患者的 2 倍。偶见于儿童和老年人。

2. 好发部位　皮损常对称发生于胫前、膝关节或踝关节周围,偶可发生于股部、小腿外侧、上肢、面颈部和黏膜。

3. 典型损害　皮损为成批发生的葡萄至杨梅大红色至紫红色浸润性结节,稍高出皮面,表面紧张亮泽,皮温增高,质中等硬,数个至数十个不等,散在或群集分布,互不融合,一般无化脓和破溃形成溃疡倾向。结节持续约一周后逐渐由鲜红色转变为暗红或紫红色,最后呈黄绿色或淡青色,留暂时性色素沉着而愈,不形成瘢痕,但可成批反复发生。

结节偶可泛发,甚至累及眼球、结膜或口腔黏膜,可伴有多形红斑或坏死性血管炎样损害,常合并系统性疾病。

4. 自觉症状　发病前常有发热、寒战、咽喉痛、肌痛、关节痛、晨僵、恶心、呕吐、腹泻、全身不适等症状,患处有不同程度灼痛、胀痛和触痛。

5. 病程　结节一般 3～6 周自行消退,但可反复发作达数年之久。

6. 实验室检查　急性单纯型结节性红斑患者的白细胞总数轻微增多,淋巴细胞计数可增高,血沉增快,抗链"O"偶可阳性。

结节处活检组织病理显示:真皮中下部和皮下组织上部非特异性急性炎症改变,水肿明显,胶原纤维肿胀,血管扩张,可见红细胞外渗和大小不等的炎症区。脂肪间隔可见巨细胞,血管内皮细胞增生,血管壁增厚,偶有血栓形成,无结核样结构。

【治疗】

1. 一般治疗　急性期或伴有全身症状者,应注意休息,避免过多活动和长久站立,必要时卧床,水肿或胀痛明显者可用弹力绷带绑缚患肢。积极查找可能的诱发因素和合并的系统性疾病,及时去除和给予有效的治疗,预防上呼吸道感染,停用可疑致敏药物。

2. 全身治疗

（1）抗生素：伴有感染征象或抗链"O"阳性者，可系统应用抗生素，常选用罗红霉素150～300mg/d、阿奇霉素0.5g/d、氯唑西林2g/d、苯唑西林2～4g/d、氨苄西林2～4g/d、头孢氨苄1～4g/d、头孢拉定1～2g/d或头孢曲松1～2g/d等，口服、肌注或静注，必要时根据细菌培养和药敏结果选择敏感抗生素。

（2）非甾体类抗炎剂：适用于发热和有关节疼痛者，常选用阿司匹林0.6～0.9g/d、吲哚美辛50～75mg/d、芬必得0.6g/d、萘普生250～500mg/d或保泰松0.3～0.6g/d，分次口服。

（3）碘化钾：可抑制白细胞趋化因子释放，促进结节消退。常选用10％碘化钾溶液10～30ml/d或碘化钾片60～900mg/d（用量需逐渐增加），分次口服，2周为一疗程。

（4）抑制免疫反应药：常选用羟氯喹200～400mg/d、秋水仙碱1mg/d、强力宁注射液40～100ml/d、雷公藤6片/d、雷公藤总苷60mg/d、昆明山海棠1.5～2g/d或氯喹0.25～0.5g/d，口服或静注，症状控制后逐渐减量。

（5）糖皮质激素：一般仅用于其他治疗效果不明显且皮损顽固难退者。常选用醋酸泼尼松30～45mg/d，分次口服，症状控制后逐渐减量至停药。

（6）其他：如维生素C 0.6g/d、维生素E 0.3g/d、复方丹参6～9片/d或丹参酮1～2g/d、多抗甲素10～15mg/d等，分次口服，可作为辅助用药。

3. 局部治疗　局部水肿和炎症明显者，可外用炉甘石洗剂、1％樟脑炉甘石洗剂、1％薄荷炉甘石洗剂、0.05％卤米松霜、0.05％丙酸氯倍他索软膏或肝素钠软膏等，每日2次。

4. 封闭治疗　结节顽固难退或疼痛明显者，损害内可注射用1％普鲁卡因或1％利多卡因溶液稀释而成的1％醋酸泼尼松龙混悬液、0.5％甲泼尼龙醋酸酯混悬液、1％曲安西龙双醋酸酯混悬液、0.2％复方倍他米松混悬液或1％曲安奈德混悬液0.5～1ml，每周或每月1次。

5. 物理疗法　局部音频、磁疗、10％碘化钾离子导入等，均可酌情选用。

6. 中医治疗

（1）血热偏盛证：小腿结节，大小不一，颜色鲜红，压痛明显，自觉灼痛不适，关节酸痛，身热，大便秘结，小便溲黄；舌质红，苔少，脉浮数或滑数。治宜清热通络，方选通络方加减，药用赤小豆30g，忍冬藤、大青叶、紫草各15g，生地、丹皮各10g，当归、赤芍、泽兰、茜草、牛膝各6g，香附、青皮、红花各4.5g，每日1剂，水煎取汁分次服。

（2）湿热下注证：小腿结节，颜色深红，踝部凹陷性水肿，自觉轻微疼痛，伴关节酸痛，周身乏力，小便黄浊；舌质淡红，苔黄腻，脉沉濡或沉细数。治宜清热化湿，活血通络，方选凉血五根汤加减，药用忍冬藤 30g，白茅根、伸筋草、鸡血藤、赤芍各 15g，木瓜 12g，紫草根、茜草根、瓜蒌根、汉防己、黄柏各 10g，红花 6g，每日 1 剂，水煎取汁分次服。

（3）寒湿凝聚证：小腿结节颜色黯红或紫暗，反复发作，经久不愈，伴有不同程度疼痛，遇冷加重，畏寒肢冷，心悸气短；舌质淡红，苔薄白，脉细弱。治宜散寒祛湿，通络和营，方选黄芪桂枝汤加减，药用鸡血藤、鬼箭羽各 15g，炒白术、黄芪、桂枝、赤芍、红花、秦艽、炙甘草各 10g，熟附片 6g，炮黑姜、细辛各 4.5g，肉桂 3g（冲服），每日 1 剂，水煎取汁分次服。

加减法：以上诸证伴关节酸痛者加金毛狗脊、千年健、威灵仙、羌活、独活；结节顽固难退者加土贝母、炙山甲、山慈菇、槟榔、丹参、天龙、海藻、三棱、莪术；结节压痛明显者加制乳没、玄胡索；发热、头痛者加炒牛蒡子、山豆根、薄荷等。

（4）外治法：初期皮损可外用玉露膏或芙蓉膏，每日 2 次。结节顽固难退可外敷紫金锭或蟾酥丸，醋磨汁外涂患处，每日 2 次。

结节性血管炎

结节性血管炎是一种主要发生于小腿后侧的慢性、结节性、炎症性皮肤血管炎。病因不明，可能与感染、血管壁损伤、寒冷、淋巴管阻塞、细胞免疫反应等有关，部分患者有结核病史。目前认为本病为机体对内源性或外源性抗原（包括结核杆菌）的一种变态反应。

【诊断要点】

1. 好发人群　多见于中老年妇女，男性少见。

2. 好发部位　皮损主要发生于小腿后外侧，偶见于胫前、股部和上肢。

3. 典型损害　损害初为大小不等的深在性皮下硬结，逐渐发展成浸润性结节和斑块，表面皮肤呈暗红色或紫红色，早期皮温增高，触痛明显，结节和斑块数量多少不定，几个至十数个，多不对称分布，发展缓慢，常有触痛，少数结节表面可破溃形成溃疡，愈后留色素沉着或萎缩性瘢痕，但常反复发作。

4. 自觉症状　患处有不同程度胀痛、灼痛和触痛，尤以运动后明显。一般不伴有全身症状。

5. 病程　结节或斑块经过数周后可自行消退，但可成批反复发生，致使病程迁延。

6. 实验室检查　部分患者 γ-球蛋白增高,血沉增快,抗链"O"滴度增高。

结节处活检组织病理主要表现为伴血管炎的小叶性脂膜炎,早期血管炎可累及中小动脉和静脉,脂肪小叶及间隔广泛炎症细胞浸润,血管壁堵塞可引起脂肪坏死和肉芽肿样反应,后期坏死组织被纤维组织替代。

【治疗】

1. 一般治疗　患病后应注意休息,避免过多活动和长久站立,抬高患肢,弹力绷带绑缚患肢对减轻症状有一定帮助。积极查找和去除可能的诱发因素,预防上呼吸道感染,注意保暖,有明确结核感染证据者给予抗痨治疗。患处加强护理,避免外伤,破溃后的创面应防止感染。

2. 全身治疗

(1) 非甾体类抗炎剂:可选用阿司匹林 0.6～0.9g/d、吲哚美辛 50～75mg/d、芬必得 0.6g/d、萘普生 250～500mg/d 或保泰松 0.3～0.6g/d 等,分次口服。

(2) 碘化钾:可选用 10%碘化钾溶液 10～30ml/d 或碘化钾片 60～900mg/d(用量逐渐增加),分次口服,可促进结节消退。

(3) 抗疟药:可选用羟氯喹 200～400mg/d 或氯喹 0.25～0.5g/d,分次口服,症状控制后逐渐减量至停药。

(4) 免疫抑制剂:可给予秋水仙碱 1mg/d、昆明山海棠 1.5～2.5g/d 或雷公藤总苷 60mg/d,分次口服,症状控制后逐渐减量。

(5) 糖皮质激素:适用于无结核杆菌感染者,结核杆菌所致者需与抗痨药物同时应用。常选用醋酸泼尼松 30～45mg/d,分次口服,症状控制后逐渐减量至停药。必要时可与免疫抑制剂联用,以减轻糖皮质激素的副作用。

(6) 免疫调节剂:可试用胸腺肽肠溶片 15～60mg/d、薄芝注射液 4ml/d、转移因子 2～4ml/周或薄芝片 12～18 片/d,肌注或分次口服。

(7) 氨苯砜:常用量为 100～150mg/d,分次口服,对部分患者有效,用药 4 周无效则停用。

3. 局部治疗　未破溃的损害可外用 3%聚维酮碘溶液、0.5%～1%新霉素软膏、肝素钠软膏、炉甘石洗剂,或与 0.1%哈西奈德软膏、0.05%丙酸氯倍他索软膏等强效糖皮质激素制剂交替外用。

已破溃的损害可选用 0.5%聚维酮碘溶液、1:8000 高锰酸钾溶液、复方氯己定溶液、生理盐水、0.05%黄连素溶液或 0.1%依沙吖啶溶液反复冲洗湿敷后,外涂林可霉素利多卡因凝胶、2%莫匹罗星软膏、1%诺氟沙星软膏或 0.2%盐酸环丙沙星软膏,用无菌敷料包扎,每日 2 次。

4. 物理治疗　破溃或形成溃疡的创面,可照射红光、紫外线、氦-氖激光,以及音频、磁疗等。

5. 中药治疗

（1）热毒壅盛证：下肢、躯干泛发性出血性丘疹、斑丘疹和坏死性溃疡，边缘颜色鲜红或紫红，自觉灼热疼痛，伴发热、乏力或咯血、便血，口干喜冷饮，舌质红，苔黄厚干，脉数。治宜清热凉血解毒，方选犀角地黄汤加减，药用水牛角（先下）、生地各 30g，板蓝根、丹皮、玄参、黄连、紫草各 15g，淡竹叶、连翘各 10g，甘草 6g，穿山甲 5g，皂刺 3g，伴有咯血者加白茅根 20g、小蓟 10g；便血者加槐花炭、地榆炭各 15g。每日 1 剂，水煎取汁分次服。

（2）湿热阻络证：皮损主要见于双下肢，为紫红色斑丘疹，部分顶端可见水疱、溃烂，伴发热，关节胀痛，大便稀烂不畅，小便短赤，舌红苔黄，脉濡数或滑数。治宜清热利湿，解毒通络，方选四妙散加减，药用薏苡仁 30g，白花蛇舌草、土茯苓各 20g，苍术、牛膝、白芍、生地、银花、丹参各 15g，汉防己、黄柏、泽泻各 10g，甘草 6g，小便短赤者加赤小豆 15g、淡竹叶 10g；关节胀痛者加独活、羌活各 10g。每日 1 剂，水煎取汁分次服。

（3）寒阻脉络证：皮损主要为双下肢紫红色斑丘疹及丘疹，自觉患处轻微麻木，大便溏泻，舌淡，苔白腻而润，脉沉迟。治宜温经散寒通络，方选阳和汤加减，药用鸡血藤 30g，熟地、牛膝各 15g，鹿角霜、白芥子、附子、地龙各 10g，甘草 6g，麻黄 5g，肉桂、炮姜各 3g，伴有患处麻木者加丹参 15g、赤芍 10g；大便溏泻者加石菖蒲、木香各 10g。每日 1 剂，水煎取汁分次服。

（4）气滞血瘀证：皮损主要表现为紫褐色结节性斑块，患处有麻木刺痛感或窜痛感，舌暗红，苔薄，脉涩。治宜行气活血化瘀，方选苏脉饮加减，药用忍冬藤、鸡血藤、丹参、黄精、黄芪各 30g，玄参 15g，猫抓草、红花、海藻、橘络各 10g，患处疼痛明显者加玄参 20g、浙贝母 12g；形成瘢痕者丹参用量为 50g。每日 1 剂，水煎取汁分次服。

（5）阴虚血热证：皮损反复发生，可见色素沉着斑和萎缩性瘢痕，口干心烦，失眠多梦，大便秘结，舌红少苔，脉细数。治宜养阴清热，方选生脉饮加减，药用生地 30g，太子参 20g，麦冬、玄参、茯苓各 15g，五味子、石斛、丹皮各 12g，淡竹叶 10g，甘草 6g，大便秘结者加当归 12g、大黄 8g；失眠多梦严重者加合欢皮 15g、夜交藤 10g。每日 1 剂，水煎取汁分次服。

（6）外治法：紫癜性丘疹、丘疱疹样损害，可涂搽 1‰ 三黄洗剂，每日 3 次；坏死性、溃疡性损害，可外涂生肌膏，每日 2 次。

色素性紫癜性皮病

色素性紫癜性皮病是一组毛细血管扩张引起的瘀斑和红细胞外渗引起的紫癜样皮肤病,包括进行性色素性紫癜性皮病、毛细血管扩张性环状紫癜、色素性紫癜性苔藓样皮病。病因不明,可能与静脉高压、运动、重力作用、毛细血管脆性增强、局部感染灶、化学物质刺激等有关。

【诊断要点】

1. 好发年龄　多见于中年男性,但毛细血管扩张性环状紫癜主要见于女性,偶见于儿童和老年人。

2. 好发部位　皮损主要发生于小腿伸侧、足背和踝部,尤多见于胫下部。偶可发生于身体其他部位。

3. 典型损害

(1) 进行性色素性紫癜性皮病:皮损初为针尖大棕红色斑点,压迫不退色,逐渐扩大并不断有新疹发生,常相互融合成大小不等、形状不规则的斑片,中央皮疹密集呈棕黄色,边缘稀疏并有不断发生的棕黄色新疹,外观似撒在皮肤上的胡椒粉,中央皮损偶有萎缩。

(2) 毛细血管扩张性环状紫癜:皮损初为毛囊周围毛细血管扩张和出血点,压迫退色,逐渐扩展和与不断出现的新疹形成直径1～3厘米的环状和半环状斑片,中央因含血铁黄色沉积而呈紫色、黄色或褐色,压迫不退色,可有轻微萎缩。

(3) 色素性紫癜性苔藓样皮病:皮损初为细小的暗红色、红色、棕色和黄褐色苔藓样丘疹和斑疹,逐渐融合成大小不等、形状不规则、表面粗糙有少量鳞屑的斑块,压迫不退色。

4. 自觉症状　一般无自觉症状,少数可有轻微瘙痒,偶有坠胀感。

5. 病程　病情常呈慢性进行性发展趋势,皮损经久不退。

6. 实验室检查　各型色素性紫癜性皮病的皮损组织病理,均表现为浅表静脉丛周围淋巴细胞和组织细胞浸润、红细胞外渗和含铁血黄素沉积。

【治疗】

1. 一般治疗　尽量寻找和去除诱发毛细血管扩张和血管脆性增强的原因,并与其他紫癜样皮肤病相鉴别。患者应避免长久站立和负重行走,不可避免者可着高弹袜或弹力绷带绑缚患肢。每晚用温水清洗足部和小腿后,向心性按摩和抬高患肢,可减轻症状。加强小腿皮肤保护和卫生,避免蚊虫叮咬和外伤,伴有瘙痒者勿用热水烫洗和避免剧烈搔抓。

2. 全身治疗

（1）降低毛细血管通透性和脆性药物：常选用维生素 C 0.3～0.6g/d、曲克芦丁600～900mg/d、维生素 E 30～120mg/d、盖天力75～300mg/d、维生素 K₄ 6～12mg/d 或活性钙6～12 片/d，分次口服。

（2）抗组胺药：用于伴有瘙痒者，可选用盐酸赛庚啶6～12mg/d、马来酸氯苯那敏 12mg/d、盐酸西替利嗪 10mg/d、盐酸左西替利嗪 5mg/d、特非那定 30～120mg/d、依巴斯汀 10mg/d 或咪唑斯汀 10mg/d 等，分次或 1 次口服，可单独、联合或交替使用。

（3）己酮可可碱：具有扩张外周血管、降低外周血管阻力的作用，用于治疗本病有效。常用量为0.8～1.2g/d，分次口服。

（4）灰黄霉素：对部分患者有效，可能与该药的免疫调节作用有关。常用量为500～750mg/d，分次口服，一般用药 2 周无效则停用。

（5）糖皮质激素：用于病情较重的病例，可收到较好的疗效。常选用醋酸泼尼松20～30mg/d，分次口服，症状缓解后逐渐减量，疗程4～6 周。

（7）其他：如环孢素 3～5mg/kg·d、碘化钾片 600～900mg/d、氨苯砜100mg/d、沙利度胺100～200mg/d、复方丹参6～9 片/d 或丹参酮1～2g/d 等，均可酌情选用。

3. 局部治疗　可外用 1％醋酸氢化可的松软膏、0.1％丁酸氢化可的松霜、0.1％糠酸莫米松乳膏或软膏、0.1％曲安奈德霜、0.1％哈西奈德乳膏或 0.05％丙酸氯倍他索软膏等糖皮质激素制剂，每日 2 次，严重者可采用封包疗法。

苔藓样明显的皮损可外用0.1％维 A 酸乳膏、10％黑豆馏油糊或5％～10％松馏油、曲安西龙贴膏、复方醋酸氟轻松酊等，每日 2 次。

其他如维生素 B₆软膏、维生素 E 软膏、冰黄肤乐软膏（大黄、姜黄、硫磺、黄芩、甘草、冰片、薄荷脑）、林可霉素利多卡因凝胶等，均可酌情外用，每日 2 或 3 次。

4. 物理治疗　局部外用 8-甲氧补骨脂素后照射 UVA，每周 2 或 3 次，共7～20 次，部分患者有效。慢性苔藓样皮损可选用 CO_2 激光治疗。

5. 外科疗法　伴有静脉曲张者可行大隐静脉根除术。

6. 中药治疗

（1）血热证：发病初期，皮疹以红色丘疹或斑丘疹为主，伴有瘙痒，搔抓后可有出血；舌质红，苔少，脉数。治宜凉血活血，解毒退疹，方选凉血地黄汤加减，药用生地 12g，当归、杏仁、玄参各 10g，焦山栀、黄连、黄芩、荆芥、蝉衣、红花各 6g，甘草 3g，每日 1 剂，水煎取汁分次服。

(2) 风热证:起病急骤,皮疹泛发,以下肢为重,上肢也有少量皮疹,皮疹颜色多鲜红,兼有暗红色斑,自觉瘙痒明显,口干咽燥;舌质红,苔薄黄,脉浮数。治宜和血消风,清心止痒,方选消风散加减,药用赤小豆 30g,益母草、当归、赤芍、泽兰各 10g,炒牛蒡子、荆芥、防风、苦参、蝉衣各 6g,川牛膝 4.5g,每日 1 剂,水煎取汁分次服。

(3) 血瘀证:病程较长,皮疹颜色转为棕紫色或铁锈色;舌质暗红,苔薄白,脉细涩。治宜理气和血,化瘀通络,方选桃红四物汤加减,药用丹参、丹皮、生地、赤芍、归尾各 10g,荆芥、防风、桃仁、红花各 6g,川牛膝、川芎、苦参、苏木、甘草各 4.5g,每日 1 剂,水煎取汁分次服。

(4) 血燥证:皮肤干燥、粗糙、增厚,少数皮疹呈苔藓样,自觉瘙痒,伴口干舌燥;舌质红,苔少或无苔,脉细弱或涩。治宜养血润燥,活血止痒,方选活血润燥生津散加减,药用丝瓜络、花粉各 12g,当归、天冬、麦冬、熟地、白芍各 10g,川牛膝、桃仁、红花各 6g,每日 1 剂,水煎取汁分次服。

(5) 外治法:皮疹发生初期,可选用银花、陈艾各 30g,川椒 10g,食盐 60g,水煎温洗患处,每日 2 次。皮肤粗糙肥厚,可选用楮桃叶、苍耳秧各 150g,水煎温洗患处。

恶性萎缩性丘疹病

恶性萎缩性丘疹病是一种致死性皮肤及肠道闭塞性动脉炎性综合征。病因不明,可能与常染色体显性遗传、自身免疫异常、纤溶性降低、慢性病毒感染等有关。近年认为患者血清中存在抗磷脂抗体和狼疮抗凝物质与凝血因子和血管内皮细胞膜上的磷脂结合,激活凝血机制而使血栓形成所致。

【诊断要点】

1. 好发年龄　患者多为 20～40 岁的男性,儿童和女性少见。

2. 好发部位　皮损可发生于除掌跖的任何部位皮肤,但以躯干最为多见,内脏受累以胃肠道和神经系统最为常见,口腔黏膜和球结合膜也可受累。

3. 典型损害　皮损初为粟粒至黄豆大水肿性淡玫瑰色半球形丘疹,常成批反复发生,散在分布或群集,互不融合,逐渐发展成中央坏死凹陷呈脐窝状的损害,此时丘疹常呈特征性的瓷白色,边缘呈青红色并可见扩张的毛细血管,最后完全萎缩。球结膜及口腔黏膜可发生类似损害。偶可发生风团、脓疱、溃疡、肉芽肿性结节等损害。

胃肠道损害可发生胃肠道出血、多发性肠穿孔、弥漫性腹膜炎等。眼睛损害主要为视网膜及巩膜斑块、球结膜微动脉瘤等。心脏损害主要为心包炎,偶可发生心肌梗死和心肌纤维化。中枢神经系统损害可发生脑梗死。其他如肾脏、膀胱、肺脏等脏器也可受累。

4. 自觉症状　皮肤损害一般无自觉症状。胃肠道受累常有腹痛、恶心、呕吐,甚至腹部间歇性剧痛。神经系统受累出现头痛、肢体麻木、共济失调和复视等症状。心、肾、心包及膀胱等受累可出现各自相应的症状。

5. 病程　病情呈进行性加重趋势,约50%患者于3年内死亡。

6. 实验室检查　皮肤损害组织病理特征性改变为楔形缺血性梗死、内皮细胞肿胀及小动脉增生,内膜与内弹力板之间纤维化,但血管中膜或外膜无炎症或坏死。早期损害表现为血管周围淋巴细胞浸润,相对无特异性。

【治疗】

1. 一般治疗　本病皮肤与内脏损害可同时或先后发生,且早期皮损和症状较难与其他疾病相鉴别,故应定期随访,避免漏诊、误诊和误治。明确诊断后应加强护理,密切观察病情变化,防止发生意外。

2. 全身治疗　本病无特殊有效的治疗药物,主要为对症处理。

(1) 改善微循环药:可选用己酮可可碱800～1200mg/d、阿司匹林0.6～0.9g/d、双嘧达莫75～150mg/d 等,分次口服,可单用亦可联合应用。

(2) 肝素钠:常用量为2500U～1万 U/次,每4～6 小时 1 次,本病患者可持续静滴,但有出血倾向者禁用。

(3) 提高溶纤活性药:可选用华法令3～5mg/d 或己烯雌酚0.5～1mg/d,分次口服。

(4) 糖皮质激素:用于伴有自身免疫性疾病者,伴有胃肠出血和穿孔者禁用。常选用醋酸泼尼松30～45mg/d 或地塞米松5mg/d,分次口服或肌注。

(5) 人免疫球蛋白:常用量为0.2～0.4g/kg·d,静脉滴注,连用3～5 天,国外已有治疗本病有效的报告。

3. 外科疗法　出现急腹症者,外科手术处理。

4. 中医治疗　可试用活血散瘀汤加减,有时可缓解症状,但对病情发展并无影响。

蜘蛛状毛细血管扩张症

蜘蛛状毛细血管扩张症(蜘蛛痣)是一种局限性放射状毛细血管扩张。可能与雌激素水平升高或肝病有关。

【诊断要点】

1. 好发年龄 多见于儿童和妊娠妇女。

2. 好发部位 好发于面、颈、胸前及上腹部,少数见于手掌。

3. 典型损害 皮损为中央头针帽大的鲜红色丘疹样痣体,周围多条长短不一细线样呈放射状的扩张毛细血管,直径最大可达 1.5 厘米,用玻片压迫可退色。用针帽按压中央丘疹,周围放射状扩张的毛细血管也随之消退。皮损一般单发,偶可多发。

4. 自觉症状 无任何自觉症状。

5. 病程 发生于孕妇的蜘蛛痣,一般产后约 2 个月消失。儿童蜘蛛痣可于青春期自然消退。

【治疗】

1. 一般治疗 蜘蛛痣无自觉症状,多数可自行消退,一般不需要治疗。多发性蜘蛛痣患者,应注意检查肝脏,发现异常给予相应处理。

2. 物理治疗 痣体采用微波、CO_2 激光、染料激光、高频电刀、电灼、电解等方法破坏后,周围扩张的毛细血管即可消失,偶可复发。

血管内压增高性紫癜

血管内压增高性紫癜是一种由于血管内压升高所致的毛细血管扩张性紫癜。重力和静脉血瘀积为其发生的主要原因,长久负重行走、用力缚压、剧烈咳嗽或呕吐,以及情绪过度激动、哭泣、头低脚高位用力活动或热水浴用力搓擦等均可诱发。

【诊断要点】

1. 好发年龄 可见于任何年龄,临床以儿童最为多见,男女均可发生。

2. 好发部位 常发生于面部、足背、踝部和小腿。

3. 典型损害 发生于面部尤其是眼周的皮损为针尖至针帽大紫褐色斑点,数量较多,散在或群集,多对称分布,压迫不退色,自行消退后不留痕迹。发生于下肢或用力挤压部位的皮损,为大小不等的暗红色、紫褐色、青紫色、棕红色或棕黄色斑点、斑片、瘀点或瘀斑,散在或群集分布,形状不规则,压迫不退色。

4. 自觉症状 皮疹无任何自觉症状。

5. 病程 去除诱因后紫癜一般 5～7 天完全消退,但可再次发生。

6. 实验室检查 血小板数量在正常范围。

【治疗】

1. 一般治疗　去除可能的诱发因素,避免再次发生。环境温度较高时应避免搓擦、挤压和拍击皮肤,运动时衣服应宽松,负重行走应间歇性休息。

2. 药物治疗　一般无需处理。皮疹数量较多或反复发生者,可给予维生素C $0.3\sim0.6g/d$、曲克芦丁 $600\sim900mg/d$、维生素 E $30\sim120mg/d$ 或盖天力 $75\sim300mg/d$,分次口服。

红 绀 病

红绀症是一种浅静脉丛血管扩张瘀血引起的循环障碍性皮肤病。病因不明,可能是寒冷引起的血管异常反应,或是一种冷觉过敏性疾病。

【诊断要点】

1. 好发年龄　多见于青年女性,儿童也不少见。

2. 好发部位　主要发生于小腿、股部、臀部等皮下脂肪较多的部位。

3. 典型损害　皮损为大小不等形状不规则的暗红色或青紫色轻微水肿性斑片,皮温降低,压迫退色,随寒冷程度和持续时间,患处可出现朱红色斑点、水疱或毛囊性丘疹,单侧或双侧分布。少数患者可出现皮下结节和硬结,可破溃形成多发性硬红斑样小溃疡,持久不愈者小腿皮肤可呈苔藓样变或继发性组织纤维化。部分病例可伴发冻疮。

4. 自觉症状　通常无自觉症状,少数患者夜间可有痉挛性疼痛,结节可有压痛。

5. 病程　本病常在冬季加重,夏季减轻,可经数年后自然缓解,少数可呈缓慢发展趋势。

6. 实验室检查　皮损处活检组织病理,主要表现为真皮乳头层内静脉丛血管扩张、瘀血,表皮无明显改变。

【治疗】

1. 一般治疗　冬季注意防寒保暖,寒冷环境中应加强肢体活动和间断性拍击皮肤,睡前可用温热水浸泡患肢或用电热毯取暖。加强体育锻炼,改善局部血液循环,增强机体抗寒能力。

2. 全身治疗　症状明显者可给予维生素 E $0.3g/d$、复方丹参 $6\sim9$ 片/d、利舍平 $0.1\sim0.25g/d$、硝苯地平 $20\sim40mg/d$、氟桂利嗪 $5\sim10mg/d$、山莨菪碱 $15\sim30mg/d$、烟酰胺 $100\sim150mg/d$、双嘧达莫 $75\sim150mg/d$ 或烟酸 $200\sim300mg/d$ 等,分次口服。

3. 局部治疗 患处可外用 2％硝酸甘油软膏、肝素钠软膏、5％～10％硫酸阿托品软膏或 10％樟脑软膏，每日 3～5 次。伴有冻疮或皮损破溃者，可外涂 0.5％新霉素软膏、林可霉素利多卡因凝胶、10％硼酸软膏、10％鱼石脂软膏或冻疮膏等，每日 2 或 3 次。

4. 物理治疗 局部可进行红外线照射、音频电疗、氦-氖激光照射、频谱仪照射、紫外线负氧离子喷雾等方法治疗，每日 1 次，10 次为一疗程。

5. 中药治疗 可选用当归四逆汤（鸡血藤、透骨草各 15g，黄芪、当归、赤芍、白芍、桂枝各 10g，吴茱萸、生姜皮、川芎各 6g）或阳和汤（熟地 30g，鹿角胶 9g，白芥子 6g，肉桂、甘草各 3g，炮姜、麻黄各 1.5g），每日 1 剂，水煎取汁分次服。

局部可涂搽辣椒酊或贴敷云南白药膏、伤湿止痛膏，也可用浓桂枝汤浸洗患肢。

肢端青紫症

肢端青紫症是一种因寒冷所致的手足持久性发绀性皮肤病。病因不明，可能与遗传、神经功能紊乱、血管舒缩功能及血黏滞度异常、内分泌紊乱及寒冷等有关。

【诊断要点】

1. 好发年龄 多见于青年女性，多数患者有家族史。

2. 好发部位 多发生于手足和指（趾），可扩展至腕部和踝部，偶可发生于鼻、唇、颊和耳廓。

3. 典型损害 皮肤损害为暗红色或青紫色斑点斑片，遇冷或遇热后色泽变化明显，有时指（趾）呈苍白色，皮温明显降低，压迫退色，皮肤压白返红时间延长，严重者指（趾）可轻微肿胀，常伴有手足多汗、网状青斑和红绀病，易发生冻疮。

4. 自觉症状 患处可有麻木和感觉异常，寒冷和情绪激动时加剧，温暖后缓解。

5. 病程 冬季发病，严重者夏季也可发生，常持续多年。

6. 实验室检查 患处活检组织病理示，真皮上部毛细血管增生、组织水肿，真皮纤维化和小动脉壁增厚。间歇性坏死性肢端青紫症，表现为细小动脉因内皮细胞增生和透明蛋白血栓形成使管腔闭塞。

【治疗】

1. 一般治疗 注意保暖，避免受凉，戒烟、咖啡和茶，冬季应着防寒保暖性能良好的手套和鞋袜,寒冷环境中手足应经常活动和搓擦,增强局部血液循环。脱离寒冷环境后,避免立即火烤和热水浸泡,防止水肿和胀痛。

2. 全身治疗　可给予妥拉唑林 75～200mg/d、甲磺酸酚妥拉明 100～300mg/d、维生素 E 0.3g/d、复方丹参 6～9 片/d、利舍平 0.1～0.25mg/d、烟酰胺 100～150mg/d、双嘧达莫 75～150mg/d 或烟酸 200～500mg/d,分次口服。

3. 局部治疗　可外用 2％硝酸甘油软膏、肝素钠软膏、5％～10％硫酸阿托品软膏、10％樟脑软膏、10％鱼石脂软膏或冻疮膏等,每日 2 或 3 次。

4. 物理治疗　局部红外线照射、音频电疗、氦-氖激光照射、频谱仪照射、紫外线负氧离子喷雾等,可缓解症状,改善病情。

5. 外科疗法　症状严重且药物治疗无效者,可考虑行交感神经节切除术。

6. 中医治疗

(1) 脾虚阳虚证:患处冰凉,冬季或遇冷后加重,皮肤青紫发绀,喜烤火和热水取暖,夏季或取暖后症状缓解,兼有畏寒、唇青、食少、便溏等;舌质淡红,苔薄白,脉沉细弱。治宜扶阳抑阴,活血通络,方选四逆汤加减,药用路路通、秦艽各 12g,制乌头、黄芪、当归、党参各 10g,制附片、干姜各 6g,每日 1 剂,水煎取汁分次服。

(2) 血气衰损证:指(趾)发绀或苍白,皮温明显降低,冬季容易合并冻疮,夏季潮湿多汗,但肤色仍然紫绀,兼有面色㿠白,气短少力,肢乏体倦;舌质淡红,苔少,脉沉细弱。治宜温补气血,佐通孙络,方选人参养荣汤加减,药用炒白芍、山药、熟地、当归各 15g,漂白术、炙甘草、黄芪、党参各 10g,桂心、陈皮、橘络、甲珠各 6g,每日 1 剂,水煎取汁分次服。

(3) 外治法:患处冰凉、青紫,可选用桂枝红花汤熏洗,每次 15 分钟,每日 2 次。

雷　诺　病

雷诺病是一种血管神经功能紊乱引起的肢端小动脉痉挛性疾病。病因不明,情绪紧张、寒冷刺激可为其诱发因素,一般临床将原发性或不伴有胶原及血管性疾病者称为雷诺病,而将伴有胶原血管性疾病(如硬皮病、红斑狼疮等)和其他疾病引起肢端小动脉痉挛者称为雷诺现象。

【诊断要点】

1. 好发年龄　多见于 20～40 岁的女性,患者女男之比约为 5:1。

2. 好发部位　多发生于手足,尤其是指(趾)端。

3. 典型损害　发作时皮肤呈现有规律的苍白、青紫、潮红三种颜色改变,温暖后恢复正常。皮肤苍白和青紫时皮温降低,常伴有局部多汗,触之有湿凉感;皮肤潮红时皮温升高,触之有灼热感。长期反复发作者手指可变尖变细、局部皮肤硬化和活动受限,严重时可发生溃疡和坏疽。患者不伴有周围血管疾病及其他系统性疾病。

4. 自觉症状　常有烧灼样胀痛、搏动性疼痛和感觉异常。

5. 病程　常在寒冷季节频繁发作,夏季或温暖后缓解或发作次数减少,情绪激动时也可引起发作,常持续多年。

6. 实验室检查　早期发作时患处活检组织病理无异常改变,病程较久者可有血管内膜增生、动脉炎样改变,以及血管内血栓形成等。

【治疗】

1. 一般治疗　平时应注意防寒保暖,戒烟、咖啡和浓茶,少饮酒,避免寒冷刺激和应用血管收缩药物。保持心情舒畅,情绪稳定,避免激动。加强手足皮肤保护,避免外伤和继发感染。

2. 全身治疗

(1) 钙离子通道阻滞剂:可抑制钙离子向细胞内转运,使小动脉扩张,增加周围血流量。可选用硝苯地平 $20\sim30mg/d$ 或盐酸地尔硫䓬 $2\sim8mg/kg\cdot d$,分次口服。

(2) α-受体阻滞剂:可阻断去甲肾上腺素和肾上腺素与血管壁 α-受体结合,使血管扩张。可选用妥拉唑林 $75mg/d$、盐酸酚苄明 $10\sim20mg/d$、氢化麦角碱 $2\sim9mg/d$,分次口服,或舌下含化硝酸甘油。

(3) 5-羟色胺拮抗剂:能增加组织内 ATP 浓度、降低乳酸浓度和提高细胞氧化能力。可选用酮色林 $0.3\sim1mg/kg\cdot d$,分次口服,或 $10mg/次$,静脉注射。

(4) 其他:如烟酸 $150\sim300mg/d$、利舍平 $0.1\sim0.25mg/d$、低分子右旋糖苷 $500ml/d$、复方丹参 $6\sim9$ 片/d、维生素 B_1 $40\sim60mg/d$、卡托普利 $25\sim50mg/d$、烟酸肌醇脂 $0.8\sim1.2g/d$、灰黄霉素 $0.6\sim1g/d$、甲基多巴 $0.5\sim2g/d$、己酮可可碱 $800\sim1200mg/d$、萘呋胺 $600mg/d$,以及血浆置换、血浆输注等,均可酌情选用。

3. 局部治疗　患处可外用 2% 硝酸甘油软膏、肝素钠软膏、5%~10% 硫酸阿托品软膏、10% 樟脑软膏或 10% 鱼石脂软膏,每日 2 或 3 次。

4. 外科疗法　颈部或腰部交感神经节切除可使病情得以暂时缓解,但可复发。

5. 中医治疗

(1) 阴寒证:肢端发凉,畏寒,遇冷发作,发作时肢端皮肤苍白,继而转为青紫色,局部麻木胀痛,伴倦怠乏力,形寒肢冷;舌质淡,苔薄白,脉沉细。治宜温阳散寒,活血通络,方选阳和汤加减,药用鸡血藤、炙黄芪、熟地各 30g,党参、当归、干姜、赤芍、牛膝各 15g,地龙 12g,熟附子、白芥子、鹿角霜、炙甘草、肉桂各 10g,麻黄 6g,每日 1 剂,水煎取汁分次服。

(2)血瘀证:患肢持续性青紫或呈紫红色,肢体发凉、麻木、胀痛或刺痛,遇冷症状加重,伴有肢端皮肤变薄、甲板畸形;舌质紫暗有瘀斑,苔白,脉沉细。治宜活血化瘀,方选活血通脉饮加减,药用鸡血藤、生黄芪、丹参各 30g,当归、川芎、地龙各 15g,王不留行、红花各 10g,每日 1 剂,水煎取汁分次服。

(3)湿热证:指(趾)肿胀发红,灼热疼痛,局部可出现浅表性溃疡或坏疽;舌质红,苔黄腻,脉滑数。治宜清热利湿,活血化瘀,方选四妙勇安汤加减,药用金银花、玄参各 30g,当归、赤芍各 15g,黄柏、黄芩、栀子、连翘、苍术、防己、紫草、生甘草各 10g,红花、木通各 6g,每日 1 剂,水煎取汁分次服。

(4)经验方:药用当归、元参各 30g,鸡血藤、生黄芪、红花各 15g,海风藤、赤芍、附子、干姜、党参、仙茅各 10g,仙灵脾、肉桂各 6g,细辛 3g。

以上各证肢端发凉明显者重用或加用附子、肉桂;情绪易激动、胸闷气郁者加香附、木香、郁金;发于上肢者加桂枝、桑枝、姜黄;发于下肢者加牛膝、木瓜。每日 1 剂,水煎取汁分次服。

(5)外治法:可选用红花、川椒、艾叶等各适量的水煎剂熏洗患肢,每日 3 次。

网状青斑

网状青斑是一种表浅静脉血液淤滞呈网状改变的血管扩张性疾病。病因较多,主要由先天性、生理反应性、特发性和继发性等因素所致,其中继发性者可合并结缔组织病、血液系统疾病、血管性疾病、慢性感染、内分泌疾病等,亦可由奎尼丁、金刚烷胺、米诺环素等药物引起。

【诊断要点】

1. 好发年龄 多见于女性,其中特发性者多见于 30~50 岁妇女,先天性者出生时即可发生。生理性者约 50% 见于儿童,继发性者则多见于青年女性。

2. 好发部位 好发于足和下肢,偶见于躯干和上肢。

3. 典型损害 皮损为青紫色网状或树枝状斑纹,其间皮肤正常或苍白,可有轻度水肿,压迫不完全消退。日久血管可发生持久性扩张,严重时可发生冻疮、溃疡和肢端青紫症。少数先天性者可伴有智力发育迟缓、先天性青光眼、动脉导管未闭等脏器损害。

4. 自觉症状　一般无任何自觉症状,部分遇冷后有麻木或刺痛感,温暖后减轻或消失。

5. 病程　网状血管性损害遇冷后加重,温暖后减轻或消失,部分可持久存在。

6. 实验室检查　扩张的网状血管处活检组织病理示:毛细血管显著扩张,有时有静脉扩张。部分改变不明显或无异常改变。

【治疗】

1. 一般治疗　注意防寒保暖,避免外伤和寒冷刺激,积极治疗合并的原发性疾病,停用可疑药物。

2. 全身治疗　生理性和无症状者一般无需治疗。伴发高血压者可短期给予胍乙啶 20～60mg/d,分次口服。重症者可给予烟酸 150～300mg/d、硝苯地平 20～30mg/d、苯乙双胍 50～100mg/d、炔雌醇 0.02～0.05mg/d、链激酶 25 万～50 万 U/d、尿激酶 2 万～4 万 U/d、低分子右旋糖酐 500ml/d、复方丹参 6～9 片/d 或丹参滴丸 30 粒/d 等,分次口服或静滴。

3. 局部治疗　伴有冻疮或红绀症者,患处可涂搽 2%硝酸甘油软膏、肝素钠软膏、5%～10%硫酸阿托品软膏、10%樟脑软膏或 10%鱼石脂软膏,每日 2 或 3 次。

4. 物理治疗　每日热水浸浴对改善症状有一定的帮助。

5. 中药治疗

(1) 寒凝证:皮肤出现蓝色大理石样条纹,遇冷加重,伴有麻木、隐痛和压迫感;舌质淡红,苔薄白,脉沉细且弱。治宜温经散寒,调和营卫,方选桂枝汤加减,药用丹参、黄芪、当归各 12g,桂枝、白术、甘草各 10g,炙麻黄、干姜各 3g,大枣 7 枚,每日 1 剂,水煎取汁分次服。

(2) 气滞证:皮肤暗红,站立时加重,平卧后减轻,自觉胀痛不适,伴有刺痛;舌质红,苔少,脉细弱且涩。治宜理气活血,疏通经络,方选四物汤加减,药用鸡血藤、海风藤各 12g,干地黄、丹参、赤芍、香附、陈皮各 10g,地龙、红花、茜草各 6g,每日 1 剂,水煎取汁分次服。

(3) 肾虚证:皮肤冰凉、紫绀,冬重夏轻,或持久不退,伴畏寒、唇指苍白;舌质淡红,苔少,脉沉细。治宜滋肝补肾,佐调气血,方选二至丸加减,药用女贞子、旱莲草、生熟地各 12g,山萸肉、枸杞子、杜仲、川芎、当归、赤芍各 10g,柴胡、紫草、黄芩、甘草各 6g,每日 1 剂,水煎取汁分次服。

(4) 外治法:可选用炙川乌、防风、桂枝、荆芥、独活、灵仙、细辛、桃仁、红花、艾叶等各 25g,装入纱布袋内开水浸泡,待水温降至 40℃时进行热浴,每日两次,7 天为 1 个疗程,可有一定疗效。

红斑肢痛症

红斑肢痛症是一种伴疼痛的阵发性血管扩张性疾病。原发性者可能与温热刺激有关,继发性者可伴发骨髓增生性疾病、真性红细胞增多症、血小板增多症、高血压、痛风、类风湿性关节炎、糖尿病、系统性红斑狼疮、梅毒、多发性硬化症、神经官能症等疾病。少数可有家族史。

【诊断要点】

1. 好发年龄　多见于 40 岁以上成人,原发性者可见于 10 岁儿童,男女均可发病。

2. 好发部位　常发生于四肢和手足,尤多见于双足和小腿,一般对称发生,偶可发生于一侧肢体。

3. 典型损害　疼痛可由局部受热、周围温度增高、运动或长久站立、肢端下垂等激发,常发生于晚间入睡肢体温暖时,发作临界温度为 32℃～36℃,高于 36℃发作,低于 32℃缓解。患处皮肤潮红或发绀,轻微肿胀,皮温增高,伴局部多汗,脉跳有力。

4. 自觉症状　发作时局部伴有不同程度跳痛或灼痛感,严重时疼痛剧烈,遇冷或抬高患肢后症状缓解。

5. 病程　呈阵发性发作,每次持续数分钟至数小时不等,偶可长达数日,将患趾浸入冷水中症状可暂时得以缓解,病程可长达数年。

【治疗】

1. 一般治疗　避免温热刺激和长久站立、肢体下垂等,发作时脱离温热环境和用冷物质贴敷、浸泡并抬高患肢,夏季可随身携带快速制冷袋。积极查找伴发的基础疾病,并给予相应处理。

2. 全身治疗

(1) 阿司匹林:能抑制前列腺素合成和血小板黏附,一般一次服用 0.5～1g阿司匹林可防止本病数日不发作。

(2) 其他:如二甲麦角新碱 0.6～1.2mg/d、吲哚美辛 75～150mg/d、麻黄素 15～30mg/d、醋酸泼尼松 15～20mg/d 等,分次口服,也可有效缓解症状和预防发作。

3. 物理治疗　发作时可选用冷水浸泡、冰块或竹片贴敷、电扇吹风、双足跗贴于冷砖或湿地等。

4. 封闭治疗　症状严重或持续发作者,可行神经节阻滞术。

5. 外科疗法　一般治疗无明显效果者可行交感神经节切除术。

6. 中医治疗

(1) 血热证:肢端阵发性血管扩张、肿胀、发红、多汗,局部皮温升高,血管搏动有力,疼痛明显,尤以肢体下垂、行走、遇热后明显,遇冷减轻,伴口渴、便秘、尿黄;舌质红绛,苔黄,脉洪数。治宜清热凉血,化瘀止痛,方选犀角地黄汤加减,药用赤芍、玄参、当归、牛膝、丹参各 50g,生地 30g,黄柏、地龙各 20g,乳香、没药各 10g,蜈蚣 3 条;或方选凉血散瘀汤加减,药用水牛角(先煎)、生地各 30g,地榆 20g,金银花、白茅根、赤芍、白芍、元胡各 12g,甘草 6g。每日 1剂,水煎取汁分次服。

(2) 湿热证:发病急缓不定,足灼热疼痛,沉重微肿,酸胀麻木,胸闷纳呆,困倦乏力,便溏;舌质微红肿大,苔微黄或白腻,脉滑数。治宜清热利湿,化瘀通络,方选四妙丸加减,药用忍冬藤 15g,薏苡仁、生赤芍、细生地各 12g,生木瓜、秦艽、牛膝、苍术各 9g,炒川柏、炒知母、独活各 6g,生甘草 3g;或方选加味三妙散加减,药用防己 12g,白芷、苍术、黄柏各 10g,川牛膝 6g。每日 1 剂,水煎取汁分次服。

(3) 血瘀证:反复发作且病程长,四肢红灼剧痛,神疲烦躁;舌质暗红,舌下血管迂曲,脉沉细。治宜行气活血,化瘀止痛,方选桃红四物汤加减,药用当归、郁金各 15g,路路通、生地各 12g,王不留行、土鳖甲、红花各 9g,桃仁 6g;或方选解毒化瘀汤加减,药用黄芪、丹参各 15g,桃仁、银花、赤芍、元参、白芍各 12g,乳香、没药、当归、黄柏各 10g,红花、甘草各 6g。每日 1 剂,水煎取汁分次服。

(4) 经验方:可选用消痈汤加减,药用银花、公英各 15g,鬼箭羽、地丁、花粉、赤芍各 10g,炒山甲、皂刺、没药各 6g,白芷、乳香各 3g,发于上肢者加桑枝,下肢者加牛膝、木瓜,上下肢者加威灵仙。每日 1 剂,水煎取汁分次服。

(5) 针刺疗法:①选三阴交、太溪、太冲为主穴,内庭、行间、解溪、丘墟、中封、侠溪等为配穴,采用泻法,体质虚弱者采用平补平泻法,留针 10~15 分钟,隔日 1 次,7 次为一疗程。②足趾端消毒后用三棱针针刺,挤出血 2 滴,每日 1 次,可配合针刺足三里穴,得气后以泻法泻 3 或 4 针即可。③选三阴交、昆仑(双)穴,快速进针,提插捻转,待出现较强针感后出针,每日 1 次。④选双交感、神门,双耳心、皮质下,双耳心、神门三组耳穴,每次取穴 1 组,针刺后加脉冲电流刺激,每次 30~60 分钟,每日 1 次。

第十七章　内分泌、代谢及营养障碍性皮肤病

月经疹

月经疹是一种随月经周期发生的自身敏感性皮炎。病因不十分清楚,可能与机体对体内黄体酮或其代谢产物发生的自身免疫反应有关。

【诊断要点】

1. **好发年龄**　于月经初潮后发病,绝经期妇女和幼儿不发病。

2. **好发部位**　皮疹多对称发生于面部、四肢、躯干,少数发生于口腔或外阴黏膜。

3. **典型损害**　皮疹常在月经前7～10天发生,呈多形性,如红斑、丘疹、风团、紫癜、瘀斑、水疱、多形红斑样、结节性红斑样、汗疱疹样、湿疹样、酒渣鼻样等,数量多少不定,其严重程度一般在月经前达到高峰,月经来临后缓解或消退,可留暂时性色素沉着,下次皮疹可在原发皮疹处发生。少数患者的口腔或外阴黏膜可同时发生疱疹样损害或浅表性小溃疡。

4. **自觉症状**　多数患者有不同程度瘙痒,部分患者伴有痛经、倦怠等症状。

5. **病程**　皮疹常随月经开始和结束而消退,反复或间断性发作,常持续数年。

6. **实验室检查**　少数患者血小板数量减少,纤溶试验阳性。

【治疗】

1. **一般治疗**　发疹期间注意皮肤和口腔、外阴卫生,避免搔抓皮损而继发感染,限制辛辣刺激性饮食,加强自我身心状态的调整,避免精神紧张。掌握发病规律和时间,发疹前应用适宜药物可减轻症状或预防复发。

2. **全身治疗**

(1) 抗组胺药:可选用盐酸赛庚啶6～12mg/d、马来酸氯苯那敏12mg/d、酮替芬2mg/d、盐酸西替利嗪10mg/d、盐酸左西替利嗪5mg/d、地氯雷他定5mg/d、特非那定60～120mg/d、依巴斯汀10mg/d、阿伐斯汀24mg/d等,分次或1次口服,对部分患者尤其是伴有瘙痒者有一定疗效。

(2) 雌激素:常选用己烯雌酚1mg/d,于月经周期第4～24天服用,可减轻

症状和控制发疹。效果不显著者,可改用枸橼酸他莫昔芬20～40mg/d,分次或1次口服。

(3) 糖皮质激素:适用于症状明显或皮疹数量较多者,常选用醋酸泼尼松10～20mg/d,分次口服,多数患者疗效明显。

(4) 维生素:维生素 C 0.3～0.6g/d,分次口服,对部分患者有效,可与其他药物合用。睡眠欠佳者可给予谷维素 10mg/次、多塞平 12～25mg/次或维生素 B₁10～20mg/次,睡前服用。

3. 局部治疗　红斑、丘疹、风团性皮损可外用 1% 樟脑炉甘石洗剂、1% 薄荷炉甘石洗剂或氧化锌软膏;紫癜和瘀斑性皮损外用肝素钠软膏、2% 硝酸甘油软膏;糜烂性皮损外用 0.5% 新霉素氧化锌油、2% 莫匹罗星软膏、1% 醋酸氢化可的松软膏或 0.1% 丁酸氢化可的松霜等,每日 2 或 3 次。

口腔或外阴黏膜皮损可选用 3% 硼酸溶液、复方氯己定溶液、生理盐水或多贝尔漱口液等含漱或清洗,每日 3 次。

4. 中药治疗　本病治宜清热利湿,调和冲任,方选龙胆泻肝汤加减,药用蒲公英 30g,白鲜皮、益母草、生地各 20g,地肤子、桑白皮、茯苓、泽泻各 15g,龙胆草、黄芩各 10g,栀子、柴胡各 6g;或方选消风散加减,药用石膏 15g,牛蒡子、胡麻仁、苍术、苦参、知母、当归、生地等各 10g,防风、蝉衣、荆芥、木通、甘草各 6g,风毒甚者加银花、连翘;湿热甚者加车前子、茵陈;血热甚者加丹皮、紫草;痒甚者加地肤子、僵蚕等。每日 1 剂,水煎取汁分次服。

坏死松解性游走性红斑

坏死松解性游走性红斑是一种反复发生游走性坏死松解性红斑、口炎、糖尿、体重下降为主要临床表现并常伴发分泌胰高血糖素 α-细胞胰腺肿瘤的综合征。病因不十分清楚,伴有 α-细胞胰腺肿瘤者与高胰血糖素有关,或与胰腺损伤、高花生四烯酸水平及其代谢产物等有关。

【诊断要点】

1. 好发年龄　多见于中年女性,尤多见于绝经期妇女。

2. 好发部位　好发于会阴、腹股沟、小腹、臀、四肢远端和口鼻周围,尤多见于易受摩擦及外伤部位。

3. 典型损害　皮疹初为大小不等、形状不规则的多发性红斑,表面偶见散在粟粒至绿豆大暗红色丘疹或丘疱疹,逐渐向外扩展并相互融合,形成环状、多环状或回状暗红色斑,中央颜色苍白或呈紫癜样,可发生大小不等疱壁松弛的水疱,偶见脓疱、大疱和坏死性损害,破溃后糜烂结痂,有时可呈树皮样红斑和皲裂,消退后留淡褐色色素沉着斑。初发皮损消退或在不断扩展过程中,周围常有新发皮疹,在同一时期可见新旧皮疹同时存在,而呈多形性。

患者可伴有光剥舌、舌炎、口腔炎、结膜炎、睑缘炎、甲营养不良、脱发、血栓静脉形成、阴道炎等,部分伴有 α-细胞胰腺肿瘤,但其发展缓慢,常在皮疹发生数年后方出现肿瘤症状,切除肿瘤后皮疹自然缓解或消退。

4. 自觉症状　常有不同程度的瘙痒、烧灼感和体重下降。半数以上患者伴有轻至中度糖尿,部分伴间歇性腹泻,偶可伴有腹痛、恶心、黑便、智力下降、精神异常等症状。

5. 病程　皮损一般1～2周自行消退,但常反复发作,病情常呈进行性加重趋势,病程可达数年甚或十数年之久。

6. 实验室检查　血清胰高血糖素水平不同程度升高,葡萄糖耐量试验异常,血清锌值常降低,常伴有低氨基酸血症、低血色素正细胞性贫血、间歇性糖尿等。发疹期间血沉可增快。

【治疗】

1. 一般治疗　积极查找合并的胰腺肿瘤,早期手术治疗,控制并发的高血糖、尿糖、低蛋白血症及其他症状。注意休息,加强营养,补充蛋白质、氨基酸、多种维生素,给予低糖、低脂饮食。加强皮肤、口腔及眼睛的护理和卫生,避免外伤和继发感染。

2. 全身治疗

(1) 化疗药物:用于胰高血糖素瘤不能手术切除或切除不完全者,常选用达卡巴嗪 200～400mg/d、链氮霉素 500mg/m² · d,静脉滴注,或双碘喹啉 1.2～1.8g/d,分次口服。

(2) 糖皮质激素:常选用醋酸泼尼松 30～45mg/d,分次口服,可有一定疗效。

(3) 锌剂:可给予硫酸锌400～900mg/d、葡萄糖酸锌20～50mg/d 或甘草锌 0.75～1.5g/d,分次口服,对部分患者有效。

(4) 低分子右旋糖酐:对皮肤及黏膜损害疗效较好,常用量为 500ml/d,与等量生理盐水混合后静脉滴注,每日 1 次。

(5) 氨基酸:可改善患者低蛋白、低氨基酸血症症状。常选用复方氨基酸(18AA、18AA-1、18-B 或 15AA)250～750ml/d,静脉滴注,每日 1 次。

(6) 四环素:对改善皮肤症状有一定疗效,常用量为1～2g/d,分次口服。

3. 局部治疗　糜烂性损害可选用 0.5% 聚维酮碘溶液、3% 硼酸溶液、

1:8000高锰酸钾溶液、0.05％黄连素溶液、1:20糠酸铝溶液或0.1％依沙吖啶溶液冲洗或湿敷后，外涂40％氧化锌油、氧化锌糊、2.5％硫酸锌软膏、炉甘石洗剂、1％樟脑炉甘石洗剂、1％薄荷炉甘石洗剂，或0.1％丁酸氢化可的松霜、0.05％丁酸氯倍他松软膏、0.1％糠酸莫米松乳膏或软膏、0.1％哈西奈德乳膏或软膏等，每日2次。

结膜损害可点涂0.5％醋酸氢化可的松眼膏、0.1％醋酸氢化可的松滴眼液或四环素可的松眼膏，每日2或3次。

4. 物理治疗　糜烂或溃疡性损害可照射扩束He-Ne激光、紫外线、红光等，每日1次，每次10～15分钟，连续7～10天。

5. 外科疗法　早期手术切除胰高血糖素瘤，可使皮肤损害自行消退。

黑棘皮病

黑棘皮病是一种以皮肤角化过度、色素沉着及乳头瘤样增生为主要临床表现的皮肤病。病因不明，可能与遗传、肿瘤、内分泌疾病、肥胖、药物及交感神经功能失调等有关。

【诊断要点】

1. 发病年龄　可见于任何年龄，中年以后发病者约半数合并癌肿。

2. 好发部位　皮损好发于面、颈、腋、外生殖器、腹股沟、乳房下、脐窝、股内侧、肘膝屈侧、会阴及肛门周围等皮肤较柔软且多皱褶部位，严重者皮损泛发周身，黏膜也可受累。

3. 典型损害　皮损初为灰棕色至黑色较为局限的色素沉着，多对称分布，表面逐渐形成细小的乳头瘤样或疣状增殖颗粒样，外观似"天鹅绒"样，表面粗糙，质柔软，多汗部位可浸渍发白，可伴有掌跖角化过度和毛发脱落。

临床有恶性黑棘皮病、遗传性黑棘皮病、内分泌性黑棘皮病、药物性黑棘皮病、特发性黑棘皮病，以及混合性黑棘皮病等多种类型，其中恶性黑棘皮病可与肿瘤同时或先后发生，并发的肿瘤多数为腺癌，主要发生于胃肠道、胆道、食管、肾、膀胱、支气管和甲状腺，该型皮损发展迅速且广泛，色素沉着及掌跖角化过度更为明显，其上毛发可脱落，伴指甲脆裂易碎或纵嵴。

4. 自觉症状　一般无任何自觉症状，间擦部位可有异物和不适感。

5. 病程　长短不一，多在病情达一定程度后即不再发展，合并的某些疾病缓解、肿瘤切除、减肥、停用诱发药物等，皮肤损害可自行减轻或消退。

6. 实验室检查　各型黑棘皮病皮损处的活检组织病理表现基本相同，主要为表皮中度角化过度、棘层轻度增厚及真皮不规则乳头瘤样增生,基底层色素颗粒增加,真皮可见噬色素细胞。临床所见的色素沉着多为角化过度所致,而非黑素增多引起。

【治疗】

1. 一般治疗　尽量寻找可能的诱发因素并及时去除,如单纯肥胖所致者应减肥,药物所致者应停用烟酸、避孕药、烟酰胺、己烯雌酚、三嗪苯酰胺、糖皮质激素等药物,积极控制合并的内分泌和自身免疫性疾病的病情,尤其对皮损泛发及中老年患者应及时探查合并的内脏肿瘤。合理膳食结构,改善营养状况,提高身体素质。

2. 全身治疗　皮肤损害可试用维生素 A 10 万～20 万 U/d、异维 A 酸 0.5～1mg/kg·d、阿维 A 酯 0.75～1mg/kg·d 或阿维 A 酸 0.75～1mg/kg·d,分次口服,见效后常需小剂量维持治疗较长时间。恶性黑棘皮病患者服用盐酸赛庚啶8～12mg/d,对症状缓解有一定的作用。合并的其他系统性疾病可给予相应治疗。

3. 局部治疗　皮损处可涂搽 0.1% 维 A 酸凝胶、0.5% 鬼臼毒素溶液、5%～10% 水杨酸软膏、20%～40% 尿素软膏、5% 尿囊素软膏或霜,每日 1 或 2 次。肥厚性或乳头瘤样损害可外用 5% 咪喹莫特软膏,每日 2 次。

4. 物理治疗　乳头瘤样及疣状损害可选用液氮冷冻、微波、CO_2 激光等方法去除。

5. 手术治疗　合并的内脏肿瘤及时手术切除。

6. 中药治疗

(1) 肝肾亏虚证:皮损主要表现为灰褐色或黑色斑,广泛而严重,可见疣状赘生物,指(趾)甲脆裂,面色萎黄,形体消瘦,舌质暗红,光亮无苔,脉细或细数。治宜滋养肝肾,益气活血,方选六味地黄丸合当归补血汤化裁,药用山萸肉、山药、茯苓、黄芪各 20g,西洋参、熟地、丹皮、赤芍各 15g,泽泻、当归各 10g,红花 6g,失眠多梦者加合欢皮 15g,枣仁 10g;赘生物较多者加穿山甲、鳖甲各 10g。每日 1 剂,水煎取汁分次服。

(2) 寒湿凝滞证:患处皮损呈棕褐色,表面粗糙、增厚,或散在乳头瘤样丘疹,也可呈绒毛状,伴畏寒肢冷,纳差,舌质红,苔白腻,脉沉迟。治宜温化湿寒,活血化瘀,方选阳和汤加减,药用熟地、赤芍各 15g,鹿角胶、姜炭、麻黄、桃仁、红花各 10g,肉桂、附子各 6g,甘草 5g,肥胖、嗜睡、湿重者加苍术、半夏;结节广泛者加夏枯草、贝母。每日 1 剂,水煎取汁分次服。

(3) 气滞血瘀证:患处皮损呈棕褐色或黑褐色,皮肤增厚、干燥,或有质软的疣状突起,自觉患处麻木,舌质紫暗有瘀斑,脉细涩。治宜疏肝理气,活血化瘀,方选复元活血汤加减,药用天花粉 20g,柴胡、枳壳、赤芍各 15g,穿山甲、当归、大黄、桃仁、川芎、乳香、没药各 10g,红花 6g,甘草 4g,皮肤明显粗糙或增厚者加三棱、莪术;皮肤麻木或瘙痒者加白蒺藜、珍珠母。每日 1 剂,水煎取汁分次服。

(4)气虚血燥证:周身皮肤黝黑,粗糙无光泽,毛发干枯脱落,头晕目眩,形体消瘦,倦怠乏力,男子阳痿,女子经血稀少或闭经,舌质淡暗,苔薄白,脉沉细。治宜补气养血润燥,方选归脾汤加减,药用生地 20g,党参、首乌各 15g,白术、茯苓、黄芪、当归、枣仁各 10g,桂圆肉 6g,生麻黄 5g,炙甘草、远志各 3g,红枣 5 枚,伴有明显乳头瘤样损害者加三棱、莪术;失眠健忘者加合欢皮、枣仁。每日 1 剂,水煎取汁分次服。

(5)外治法:皮损以色素沉着、干燥粗糙为主者,可选用地骨皮、皂刺角、木贼草、款冬花各 60g,白僵蚕、白附子、郁李仁各 30g,当归、白及、干松各 20g,水煎熏洗患处,每日 2 次;粗糙增厚性皮损,可选用刺猬皮、石榴皮、地骨皮各 120g,皮硝 60g,煎水外洗患处,每日 2 次。

皮肤淀粉样沉着病

皮肤淀粉样沉着病是一种淀粉样蛋白沉积于皮肤所致的代谢障碍性疾病。病因不明,可能与蛋白代谢障碍、免疫反应、遗传等因素有关。

【诊断要点】

1. 好发年龄 主要见于中青年男性。

2. 好发部位 多对称发生于上背部及小腿伸侧,少数可发生于前臂伸侧、上臂、股、臀及面颈部,偶可累及黏膜。

3. 典型损害 皮损初为肤色至黑褐色针帽至芝麻大斑点,逐渐发展成粟粒至绿豆大半球形或扁平坚实的肤色至淡褐色丘疹,表面干燥粗糙有少量鳞屑或光滑有蜡样光泽,散在或密集成片,互不融合,部分可沿皮纹排列呈串珠状,少数皮疹顶部有黑色角栓,剥除后留有小的凹陷。

肩胛区皮损常为网状或波纹状排列的密集褐色斑点,肛周及骶尾部皮损常为苔藓样斑块,表面角化过度,干燥可有皲裂或放射状沟纹。少数皮损可呈脂溢性皮炎样、皮肤异色病样或萎缩性结节样改变。

4. 自觉症状 常有不同程度瘙痒,部分瘙痒剧烈。

5. 病程 皮损常持久存在,无自行消退倾向,少数经治疗皮损消退,但可复发。

6. 实验室检查　Nomland 试验(刚果红皮肤试验)阳性。

患处活检组织特殊染色后病理示:真皮乳头层有紫红色淀粉样蛋白沉积。

【治疗】

1. 一般治疗　本病病因不明,难以采取针对性较强的预防措施,日常生活中应注意发现和寻找可能加重病情的某些因素,及时去除和避免再次接触。患处避免剧烈搔抓和热水烫洗,瘙痒剧烈影响睡眠者可适当应用镇静剂。

2. 全身治疗

(1)抗组胺药:用于伴有明显瘙痒者,可选用盐酸赛庚啶6～12mg/d、马来酸氯苯那敏12mg/d、去氯羟嗪75～150mg/d、盐酸西替利嗪10mg/d、盐酸左西替利嗪5mg/d、氯雷他定10mg/d、地氯雷他定5mg/d、特非那定30～60mg/d、依巴斯汀10mg/d、阿伐斯汀24mg/d、咪唑斯汀10mg/d、多塞平25～50mg/d 等,分次或1次口服,根据瘙痒程度可单独、联合或交替使用。

(2)维 A 酸类:对部分患者有效,可选用异维 A 酸0.5～1mg/kg·d、阿维 A 酯0.75～1mg/kg·d 或阿维 A 酸0.75～1mg/kg·d,分次口服,见效后逐渐减量维持治疗一段时间。

(3)灰黄霉素:少数患者服用后可有一定疗效,常用量为1g/d,分次口服,需连用4周以上方能产生疗效。

(4)氯喹:少数患者服用后可减轻瘙痒和使皮损变平,常用量为0.25～0.5g/d,分次口服,4周为一疗程。

(5)其他:如积雪苷6～12 片/d、秋水仙碱0.5～1mg/d、复方丹参6～9 片/d、丹参酮1～2g/d、己酮可可碱800～1200mg/d、普鲁卡因静脉封闭、静脉滴注低分子右旋糖酐等,均可试用。

3. 局部治疗　局部可选用10%水杨酸雷琐辛软膏、40%煤焦油软膏、积雪苷霜、6%水杨酸酊、复方醋酸氟轻松酊、1%～5%足叶草脂软膏、60%纯二甲基亚砜溶液、0.1%维 A 酸霜、巯基乙醇-尿素溶液、5%5-氟脲嘧啶软膏,以及0.1%哈西奈德乳膏或软膏、0.05%卤米松霜或软膏、0.05%丙酸氯倍他索软膏等糖皮质激素制剂,局部涂搽或封包,每日1 或2 次。

4. 物理治疗　可试用液氮冷冻、UVB 照射、脉冲染料激光、微波凝固、CO_2 激光烧灼等。

5. 外科疗法　局限性结节或斑块样损害可手术切除。皮肤磨削术适用于皮损顽固且瘙痒剧烈者,但容易留有色素沉着及瘢痕形成。

6. 封闭治疗　瘙痒剧烈的斑块、结节性损害,皮损内可放射状注射用1%普鲁卡因或1%利多卡因溶液稀释而成的1%醋酸泼尼松龙混悬液、0.5%甲泼尼龙醋酸酯混悬液、1%曲安西龙双醋酸酯混悬液、0.2%复方倍他米松混悬液或1%曲安奈德混悬液,1次不超过所用药物的最大用量,每周或每月1次。

7. 中医治疗

(1) 风湿互结证:胫前肥厚性皮疹,相互融合成面积较大的斑块,表面可见抓痕、少量渗出和血痂,自觉瘙痒;舌质淡红,苔少,脉濡数。治宜祛风利湿,活血软皮,方选元戎四物汤加减,药用珍珠母30g,徐长卿、炒山楂、丝瓜络、路路通、丹参各15g,赤白芍、生熟地、当归各12g,豨莶草、炒枳壳、川芎、桃仁、红花、厚朴各10g,川牛膝4.5g;或全虫丹参汤加减,药用鸡血藤、首乌藤、白鲜皮各30g,蒺藜20g,丹参15g,当归、苦参、防风各10g,皂角刺、全虫各6g。每日1剂,水煎取汁分次服。

(2) 阴血耗损证:病程日久,皮疹有播散倾向,可相互融合成苔藓样,状如松树皮,搔之有白屑;舌质淡红,少苔或无苔,脉细数。治宜养血润燥,护阴止痒,方选全虫方加减,药用首乌藤、益母草、熟地黄各15g,鸡血藤、刺蒺藜、炒槐花、川牛膝、当归、丹参、钩藤各12g,全蝎、黄柏、皂刺、灵仙各6g,每日1剂,水煎取汁分次服。

此外,本病采用活血化瘀、软坚散结法治疗,也可收到较好疗效。方选活血逐瘀汤加减,药用丹参20g,鸡血藤、五灵脂、黄芪、当归、连翘各15g,夏枯草、川芎、桃仁、红花、桔梗、三棱、莪术各10g;或薏苡仁30g,豨莶草、地肤子、生山楂、枳壳各12g,赤白芍、苍耳草、当归各10g,生甘草、麦芽各6g。每日1剂,水煎取汁分次服。

(3) 外治法:发病初期,可选用苍肤水洗剂、路路通洗剂、止痒洗剂等外洗或湿敷,后涂搽黑油膏,每日2～4次;病程较久,肥厚呈苔藓化的皮损,可采用滚刺疗法后,用橡皮膏封包,每周1次。

黄 瘤 病

黄瘤病是一种以含脂质的组织细胞沉积在皮肤、跟腱和内脏器官为组织病理表现的脂质代谢障碍性疾病。分为原发性和继发性两种,原发性家族性黄瘤病与遗传脂质代谢紊乱有关,伴有高血脂症;继发性非家族性黄瘤病血脂正常,为组织细胞异常增生、继发性细胞内脂质沉积所致。

【诊断要点】

1. 好发年龄 多于5～25岁发病,男女患者比约为2∶1。

2. 好发部位 多见于内眦、肘、膝、跟腱、前臂、指节背侧、手掌和臀部,偶可泛发。可累及唇红、口腔、咽喉、呼吸道黏膜或眼结合膜。

3. 典型损害　皮损初为黄色、橘黄色或棕黄色针帽至黄豆大丘疹、结节或扁平小斑块，数量多少不定，散在分布或群集成片，随病情发展逐渐融合成质软的扁平斑块，直径1～5厘米不等，表面光滑，微隆起于皮面，可呈分叶状或有蒂，发展缓慢，病程较久者可纤维化而变硬。

少数患者皮疹可骤然成批发生，基底可有红晕，称为发疹性黄瘤。皮损消退后不留痕迹或形成轻微萎缩性瘢痕。部分患者的黄瘤可发生于脑垂体和灰白结节，出现尿崩症和糖尿病。

4. 自觉症状　皮损无自觉症状，发生于咽喉、呼吸道者可引起呼吸困难或吞咽困难，甚至窒息。部分患者可伴有尿崩症和糖尿病，但症状多较轻微。

5. 病程　病程慢性，多数皮疹及尿崩症数年后可自行消退或缓解。

6. 实验室检查　少数患者血清胆固醇及全血脂增高。

皮损活检组织病理示：早期损害仅见组织细胞增生，伴各种炎症细胞浸润，而无脂质沉积。晚期在真皮内可见充满脂质微粒的单核泡沫细胞（黄瘤细胞），并可见多核呈环状排列的杜顿氏（Touton）多核巨细胞和炎症细胞。

【治疗】

1. 一般治疗　原发性高血脂症患者应给予低脂、低胆固醇、低糖、高蛋白质饮食，肥胖者应减肥。因乙醇可刺激脂质通过肝脏合成 β 脂蛋白，故患者应忌酒。继发性黄瘤病在积极控制原发疾病的病情后，黄瘤可自行消退。

2. 全身治疗

（1）降低胆固醇类药：用于高血脂症者，可选用洛伐他汀10～40mg/d、普伐他汀10～40mg/d、阿托伐他汀钙（初始用量10mg/d，最大可达80mg/d）、20%谷甾醇混悬液 20～30ml/d、甲亚油酰胺胶囊 1.5～2.25g/d、吉非贝奇 900～1200mg/d、辛伐他汀 10mg/d 等，分次或 1 次口服。

（2）降低三酰甘油类药：常选用非诺贝特200～300mg/d、阿昔莫司500～1000mg/d、ω-3 脂肪酸（多烯康胶丸2.7～5.4g/d）、普伐他汀 10～40mg/d 等，分次口服，应避免与降低胆固醇的他汀类药合用。

（3）抑制胆固醇合成药：常选用烟酸0.5～1.5g/d，分次口服，长期服用可抑制胆固醇合成，从而降低血清胆固醇含量。

（4）其他血脂调节药：如丙丁酚 1g/d、泛硫乙胺300～600mg/d、安妥明 2g/d、左甲状腺素钠12.5～50μg/d、炔诺酮2.5～5mg/d、己烯雌酚 0.25mg/d、复方丹参6～9 片/d 或丹参酮1～2g/d、己酮可可碱 1200mg/d 等，分次口服，均有不同程度降低和调节血脂的作用。

（5）脑垂体素：用于尿崩症者，可选用垂体后叶素注射液 10U/d、鞣酸加压素注射液 2～10mg/d 或去氨加压素喷雾剂 5～30μg/d，肌注或分次吸入。

3. 局部治疗　较表浅的瘤体表面外涂 33％三氯醋酸溶液，每 2 周 1 次，一般 2 或 3 次即可脱痂而愈。

4. 物理治疗　面积较小的瘤体可选用电解、电灼、电凝、CO_2 激光、液氮冷冻、微波等方法去除。

5. 外科疗法　顽固难退的局限性黄瘤可手术切除。

6. 中医治疗

（1）湿热蕴肤证：皮疹泛发，以膝、肘和腘窝多见，呈钱币样斑块或为大小不等的结节，颜色淡黄或橘黄，身体肥胖或臃肿，伴腹胀或便秘；舌质淡红，苔薄黄微腻，脉濡数。治宜清热利湿，扶脾益胃，方选茵陈虎杖汤加减，药用薏苡仁、赤小豆、虎杖、麦芽各 30g，蒲公英、茯苓、茵陈各 15g，炒枳壳、熟大黄、山楂、陈皮、升麻各 6g，每日 1 剂，水煎取汁分次服。

（2）肝血不足证：病程迁延数年，皮疹局限或泛发，颜色褐黄或橘黄，肤色晦暗或粗糙，夜寐欠安，肢体怯冷麻木；舌质暗红，苔少或无苔，脉虚细。治宜养血柔肝，甘寒通络，方选四物五藤汤加减，药用忍冬藤、活血藤、山药、天冬、白芍、熟地各 15g，鸡血藤、络石藤、海风藤、川牛膝各 12g，当归、川芎、甲珠各 6g，每日 1 剂，水煎取汁分次服。

（3）外治法：皮损较局限者，可涂搽五妙水仙膏。

幼年黄色肉芽肿

幼年黄色肉芽肿是一种良性播散性皮肤、黏膜和眼的黄瘤性肉芽肿病。病因不明，可能是一种以皮肤表现为主的良性组织增生症。少数患者可合并神经纤维瘤病或造血系统疾病，一般无脂质代谢障碍。

【诊断要点】

1. 好发年龄　发生于 1～6 个月的婴儿，无明显性别差异。

2. 好发部位　皮损好发于颜面、头皮、躯干、四肢伸侧、眼、硬腭、外阴和肛周。

3. 典型损害　皮损初为直径 2～8 毫米的红色丘疹，数个至百余个不等，散在分布，很快发展成直径 4～20 毫米圆形或椭圆形的丘疹、结节或斑块，境界清楚，颜色由最初的红色转变为橘黄或棕黄色，消退后不留痕迹或局部轻微萎缩。眼损害常可导致弥漫增厚性虹膜炎，间质混浊变色，也可波及睫状体导致青光眼,甚至失明。

少数患儿可有肺部浸润、肝脾肿大、睾丸肿胀或心包膜浸润等系统性损害,偶可合并神经纤维瘤和骨髓增生性疾病。

4. 自觉症状　常无自觉症状,眼睛损害可致视物模糊甚至失明。

5. 病程　皮疹多在一年左右自行消退。

6. 实验室检查　血清胆固醇和脂质均正常,部分患者胡萝卜素含量增高。

皮损活检组织病理示:真皮内境界不清的结节,其内可见黄色瘤的泡沫细胞、Touton 细胞、异物巨细胞和慢性炎症细胞浸润,早期损害以大的组织细胞为主,晚期损害纤维化较为明显。

【治疗】

1. 一般治疗　本病皮肤损害能自行消退,一般无需治疗,发生于眼睛、尿道口、肛门的损害,应注意观察其发展,出现功能障碍者应及时进行治疗,避免引起严重后遗反应。

2. 全身治疗　皮损泛发或伴有系统损害者,可酌情给予醋酸泼尼松 0.5～1mg/kg·d、甲泼尼龙 0.4～0.8mg/kg·d、硫酸长春碱 1～1.5mg/m²·d(每 2 周 1 次)、依托泊苷 50～100mg/m²·d、环孢素 3～5mg/kg·d 等,口服或静脉滴注,单独或联合应用。

3. 局部治疗　持久不退的损害可外涂 33％三氯醋酸溶液,每 2 周 1 次,直至皮损消退。

4. 物理治疗　影响功能的损害可进行浅层 X 线照射。

5. 外科疗法　发生于影响功能处的损害可手术切除。

6. 封闭治疗　位于眼睛的损害,局部注射用 1％普鲁卡因或 1％利多卡因溶液稀释而成的 1％醋酸泼尼松龙混悬液、0.5％甲泼尼龙醋酸酯混悬液、1％曲安西龙双醋酸酯混悬液、0.2％复方倍他米松混悬液或 1％曲安奈德混悬液 0.1～0.2ml,可收到较好疗效。

卟 啉 病

卟啉病是血红素生物合成过程中的中间产物卟啉代谢障碍所致的疾病。因遗传或后天获得性缺陷使卟啉及卟啉前体生成增多和排泄异常,积聚在皮肤等组织内,引起光敏性皮炎、胃肠道及神经精神症状。根据异常卟啉合成场所不同,将其分为红细胞生成性卟啉病和肝性卟啉病两种,其中红细胞生成性原卟啉病和肝性迟发性皮肤卟啉病临床较为多见。

【诊断要点】

1. 红细胞生成性原卟啉病

（1）好发年龄　常染色体显性遗传，多在2～5岁发病，男性患者略多于女性。

（2）好发部位　皮损好发于面、耳廓、胸前、手足及四肢暴露部位，多伴有系统性损害。

（3）典型损害　皮肤在日晒后5～30分钟内出现红斑、水肿性斑块或多形性日光疹样皮损，严重者可发生水疱、溃疡、痘疮样或呈湿疹样。口周皮肤干燥、皱缩和皲裂，反复光照部位和骨突出处皮损呈苔藓样增厚、皮纹加深，似碎裂的蜡块样。皮损消退后遗留浅表凹陷性瘢痕，伴色素沉着或减退。部分患者伴发胆囊炎和胆石症。

（4）自觉症状　常有不同程度瘙痒及灼痛感，日晒后加重。

（5）病程　皮损呈慢性经过，日晒后加重，避免日晒后减轻。

（6）实验室检查　尿卟啉正常，血浆、红细胞及粪中原卟啉增加。

皮损处活检组织病理示：真皮乳头层血管及其周围大量透明蛋白质沉积，耐淀粉酶PAS染色阳性。

2. 肝性迟发性皮肤卟啉病

（1）好发年龄　常染色体显性遗传，多见于20～60岁男性。

（2）好发部位　皮损好发于面、手足及四肢暴露部位，少数伴有系统性损害。

（3）典型损害　日晒后暴露部位皮肤出现红斑、水疱、大疱和糜烂，皮肤脆性增强，容易被外界物理性刺激所损伤，轻微磕碰和搔刮即可发生糜烂。约10%患者的皮损可发生硬化，似硬皮病样损害，慢性皮损处可见粟丘疹、色素沉着、色素减退，以及颊部、前额、眶周等处多毛。少数患者可伴发糖尿病、红斑狼疮等系统性疾病。

（4）自觉症状　常有不同程度瘙痒及灼痛感，日晒后加重。

（5）病程　慢性病程，皮损在夏季加重，冬季减轻。

（6）实验室检查　尿中Ⅰ型卟啉明显增加，在伍德灯下发出淡珊瑚红色荧光，血清铁浓度常升高。

皮损处活检组织病理示：表皮下水疱，真皮乳头血管和真皮与表皮交界处有耐淀粉酶PAS阳性物质沉积。

【治疗】

1. 一般治疗　本病各型患者均应严格避免日光直接照射，增加营养，忌食光感性食品,外出时应戴长沿帽、墨镜、着长袖衣服,暴露部位皮肤涂搽高指数防晒霜。注意休息,避免过劳和精神刺激,加强皮肤保护,避免各种物理性刺激及外伤,防止感染。

肝性卟啉病患者应忌酒和含铁食物,禁用巴比妥类、磺胺类、苯妥英钠、氨苯砜、灰黄霉素、雌激素、避孕药、氯霉素等药物,避免饥饿或减肥,防止诱发本病急性发作,同时积极治疗合并的其他疾病。

2. 全身治疗

(1) 红细胞生成性原卟啉病:可选用 β-胡萝卜素 0.1～1mg/kg·d、半胱氨酸 0.6～1g/d、考来烯胺 12～15g/d、维生素 B_6 0.1～1g/d、碳酰铁 0.4～4g/d、活性炭 1g/kg·d、特非那定 120～240mg/d、维生素 E 0.2～0.3g/d、维生素 C 0.3～0.6g/d 等,分次口服,可根据病情单用或联合应用。

(2) 肝性迟发性皮肤卟啉病:可选用碳酸氢钠 2～6g/d、5-腺苷甲硫氨酸 12mg/kg·d、西咪替丁 0.4～0.8g/d、维生素 E 0.2～0.3g/d、活性炭 1g/kg·d、氯喹 100～250mg/周或羟氯喹 400mg/周,分次口服;去铁胺 20～40mg/kg·次,注射用水稀释后腹壁缓慢(8～24 小时)皮下注射,每周连用 5 天。

重组人促红细胞生成素 100～150U/kg,皮下或静脉注射,用于透析患者透析前用药。急性腹痛和有精神症状者,可给予氯丙嗪 25～75mg/d,分次或 1 次口服,必要时进行人工冬眠。

3. 局部治疗　避光剂可选用 3％二羟丙酮霜、0.13％2-羟基-1,4-萘醌霜、氧化锌软膏等,外出时涂搽于皮肤暴露部分。急性皮肤晒伤可外涂 1％糠酸氢化可的松软膏、0.05％卤米松霜或软膏、0.1％糠酸莫米松乳膏或软膏等糖皮质激素制剂,每日 3 次。

4. 静脉放血疗法　肝性卟啉病患者可采用静脉放血的方法降低血液中卟啉及铁含量而减轻症状,一般最初一周放血 2 次,每次放血量为 200～500ml,以后根据血液中卟啉及铁含量每 2 周直至每月放血 1 次,一般放血 2 或 3 次后即可产生显著疗效,6～10 次为一疗程。但应注意血红蛋白低于 100～110g/L 应停止此疗法,且应避免应用铁剂纠正所致的医源性贫血。

5. 血浆置换疗法　可暂时降低体内卟啉及毒性物质,但副作用较多,仅用于其他治疗效果欠佳的重症患者。一般每周置换 1 或 2 次,每次交换血浆 0.5～2 升,可根据病情改善情况置换 4～10 次。

6. 物理治疗　红细胞生成性卟啉病患者可进行 PUVA 或 UVB 治疗,以增加表皮黑素含量和诱导表皮增生,产生光保护作用。

7. 外科疗法　严重和长期溶血者可手术将脾切除。

苯丙酮尿症

苯丙酮尿症是一种苯丙氨酸代谢障碍伴皮肤损害的疾病。发病为遗传、先天性生物嘌呤代谢障碍、母体将苯丙氨酸和苯丙氨酸代谢产物通过胎盘给胎儿等所致。

【诊断要点】

1. 好发年龄　3~6月的婴儿期发病,无明显性别差异。

2. 好发部位　损害主要发生于皮肤、头发、虹膜及神经系统。

3. 典型损害　患儿出生时正常,至出生3~6个月时出现症状,以神经系统症状为主,表现为头围小、智力发育迟缓、表情呆滞、行为异常、多动、癫痫、肌张力增高、腱反射亢进、肌痉挛等,严重者出现脑瘫,未经治疗的患儿常出现小头畸形和大脑皮质萎缩。

患者虹膜颜色变浅,皮肤颜色发白,并容易发生继发感染和对日光敏感,20%~40%患者可出现皮肤湿疹样损害,头发颜色棕黄。非典型苯丙酮尿症患者的神经系统症状,往往比典型苯丙酮尿症患者严重。

4. 自觉症状　皮肤光敏感性增强,湿疹样损害可有瘙痒,尿液和汗液有鼠尿臭味。部分患儿伴有呕吐和智力障碍。

5. 病程　一般8~10岁症状自行缓解或减轻。

6. 实验室检查　血浆酪氨酸含量$>120\mu mol/L$($\geqslant 1200\mu mol/L$为经典型苯丙酮尿症,$120~1200\mu mol/L$为持续性高苯丙酮尿症);尿苯丙氨酸代谢产物(苯丙酮酸、苯乙酸等)增加;4-羟生物蝶呤辅因子浓度正常,若浓度降低可诊断为非典型苯丙酮尿症;血浆酪氨酸水平正常。80%患儿的脑电图异常。

【治疗】

1. 一般治疗　确诊后停止天然饮食(包括母乳、牛奶、羊奶等),给予低苯丙酸奶(如方华夏Ⅱ号),待血苯丙氨酸降至$600\mu mol/L$以下,可适量给予母乳(苯丙氨酸含量为牛奶的1/3),月龄较大患儿可根据血苯丙氨酸浓度,在严格控制下适量给予大米、小米、土豆、南瓜、菠菜、豆类、胡萝卜、羊肉、香蕉、苹果等低苯丙氨酸食品。

本病患儿年龄越小治疗效果越好,低蛋白、低苯丙氨酸饮食应控制至6岁左右,血苯丙氨酸浓度控制在$0.12~0.6mmol/L$之间,有家族史的夫妇可进行DNA产前检查。暴露部位皮肤避免日光照射,外出时暴露部位皮肤涂搽高系数防晒霜。

2. 全身治疗　非典型苯丙酮尿症患儿除低苯丙酸饮食外,可给予 4-氢生物蝶呤 2～10mg/kg·d、二盐酸沙丙蝶呤 10～20mg/kg·d、左旋多巴(成人开始用量为 250mg,每日 2～4 次,每隔 3～7 天剂量增加 125～750mg,直至有效且患者能耐受,每日最大用量不超过 6g;新生儿为成人用量的 1/10～1/8,6 个月婴儿为成人用量的 1/8～1/6,1 岁婴儿为成人用量的 1/6～1/4,幼儿为成人用量的 1/3～1/2),分次饭后服用。发病 6 个月内的患儿应积极预防和改善神经系统损害。

3. 局部治疗　糜烂渗液性损害可选用 3％硼酸溶液、0.05％黄连素溶液、1:20 醋酸铝溶液或 0.1％依沙吖啶溶液湿敷,渗液减少或无糜烂的皮损,涂搽 40％氧化锌油、氧化锌糊、炉甘石洗剂、1％樟脑炉甘石洗剂或 1％薄荷炉甘石洗剂。皮损干燥脱屑可涂搽润肤霜或 0.5％新霉素氧化锌油,每日 2 次。

痛　风

　　痛风是一种嘌呤代谢障碍可伴有皮肤损害的疾病。分为原发性和继发性两种,原发性痛风约 25％患者有家族史,继发性者多见于肾功能减退引起尿酸排泄减少,真性红细胞增多症、慢性白血病、髓性增生病等细胞核酸大量分解,而引起尿酸增高。

【诊断要点】

1. 好发年龄　多于中年发病,男性患者约占 95％。

2. 好发部位　关节受累多见于四肢小关节,痛风结石多发生于耳廓、足趾、指间、掌指关节等处。

3. 典型损害　临床分为无症状期、急性关节炎期和慢性关节炎期。急性关节炎期受累关节红、肿、热和触痛,常伴有发热,反复发作后转为慢性关节炎期,伴有尿酸盐沉积于皮下形成痛风石,为粟粒至豌豆大黄色或乳白色质硬的结节,破溃后流出石灰样物质,形成不易愈合的瘘管。

4. 自觉症状　常有程度不等的关节疼痛,肾痛风可引起肾绞痛。

5. 病程　病情反复发作,病程慢性。

6. 实验室检查　血尿酸高于 240μmol/L;关节腔积液镜检可见针状尿酸盐结晶。痛风石用无水乙醇固定后,镜下可见褐色针状尿酸盐结晶。

【治疗】

1. 一般治疗　住室和工作环境避免寒冷潮湿,给予低嘌呤、低蛋白饮食,如动物肝脏、鱼腥海味、油腻食品等,多饮水以加强尿酸排泄。发作期注意休息,预防感染和关节外伤,避免挤压和挑破痛风结节。积极治疗原发疾病,定期检测血尿酸浓度。

2. 全身治疗

(1)急性发作期:常给予秋水仙碱(首次0.6～1.2mg,以后每小时0.6mg,8小时后每2小时给药1次,直至症状缓解,一次发作最大累积量不超过8mg),该药应用越早疗效越好,且为特异性诊断药物。此外,吲哚美辛150～200mg/d、布洛芬0.6～1.2g/d、保泰松0.3～0.6g/d、萘普生(首次750mg,以后每8小时250mg)等,分次口服;或口服醋酸泼尼松30～60mg/d、甲泼尼龙25～50mg/d,或静注促肾上腺皮质激素40～80U等,均有较好疗效。

(2)发作间歇期:常给予丙磺舒(初始用量为0.5g/d,1周后增加至1～2g/d,肾功能正常者可同时服用碳酸氢钠3～7.5g/d或12.5%枸橼酸钾溶液30ml/d)、磺吡酮0.2～0.4g/d、苯溴马隆50～200mg/d或别嘌呤100～300mg/d,分次口服,用量根据患者耐受情况和血尿酸浓度而定。

3. 外科疗法 痛风石可手术切除。

4. 中医治疗 可选用祛风化瘀利湿汤加减,药用鬼箭羽、川萆薢、虎杖各30g,威灵仙15g,制大黄10g;关节疼痛明显者加徐长卿15g,延胡索、炮山甲、炙僵蚕各10g,乳香、没药各5g,全蝎3条,蜈蚣2条,上肢关节痛甚者加桂枝10g,下肢关节痛甚者加川牛膝10g;关节肿胀明显者加紫花地丁、蒲公英、大青叶各30g,野菊花10g;腰膝酸软、疲倦乏力、头晕耳鸣者加制何首乌、枸杞子各15g,熟地黄、白芍药各10g;关节畸形僵硬、痛风结石者加山慈菇、白芥子、三棱、莪术各10g。每日1剂,水煎取汁分次服。

中成药可选用秦艽丸,每次3丸,每日3次,口服。

成人硬肿病

成人硬肿病又称硬肿病、Buschke硬肿病,是一种由酸性黏多糖沉积、真皮增厚所致的皮肤硬肿性疾病。病因不明,可能与链球菌引起的呼吸道感染、糖尿病、雌激素和遗传因素等有关,亦可与淋巴管外伤、脑垂体功能障碍、周围神经疾病及多发性骨髓瘤等并发。

【诊断要点】

1. 好发年龄 在不伴有糖尿病的患者中,任何年龄均可发病,青壮年较为多见,约半数病例发病年龄小于20岁,女性多于男性。伴有糖尿病的患者则好发于肥胖的中年男性。

2. 好发部位　皮损主要发生于躯干上部,尤多见于颈背部,其他部位较少发生,可有多个内脏器官受累。

3. 典型损害　临床一般将本病分为不伴有糖尿病型和伴有糖尿病型硬肿病两种类型。

(1) 不伴有糖尿病型硬肿病:皮损多始于颈后、肩部或头面,呈对称性弥漫性皮肤非凹陷性肿胀,因发硬而似木板样硬,边界不清。皮损表面光滑,呈棕黄色或苍白色,具有蜡样光泽。皮损发展迅速,很快即可扩展到颈前、胸背及上肢近端,偶可累及腹部、臀部及下肢。

皮损硬肿程度以颈、肩、背及面部最为显著,引起受累部位功能障碍,如面部受累造成表情障碍,呈面具样,出现张口困难,舌及咽部受累引起发音障碍和吞咽困难,胸腹受累可致呼吸运动困难,关节处皮肤受累引起肢体活动障碍。此外,黏蛋白沉积可造成多脏器受累而引起功能障碍,少数患者可并发心包、胸腔和关节腔积液,以及出现心律失常、肝脏肿大和腮腺肿大等。

(2) 伴有糖尿病型硬肿病:表现为颈肩、中上背部皮肤增厚、发硬,表面可有持久性红斑及毛囊炎,与正常皮肤境界清楚。患者常伴糖尿病性血管及神经系统并发症,但不伴有糖尿病硬肿病所致的系统损害。

4. 自觉症状　不伴有糖尿病型硬肿病患者,发病由继发链球菌感染所致者,发病前有发热、乏力、肌肉关节痛等前驱症状。皮肤损害均无明显自觉症状,因皮损受累部位、范围及内脏受累器官不同而出现相应症状。

5. 病程　链球菌感染所致硬肿病患者的皮损在2~4周内发展至高峰,历时数月可自行好转,多在2年内自行消退。糖尿病型及病因不明硬肿病患者的皮损持续时间较长,常数年不退。绝大多数患者预后好。

6. 实验室检查　无特异性,儿童患者可有抗"O"增高,血沉增快,不伴有糖尿病型硬肿病患者还可有IgG副球蛋白血症。

皮损处活检组织病理显示:表皮正常,真皮较正常增厚2~3倍。胶原束增厚并被透明腔隙所分离而呈现"胶原窗"改变,腔隙内为非硫酸盐性酸性黏多糖沉积。血管周围轻度细胞浸润,皮下脂肪被胶原束替代。电镜下增生的胶原纤维粗细均匀,相互凝结呈束状排列。

【治疗】

1. 一般治疗　积极寻找并治疗潜在性疾病,如感染性疾病、糖尿病等,尽管糖尿病性硬肿病的病程与控制血糖无关,但仍应积极控制血糖预防并发症。本病目前尚无疗效确切的治疗方法,因多数病例的皮肤损害可在数月至2年内自行消退,故不伴有内脏损害的轻症患者无需特殊治疗。重症患者也主要以对症及支持治疗为主。

2. 全身治疗　可口服糖皮质激素、雌二醇、甲状腺素制剂、垂体激素和对氨基苯甲酸等,但疗效不肯定。环孢素及大剂量青霉素对部分患者有效。

3. 局部治疗　皮损内注射透明质酸、纤维蛋白溶酶及糖皮质激素等,对改善局部症状有效。

4. 物理治疗　电子束、PUVA(包括 bath-PUVA、cream-PUVA)、窄谱 UVB、按摩、热浴及透热疗法等均可选用。

5. 中医治疗　本病治宜温阳散寒、软坚散结、调和营卫、通络消肿、活血化瘀,药用葛根、狗脊、桂枝、荆芥、防风、威灵仙、浙贝、皂刺、三棱、红花、山甲粉等,每日 1 剂,水煎取汁分次服。

胡萝卜素血症

胡萝卜素血症是一种因血液胡萝卜素含量过高引起的皮肤黄染症。胡萝卜素是合成维生素 A 的前身物质,广泛存在于植物和多种动物组织中,过量食用可使血液胡萝卜素含量明显增高。此外,高血脂症、甲状腺功能低下、糖尿病或其他使胡萝卜素转化为维生素 A 有先天性缺陷或肝病患者,血液胡萝卜素含量也常增高。

【诊断要点】

1. 好发年龄　本症可发生任何年龄,但多见于儿童和青年人。

2. 好发部位　最常发生于掌跖、鼻唇沟、额、颏、耳后、指节等,严重者除巩膜和黏膜外全身皮肤均可发生。

3. 典型损害　易受累部位皮肤呈弥漫对称性橘黄色,压迫不退色,无水肿及充血,消退后不留痕迹。

4. 自觉症状　无任何自觉症状,不伴有全身症状。

5. 病程　血胡萝卜素含量降至正常后,皮肤黄染即可自行消退。

6. 实验室检查　患者血液胡萝卜素含量增高(正常范围为 $93 \sim 372 \mu mol/L$),尿液胡萝卜素含量也增高。

【治疗】

本症患者在不过量食用胡萝卜、橘子、南瓜、红棕榈油等富含胡萝卜素的食物后,皮肤黄染可在短期内自行消退,无需治疗,但应积极纠正原发疾病,除外肝胆系统疾病及药物所致。

肠病性肢端皮炎

　　肠病性肢端皮炎是一种以四肢末端和腔口周围皮炎、慢性腹泻、甲营养不良、脱发、生长迟滞及情感淡漠为主要临床表现的常染色体隐性遗传性疾病。发病与肠道锌吸收障碍有关，为一种遗传性锌缺乏病，蛋白质和脂肪代谢障碍、胰腺分泌功能低下等也与发病有关。

【诊断要点】

　　1. 好发年龄　　发病最早可为出生后 3 周，最迟 10 岁，平均年龄为出生后 9 个月，一般发生于断奶后 4～6 周，非母乳喂养的婴儿发病较早，男女均可发病。

　　2. 好发部位　　主要发生于口、鼻、眼、肛门、肘、膝、踝、腕、指关节、枕部、骨突出处和四肢末端，少数可发生于头皮、耳和臀部，极少累及躯干。

　　3. 典型损害　　早期损害一般发生于口角，以后逐渐累及其他部位，一般对称分布。初为炎性红斑基础上群集的小水疱、大疱、脓疱，破溃后形成浅表糜烂面，并融合成大小不一、形状不规则、境界清楚、表面覆痂皮的斑块，痂下为暗红色轻微浸润性糜烂面，边缘常有散在小水疱、脓疱和鳞痂，发生时间较久的损害可呈银屑病样，外阴损害可表现为外阴炎或阴囊炎。皮损消退后留暂时性色素沉着，不形成瘢痕及萎缩。

　　患者常伴有口腔炎、口角炎、结膜炎和角膜混浊。头发细软、色黄、无光泽，少数毛发呈串珠样，头发弥漫性稀少，严重者可导致全秃，甚至眉毛、睫毛亦可脱落。常见指（趾）甲肥厚、变形和甲沟炎。

　　约90%的患儿出现腹泻，多为水样便或带有泡沫的稀便，味恶臭，一般每日 3～8 次，但症状缓解与加重交替出现，常与皮肤损害的严重程度相一致。

　　4. 自觉症状　　皮肤损害一般无明显自觉症状，皱褶处损害可有疼痛。常伴有发育迟缓、体重减轻、精神萎靡、情绪淡漠、倦怠、抑郁、反应迟钝、畏光、食欲减退等表现。

　　5. 病程　　少数未经治疗的轻症患者，至青春期病情可自行缓解或症状完全消失，偶可因严重营养不良或继发感染导致死亡。

　　6. 实验室检查　　患儿多有贫血、低蛋白血症，血清锌值低于正常，粪便中可检出白念珠菌。

　　皮损活检组织病理示：表皮角化过度，角化不全，表皮内水疱或脓疱，伴中性粒细胞浸润，棘层肥厚伴海绵形成，真皮浅层有非特异性炎症细胞浸润。

【治疗】

1. 一般治疗　加强支持疗法，母乳喂养可促进锌吸收。严重腹泻者应注意补充液体、电解质及多种维生素，必要时可输血。加强皮肤护理，保持患处尤其是腔口部位清洁，防止继发感染。

2. 全身治疗

（1）锌制剂：临床多主张锌补充量为推荐摄入量的2～3倍，如甘草锌颗粒0.5～1.5mg/kg·d、葡萄糖酸锌0.5～1mg/kg·d或硫酸锌2mg/kg·d（均以元素锌计算），分次口服，用药后病情可迅速改善，皮损一般1周左右消退，3～4周可治愈。

（2）双碘喹啉：能增加锌的吸收及利用，但长期服用可致视神经萎缩，故应根据病情谨慎使用。常用量成人为1.2～1.8g/d，儿童30mg/kg·d，分次口服，症状缓解后逐渐减量，疗程2～3周。

3. 局部治疗　患处可外用10%尿囊素霜、氧化锌软膏等；继发细菌感染可外用2%莫匹罗星软膏、0.5%～1%新霉素软膏、2%聚维酮碘溶液等；真菌感染外用1%克霉唑霜、2%咪康唑霜、2%酮康唑霜、1%联苯苄唑霜、1%特比萘芬霜等，每日2或3次。

维生素 A 缺乏症

维生素 A 缺乏症是一种以维生素 A 缺乏所致的皮肤干燥、毛孔角化、角膜干燥、毛发枯黄及甲板脆裂等为主要临床表现的综合征。多由维生素 A 体内消耗过多、摄入不足、胡萝卜素转化障碍等所致。

【诊断要点】

1. 好发年龄　多见于小儿及青少年，男性多于女性。

2. 好发部位　皮肤损害多对称发生于四肢伸侧和背部。头发、甲板、眼睛、骨骼、牙齿等可有不同程度受累。

3. 典型损害

（1）皮肤及其附属器损害：初为皮肤干燥、脱屑，常伴有皲裂，背部和四肢伸侧出现多数散在暗褐色或暗红色毛孔角化性丘疹，针帽至粟粒或更大，顶端呈圆锥形或半球形，周围无炎症反应，有时角化性丘疹密集犹如"蟾皮"。毛发干枯发黄易折断，甚至脱落稀少；甲板可变形增厚，出现脆甲和甲分离；皮脂腺和汗腺的分泌有不同程度减少。口腔黏膜与咽峡部可有慢性炎症而轻微发红。

（2）眼睛损害：泪液分泌减少致眼结合膜发干，角膜软化，可出现云翳甚至溃疡。

（3）其他损害：如身体发育迟缓、身材瘦小、骨骼和牙齿发育不良、免疫功能降低，以及易发生肺炎、腹泻等。

4. 自觉症状　皮损无自觉症状或有轻微瘙痒，眼睛干涩，暗适应能力降低。

5. 病程　病程慢性，补充维生素 A 后症状逐渐缓解。

6. 实验室检查　血浆维生素 A 水平低于正常值（200～400μg/L），眼睛暗适应试验异常。

角化性皮损活检组织病理示：表皮角化过度，毛囊上部扩张有角栓形成；皮脂腺小叶变小、开口扩大并充满角质状物；汗腺萎缩，分泌细胞变平；毛乳头萎缩或呈囊肿样改变；真皮少量淋巴细胞浸润。

【治疗】

1. 一般治疗　改善营养状况，调整膳食结构，多进食动物肝脏、蛋类、奶类、瘦肉、鱼卵、黄鳝等富含维生素 A，以及胡萝卜、番茄、橘子、南瓜、香菜、菠菜、黄花菜、柿子、芒果等富含胡萝卜素的食品。

身体生长发育期、慢性消耗性疾病、胃肠吸收功能障碍者，应适量补充维生素 A。加强皮肤尤其是眼睛的护理和卫生，避免外伤、理化刺激和用眼过度，防止继发感染。

2. 全身治疗　轻症患者给予维生素 A 5 万～8 万 U/d，重症者 10 万～20 万 U/d，分次口服。胃肠吸收障碍者，可肌肉注射维生素 A 5 万～10 万 U，每日或隔日 1 次。

一般用药 1 月左右症状明显缓解，3～4 个月症状完全消失，但应观察用药过程中患者的症状缓解情况，症状消退较慢者可适量加大维生素 A 用量，若出现皮肤黏膜干燥、脱屑、瘙痒及弥漫性脱发等维生素 A 过多症状，应减少维生素 A 用量。服用维生素 A 过程中给予维生素 E 30～100mg/d，可促进维生素 A 吸收和保护其不被氧化破坏。

本病维生素 A 预防用量为 0～3 岁 2000U/d，4～6 岁 2500U/d，7～10 岁 3500U/d。

3. 局部治疗　皮损处可外涂 10％尿素软膏、20％鱼肝油软膏、1％～3％水杨酸软膏、0.025％～0.1％维 A 酸乳膏等，每日 1 或 2 次，温水沐浴后搽药可增强其疗效。

4. 物理治疗　日光和紫外线照射可促进维生素 A 吸收，可行日光浴。

5. 中医治疗　中药苍术、白术、枸杞、五灵脂等富含维生素 A，以及当归丸、十全大补丸、六味地黄丸等，均可作为辅助用药。

核黄素缺乏症

核黄素缺乏症是一种由于机体缺乏核黄素(维生素 B_2)引起阴囊炎、舌炎、唇炎和口角炎的综合征。维生素 B_2 摄入不足、吸收障碍、消耗过多或某些药物影响等是发病的常见诱因。

【诊断要点】

1. 好发年龄　多见于偏食、消化道吸收障碍或集体生活者，男女均可发病。

2. 好发部位　皮损主要发生于口角、舌、阴囊、唇、额、鼻、鼻唇沟、眉间、内外眦、耳后、胸部、乳房下、腋下、腹股沟和会阴等处。

3. 典型损害

(1) 阴囊炎：为男性核黄素缺乏者的早期和常见表现，损害初为阴囊中线两侧有光泽的红色斑片，以后在其表面逐渐出现灰白色或灰褐色鳞屑或薄痂。也可初始为针帽至绿豆大扁平、半球形、椭圆形、多角形或不规则形丘疹，散在分布或密集成群，境界清楚，表面常覆棕褐色薄痂。严重者阴囊局限性或弥漫性浸润肥厚，表面苔藓化，可有渗液、结痂和皲裂，阴囊沟纹加深，柔韧性降低。

损害一般不累及阴囊中线，偶可波及阴茎、包皮、冠状沟，在腹股沟、股内侧和耻骨部可有散在或密集成群的红色毛囊性丘疹和脓疱。

(2) 舌炎：早期表现为舌面颜色发红，蕈状乳头似针帽大，轮廓乳头呈黄豆大；舌中央或边缘有境界清楚的鲜红色斑，严重者舌体肿胀青紫，日久萎缩；舌乳头消失，伴有舌黏膜剥蚀和深浅不一的裂隙。

(3) 口角炎：表现为口角浸渍、糜烂、皲裂和结痂，易继发感染，出现脓疱、脓痂或灰白色膜状损害，愈后可留有瘢痕。

(4) 唇炎：主要见于下唇，表现为下唇轻度肿胀，表面可有鳞屑、表皮剥蚀和色素沉着，偶可表现为红斑、糜烂、皲裂、出血、痂皮和张口困难。

其他如额、鼻、鼻唇沟、眉间、口周、内外眦、耳后、胸部、乳房下、腋下、腹股沟和会阴等处，可见淡红色斑和乳黄色油腻性鳞屑。结合膜充血、发红，角膜周围可出现血管增生，角膜与结膜相连处可出现水疱，重者角膜可出现溃疡。女阴可发生阴唇炎和白带增多。

4. 自觉症状　皮肤损害常有不同程度瘙痒，部分瘙痒剧烈，口腔损害可有进食疼痛。可伴周身乏力、畏光、视物模糊、易流泪等症状。

5. 病程　慢性经过，补充足量核黄素后症状自行消失。

6. 实验室检查　血液维生素 B_2 水平降低(正常 $150\sim600\mu g/L$)，核黄素负荷试验尿中核黄素排泄量下降,严重者可有贫血。

阴囊皮损活检组织病理示:表皮显著角化,颗粒层减少或消失,重者基底层色素减少或消失,真皮毛细血管扩张。唇、舌等损害主要表现为上皮角化、舌乳头萎缩。

【治疗】

1. 一般治疗　多进食新鲜动物肝脏、瘦肉、蛋类、奶类、豆类、麦片及绿色蔬菜等富含核黄色的食品,主食应避免添加碱性物质,防止核黄色被破坏。饮食多样化,避免偏食,纠正消化道吸收不良,积极治疗慢性消耗性疾病。

2. 全身治疗　口服维生素 B_2 10～35mg/d 或肌注维生素 B_2 5～10mg/d,直至症状消失。可同时给予维生素 B_1 30～60mg/d、维生素 B_{12} 100μg/d、维生素 B_6 30mg/d、维生素 C 0.3～0.6g/d、烟酸或烟酰胺 100～300mg/d 等水溶性维生素。

瘙痒明显者给予盐酸赛庚啶6～12mg/d、盐酸西替利嗪 10mg/d、盐酸左西替利嗪 5mg/d、氯雷他定 10mg/d、特非那定 120～180mg/d 等抗组胺药物,分次或 1 次口服。

3. 局部治疗　阴囊糜烂渗液性损害可选用 0.5%聚维酮碘溶液、3%硼酸溶液、1:20 醋酸铝溶液或 0.1%依沙吖啶溶液等湿敷,待渗液减少后,涂搽 40%氧化锌油、10%黑锌油等,每日 3 次。口角炎可外涂 1%硝酸银溶液或 1%甲紫溶液,唇炎外用 3%硼酸软膏,每日 3～5 次。

4. 中医治疗

(1)湿热下注证:阴囊皮肤发红,境界清楚,表面覆糠秕样鳞屑,抓破后有少量渗液,自觉患处灼热疼痛,或痒痛相兼,伴口干舌干,目赤或视物不清;舌质红,苔薄黄,脉弦数。治宜清化湿热,散风止痒,方选龙胆泻肝汤加减,药用赤茯苓、车前草、生地、泽泻各 12g,炒胆草、焦山栀、木通、黄芩各 6g,炒丹皮、黄连各 4.5g,每日 1 剂,水煎取汁分次服。

(2)肾虚风袭证:阴囊皮肤干燥、粗糙、脱屑、结痂和肥厚,可见皲裂,伴口角干裂;舌干唇燥,眼目昏花,四肢倦怠;舌质淡红,苔少,脉虚数。治宜补虚固肾,熄风止痒,方选六味地黄丸合四生散加减,药用山药 30g,山茱萸、黄芪、熟地、茯苓各 12g,枸杞子、杭白菊、石斛、泽泻、防风、桑叶各 10g,炒丹皮、刺蒺藜、白附子、独活各 6g,每日 1 剂,水煎取汁分次服。

(3)外治法:局部可外用吴茱萸 30g,蛇床子、苦参各 10g,水煎汁熏洗患处,每日 2 次,每次 15 分钟。

维生素 C 缺乏症

维生素 C 缺乏症是一种维生素 C 缺乏所致的毛囊角化、牙龈炎和出血等为主要临床表现的综合征。常由维生素 C 体内消耗过多、摄入不足，以及慢性消耗性疾病等所致。

【诊断要点】

1. 好发人群　可见于任何人，多见于偏食、消化道吸收障碍者，男女均可发病。

2. 好发部位　皮肤损害多发生于四肢伸侧、股部和小腿后侧。儿童可引起骨骼、牙齿发育受阻。

3. 典型损害　皮损为多数针帽至粟粒大毛囊性丘疹，中央可见锥状棘刺，去除棘刺后留有小的凹陷，其内可见螺旋形毛发，皮肤干燥粗糙有少量鳞屑。下肢尤其是小腿后侧角化性丘疹周围可见小的出血点，受撞击和挤压处可出现带状、点片状或不规则形大小不等的瘀斑，日久可形成褐色色素沉着。

严重者可出现鼻衄、便血、血尿和经血过多，创口出血多且愈合缓慢，偶见心包和胸膜出血，可引起营养不良、贫血、浮肿、发热、易感染等。牙龈轻微红肿易出血，日久齿龈萎缩和牙槽坏死，引起牙齿松动或脱落，少数患者可出现精神障碍、脊髓和末梢神经病变、血管硬化等。

儿童患者可出现骨膜下血肿形成"蛙腿"（仰卧，股部向两侧分开，弯曲如蛙状），偶可发生自发性骨折。

4. 自觉症状　早期有倦怠、食欲不振、烦躁和精神抑郁等症状，皮肤损害一般无明显自觉症状。

5. 病程　慢性经过，补充维生素 C 后症状可较快消退。

6. 实验室检查　毛细血管脆性试验阳性，空腹血浆维生素 C 浓度低于正常。用 0.06％2,6 酚靛酚水溶液滴于患者舌面，深蓝色褪色缓慢。儿童患者 X 线检查可有长骨骨骺盘增厚、骨骺分离、骨质疏松等。

毛囊角化性损害活检组织病理示：毛囊内角栓，毛囊附近毛细血管周围红细胞外渗，无炎症改变，陈旧性损害巨噬细胞内可见铁血黄素沉积。

【治疗】

1. 一般治疗　多进食新鲜蔬菜、水果等富含维生素 C 的食品，纠正偏食。孕妇、发热病、慢性消耗性疾病、非母乳喂养的婴儿等应适量补充维生素 C。

2. 全身治疗　维生素 C 0.1～0.6g/d，分次口服，重症或胃肠吸收不良者，可肌肉注射或静脉滴注。同时给予维生素 E 30～300mg/d,以促进维生素 C 吸收和利用。

3. 局部治疗　皮损处可外涂 10％尿素软膏、20％鱼肝油软膏、1％～3％水杨酸软膏、0.025％～0.1％维 A 酸乳膏等,每日 1 或 2 次,温水沐浴后搽药可增强疗效。

维生素 K 缺乏症

维生素 K 缺乏症是一种体内维生素 K 缺乏引起的皮肤及内脏出血性疾病。长期应用广谱抗生素及磺胺类药物,大量杀死消化道中可制造维生素 K 的细菌,或应用阿司匹林、香豆素类等药物而发病。因摄入不足或吸收障碍引起发病者较为少见。

【诊断要点】

1. 好发年龄　多见于长期应用广谱抗生素及抗凝药物者,男女均可发病。

2. 好发部位　皮肤、黏膜及内脏均可受累,皮损多见于四肢、背、臀等受压部位。

3. 典型损害　轻度维生素 K 缺乏可无出血症状,当凝血酶原浓度低至正常 15％～20％方引起出血。皮肤可出现大小不等、形状不规则的紫褐色或蓝紫色瘀斑,轻微外伤、手术、注射、撞击、摩擦等即可出现皮下和肌肉血肿,皮肤创口、溃疡面、针孔可有渗血。

患者可出现鼻衄、齿龈出血、咯血和黑便,少数病例可有血尿,重者可引起内脏大量出血或颅内出血危及生命。

4. 自觉症状　轻症者一般无自觉症状,严重或病程较长者可有乏力、疲倦,甚至出现脑膜刺激征和颅内压增高等症状。

5. 病程　慢性起病,病程长短不一,补充维生素 K 后症状较快消退。

6. 实验室检查　发病早期即出现凝血酶原时间延长、血浆凝血酶原水平降低、凝血时间延长,但出血时间、血小板数量正常。

【治疗】

1. 一般治疗　避免长期、大量、不规则应用广谱抗生素,需要长期应用抗凝药物、异烟肼、水杨酸制剂者,应定期检测凝血酶原时间,适量补充维生素 K。严重出血患者应加强护理,防止发生意外。多进食动物肝脏、菠菜等维生素 K 含量高的食品,纠正消化道吸收障碍。

2. 全身治疗　轻症患者一般给予维生素 K_4 4～8mg/d,分次口服,或维生素

K$_3$8mg/d,肌肉注射,同时给予有助其吸收的胆盐。内脏出血者应分次肌注或静脉给予维生素 K$_1$10～20mg/d 或更多,必要时输全血。

烟酸缺乏症

　　烟酸缺乏症是一种以皮炎、舌炎、肠炎、精神异常和周围神经炎为主要特征的烟酸和色氨酸缺乏性综合征。饮食中缺乏烟酸、吸收不良、慢性乙醇中毒、感染及严重精神障碍等是其常见病因。本病曾流行于以玉米、高粱为主食且不加辅食的人群。长期服用异烟肼、6-巯嘌呤、5-氟尿嘧啶等也可引发本病。

　　【诊断要点】

　　1. 好发年龄　任何年龄不同性别均可发病。

　　2. 好发部位　皮肤损害多见于面颈、四肢、手足背等暴露和经常摩擦受压部位。系统损害以消化道和神经系统最为多见。

　　3. 典型损害　本病损害以皮炎、腹泻、痴呆最具特征性,但三者同时发生较为少见,临床以皮肤损害和胃肠道损害最为多见。仅有精神异常而无皮肤损害者称无疹性陪拉格。

　　(1) 皮肤损害:皮疹出现前1～2个月常有非特异性口炎和慢性腹泻,或有历时较久的疲劳、失眠、记忆力减退和体重下降等前驱症状。急性皮损为曝光部位对称水肿性红斑,类似晒斑,境界清楚,重者可有水疱和大疱,破溃后有浆液渗出,以后炎症逐渐减轻,颜色转为红褐色,表面干燥结痂,可呈焦痂样或树皮样,但其边缘仍有一条似镶边样1～2毫米宽的红线。

　　反复发作后皮损肥厚,颜色暗黑,表面粗糙脱屑或覆厚黑色痂,呈鱼鳞病样,多伴有皲裂,皮损发硬失去弹性,愈后留有羊皮纸样萎缩及色素沉着或减退斑。

　　(2) 消化道损害:损害主要累及食管、胃和结肠,引起水样或糊样便,量多且有恶臭,日久体重下降,倦怠乏力,部分患者肛周红肿,直肠可糜烂形成溃疡。口角和唇干燥皲裂伴脱屑,早期舌尖和舌缘发红,舌乳头蕈状肥大,重者舌缘皲裂,舌面糜烂或有浅溃疡。颊黏膜、咽、食道红肿和浅溃疡,吞咽费力或困难,唾液分泌增多。日久舌乳头萎缩,舌面干燥鲜红、光滑发亮,外观似新鲜牛肉。

　　(3) 神经损害:中枢神经系统损害表现为神经衰弱综合征,出现烦躁、焦虑、失眠、头昏、眼花、乏力及记忆力减退等症状,重者可有昏睡、谵妄、神志不清、肢体僵硬和反射异常,并伴有不同程度的抑郁、智力下降、幻觉、妄想、躁狂、痴呆等精神症状。周围神经损害表现为肢体麻木、肌力下降、腱反射减弱或消失等,偶可发生脊髓炎。

4. 自觉症状　皮损常有不同程度瘙痒和灼痛感,日晒后加重。消化道损害可出现食欲减退、恶心、呕吐、腹胀、腹泻、腹痛等症状。神经系统损害主要有烦躁、心悸、焦虑、失眠、抑郁、定向力丧失、健忘、头晕、感觉异常、猜疑、幻想、躁狂、震颤、运动失调等。周围神经损害有肢体麻木、肌力下降、烧灼感或疼痛等。

5. 病程　慢性经过,皮损在夏季加重,冬季减轻。重症者治疗不及时可因严重腹泻、外周循环或全身衰竭而死亡。

6. 实验室检查　可有贫血、血清白蛋白降低、蛋白尿和管型尿、胃酸缺乏、胃肠黏膜形态和机能异常、电解质紊乱等。全血和血清烟酸水平降低(正常全血6.1mg/L、血清 3mg/L),24 小时尿 N-甲基烟酰胺含量明显降低。

皮损处活检组织病理无明显特异性,早期真皮浅层慢性炎症细胞浸润,水疱似多形性红斑样改变;陈旧性损害可见角化过度或角化不全,基底层色素颗粒增加,真皮慢性炎症细胞浸润,纤维化较明显。

【治疗】

1. 一般治疗　去除各种可能的诱发因素,纠正消化道吸收障碍,积极治疗合并的原发性疾病。忌食烟酒,多进食动物肝脏、瘦肉、禽类、豆类、谷类、花生、奶类、新鲜绿色蔬菜、番茄等富含烟酸和色氨酸的食品,少食用高粱、玉米等烟酸含量低的食品,严禁酗酒。避免日晒,夏季外出时着长袖衣服,戴宽檐帽,暴露部位皮肤涂搽高系数防晒霜。

2. 全身治疗

(1) 烟酸或烟酰胺:轻症患者可给予烟酸或烟酰胺 150～500mg/d,分次口服。重症或不能口服者,可将烟酰胺 50～200mg 加入 5%葡萄糖溶液 500ml 中,缓慢静脉滴注,每日 1 次。

(2) 维生素类:本病常伴有多种维生素代谢异常,尤其是 B 族维生素缺乏。在烟酸或烟酰胺治疗的同时,可加用复合维生素 B 3～6 片/d、维生素 C 0.3～0.6g/d 或干酵母 3～9g/d,分次口服。

(3) 抗组胺药:皮肤瘙痒明显者给予盐酸西替利嗪 5～10mg/d、盐酸左西替利嗪 2.5～5mg/d、氯雷他定 5～10mg/d、特非那定 60～180mg/d 或咪唑斯汀5～10mg/d 等,分次或 1 次口服。

(4) 其他:严重腹泻导致水、电解质平衡紊乱者,根据情况补充液体和电解质。继发细菌感染者给予诺氟沙星 0.4～0.8g/d、黄连素 0.3～0.9g/d、罗红霉素 150～300mg/d、头孢氨苄 1～4g/d 或阿莫西林-克拉维酸钾 0.75g/d(按阿莫西林计算)等抗生素;有霉菌感染者,给予制霉菌素 200 万～400 万 U/d、伊曲康唑100～200mg/d 或氟康唑 100～150mg/d 等抗真菌药,分次或顿服。

伴有神经精神症状者，可酌情给予氯丙嗪25～75mg/d、奋乃静10～20mg/d、多塞平25～100mg/d、地西泮5～15mg/d、阿米替林50～100mg/d或奥氮平5～10mg/d，分次口服。

3. 局部治疗　急性炎症性皮损，可外用林可霉素利多卡因凝胶、40％氧化锌油、氧化锌糊、炉甘石洗剂、1％樟脑炉甘石洗剂、1％薄荷炉甘石洗剂、1％醋酸氢化可的松软膏、0.1％哈西奈德乳膏或软膏或0.05％丙酸氯倍他索软膏等，每日2或3次。

慢性干燥或肥厚性皮损可外用10％～20％尿素软膏、20％鱼肝油软膏、3％～5％水杨酸软膏、0.025％～0.1％维A酸乳膏、复方醋酸氟轻松酊或复方曲安奈德软膏等。每日2次。

4. 中医治疗

（1）辨证施治：急性期多属风热证，可选用荆防汤加生地黄治疗；亚急性期和慢性期多为肝郁血滞证，用疏肝清热、活血化瘀的疏肝活血汤、化瘀丸等治疗；有胃肠和神经精神症状时也可用疏肝清热、养阴祛风的羚羊钩藤汤等治疗；属于阴虚有热、风动者同六味地黄汤或羚羊钩藤汤治疗；属血燥者用养血祛风汤、养血消风汤或血燥汤治疗。

（2）中成药：可选用参苓白术丸合龙胆泻肝丸20g/d、六味地黄丸30g/d、天麻首乌片12片/d或十全大补丸10～30g/d等，分次口服。

第十八章 色素障碍性皮肤病

雀 斑

雀斑是一种以面部褐色斑点为主要特征的色素增加性皮肤病。患者常有家族史,系常染色体显性遗传。紫外线照射可促发或使已发皮疹颜色加深。近年研究发现,雀斑为黑素细胞株突变引起表皮黑素增多所致。

【诊断要点】

1. 好发年龄　一般 5 岁左右发病,女性较为多见。

2. 好发部位　多发生于面、颈、手背等暴露部位,亦可见于胸部及四肢伸侧。

3. 典型损害　皮损为直径 3~5 厘米圆形、椭圆形或不规则形黄褐色或褐色斑点,境界清晰,互不融合,常对称分布,压迫不退色,不隆起于皮面,同一患者同一时期皮疹颜色基本一致。

多数患者在夏季皮损数量增多、面积扩大、颜色加深,而冬季皮损数量则减少、面积缩小、颜色变淡,若避免日晒皮损仍不消退者称为永久性雀斑。

4. 自觉症状　无自觉症状,曝晒后偶有痒感。

5. 病程　皮损颜色及数量随年龄增大和日光照射而加深、增多,青春期后其数量一般不再增多,至老年皮损颜色可变淡或境界变得模糊而不甚明显。

6. 实验室检查　伍德灯下可见发光不明显的色素性斑点。

色素斑活检组织病理示:表皮基底层黑素颗粒增多,多呈棒状,而黑素细胞数量并未增加,但树枝状突更加明显,多巴反应强阳性。

【治疗】

1. 一般治疗　本病皮损变化具有较为明显的季节性,夏季应避免强烈日光照射及食用光感性食物及药物,外出时暴露部位可涂搽防晒霜,避免应用含雌激素的外用药物和化妆品。

2. 全身治疗　夏季间断性服用维生素 C 0.6~1.2g/d 和维生素 E 0.1~0.3g/d,可减轻日光照射引起的色素加深。

3. 局部治疗

(1) 脱色剂:可选用10%~20%过氧过氢溶液、25%过氧过氢霜、3%~5%

熊果苷霜、20%壬二酸霜、1%曲酸霜、10%～20%白降汞软膏、2%对苯二酚单苯醚乳剂、4%二氧化钛冷霜、3%氢醌霜或5%水杨酸软膏等涂搽患处,每日1或2次,坚持数月可有一定疗效。局部长期外用0.025%～0.1%迪维霜,也可使雀斑颜色变淡,但应晚间应用,晨起后洗净。

(2)腐蚀剂:可选用30%～60%三氯醋酸溶液、1%～2%升汞乙醇、25%碳酸乙醚溶液、五妙水仙膏(黄柏、五倍子、紫草等)或列德曼乐雀斑软膏等点涂患处。但此疗法应由有一定经验的医护人员操作,而且仅用于雀斑数量较少、面积较小者,涂药后避免揉擦患处。

小儿确需应用此类腐蚀剂时,除在医务人员严密看护下进行外,术后应加强护理,适当服用抗组胺药或止痛药,避免因局部药物刺激引起的不适感而搔抓和揉擦患处,影响疗效或形成瘢痕。

4.物理治疗

(1)冷冻疗法:可选用液氮或干冰。临床常应用液氮冷冻治疗,使用液氮冷冻枪喷洒或用较细的棉签蘸液氮点涂患处,一般2～3个冻融,以局部轻微发红为度,避免冷冻时间过长发生水疱和色素沉着。小儿患者冷冻后应加强护理,避免搔抓、揉搓患处。

(2)激光疗法:可选用Q开关①波长510nm的脉冲染料激光,能量密度2～4J/cm²、脉宽400ms、光斑3mm;②波长532mm的倍频Nd:YAG激光,能量密度4～6J/cm²、脉宽4～10ms、光斑2～4mm;③波长694nm的红宝石激光,能量密度4～6J/cm²、脉宽25～40ms、光斑2～4mm;④波长755nm的翠绿宝石激光,能量密度4～8J/cm²、脉宽45～100ms、光斑2～4mm;⑤波长1064nm的Nd:YAG激光,能量密度3.5～8J/cm²、脉宽4～10ms、光斑2～4mm。治疗雀斑均有较好的疗效,可很快使雀斑颜色变淡,但可复发。

此外,Photo Derm强脉冲激光(选用550nm、570nm、590nm的滤光片,脉宽10～15ms,能量密度5～20J/cm²,光斑3.5cm×0.8cm)、Quantum强脉冲激光(又称光子嫩肤,波长560nm,脉宽2.4～5ms,能量密度25～35J/cm²,光斑3.5cm×0.8cm)、饵激光(波长2940nm,能量密度4～8J/cm²,光斑3mm)等,治疗雀斑也有较好效果,但治疗后可留暂时性色素沉着。

5.外科疗法 面部雀斑数量较多、使用其他方法治疗效果不佳者,可采用皮肤磨削术。

6.中医中药

(1)中成药:可选用六味地黄丸、逍遥丸或归脾丸,与维生素C、维生素E合用可增强疗效。

（2）局部外用：可选用玉容散、五炒水仙膏或五白玉容散调敷或点涂患处，每日1次；鲜柿树叶30g、紫背浮萍15g、苏木10g，水煎取汁温洗患处，每日2次；晶状酚500g、达克罗宁10g、樟脑1g，融于无水乙醇50ml中，点涂患处，每日1次；氢氧化钠或氢氧化钾3g、糯米2.6g，蒸馏水10ml，浸泡1周后点涂患处，每日1次。

（3）针灸疗法：选阳陵泉、足三里、绝骨、肾俞、风池、血海等穴，每次取2～4穴，用平补平泻法留针15～20分钟；或主穴取迎香、印堂或神庭、巨阙，配穴取合谷、中三里、三阴交，进针得气后施平补平泻法3～5分钟，然后接G6805电麻仪，频率采用疏密波，电量逐渐递增，每次30分钟，隔日1次。也可选用内分泌、面颊、交感、肾上腺、肺、肾等穴，每次选用2或3穴，采用悬针或埋针法留针15～20分钟。

黄　褐　斑

黄褐斑是一种以面部对称性黄褐色斑点斑片为特征的色素性皮肤病。发病可能与性激素代谢失调、慢性肝病、结核病、慢性乙醇中毒、药物等有关，日光照射、某些化妆品等可为其诱发因素。

【诊断要点】

1. 好发年龄　常见于中青年女性，尤其是妊娠妇女。

2. 好发部位　好发于颧部、颊部、前额、鼻背、上唇等处，多对称性分布。

3. 典型损害　皮损为淡褐色、黄褐色或暗褐色斑点斑片，同一患者颜色多较均匀，境界清楚或模糊，压迫不退色，面积大小和形状不一，常在面颧和鼻背部呈蝶形分布，具有特征性。日晒后颜色及面积可加深和扩大，偶有月经前颜色加深者。

4. 自觉症状　无自觉症状，日晒后偶有轻微瘙痒。

5. 病程　色斑呈慢性经过，冬轻夏重。

6. 实验室检查　色斑处活检组织病理示：表皮型黑素颗粒主要沉积于基底层和棘层；真皮型除表皮色素颗粒增多外，真皮浅层和深层噬黑素细胞数量也增多。

【治疗】

1. 一般治疗　寻找可能的诱发因素并去除，积极治疗原发疾病。尽量停用避孕药，改用其他避孕措施，避免服用具有光敏性的药物和食品，忌饮酒。夏季避免日光暴晒，外出时涂搽防晒霜，不使用劣质化妆品，保持心情愉快。

2. 全身治疗　可给予维生素 C 0.6～1.2g/d、维生素 E 0.3g/d、胱氨酸 0.3～0.6g/d 等，分次口服。必要时维生素 C 1～3g/次、谷胱甘肽 400mg/次，加入 5％葡萄糖或生理盐水 50～250ml 中缓慢静脉推注或点滴，每周 2 次，10～20 次为一疗程。

3. 局部治疗

（1）脱色剂：可选用 10％～20％过氧过氢溶液、10％～20％白降汞软膏、3％过氧过氢霜、10％～20％壬二酸霜、10％尿素霜、5％氢醌霜、0.05％～0.1％维 A 酸霜、0.05％维 A 酸溶液、5％吲哚美辛霜、5％维生素 E 霜等，外涂患处，每日 2 次。若外用 3％～5％5-FU 霜剂后，再外涂以上制剂可增强疗效。

（2）化学剥脱剂：可选用 25％三氯醋酸溶液或 95％酚溶液，涂于色斑表面，1 周后表皮脱落后外用脱色剂，常有良好的退色效果。但涂药应由有一定经验的医护人员操作或住院治疗，并加强患处护理。

4. 物理治疗　可选用 Q 开关红宝石激光、Q 开关 Nd：YAG 激光、点阵激光或波长 510nm 的脉冲染料激光治疗，其中红宝石激光对表皮型黄褐斑效果较好。面膜疗法可增加面部血液循环，增强药物脱色效果。

5. 中医治疗

（1）肝郁证：胁胀胸痞，烦躁易怒，经前斑色加深，月经不调，乳房胀痛，苔薄白，脉弦滑。治宜疏肝理气，活血化瘀，方选疏肝汤和化瘀汤化裁，药用川楝子、制香附、柴胡、当归、丹皮、赤芍、白芍、茯苓、青皮、甘草各 10g，红花 6g，每日 1 剂，水煎取汁分次服。

（2）脾虚证：面色㿠白或萎黄，腹胀，食欲欠佳，月经迟滞，经血稀少；舌质淡，脉细。治宜健脾除湿，活血化瘀，方选人参健脾汤和归脾汤化裁，药用山药 20g，黄芪、党参、白术、茯苓、当归、川芎、桃仁各 10g，红花、砂仁、甘草各 6g，每日 1 剂，水煎取汁分次服。

（3）肾虚证：面色㿠白，肢冷畏寒，疲乏无力，腰酸背痛，尿频而清；舌淡苔白，脉沉细。治宜温补肾阳，活血化瘀，方选金匮肾气丸加减，药用丹参、茯苓、山药各 15g，山萸肉、仙灵脾、菟丝子、当归、熟地、桂枝各 10g，红花、甘草各 6g，附子 5g，每日 1 剂，水煎取汁分次服。

（4）中成药：可选用归脾丸、疏肝活血丸、知柏地黄丸、桃红四物汤、二至丸、六味地黄丸和逍遥丸等，根据剂型选择用量和用法。

（5）外用治疗：中药祛斑倒膜散（冬瓜仁、益母草各 20g，僵蚕、当归各 15g，白附子、白芷各 10g，珍珠粉 2g）或面膜膏（白附子、葛根粉、天花粉、山慈菇、白芷、山药、茯苓、丹皮、白芨各等份研末，用时取药末 50g，与石膏粉 30g、奶粉

20g、蛋清 10ml,适量温水调成糊状),倒膜或外敷,每日 1 次。也可选用白芷 25g、白附子 20g、僵蚕 15g、密陀僧 6g,研细过 80 目筛,用凡士林 60g 调敷患处,每日 1 次。

瑞尔黑变病

黑变病是一种主要发生于面颈部弥漫性色素斑的色素异常性皮肤病。病因不明,可能与营养代谢失调、维生素缺乏、内分泌功能紊乱、光毒反应、应用劣质化妆品等有关。

【诊断要点】

1. 好发年龄　多见于中青年人,女性多于男性。

2. 好发部位　主要发生于面、颈等暴露部位,尤多见于额、颞、颊及耳后等处。少数发生于上胸部、前臂及手背,口周及黏膜不受累。

3. 典型损害　皮损为灰黑至紫褐色斑点、斑片,可相互融合成大片,形状不规则,有时可呈网状,常伴有粉尘样斑点,境界不甚清楚,压迫不退色,表面可有少量糠秕样细小鳞屑。病较久者可伴轻度毛细血管扩张、毛囊角化性丘疹及表皮萎缩等。

4. 自觉症状　多无自觉症状,少数有轻微瘙痒和灼热感,偶伴头晕、乏力、纳差和消瘦等全身症状。

5. 病程　色素斑呈慢性经过,发展至一定程度面积即不再扩大,日晒后颜色可加深。

6. 实验室检查　色斑处活检组织病理示:表皮轻度角化过度,棘层细胞间水肿,基底细胞液化变性;真皮乳头层黑素增加,血管周围炎症细胞浸润,可见多数噬黑素细胞。

【治疗】

1. 一般治疗　寻找并去除可能的诱发因素,调整内分泌紊乱,多食用高蛋白及富含维生素的食品。避免日光和紫外线照射,少服用具有光敏性的药物和食品,外出时涂搽防晒霜,不使用劣质化妆品。

2. 全身治疗　可给予维生素 A 5 万～10 万 U/d、泛酸钙 30mg/d、维生素 C 0.6g/d、维生素 E 0.3g/d、复合维生素 B 6 片/d 等,分次口服。重症者可给予维生素 C 2～3g/次,加入 10～20ml 生理盐水中缓慢静注,每日或隔日 1 次。

硫代硫酸钠 0.64g 加入生理盐水 10ml 中静脉注射,每日 1 次,10 次为一疗程;或琉乙胺 200～400mg 加入 25％葡萄糖溶液 20～40ml 中,缓慢静脉推注,连用 3 周为一疗程,可连用 3～6 个疗程,疗程间需停药 1 周,部分患者可有较好疗效。

3. 局部治疗　患处可外用10％～20％过氧过氢溶液、3％～5％熊果苷霜、1％曲酸霜、5％～10％白降汞软膏、3％过氧过氢霜、10％～20％壬二酸霜、10％尿素霜、5％氢醌霜、0.05％～0.1％维 A 酸霜、0.05％维 A 酸溶液、5％维生素 E 霜等,每日 2 次。亦可涂搽3％～5％5-FU 霜剂后,再外用以上制剂,可增强退色效果。

4. 物理治疗　可试用 Q 开关 Nd:YAG 激光、波长 510nm 的脉冲染料激光或 Quantum 强脉冲激光治疗,对部分患者有效。

5. 中药治疗

(1) 脾虚证:颜面及四肢褐色斑片,食少纳差,食后腹胀,乏力倦怠,便溏;舌质淡胖,舌边齿痕,苔白,脉沉数。治宜健脾宣气,中和气血,药用鸡血藤、黄芪、扁豆各 15g,生白术、陈皮、党参、当归、红花、甘草各 10g,每日 1 剂,水煎取汁分次服。

(2) 肾虚证:面色晦暗无华,倦怠乏力,腰膝酸软;女子经血少甚或停经;舌质淡或微红,苔薄白或无苔,脉沉细。治宜调和阴阳,交通心肾,中和气血,药用怀山药 30g,鸡血藤、首乌藤各 15g,山萸肉、菟丝子、女贞子、车前子、赤白芍、红花、熟地、丹皮、泽泻各 10g,胃寒乏力、腰痛者,加肉桂、附子,每日 1 剂,水煎取汁分次服。

(3) 经验方:可选用生地、熟地各 60g,牡丹皮、龟板、知母、黄柏、丹参各 60g,共研细末,炼蜜为丸,每丸重 9g,早晚各服 1 丸。

(4) 中成药:可口服六味地黄丸、人参健脾丸或归附地黄丸。

(5) 外治法:可选用白扁豆15g,白僵蚕、白附子、白鲜皮、白薇、白芷、白蔹各 10g,水煎浓汁趁热熏洗患处,每日 1 次。或生白术 40g 放入 250ml 陈醋中浸泡 5～7 天,取药液涂搽患处,每日 2 次。

痣细胞痣

痣细胞痣(色痣)是一种由黑素性痣细胞组成的良性皮肤肿瘤。通常痣细胞位于真皮浅层,外观似黑素细胞,而在真皮深层则似施旺细胞,由神经嵴前体细胞发展而来,在其沿神经嵴向表皮移行过程中,可因异常聚集并产生黑素而形成痣细胞痣,分为先天性和后天性两种。

【诊断要点】

1. **发病年龄**　色痣几乎见于每一个人,其数量常在青春期增多。

2. **好发部位**　可发生于身体任何部位皮肤和黏膜。

3. **典型损害**　皮损为境界清晰的圆形或类圆形斑疹、丘疹、结节或乳头状瘤,形状多样,基底部可有蒂,多呈黑色或褐色,亦可为肤色、蓝色、棕色、蓝黑色、紫色、淡蓝色或暗红色,但单个色痣颜色均一,表面光滑,有时可见短粗的毛发贯穿。数目多少不定,一个、数个或数十个,大小不等,直径数毫米至数厘米或更大,散在分布,互不融合。

根据痣细胞所在皮肤组织的深浅,将其分为交界痣、混合痣和皮内痣。①交界痣常始发于儿童期,为5毫米～1厘米或更大的淡棕色、深褐色或黑色斑疹、斑丘疹,少数微隆起于皮面,表面光滑无毛,发生于掌跖、外生殖器的色痣常为交界痣,可发生恶变。②混合痣多见于中青年人,外观似交界痣,但通常较交界痣隆起于皮面更明显。③皮内痣多见于成年人,头颈部最为多见,不发生于掌跖和外生殖器,损害为境界清晰、边缘规整、淡褐色至棕褐色的半球形丘疹或结节,直径一般小于1厘米,表面光滑或有较粗的毛发贯穿,部分可似乳头状瘤或有蒂。

4. **色痣恶变征象**　色痣是带有色素的斑疹、斑片、丘疹或结节,部分可发生癌变,尤其是位于经常摩擦和曝光部位,以及反复发生炎症者。色痣发生恶变前常有一定的征象。

(1) 新发色痣:色痣常在儿童和青春期出现或数量增多,30岁以后除面部色痣外,其他部位少数色痣可自行消退,若年龄较大尤其是老年人出现新发色痣或色痣突然增大者,应引起注意和警惕。

(2) 颜色改变:色痣在青春期和妊娠期颜色可加深,并有增大趋势,故青年人色痣颜色加深并非恶变的绝对指征,但老年人色痣颜色变深发亮、颜色不均一、周围出现炎性红晕或基底有浸润者,则应怀疑有恶变的可能。

(3) 感染和外伤:色痣反复发生感染或经常受到外伤时,应切除进行病理检查,以明确有无恶变。但临床尚无证据表明,外伤或感染可促使色素痣恶变。

(4) 破溃和卫星灶:色痣自然溃烂、出血、形成溃疡,或周围出现卫星灶(新发色痣),以及局部有疼痛、灼热或瘙痒者,应怀疑恶变的可能,若所属淋巴结增大,则是色痣已经恶变并发生转移的征象。

色痣发生恶变的可能性虽然较小,但恶变的色痣易发生广泛转移,可危及生命,故掌握色痣的临床恶变征象和及时去除可疑病灶,并进行组织病理检查,对降低色痣恶变的发生率、防止病情的恶性发展非常重要。

5. **自觉症状**　一般无任何症状,间擦部位较大色痣可有异物和不适感,少数可有瘙痒。

6. 病程　色痣呈慢性经过，少数可自行消退或发生恶变。

7. 实验室检查　色痣活检组织病理示：痣细胞成巢排列于表皮与真皮交界处或真皮上部，细胞呈圆形或立方形，但降至真皮的痣细胞呈梭形。

【治疗】

1. 一般治疗　痣细胞痣不影响健康，无异常改变者一般无需治疗，但应防止机械性和化学物质的刺激。痣细胞痣虽不易发生恶变，但治疗不当可留有瘢痕，且有增大恶变的风险，故不宜用硫酸、石炭酸，以及中药水晶膏、五妙水晶膏等腐蚀性药物治疗。位于经常摩擦部位或有恶变征象的痣细胞痣，应及早手术切除。

2. 局部治疗　色痣数量较多或位于其他方法治疗有一定困难部位者，可酌情试用氢醌霜（含0.05％维A酸、4％氢醌和0.03％地塞米松）或无痛酸液（含50％～100％三氯醋酸和2％达克罗宁），治疗前先用乙醇清洁皮损，再根据痣的大小和部位点涂，术后患处避免摩擦、刺激和强烈日光照射。

3. 物理治疗　可根据色痣大小、部位、深浅等，酌情选用液氮冷冻、微波，以及CO_2激光或电灼配合Q开关755nm或1064nm激光等方法治疗，但应注意治疗深度，防止治疗过浅引起复发或过深留有瘢痕。

4. 外科疗法　临床常选用手术切除法、削除法或贯穿缝扎术等方法治疗，其中以手术切除法最为安全彻底，皮损较大者，术后予以植皮。

太　田　痣

太田痣（眼上腭部褐青色痣）是一种多发生于单侧三叉神经分布区域蓝黑色或灰褐色的色素加深性皮肤病。多为先天性，可能是黑素细胞来自局部神经组织所致。

【诊断要点】

1. 好发年龄　多见于亚洲人和深肤色人，女性多于男性。约60％患者出生时即已发病，余者多在10～20岁出现皮损，偶有更晚发生或妊娠期出现皮损。

2. 好发部位　好发于三叉神经第一、二支所支配区域的上下眼睑、颧部和颞部，常为单侧性。多数同侧巩膜受累，偶可累及颊、额、头皮、鼻翼、耳廓、上腭和颊黏膜，甚至躯干部。

3. 典型损害　皮损可为蓝黑色、灰褐色、褐色、蓝色、黑色或紫色斑，有时可为几种颜色相互交织成网状或地图状的斑片，但以蓝色斑最为多见且分布较广，边缘清楚或模糊,表面光滑不隆起于皮面,压迫不退色,偶见色素斑中出现颜色较深的针帽至黄豆大质软的结节。

5％～10％患者的色素斑发生于双侧三叉神经第一、二支所支配区域,约2/3色斑发生同侧巩膜蓝染,结膜有不规则褐色斑。偶可并发黑素瘤,发生部位多为脉络膜。

4. 自觉症状　无任何自觉症状。

5. 病程　皮损颜色在青春期可略有加深,终生不退。

6. 实验室检查　色斑处活检组织病理示:黑素细胞增多且弥散于真皮浅层和胶原纤维之间,其树枝状突明显增多并延长。

【治疗】

1. 一般治疗　太田痣无自觉症状且不影响健康,但发生于面部有碍美观,对患者心理有一定的影响,近年新型激光和皮肤磨削术的应用,收到了较好的疗效。避免应用一些疗效不确切的方法治疗,防止形成瘢痕。

2. 物理治疗

(1) Q开关翠绿宝石激光:波长为755nm,脉宽3ms,能量密度5～9J/cm²。对颊部和额部色素斑效果较好,眼睑色斑效果较差,一般治疗5次以上方有较好疗效,治疗间隔时间为5～7个月。

(2) Q开关Nd:YAG激光:波长为1064nm,脉宽10ms,能量密度4～8J/cm²。对男性颊部和额部青黑色斑效果较好,眼睑色斑及青褐色斑效果较差。一般需治疗5次以上,治疗间隔时间为4～6个月。

(3) Q开关脉冲红宝石激光:波长为694nm,脉宽20～40ms,能量密度4～8J/cm²。一般需治疗4次以上,治疗间隔时间为5～7个月。

(4) 调Q-Nd:YAG染料激光:波长为700nm,脉宽7～10ms,能量密度4～6J/cm²。一般需治疗5次以上,治疗间隔时间为5～7个月。

(5) 强脉冲激光(光子嫩肤):可选用波长560～1200nm的滤光片,如选用645nm的滤光片,脉宽2.5～3ms,能量密度48～318J/cm²,三脉冲,脉冲间歇30～50ms,治疗4次对绝大部分患者有效。

3. 外科疗法　皮肤磨削术对面部及额部色素斑有较好疗效。

4. 中医治疗

(1) 实证型:皮损范围较广,颜色呈褐青或紫蓝,甚则为灰黑色;舌质暗红可有瘀斑、瘀点,脉涩滞。治宜活血通络,通行经脉,方选通窍活血汤加减,药用白附子、赤芍、川芎、桃仁、红花、苏木、白芷、生姜各10g,水煎汁,与血竭6g,老葱3根放入黄酒100ml中分次兑服,每日1剂。

（2）虚证型：皮损发生仅限于上下眼睑、颧、颞等处，颜色较淡，呈淡褐色或青灰色；舌暗红，脉细涩。治宜滋肾养阴，调和气血，方选六味地黄丸加减，药用熟地、丹参各 15g，山茱萸、凌霄花、丹皮、阿胶（烊化）、山药、茯苓各 10g，香附 6g，每日 1 剂，水煎取汁分次服。

以上方剂可酌情选用，连续服用可获色素变淡，但完全消退较为困难，若在激光治疗后配合应用，可增强疗效。

蓝 痣

蓝痣是一种由蓝痣细胞组成的良性皮肤肿瘤。可能系良性间叶黑素瘤。

【诊断要点】

1. 好发年龄 常自幼年发病，女性多于男性。

2. 好发部位 好发于面、四肢伸侧、手、足、腰、背及臀部。

3. 典型损害 皮损为大小不等的灰蓝至蓝黑色半球形结节或丘疹，表面光滑，基底无浸润，质较硬，一般单发，偶可多发。临床常将其分为普通蓝痣、细胞型蓝痣和联合痣三种，其中普通蓝痣直径较小，常不超过 1 厘米；细胞型蓝痣常发生于臀部或骶尾部，直径1～3 厘米或更大，偶可恶变；联合痣为蓝痣表面并发黑素细胞痣，其颜色常呈蓝黑色。

4. 自觉症状 无自觉症状。

5. 病程 慢性经过，不能自行消退。

6. 实验室检查 皮损活检组织病理示：蓝痣细胞（细胞呈梭形，尖端有长的树枝状突，胞质内充满黑素颗粒）主要位于真皮中下部，多见于皮肤附件、血管及神经周围，多巴反应阳性。

【治疗】

1. 一般治疗 蓝痣多发生于易受压和摩擦部位，平时应注意尽量减少物理性刺激，尤其是细胞型蓝痣可发生恶变，若发生异常改变时应尽早手术切除。

2. 物理治疗 位于影响美容部位且手术切除有困难的蓝痣，可应用波长 694nm 的 Q 开关红宝石激光治疗，其能量密度为$4～6J/cm^2$，脉宽25～40ms，光斑2～4 毫米。

3. 外科疗法 为治疗蓝痣的首选方法。发生恶变者扩切范围应包括周围正常组织 3 毫米，附近淋巴结有肿大者也应进行切除，面积较大者植皮。

Becker 痣

Becker 痣(色素性毛表皮痣)是一种含错构成分的类器官痣,并非黑素细胞痣。

【诊断要点】

1. 好发年龄　多见于10～20岁的青少年男性。

2. 好发部位　好发于胸部或肩部,偶见于下肢。

3. 典型损害　皮损通常为面积较大的淡褐色或褐色斑片,境界清楚,形状不规则,可呈网状,压迫不退色,日久表面可有较多色深较长的毛发出现,中心部皮纹可增厚,有时可与其他皮内痣或表皮痣并发,偶可伴发立毛肌肿瘤。皮损一般单发且发生于身体一侧,偶可多发或发生于身体两侧。

4. 自觉症状　无任何自觉症状。

5. 病程　皮损常持久存在,不能自行消退。

6. 实验室检查　皮损处活检组织病理示:表皮轻微角化过度,棘层肥厚,表皮突不规则向下延伸,基层黑素颗粒增多,真皮浅层可见噬黑素细胞。

【治疗】

1. 一般治疗　本病皮损多发生于隐蔽部位,且无自觉症状,不发生恶变和影响健康,但应避免拔除或剃除其上毛发,防止继发感染。

2. 物理治疗　发生于暴露部位或有美容要求者,可选用 QS ruby 激光(能量密度为7～20J/cm²,每月治疗1次)去除色素斑、长脉冲 Alexandrite 激光(波长 755nm)去除过多毛发。

3. 外科疗法　伴发皮内痣、表皮痣或立毛肌肿瘤者,可手术切除,面积较大者植皮。

遗传性对称性色素异常症

遗传性对称性色素异常症(对称性肢端色素沉着)是一种发生于肢端的色素沉着和色素减退性皮肤病。系常染色体显性遗传,常有家族史。

【诊断要点】

1. 好发年龄　70%患者的皮损在6岁以前发生,无明显性别差异。

2. 好发部位　好发于手背、足背、指(趾)关节伸面及踝关节等处,逐渐向上累及前臂和小腿,重者可累及全身皮肤、结膜和颊黏膜。

3. 典型损害　皮损初为密集的 0.3～0.5 厘米黄褐色至深棕色斑,随年龄增大其数量增多、面积扩大或相互融合成较大的色素性斑片,其间夹杂有大小不等的灰色色素减退斑,外观呈网状。

4. 自觉症状　无任何自觉症状。

5. 病程　皮损在青春期后发展缓慢,色素斑持久存在,无自行消退倾向。

6. 实验室检查　皮损处活检组织病理示:色素沉着斑的表皮基底细胞层色素颗粒明显增多,棘细胞层色素颗粒也可增多,但黑素细胞数量并无增多,电镜观察无黑素体复合物形成。色素减退区表皮基底细胞层黑素颗粒明显减少甚至缺失。

【治疗】

1. 一般治疗　本病无特殊有效的治疗方法,在试用药物或物理方法治疗时,一般最初先小面积试用,疗效较好时再大面积治疗,避免治疗方法选择不当而使治疗部位出现色素减退斑或白斑,更加影响美容。

2. 局部治疗　色素沉着斑可试用 4%～5%氢醌霜,每日 2 次,但应避开色素减退斑。

3. 物理治疗　色素沉着斑可试用 Q 开关 Nd:YAG 激光、Er:YAG 激光、Q 开关紫翠玉激光、Q 开关红宝石激光或短脉冲染料激光等治疗。

色素性玫瑰疹

色素性玫瑰疹又名色素性玫瑰糠疹,是一种以多发性皮肤斑状色素沉着为主要临床表现的色素性皮肤病。病因不明,可能与接触环境中毒性物质、内分泌疾病、自身免疫性疾病、药物或食物过敏、遗传、肿瘤及寄生虫感染等有关。

【诊断要点】

1. 好发年龄　主要见于青春期后的青年,无明显性别差异。

2. 好发部位　好发于躯干及四肢近心端,一般较少累及头面及手足。

3. 典型损害　皮损初起为数量较多、散在分布、小指盖至钱币大的玫瑰色或淡红色斑片,无鳞屑、水肿及浸润,数量逐渐增多,多数斑疹与皮纹走向一致。一般 10 天左右皮疹颜色逐渐转变为淡褐色,最终呈淡褐至黑褐色色素沉着斑。

4. 自觉症状　一般无任何自觉症状。

5. 病程　色素沉着斑常多年不消退。

6. 组织病理　红斑性皮损主要表现为角质层轻微增厚,可见角化不全,棘层肥厚,基底细胞液化变性,乳头层及网状层上层毛细血管轻微扩张,周围有以淋巴细胞为主的炎症细胞浸润,载黑素细胞数量较多,肥大细胞数量不增多。色素沉着性皮损主要表现为真皮浅层色素颗粒及载黑素细胞增多。

【治疗】

1. 一般治疗 本病目前尚无特效治疗药物及方法,虽然色素沉着斑持久存在,但预后良好。治疗主要是查找可能引起色素沉着斑的原发病,并及时去除。

2. 全身治疗 可给予维生素 C 0.6/d、维生素 E 0.3g/d 或六味地黄丸等,分次口服,但疗效一般。

3. 局部治疗 红斑性损害可外用 1% 氢化可的松霜、0.1% 丁酸氢化可的松霜、0.1% 糠酸莫米松霜、0.025%～0.1% 曲安奈德霜、0.1% 地塞米松霜或 0.05% 丙酸氟替卡松乳膏等,每日 2 次。色素沉着斑可涂搽氢醌霜,每日 2 次。

白 癜 风

白癜风是一种黑素细胞减少或缺失引起的皮肤、黏膜和毛发色素脱失性疾病。现代医学对白癜风的病因、发病机制、临床表现等多个方面进行深入研究和探讨后,发现其病因涉及遗传、自身免疫、黑素细胞自身破坏、神经精神、自由基、细胞因子、微量元素、内分泌、生化、代谢等诸多方面,发病机制比较复杂,多倾向于在遗传基础上多因素综合作用所致。

【诊断要点】

1. 好发年龄 白癜风在世界各地均有发生,不同肤色、年龄、性别的人均可发病。国内外多数报告显示,约 25% 白癜风患者于 10 岁前发病,约 50% 患者于 20 岁前发病,约 95% 患者于 40 岁之前发病,平均发病年龄约为 20 岁。

部分流行病学调查结果显示,女性发病年龄早于男性,平均发病年龄较男性患者小 5 岁。

2. 好发部位 白癜风可发生于身体任何部位皮肤、黏膜和毛发,尤多见于颜面、手背、腋下、乳晕、腹股沟、骶尾、肛周、口周、眼周等部位皮肤,眼、唇、齿龈、肛门、阴道、龟头等处黏膜,以及头发、眉毛、阴毛、腋毛等。有时白斑多发生于易受摩擦和外伤的部位,如骨突出处、前臂伸侧、指(趾)、腰腹部等。

3. 典型损害

(1) 皮损颜色:皮损颜色可为灰白、瓷白或乳白色,在疾病的不同时期,白斑颜色略有不同。发病初期,皮损可为较淡的色素减退斑。稳定期皮损可为乳白色斑,边缘有色素沉着。进展期部分白斑边缘有炎性红晕,紫外线照射后白斑可发红,压迫退色,与周围色素沉着的皮肤相比颜色反差更大,白斑境界更加清晰。

有时白斑内可见正常肤色、褐色、深棕色、黑色的斑点或斑片,或在白斑与正常皮肤之间有褐色中间带,以及白斑区发生炎症后呈现暂时性蓝色等。

(2)皮损形态:白斑可呈圆形、卵圆形、扇形、线状、条带状、不规则形等多种形状,边缘可表现为锯齿状,似花斑癣,与周围正常皮肤分界清楚,但在发病初期,有时白斑边界不清。部分白斑边缘在病情进展期发红,略微隆起。

(3)皮损范围:白斑数目多少不定,面积大小不等,可为单发或多发、直径数毫米至数厘米的点片状白斑,亦可为数片白斑相互融合或单片白斑逐渐发展成较大面积的斑片,甚至泛发周身。

(4)皮损分布:白斑可呈对称性、节段性、局限性、散发性和泛发性分布。

1)对称性分布是指白斑对称发生于两个或两个以上部位,但一般发病初期白斑并不对称,在病情发展过程中白斑逐渐呈现出对称性,有时类似镜像模式呈绝对性对称分布。

2)节段性白斑按皮节或某一神经支配区域呈单侧条带状分布,如四肢、躯干或颜面的一侧,一般不超过身体正中线。

3)局限性白斑局限于身体某一部位的较小区域或多片较小的白斑群集某一部位,但不呈皮节分布,也非对称性分布。

4)散发性白斑可发生于身体多个部位,数目多少不定,既非对称性分布,也非节段性分布,病情常处于进行性发展趋势。

5)泛发性是指白斑总面积超过体表面积的50%,对称或不对称分布于身体各处,甚至累及全身皮肤和黏膜,常由局限性或散发性白斑发展而来。

(5)毛发损害:9%～45%患者的白斑内可见脱色毛发,尤多见于眉毛和头发,但同一患者并非所有白斑内均有脱色的毛发,也并非单片白斑内的毛发全部脱色,如头皮受累,常表现为散在集簇样白发或数根头发脱色,很少全部头发完全性脱色。除白发外,约37%的患者尚可见早熟白发。

(6)黏膜损害:白斑可发生于龟头、阴道、口唇、齿龈、肛门等处黏膜,可单独发生,但更多见于与皮肤白斑同时存在,有时脱色斑初发于黏膜,经过一段时间以后,皮肤开始出现色素脱失斑,或由皮肤白斑逐渐扩大累及到黏膜所致。黏膜损害主要表现为色素脱失斑,但有时白斑色泽不如皮肤色素脱失斑明显,甚至难以发现,需仔细观察。

(7)同形反应:同形反应即正常皮肤在受到非特异性损伤后,诱发与已存在的皮肤病相同损害的一种现象。白癜风患者外观正常皮肤在受到切割伤、晒伤、摩擦、擦伤、烫伤等创伤后,出现受损伤处皮肤色素脱失,即白癜风的同形反应,其发生率为12%～68%,是判断白癜风病情处于进展期的重要依据。

（8）伴发疾病：白癜风的发病与机体自身免疫和遗传密切相关，患者可伴发多种自身免疫性疾病，如甲状腺机能亢进、慢性淋巴细胞性甲状腺炎、原发性特发性甲状腺机能减退、糖尿病、阿迪森病、自身免疫性多腺体综合征、Schmidt综合征、Down综合征、恶性贫血、类风湿性关节炎、银屑病、斑秃、皮肤划痕症、Bazex综合征、20甲营养不良、持久性色素异常性红斑等。

4. 小儿白癜风发病特点　白癜风在任何年龄均可发病，其中婴幼儿及儿童的患病情况、发病原因、病情进展、预后等都各具特点，是构成白癜风的特殊群体，了解和掌握小儿白癜风的发病特点，有助于白癜风的防治和对其发病机制进行更深入研究。

（1）患病情况：小儿白癜风约占白癜风患病总人数的30%，发病最早为出生时，10岁以前发病者约占白癜风患病总人数的25%，女童明显多于男童。

（2）诱发因素：患儿家族史阳性率较成人高，而且其家族中常有早产史，说明遗传因素在小儿白癜风发病中的重要作用。部分患儿的始发皮损在膝、肘、前臂、手足等容易受外伤部位，提示外伤可能是小儿白癜风发病的重要诱发因素。

（3）皮损部位：小儿白癜风的皮损分布位于头颈部者约为50%、双下肢者约为28%、躯干部者约为18%、会阴部者约为6%，最先发现的部位常为外生殖器、肛周等处。始发皮损多位于膝、肘、前臂、手、足跟等易受外伤处。

（4）皮损分布：皮损泛发者占儿童患病总人数的33%～42%、呈皮节分布者占17%～29%、局限和散发者占30%～50%。约41.3%节段型白癜风患者的发病年龄小于10岁。

（5）病情变化：皮损始发年龄的大小对白癜风的病情影响较小。由于小儿白癜风多为节段型，病情处于稳定状态者较成人患者多，多数节段型白癜风患儿发病后1～2年，病情即可相对稳定。

（6）身体状况：患儿伴有自身免疫性疾病的人数，明显少于成人白癜风患者，但特异性和非特异性自身抗体检出率却较高，如抗核抗体、甲状腺抗体、甲状腺微粒体抗体等阳性率明显高于正常同龄组儿童，而且患儿的一级和二级亲属中，自身免疫性疾病的患病率和发育前灰发的发生率，均较正常对照组高，提示小儿白癜风患者发生自身免疫性疾病的风险较正常儿童增大。

（7）心理状况：学龄前患儿的主要生活环境为家庭，而且常常以自我为中心，白癜风常不会造成对患儿心理的影响。但学龄期患儿对周围人群的冷落、嘲弄较为敏感，自尊心较强，以及受各种治疗的影响等，自尊心容易受到伤害，造成心理压力，导致心情郁闷、性格孤僻、睡眠障碍等，甚至产生自卑感，影响病情稳定和治疗效果。

5. 临床分型　目前国际医学界对白癜风尚无统一的临床分型标准。我国中西医结合学会皮肤性病专业委员会色素病学组委员会，于2003年12月将白癜风分为二型、二类、二期。

（1）二型：即寻常型和节段型。寻常型包括局限性（白斑单发或多发，局限于身体某一部位）、散发性（白斑散发或多发，常对称分布）、泛发性（白斑散布周身，可相互融合成弥漫性斑片，有时仅残留小片岛屿状正常皮肤）、肢端性（白斑发生于颜面、手足、指（趾）等处；节段型即白斑单发或多发，沿某一皮神经支配区域单侧分布。

（2）二类：即完全性白斑和不完全性白斑。完全性白斑即白斑为纯白色或瓷白色，白斑中没有色素再生斑点，白斑组织内黑素细胞消失或功能完全丧失，对二羟苯丙氨酸反应阴性；不完全性白斑即白斑脱色不完全，白斑内可见色素性斑点，白斑组织内黑素细胞数量减少或功能损伤，对二羟苯丙氨酸反应阳性。

（3）二期：即进展期和稳定期。进展期表现为白斑数目逐渐或短期内增多，原有白斑逐渐向正常皮肤移行、扩大，境界模糊不清，易发生同形反应。稳定期表现为白斑停止发展，境界清晰，边缘色素加深，无新发白斑。

6. 自觉症状　白癜风的皮肤损害一般无自觉症状，但约有10％患者在色素脱失前和2％～5％患者在病情进展期，部分皮损发生炎症反应，出现皮炎样改变，并伴有不同程度瘙痒。

7. 病程　白癜风的病情发展受多种因素的影响，既可突然加剧，数周或数月内白斑泛发全身，也可相对稳定，白斑数年甚至数十年无明显变化。国内外多项调查结果显示，约70％白癜风患者的病情处于进展期，10％～20％患者的白斑自行或日光照射后复色，少数患者的白斑在数年后可完全消退。

一般来说，白癜风的病情和病程与遗传、皮损分布、好发部位等有关，有家族史、皮损始发于躯干背部或手足、黏膜受累或皮损散发者，病情常呈进行性发展趋势、病程长；而无家族史、皮损呈节段性分布、始发部位为面部或四肢，病情进展常较缓慢，多在发病后1～2年内停止发展。其他如精神紧张、情绪低落、心情抑郁、日光晒伤、妊娠等可使病情加剧。

8. 实验室检查　伍德灯下，色素脱失斑或减退斑呈瓷白色。部分患者血清铜、锌、硒、钴、铁、锰、镓、铬、镍等微量元素含量下降，免疫球蛋白水平增高，抗黑素细胞抗体阳性。

脱色区活检组织病理示：黑素细胞破坏或缺失，脱色斑边缘和外观正常皮肤有不同程度的表皮灶性单一核细胞浸润，主要为淋巴细胞。

【治疗】

1. 一般治疗　锻炼身体，增强体质，提高机体免疫力。调整膳食结构，饮食多样化，多食鱼、海蚌、胡桃等含锌、铜丰富，以及黑木耳、胡萝卜、花生、黑豆、绿豆、莲藕、芝麻、枣、豆制品、瘦肉、鱼肉等维生素B族、蛋白质含量高的食品。少食鲜橘、柚子、鲜枣、番茄、山楂、杏、樱桃、猕猴桃、草莓、杨梅等富含维生素C食品，以及葱、姜、蒜、辣椒、牛肉、羊肉、醇酒等辛辣刺激和肥甘厚味食品。

避免皮肤遭受物理、化学性损伤，病情进展期防止外伤，积极治疗合并的其他疾病。禁用可引起黑素细胞损伤的药物，如氢醌、儿茶酚胺、维A酸、壬二酸等。避免心理伤害，消除不良情绪，减轻心理压力，保持良好、稳定的心态，心情舒畅，治疗中辅以镇定剂、静脉封闭等，可减少患者的思维活动，缓解心理压力。

2. 全身治疗

（1）光敏剂：可选用8-甲氧补骨脂素0.3～0.4mg/kg·次、4,5,8-三甲氧补骨脂素10～50mg/次、凯林50～100mg/次，口服后1～2小时，白斑处照射日光或紫外线，每周照射2或3次。

（2）糖皮质激素：病情处于进展期、白斑面积超过体表面积20%的寻常型患者，可给予醋酸泼尼松、氢化可的松、曲安西龙、地塞米松、倍他米松、醋酸泼尼松龙或甲基泼尼松龙等，剂量依病情而定，一般初始用量相当于醋酸泼尼松20～30mg/d，病情控制后逐渐减量至5～10mg/d，顿服或隔日服药1次，2～3个月为一疗程。

（3）维生素类：可给予叶酸1～4mg/d、维生素E 100～300mg/d、维生素B_{12} 50～75mg/d、维生素B_1 30～90mg/d、维生素B_6 30～60mg/d、烟酸100～400mg/d或泛酸钙30～60mg/d，以及复方抗氧化剂（由维生素E、甲硫氨酸、泛醌、亚硒酸-甲硫氨酸组成）等，间断性服用对白斑复色有益。

（4）微量元素：可给予0.5%硫酸铜溶液30滴/d，溶于温水或牛奶中分次饭后服用，数月为一疗程。0.5%硫酸锌口服液60～100ml/d、硫酸锌片400～600mg/d、葡萄糖酸锌0.5～1mg/kg·d、醋酸锌50～150mg/d或醋酸N-半胱氨酸400mg/d、甘草锌胶丸0.6～1.2g/d、甘草锌颗粒5～10g/d等，分次口服，4～8周为一疗程。小儿亦可选用施尔康、小儿施尔康、21金维他等。

（5）苯丙氨酸：能拮抗对黑素细胞有特异性细胞毒作用的抗体产生，紫外线照射后可使白斑复色。常用量为50mg/kg·d，6个月为一疗程。

（6）环孢素：可抑制白癜风的异常免疫反应，对部分患者有效。常用量为3～5mg/kg·d，分次口服，疗程5～30周，但应注意该药的副作用，一般服药4～6周无效则停用。

（7）免疫调节剂：可选用转移因子口服液10～20ml/d、胸腺肽10～20mg/次（每日或隔日1次，肌肉或皮下注射）或左旋咪唑（成人用量150mg/d，儿童为2.5mg/kg·d，分3次口服，每周连服2天或每2周连服3天）等，疗程3～6个月。

（8）氯法齐明：可使含黑素的表皮厚度增加或在真皮沉积使白斑红染，其他方法治疗效果不佳时可以试用。成人常用量为100～300mg/d（症状有所缓解后用50～100mg/d维持治疗），儿童常用量为1mg/kg·d，分次或顿服。

3. 局部治疗

（1）糖皮质激素制剂：可选用0.05%丙酸氯倍他索霜、0.05%双醋二氟松霜、0.05%卤美他松霜或软膏、0.1%哈西缩松霜或溶液、0.025%丙酸倍氯美松软膏、0.5%丁氯倍他松软膏、0.1%倍他米松戊酸酯霜或软膏、0.1%糠酸莫米松软膏、0.025%～0.1%曲安缩松霜或软膏、0.1%氢化可的松丁酸酯、0.05%氯倍他松丁酸酯霜或软膏、0.05%曲安西龙二甲基亚砜醑、0.1%地塞米松乳膏、0.1%～2.5%氢化可的松碱基或醋酸盐霜、0.25%甲基泼尼松龙霜或软膏等，每日2次，薄涂患处，可交替选用不同种类和剂型。适用于白斑数量较少、面积较小者，面部应避免外用含氟糖皮质激素。

（2）氮芥酊：可抑制白癜风皮损的免疫应答，消除异常免疫反应对黑素细胞的影响，而且其所致的炎症性光敏反应可增强酪氨酸酶活性，促进黑素细胞产生黑素。临床常使用0.05%～0.1%的盐酸氮芥乙醇，宜用高浓度或无水乙醇配制，并低温保存。

一般配制1周内氮芥乙醇的药效不会明显下降，超过1周则药效渐减。若在氮芥酊中加入糖皮质激素，可减轻皮肤刺激症状和避免发生过敏反应。

（3）活性维生素D₃制剂：活性维生素D₃衍生物制剂主要有他骨化醇软膏（浓度为2μg/10g）和0.005%卡泊三醇软膏，两者治疗白癜风均有较好疗效，若同时照射紫外线其疗效可增强。每周使用量不宜超过软膏剂100g，孕妇慎用，外生殖器部位禁用。

（4）蒽林制剂：可增强皮肤对紫外线的敏感性，刺激黑素细胞增殖，促进黑素合成，同时具有弱的免疫抑制作用，可减轻免疫反应对黑素细胞的损伤，但对皮肤和黏膜有一定的刺激性，高浓度、大面积外用可吸收中毒，并可使衣服染色。常选用0.5%～1%蒽林酊或0.1%～2%蒽林软膏，涂于白斑表面，每日1次，疗程4～8周。

（5）喜树碱酊：局部外用具有一定的免疫抑制作用。外用常配成喜树碱酊（喜树碱干粉20mg、甘油20ml、氮酮5ml，95%乙醇加至100ml），每日2次，3个月为一疗程。若在喜树碱制剂中加入适量糖皮质激素或苯海拉明，可减轻皮肤刺激症状。外阴、肛周、腋下、乳房下等黏膜及间擦部位禁用。

（6）其他：如 2%碘酊、0.001%α-促黑素溶液、二羟基丙酮复合液（二羟基丙酮 2g，溶于 50%二甲基亚砜溶液 100ml 中，同时加入维生素 B₁ 200mg）、1.2mg/ml 黑素生成素溶液、拟过氧化氢酶软膏、凯林溶液、5%5-氟尿嘧啶软膏、10%苯丙氨酸凝胶、0.1%他克莫司软膏、1%吡美莫司软膏等，均可酌情选用。

4. 局部注射

（1）阿托品：可抑制白癜风皮损内增强的胆碱能活性，从而提高酪氨酸酶活性，对自主神经功能紊乱和临床有血瘀证的白癜风患者疗效较好。可选用 0.1%硫酸阿托品注射液 1ml 加注射用水 12.5ml，混匀后注射于白斑表皮内，每周 1 次，10 次为一疗程。

（2）糖皮质激素：白斑皮下放射状注射用 1%普鲁卡因或 1%利多卡因溶液稀释而成的 1%醋酸泼尼松龙混悬液、0.5%甲泼尼龙醋酸酯混悬液、1%曲安西龙双醋酸酯混悬液、0.2%复方倍他米松混悬液或 1%曲安奈德混悬液，根据白斑面积注射 0.5～1ml，每周或每月 1 次，每次总用量不超过该糖皮质激素的一次最大用量。

（3）硫代硫酸金钠：治疗机制为重金属可与巯基结合，消除对酪氨酸酶的抑制作用，促进黑素合成。方法为在白斑处皮内多点注射，每次 1ml，每周 1 次，10 次为一疗程，无效则停止治疗。

5. 物理疗法

（1）PUVA：即口服或外用光敏剂后照射长波紫外线（UVA）治疗白癜风的一种光化学疗法。光敏剂主要为 8-甲氧补骨脂素和 4,5,8-三甲氧补骨脂素，光源为长波紫外线灯，方法有口服 PUVA 和外用 PUVA 法。

口服 PUVA 法为照射 UVA 前口服 8-甲氧补骨脂素 0.3～0.6mg/kg·次或 4,5,8-三甲氧补骨脂素 10～50mg/次；外用 PUVA 法为白斑区涂搽 1%8-甲氧补骨脂素溶液或 0.1%8-甲氧补骨脂素软膏 30～60 分钟后照射 UVA。首次照射剂量为每平方厘米白斑 1J 或照射最小红斑量的 80%，以后根据皮肤反应情况逐渐增大剂量，每周照射 2 或 3 次。

（2）窄谱 UVB：局部或全身照射波长 311nm 的窄谱中波紫外线（NB-UVB），具有诱导 T 细胞凋亡、抑制朗格汉斯细胞递呈功能、减少表皮朗格汉斯细胞数量、影响尿刊酸转化、降低表皮多种炎症细胞因子含量、促进外毛根鞘多巴胺阴性的黑素细胞增殖分化并向表皮细胞移行等多种生物学效应。

初始照射剂量为 0.075J/cm²，每次增加照射剂量约为初始剂量的 20%，直至皮肤产生轻度红斑反应，每周照射 2 次。

（3）准分子激光：近年采用氯化氙准分子激光器产生的波长 308nm 紫外线激光脉冲，治疗白癜风取得了较好疗效。方法为白斑处照射 308nm 准分子激光，每次照射剂量为红斑量，每周 3 次。

（4）CO_2 激光：功率为 15W，光斑直径 0.2～0.4mm，根据表皮厚度点灼白斑 0.6～3 秒，深度以刚达真皮浅层为宜，每两个灼点间距 0.5 厘米。术后创面照射散焦激光（$30mW/cm^2$），每次 15 分钟，连续 5 天。此外，CO_2 激光点灼可作为白癜风表皮移植术前受皮区的表皮去除方法之一。

（5）皮肤磨削术：方法为白斑区常规消毒局麻后，使用皮肤磨削机祛除表皮，深度以见到点状出血为宜，创面用生理盐水湿敷后，涂包 0.5％～10％5-FU 软膏，每日 1 次，一般7～10 天后，改为外用 5％磺胺嘧啶钠聚乙烯醇，每日 1 次，直至上皮完全恢复。适用于病情处于静止期的白癜风患者，但白癜风进展期、瘢痕体质者禁用。

6. 外科疗法　是通过外科手术将自体的正常皮肤组织、毛囊或体外培养的自体黑素细胞移植至白斑处，使白斑复色的治疗方法，适用于病情处于静止期的白癜风患者。方法主要有自体表皮移植、全厚层钻孔移植、刃厚皮片移植、单株毛囊移植等；黑素细胞移植法主要有自体黑素细胞纯培养移植、表皮细胞悬液移植、培养表皮片移植等。

7. 遮盖疗法　是用含有染料的化妆品遮盖白斑，使其颜色接近周围正常肤色的一种美容术。遮盖剂可选用 0.2％～5％二羟基丙酮乙醇或含有人工色素的化妆品，使用时根据白斑周围正常肤色进行调配，然后薄涂于白斑表面。黄肤色的白癜风患者也可外涂青核桃皮乙醇或直接外搽青核桃皮汁，局部注射 1％黄色素也可达到遮盖白斑的效果。

8. 纹色疗法　是一种将带有色素的非致敏源性物质通过物理方法植入白斑处，而达到与正常肤色一致效果的美容术。染料一般选择不同深度颜色的氧化铁染料，使用针式纹色机，根据不同部位皮肤的厚度调整进针深度，使与正常皮肤颜色相近的染料带入真皮浅层，从而使部分顽固难治的暴露部位白斑得以遮盖。

9. 脱色疗法　是指使用脱色剂或物理方法，使久治不愈白斑周围着色过深的皮肤颜色变淡而缩小与白斑色觉的反差，或祛除泛发性白癜风皮损中残留的正常皮肤色素，而达到肤色一致效果的方法。

可选用 3％～20％氢醌单苯醚软膏或 4-对甲氧酚脱色，或选用液氮冷冻、Q 开关红宝石激光脱色。适用于白斑面积超过体表面积 50％、在应用现有复色疗法均失败、个人要求达到肤色一致者方才考虑选择的一种方法。

10. 心理治疗　是以一定的理论为指导,以良好的医患关系为桥梁,应用心理学的方法影响或改变病人的感受、认知、情绪及行为,调整个体与环境之间的平衡,从而减轻患者的心理压力,方法主要包括认知教育、心理疏导、生物反馈疗法、气功疗法、心象疗法等。

总之,白癜风发病机制的复杂性,决定了其治疗必须综合分析其病因病势,采取系统和科学的方法进行施治,并且应注意全身治疗与局部治疗、生物疗法与物理疗法、药物治疗和心理治疗、中医治疗和西医治疗、治疗与预防之间的有机结合,以及近期疗效与远期疗效、治疗方法与其不良反应之间的利弊等,客观评价治疗效果,把握病情变化,正确预后判断。

11. 中医治疗

(1) 风燥证:主要见于青壮年患者,白斑境界较清晰,表面有光泽,扩展较快,多发于胸背、双上肢,也可泛发周身;舌质红、苔少、脉洪数。治宜散风润燥,方选二至丸加减,药用:黑芝麻 30g,刺蒺藜、桑椹各 15g,女贞子、旱莲草各 12g,丹参、防风、浮萍各 10g,白附子、甘草各 6g,每日 1 剂,水煎取汁分次服。

(2) 湿热证:多见于中青年患者,老年患者少见。白斑透显淡褐色或淡粉红色,夏秋季节扩展较快,冬春季节扩展缓慢或无变化,日晒或遇热后局部瘙痒,多发生于颜面、七窍周围和颈项处;舌质淡红,苔薄黄或微腻,脉濡数。治宜清热除湿,方选胡麻丸加减,药用大胡麻、豨莶草各 15g,石菖蒲、防风、苦参各 10g,白附子、苍术、重楼、红花、蛇蜕各 6g,每日 1 剂,水煎取汁分次服。

(3) 寒凝证:多见于中老年患者,白斑颜色晦暗,扩展缓慢或多年无变化,持久存在,顽固难退,多发生于双下肢和手足背、指(趾)等处;舌质淡红,苔薄白,脉沉细。治宜散寒通络,方选神应消风散加减,药用何首乌、夜交藤、鸡血藤、丹参各 15g,党参、白芷、苍术各 10g,路路通、麻黄、红花各 6g,全蝎 1～2 个,每日 1剂,水煎取汁分次服。

(4) 肝郁证:多见于女性患者,白斑透显淡红色,多局限于一处,也可散发周身,病情变化或白斑扩展常与精神紧张和情绪波动有关,常伴月经不调;舌质暗红,苔少,脉弦数。治宜舒肝解郁,活血增色,方选逍遥散加减,药用灵磁石或自然铜 30g,八月扎、益母草各 15～30g,苍耳子 12～15g,炒白芍、干地黄、当归、茯苓各 10g,郁金 6g,每日 1 剂,水煎取汁分次服。

(5) 肾虚证:多见于男性患者,白斑颜色瓷白,境界清晰,散在分布于周身各处,病情进展常与身体状况有关,过度疲劳、房事过频则病情加剧,白斑扩展加快,常伴头晕、肢倦、阳痿等;舌质淡红,苔少,脉细弱。治宜滋补肝肾,方选五子衍宗丸加减,药用何首乌、刺蒺藜、当归各 15g,沙苑子、蛇床子、覆盆子各 12g,黑芝麻10～15g,枸杞子、车前子、生熟地、赤芍各 10g,每日 1 剂,水煎取汁分次服。

以上各证加减法:①急躁易怒者加丹皮、蚤休、焦山栀;②乳房胀痛或有结块者加远志、玄胡索、王不留行;③白斑以头面部为多者加羌活、升麻、桔梗、藁本;④白斑以胸胁部为多者加瓜蒌皮、薤白;⑤白斑以腹部为多者加木香、乌药、香附;⑥白斑以双下肢为多者加川牛膝、木瓜、蚕砂、萆薢;⑦白斑以双上肢为多者加桑枝、姜黄;⑧白斑泛发周身者加蝉衣、稀莶草、佩兰、浮萍、葱白;⑨风盛者加秦艽,寒重者加桂枝,湿重者加藿香、佩兰,血瘀明显者加泽兰、川芎,血虚明显者加阿胶、桑椹,气血不足者加黄芪;⑩白斑顽固难退者加檀香、沉香、麝香;跌扑损伤而发白斑者加乳香、没药、苏木;女子有崩漏者加阿胶;男子有遗精者加生龙牡;伴有家族史者加服六味地黄丸等。

(6)中成药:可选用白蚀丸、白癜风胶囊、白灵片、白癜风丸、白驳丸、白癜丸、浮萍丸、复方补骨脂丸、补骨脂注射液、制斑素注射液等,分次口服或肌肉注射。

(7)外治法

1)散剂:可选用①雄黄祛白散,药用密陀僧 10g,白芷、白附子各 6g,雄黄 3.5g,共研细末,用鲜黄瓜切面蘸药粉涂搽白斑,擦至白斑微红为宜,每次 10～15 分钟;②轻粉散,药用密陀僧 60g、硫磺 30g、轻粉 5g、枯矾 10g,共研细末,用 0.1%地塞米松霜调匀涂搽患处;③消斑散,药用密陀僧、煅硼砂、樟脑、硫磺、枯矾、轻粉各 15g,冰片 3g,共研细末,用鲜姜切面蘸药粉涂搽患处,每日 1 次,每次 5～10 分钟;④黄白散,药用白及 15g,雄黄、硫磺、雌黄、朱砂、密陀僧各 10g,白附子 5g,麝香、冰片各 1.5g,共研细末,用茄蒂或茄皮蘸药粉涂搽患处。每日 1 次,每次 10～15 分钟。

2)酊剂:可选用①密陀硫磺酊,药用密陀僧、补骨脂、生姜各 40g,雄黄、硫磺各 10g,白降汞 5g,斑蝥 3 只,先将密陀僧、补骨脂、生姜、斑蝥研细末,用 75%乙醇 400ml 浸泡 1 周后过滤去渣,并浓缩至原液量的 1/3,将雄黄、硫磺、白降汞研细末后放入浓缩乙醇药液中而成,用棉签蘸药液涂搽患处,每日 3～5 次;②白癜酊,药用墨旱莲 80g,熟地 60g,黄芪 50g,补骨脂、苍耳子、刺蒺藜、当归、首乌、川芎、甘草各 30g,桂枝、红花、洋金花粉各 20g,用 55 度白酒 2500ml 浸泡 1 周后取上清液涂搽患处,每日 3～5 次;③祛白酊,药用人参 9g,制首乌 4g,白鲜皮、女贞子、黄芪各 3g,熟地黄、千年健各 2g,用 75%乙醇 100ml 浸泡 1 周后,取药液涂搽患处,每日 3 次;④消白酊,药用当归、乌梅各 30g,刺蒺藜、菟丝子、补骨脂、红花各 10g,川乌、草乌、蝉蜕、雄黄、蛇蜕各 5g,轻粉 4.5g,共研末后用 75%乙醇 500ml 浸泡 1 周后,过滤去渣取药液涂搽患处,每日 2 次。

此外,消斑酊(何首乌、女贞子、当归、熟地、黄芪、血竭各10g,补骨脂、刺蒺藜、旱莲草各15g,鸡血藤、升麻、红花、川芎、赤芍各5g,苍术、降香各3g,共研末加温水浸泡2小时后煎煮15分钟,2次去渣后加入白酒适量,取上清液涂搽患处,每日3次)、复方卡力孜然酊(驱虫斑鸠菊、补骨脂、蛇床子、白芥子、何首乌、丁香、当归、防风、乌梅等,用适量适度乙醇或白酒浸泡而成,涂搽患处,每日2次)等,局部外用也有较好疗效。

3) 醋剂:可选用①生地黄、土茯苓各30g,连翘、滑石各20g,牡丹皮、生栀子、赤芍、黄芩各15g,防风、蝉蜕各12g,甘草10g,用陈醋1000ml浸泡1周后,取药液涂搽患处,每日2次;②蛇床子9g,密陀僧、硫磺、雄黄、苦参、白芷各6g,轻粉4.5g,共研末醋调敷患处,每日2次;③白附子、川楝皮、石脑、雌黄、雄黄、硫磺各等份,研末后醋调敷患处,每日2次;④楮实子、绿豆粉各15g,皂角、甘松、白芷各10g,密陀僧、白附子、冰片各5g,共研细末,醋调敷患处,每日2次。

4) 溶液:选用①鲜马齿苋捣烂取汁,每100ml加硼酸2g,涂搽患处,每日2次;②何首乌、白鲜皮、黄芪各30g,自然铜、补骨脂、姜黄、丹参各15g,刺蒺藜、防风各10g,水煎浓汁搽洗患处,每日3~5次。

5) 软膏剂:补骨脂、刺蒺藜各10g,大枫子、蓖麻子、大苏打各1g,轻粉、樟脑、冰片各0.5g,共研细末后放入16g凡士林中混匀,外涂患处,每日2次;②密陀僧、蛇床子、硫磺、枯矾、雄黄各6g,梅片3g,共研细末,凡士林调匀外涂患处,每日1次;③补骨脂、桃仁、玉竹各等份,共研粗粉1kg,用70%乙醇浸泡后,将提取物制成乳膏,外涂患处,每日2次。

6) 油剂:选用①黑芝麻、黑草子、白芥子、丁香各100g,研末后用鸡蛋黄20个、羊油1000g,调匀外涂患处;②活鳗1500~2500g,将鱼肉切成小块,文火炼制,使油慢慢煎出,鱼肉渐成焦黑后停火,取油脂涂搽患处,每日2次。

(8) 光敏中药:补骨脂、蛇床子、北沙参、决明子、茜草根、马齿苋、无花果、白芷、独活、羌活、前胡、茴香、防风、虎杖、麦冬、姜黄等,口服和外用均具有较强的光敏作用,可作为PUVA的光敏剂。

(9) 针灸疗法

1) 针法:①根据病因取穴。气血不和证取三阴交、足三里、血海、曲池、风池等穴,施平补平泻法;肝肾不足证取肝俞、肾俞、命门、太冲、太溪、三阴交等穴,施补法;瘀血阻滞证取三阴交、血海、行间、风市、膈俞等穴,施泻法。针刺得气后留针15~30分钟,每日或隔日1次。②根据白斑位置取穴。白斑在头面部者取合谷、风池;在腹部取中脘;在胸部取膻中;在上肢取曲池;在下肢取血海、三阴交。针刺得气后留针30分钟,每日1次。

2）灸法：取侠下穴（肱二头肌外侧缘中 1/3 与下 1/3 交界处稍上方陷中）、癜风穴（掌侧中指末节横纹稍上方陷中）。方法为先用三棱针点刺局部皮肤出血，然后单侧癜风穴灸艾柱 3 壮，每日 1 次，注意勿灼伤皮肤。艾条中若加用一些中草药可增强其作用，如将石菖蒲、白芥子各 30g，五倍子、威灵仙、白蔻仁、桑叶、当归、川芎各 10g，全蝎 10g，共研末放入艾柱底部或制成药饼隔药饼灸。

3）耳针法：①常选肺、枕、内分泌、肾上腺等穴或与皮损相应区域，取其中 2～3 穴，用毫针刺入后埋针，两耳交替，每周轮换 1 次；②主穴取肺、神门、肝、肾、枕的敏感点，配穴取内分泌、内质下，每次选3～5穴，单耳埋针或用王不留行籽贴压，双耳交替，每周轮换 1 次；③使用消毒的碎瓷片在耳轮下方划长 2～3 毫米小口，深度以刚出血为宜，用无菌棉球压敷，每周 1 次。

4）梅花针法：用梅花针或 5～7 根毫针集束固定后，叩击消毒麻醉后的白斑，深度以有点状出血为宜，创面用无菌纱布包扎，5～7 天治疗 1 次。适用病情处于稳定期的白癜风患者。

5）火针法：即用酒精灯将不锈钢针尖烧红后，迅速点刺消毒麻醉后的患处皮肤，深度1～2 毫米，每平方厘米白斑点刺8～10针，患处用无菌纱布包扎。7～10 天局部痂皮脱落后行下一次治疗。每次针刺处均应尽量避免以前针刺过的点，严禁针刺已有色素再生的区域。

6）拔罐法：适用于临床有血瘀证的白癜风患者。

①火罐疗法。白斑区消毒后，用三棱针在拔罐中心区点刺，程度以刚刚出血为宜，然后将火罐吸附其上，每次5～15 分钟，每周治疗 1 次。

②药罐疗法。将药液（如灵磁石 30g，鸡血藤 20g，牡丹皮、刺蒺藜、丹参、当归、赤芍各 15g，川芎、木香、荆芥各 10g，共放入 95％乙醇 500ml 中浸泡 10 天）浸湿的脱脂棉球贴附于火罐壁中段，点燃后吸附于掌侧孔最、足三里、三阴交等穴或皮损处，每次10～15 分钟，每日或隔日 1 次。

若拔罐后局部外涂活血化瘀、增强紫外线致光敏作用的中草药制剂，可增强白斑复色效果。

附：小儿白癜风防治注意事项

小儿身体处于发育阶段，机体免疫力较弱，在白癜风治疗的过程中，应注意药物的毒副作用，权衡利弊，保证治疗的安全性和有效性，以最好的疗效、最小的药物副作用为前提进行施治，保护患儿的身心健康和身体正常发育。

1. 合理膳食结构，避免过多忌口 患病后应注意调整饮食结构，多食用高蛋白、高能量、维生素 B 族含量高的食品，适量补充多种微量元素，多吃深颜色食品和绿色蔬菜。少食富含维生素 C 的食品，病情进展期忌食鱼腥海味和肥甘厚味之品,但应避免过多忌口,防止造成营养不良影响身体发育。

2. 及时进行诊治,加强皮肤保护　患病后家长应及时送患儿到医院诊治,并协助医生寻找可能的诱发因素,治疗方案应在医生的指导下制定和实施。加强皮肤保护,避免外伤和感染,积极治疗患儿合并的其他皮肤病。

3. 安全合理用药,避免身体伤害　白癜风的治疗措施较多,部分药物和方法对患儿身体发育有一定的影响,如系统应用免疫抑制剂、抗肿瘤药、长期大面积外用糖皮质激素、口服 8-MOP 的 PUVA 及外科疗法等,应避免应用。可选择紫外线照射、免疫调节剂、中医中药及副作用小的外用药等,并根据病情变化情况及时调整治疗方案,避免医源性伤害。避免使用可加剧病情的磺胺类、胱氨酸、青霉胺、维生素 C 等药物。

4. 规范外用疗法,注意内外结合　治疗小儿白癜风外用药的浓度、剂型应适宜,避免刺激。外用糖皮质激素时,应选择中、强效类制剂,待病情控制后逐渐降低用药浓度和药效强度,不宜大面积、长期使用。病情进展期避免使用氮芥、卡泊三醇、喜树碱等刺激性较大的外用药,夏季也应注意暴露部位涂搽具有光感性药物的时间和用药次数,减少日光照射时间,防止光毒反应的发生,并注意内用疗法和外用疗法的相互结合,以提高疗效。

5. 持续系统治疗,掌握用药方法　白癜风的各种治疗方法,均需较长时间方能产生疗效,应耐心坚持用药,避免间断。由于患儿对白癜风复杂的治疗措施较难接受和配合,尤其是外用疗法,很难每天坚持搽药,患儿亲属应耐心引导,妥善照料,掌握用药方法,坚持每天检查和督促用药,协助涂搽外用药。

6. 减轻心理压力,避免精神伤害　白癜风是一种心身疾病,心理压力和精神伤害同样影响小儿白癜风的病情,治疗过程中应减轻功课造成的压力,营造和谐的生活、学习和家庭环境,多给予患儿安慰和关怀,避免外界不良因素的刺激,使其保持良好和愉快舒畅的心情,以利病体康复。

小儿白癜风及时有效的治疗,配合心理治疗和良好的护理措施,病情常能得到控制和缓解,使皮损面积缩小甚至完全复色,尤其是节段型白癜风,预后较好,而且合理的治疗不会影响患儿身体和智力的正常发育。

晕　痣

晕痣是一种色素痣周围出现晕环状色素脱失斑的色素异常性皮肤病。病因不明,可能由异常免疫反应所致,少数白斑可在激光、冷冻、搔抓等祛除色素痣后形成,有时与白癜风或黑素瘤同时发生,或是白癜风病程中的一种伴随现象,故多数学者认为晕痣是白癜风的一种特殊表现。极少数患者有家族史。

【诊断要点】

1. 好发年龄　任何年龄、不同性别、不同人种均可发病,但以10～20岁青少年最为多见,有报告85%～90%的晕痣发生在30岁以前,发生率无性别差异。据统计,1%～48%晕痣病例伴发白癜风,0.5%～50%白癜风患者伴有晕痣。

2. 好发部位　多发生于躯干上部,偶见于四肢和颜面,罕有发生于头皮者。

3. 典型损害　晕痣常在不知不觉中发生,一般认为仅需数日或数周即可形成,且晕痣形成后色素脱失斑的面积常不再扩大,呈静止状态。皮损为直径0.5～2厘米境界清晰的圆形或近圆形色素脱失斑,边缘无色素沉着,多数单发,极少数可有2个或2个以上超过10个罕见。

皮损表面光滑,无丘疹、鳞屑、渗液、痂皮等,中央有一针帽至粟粒大色痣,其大小与色素脱失斑的面积无明显关系。色素脱失斑或色素痣周围的毛发可脱色,呈灰白色或白色。在晕痣发生发展过程中,有时色素减退斑可出现一过性潮红。

4. 自觉症状　色素减退斑和色痣无任何自觉症状。

5. 病程　晕痣发生后数月至数年,多数晕痣中央的色痣会自行消失,消退前色痣的颜色逐渐变淡,直至色素完全脱失,与周围色素减退斑呈一致颜色。在色痣消失后不久,少数色素减退斑可自行复色,但大多数色素减退斑倾向于持久存在。

6. 实验室检查　晕痣活检组织病理示:白斑处黑素细胞及黑素颗粒明显减少或缺失,个别残存的黑素细胞有不同程度空泡变性,并已从基底细胞层中脱落,可见核固缩和黑素体的自噬现象,基底细胞层朗格汉斯细胞数量显著增多。色素痣多为混合痣,也可为皮内痣或交界痣。

【治疗】

1. 一般治疗　晕痣发生后,应检查其他部位是否合并白癜风或黑素瘤,并给予相应处理。中央色素痣可自行消退,尽量避免过早选用理化方法去除,以免引起色素减退斑扩大。

2. 局部治疗　色素减退斑可外用0.05%丙酸氯倍他索霜、0.05%卤美他松霜或软膏、0.1%哈西缩松霜或溶液、0.025%丙酸倍氯美松软膏、0.5%丁氯倍他松软膏、0.005%卡泊三醇软膏、0.1%他克莫司软膏或1%吡美莫司软膏,每日2次。

3. 物理治疗　单纯晕痣且中央色痣长久不消退者,可选用微波、激光、电灼、电凝、液氮冷冻等将其去除,但周围色素脱失斑并不一定能复色。

4. 外科疗法　面积较小的单纯晕痣可将色素痣和周围白斑手术切除。

贫 血 痣

贫血痣是一种由于局部血管缺如或血液供应不足所致的皮肤色素减退斑。患处血管缺如或血液供应不足可由于缩血管神经纤维兴奋性亢进或舒血管神经纤维功能明显受抑制,使血管长期处于收缩状态而引起,并非血管结构异常,而是该处血管对儿茶酚胺的敏感性增高所致。

【诊断要点】

1. 好发年龄　多在出生后不久或儿童期发生。

2. 好发部位　好发于胸背和面部,但也可发生于身体任何部位。

3. 典型损害　皮损为大小不等边缘不规整的苍白色斑,圆形、卵圆形或不规则形,境界清晰,患处用玻片压迫与周围变白的皮肤颜色不易区分,用手摩擦患处,周围皮肤变红而浅色斑不变红。

4. 自觉症状　贫血痣无任何自觉症状。

5. 病程　苍白色斑发生后可随身体生长略有增大,成年后无明显变化,终身不退。

6. 实验室检查　患处活检组织病理无异常改变,血管处于持久收缩状态,对儿茶酚胺的敏感反应性增强,表皮基底层黑素细胞形态和数量正常。

【治疗】

1. 一般治疗　本病为局限性血管持久性收缩所致的缺血性苍白色斑,目前无有效方法治疗,需与白癜风、无色素性痣等色素减退性皮肤病鉴别,避免误诊误治。

2. 局部治疗　局部涂搽5％二羟基丙酮或鲜核桃皮汁可使患处淡白色斑染色,缩小与周围皮肤颜色的反差。

特发性点状白斑

特发性点状白斑是一种特发性多发性点状色素减退性皮肤病。病因不明,多发生于长期生活在高原及阳光充足地区的人群,推测可能与紫外线照射有关。

【诊断要点】

1. 好发年龄　发病最小年龄为3岁,但以50岁以上的老年人多见,无明显性别差异。

2. 好发部位 好发于双下肢,也可见于腹部、面部和双上肢。

3. 典型损害 皮损初期为淡白色境界不十分清楚的斑点,日久颜色转为境界清楚的瓷白色斑,多角形或不规则形,直径2～6毫米不等,表面轻微凹陷,其内毳毛脱色不明显,无毛周及边缘色素沉着,摩擦后白斑变红。

4. 自觉症状 无任何自觉症状。

5. 病程 白斑常稳定持久存在,不能自行消退。

6. 实验室检查 白斑处活检组织病理示:表皮基底层可见 Dopa 阳性的黑素细胞,但反应强度明显减弱,黑素体中黑素颗粒显著减少。

【治疗】

1. 一般治疗 本病无任何自觉症状且对健康无影响,一般不需要治疗,但发生于年龄较小的早期色素减退斑,应进行观察,定期复查,避免与早期白癜风混淆。

2. 局部治疗 位于影响美容部位的白色斑点可手术切除。此外,将正常皮肤移植到白斑处或白斑皮内注射长效糖皮质激素,可能会有色素再生。

比尔贫血痣

比尔贫血斑(Bier's spots)又称 Marshall-White 综合征(Marshall-White syndrome),为皮肤血管痉挛引起的缺血性白色斑疹。皮肤毛细血管功能失调、静脉曲张或静脉压力增高等因素引起血管痉挛,而出现缺血性白斑。

【诊断要点】

1. 好发人群 多见于有神经质的中年男性,但青年人尤其是青年女性临床并不少见。

2. 好发部位 白色斑疹好发于四肢末端、手掌和足背。四肢可同时发生,也可双上肢、双下肢或单个肢体发生。

3. 典型损害 损害为圆形、椭圆形或不规则形直径数毫米至 2 厘米的淡白色斑,境界较清楚,边缘轻微模糊,周边皮肤正常或轻微发红,散在密集分布,互不融合,白斑表面温度稍有降低,但并不十分明显。白色斑疹以肢体下垂时明显,抬高下肢或上举上肢,白斑色泽变淡或消失。一般在夏季白斑显现最为明显,可伴失眠症和心动过速。

4. 自觉症状 白斑处无任何自觉症状。

5. 病程 白斑夏季明显,冬季减轻或消退,数年后可完全缓解。

6. 实验室检查　用激光多普勒测速法对白斑进行检测,结果为白斑处血管收缩,白斑周缘发红处皮肤血管扩张。

【治疗】

比尔贫血斑一般不需要治疗,伴有静脉曲张或静脉压力增高者进行相应治疗,伴有神经质者进行心理疏导。必要或患者治疗要求强烈时,可试用血管扩张剂。

第十九章　黏膜及与皮肤黏膜交界处疾病

光化性唇炎

光化性唇炎是一种日光照射引起的唇部光敏感性炎性皮肤病。可能与食用光感性植物或蔬菜,以及某些药物、肝脏疾病等影响卟啉代谢有关,部分患者有家族史。

【诊断要点】

1. 好发人群　多见于长期从事室外活动的农民和船员,患者主要为男性。

2. 好发部位　损害局限于唇红处,尤以下唇最为多见。

3. 典型损害　损害初为强烈日光照射后唇部发生急性炎症,唇红处充血红肿,表面常有大小不等密集的小水疱,破溃后糜烂、渗液、结痂或形成浅表性溃疡。反复发作后,唇红干燥、脱屑,黏膜上皮不同程度增厚、变硬,呈半透明象牙白色,表面可形成表皮裂纹和皲裂,若出现灰白色角化性斑块、疣状结节或顽固性溃疡,则为癌变征象。

4. 自觉症状　常有唇部紧缩、灼痛感,进食辛辣、灼热及饮料等刺激性食物后加重。

5. 病程　唇炎常在夏季加重、冬季减轻,经久不愈,病程可长达数年之久。

6. 实验室检查　光敏试验常阳性;血、尿、粪卟啉含量常高于正常值。

慢性唇炎处活检组织病理示:唇黏膜上皮角化不全或角化过度,棘层肥厚,上皮细胞不同程度发育异常,甚至发生原位癌。

【治疗】

1. 一般治疗　急性炎症期应限制室外活动,避免日光照射,外出时唇红处涂搽防晒霜或戴口罩遮光。应尽量避免使用可诱发和加重本病病情的唇膏和含氟牙膏,刷牙时可在唇部涂搽较厚的唇膏,洗漱后再用清水冲洗干净。

避免食用芹菜、无花果、小白菜、莴苣、灰菜、油菜、茴香、苋菜、泥螺以及异丙嗪、磺胺类、氯丙嗪、利尿剂等光敏性较强的食品和药物。加强唇部护理,避免撕剥干燥的痂皮和食用烫热的食品。

2. 全身治疗

(1) 维生素类:可给予复合维生素 B 4～6 片/d 或维生素 B_2 15～30mg/d、

烟酰胺120～300mg/d、维生素 A 5 万～10 万 U/d,分次口服。

(2) 氯喹:可试用氯喹 0.25g/d 或羟氯喹200～400mg/d,分次或 1 次口服,对部分患者有效。

(3) 沙利度胺:对多数患者有效,常用量为150～300mg/d,分次口服,症状控制后逐渐减量至50～75mg/d,维持治疗2～3 个月。

(4) 对氨基苯甲酸:口服后表皮能吸收280～320nm 紫外线,具有广谱避光的作用。常用量为3～6g/d,分次口服。

(5) 抗组胺药:可缓解患者的瘙痒及不适症状,常选用盐酸西替利嗪 10mg/d、盐酸左西替利嗪 5mg/d、氯雷他定 10mg/d 或依巴斯汀 10mg/d 等抗组胺类药物,分次或 1 次口服。

(6) 糖皮质激素:急性期或炎症明显者,小剂量短期应用糖皮质激素有较好疗效。常选用醋酸泼尼松 10～20mg/d,分次或顿服,症状控制后逐渐减量至停用。

(7) 免疫抑制剂:部分顽固且症状严重者,可酌情试用硫唑嘌呤 1～3mg/kg·d,分次口服。

3. 局部治疗　急性期红肿、糜烂、渗出性损害,可选用 3%硼酸溶液、生理盐水等冷湿敷,渗液减少后外涂金霉素甘油、红霉素甘油、林可霉素利多卡因凝胶、1%醋酸氢化可的松软膏、0.1%丁酸氢化可的松霜或 0.01%地塞米松霜,每日 2次。增生性斑块可涂搽 5%5-氟尿嘧啶软膏或 0.025%～0.1%维 A 酸乳膏,每日 1 或 2 次。外出时可外涂 5%二氧化钛软膏、3%氯喹软膏、1%对氨基香酸软膏、5%奎宁霜等避光剂。

4. 封闭治疗　顽固难退且症状明显者,损害内可注射用 1%普鲁卡因或1%利多卡因溶液稀释而成的 1%醋酸泼尼松龙混悬液、0.5%甲泼尼龙醋酸酯混悬液、1%曲安西龙双醋酸酯混悬液、0.2%复方倍他米松混悬液或 1%曲安奈德混悬液 0.5～1ml,每周或每月 1 次。

5. 物理治疗　外用 20%氨基酮戊酸的光动力疗法,常可收到较好疗效。增生性斑块、结节或角化性白斑,可选用液氮冷冻、CO_2激光、微波、[90]锶贴敷等方法治疗。

6. 外科疗法　癌变性损害应尽早手术切除。对一般治疗无效的局限性损害也可手术治疗,切除暴露的唇红黏膜,将内侧唇黏膜移植至切除部位,但目前已较少应用。

7. 中医治疗

(1) 胃经风火证:起病迅速,初为唇部瘙痒,色红肿胀,继而干裂渗液,唇纹消失,伴口渴喜冷饮,大便秘结;舌质红,苔薄黄,脉滑数。治宜清热泻火,凉血疏风,方选双解通圣散加减,药用生石膏、滑石各 15g,连翘、荆芥、防风、黄芩、白术、白芍各 10g,栀子、升麻、桔梗、当归、甘草 6g,每日 1 剂,水煎取汁分次服。

(2)脾经血燥证:起病缓慢,唇部肿胀,干燥如火燎,皲裂脱屑或渗液结痂,唇纹消失,伴口甜黏浊,小便黄赤;舌质红,苔干少津,脉数。治宜凉血润燥,祛风清热,方选四物消风饮加减,药用生地 30g,黄芩、当归、赤芍、防风各 10g,柴胡、荆芥、升麻、甘草各 6g,每日 1 剂,水煎取汁分次服。

(3)气虚风盛证:病程日久,唇部淡红肿胀,破裂渗液,伴气短乏力,食少腹胀,大便溏泄,消瘦;舌质淡红,苔薄白,脉细数。治宜健脾益气疏风,方选参苓白术汤加减,药用薏苡仁、山药各 30g,炒扁豆、茯苓、党参、白术、陈皮各 10g,砂仁(后下)各 8g,桔梗、甘草各 6g,每日 1 剂,水煎取汁分次服。

(4)外治法:局部可涂搽鲜大青叶汁、黄连膏、甘草油、紫草油等,每日 3～5 次。

剥脱性唇炎

剥脱性唇炎是一种以唇红持久炎症性红斑、脱屑为特征的慢性黏膜疾病。病因不明,可能与唇膏、牙膏、某些食品等刺激有关,儿童患者常为特应性体质。

【诊断要点】

1. 好发年龄　多见于青少年女性,尤其是神经质者。

2. 好发部位　主要发生于唇红,尤多见于下唇。

3. 典型损害　轻症者主要为唇红处弥漫性红斑,表面有少量糠秕样鳞屑或淡黄褐色痂皮,严重者可有少量渗液和多量黄色痂,痂下为浅表糜烂面,颜色青紫,重症者唇红皱褶变平或消失,伴有皲裂和出血,可波及口周皮肤甚或面部。

4. 自觉症状　患处常有灼痛、紧缩感,进食辛辣、热烫、饮料等刺激性食品可加重。

5. 病程　损害呈慢性经过,可持续数月甚至数年之久。

【治疗】

1. 一般治疗　积极寻找和去除可能的诱发因素,纠正舔唇、咬唇、撕剥等习惯,避免使用唇膏、含氟牙膏,以及食用过热的食品或色素较多的水果、刺激性饮料等,刷牙后应将残留在唇部的牙膏用清水冲洗干净。尽量戒烟,加强唇部护理,外出时涂搽油性唇膏,减轻风吹日晒的刺激。

2. 全身治疗

（1）维生素类：可给予复合维生素 B 4～6 片/d 或维生素 B_2 15～30mg/d、维生素 C 0.3～0.6g/d，分次口服。

（2）氨苯砜：可试用氨苯砜 50～100mg/d，分次或顿服，对部分患者有效。

（3）糖皮质激素：炎症明显者，可短期给予小剂量糖皮质激素。常选用醋酸泼尼松 15～30mg/d，分次或顿服，症状控制后减量至停用。

（4）抗组胺药：可选用苯海拉明 100～150mg/d、盐酸西替利嗪 10mg/d、盐酸左西替利嗪 5mg/d、氯雷他定 10mg/d 或依巴斯汀 10mg/d 等，分次或 1 次口服，可缓解瘙痒及不适症状。

3. 局部治疗　患处可涂搽凡士林软膏、5％硫磺软膏、金霉素甘油、红霉素甘油、林可霉素利多卡因凝胶、1％醋酸氢化可的松软膏、0.1％丁酸氢化可的松霜或 0.01％地塞米松霜等；伴有皲裂者，可涂搽 2％～5％尿囊素霜、10％尿素霜、0.5％硝酸银软膏或溶液、氧化锌软膏等，每日 2 次。将 5％～10％碘化钾或 5％普鲁卡因导入唇内组织，对病情缓解有益。

4. 封闭治疗　顽固且症状明显者，损害内可注射用 1％普鲁卡因或 1％利多卡因溶液稀释而成的 1％醋酸泼尼松龙混悬液、0.5％甲泼尼龙醋酸酯混悬液、1％曲安西龙双醋酸酯混悬液、0.2％复方倍他米松混悬液或 1％曲安奈德混悬液 0.5～1ml，每周或每月 1 次。

5. 物理治疗　患处可照射氦-氖激光，顽固者可照射浅层 X 线或贴敷 ^{90} 锶。

6. 中医治疗

（1）内治法：可选用滋阴清热、养血润燥的玉女煎合六味地黄丸加减，药用熟地、丹皮各 15g，山茱萸、天花粉、山药各 12g，知母、牛膝、泽泻、茯苓、丹皮各 9g，生甘草 6g；或方选具有清热除湿、健脾和胃功效的健脾除湿汤，药用大豆黄卷、生薏米、生扁豆、茯苓、山药、萆薢、枳壳、黄柏、白术、芡实等，炎症明显者加银花；口渴加花粉、芦根。每日 1 剂，水煎取汁分次服。

（2）外治法：选用石膏粉 47g、冰片 3g，加蜂蜜 50g 混匀成糊状，涂搽患处，每日 2 次；或苦参 30g，地肤子 25g，白鲜皮 20g，蛇床子、川槿皮各 15g，水煎取汁趁热湿敷患处，每次 15～20 分钟，每日 3 次。

腺性唇炎

腺性唇炎是一种以唇红小涎腺增大和继发性炎症为主要特征的慢性疾病。病因不明，先天性者为常染色体显性遗传，后天性发病者可能与烟、酒和日光刺激，以及唇黏膜慢性感染、口腔病灶、精神异常等有关。

【诊断要点】

1. 好发年龄　多于青春期以后发病，40岁以上者多见，男性多于女性。

2. 好发部位　多发生于下唇，偶可累及上唇。

3. 典型损害　下唇弥漫性肿胀，黏膜肥厚外翻，重者可形成巨唇。表面常敷有一层较薄的胶样黏液膜，唇内侧黏膜可见数量多少不等筛孔样似黏液腺开口的紫色隆起，触之有砂粒样感，用力挤压可见少量透明黏液从小的隆凸中央溢出，晨起上下唇黏膜可相互被黏液粘连。

部分损害可继发细菌感染，表面有脓性分泌物或浅表性溃疡，累及腺体时可形成脓肿和窦道。本病癌变率为8%～35%。

4. 自觉症状　唇部常有紧缩肿胀感和触痛，对冷热、理化等刺激敏感性增强。

5. 病程　唇炎呈慢性经过，难以根治，病程可长达数年甚或数十年。

6. 实验室检查　唇红炎症明显处活检组织病理示：黏膜下腺体增生、腺管扩张，伴炎症细胞浸润或肉芽肿改变。

【治疗】

1. 一般治疗　积极寻找和去除可能的病因和诱发因素，彻底根除口腔慢性感染灶，加强口腔卫生和保健。忌烟酒和理化物质的刺激，避免经常挤压患处，对日光敏感者外出时应涂搽防晒霜。

2. 全身治疗　可给予10%碘化钾溶液10～30ml/d，分次口服，疗程至少2个月，对部分患者有效。继发脓肿者可给予罗红霉素150～300mg、阿奇霉素500mg/d、克拉霉素0.5～1g/d、头孢氨苄1～4g/d、头孢拉定1～2g/d、头孢曲松1～2g/d或阿莫西林-克拉维酸钾0.75g/d（按阿莫西林计算），口服、肌注或静滴。

3. 局部治疗　单纯腺性唇炎可涂搽0.05%卤米松霜或软膏、0.05%丙酸氯倍他索软膏、0.1%哈西奈德乳膏或软膏、0.1%糠酸莫米松乳膏或0.1%曲安奈德霜，每日2次，对少数患者有效。

继发细菌感染者，可选用2%～4%碳酸氢钠溶液、复方氯己定溶液或多贝尔漱口液湿敷，外涂林可霉素利多卡因凝胶、2%莫匹罗星软膏、0.5%～1%新霉素软膏、3%磷霉素软膏、1%诺氟沙星软膏或0.2%盐酸环丙沙星软膏，每日2或3次。

4. 封闭治疗　受累唇内注射用1%普鲁卡因或1%利多卡因溶液稀释而成的1%醋酸泼尼松龙混悬液、0.5%甲泼尼龙醋酸酯混悬液、1%曲安西龙双醋酸酯混悬液、0.2％复方倍他米松混悬液或1‰曲安奈德混悬液1～2ml,每周或每月1次,常有较好疗效,但可引起口唇肌肉无力。继发感染者应在症状彻底控制后再实施此疗法。

5. 物理治疗　可酌情照射浅层X线或贴敷³²P。

6. 外科疗法　唇部进行美容外科疗法,有一定效果。慢性顽固性且纤维化明显或形成窦道者,可手术切除,在伤口愈合后局部注射长效糖皮质激素,可增强疗效。发生癌变者应早期手术切除。

接触性唇炎

接触性唇炎是一种接触化学物质引起的唇部炎症。多为化学物质刺激或过敏反应所致。

【诊断要点】

1. 好发年龄　任何年龄均可发生,但多见于中青年女性。

2. 好发部位　损害发生于上下唇及口周皮肤。

3. 典型损害　损害依化学物质的性质不同而表现各异。急性接触性皮炎可表现为红斑、水肿、水疱、糜烂、结痂等多形性损害。慢性过敏反应所致的唇炎可表现为淡红色斑,表面干燥,可有少量鳞屑,唇黏膜及口周皮肤轻微增厚,皱褶变平或消失,可见裂纹和皲裂,患病长久者局部可发展成白斑或疣状结节,甚至癌变。

4. 自觉症状　常有灼热、瘙痒和刺痛。

5. 病程　急性发病,呈慢性经过,去除原因后症状可自行缓解。

【治疗】

1. 一般治疗　积极寻找和去除可疑的刺激物和致敏原,停用唇膏、口红、漱口液、洁齿剂及指甲油等,避免食用薄荷、留兰香、柠檬、胡桃、芒果、芦笋、桂皮油等,改换乐器吹口,纠正咬甲、含笔帽或铅笔头等习惯,尽量戒烟或吸烟时去掉过滤嘴色素纸。

2. 全身治疗　可给予苯海拉明50～75mg/d、盐酸赛庚啶6～12mg/d、盐酸西替利嗪5～10mg/d、盐酸左西替利嗪2.5～5mg/d、氯雷他定5～10mg/d、特非那定60～180mg/d或咪唑斯汀5～10mg/d,分次或1次口服,同时给予维生素C 0.3～0.6g/d,分次口服。

严重的急性唇炎可短期给予糖皮质激素,常选用醋酸泼尼松30～45mg/d,分次口服,或地塞米松5～10mg/d,肌肉注射。

3. 局部治疗 急性糜烂性损害可选用复方氯己定溶液、3%硼酸溶液或生理盐水冷湿敷,每日3～5次,每次10～15分钟;渗液减少或干燥性损害,可外用1%糠酸氢化可的松软膏、0.1%丁酸氢化可的松霜、0.1%地塞米松霜、0.1%糠酸莫米松乳膏、0.1%曲安奈德霜,或林可霉素利多卡因凝胶、金霉素甘油、红霉素甘油等;伴有皲裂者,可外用2%～5%尿囊素霜、10%尿素霜、0.5%硝酸银软膏或溶液、氧化锌软膏等,每日2次。

4. 封闭治疗 慢性顽固性损害,局部可注射用1%普鲁卡因或1%利多卡因溶液稀释而成的1%醋酸泼尼松龙混悬液、0.5%甲泼尼龙醋酸酯混悬液、1%曲安西龙双醋酸酯混悬液、0.2%复方倍他米松混悬液或1%曲安奈德混悬液1～2ml,每周或每月1次。

5. 物理治疗 慢性损害照射氦-氖激光,每日1次,每次10～20分钟,连续15～30次,常有较好疗效。

6. 手术治疗 发生癌变的损害应及早手术切除。

浆细胞性唇炎

浆细胞性唇炎是一种以浆细胞浸润为主的慢性唇部炎症。病因不明,可能为理化及生物制剂引起的局部免疫异常或变态反应所致。

【诊断要点】

1. 好发年龄 可发生于任何年龄,多见于青少年,男女均可发病。

2. 好发部位 常发生于下唇,偶可累及上唇牙龈、软腭及咽部黏膜,可与浆细胞性外阴炎同时并发。

3. 典型损害 损害为表面带有漆样光泽的水肿性斑块或结节,质稍硬,不能明显被压缩,唇黏膜浸润肥厚,常干燥脱屑,可有结节、糜烂和结痂,偶可形成深浅、大小不等的溃疡。后期肥厚的黏膜可萎缩变薄。

4. 自觉症状 多无明显自觉症状,溃疡性损害常有疼痛。

5. 病程 损害呈慢性经过,常持久存在,难以自行消退。

6. 实验室检查 唇部损害处活检组织病理示:唇黏膜上皮轻度增生伴海绵形成,真皮水肿,伴有多数成熟的浆细胞浸润。

【治疗】

1. 一般治疗 减少可能引起本病发病的物理性、化学性和机械性刺激,避免唇部外伤和食用过热食品,减少日光照射,停用唇膏、口红和化学性漱口液。

2. 全身治疗 给予复合维生素 B 4～6 片/d 或维生素 B₂15～30mg/d,分次口服,对溃疡性损害的愈合可能有益。灰黄霉素 500mg/d,分次口服,对部分患者有效。

3. 局部治疗　糜烂性或溃疡性损害可选用复方氯己定溶液、3％硼酸溶液或生理盐水冷湿敷,每日 3～5 次,每次 10～15 分钟,渗液减少或干燥性损害,外涂 1％醋酸氢化可的松软膏、0.1％丁酸氢化可的松霜、0.1％地塞米松霜、0.1％糠酸莫米松乳膏、0.1％曲安奈德霜,或林可霉素利多卡因凝胶、金霉素甘油、红霉素甘油或氧化锌软膏,每日 2 次。

4. 封闭治疗　水肿性斑块或结节性损害内,注射用 1％普鲁卡因或 1％利多卡因溶液稀释而成的 1％醋酸泼尼松龙混悬液、0.5％甲泼尼龙醋酸酯混悬液、1％曲安西龙双醋酸酯混悬液、0.2％复方倍他米松混悬液或 1％曲安奈德混悬液 1～2ml,每周或每月 1 次,常可收到较好疗效,但长期应用可引起唇黏膜萎缩。

5. 物理治疗　溃疡性损害可照射氦-氖激光或 UVB,每日或隔日 1 次。

6. 外科疗法　可疑癌变或顽固溃疡性损害,应及早手术切除并进行组织病理检查。

口 角 炎

口角炎是一种发生于两侧上下唇联合处口角区皮肤及黏膜的急慢性炎症。病因较为复杂,与机械性刺激、营养不良、核黄素缺乏、糖尿病、贫血、细菌感染、念珠菌感染、单纯疱疹病毒感染、特应性皮炎、脂溢性皮炎,以及舌舔、咬甲、含铅笔和唾液分泌过多等有关。

【诊断要点】

1. 好发年龄　可发生于任何年龄,多见于婴幼儿,男女均可发病。

2. 好发部位　多对称发生于口角区皮肤和黏膜,少数单侧发生。

3. 典型损害　口角区皮肤、黏膜潮红、糜烂、渗液、结痂和裂隙,基底浸润较明显,表面可因唾液浸渍而发白,细菌感染所致者可有少量脓性分泌物和黄色痂皮,念珠菌所致者表面可覆灰白色苔膜,伴有特应性皮炎者局部常较干燥和发生皲裂,营养不良所致者常伴有光面舌。

反复发作或慢性口角炎,口角常干燥、粗糙、脱屑和皲裂,可见放射状沟纹,偶可形成肉芽肿样损害。皮损消退后留褐色沉着斑。

4. 自觉症状　患处常有烧灼感和干燥紧缩感,过度张口可有疼痛。

5. 病程　去除致病原因后一般 2 周左右痊愈,但易复发。

【治疗】

1. 一般治疗 积极查找和去除可能的诱发因素,控制原发疾病病情,纠正不良习惯,避免机械性刺激,婴幼儿应及时擦拭口角的涎水。调整饮食结构,多食用蔬菜、水果、蛋类、奶类、瘦肉等富含维生素、蛋白质及铁的食品。

2. 全身治疗 主要针对病因治疗,如核黄素缺乏所致者,给予维生素 B_2 30~60mg/d 或复合维生素 B 3~6 片/d,分次口服;念珠菌所致者,给予制霉菌素 5 万~10 万 U/kg·d 或伊曲康唑 100mg/d,1 次或分次口服;细菌感染所致者,给予罗红霉素 150~300mg/d(儿童 5~10mg/kg·d)、红霉素 1~4g/d(儿童 30~50mg/kg·d)、阿奇霉素 500mg/d(儿童 10~12mg/kg·d)、克拉霉素 0.5~1g/d(儿童 15mg/kg·d)、阿莫西林 2~4g/d(儿童 5~10mg/kg·d)、头孢氨苄 1~4g/d(儿童 25~50mg/kg·d)或阿莫西林-克拉维酸钾 0.75g/d(儿童 50~60mg/kg·d,均按阿莫西林计算),分次或 1 次口服;单纯疱疹病毒感染所致者,给予阿昔洛韦 1.2~1.6g/d、阿糖腺苷 10mg/kg·d、阿糖胞苷 0.5~2mg/kg·d 或利巴韦林 0.5~1g/d,分次口服或静脉滴注等。

3. 局部治疗 特异性皮损可外用含糖皮质激素、抗真菌或抗细菌药的复合制剂,如复方曲安奈德软膏、曲安奈德益康唑软膏、复方咪康唑软膏、复方酮康唑软膏或 2％龙胆紫溶液等;干燥伴有皲裂者,可外用 2％~5％尿囊素霜、10％尿素霜、0.5％硝酸银软膏或氧化锌软膏,每日 2 或 3 次。

有明确真菌或细菌感染者,给予单纯抗生素制剂,如 2％莫匹罗星软膏、1％利福平软膏、3％磷霉素软膏、1％诺氟沙星软膏、0.2％盐酸环丙沙星软膏、0.5％~1％新霉素软膏,或 2％克霉唑霜、1％益康唑霜、2％咪康唑霜、1％联苯苄唑霜,1％萘替芬霜、1％特比萘芬霜等,每日 2 次。单纯疱疹病毒感染所致者,可涂搽 5％阿昔洛韦霜、3％酞丁胺霜、1％喷昔洛韦软膏、3％膦甲酸钠软膏、5％咪奎莫特霜或基因工程干扰素 α-2a 软膏(10 万 U/5g)、基因工程干扰素 α-1b 软膏(25 万 U/5g)、基因工程干扰素 α-2b 软膏(100 万 U/5g),每日 3 次。

4. 中医治疗

(1)脾胃积热证:口角红斑、肿胀、流涎,表面结痂,自觉疼痛,影响张口和进食,口气热臭,口舌干燥,舌红苔黄,脉滑而数。治宜清胃凉血,方选清胃散加减,药用薏苡仁、山药各 15g,知母 10g,生地 12g,当归、丹皮、黄连、生麻各 9g,生甘草 6g,每日 1 剂,水煎取汁分次服。

(2)阴虚内热证:口角处皮肤黏膜湿润、皲裂、粗糙、脱屑,可见放射状皲裂,症状时轻时重,迁延难愈,伴心烦,手足心热,舌红少苔,脉细数。治宜养阴清热,方选玉女煎合六味地黄丸加减,药用石膏 20g,熟地、麦冬各 15g,山茱萸、山药各

12g,知母、牛膝、茯苓、丹皮、泽泻各 9g,甘草 6g,每日 1 剂,水煎取汁分次服。

(3)外治法:干燥皲裂性损害,可外敷青白散油糊(煅石膏 370g、海螵蛸 90g、青黛 30g、冰片 3g,共研成细末,麻油调成糊状),每日 2 次。糜烂、结痂性损害,可选用茵陈、苦参、黄柏各等量,水煎取汁局部湿敷。

肉芽肿性唇炎

肉芽肿性唇炎是一种病理呈肉芽肿样改变的慢性唇部炎症。病因不明,可能系 Melkersson-Rosenthal 综合征的唇部表现。

【诊断要点】

1. 好发年龄　多见于中青年,男女均可发病。

2. 好发部位　最常发生于上唇唇红,也可累及下唇、眼睑、鼻及颊部。

3. 典型损害　损害初为突然发生的唇部弥漫性肿胀,局部温度可增高,可被压缩,持续数小时至数月后肿胀不完全消退,反复发作后肿胀呈持续性,唇部呈弥漫性象皮肿样改变,质韧且轻微发硬,不能完全被压缩。

4. 自觉症状　患处常有肿胀不适感,无疼痛和瘙痒,不伴有全身症状。

5. 病程　肿胀呈周期性反复发作,数年后肿胀呈持续性,以后部分可逐渐消退恢复正常。

6. 实验室检查　患处活检组织病理示:真皮及皮下组织慢性肉芽组织性炎症细胞浸润。

【治疗】

1. 一般治疗　早期肉芽肿性唇炎较难与其他原因所致的唇部肿胀区别,应注意鉴别,避免误诊误治。寻找和去除可能的诱发因素,彻底根除慢性牙源性感染灶,保持口腔卫生。减少唇部理化因素的刺激,避免经常挤压和揉搓。

2. 全身治疗　可给予氯法齐明 100～300mg/d、氯喹 0.25～0.5g/d、氨苯砜 50～100mg/d、沙利度胺 100～300mg/d 或醋酸泼尼松 30～45mg/d,分次口服,对部分患者有效。牙源性感染灶可给予四环素 2g/d、米诺环素 100～200mg/d、甲硝唑 0.4～0.6g/d、替硝唑 1g/d 或复方磺胺甲基异噁唑 4 片/d,分次或顿服。

抗组胺药物苯海拉明 50～75mg/d、盐酸赛庚啶 6～12mg/d、盐酸西替利嗪 10mg/d、氯雷他定 10mg/d 或依巴斯汀 10mg/d,分次或 1 次口服,对少数患者有效。

3. 封闭治疗　患处注射用 1％普鲁卡因或 1％利多卡因溶液稀释而成的 1％醋酸泼尼松龙混悬液、0.5％甲泼尼龙醋酸酯混悬液、1％曲安西龙双醋酸酯混悬液、0.2％复方倍他米松混悬液或1％曲安奈德混悬液1～2ml,每周或每月1次,对多数患者有效。

4. 外科疗法　久治不愈的顽固性肿胀或纤维化较明显者,可外科手术切除,伤口愈合后局部注射长效糖皮质激素,可收到较好疗效。

5. 中医治疗　本病发病与湿、痰、热等有关,治宜健脾利湿,佐以清热祛痰、宣畅肺气。偏湿热者,药用蒲公英40g,薏苡仁、金银花、桑白皮各30g,丝瓜络、白茯苓各20g,牡丹皮、车前草、赤芍、川贝各10g,炒白术6g,山豆根5g;偏气机不畅者,药用蒲公英35g,薏苡仁30g,白茯苓、飞滑石、杏仁各20g,炒白术、金银花、车前草、赤芍各12g,白豆蔻、白通草、竹草各6g,每日1剂,水煎取汁分次服。

慢性唇炎

慢性唇炎是一种发生于唇部的慢性炎症性疾病。病因不明,患者多见于高原寒冷地区或在气候干燥季节发病,或与舔唇、咬唇、嗜烟酒、冷热刺激、化妆品、牙膏、肥皂及机械性刺激等有关。

【诊断要点】

1. 好发年龄　多见于青少年,男女均可发病。

2. 好发部位　好发于下唇唇红,少数可累及上唇及口周皮肤。

3. 典型损害　损害初为唇红区干燥脱屑,可有少量渗出,干燥后表面结淡黄褐色痂,边缘轻度浸润,常有少量灰白色鳞屑。可因机械性刺激出现皲裂、表皮撕脱和出血,严重者红肿明显,偶可继发感染出现脓疱和脓痂。

4. 自觉症状　常有患处灼热、瘙痒及紧缩感。

5. 病程　症状缓解与加重反复交替,可迁延数年之久。

6. 实验室检查　唇部皮损活检组织病理呈非特异性炎症表现,黏膜上皮角化不全或角化过度,常有剥蚀性缺损,上皮细胞排列正常或轻微水肿,固有层淋巴细胞、浆细胞轻度浸润,血管扩张充血。

【治疗】

1. 一般治疗　避免外界理化因素的刺激,纠正舔唇、咬唇等不良习惯,戒烟酒。干燥、多风、寒冷季节,外出时可涂搽油性唇膏或植物油。多食用富含维生素尤其是维生素A的食品,避免偏食和辛辣刺激性饮食。

2. 全身治疗　可给予维生素A 2.5万～5万U/d、复合维生素B 2～4片/d,分次或顿服。

3. 局部治疗　渗液结痂性损害或皲裂,可用3％硼酸溶液或生理盐水湿敷,干燥脱屑性损害可涂搽林可霉素利多卡因凝胶、1％金霉素软膏、0.5％新霉素氧化锌油、1％醋酸氢化可的松软膏或 0.1％丁酸氢化可的松霜,每日 3～5 次。

4. 中医中药

（1）脾虚湿热证:唇炎日久不愈;舌质淡,苔黄。治宜健脾除湿,方选健脾除湿煎加减,药用大豆黄卷、淮山药、生扁豆、苡仁各 15g,金莲花、茯苓、白术、芡实、枳壳、萆薢、黄柏各 10g,每日 1 剂,水煎取汁分次服。

（2）阴虚燥热证:唇干口燥,大便干结;舌红少苔。治宜滋阴润燥,方选养阴益胃汤加减,药用枇杷叶、生地、熟地、黄芩、枳壳、石斛、元参各 9g,桑叶、茵陈、甘草各 6g,每日 1 剂,水煎取汁分次服。

（3）外治法:渗出较多或结痂性损害,可选用白鲜皮、川槿皮、蛇床子、地肤子、苦参各 15g,水煎取汁湿敷患处,每日 3～5 次。亦可选用捣烂如泥的血见愁草贴敷,或鲜马齿苋、大青叶、鲜芙蓉叶、鲜三七叶捣汁外敷患处,每日 3 次。

地 图 舌

地图舌是一种舌面呈地图样改变的慢性游走性浅表性舌炎。病因尚不清楚,可能为先天性或与体质虚弱有关,银屑病、脂溢性皮炎、过敏体质等患者的发生率较高,遗传、情绪波动、月经失调等也可能与发病有关。

【诊断要点】

1. 好发年龄　任何年龄均可发病,无明显性别差异。

2. 好发部位　发生于舌背尤其是舌侧缘,位置常不断变化。

3. 典型损害　损害为单发或多发大小不等的淡红色至鲜红色发亮的斑片,逐渐向四周扩展,相互融合成不规则形环状、多环状或地图状,表面丝状舌乳头扁平或消失而轻微凹陷,边缘轻微隆起呈白色或乳白色。

4. 自觉症状　常无自觉症状,少数可有刺痛和触痛,进食刺激性和过热饮食可加重。

5. 病程　病变持续数月至数年后,部分可自然缓解或消退,但易复发。

【治疗】

1. 一般治疗　查找和去除可能的诱发因素,积极治疗原发疾病,纠正消化道功能紊乱及内分泌功能失调,锻炼身体,增强体质。加强营养,多食用富含蛋白质及维生素的食品,减少或避免食用刺激性和过热饮食。戒烟酒,减少舌面的机械性刺激,刷牙时尽量不要用牙刷摩擦舌面。

2. 全身治疗　可给予复合维生素 B 4～6 片/d、维生素 C 0.3～0.6g/d,分次口服。

3. 局部治疗　可选用2％～4％碳酸氢钠溶液、复方氯己定溶液或复方硼砂溶液含漱，每日3～5次。伴有疼痛者，局部可点涂 0.5％利多卡因溶液、5％石炭酸品红溶液、1％～2％龙胆紫溶液、金霉素甘油、0.01％倍他米松戊酸酯乳膏、0.1％维A酸凝胶或溶液等，每日2次。

4. 物理治疗　局部液氮喷雾、浅层X线照射（100r），每周1次，连续3次，部分损害可消退。

5. 中医治疗　药用枸杞子、女贞子各20g，铁皮石斛、麦门冬、天门冬、车前子、生地、熟地各15g，肉桂1.5g，每日1剂，水煎取汁分次服。

沟 纹 舌

沟纹舌（阴囊舌）是一种舌面出现深浅不一沟纹的舌异常解剖改变。病因不明，先天性者为常染色体显性遗传，后天性者可继发于营养不良、慢性感染、核黄素缺乏、真菌感染、创伤等，天疱疮、银屑病、口干症、伤寒、梅毒感染、梅-罗综合征、唐氏综合征等可伴发沟纹舌。

【诊断要点】

1. 好发年龄　10岁前发病者少见，随着年龄的增长其发生率有所增高。

2. 好发部位　主要发生于舌背。

3. 典型损害　舌背多条不同形状的裂纹和沟纹，可呈横断形和脑回状，常有一中心裂纹，其他副沟呈叶脉状扩展。沟底黏膜连续且完整，多萎缩变薄呈鲜红色，沟底及沟侧缘丝状乳头缺如。偶可继发细菌或真菌感染，沟纹中有脓性分泌物或覆灰白色伪膜。

4. 自觉症状　一般无任何自觉症状，少数可有口苦和刺痛感。

5. 病程　先天性沟纹舌常持久存在，继发性者在原发疾病治愈后可自行缓解。

6. 实验室检查　沟纹和裂沟活检组织病理示：沟纹深及黏膜下层或肌层，底部上皮明显变薄、无角化层，上皮钉突延长，可见微小脓肿，结缔组织增厚，继发感染者血管扩张，有淋巴细胞和浆细胞浸润。

【治疗】

1. 一般治疗　继发性沟纹舌应积极治疗原发疾病，加强营养，多食用蛋白质及维生素含量高的食品。饭后用软毛牙刷蘸牙膏或漱口液将沟纹内的食物清洗干净，忌烟酒和零食。

2. 全身治疗　主要为对症治疗,如合并真菌感染者,给予制霉菌素5万~10万 U/kg·d 或伊曲康唑 100mg/d,1 次或分次口服;合并细菌感染者,给予罗红霉素150~300mg/d、阿奇霉素 500mg/d、阿莫西林1~3g/d、头孢氨苄1~4g/d、依托红霉素0.75~2g/d 或甲硝唑0.4~0.6g/d 等,分次口服。

伴有贫血或维生素缺乏者,可给予复合维生素 B 4~6 片/d 或维生素 B_2 30~60mg/d、硫酸亚铁0.9~1.8g/d、叶酸2~4mg/d、维生素 B_{12} 500~1500μg/d 等,分次口服。

3. 局部治疗　有炎症者可用2%~4%碳酸氢钠溶液、1%过氧化氢溶液、复方氯己定溶液、0.1%苯扎溴胺溶液或多贝尔漱口液含漱,每日数次。

4. 外科疗法　沟裂较深且反复感染者,可考虑手术切除沟裂黏膜后缝合。

5. 中医治疗　内热盛者,治宜清热解毒,方选白虎汤或消胃散加减。阴虚内热者,治宜滋阴清热,方选知柏地黄汤或麦门冬汤加减。

口腔念珠菌病

口腔念珠菌病是一种念珠菌所致的口腔黏膜感染性疾病。致病菌主要为白念珠菌,慢性消耗性疾病、核黄素缺乏,以及长期应用广谱抗生素、免疫抑制剂、糖皮质激素等均可诱发本病。婴儿可经产道感染。

【诊断要点】

1. 好发年龄　多见于新生儿、婴儿和老年人,但任何年龄均可发病,无性别差异。

2. 好发部位　可发生于口腔黏膜、口唇及口角,尤以口腔侧壁、硬腭及咽部多见。

3. 典型损害　早期损害为数量较多的灰白色斑点,逐渐扩大并相互融合成不规则形面积较大甚至满布口腔的灰白色斑片,境界清晰,边缘常绕有充血的红色晕环,表面覆有与黏膜粘着较紧的凝乳状有光泽较薄的伪膜,强行剥除后基底为鲜红色糜烂面,可有点状出血,日久灰白色斑可呈乳黄色或黄褐色。

因长期应用广谱抗生素所致者,损害常发生于舌背部,表面光滑亮泽,可覆少量灰白色伪膜,舌乳头变平或消失,舌侧缘常有肿胀;托牙所致者,在托牙接触部位红肿及伴有口角炎。慢性感染者,舌乳头可萎缩或过度角化增生呈绒毛状,或在颊和舌背形成半透明或灰白色增生性斑块,偶可癌变。

4. 自觉症状　常有不同程度疼痛、口干、麻木和灼热感,尤以进食刺激性和过热食物时明显。

5. 病程 长短不一,经治疗念珠菌可很快转阴,损害逐渐消退。

6. 实验室检查 刮取黏膜灰白色脱落组织直接镜检和培养,可查到菌丝和芽生孢子。

【治疗】

1. 一般治疗 积极治疗原发性疾病,避免长期应用广谱抗生素、免疫抑制剂、糖皮质激素等,确需长期使用者应注意预防念珠菌感染。加强营养,锻炼身体,提高机体免疫功能。注意口腔卫生,及时治疗其他部位念珠菌感染。

新生儿和婴儿应经常用温开水或淡盐水涂拭口腔,哺乳用具应经常消毒。产妇应进行产前检查,对有阴道念珠菌感染者及时治疗,避免胎儿经产道感染。

2. 全身治疗 成人可给予氟康唑胶囊 100mg/d 或氟康唑片 50mg/d(首次服药均加倍)、伊曲康唑 100mg/d、制霉菌素 100 万～200 万 U/d、克霉唑锭剂 0.05g/d 等;儿童可给予氟康唑 3～6mg/kg·d 或制霉菌素 5 万～10 万 U/kg·d,分次口服,疗程至少 2 周。婴儿及新生儿多不主张系统用药。

3. 局部治疗 可选用 2%～4% 碳酸氢钠溶液、复方氯己定溶液、制霉菌素混悬液(10 万 U/ml)、两性霉素 B 混悬液(100mg/ml)或多贝尔漱口液等含漱,每日 5 次;婴儿可先用棉签蘸 2% 碳酸氢钠溶液擦拭口腔后,患处涂布制霉菌素(5 万～10 万 U/ml)或两性霉素 B 混悬液(100mg/ml),每日 3～5 次。

龟 头 炎

龟头炎是指龟头由各种不同原因引起的急、慢性炎症性疾病。包皮过长、包皮垢刺激、创伤、摩擦、清洁剂刺激,以及各种病原微生物及寄生虫感染、药物过敏等,均可诱发本病。

【诊断要点】

1. 好发年龄 多见于中青年,亦见于小儿,尤多见于包茎或包皮过长者。

2. 好发部位 好发于龟头和包皮内侧面,偶可累及阴茎和整个会阴部。

3. 典型损害

(1)急性表浅性龟头炎:损害为水肿性红斑,常有糜烂、渗液,重者可发生水疱、大疱和出血。继发细菌感染可有脓性分泌物,并易形成溃疡。可引起龟头与包皮内侧粘连,造成包皮翻转不良和分泌物积聚。

(2)环状糜烂性龟头炎:损害初为环状或多环状红色斑片,逐渐向四周扩大,表面常有渗液和乳酪状污秽物,日久可形成浅表性溃疡,失去其环状特征。可因分泌物刺激和继发感染而使炎症加剧,引起龟头和包皮水肿。

（3）浆细胞性龟头炎：为包皮内侧和龟头单个或多个经久不退的增殖性暗棕红色斑片，境界较清楚，表面光滑潮湿或干燥脱屑，基底浸润较明显，不形成溃疡。有时暗棕红色斑片表面可见细小的似辣椒粉样红色斑点，较具特征性。

（4）云母状和角化性假上皮瘤性龟头炎：患者多为老年人，常有包皮环切术史。损害为龟头覆银白色云母状鳞屑的疣状赘生物，似银屑病样损害，表面可有裂纹，基底浸润较明显，可形成溃疡，患处组织逐渐失去弹性，日久呈萎缩性改变。

（5）念珠菌性龟头炎：多为接触感染，也可为继发感染。损害为境界清楚或边缘有浸润的红色斑点斑片，表面光滑覆灰白色薄膜，边缘干燥有少量鳞屑，周围常有卫星状丘疱疹和小脓疱，缓慢向四周扩大，可满布整个龟头和包皮内侧，甚至累及腹股沟。

急性发作时炎症加剧，龟头常有轻微水肿，可有糜烂和少量渗液。反复发作可引起局部组织纤维化发生干裂。

（6）阿米巴原虫龟头炎：损害初为浅表性炎症性龟头炎表现，但症状突然加重，出现糜烂、渗液、明显浸润、溃疡和组织坏死，并呈持续性。

（7）滴虫性龟头炎：龟头及包皮内侧出现红斑、丘疹，范围逐渐扩大，边缘清楚，可见针头大水疱，逐渐增大并相互融合，破溃后形成浅表糜烂面，有时龟头浆液渗出，表面光亮，尿道口红肿，严重时可形成下疳样损害或脓肿。

4. 自觉症状　患处常有不同程度瘙痒、灼热和刺痛，急性发作可有畏寒、发热等全身症状。

5. 病程　长短不一，感染性龟头炎经治疗可很快痊愈，非感染性龟头炎经对症治疗也可明显缓解，但浆细胞性龟头炎消退缓慢。

6. 实验室检查　感染性龟头炎可查到真菌、细菌、原虫或滴虫。

浆细胞性龟头炎组织病理表现为真皮浅层带状炎症细胞浸润，其间可见多数浆细胞，伴毛细血管扩张和含铁血黄素沉积。

云母状和角化性假上皮瘤性龟头炎病理改变为表皮高度角化过度，呈假上皮瘤样增殖，伴表皮突延长及棘层肥厚，真皮上部慢性炎症细胞浸润。

【治疗】

1. 一般治疗　积极寻找病因并去除，继发性者及时治疗原发疾病，避免长期应用广谱抗生素、免疫抑制剂和糖皮质激素。保持龟头和包皮内侧卫生，经常清洗，避免理化物质的刺激，防止各种创伤。杜绝不洁性交，患病后配偶应同时检查和治疗。

2. 全身治疗

（1）阿米巴性和滴虫性龟头炎：给予甲硝唑0.6～1.2g/d或替硝唑1g/d，分次口服，连续5～7天。

（2）念珠菌性龟头炎：可给予氟康唑150mg/次，顿服，1次即可；伊曲康唑200mg/d，顿服，连续3天；或酮康唑200～400mg/d，分次口服，连续7～10天。

（3）细菌感染：可选用罗红霉素150～300mg/d、红霉素2～4g/d、阿奇霉素500mg/d、克拉霉素0.5～1g/d、阿莫西林2～4g/d、头孢氨苄1～4g/d、头孢拉定1～2g/d、头孢曲松1～2g/d或阿莫西林-克拉维酸钾0.75g/d（按阿莫西林计算）等，口服、肌注或静滴。

3. 局部治疗　急性非特异性糜烂有渗液的损害，可选用1：8000的高锰酸钾溶液、2%～4%硼酸溶液、0.05%黄连素溶液、0.1%苯扎溴胺溶液、复方氯己定溶液、0.1%依沙吖啶溶液、1%新霉素液或0.4%庆大霉素液湿敷，每日3～5次，每次10～15分钟。

渗液减少或亚急性损害，可涂搽40%氧化锌油、氧化锌糊、炉甘石洗剂、1%樟脑炉甘石洗剂、1%新霉素糠馏油糊剂，或曲安奈德益康唑软膏、复方咪康唑软膏、复方酮康唑软膏等，每日2次。

慢性干燥脱屑性龟头炎，可外涂0.5%新霉素氧化锌油、1%醋酸氢化可的松软膏、2.5%丙酸睾酮霜、0.1%丁酸氢化可的松霜、10%尿素软膏、0.1%糠酸莫米松软膏或0.1%曲安奈德霜等，每日2或3次。

念珠菌性龟头炎可外涂2%克霉唑霜、制霉菌素霜（10万～20万U/g）、1%益康唑霜、2%咪康唑霜、1%联苯苄唑霜，1%萘替芬霜或1%特比萘芬霜，每日2或3次。

细菌性龟头炎外用2%莫匹罗星软膏、1%甲硝唑乳膏、1%利福平软膏、3%磷霉素软膏、1%诺氟沙星软膏、0.2%盐酸环丙沙星软膏或0.5%～1%新霉素软膏，每日3次。

阿米巴性和滴虫性龟头炎可选用1%甲硝唑溶液或霜剂，湿敷或外涂，每日2次。

4. 物理治疗　局部可照射紫外线、扩束CO_2激光、电磁波等，每日1次，连续5～7天。

5. 外科疗法　反复感染且包皮过长或包茎者，待炎症控制后行包皮环切术。

6. 中医治疗

（1）肝经湿热证：龟头包皮红肿灼痛，或糜烂渗液，味腥臭，口苦心烦，尿黄便结；舌红苔黄腻，脉弦数。治宜清热利湿，解毒消肿，方选龙胆泻肝汤加减，药用车前子、蒲公英各 20g，栀子、黄芩、泽泻、生地、黄柏各 10g，龙胆草、柴胡、木通各 6g，甘草 5g，每日 1 剂，水煎取汁分次服。亦可选用中成药龙胆泻肝丸 9～12g/d，分次口服。

（2）阴虚热毒证：龟头肿痛，颜色暗红，溃烂日久不愈，伴五心烦热，潮热盗汗，口干少苔，或苔黄少津，脉弦细数。治宜滋阴清热，利湿消肿，方选知柏地黄汤加减，药用红藤、生地各 15g，山茱萸、车前子、淮山药、知母、黄柏、泽泻、茯苓、丹皮、苡仁、苦参各 10g，每日 1 剂，水煎取汁分次服。亦可选用中成药知柏地黄丸 9～18g/d，分次口服。

（3）外用治疗：可选用马齿苋、千里光、芒硝各 30g，或蒲公英、黄柏、紫草、苦参、茵陈各 20g，水煎取汁外洗或湿敷患处，每次 10～15 分钟，每日 2 或 3 次。

急性女阴溃疡

　　急性女阴溃疡是一种发生于女阴黏膜的急性溃疡性疾病。病因不明，可能与革兰染色阳性的粗大杆菌感染有关。

【诊断要点】

1. 好发年龄　多见于青年女性。

2. 好发部位　常发生于大小阴唇内侧及前庭黏膜。

3. 典型损害　损害为深浅不一、大小不等的溃疡，数量多少不定，散在分布或群集，进展迅速，可相互融合成较大溃疡面，直径可达 2 厘米或更大，表面覆少量浆液性分泌物，基底鲜红，浸润较明显，边缘可见灰白色未脱落的黏膜上皮，重症者溃疡深在，表面覆黑褐色坏死组织，愈后留浅表萎缩性瘢痕。临床根据溃疡大小、深度、性质、浸润程度等，将其分为粟粒型、软下疳型和坏疽型三种。

4. 自觉症状　患处常有疼痛和烧灼感，部分疼痛剧烈，可伴有发热、寒战、周身乏力、食欲减退、浅表淋巴结肿大等全身症状。

5. 病程　溃疡一般 3～4 周自愈，但易复发。

6. 实验室检查　溃疡处分泌物涂片，革兰染色可见粗大杆菌。

【治疗】

1. 一般治疗　卧床休息，给予高蛋白、高维生素饮食。保持外阴清洁卫生，及时去除溃疡面分泌物，防止继发感染。注意性生活卫生，杜绝不洁性交。

2. 全身治疗

（1）维生素：可给予复合维生素 B 4～6 片/d，维生素 C 0.3～0.6g/d，分次口服。

(2) 抗生素:可给予青霉素 160 万～320 万 U/d,分次肌肉注射。亦可选用头孢唑林钠 1～4g/d、头孢氨苄 2～4g/d、头孢拉定 2～4g/d、头孢曲松 1.0g/d、四环素 1～2g/d、米诺环素 200mg/d 或复方磺胺甲基异噁唑 4 片/d,口服、肌注或静滴。

(3) 糖皮质激素:症状明显、病情进展迅速者,可给予醋酸泼尼松 30～45mg/d,分次口服。必要时给予氢化可的松 150～200mg/d,静脉滴注,或地塞米松 5～10mg/d,肌肉注射,症状控制后逐渐减量。

(4) 人免疫球蛋白:具有提高机体免疫力、减轻症状、促进溃疡愈合的作用。常用量为人免疫球蛋白 200～400mg/kg·d,静脉滴注,共 3 天。亦可选用组胺球蛋白 2ml/次,每周 2 次,皮下注射。

3. 局部治疗　局部可先用 1:8000 高锰酸钾溶液、0.5% 聚维酮碘溶液、0.1% 苯扎溴胺溶液、复方氯己定溶液、0.02% 呋喃西林溶液、0.05% 黄连素溶液、1% 新霉素液、0.4% 庆大霉素液、1% 达克罗宁溶液或 0.1% 依沙吖啶溶液,反复冲洗后湿敷,再涂搽林可霉素利多卡因凝胶、2% 莫匹罗星软膏、1% 利福平软膏、3% 磷霉素软膏、0.5%～1% 新霉素软膏、金霉素甘油、3% 苯唑卡因硼酸甘油、1% 丁卡因软膏或 1% 达克罗宁软膏,每日 2 或 3 次。

4. 物理治疗　局部照射紫外线、氦-氖激光等,具有减少渗出、促进溃疡愈合和杀菌的作用。

5. 中医治疗

(1) 内治法:本病治宜清热利湿,方选龙胆泻肝丸加减,药用鱼腥草、金银花、土茯苓各 30g,生地 15g,泽泻 12g,黄柏、山栀、当归、柴胡各 9g,龙胆草、木通、甘草各 6g,每日 1 剂,水煎取汁分次服。

(2) 外治法:局部可扑撒青黛散、锡类散,或外敷紫色疳疮膏(琥珀粉、沉香粉、红粉、血竭、轻粉各 9g,煅珍珠粉、冰片各 0.9g,与蜂蜡 30g、麻油 120ml 混匀而成),每日 3～5 次。

下疳样脓皮病

下疳样脓皮病是一种主要由金黄色葡萄球菌所致的下疳样化脓性皮肤病。致病菌除金黄色葡萄球菌外,也可由白色葡萄球菌和大肠杆菌引起。

【诊断要点】

1. 好发年龄　多见于成年人,男性发病多于女性。

2. 好发部位　好发于颜面和外生殖器,尤其是男性冠状沟。

3. 典型损害　损害初为丘疹、丘疱疹、水疱或脓疱,病情进展迅速,很快发展成周围绕有红晕的直径1～4厘米浅表性溃疡,质硬如软骨样,颇似硬下疳,与皮下组织不粘连,表面有少量浆液性或脓性分泌物,周边发硬卷曲。损害一般单发,偶可多发,愈后留有浅表瘢痕。

4. 自觉症状　常有轻微疼痛和触痛,伴有浅表淋巴结肿大,一般无全身症状。

5. 病程　损害有自限性,一般4～8周自愈。

6. 实验室检查　溃疡面分泌物取材培养,有金黄色葡萄球菌、白色葡萄球菌或大肠杆菌生长。

【治疗】

1. 一般治疗　本病需与其他下疳样疾病相鉴别,避免漏诊和误治。加强创面保护,避免搔抓和机械性刺激,防止其他部位皮肤和黏膜感染。

2. 全身治疗　可选用氯唑西林2～3g/d、苯唑西林2～6g/d、阿莫西林1～3g/d、甲氧西林4～6g/d、氨苄西林2～4g/d、头孢唑林钠1～4g/d、头孢氨苄2～4g/d、头孢拉定2～4g/d、头孢曲松1.0g/d或阿莫西林-克拉维酸钾0.75g/d(按阿莫西林计算),口服、肌注或静注。耐甲氧西林的葡萄球菌株,可选用万古霉素2g/d、米诺环素200mg/d或克林霉素0.6～1.8g/d,或根据细菌培养和药敏结果选用敏感抗生素。

3. 局部治疗　可应用0.5%聚维酮碘溶液、1∶8000高锰酸钾溶液、0.1%苯扎溴铵溶液、复方氯己定溶液、生理盐水、0.02%呋喃西林溶液、0.05%黄连素溶液、1%新霉素液、0.4%庆大霉素液或0.1%依沙吖啶溶液,冲洗、湿敷后,外涂林可霉素利多卡因凝胶、2%莫匹罗星软膏、1%利福平软膏、3%磷霉素软膏、1%诺氟沙星软膏、0.2%盐酸环丙沙星软膏或0.5%～1%新霉素软膏,每日2或3次。

4. 物理治疗　局部照射紫外线、红外线、氦-氖激光等,可减少渗出和促进溃疡愈合。

口周色素沉着-肠道息肉综合征

口周色素沉着-肠道息肉综合征是以口周色素沉着斑、肠道多发性息肉和家族遗传史为特征的综合征。系常染色体显性遗传。

【诊断要点】

1. 好发年龄 自幼发病,无明显性别差异。

2. 好发部位 色素沉着斑主要发生于口唇及口腔黏膜,少数发生于指(趾)。肠道息肉主要发生于小肠。

3. 典型损害 色素沉着为局限性散在数量多少不定的褐黑色或黑色雀斑样斑点斑片,境界清楚,表面光滑,颜色多较均一。肠道多发性息肉恶变率为1%～2%,可引起肠道出血。

4. 自觉症状 皮肤损害无自觉症状,肠道息肉后期可有腹痛和黑便。

5. 病程 色素斑在青春期以后自行消退或颜色变淡,肠道息肉持久存在,少数可恶变。

6. 实验室检查 部分患者肠镜检查可见多发性息肉。

【治疗】

1. 一般治疗 发病后患者应定期进行胃肠道检查,明确是否合并肠道息肉,并采取相应的治疗措施。对出现进行性消瘦、黑便、腹痛等症状的患者,须考虑肠道息肉恶变的可能,应及时进行系统检查。

2. 局部治疗 可选用30%～60%三氯醋酸溶液、1%～2%升汞乙醇、25%碳酸乙醚、五妙水仙膏(黄柏、五倍子、紫草等)或列德曼乐雀斑软膏等点涂患处,但应保护周围正常皮肤和黏膜。

3. 物理治疗 唇部及口周色素斑影响美容者,可选用 CO_2 激光、氦-氖激光、Q 开关红宝石激光、液氮冷冻、电灼等方法去除。

4. 外科疗法 肠道息肉可手术切除。

白色海绵痣

白色海绵痣是一种遗传性黏膜角化病。系常染色体显性遗传,常有家族史。

【诊断要点】

1. 好发年龄 出生时或婴幼儿期发病,无明显性别差异。

2. 好发部位 损害多发生于口腔,尤多见于颊、腭、唇、舌缘等处黏膜。少数可累及鼻腔、肛门和外阴。

3. 典型损害 损害为珍珠白色或灰白色斑块,质似海绵样柔软,具有正常组织的弹性和韧性,表面有水波样多条皱纹,可见散在数量不等的针帽大滤泡样损害。口腔损害可因浸渍使表皮呈鳞片样,外阴和肛周损害可因摩擦和机械性刺激而角化,表面粗糙或呈颗粒状。刮除表面角质层,可见粉红色光滑的基底面,但无出血。损害呈良性经过,不发生恶变。

4. 自觉症状　多无明显自觉症状。少数局部可有异物感。

5. 病程　角化性损害发展缓慢,至青春期达到高峰,以后停止发展而呈静止状态,不能自行消退。

6. 实验室检查　损害处活检组织病理示:黏膜上皮增生、角化不全,棘层增厚显著,可达40～50层或更多,棘层和基底层细胞海绵变性;上皮脚增宽,可互相融合,胶原纤维肿胀、断裂。

【治疗】

1. 一般治疗　损害局限无自觉症状,发展缓慢呈良性经过,一般无须治疗。平时应注意避免机械性刺激和过度搓擦,保持患处卫生,防止继发感染。

2. 全身治疗　角化显著有不适症状者,可试用阿维A酸20～40mg/d、异维A酸20～40mg/d或维胺酯50～100mg/d,分次或1次口服,4～8周为一疗程,有效者可停药1个月再行下一个疗程,13岁以下儿童慎用。

3. 局部治疗　肛周及外阴角化性损害可试用0.1%维A酸乳膏、5%水杨酸软膏等,涂搽或封包患处,每日1或2次。

4. 外科疗法　损害局限有不适症状者,必要时可手术切除。

皮脂腺异位症

皮脂腺异位症是皮脂腺解剖位置生理异常性改变。

【诊断要点】

1. 好发年龄　多于青春期发病,男女均可发生。

2. 好发部位　多发生于口唇和颊黏膜近咬合线处,少数也可发生于龟头或小阴唇。

3. 典型损害　损害为针尖至针帽大散在分布的淡黄色或黄白色半球形丘疹和扁平斑点,可相互融合成大小不等形状各异微隆起的斑块,唇部损害常沿唇缘呈线状排列。损害在拉紧黏膜时显露更为明显,触之有细沙粒样感。

4. 自觉症状　起病隐匿,无自觉症状。

5. 病程　损害多在青春期后停止发展,老年后可萎缩或消失。

6. 实验室检查　患处活检组织病理示:正常皮脂腺单个或成簇分布于皮脂腺导管周围,可见成熟的皮脂腺小叶包绕皮脂腺导管。

【治疗】

1. 一般治疗　损害呈良性经过,至一定程度即停止不再发展,无自觉症状,不发生恶变,一般无需治疗。应避免自行针挑挤压损害,以防继发感染。

2. 全身治疗 损害数量较多或较大的斑块样损害,可试用阿维 A 酸 20～40mg/d 或异维 A 酸 20～40mg/d,分次口服,连服 1 个月后无效停用。

3. 局部治疗 唇部损害可试用 0.1％维 A 酸乳膏,薄涂患处,每日 2 次。

4. 物理治疗 可选用液氮冷冻、CO_2 激光、氦-氖激光、电灼、微波等方法去除。

5. 外科疗法 影响美容的局限性隆起性斑块,可手术切除。

阴茎珍珠样疹

阴茎珍珠样疹是一种发生于阴茎冠状沟丘疹样损害的生理性变异。部分流行病学调查发现,约 10％正常男性冠状沟有不同程度此丘疹样损害。

【诊断要点】

1. 好发年龄 多见于中青年男性,偶见于幼童及老年人。

2. 好发部位 损害发生于龟头后缘及冠状沟。

3. 典型损害 损害为多数肤色或淡红色珍珠样半透明质软的颗粒,直径 1～3 毫米,表面圆顶光滑,也可为绒毛状或丝状,基底无炎症及浸润,互不融合,常沿龟头后缘及冠状沟排列成行,一行或数行,可部分或完全环绕龟头后缘。

4. 自觉症状 丘疹发生隐匿,无任何自觉症状。

5. 病程 丘疹呈慢性经过,至一定程度不再发展。病程长短不一,可持久存在十数年。

6. 实验室检查 醋酸白试验及 HPV-DNA 检测均阴性。

丘疹处活检组织病理示:损害由正常结缔组织组成,周围包绕丰富的血管网及轻度淋巴细胞浸润,表皮中心菲薄,边缘棘层肥厚。

【治疗】

1. 一般治疗 本症损害为组织生理性变异,呈良性经过,不影响健康和性功能,一般无需治疗,应消除疑为性病引起的紧张情绪和恐惧心理。平时应注意局部卫生,经常清洗包皮内侧。

2. 局部治疗 局部有异常分泌物或异味者,可选用 0.5％聚维酮碘溶液、1:8000 高锰酸钾溶液、0.1％苯扎溴胺溶液或复方氯己定溶液清洗,每晚 1 次。

3. 物理治疗 对有治疗要求者,可采用激光、电灼、微波等方法去除。

4. 外科疗法 包皮过长者可行包皮环切术。

5. 中医治疗 本病治宜活血化瘀,通络止痛,方选血府逐瘀汤加减,药用蒲公英 30g,生地黄 20g,夏枯草 15g,当归、桃仁、红花、枳壳、赤芍、柴胡、川芎、牛膝各 10g,每日 1 剂,水煎取汁分次服。

局部可选用马齿苋、大青叶、千里光各 30g,开水冲泡,凉后外洗患处。

女阴假性湿疣

女阴假性湿疣是一种发生于女阴黏膜的良性乳头状瘤。病因不明,可能类似男性阴茎珍珠样疹,为组织的生理变异,有学者认为可能与体内雌激素水平有关,但均未确定。

【诊断要点】

1. 好发年龄 常见于青中年女性,偶见于女童。

2. 好发部位 好发于小阴唇内侧、阴道前庭、尿道口和阴道口。

3. 典型损害 损害为密集对称性分布的乳白色或淡粉红色乳头状突起,表面光滑亮泽,基底无浸润及炎症,互不融合,外观可呈鸡冠样、锯齿样、息肉样、绒毛样、疣状、杨梅状、颗粒状或鱼卵样等多种形态,触之有砂粒样感。

4. 自觉症状 无自觉症状或有轻微瘙痒。

5. 病程 损害发展缓慢,至一定程度即不再增大,更年期以后乳头样突起逐渐扁平或消退。

6. 实验室检查 醋酸白试验及 HPV-DNA 检测均阴性。

乳头状损害活检组织病理示:黏膜上皮轻度增厚,表皮角化过度,轻度角化不全,棘层可见均匀分布呈网状的空泡化细胞,核固缩偏于一边,无异形改变;真皮血管扩张,周围有以淋巴细胞为主的炎症细胞浸润。

【治疗】

1. 一般治疗 本症为生理性变异所致,不影响健康,损害呈良性经过且可自行消退,故一般不需治疗,但应消除疑为性病引起的精神紧张和恐惧心理。平时应注意外阴卫生,保持清洁和避免理化物质的刺激,及时治疗合并的外阴急慢性炎症及病原体感染。

2. 物理治疗 对有治疗要求者,可选用激光、冷冻、电灼、微波等方法去除。

第二十章　皮肤良性肿瘤及囊肿

粟丘疹

粟丘疹是一种起源于表皮或附属器上皮的良性潴留性囊肿。分为原发性和继发性两种,原发性者多自然发生,无任何诱因;继发性者常在皮肤炎症后发生,如日光性皮炎、大疱性扁平苔藓、疱疹样皮炎、天疱疮、大疱性表皮松解症、迟发型皮肤卟啉病、Ⅱ度皮肤烧伤、X线照射等,可能与汗腺导管受损伤有关。少数患者有家族史。

【诊断要点】

1. 好发年龄　任何年龄均可发病,但常见于新生儿和青年人,女性较为多见。

2. 好发部位　最常发生于面部,尤其是眼周、颊部及额部,成人也可发生于男女外生殖器。

3. 典型损害　皮损为针头至粟粒大丘疹,质地较硬,乳白色或灰白色,表面光滑多呈半球形,数量较多,常对称性分布,散在或群集成片,互不融合,用粉刺针或针头穿刺丘疹表面,可挤出乳白色皮脂样物或球形质硬的乳白色小颗粒。偶可继发感染形成灰黄色小脓疱,个别丘疹可钙化,硬度似软骨样。一般丘疹脱落后不留瘢痕。

4. 自觉症状　无任何自觉症状,少数在多汗季节可有轻微瘙痒。

5. 病程　皮疹呈慢性经过,至一定程度即不再增大,数年后可自然脱落。

6. 实验室检查　皮损活检组织病理示:原发性粟丘疹起源于皮脂腺导管口水平近毛囊漏斗的最下部。继发性粟丘疹可从任何上皮组织发生,为较小的表皮囊肿,位置较浅表,囊壁仅由几层鳞状上皮细胞组成,囊腔内可见同心圆排列的角质细胞。

【治疗】

1. 一般治疗　本病发展有自限性,皮疹可自行消退,非暴露部位一般无需治疗。暴露部位影响美容的损害,在用针挑去除时,应注意消毒,避免继发感染。患处应尽量避免应用粉剂化妆品,保持皮肤清洁。

2. 全身治疗　继发感染者可给予四环素1～2g/d或多西环素100～200mg/

d,分次口服。8 岁以下儿童,可选用头孢氨苄 50～100mg/d、头孢拉定 50～100mg/d 或阿莫西林-克拉维酸钾 0.75g/d(按阿莫西林计算)等,分次口服。

3. 局部治疗　伴有瘙痒者局部可外用 1% 醋酸氢化可的松软膏或 0.1% 丁酸氢化可的松霜,每日 2 次。丘疹数量多且较密集者,可外用 0.1% 维 A 酸乳膏,每晚 1 次。

4. 物理治疗　局部皮肤常规消毒后,选用粉刺针、针头、尖刀、CO_2 激光、微波或电灼等,将丘疹表面的表皮穿破后,挤出白色颗粒即可,亦可选用低能量 YAG 激光将其去除。治疗后创口消毒或涂搽 2% 莫匹罗星软膏、0.5%～1% 新霉素软膏或 1% 红霉素软膏。

表 皮 痣

表皮痣(又称疣状痣)是一种表皮局限性或泛发性异常增生性皮肤病。系常染色体显性遗传,同家族成员可发生大疱性先天性鱼鳞病样红皮病。

【诊断要点】

1. 好发年龄　损害多于出生时即已发生,少数出生后不久发病,偶有青春期以后出现皮损者,临床中男性患者较为多见。

2. 好发部位　皮损可发生于身体任何部位,一般单侧分布,也可泛发周身。偶可累及黏膜。

3. 典型损害　皮损初为淡黄色至棕黑色角化性丘疹,逐渐增大增多,密集排列成线状或融合成斑块,躯干部损害可呈波纹状或几何图形,表面呈乳头瘤样,角化明显,触之粗糙坚硬。皱襞处损害常因浸渍而发白变软,口周损害可累及口腔黏膜。炎症型皮损常发生于一侧下肢,基底发红,表面常脱屑,可因搔抓而呈苔藓样改变,外观类似慢性湿疹。

局限型者的皮损常局限于身体某一部位,形状不规则,多呈长短不一单侧分布的条带状,皮损位于四肢者常沿肢体纵行分布,而在躯干部则呈横行排列。

泛发型的损害多发或泛发,单侧或双侧分布,甚至累及全身,严重者称为"豪猪状鱼鳞病",可并发骨骼畸形、癫痫、神经性耳聋、精神发育迟缓、牙齿发育异常、弯曲足、多指症、屈指症等先天性异常,称之为表皮痣综合征,少数可并发恶性皮肤癌。

4. 自觉症状　一般无自觉症状,在皮损进展期偶有轻微瘙痒。

5. 病程　皮损发展缓慢,一般至成年即停止发展,不会自然消退。

6. 实验室检查　皮损处活检组织病理示：表皮角化过度，棘层肥厚，表皮突延长，呈乳头瘤样增生，基底层细胞内色素颗粒增加。头面部病变少数可伴发皮脂腺痣或乳头状汗管囊腺瘤。

炎症型皮损的表皮常有灶性角化不全，真皮轻度慢性炎症细胞浸润。泛发型损害可伴有棘突松解性表皮角化过度，常累及整个表皮。

【治疗】

1. 一般治疗　避免用力搓擦和机械性刺激皮损，炎症性皮损偶可癌变，应定期复查。

2. 全身治疗　皮损泛发者可试用阿维 A 酸 20～40mg/d 或异维 A 酸 20～40mg/d，分次口服，连服 4～8 周无效停用。

3. 局部治疗　患处外用 25％苯酚乙醚溶液、50％～60％三氯醋酸、5％5-氟尿嘧啶软膏、0.1％维 A 酸乳膏等，可使角化性损害减轻。炎症型表皮痣外用 0.005％卡泊三醇软膏，每日 2 次，常有较好疗效。

4. 物理治疗　局限性皮损可试用电灼、微波、液氮冷冻、CO_2 激光等方法去除，位于间擦部位的皮损用氩离子激光治疗，可收到较好疗效。

5. 外科疗法　局限性损害可钝性刮除或手术切除。面积较大且皮损散发者可行皮肤磨削术。

脂溢性角化病

脂溢性角化病（老年疣）是一种角质形成细胞成熟迟缓所致的良性表皮内肿瘤。发病与日光照射关系密切，泛发者多为常染色体显性遗传，少数可为内脏恶性肿瘤的皮肤表现。

【诊断要点】

1. 好发年龄　多见于中老年人，男性多于女性。

2. 好发部位　皮损主要发生于面部、手背和躯干部，少数可发生于头皮、颈部、臀部和上肢，偶可泛发周身。

3. 典型损害　损害初为针尖至芝麻大淡黄色斑点，颜色逐渐加深呈黄褐色或灰褐色，缓慢形成境界清楚的圆形、类圆形、椭圆形或不规则形扁平斑丘疹，数量逐渐增多，数十个至数百个不等，直径常小于 1 厘米，少数直径可达数厘米或更大。表面最初呈细颗粒状，稍有光泽，后期表面逐渐变得粗糙，呈黑褐色，覆有油腻性鳞屑，拭去后可再生，偶见毛囊性角栓。若损害突然发生，数量迅速增多，提示可能并发内脏恶性肿瘤，即 Leser-Trélat 征。

4. 自觉症状　多无自觉症状,偶有痒感。

5. 病程　损害发展极其缓慢,常持久存在达 30 年或更长,不能自行消退,偶可恶变。

6. 实验室检查　皮损活检组织病理示:表皮角化过度,棘层肥厚,呈乳头瘤样,可见多数假性角质囊肿。增生的细胞团与邻近表皮细胞平行,界线鲜明,细胞内常有不等量黑素。

【治疗】

1. 一般治疗　皮损主要发生于暴露部位或对光敏感者,故应避免日光照射,在夏季采取避光措施。Leser-Trélat 征需及早进行内脏肿瘤筛选检查。

2. 全身治疗　皮损泛发者可试用阿维 A 酸 20～40mg/d 或异维 A 酸 20～40mg/d,分次口服,连服 4～8 周无效即停用。

3. 局部治疗　早期损害外用 5%5-氟尿嘧啶软膏、0.1%维 A 酸乳膏或 5%咪喹莫特软膏等,常有较好疗效,可使皮损完全消退。较表浅且色素较深的角化性损害,可选用 3%氢醌霜、30%～60%三氯醋酸溶液、25%苯酚乙醚溶液、1%～2%升汞乙醇、25%碳酸乙醚、五妙水仙膏(黄柏、五倍子、紫草等)或硝酸银棒等,点涂患处。

4. 物理治疗　局限性皮损可试用钝性刮除、电灼、电凝、微波、液氮冷冻、CO_2 激光等方法去除。

5. 外科疗法　疑有恶变的损害应早期手术切除,并进行组织病理检查。

6. 中医治疗

(1) 血虚风燥证:皮损为淡黄色或黄褐色扁平块状物,表面干燥粗糙增厚,有少量鳞屑,偶有痒感,舌质淡红,苔薄白,脉细。治宜养血祛风润燥,方选当归饮子加减,药用黄芪、生地各 20g,刺蒺藜、首乌、当归、白芍、丹皮、玄参各 15g,川芎、荆芥、防风各 10g,皮损较厚,表面覆油腻性鳞屑者加苦参 15g、虎杖 12g;失眠多梦者加茯苓 20g、合欢皮 15g。每日 1 剂,水煎取汁分次服。

(2) 肝肾阴虚证:皮损增厚较明显,表面干燥粗糙,颜色黄褐或黑褐,境界清楚,伴头晕、耳鸣、腰膝酸痛,舌质淡,苔薄,脉弦细。治宜补益肝肾,方选六味地黄丸加减,药用熟地、黄芪各 20g,山茱萸、淮山药、党参、白芍、当归各 15g,泽泻、丹皮、茯苓各 12g,皮损颜色较深且呈乳头瘤样者加丹参 15g、浙贝母 12g、红花 10g;皮损干燥粗糙伴瘙痒者加玄参 15g、麦冬 12g、防风 10g。每日 1 剂,水煎取汁分次服。

(3) 外治法:局部可选用舌床子、孩儿茶、侧柏叶、黄柏、苦参、虎杖、白矾等各适量,煎水温洗患处。或点涂含 20%白芥子、半夏的软膏。

黑头粉刺痣

黑头粉刺痣(痤疮样痣)是一种以黑头粉刺样损害为主要临床表现的局部毛囊发育异常性皮肤病。属于遗传性疾病,但多数患者无明显家族史。

【诊断要点】

1. 好发年龄　皮损出生时即已发生或生后不久发生,绝大多数患者 10 岁以前发病,无性别差异。

2. 好发部位　好发于颈、肩、颜面、上臂、前胸及腹部,常单侧分布,偶见皮损泛发。

3. 典型损害　损害为局限性簇集的疣状毛囊性丘疹,顶部常有黑色质硬的角栓,针尖或稍大,多较均匀一致,似黑头粉刺,剥除后留有火山口样凹陷,通常单侧分布,可排列成线状或带状。常继发感染形成囊肿、脓肿、瘘管和凹陷性瘢痕,似聚合性痤疮。少数患者可伴发骨骼、中枢神经系统和眼睛等先天性异常。

4. 自觉症状　一般无自觉症状,继发感染者可有灼热、胀痛感。

5. 病程　毛囊性黑色角栓可自行脱落,留永久凹陷性瘢痕。

6. 实验室检查　粉刺样损害活检组织病理示:单个黑头粉刺样损害为充满角质宽而深的表皮凹陷,类似扩张的毛囊,邻近表皮正常或萎缩,基底部偶见一根或数根毛干。少数可见皮脂腺小叶开口于表皮凹陷的下端。

【治疗】

1. 一般治疗　患处应避免用力搓擦和机械性刺激,尽量不要强行去除毛囊性角栓,防止继发感染。反复发生感染者,应加强皮肤护理,间断性涂搽抗生素以防复发。

2. 全身治疗　皮损泛发或反复感染形成囊肿者,可给予阿维 A 酸 20～40mg/d 或异维 A 酸 20～40mg/d,继发感染者可同时应用四环素 1～2g/d(8 岁以上 25～50mg/kg·d)、多西环素 100～200mg/d(8 岁以上 2.2～4.4mg/kg·d)、罗红霉素 150～300mg/d(12 岁以下儿童 5～10mg/kg·d)、甲硝唑 0.4～0.6g/d(12 岁以上儿童 20～50mg/kg·d)或替硝唑 1g/d(12 岁以上用量同成人),分次口服。

3. 局部治疗　患处外用 0.1％维 A 酸乳膏可明显减轻炎症和去除黑色角栓。泛发者可试用 12％乳酸胺洗剂,每日 1 次。继发感染或形成窦道者,可选用 1％苯扎溴胺溶液、复方氯己定溶液、0.02％呋喃西林溶液、0.05％黄连素溶液、1%新霉素液或 0.4%庆大霉素溶液,冲洗和湿敷患处后,外涂 2%莫匹罗星软膏、1%利福平软膏、0.5%~1%新霉素软膏、3%磷霉素软膏、1%诺氟沙星软膏或 0.2%盐酸环丙沙星软膏,每日 2 次。

4. 封闭治疗　囊肿性损害或形成瘢痕者,局部可注射用 1%普鲁卡因或 1%利多卡因溶液稀释而成的 1%醋酸泼尼松龙混悬液、0.5%甲泼尼龙醋酸酯混悬液、1%曲安西龙双醋酸酯混悬液、0.2%复方倍他米松混悬液或 1%曲安奈德混悬液1~3ml,每周或每月 1 次,可收到较好疗效。

5. 物理治疗　损害局限者可试用冷冻、激光、微波、刮除等方法治疗,也可试用皮肤磨削术。

6. 外科疗法　囊肿或形成窦道的损害,可切开引流,必要时手术彻底切除。

角化棘皮瘤

角化棘皮瘤是一种临床和组织学类似鳞状细胞癌,但可自愈的假性上皮肿瘤。病因不明,可能与病毒感染有关。

【诊断要点】

1. 好发年龄　多见于中老年人,男性多于女性。

2. 好发部位　好发于手背、面部、前臂等暴露部位。

3. 典型损害　损害初为红色粟粒大质硬的丘疹,2~8 周即可增大成黄豆至胡桃大半球形肤色或淡粉红色结节,偶可形成巨大型瘤体,周围常绕有红晕,表面紧张亮泽,常有放射状扩张的毛细血管,顶部呈火山口样凹陷,其内充满角质栓,剥除后可见鲜红色乳头瘤样基底。结节与皮下组织不粘连,可活动,质硬如软骨样,不易破溃和出血。

损害一般单发,少数可多发或泛发,愈后留萎缩性瘢痕及色素沉着。

4. 自觉症状　一般无自觉症状,偶有瘙痒和压痛。

5. 病程　损害具有自限性,一般 6 个月左右自行消退,少数病程可长达 1 年。

6. 实验室检查　肿物活检组织病理示:表皮呈火山口样凹陷,其内充满角质栓,两侧表皮呈拱壁状,底部表皮增生明显,其间可见较多角化珠,基底细胞层可见核分裂相,无角化不良细胞。真皮有数量较多的炎症细胞浸润。

【治疗】

1. 一般治疗　本病皮损呈良性经过,损害可自行消退,但较难预测其病情发展和病程,所以早期损害予以及时治疗较为妥切。损害中央的角栓应避免剥除和挤压,防止继发感染。

2. 全身治疗　瘤体多发或巨大难以手术者,可给予阿维 A 酸 20～50mg/d、阿维 A 酯 30～60mg/d 或异维 A 酸 20～40mg/d,也可酌情选用环磷酰胺 100～200mg/d 或甲氨蝶呤 7.5～15mg/周,分次口服。

3. 局部治疗　局部可外用 5% 5-氟尿嘧啶软膏或 0.1% 维 A 酸乳膏,每日 2 次。巨大瘤体也可涂搽鬼臼树脂(podophyllum)溶于苯偶因(benzoinz)制成的复方酊剂。

4. 封闭治疗　瘤体内注射 5% 5-氟尿嘧啶 0.2～0.4ml、2.5% 甲氨蝶呤 0.5～1ml、0.01% 平阳霉素 1～2ml、2.5% 曲安西龙双醋酸酯混悬液 1～2ml 或 α-干扰素 600 万～1800 万 U,用等量 1% 普鲁卡因或 1% 利多卡因溶液稀释,每周 1 次,一般 3 次瘤体即可明显消退。

5. 物理治疗　较小的瘤体可选用电凝、液氮冷冻、微波、电灼、氩激光等方法去除。也可选用 X 线照射(较小损害照射剂量为 6～10Gy,巨大损害照射剂量可增大至 50Gy),每周 1 次,一般 3～5 次即可治愈。

6. 外科疗法　较小损害可手术完全切除或钝性刮除后进行病理检查。较大损害可进行 Mohs 显微外科治疗。

皮脂腺痣

皮脂腺痣(先天性皮脂腺增生)是一种由多种皮肤组织成分组成的先天性器官样痣。大多散发,罕见家族性发病者。皮损发展似受体内某些激素的影响,在出生时隆起,儿童期变平,青春期再次隆起,青春期后则不再变化。

【诊断要点】

1. 好发年龄　皮损常在出生时或儿童期发生。

2. 好发部位　最常发生于头皮,少数见于面部、颈部或躯干。

3. 典型损害　儿童期损害为局限性淡黄色至蜡黄色稍微隆起的斑块,境界清楚,圆形、椭圆形或不规则形,少数可呈带状,边缘不整,表面平滑或呈颗粒状,有蜡样光泽,无毛发生长,质较硬,损害多为单发,偶可多发。青春期因皮脂腺发育,损害常增厚,表面可呈花瓣样或乳头瘤样,基底无炎症及浸润。

病程中 10%～40% 患者的皮损可并发基底细胞瘤、乳头状汗管囊腺瘤、皮脂腺腺瘤、透明细胞汗腺瘤、汗管瘤、顶泌汗腺囊腺瘤、鳞状细胞癌、角化棘皮瘤等肿瘤,少数患者伴有头脑迟钝、癫痫、眼发育异常、骨骼畸形等先天性缺陷。

4. 自觉症状　无任何自觉症状,偶有瘙痒和疼痛。

5. 病程　皮损发展缓慢,不能完全自行消退,少数在青春期后可癌变。

6. 实验室检查　皮损活检组织病理示:婴幼儿期皮损在真皮上部可见不完全的毛囊结构,常为小圆形细胞组成的条索状结构。青春期损害为表皮不同程度的角化过度,呈乳头瘤样增生,真皮有多数正常分化成熟的皮脂腺腺体,无终毛毛囊。在真皮深层常见多数增多的顶泌汗腺。

【治疗】

1. 一般治疗　本病损害在青春期以后可发生癌变,故多数损害应在青春期前进行治疗,但多数物理治疗方法可影响头发生长,一般手术切除常为本病的首选治疗方法。青春期皮损发展较快,应避免机械性刺激,防止破溃出血和继发感染。

2. 物理治疗　局限性损害可选用电凝、微波、CO_2激光、液氮冷冻、电灼或外用20%氨基酮戊酸的光动力等方法治疗,但去除须彻底,否则易复发。

3. 外科疗法　面积较小的损害可钝性刮除或手术切除后牵拉缝合,较大损害可用组织膨胀器将患处头皮松弛后一次或分次手术切除。亦可手术切除后再行毛发移植。

皮脂腺增生症

皮脂腺增生症是一种皮脂腺过度增生所致的瘤样皮肤病。分为早熟性和老年性,前者为皮脂腺功能旺盛所致,后者为皮脂腺过度增生所致。

【诊断要点】

1. 好发年龄　早熟性皮脂腺增生症见于儿童,老年性皮脂腺增生症见于中老年人,临床以男性较为多见。

2. 好发部位　多发生于面部,尤其是额、颊和颏部。

3. 典型损害　损害为乳白色至淡黄色粟粒至黄豆大半球形结节,表面光滑或有分叶,质较软,顶部轻微凹陷,内含角质状物,挤压可见乳白色皮脂状物溢出。皮损数量多少不定,单发或多发。

4. 自觉症状　多无自觉症状,少数可有轻微瘙痒。

5. 病程　早熟性者的皮损常自青春期以后消退,老年性者的皮损难以自行消退。

6. 实验室检查　皮损处活检组织病理示:早熟性皮脂腺处于增生状态;老年性皮脂腺过度增大,中央有皮脂腺导管,开口于皮面,导管周围有大量发育成熟的皮脂腺小叶。

【治疗】

1. 一般治疗　本病损害呈良性经过，不影响健康，且早熟性皮损可自行消退，故一般无需治疗。日常应少食辛辣刺激和肥甘厚味食品，经常用硫磺香皂擦洗患处，有利皮脂排出以减轻症状。

2. 全身治疗　皮损数量较多者，可给予异维 A 酸 20～40mg/d、阿维 A 酸 20～40mg/d 或阿维 A 酯 30～50mg/d，分次口服，多数患者有效，但易复发。

3. 局部治疗　患处可涂搽 5% 硫磺软膏、0.025%～0.1% 维 A 酸乳膏等，每日 2 次。多发性者可选用硫磺香皂或 3%～5% 硫磺乳膏沐浴。

4. 物理治疗　可选用液氮冷冻、电干燥、CO_2 激光、电灼、微波等方法将疣体去除。

5. 外科疗法　较小的瘤体可钝性刮除；较大的瘤体可手术切除。

表皮囊肿

表皮囊肿是一种含有角质状物的表皮衬里囊肿。常因外伤将表皮或附属器上皮植入真皮所致。

【诊断要点】

1. 好发年龄　任何年龄不同性别均可发病，临床以成年人较为多见。

2. 好发部位　可发生于身体任何部位，但以面、颈、胸、上背部及臀部多见。

3. 典型损害　损害为隆起于皮面的圆顶肿物，针头至黄豆大不等，表面光滑、肤色、淡黄色或苍白色，质地较硬或触之有囊性感的囊肿，多数可活动，少数与表皮粘连，中央可见毛囊皮脂腺开口处形成的褐色或褐黑色角栓，挤压有乳酪状物排出。囊肿一般单发，少数可多发。

4. 自觉症状　无任何自觉症状，发生于受压部位者可有异物感。

5. 病程　囊肿发展缓慢，至一定程度即停止发展。

6. 实验室检查　活检组织病理示：囊肿位于真皮内，囊内充满板层样角质，囊壁由复层鳞状上皮构成。

【治疗】

1. 一般治疗　避免用力挤压囊肿，防止囊壁破裂和继发感染。平时加强皮肤护理，预防外伤。

2. 全身治疗　继发细菌感染者给予罗红霉素 150～300mg/d、红霉素 2～4g/d、阿奇霉素 500mg/d、阿莫西林 1～3g/d、头孢唑林钠 1～4g/d、头孢氨苄 1～

$4g/d$、头孢拉定$1\sim2g/d$或头孢曲松钠$1\sim2g/d$,口服、肌注或静注。

3. 封闭治疗 囊肿表面消毒后穿刺,将囊内的皮脂状物尽量完全挤出,然后囊腔内注射用1‰普鲁卡因或1‰利多卡因溶液稀释而成的1‰醋酸泼尼松龙混悬液、0.5‰甲泼尼龙醋酸酯混悬液、1‰曲安西龙双醋酸酯混悬液、0.2‰复方倍他米松混悬液或1‰曲安奈德混悬液$1\sim2ml$,加压固定,部分囊肿注射1次即可消退。

4. 物理治疗 可选用多功能电离子短火、CO_2激光、尖刀或针头在囊肿表面穿孔,适宜将洞孔扩大,将囊内的皮脂状物挤出,然后缓慢用止血钳或有齿镊将白色囊壁完整取出,若囊壁破碎,可选用牙髓螺旋针分次将囊壁彻底取出,加压包扎。

5. 外科疗法 用以上方法治疗失败或复发的囊肿,宜手术切开将囊壁彻底摘除,深层缝合关闭囊腔。

皮样囊肿

皮样囊肿是一种含有多种表皮附属器和表皮衬里的囊性肿物。起源于外胚叶,主要为沿胚胎闭合线由分离的表皮细胞形成。

【诊断要点】

1. 好发年龄 约40％患者的囊肿出生时即有,约60％患者的囊肿在5岁以前发生。

2. 好发部位 囊肿多发生于眼周、眉弓外侧、鼻背和口腔底部,也可见于腹部和背部中线处。

3. 典型损害 损害初为小而坚实的皮内或皮下结节,多为单发,逐渐增大呈半球形隆起,直径$1\sim4$厘米或更大,表面光滑,正常肤色,质较软,可有囊性和波动感,不与其下组织粘连,穿刺可抽出淡黄色有腐败臭味的奶油状物。

囊肿偶可形成瘘管或憩室,排出含有毛发的脂状物。外伤后可继发感染,局部红肿明显,可破溃流出脓性及混有细碎组织的分泌物。

4. 自觉症状 无自觉症状,偶有疼痛,继发感染则疼痛明显。

5. 病程 囊肿发展缓慢,一般不能自行消退,偶可恶变。

6. 实验室检查 活检组织病理示:囊肿位于真皮或皮下组织内,囊壁由复层鳞状上皮构成,可见成熟的毛囊和皮脂腺,囊外真皮内可见皮脂腺及汗腺,有时也可见大汗腺;囊内含角质细胞,排列成网状或板层状,并可有脂质、角蛋白碎屑、毛发等。

【治疗】

1. 一般治疗 囊肿避免挤压和外伤，防止继发感染。囊肿恶变虽较为罕见，但当囊肿生长迅速或自行破溃形成溃疡，应考虑其发生癌变的可能，及早手术切除。

2. 全身治疗 继发感染形成瘘管者，可给予红霉素 2～4g/d（儿童30～50mg/kg·d）、阿奇霉素 500mg/d（儿童10～12mg/kg·d）、克拉霉素 0.5～1g/d（儿童250～500mg/kg·d）、阿莫西林 2～4g/d（儿童20～40mg/kg·d）、氨苄西林 2～4g/d（儿童25mg/kg·d）、头孢氨苄 1～4g/d（儿童25～50mg/kg·d）、头孢拉定 1～2g/d（儿童25～50mg/kg·d）、头孢曲松钠 1～2g/d（儿童20～80mg/kg·d）或克林霉素 0.45～1.2g/d（儿童8～16mg/kg·d），口服、肌注或静注。

3. 局部治疗 形成瘘管或憩室的囊肿，可用庆大霉素注射液或 0.5％聚维酮碘溶液反复冲洗囊腔后，刮除其腐败组织，外涂 2％莫匹罗星软膏、1％利福平软膏、3％磷霉素软膏、0.5％～1％新霉素软膏、1％诺氟沙星软膏或 0.2％盐酸环丙沙星软膏、1％龙胆紫溶液，敷料包扎，每日 2 次。

4. 囊壁摘除 局部消毒麻醉后，用尖刀在囊肿表面切一小口，用小号血管钳适宜将切口扩大，将眼科用小刮匙伸入囊腔内，彻底刮除其内容物和囊壁，或将囊内容物清除干净后用小血管钳将囊壁取出，然后用含 1％碘酊的纱布条塞入腔内加压包扎，次日取出。

5. 外科疗法 囊壁不完整、复发或形成瘘管或憩室者，宜彻底手术切除，但囊壁切除不干净仍可复发。

阴茎中缝囊肿

阴茎中缝囊肿是指发生于外尿道口及会阴生殖器缝线上囊肿的总称。系男性生殖器在胚胎期发育异常，使尿道内胚叶组织或尿道周围腺体在尿道、阴茎、阴囊、会阴缝线闭合过程中异位或残留所致。

【诊断要点】

1. 好发年龄 多见于青年人，但大多数囊肿出生后不久或儿童期即已形成。

2. 好发部位 发生于龟头、尿道外口、包皮系带和阴茎腹侧。

3. 典型损害 损害为直径数毫米至1～2厘米的单发性囊性肿物，表面光滑，质软有波动，内容物为灰白色或淡黄色半透明澄清的液体。囊壁薄而柔软，与外生殖器皮肤或黏膜连续，有时囊肿呈线状，可长达3～5厘米，偶可继发感染,囊肿转变为脓肿,引起囊壁破溃和组织粘连。

4. 自觉症状 一般无自觉症状,个别患者偶有疼痛,继发感染疼痛明显。

5. 病程 囊肿自幼发生者可随外生殖器发育而有所增大,至一定程度即不再发展,罕有自行消退者。

6. 实验室检查 活检组织病理示:囊肿位于真皮中部,囊壁由假复层上皮细胞组成,一般1~4层,可见胞质透明和含黏液的细胞。

【治疗】

1. 一般治疗 囊肿应避免用力挤压和外伤,防止破溃和继发感染。本病不影响生殖器发育和性功能,无须担心。

2. 封闭治疗 囊壁消毒抽出囊液后,注射用1%普鲁卡因或1%利多卡因溶液稀释而成的1%醋酸泼尼松龙混悬液、0.5%甲泼尼龙醋酸酯混悬液、1%曲安西龙双醋酸酯混悬液、0.2%复方倍他米松混悬液或1%曲安奈德混悬液0.5~1ml,轻微加压包扎,部分治疗1次即可消退,少数可复发。

3. 外科疗法 手术彻底摘除囊壁。

指(趾)黏液样囊肿

指(趾)黏液样囊肿是一种发生于手指和足趾的良性囊性肿瘤。分为黏液瘤型和腱鞘囊肿型,病因不明,可能系外伤所致。

【诊断要点】

1. 好发年龄 多见于中老年人,男女均可发生。

2. 好发部位 黏液瘤型发生于近甲皱处,腱鞘囊肿型发生于指背、远端指间关节附近和足趾末节背侧。

3. 典型损害 损害为球形或半球形隆起的肿物,一般单发,直径小于1厘米,表面光滑,略有淡蓝色光泽。腱鞘囊肿质较硬,不能推动;黏液瘤质软,触之有波动感。囊肿偶可排出透明黏稠液体,瘤体萎缩,以后可再度充盈。

4. 自觉症状 一般无自觉症状,偶有触痛。

5. 病程 囊肿发展缓慢,至一定程度常不再发展,少数可自行消退。

6. 实验室检查 囊肿活检组织病理示:早期为多发性充满流涎黏蛋白的小腔隙,周围绕有一层较厚的肉芽组织。晚期为单个囊肿或多个囊性腔隙,腔壁为肉芽组织和纤维组织,囊内为流涎黏蛋白,HE染色为轻度嗜酸性未定形物质,PAS染色呈阳性反应,且耐淀粉酶。

【治疗】

1. 一般治疗 囊肿应避免外伤,防止继发感染。

2. 封闭治疗 抽出囊液后用庆大霉素溶液冲洗囊腔,并注射 0.2%复方倍他米松混悬液或 1%曲安奈德混悬液 0.1~0.5ml,部分囊肿可消退,少数可复发,再次注射仍有效。

3. 外科疗法 手术彻底切除囊壁及其附近腺体,但仍不能防止复发。

毛发上皮瘤

毛发上皮瘤(囊性腺样上皮瘤)是一种起源于多能基底细胞并有向毛发分化趋势的毛源性上皮肿瘤。多发性者与遗传因素有关,为常染色体显性遗传。

【诊断要点】

1. 好发年龄 多发者常自青春期发病,多见于女性。单发者多见于成年人,男女均可发生。

2. 好发部位 常发生于面部,尤其是鼻唇沟、颊和额部,少数可见于头皮和背部。

3. 典型损害 多发性者的损害为肤色质硬的半球形或圆锥形丘疹,直径 2~5 毫米,可有透明感,表面光滑,有时可见扩张的毛细血管,数量多少不定,散在对称分布或聚集成斑块,不易破溃和出血。单发者为一个或几个肤色或苍白色质硬的结节,直径最大可达 2 厘米。

4. 自觉症状 一般无自觉症状,偶有轻微灼热感或痒感。

5. 病程 瘤体发展缓慢,常至一定程度即停止发展,不能自行消退。

6. 实验室检查 瘤体活检组织病理示:多发性者瘤体位于真皮内,周围有结缔组织间质包绕,可见呈毛球样或基底细胞瘤样向毛发发育的结构,囊肿中心为完全角化的角质,外围有一层扁平的嗜碱性细胞,边缘有时可见呈栅栏状排列的细胞。

单发性者的瘤体则含有多数角质小囊肿和不成熟的毛乳头,囊壁由扁平嗜碱性细胞组成,类似基底细胞瘤。

【治疗】

1. 一般治疗 本病损害多发者目前尚缺乏疗效满意的治疗方法,应避免皮肤外伤,禁止近亲结婚。

2. 物理治疗 多发性较小的损害,可试用电干燥、电凝、电灼、微波、液氮冷冻、CO_2 激光等方法去除。

3. 外科疗法　单发性或较大的瘤体,可手术切除。数量较多的较小损害,亦可试用皮肤磨削术。

多发性脂囊瘤

多发性脂囊瘤(多发性皮脂囊瘤)是一种皮脂腺导管受阻而形成的潴留性囊肿,属皮样囊肿的一种变异型。发病可能与遗传有关,多为常染色体显性遗传,常有家族史。

【诊断要点】

1. 好发年龄　多见于青春期男性,偶见于新生儿及婴儿。

2. 好发部位　好发于胸骨部,也可见于头、前额、腋窝、上臂和腹部,外生殖器处也可发生,甚至泛发全身,但不累及掌跖。

3. 典型损害　损害为直径数毫米至 2 厘米或更大的稍微隆起于皮面的圆形或卵圆形皮下肿物,拉紧皮肤显露更为明显,表面光滑,呈皮色、淡蓝色或淡黄色,常与皮肤粘连,可活动,质中等硬或有弹性,但较大的肿块质软有囊性感。有时在肿物顶端可见针尖大凹陷小孔,可挤出味臭的豆渣样皮脂状物,穿刺可抽出少量油样液体,阴囊处损害可钙化。损害多发,数量多少不定,数个、数十个甚至数百个,散在分布,互不融合。偶可继发感染,引起囊肿破溃,最后消退形成瘢痕。

少数患者可伴发鱼鳞病、先天性厚甲或匙状甲、毛发稀少或多毛症、多发性角化棘皮瘤、疣状肢端角化瘤、肥厚性扁平苔藓等。

4. 自觉症状　一般无自觉症状,夏季偶有瘙痒。

5. 病程　囊肿发展缓慢,多年保持不变,偶可自行吸收消退。

6. 实验室检查　损害活检组织病理示:囊肿位于真皮中部,囊壁由数层鳞状上皮细胞组成,囊腔内含有无定形的油状物,偶见成簇毛发。

【治疗】

1. 一般治疗　本病损害为良性,发展极其缓慢,不影响身体健康,一般无需治疗。平时应避免挤压、揉搓患处,讲究卫生,避免继发感染。

2. 全身治疗　继发感染者可给予四环素 1～2g/d 或米诺环素 100mg/d(首次加倍),分次口服。异维 A 酸 20～40mg/d、阿维 A 酸 20～40mg/d 或阿维 A 酯 30～50mg/d,分次口服,但对非炎症性囊肿无效。

3. 封闭治疗　抽出囊内容物后,注射 1％醋酸泼尼松龙混悬液、0.5％甲泼尼龙醋酸酯混悬液、1％曲安西龙双醋酸酯混悬液、0.2％复方倍他米松混悬液或

1%曲安奈德混悬液0.1～0.2ml,部分瘤体可消退。

4. 物理治疗　可试用液氮冷冻、电干燥、CO_2激光、微波等方法治疗,但常易复发。

5. 外科疗法　囊肿数量少或较大的囊肿,可考虑手术切除。或局部消毒麻醉后,选用多功能电离子短火、CO_2激光、尖刀或针头在囊肿表面穿孔,用小号血管钳适宜将切口扩大,将囊内皮脂物挤出,然后用眼科止血钳或有齿镊将白色囊壁完整取出,若囊壁破碎,可选用牙髓螺旋针分次将囊壁取出,压迫片刻即可。若在囊壁摘除后腔内注入少量1%碘酊,然后轻轻挤压以无碘酊流出为止,可增强疗效,减少复发。

6. 中医治疗

(1) 内治法:瘤体数量较多,且发生于不宜手术部位者,可试用夏枯草、浙贝母、地丁各15g,青礞石、姜半夏、陈皮、茯苓各12g,炒白芥子、胆南星、炒枳壳、皂刺、竹茹各10g,每日1剂,水煎取汁分次服。

(2) 外治法:瘤体未破溃时,可选用胆南星或雄黄醋磨浓汁外涂,每日3次。瘤体破溃后可先用艾条灸之,尽除豆渣样物质,囊壁涂搽白降汞,每日2次,3～5天囊壁腐蚀后,外用生肌散收功。

汗　管　瘤

汗管瘤是一种向小汗腺末端汗管分化的良性肿瘤。病因不明,在青春期、妊娠和月经期症状常加重,推测可能与内分泌有关,部分患者有家族史。

【诊断要点】

1. 好发年龄　多见于青年或中年女性,半数患者在20～30岁发病。

2. 好发部位　好发于双下眼睑,也可见于前额、面颊、颈部、腋下、手、腹部和外阴。

3. 典型损害　损害为针头至绿豆大半球形或扁平质稍硬的丘疹,肤色、淡黄色或褐黄色,表面光滑亮泽。数目多少不定,数个至数百个不等,散在或密集,互不融合,一般对称分布,偶见单侧或呈线状排列。炎热多汗季节丘疹稍有增大,冬季则缩小或扁平。

若皮损单发于女阴者称生殖器汗管瘤,单发于指伸面者称肢端汗管瘤。发病年龄较小者的损害常在青春期加重。

4. 自觉症状　一般无明显自觉症状,少数病例在夏季可有瘙痒和灼热感,外阴损害常瘙痒明显。

5. 病程　损害发展缓慢,至一定程度即不再增大,很难自行消退,不发生恶变。

6. 实验室检查　患处活检组织病理示:肿瘤位于真皮上部,不累及乳头层,可见多数嗜碱性上皮索和囊状导管,部分导管的外壁细胞突出呈蝌蚪样。

【治疗】

1. 一般治疗　加强皮肤护理,避免剧烈搔抓和机械性刺激皮损,防止苔藓化。发生于外阴部的损害,应经常清洗,加强月经期卫生,瘙痒明显者应少食辛辣刺激性食品。

2. 全身治疗　瘙痒明显者,可给予苯海拉明 50～75mg/d、盐酸赛庚啶 6～12mg/d、去氯羟嗪 75～150mg/d、盐酸西替利嗪 10mg/d、盐酸左西替利嗪 5mg/d、氯雷他定 10mg/d、特非那定 60～180mg/d、咪唑斯汀 10mg/d 等抗组胺药物,分次或 1 次口服,单独、联合或交替使用。

泛发者可试用阿维 A 酸 20～40mg/d 或异维 A 酸 20～40mg/d,分次口服,部分患者有效。

3. 局部治疗　可试用硝酸银棒或 50％～60％三氯醋酸溶液等化学剥脱剂治疗,多数患者可有较好疗效。

4. 物理治疗　可选用液氮冷冻、电干燥、电灼、微波、CO_2 激光、铒激光(平均能量密度为 11.3J/cm^2)等方法治疗,但应注意治疗深度,避免形成瘢痕。

5. 外科疗法　位于影响美容部位较大的损害可手术切除,数量较多者可试用皮肤磨削术。

6. 中医治疗

(1) 风热袭表证:皮疹初起,散在对称分布于眼周、前额、两颊等处,口干咽痛,大便干结,舌质淡红,苔薄白,脉浮数。治宜疏风清热,解毒散结,方选银翘散加减,药用金银花、连翘、芦根、牡蛎各 15g,牛蒡子、僵蚕各 12g,淡竹叶、荆芥、桔梗各 10g,薄荷、甘草各 6g,瘙痒明显者加浮萍 12g、防风 10g;伴咳嗽痰黄者加桑白皮 15g、枇杷叶 12g。每日 1 剂,水煎取汁分次服。

(2) 肝郁气滞证:皮疹日久不消,主要分布于眼周和两颊部,颜色淡黄或褐黄,胸闷不舒,神情淡漠,不欲饮食,舌质淡,苔薄黄,脉弦。治宜疏肝理气,化瘀散结,方选柴胡疏肝汤加减,药用丹参、牡蛎各 20g,白芍、蒺藜、玄参、紫草各 15g,郁金 12g,炮山甲、柴胡、陈皮、枳壳各 10g,甘草 6g,皮疹发于外阴者加白花蛇舌草 20g、龙胆草 10g;伴有瘙痒者加土茯苓 30g、苦参 15g。每日 1 剂,水煎取汁分次服。

(3) 湿热蕴结证:皮疹数量多而密集,但互不融合,质地较硬,颜色褐黄,口苦咽干,小变黄,大便秘结,舌质红,苔黄腻,脉弦数。治宜清热利湿,解毒散结,方选龙胆泻肝汤加减,药用生地 20g,车前草、土贝母、牡蛎各 15g,黄芩、泽泻、当归、僵蚕各 12g,龙胆草、山栀、柴胡各 10g,甘草 6g,皮疹质硬者加三棱、莪术各 10g;大便秘结者加紫草 15g、大黄 10g。每日 1 剂,水煎取汁分次服。

（4）外治法:外阴皮疹伴瘙痒者,可选用大枫子、荆芥、大黄、紫草、苦参各 30g,龙胆草 20g,煎水温洗患处,每日 2 次。皮疹局限者,可点涂五妙水仙膏、水晶膏或鸦胆子油,每日 1 次。

软纤维瘤

软纤维瘤是真皮纤维组织增生所形成的皮肤赘生物。病因不明,损害常发生于皱褶部位,推测可能与活动使纤维牵拉损伤有关。

【诊断要点】

1. 好发年龄 常见于中老年人,男女均可发生,女性较为多见。

2. 好发部位 好发于颈部、腋窝及躯干部。

3. 典型损害 损害主要为丝状柔软的皮肤突起,肤色或棕黄色,基底可有缩窄,表面光滑或粗糙,通常多发,数量多少不定,散在分布。发生于躯干部的损害常单发,质软,基底缩窄明显,呈息肉样,表面皱缩明显,偶可形成有蒂的巨大赘生物。

4. 自觉症状 多无自觉症状,较大赘生物常有异物感。

5. 病程 本病瘤体发展缓慢,至一定程度不再增大,单发者可发展成巨大有蒂的赘生物,不能自行消退。

6. 实验室检查 赘生物活检组织病理示:表皮角化过度,基层肥厚,真皮乳头瘤样增生,胶原纤维疏松,毛细血管丰富。单发性息肉样损害由胶原纤维组成,中央常有成熟的脂肪细胞。

【治疗】

1. 一般治疗 本病皮损呈良性经过,不影响身体健康,较小损害一般无需处理。平时应注意避免用力搓擦、牵拉赘生物,较大带蒂的损害应在无菌条件下处理,避免自行用丝线结扎根部,防止感染。

2. 局部治疗 较小的损害可试用硝酸银棒或 50%~60% 三氯醋酸溶液等化学剥脱剂点涂,部分可消退,但应注意避开正常皮肤。

3. 物理治疗 较小损害可选用液氮冷冻、电灼、CO_2 激光等方法去除。无条件时可局麻后直接用剪刀剪除,压迫止血包扎。

4. 外科疗法　基底部直径较大的损害,可手术切除。

皮肤纤维瘤

皮肤纤维瘤是一种真皮结缔组织增生或组织细胞灶性增殖所形成的皮肤组织细胞瘤。病因不明,可能为慢性炎症反应所致。

【诊断要点】

1. 好发年龄　可见于任何年龄,以中青年女性较为多见。

2. 好发部位　好发于上臂、股部、肩部、背部及臀部,少数可局限于掌跖部。

3. 典型损害　损害初为淡褐色斑丘疹,逐渐增大为直径 0.5～1 厘米或更大质较硬的圆形或椭圆形扁平结节,颜色淡红、褐红、棕黄或呈黑褐色,表面光滑或粗糙,与皮肤粘连,但与皮下组织不粘连,可活动。损害通常单发,少数可多发。

4. 自觉症状　多数无自觉症状,少数可有阵发性刺痛或压痛。

5. 病程　瘤体生长缓慢,至一定程度不再发展,不能自行消退。

6. 实验室检查　损害活检组织病理示:瘤体由成纤维细胞及成熟和未成熟的胶原纤维组成,常排列成涡纹状。

【治疗】

1. 一般治疗　本病发展呈良性经过,日久损害可自行萎缩,一般无需治疗。损害多为慢性炎症反应所致,故应预防皮肤外伤。肿瘤位置较深,采用电灼、微波、电凝、激光、钝性刮除、液氮冷冻等方法治疗,效果多不理想,可形成瘢痕,且易复发,应尽量避免使用。

2. 外科疗法　症状明显或有碍美容的损害,可手术切除,切除范围应包括浅脂肪层,以防止复发。

指 节 垫

指节垫(关节胼胝)是一种发生于指关节伸侧面纤维增生性皮肤病。病因不明,多有家族史,系常染色体显性遗传。

【诊断要点】

1. 好发年龄　多见于青少年,男女均可发病。

2. 好发部位　好发于近端指背关节,也可见于远端指背关节。

3. 典型损害　损害为单发或多发扁平或隆起肥厚的局限角化性斑块,直径

3~10毫米,表面光滑或粗糙,沟纹较深,灰白色或淡粉红色,质较硬,与皮下组织不粘连,可活动。部分损害肥厚明显,呈硬结状隆起,若同时伴有白甲和耳聋,称之为 Bart-pumphrey 综合征。

4. 自觉症状 多无自觉症状,部分患处敏感性降低。

5. 病程 皮损发展缓慢,无自行消退倾向。

6. 实验室检查 患处组织病理示:表皮明显角化过度,棘层肥厚,真皮结缔组织增生,胶原纤维明显增粗。

【治疗】

1. 一般治疗 患处应避免机械性刺激和摩擦,纠正牙咬习惯。本病损害发展缓慢,不影响关节活动和手部功能,手术切除可形成瘢痕,宜保守治疗。

2. 全身治疗 角化明显的皮损,可试用阿维A酸20~40mg/d或异维A酸20~40mg/d,分次口服,连服1个月后无效即停用。

3. 局部治疗 患处可外用0.1%维A酸乳膏、5%5-氟脲嘧啶软膏、5%水杨酸软膏、10%硫磺软膏、复方醋酸氟轻松酊、0.05%卤米松霜或软膏、0.05%丙酸氯倍他索软膏,或曲安西龙贴膏等,可减轻症状。

4. 封闭治疗 损害内注射用1%普鲁卡因或1%利多卡因溶液稀释而成的1%醋酸泼尼松龙混悬液、0.5%甲泼尼龙醋酸酯混悬液、1%曲安西龙双醋酸酯混悬液、0.2%复方倍他米松混悬液或1%曲安奈德混悬液0.2~0.4ml,每周或每月1次,对部分患者有效。

5. 物理治疗 局部可试用液氮冷冻、同位素贴敷或浅层X线照射。

瘢痕疙瘩

瘢痕疙瘩是一种创伤后纤维组织过度增生所形成的皮肤肿瘤。通常继发于切割伤、叮咬伤、手术、撕裂伤、烧灼伤,或继发于胸背部的痤疮和毛囊炎等。但并非所有病例均有创伤史,而且易于遭受创伤的掌跖不易发生瘢痕疙瘩等,推测发病可能与种族、遗传等因素有关。

【诊断要点】

1. 好发年龄 好发于深肤色人群,以青年人较为多见,男女发病率相近。

2. 好发部位 除掌跖外任何部位皮肤均可发生,多见于肩、胸、上背部、上臂及股臀部。

3. 典型损害 损害为大小不等、形状各异隆起的结节和斑块,针帽至橘子或更大,呈圆形、椭圆形或不规则形,有时呈蟹足状,发生于胸骨者常呈哑铃形,继发于烧灼伤或烫伤处的瘢痕疙瘩常超过创伤范围,顶部多大于基底部,边缘悬垂,表面紧张亮泽,表皮变薄,可见扩张的毛细血管,质坚实有一定弹性。

损害早期发展较快,质硬而色红,常有触痛,发生较久的损害质硬而色暗,可自行萎缩。继发于烧伤或烫伤且面积较大的损害可影响受累肢体功能。瘢痕可单发或多发,以多发者较为多见。

4. 自觉症状 常有不同程度瘙痒、刺痛或灼痛感,局部敏感性增强,早期或发生于张力较大部位的损害常有触痛。

5. 病程 多数损害至一定程度不再发展,并可有不同程度的自行萎缩甚或完全消退倾向。少数损害呈进行性发展趋势,瘤体持续缓慢增大,形成巨大型瘢痕疙瘩,甚至恶变。

6. 实验室检查 患处活检组织病理示:肿瘤由致密的胶原纤维组成,部分呈涡纹状或结节状,伴血管增生和少量炎症细胞浸润。

【治疗】

1. 一般治疗 本病部分患者为瘢痕体质,发病后应加强皮肤保护,避免外伤、手术、摩擦、搔抓等机械性刺激。患痤疮和毛囊炎者,应及时治疗,禁止挤压、抓破皮疹,防止继发感染和形成新的瘢痕疙瘩。

治疗应根据病史、个人体质、病情、发生部位、以往治疗情况等综合分析后,制订个体化治疗方案,切忌盲目单纯手术切除及外用腐蚀剂,以免造成更严重瘢痕。

2. 全身治疗

(1) 维 A 酸:可给予阿维 A 酸20～40mg/d、阿维 A 酯20～50mg/d 或异维 A 酸20～40mg/d,分次口服,连服1～2 个月。

(2) N-乙酰羟脯氨酸:成人常用量为 600mg/d,分 6 次口服,3～6 个月可使约 80%瘢痕变软、变平。

(3) 青霉胺:适用于瘢痕范围较大且其他方法治疗效果不满意者。成人常用量为青酶胺片或胶囊0.5～0.6g/d,分 2 或 3 次口服,症状明显改善后改为隔日服药 1 次,疗程至少 6 个月,同时需补充维生素 B_6 20～30mg/d,分次口服。治疗前做青霉素皮试,过敏者禁用。

(4) 曲尼司特:为肥大细胞膜稳定剂,具有抑制炎症介质释放和纤维母细胞增殖的作用,可使瘢痕疙瘩软化、缩小,并可止痒、止痛。成人常用量为曲尼司特片或胶囊 100mg/次(儿童用量为 5mg/d),口服,每日 3 次,至少连用 6 个月。

(5) 己酮可可碱:能抑制皮肤成纤维细胞增殖,常用量为己酮可可碱肠溶片1.2g/d,分次口服,常用于手术切除后的患者,有防止复发的作用。

（6）他莫昔芬：为非类固醇抗雌激素的复合物，可抑制成纤维细胞增殖。常用量为枸橼酸他莫昔芬片20～40mg/d，分次口服。

（7）米诺地尔：具有抗纤维化和抑制胶原合成的作用，可用于治疗瘢痕疙瘩。常用量为米诺地尔片5mg/d，分次口服。

（8）其他：如复方丹参6～9片/d、丹参酮1～2g/d、积雪苷6～12片/d、胎盘组织液2ml/隔日等，均可试用。

3. 局部治疗　患处可外用0.1％维A酸乳膏、5％咪喹莫特软膏、基因工程干扰素α-2b软膏（100万U/5g）、0.05％卤米松霜或软膏、0.05％丙酸氯倍他索软膏等，每日2次，局部封包可增强疗效。

4. 封闭治疗

（1）糖皮质激素：瘢痕内放射状注射用1％普鲁卡因或1％利多卡因溶液稀释而成的1％醋酸泼尼松龙混悬液、0.5％甲泼尼龙醋酸酯混悬液、1％曲安西龙双醋酸酯混悬液、0.2％复方倍他米松混悬液或1％曲安奈德混悬液1～4ml，每周或每月1次。

（2）干扰素：瘢痕内注射具有抑制胶原合成的作用。常选用重组γ-干扰素0.05～1.0mg，皮损内放射状注射，每周1次，3～10次为一疗程。

（3）平阳霉素：瘢痕内放射状注射用1％普鲁卡因或1％利多卡因溶液溶解而成的平阳霉素混合液（7.5mg/ml）0.5～1ml，每周1次。应注意药物注射应尽量均匀，防止形成溃疡。

（4）玻璃酸钠：常用量为50～100U，溶于生理盐水或0.5％普鲁卡因溶液5～10ml中，皮损内放射状注射，每周2或3次。

（5）5-氟脲嘧啶：瘢痕内放射状注射5-氟脲嘧啶溶液（50mg/ml）1～5ml，每2周1次，连续8次为一疗程。

5. 物理治疗　较小损害可试用液氮冷冻、脉冲染料激光等方法治疗。早期损害浅层X线照射、同位素贴敷，均能使瘢痕萎缩软化。红肿明显的瘢痕进行音频电疗，可使炎症减轻、瘢痕质地变软和缓解瘙痒与疼痛。此外，碘离子、胎盘组织液、曲尼司特等，局部直流电离子透入，1～2次/周，也有较好疗效。

6. 外科疗法　较小瘢痕完全手术切除，范围包括周围正常组织2～3毫米，细线对皮缝合，若伤口愈合后照射X线，可减少复发。较大斑块可部分切除，缝合后采用复合治疗。

7. 复合治疗

（1）手术切除后患处照射浅层X线，同时注射长效糖皮质激素、盐酸维拉帕米（2.5mg/ml）0.5～5ml或肉毒素（每点0.5U，两点间隔1厘米），或贴敷硅凝胶片后加压包扎。

（2）瘢痕内放射状注射曲安奈德 1mg/ml 与 5-氟脲嘧啶 45mg/ml 的混合液 0.5～4ml，每月 1 次。

（3）封闭治疗前对瘢痕进行液氮冷冻使其软化，有利药物注射和分散，可增强疗效。

（4）数量较多或范围较大的瘢痕疙瘩，可采用口服、外用或同位素贴敷、封闭、手术切除、X 线照射、药物离子导入、加压包扎等综合治疗。

8. 中医治疗

（1）气滞血瘀证：皮肤暗红色斑块，质硬，形状不规则，表面可见毛细血管扩张，间歇性刺痛；舌紫暗，苔少，脉涩。治宜行气化瘀，佐以解毒，方选化瘀丸加减，药用丹参 30g，旋覆花、代赭石、郁金、乳香、没药、大黄、三七、水蛭各 9g，每日 1 剂，水煎取汁分次服。

（2）痰核积聚证：淡红色斑块表面紧张亮泽，多发性散在分布；舌质淡，苔白厚，脉滑。治宜化痰散结，佐以解毒，方选无海丸加减，药用猫爪草、土贝母各 30g，海蛤壳、山慈菇、海藻、僵蚕各 15g，每日 1 剂，水煎取汁分次服。

（3）中成药：口服散结灵（五灵脂炙醋、木鳖子肉、地龙肉、白胶香、炙草乌各 30g，炙乳香、炙没药、当归各 15g，菖蒲膏 5g，香墨 2g，共研细末成散剂或片剂，每次 1g，日服 2 次）、活血消炎丸（乳香炙醋、没药炙醋各 18g，熟黄米 9g，菖蒲膏干 2.25g，兑研牛黄 0.45g，共研细末成散剂，每次 3g，日服 2 次）或大黄蘆虫丸（甘草 90g，大黄 75g，黄芩、桃仁、杏仁、虻虫、水蛭、蛴螬各 60g，蘆虫、生地、干漆各 30g，赤芍 20g，共研细末，炼蜜为丸，每丸 3g，每次 1 丸，日服 2 次），均有一定疗效。

（4）外治法：选用黑醋 2500g，五倍子 860g，蜂蜜 180g，蜈蚣 10 条，冰片 3g，将诸药研成粉末，与黑醋制成稠膏，涂药时将药膏涂于黑布上贴于患处，每日换药 1 次。

淋巴管瘤

淋巴管瘤是一种淋巴管异常增生或扩张引起淋巴液潴留所形成的局限性良性肿瘤。由淋巴管的发育障碍或畸形所致，临床常分为毛细管型、海绵样型和囊性型淋巴管瘤三种。

【诊断要点】

1. 好发年龄　多起病于婴幼儿和儿童，男女均可发病。

2. 好发部位　毛细管型好发于头、颈、上肢和口腔;海绵样型好发于面部、肩胛、上肢和腋下;囊性型好发于颈部和腋下。

3. 典型损害　毛细管型的损害为针头至绿豆大半透明或乳白色疱疹,表面光滑,不易破溃,常排列成线状似蛙卵样,针刺有淋巴液流出。海绵样型损害为绿豆至核桃大似海绵样的包块,境界清楚,表面皮肤正常,质软可压缩,无波动感,患肢较健侧粗大,破溃后有多量淋巴液流出。囊性型的损害为多囊性或多房性张力性肿块,囊壁较薄,内容物为淡黄色液体。

4. 自觉症状　较小损害无自觉症状,较大损害依发生部位可出现压迫症状。

5. 病程　损害常呈进行性发展趋势,一般不能自行消退。

6. 实验室检查　损害处活检组织病理示:瘤体位于真皮或皮下,淋巴管内皮增生并扩张呈囊状,间质内结缔组织较丰富,含有淋巴细胞和淋巴滤泡。

【治疗】

1. 一般治疗　本病为淋巴管的发育障碍或畸形所致,解剖位置常较深,多种治疗均难以产生理想的效果,故在选择治疗方法时应慎重。患处应加强保护,防止外伤。发生于下肢的淋巴水肿,平时用多层绷带或弹力绷带缚压可减轻肿胀。

2. 封闭治疗　将瘤体内的淋巴液抽吸干净后,注入平阳霉素 8～10mg/10ml,每周 1 次,3～4 次后可有较好疗效。瘤体边缘注射甲泼尼龙 2～10mg/次,每日 1 次,连续 10 次,可有一定疗效。囊性型在囊内注射硬化剂,部分有效。

3. 物理治疗　皮肤疱疹样损害可选用液氮冷冻、CO_2 激光、氩激光、连续波长染料激光等方法治疗,其中以液氮冷冻效果较好。

4. 外科疗法　囊性型淋巴管瘤可切开剥除囊壁,残留囊壁用 2% 碘酊或 1% 福尔马林反复涂搽破坏,但仍不能防止复发。

5. 中医治疗

(1)脾虚湿盛证:皮损初为鱼卵状水疱,色淡透明,破溃后涓流不止;舌质淡红,苔滑多津,脉细滑。治宜健脾和中,淡利水湿,方选参苓白术汤加减,药用白茅根、猪苓各 15g,炒扁豆、炒苡仁、冬瓜皮、姜半夏、胆南星、陈皮各 12g,党参、白术、苍术、茯苓各 10g,川牛膝、红花各 6g,每日 1 剂,水煎取汁分次服。

(2)湿瘀阻络证:皮肤水疱大小不等,大者如葡萄,疱液淡红,破溃后有血水外溢;舌质淡红有瘀斑,苔少,脉细涩。治宜健脾除湿,通络活血,方选理中活血汤加减,药用丹参 20g,茯苓、泽泻、党参、当归、紫菜各 12g,川芎、白术、丹皮、赤芍各 10g,桂枝、甲珠各 6g,每日 1 剂,水煎取汁分次服。

以上诸证加减法：局部肿胀不消加炒白芥子、炒二丑、海浮石；病变在口舌加炒黄连、板蓝根、升麻；病变在外阴加炒胆草、炒杜仲；病变在腋窝加川楝子、柴胡。

(3) 外治法：可选用生南星米醋磨成浓汁，涂搽患处，每日 2 次。

皮肤脂肪瘤

皮肤脂肪瘤是一种由成熟脂肪细胞组成的良性肿瘤。

【诊断要点】

1. 好发年龄　多见于中年人，男性患者略多于女性。

2. 好发部位　好发于肩、背、颈项、乳房和臀部。

3. 典型损害　损害为单发或多发大小不一、形状各异、常有分叶的皮下结节或包块，不隆起或轻微隆起于皮面，边界不清楚，质较软，可推动，表面皮肤正常。

4. 自觉症状　一般无自觉症状，瘤体较大时可出现压迫症状，如压迫神经可引起疼痛等。

5. 病程　瘤体发展缓慢，难以自行消退。

6. 实验室检查　肿瘤活检组织病理示：瘤体位于皮下，有完整的包膜，瘤内有纤细组织将瘤体分割成大小不一的小叶，瘤细胞主要为成熟的脂肪细胞，偶见少数脂肪母细胞。有时可见灶性黏液变性、钙化或骨化。

【治疗】

1. 一般治疗　本病损害多呈良性经过，不影响身体健康，多发或较小的损害多无需治疗。当瘤体发展迅速或出现疼痛等症状时，宜及早手术切除并进行组织病理检查。

2. 外科疗法　发生于影响美容或功能部位的损害，可手术切除。

3. 吸脂术　可在瘤体表面作一小切口，插入吸脂导管，吸出瘤体内脂肪；不形成瘢痕且较为安全。

4. 中医治疗

(1) 气滞痰凝证：瘤体分布于背、肩及腹部等处，质软如海绵，可有胀痛，患者初期体质健壮，或形体肥胖；舌质胖嫩，苔薄黄，脉滑实。治宜行气散结，燥湿化痰，方选二陈汤加减，药用生龙牡、青礞石、茯苓各 15g，苍术、厚补各 12g，炒白芥、炒枳壳、姜半夏、陈皮各 10g，制南星、昆布、海藻各 6g，每日 1 剂，水煎取汁分次服。

（2）气虚痰浊证：日久瘤体渐大，甚则如碗，抓捏松软，皮色正常，伴纳呆食少，神疲乏力，偶见浮肿便溏；舌质淡红，苔白腻，脉濡数。治宜健脾益气，宽中化痰，方选顺气归脾丸加减，药用茯苓、党参、黄芪各 12g，浙贝母、香附、陈皮、乌药各 10g，炒二丑、广木香、青皮、甘草各 6g，远志、皂刺、川芎各 4.5g，每日 1 剂，水煎取汁分次服。

（3）肝脾不和证：体内生瘤，或软或韧，兼有胸闷肋胀，烦躁易怒，食纳欠佳；舌质淡红，苔白微滑，脉弦细。治宜疏肝和脾，理气活血，方选十全流气饮加减，药用夏枯草 30g，山慈菇、浙贝母、茯苓、当归、白芍各 12g，广木香、青皮、香附、乌药各 10g，玫瑰花、郁金各 6g，每日 1 剂，水煎取汁分次服。

（4）外治法：瘤体初期可试用山慈菇醋磨浓汁，涂搽患处，每日 2 次。

平滑肌瘤

皮肤平滑肌瘤是一种由立毛肌、肉膜或血管壁平滑肌组成的良性肿瘤。瘤细胞可来源于皮肤平滑肌、血管平滑肌和立毛肌。多发性平滑肌瘤患者常有家族史。

【诊断要点】

1. 好发年龄　多见于中青年人，女性患者略多于男性。

2. 好发部位　好发于下肢，尤其是小腿屈侧，少数见于前臂、手指、外阴和乳头。

3. 典型损害　损害为针帽至黄豆大半球形结节，隆起于皮面，表面光滑，肤色、淡蓝色或紫红色，质地坚硬，压痛较明显。肿瘤单发或多发，多发者群集或呈线状排列，单发者常见于阴囊、大阴唇或乳头，为圆顶皮下结节或斑块，偶可呈乳头状瘤，瘤体较大，直径可达数厘米。

4. 自觉症状　常伴有阵发性刺痛和烧灼感，可因情绪波动、活动、挤压或寒冷而诱发。

5. 病程　瘤体发展极为缓慢，不能自行消退。

6. 实验室检查　患处活检组织病理示：瘤体位于皮下，有包膜，肿瘤由较为均一的梭形平滑肌细胞构成，肌纤维多平行排列，胞核居中，呈长杆状，两端钝圆，MAB 染色呈暗红色。

【治疗】

1. 一般治疗　本病损害常有间歇性疼痛，瘤体表面放置冰块可诱发或加重疼痛，较易与其他皮肤疾病鉴别。平时应避免挤压、牵拉和冷物质刺激肿瘤，防止诱发疼痛。

2. 全身治疗　肿瘤多发且疼痛较为明显者,可给予盐酸酚苄明片或胶囊20～40mg/d、硝苯地平30～60mg/d或尼卡地平60～120mg/d,分次口服。

3. 物理治疗　孤立性肿瘤可试用液氮冷冻,冷冻前可进行局部麻醉。

4. 外科疗法　单个肿瘤可手术切除,切除后极少复发。肿瘤多发者手术切除后植皮。

鲜红斑痣

鲜红斑痣(毛细血管扩张痣)是一种先天性毛细血管畸形所致的血管扩张性肿瘤。分为中线鲜红斑痣和单侧鲜红斑痣两种。

【诊断要点】

1. 好发年龄　常于出生时即有或出生后不久发生,男女均可发病。

2. 好发部位　好发于面部、颈部和头皮。

3. 典型损害　皮损为一片或数片境界清晰的淡红色、暗红色或青红色斑,形状不规则,压迫可褪色,初始表面平滑,与皮面相平或稍微隆起,可见扩张的毛细血管。随着年龄的增大,中线鲜红斑痣自行消退,而单侧鲜红斑痣颜色逐渐加深,可隆起于皮面或表面形成大小不等的暗红色结节或斑块。

瘤体单侧发生者可累及黏膜,发生于小腿或足部者可出现痛性紫蓝色结节或斑块,可破溃形成溃疡。

4. 自觉症状　多无自觉症状,少数患处有肿胀灼热感。

5. 病程　一般单侧发生或范围较大的皮损常终身存在。发生于枕部、额部或鼻背等身体中线处的红斑,多能自行消退。

6. 实验室检查　患处活检组织病理示:真皮乳头层和网状浅层毛细血管扩张,血管内皮细胞无增生。

【治疗】

1. 一般治疗　本病发生于中线处的损害常能自行消退,需观察一段时间,避免盲目治疗,以免形成瘢痕。单侧鲜红斑痣对多种传统治疗方法抵抗或易形成瘢痕,应谨慎选择适应证,近年新型激光虽然取得了较好效果,但需治疗多次方能获得最佳效果,且治疗间隔时间较长,患者应消除急躁心理,耐心坚持治疗。

2. 物理治疗

(1) 激光:治疗鲜红斑痣的机制是应用光对不同颜色物体的选择性光热效

应,通过作用于血管中的血红蛋白,使之加热破坏扩张的血管,而其他组织不受破坏,从而达到治疗效果。目前已经开发出 532nm、585nm、595nm 和强脉冲光(IPL)的光学治疗系统。

临床应用氩离子激光和脉冲染料激光均取得了较好疗效,一般 1～3 个月治疗 1 次,多数需治疗 4～10 次,少数需治疗 10 次以上。

(2)光动力学疗法:是近年兴起治疗鲜红斑痣的一种方法。机制是鲜红斑痣血管病变表浅,血卟啉(HPD)静脉给药后,真皮浅层微血管网血管内皮细胞对 HPD 的吸收较表皮组织迅速,含量高于表皮组织,当给一定波长和能量的激光照射后产生光动力学反应,病变部位的血管网被选择性破坏,而表皮由于HPD 含量极少不受损伤,从而起到消除畸形血管网的作用,达到治疗目的。该法治疗次数少,疗效可靠,是一种治疗鲜红斑痣有效的方法。

(3)浅层 X 线:一般 1 次照射 800～1000rad,2～3 个月照射 1 次,部分照射5～6 次后,鲜红斑痣的颜色可变淡。

(4)其他:鲜红斑痣边缘或其表面的暗红色结节,可试用液氮冷冻、CO_2 激光、微波、同位素贴敷等方法治疗。

3. 中医治疗

(1)经脉塞滞证:红斑面积较广,颜色鲜红或暗红,难以消退;舌质暗红,苔少,脉涩。治宜活血化瘀,通经活络,方选通窍活血汤加减,药用当归尾 12g,炒丹皮、桃仁、红花、川芎、赤芍各 10g,白附子、白芷各 6g,黄酒 50ml,每日 1 剂,水煎取汁分次服。

(2)气血不和证:红斑范围较为局限,色泽鲜红,轮廓清楚,边缘不规整,压迫退色,解除压力后复原;舌质淡红,苔少,脉细数。治宜理气和血,通络消斑,方选血府逐瘀汤加减,药用鸡血藤、丹参、赤芍各 15g,当归、生地、红花、川芎各 10g,炒枳壳、柴胡、香附、桔梗、桃仁、羌活各 6g,每日 1 剂,水煎取汁分次服。

(3)外治法:局部可外用五妙水仙膏,每日 3 次。

草莓状血管瘤

草莓状血管瘤(毛细血管瘤)是一种由表浅外生毛细血管组成的良性肿瘤。病因不明,可能为先天性局限性血管畸形所致,或与环境污染及药物、食物应用不当等多种因素导致胚胎期血管网瘤样错构引起血管内皮细胞异常增生而形成。

【诊断要点】

1. 好发年龄　多于出生后不久发病,少数出生时即有,女性患者略多于男性。

2. 好发部位　可发生于身体任何部位,多见于面部和四肢。

3. 典型损害　损害初为苍白色包块或毛细血管线状扩张,逐渐形成一个或数个大小不等的鲜红色或紫红色丘疹、结节和斑块,边界清楚,隆起于皮面,周缘正常皮肤多无隆起,表面常呈分叶状,质地柔软,压迫可褪色,不能触及血管搏动。生长迅速,数月内直径可达2～4厘米或更大,严重者可累及面部或肢体大部。

部分草莓状血管瘤合并海绵状血管瘤,此时患处隆起明显,皮下受侵犯的范围超过皮损面积,草莓状血管瘤周缘正常皮肤亦明显膨隆,并可扪及波动。

4. 自觉症状　无任何自觉症状,瘤体较大时可出现压迫症状。

5. 病程　瘤体在发病后3～6个月发展迅速,一般1岁左右肿瘤停止发展,70%～90%患者在5～7岁瘤体自行完全消退。

6. 实验室检查　肿瘤活检组织病理示:早期毛细血管内皮细胞显著增生,可聚集成条索状或团块,仅见少数狭窄的血管腔;成熟期可见明显扩张的毛细血管;退行期血管腔变窄甚或闭塞,代之以水肿性胶原纤维。

【治疗】

1. 一般治疗　本病多数瘤体能自行消退,可给予适当时期观察,在肿瘤发展迅速或出现海绵状血管瘤征象时,再进行治疗,但临床很难界定给予治疗的最佳时机,因肿瘤发展的最后大小及程度很难判断和预测,一般多先进行外用药物保守治疗,不能控制其发展时再给予药物注射、物理方法或创伤性治疗。观察期间应注意对肿瘤的保护,防止外伤和挤压,以防破溃出血。

2. 全身治疗

(1) 糖皮质激素:适用于瘤体生长迅速或面积较大者。常选用醋酸泼尼松2～4mg/kg·d,隔日晨间顿服,一般用药数日或数周,瘤体即可停止发展或明显缩小,以后每周减量一次,直至停药,一般疗程5～8周。但药物不良反应较为明显,应与患者家属交代清楚,并进行随访。

(2) 干扰素:用于糖皮质激素治疗无效或瘤体发生于重要部位者。常选用IFN-α-2a 300万IU/m²,皮下注射,每日1次,连续6个月以上。

3. 局部治疗　常选用含有角质渗透剂氮酮的0.05%卤米松软膏或0.05%丙酸氯倍他索软膏等强效糖皮质激素,或局部先外用二甲基亚砜溶液,再外涂糖皮质激素软膏,每日2次,一般连用2周无效改用其他方法治疗。

4. 硬化剂:适用于非暴露部位较小的血管瘤,可选用5%鱼肝油酸钠溶液0.5～1ml/次或消痔灵2～8ml/次,缓慢瘤体内注射,根据瘤体硬化程度进行下一次治疗。

5. 封闭治疗

(1)糖皮质激素:瘤体内注射用1%普鲁卡因或1%利多卡因溶液稀释而成的1%醋酸泼尼松龙混悬液、0.5%甲泼尼龙醋酸酯混悬液、1%曲安西龙双醋酸酯混悬液、0.2%复方倍他米松混悬液或1%曲安奈德混悬液1～4ml,每周或每月1次。药物须注入血管瘤间质内,进针后回抽无血再缓慢多方向注药,注射完后压迫瘤体数分钟。肢体血管瘤可在近心端扎止血带后再行注射。

(2)尿素溶液:选用40%尿素溶液1～10ml,进行瘤体内注射,一般3天注射1次,10～20次为一疗程,进行下一疗程需间隔3～6周。

(3)博来霉素:瘤体穿刺2～3点注入0.5～2mg/ml博来霉素,每点注入0.5～1.5mg,1次治疗总剂量不超过0.3～0.6mg/kg,间隔6周治疗1次,共3次。或瘤体内分点注入平阳霉素(8mg溶于1%利多卡因溶液5～10ml中),首次用量减半,以后间隔4～6周注射1次,1次最大用量一般不超过8mg。

以上治疗方法,均可同时在局部注射硬化剂,以增强疗效。

6. 物理治疗 可选用液氮冷冻、同位素贴敷、镭照射、同位素胶体注射、X线照射、脉冲染料激光、倍频YAG激光等方法治疗,适用于生长期血管瘤。

7. 外科疗法 适用于瘤体生长迅速、面积较大且肥厚或影响重要脏器功能者,可手术切除瘤体。

8. 中医治疗

(1)血热瘀滞证:瘤体初期,肤色红或肿胀,皮温增高;舌质红,少苔,脉细数。治宜凉血活血,滋阴抑火,方选芩连二母汤加减,药用紫草12g,炒白芍、地骨皮、生地、熟地各10g,酒炒当归、黄芩、贝母、知母各6g,羚羊角、蒲黄、川芎、甘草各4.5g,每日1剂,水煎取汁分次服。

(2)寒凝血瘀证:病程日久或瘤体紫黯,兼见畏寒,疼痛;舌质暗红,苔少,脉细涩。治宜温经补气,活血化瘀,方选通窍活血汤加减,药用鸡血藤、活血腾各15g,生熟地、当归、黄芪、赤芍各12g,制附片、桂枝、川芎各10g,三棱、莪术、干姜、甲珠各6g,制乳香、制没药各4.5g,每日1剂,水煎取汁分次服。

(3)外治法:瘤体较小者,可穿针抽出血液,压迫止血后外敷清凉膏或紫色消肿膏,并加压包扎固定。初期较表浅者,外涂银锈散,直至瘤体消退。局部薄涂七仙膏(牙硝、明矾、青矾、水银各150g,砒石、斑蝥各100g,食盐75g,调配成膏剂),每日1或2次,面积较大者分次治疗,可收到较好疗效。

海绵状血管瘤

海绵状血管瘤是一种位于真皮深部和皮下组织的血管性肿瘤。为先天性血管畸形所致。

【诊断要点】

1. 好发年龄　　出生时即有或出生后不久发病,无明显性别差异。

2. 好发部位　　可发生于身体任何部位,多见于面部、四肢和躯干,可累及口腔和咽部黏膜及腮腺。内脏血管瘤大多为海绵状血管瘤。

3. 典型损害　　损害为单个或多个深在性较大而不规则形的结节、分叶状斑块或肿块,暗红色、紫红色或紫蓝色,界线不清,表面光滑,隆起于皮面,质软而富有弹性,压迫后可缩小,压力去除后迅速充盈,偶可扪及静脉石,表面常伴有毛细血管瘤。

有时瘤体可持续增大,形成巨大血管瘤甚或累及单侧整个肢体或面部,对组织的破坏巨大,常使肢体变形、容貌毁损。除皮肤外,肿瘤还可发生于骨骼、肝脏、骨骼肌和肠道,瘤体偶可破裂引起出血或继发贫血。

Kasabach-Merritt综合征为伴有血小板减少和紫癜的海绵状血管瘤,多见于婴儿,偶见于成人,可与其他类型血管瘤伴发,多为泛发性毛细血管瘤、多发性血管瘤或血管内皮瘤,可因血小板、纤维蛋白原和凝血酶原Ⅱ、Ⅴ、Ⅶ大量消耗导致DIC,处理不当可危及患儿生命。此外,蓝色橡皮样痣和Maffucci综合征也可伴发海绵状血管瘤。

4. 自觉症状　　无任何自觉症状,瘤体较大时可出现压迫症状。

5. 病程　　瘤体在发病后最初6个月生长迅速,以后发展缓慢或静止,极少数瘤体可自然萎缩,但不会完全消退。

6. 实验室检查　　患处活检组织病理示:肿瘤位于真皮深层和皮下组织内或肌层,瘤体由多数扩张的血管和充满血液的腔隙和囊组成,衬里为成熟的单层内皮细胞,周围有增厚的纤维组织包绕,纤维组织内可见平滑肌。

【治疗】

1. 一般治疗　　海绵状血管瘤对组织破坏性较大,常呈进行性发展趋势,不能完全自行消退,发生于重要脏器者可危及生命,发生于面部则严重损坏容貌,故发病后应及时给予治疗,避免延误。目前临床多采用综合方法对其进行治疗,力求尽快控制瘤体发展,促进瘤体消退;发生于内脏的血管瘤,应严密监测,避免剧烈运动和挤压,防止破溃出血而发生意外。

2. 全身治疗

（1）糖皮质激素：适用于瘤体生长迅速、面积广泛或重要器官受累及凝血机制障碍者。常选用醋酸泼尼松 2～4mg/kg·d 或甲波尼龙 1.6～3.2mg/kg·d，分次或晨间顿服，连续 4～12 周为一疗程，必要时可连续 2～3 个疗程，在瘤体明显缩小后，逐渐减量，改为隔日服药 1 次。药物不良反应需与患者家属交代清楚，并进行随访。为预防继发感染，可同时间断性给予广谱抗生素。

（2）干扰素：用于糖皮质激素治疗无效或瘤体发生于重要脏器者。常选用 IFN-α-2a 300 万 IU/m²，皮下注射，每日 1 次，根据患者反应情况连续或间断应用，以瘤体明显缩小为一个疗程。

3. 局部治疗 瘤体表面合并草莓状血管瘤，可外用含有角质渗透剂氮酮的 0.05％卤米松霜或软膏或 0.05％丙酸氯倍他索软膏等强效糖皮质激素，或局部先外用二甲基亚砜溶液，再外涂糖皮质激素软膏，每日 2 次，封包疗法可增强疗效。

4. 动脉插管治疗

（1）40％尿素溶液：根据肿瘤发生部位选择其供应动脉顺行或逆行插入硅胶管，留置时间为 2～6 周，以后通过导管向瘤体内注射 40％尿素溶液 4～10ml，每日 1 次，一般注射 10～20 次即可收到较好疗效，必要时可增加治疗次数，最多可达 50 次。适用于头面部和四肢巨大海绵状血管瘤。

（2）平阳霉素：通过留置硅胶管向瘤体内注入平阳霉素（8mg 溶于 5％葡萄糖溶液 5～10ml 中），首次用量减半，以后每日或隔日注射 1 次，一般注射次数为 3～10 次，平阳霉素总量为 20～80mg。

以上两种治疗方法，均可同时在局部注射硬化剂，以增强疗效。

5. 封闭治疗 可选用 40％尿素溶液 5～10ml、平阳霉素溶液（8mg 溶于 5％葡萄糖溶液 5～10ml 中）、5％鱼肝油酸钠溶液 0.5～1ml/次、消痔灵 2～8ml/次或高渗盐水 10ml 等，进针后回抽无血再缓慢多方向将其中一种药物注入血管瘤间质内，注射完后压迫瘤体数分钟，或注射前在血管瘤发生肢体近心端结扎止血带。根据瘤体硬化程度和消退情况进行下一次治疗。

瘤体穿刺 2～3 点注入 0.5～2mg/ml 博来霉素，每点注入 0.5～1.5mg，1 次治疗总剂量不超过 0.3～0.6mg/kg，间隔 6 周治疗 1 次，共 3 次。

6. 物理治疗 表面合并的草莓状血管瘤，可选用液氮冷冻、同位素贴敷、镭照射、同位素胶体注射、X 线照射、脉冲染料激光、倍频 YAG 激光等方法治疗。

7. 手术治疗

（1）外科疗法：局限性瘤体可完全手术切除。瘤体较大可行根治术，或部分切除后再行其他方法治疗。

（2）铜针手术：适用于瘤体弥漫或高流速血管畸形者，亦可作为手术前的预治疗或辅助治疗。血管瘤生长迅速期不宜采用该方法治疗。

（3）栓堵手术：可选用微球、钢丝圈或明胶海绵等堵塞高、低流速的畸形血管。

8. 中医治疗

（1）内治法：瘤体初期为圆形或半圆形隆起，颜色鲜红或暗红，表面可见扩张血管，质软如绵，压迫后变小变平，解除压力后恢复原状；舌质淡红，苔少。治宜益气凉血，滋阴通络，方选四物汤加减，药用黄芩 30g，蜀羊泉、木馒头、土茯苓、党参各 15g，炒丹皮、赤白芍、生地、紫草、丹参各 10g，每日 1 剂，水煎取汁分次服。

（2）外治法：可选用白及 50g，莪术 30g，黄药子 20g，山慈菇 10g，五倍子、重楼、月石、雄黄各 5g，血竭 3g，青木香、紫硇砂各 2g，共研细末，加入白酒 10ml 和食醋 5ml，沸水适量调成糊状，包敷患处，每日 1 次，1 周为一疗程。

血管角化瘤

血管角化瘤是一种扩张血管壁上皮增生伴角化过度的良性血管性肿瘤。发病可能与冻伤、遗传等有关。

【诊断要点】

1. 好发年龄　多见于成年人，少数发生于婴幼儿，男女均可发病。

2. 好发部位　可发生于任何部位，多见于手足、指（趾）、阴囊或女阴、双下肢和躯干部。

3. 典型损害　损害为针帽至粟粒大紫色或紫褐色斑疹、丘疹和小结节，境界清楚，表面粗糙角化或光滑亮泽，压迫可部分退色，早期质软，随年龄增大逐渐变硬，少数可呈乳头瘤样或形成囊性结节，偶可破溃出血。皮疹单发或多发，以多发者较为常见，稀疏散在或聚集成团块。

临床根据皮损发生部位及组织病理学改变，将其分为肢端型、阴囊女阴型、丘疹型、局限型、躯体弥漫型 5 种，其中阴囊型老年患者可伴发附睾肿瘤、精索静脉曲张及空肠病变，局限型损害可形成含血液或淋巴液的囊性结节，躯体弥漫型可累及口腔黏膜或伴有心、肾及其他血管功能障碍。

4. 自觉症状　多无自觉症状，少数可有轻微瘙痒。躯体弥漫型的损害常有剧烈疼痛。

5. 病程　损害常持久存在,偶可自行消退。

6. 实验室检查　损害处活检组织病理示:真皮乳头内毛细血管扩张,晚期扩张的毛细血管管壁紧贴于向下延伸的表皮突。可见乳头瘤样增殖及棘层肥厚,血管壁偶见空泡细胞。

【治疗】

1. 一般治疗　积极治疗合并的其他血管异常性疾病,加强皮肤护理,避免外伤。防止针挑、挤压和用力搓擦皮损,防止出血和感染。瘤体发生于肢端者应注意防寒保暖,防止冻伤。

2. 全身治疗　疼痛明显者可给予苯妥英钠 $0.2\sim0.5g/d$,分次口服,必要时可适量加大剂量。

3. 物理治疗　角化明显的损害可照射 β 射线(放射源为钇-90),每次 $20\sim30Gy/s$,2 天照射 1 次,3 次为一疗程,必要时可照射第 2 个疗程。位于特殊或影响美容部位的损害,可进行铜蒸气激光治疗。其他如液氮冷冻、CO_2 激光、电灼、电干燥、微波等均可选用。

4. 外科疗法　孤立较大的角皮瘤可手术完全切除。

血管球瘤

血管球瘤是一种来源于血管球细胞的良性肿瘤或血管错构瘤。患者常有家族史,多发性者为常染色体显性遗传。

【诊断要点】

1. 好发年龄　瘤体多发者主要见于儿童,单发者多见于成人,无明显性别差异。

2. 好发部位　损害可发生于身体任何部位,但以甲床较为多见。

3. 典型损害　单发性损害为质软或硬的红色、紫红色或蓝色结节,直径常不超过 1 厘米,甲下损害可侵蚀指(趾)骨和导致甲板营养不良。多发性损害为红蓝色结节,不累及甲床,直径常较单发性结节小,数量多少不定,数十个、数百个或更多,散在分布或聚集融合成斑块。

4. 自觉症状　常有阵发性疼痛,寒冷和触压可诱发和加重,少数有放射性疼痛。

5. 病程　肿瘤发展缓慢,至一定程度即停止生长,难以自行消退。

6. 实验室检查　损害处活检组织病理示:瘤体由血管球细胞小叶组成,每个小叶中央有内皮细胞衬里的小静脉。

【治疗】

1. 一般治疗　本病位于甲下的损害常有阵发性疼痛,对寒冷和挤压敏感,应尽量避免。多发者应加强皮肤保护,防止破溃出血。肿瘤位置较深,尤其是甲下损害较难与正常组织分界清楚者,首选治疗方法常为手术切除,但切除不干净易复发。

2. 物理治疗　可试用电凝、微波等方法治疗。甲下损害可在拔甲术后进行。

3. 外科疗法　手术彻底切除瘤体常为本病的根治方法。

化脓性肉芽肿

化脓性肉芽肿是一种与创伤有关的损害呈息肉样的毛细血管扩张性非感染性肉芽肿。发病除与外伤有关外,可能还与激素或药物刺激等有关。

【诊断要点】

1. 好发年龄　任何年龄均可发病,但以青少年多见,无性别差异。

2. 好发部位　任何部位均可发生,多发生于手指和面部。

3. 典型损害　损害初为鲜红色丘疹,缓慢或迅速增大,形成有蒂或无蒂的球形或伞形赘生物,黄色、褐色或黑色,绿豆至黄豆大,直径很少超过 1 厘米,表面光滑或呈乳头瘤样分叶,可糜烂、结痂或有少量浆液性分泌物。损害质软而脆,轻微外伤即可引起出血。

4. 自觉症状　无自觉症状或有轻微灼痛感。

5. 病程　损害历时数周即停止发展,但难以自行消退。

6. 实验室检查　损害处活检组织病理示:增生的毛细血管团块位于表皮基质内,内皮细胞组成单层管壁,周围有成纤维细胞和少量中性粒细胞,间质水肿常继发炎症;周围表皮细胞深入血管团块底部形成角化环,使损害呈蒂状。

【治疗】

1. 一般治疗　发病后患处应避免磕碰和机械性刺激,避免破溃出血和继发感染,并及时诊治。平时应注意防止皮肤外伤,不慎外伤后应及时消毒、清创和包扎伤口。应用异维 A 酸治疗寻常痤疮可引起化脓性肉芽肿的发生,应引起注意。

2. 物理治疗　可选用液氮冷冻、微波、电凝、电灼、CO_2 激光等方法治疗,但可复发。

3. 外科疗法　局部麻醉后,可采用刮匙钝性刮除或深部削切术,随后用微波或电凝破坏基底部和彻底止血。

第二十一章 癌前期及恶性皮肤肿瘤

日光性角化病

日光性角化病(光线性角化病)是一种主要发生于暴露部位的表浅性角化异常性皮肤病。日光和紫外线照射为本病的诱发因素,是较为常见的癌前期病变。

【诊断要点】

1. 好发年龄 多见于皮肤白皙的中老年男性。

2. 好发部位 好发于面部、头皮、手背及前臂等暴露部位。

3. 典型损害 损害为大小不一、形状各异的淡黄色、棕褐色或黑褐色角质增生性斑疹和扁平丘疹,境界清楚,基底无炎症,表面有黏着性鳞屑或伴有毛细血管扩张,若强行将表面鳞屑剥除,基底可有少量出血,有时损害增生明显,呈疣状甚或皮角状,可继发鳞状细胞癌或基底细胞癌。

皮损数量较多,散在多对称性分布,常随年龄增长缓慢增多。若单个损害增长迅速,基底浸润或破溃形成溃疡,常提示已发生恶变或为恶变先兆。

4. 自觉症状 多无自觉症状,少数可有轻微瘙痒。

5. 病程 皮损发展缓慢,数量逐渐增多,部分可自行消退。

6. 实验室检查 皮损处活检组织病理示:表皮乳头瘤样增生,可见非典型角质形成细胞,并呈芽蕾状伸向真皮乳头层,若突破基底膜,达到真皮网状层,则提示已恶变;真皮浅层弹性纤维变性和炎症细胞浸润。

【治疗】

1. 一般治疗 本病损害为紫外线所诱发,故平时应注意避免日光照射,夏季外出时暴露部位涂搽防晒霜,尽量远离强电离辐射或热辐射源。损害突然增大、破溃或形成溃疡、伴有瘙痒者,应及时诊治,手术切除后进行组织病理检查,发现恶变及时处理。

2. 全身治疗 皮损数量较多或角化明显者,可给予阿维A酸20~40mg/d、阿维A酯30~50mg/d或异维A酸20~40mg/d,分次口服,连服1个月后无效则停用。

3. 局部治疗 角化显著或位于影响美容部位的损害,表面可点涂0.5%鬼臼毒素酊、10%~25%足叶草酯酊、5%5-氟尿嘧啶软膏等,注意保护周围正常皮肤。损害数量较多者,可外用1％～2％5-氟尿嘧啶霜或溶液、0.1％维A酸乳膏或3％双氯芬2.5％透明质酸凝胶,每日2次。伴有炎症的损害可外涂5％咪喹莫特霜或软膏,每日2次,以抑制其免疫炎症反应。治疗过程中患处若发生药物性皮炎,可暂停用药一段时间。

4. 物理治疗　可选用液氮冷冻、CO_2激光、微波或刮匙等方法去除皮损。

5. 光动力疗法　局部应用20％氨基酮戊酸溶液湿敷后,照射红光(波长580～740nm,功率$100mW/cm^2$,时间10～20分钟),治疗本病效果明显。

6. 外科疗法　较大或疑有癌变的损害,可手术彻底切除。面部损害或根据美容需要可进行Mohs手术。

黏膜白斑病

黏膜白斑病是一种黏膜上皮局限性发育不良或增生反应性疾病。病因不明,口腔黏膜白斑可能与吸烟、饮酒、喜食烫食或喜嚼槟榔、义齿、牙齿咬合不良等慢性刺激有关;女阴黏膜白斑可能与分泌物长期刺激、慢性炎症或念珠菌感染等有关。本病自然人群发病率为1％～3％,白斑恶变率为6％～17.5％。

【诊断要点】

1. 好发年龄　口腔黏膜白斑多见于40岁以上中年男性;外阴黏膜白斑多见于中年女性尤其是绝经期妇女,少数见于中年男性。

2. 好发部位　口腔黏膜白斑好发于颊、唇、舌、口角区、前庭沟、腭和牙龈等处。外阴黏膜白斑,女性好发于大阴唇内侧、小阴唇、阴蒂和阴道,男性好发于龟头和包皮等处。

3. 典型损害　损害为境界清楚质软的局限性淡白色或乳白色斑点、斑片或扁平斑块,大小不等、形状各异,单发或多发,基底轻度浸润,表面光滑亮泽,可呈网状或间有色素沉着。白斑缓慢扩大、增厚和变硬,可形成结节状、颗粒状、棘刺状、绒毛状或乳头瘤样损害,后期损害弹性降低、脆性增强,表面干燥粗糙,可有裂纹、皲裂和出血,偶见糜烂斑和浅溃疡。

4. 自觉症状　口腔黏膜白斑一般无自觉症状,但对热及刺激性食物敏感,可有灼痛感。外阴黏膜白斑可有不同程度瘙痒和灼热。

5. 病程　损害发展缓慢,难以自行消退,病程可长达数十年。

6. 实验室检查　黏膜白斑处活检组织病理示:非发育异常性损害为黏膜上皮角化过度或角化不全,棘层增厚,钉突增大,无不典型增生的表皮细胞,真皮可见淋巴细胞浸润;发育异常性损害可见不典型增生的表皮细胞,其形态各异、大小不一、排列紊乱,核大深染,核分裂增加,可见角化不良细胞和基底膜破坏。

【治疗】

1. 一般治疗 去除各种慢性刺激,纠正不良习惯,加强口腔和外阴卫生,戒烟酒,及时修整残牙冠、残牙根和去除不良修复体,消除慢性炎症。患处避免机械性刺激和外伤,注意监测病情变化,发现异常及时检查和治疗。

2. 全身治疗 可给予阿维 A 酸 20～40mg/d、阿维 A 酯 30～50mg/d、异维 A 酸 20～40mg/d、维胺酯 200mg/d 或 β-胡萝卜素 150mg/d,分次口服,可同时加用维生素 E 200～300mg/d,分次口服。瘙痒明显者可给予苯海拉明 50～75mg/d、异丙嗪 25mg/d、盐酸赛庚啶 6～12mg/d、盐酸西替利嗪 10mg/d、特非那定 60～180mg/d 等抗组胺药,分次或 1 次口服。

3. 局部治疗 患处可外用 0.1%～0.3% 维 A 酸乳膏或 20%～30% 鱼肝油软膏,每日 2 次,或敷贴 50% 蜂胶复合药膜。口腔黏膜白斑可选用多贝尔漱口液、复方氯己定溶液或 2%～4% 碳酸氢钠溶液含漱,每日数次。角化性损害用纯硝酸银或 20% 铬酸腐蚀,可有一定疗效。外阴萎缩性白斑可涂搽低浓度苯甲酸雌二醇软膏或乙烯雌酚软膏,每日 1 或 2 次。

4. 封闭治疗 外阴白斑可选用异丙嗪注射液 12.5mg 与维生素 B_{12} 注射液 1～2ml 的混合液,行长强穴注射,每 3 天 1 次,10 次为一疗程。

5. 物理治疗 角化明显呈疣状、颗粒状或溃疡性损害,可选用微波、CO_2 激光、液氮冷冻等方法治疗。

6. 外科疗法 顽固性溃疡或疑有恶变损害,应及时手术切除,并进行组织病理学检查。

7. 中医治疗

(1)心脾虚火证:病变多发生在唇、颊、上腭和舌背等处,初为白色小点,逐渐扩大并融合成网状,日久增厚变硬,进食冷、热及刺激性食物后疼痛,伴心绪烦乱,夜寐欠安,口干;舌质红,苔少,脉细数。治宜养阴清热,解毒安神,方选增液汤加减,药用山药 30g,山豆根、炒白术、茯苓、石斛各 12g,炒黄柏、玄参、沙参、枣仁各 10g,柏子仁、甘草各 6g,每日 1 剂,水煎取汁分次服。

(2)肝郁脾湿证:白斑发生于口腔或外阴,边缘发红,入夜外阴瘙痒,搔抓后患处红肿灼痛,伴胸胁胀满,经前乳胀,食少腹胀,带下色黄,口苦;舌质红,苔黄腻,脉弦数。治宜疏肝理脾,清热利湿,方选逍遥散加减,药用薏苡仁、赤小豆、茯苓各 15g,生熟地、炒白术、炒白芍、车前子、陈皮各 10g,炒龙胆草、柴胡、当归、苦参各 6g,每日 1 剂,水煎取汁分次服。

(3)肝肾阴虚证:外阴白斑干燥、皲裂,分泌物减少,自觉干涩,轻微瘙痒,口干有刺痛,兼有腰酸眩晕,目涩耳鸣,颧红咽干,多梦不眠;舌质红,苔少,脉弦细数。治宜滋补肝肾,熄风潜阳,方选归芍地黄丸加减,药用生石决明、生龙骨、山药各 15g,鸡血藤、活血藤、何首乌各 12g,炒丹皮、炒白芍、生熟地、山茱萸、当归身各 10g,每日 1 剂,水煎取汁分次服。

(4)气血两亏证:外阴皮损色淡枯萎,轻微瘙痒,伴有倦怠乏力,自汗,食少,大便不实,小便清长,经血少而色淡,少数患者心悸气短,健忘难眠,面白无华;舌质淡,脉沉细无力。治宜补气养血,方选八珍汤加减,药用鸡血藤、丹参各 15g,当归身、黄芪、熟地、白术、茯苓各 12g,川芎、白芍、远志、枣仁各 10 个,莲子心、炙甘草、砂仁各 6g,每日 1 剂,水煎取汁分次服。

(5)脾虚阳虚证:黏膜白斑色泽枯白,表面粗糙或萎缩,无明显自觉症状,面色㿠白或晦暗,四肢或腰以下厥冷,腰膝酸软,带下清稀,经血后期色淡而稀,尿频数,性欲淡漠;舌质淡且胖,苔薄白或滑,脉细或沉缓无力。治宜温肾健脾,活血散坚,方选二仙汤合理中汤加减,药用制附块、山茱萸、山药各 15g,生熟地、仙灵脾、黄柏、茯苓、白芍、党参各 12g,桃仁、皂刺各 10g,仙茅、干姜、陈皮、甘草各 6g,每日 1 剂,水煎取汁分次服。

(6)外治法:发病初期损害灰白,可选用地肤子 30g,蛇床子、白鲜皮、蒲公英、苦参各 15g,水煎外洗患处,每日 2 次,每次 15 分钟。损害发生皲裂或溃烂,选用章丹、蛤粉各等份,研末后麻油调敷。白斑萎缩瘙痒,选用仙灵脾、鹿衔草、覆盆子各等份,研细末凡士林调敷患处。

皮 角

皮角是一种损害似动物犄角的角化增生性疾病。多数皮角为肥厚性光线性角化病的损害逐渐发展而来,其他如脂溢性角化病、丝状疣、基底细胞癌、转移性肾癌、颗粒细胞癌、皮质腺癌和 Kaposi 肉瘤等也可继发皮角。

【诊断要点】

1. 好发年龄 多见于老年男性,偶见于青年人。

2. 好发部位 好发于头、面、颈等暴露部位,偶见于龟头。

3. 典型损害 损害为质坚硬似兽角的柱状物,直径 2～60 毫米,基底可见角化性杯状物,周围稍有浸润而发红,表面光滑或粗糙,淡白色、灰褐色或褐紫色,长短不一,笔直或弯曲,顶端尖锐或钝圆。一般单发,偶可多发。

4. 自觉症状 一般无自觉症状,硬物撞击后可有疼痛。

5. 病程 损害发展缓慢,不能自行消退,病程可达数年甚至十数年。

6. 实验室检查　损害活检组织病理示：角质层致密，角化过度和角化不全，颗粒层存在，棘层肥厚。偶见基底细胞呈非典型性增生。

【治疗】

1. 一般治疗　本病为一种癌前期病变，部分可发展成鳞状细胞癌，发病后应及时诊治，彻底手术切除，并进行组织病理学检查，发现恶变应实施肿瘤根治术。平时应注意避免强烈日光照射，对其他角化性皮肤病应及早治疗，预防皮角的发生。

2. 外科疗法　皮角无论大小和粗细，均宜手术切除，包括周围 2～5 毫米的皮肤，深达真皮，并进行组织病理检查。

3. 中医治疗

（1）脾虚湿滞证：皮角初起，颜色淡黄，表面粗糙，质较硬，纳食少，大便溏，舌质淡，苔薄黄，脉缓。治宜健脾祛湿，解毒散结，方选健脾祛湿汤加减，药用生苡仁 30g，白花蛇舌草、淮山药、黄柏、扁豆各 15g，夏枯草 12g，炮山甲、枳壳、三棱、莪术、皂角各 10g，甘草 6g，食少、便溏者加茯苓 15g、白术 12g；伴有疼痛者加丹参 10g、红花 6g。每日 1 剂，水煎取汁分次服。

（2）湿热蕴结证：皮角质硬，表面粗糙，颜色淡黄或棕黑，基底炎症明显，边缘绕有红晕，压痛，口苦，小便黄，舌质红，苔黄，脉弦。治宜解毒除湿，破瘀散结，方选除湿解毒汤加减，药用白花蛇舌草、生苡仁、银花各 30g，车河车、黄芩各 15g，夏枯草、苍术各 12g，穿山甲、皂角、三棱、莪术各 10g，皮角基底红斑浸润明显者加七叶一枝花、蒲公英各 15g；伴有疼痛者加赤芍 15g、桃仁 10g。每日 1 剂，水煎取汁分次服。

（3）外治法：皮角处可选用白鲜皮、土槿皮、地骨皮各 50g，夏枯草、鸡血藤各 30g，三棱、莪术各 15g，煎水熏洗患处，每日 2 次；或甘遂、芫花、大戟各等份，共研细末，醋调外敷患处，每日 1 次；或半夏、南星、贝母、硇砂各等份，共研细末，麻油调敷患处，每日 1 次。

Bowen 病

Bowen 病（鲍温病）是一种原位皮肤鳞状细胞癌。病因不明，可能与使用无机砷、紫外线照射、外伤、病毒感染、慢性不良刺激和遗传等有关。发生于龟头的 Bowen 病称为 Queyrat 增殖性红斑。

【诊断要点】

1. 好发年龄　多见于老年人，男女均可发病。

2. 好发部位　好发于头面和四肢,少数可见于小腹、背、臀和外阴。

3. 典型损害　损害初为淡红色或暗红色丘疹,逐渐增大为大小不等、形状各异、质较硬的斑片,少数中央较平而边缘隆起,境界较清楚,基底浸润较明显,表面覆棕色或灰色厚痂,剥除后露出颗粒状或肉芽肿样浸润面,偶可形成溃疡。

皮损一般单发,少数可多发。损害发生于暴露部位者常伴有日光性角化病、基底细胞癌、恶性黑素瘤等癌前期或癌性损害,皮损发生于非暴露部位者可为消化道或呼吸道恶性肿瘤的皮肤表现。

4. 自觉症状　一般无自觉症状。

5. 病程　损害发展缓慢,病程长短不一,最终演变为侵袭性鳞癌。

6. 实验室检查　损害活检组织病理示:表皮全层有非典型且排列紊乱的角质形成细胞和角化不良细胞,可见瘤巨细胞,棘层上部可见空泡化细胞,基底膜完整。

【治疗】

1. 一般治疗　本病为表皮内鳞状细胞癌,最终可发展成为侵袭性鳞癌,故发病后应及时诊治,并同时检查其他部位皮肤、黏膜或内脏是否伴发恶性肿瘤。去除可能的诱发因素,停止使用含砷的化合物和光化学疗法,避免强烈日光照射和不良慢性刺激。本病治疗务求彻底,否则可加快其侵袭性生长,增大其发展成为侵袭性鳞癌的危险性,术后应加强随访。

2. 全身治疗　损害面积较大或发生于不宜手术部位者,可给予阿维 A 酸 20~40mg/d、阿维 A 酯 30~50mg/d、异维 A 酸 20~40mg/d 或 β-胡萝卜素 150mg/d,分次口服,剂量宜逐渐增加,疗程4~8 周或更长。可同时给予 IFN-α-2a 100 万~500 万 U/次,肌肉注射,每日 1 次,4 周后改为隔日 1 次或每周 3 次,连续3~6 个月或更长。

3. 局部治疗　可选用20％竹叶草酯酊或 5％5-氟尿嘧啶软膏,涂搽患处,每日 2 次,采用封包法可增强疗效。5％5-氟尿嘧啶溶液经皮导入,每周 2 次,也有较好疗效,但可复发。

4. 封闭治疗　适用于不能手术者,皮损基底部可放射状注射 0.1％博来霉素溶液4~8ml,较大损害可分区注射,应注意局部及全身不良反应。

5. 物理治疗　皮损较小或面积较大,以及位于不能手术部位者,可试用液氮冷冻、CO_2激光、微波、高频电刀及浅 X 线照射等方法治疗,但可复发。

6. 外科疗法　手术彻底切除皮损常为本病治疗的首选方法,切除范围应包括周围正常皮肤 0.5 厘米,深达真皮,并进行组织病理学检查,若切除不完全应再次手术扩切,较大皮损切除后植皮。

7. 中医治疗

(1) 湿热毒蕴证：皮肤或黏膜持久性红斑，表面干燥粗糙或糜烂结痂，甚或流脓，大便秘结，小变黄，舌质红，苔黄腻，脉滑数。治宜清热祛湿，解毒散结，方选白蛇六味丸加减，药用土茯苓 30g、半枝莲、丹参、龙葵、蛇莓、白英各 20g，仙鹤草、山豆根、之母、黄柏、莪术、当归各 10g，红斑明显隆起者加白花蛇舌草、半边莲各 20g，浙贝母 15g；破溃流脓者加白芷 12g，皂角刺、炮山甲各 10g。每日 1剂，水煎取汁分次服。

(2) 气虚血瘀证：病程日久，皮损暗红不鲜，痂皮干燥，神疲乏力，口渴咽干，舌淡红或暗红，脉细无力。治宜益气活血，扶正祛邪，方选八珍汤加减，药用黄芪30g，薏米 20g，白术、茯苓、丹参、黄精、生地各 15g，党参、当归、川芎各 10g，陈皮、甘草各 6g，暗红色较硬的斑块样损害加三棱、莪术各 10g；皮损干燥粗糙鳞屑较多者加玄参 20g，麦冬 12g。每日 1 剂，水煎取汁分次服。

(3) 肝肾阴虚证：病程日久，皮损暗红不鲜，痂皮干燥，口渴咽干，手足心热，腰膝酸软，舌质红，苔少，脉细。治宜滋养肝肾，理气散结，方选六味地黄汤合四逆散加减，药用熟地 20g，山茱萸、旱莲草、女贞子、淮山药、云苓、白芍各 15g，泽泻、丹皮各 12g，柴胡、枳壳、甘草各 10g，体倦乏力者加黄芪 30g，党参 20g。每日1 剂，水煎取汁分次服。

(4) 外治法：局部可选用生大黄、野菊花、蒲公英、荆芥、三棱、莪术各 30g，露蜂房、桔梗各 20g，水煎外洗患处，每日 1 次。

Paget 病

Paget 病（湿疹样癌）是一种起源于乳腺导管或表皮多潜能上皮胚芽细胞、皮损呈湿疹样表现的癌肿，分为乳房 Paget 病和乳房外 Paget 病。

【诊断要点】

1. 好发年龄　乳房 Paget 病多见于中年妇女，乳房外 Paget 病多见于中老年男性，但两者男女均可发生。

2. 好发部位　乳房 Paget 病发生于乳头、乳晕及其周围皮肤。乳房外Paget 病多发生于外生殖器，少数可发生于会阴及肛门。

3. 典型损害　损害为境界清楚质较软的单发性红色或淡褐色斑片或斑块，圆形、椭圆形或不规则形，边缘浸润较明显，表面糜烂结痂，常有浆液性或血性渗出，少数表面干燥覆少量鳞屑和痂皮，基底为红色糜烂面或肉芽组织，似急性或亚急性湿疹样。

损害缓慢向周围和深部组织发展,可引起乳头下陷、破坏或消失,患侧乳房可扪及肿块,腋窝淋巴结可肿大。乳房 Paget 病可伴有乳腺癌,乳房外 Paget 病可伴有直肠癌或乳腺癌。

4. 自觉症状　常有轻微瘙痒,偶有疼痛。

5. 病程　损害发展缓慢,病程可达数年,少数可发生转移。

6. 实验室检查　损害处活检组织病理示:表皮全层可见单个或成巢、胞质丰富淡染、胞核呈非典型性增生无间桥大而圆的 Paget 细胞,乳腺导管或毛囊上皮及大汗腺导管内也可见此种细胞;晚期 Paget 细胞侵入真皮。

【治疗】

1. 一般治疗　本病为一种侵袭性癌,损害呈湿疹样改变,易与急性或亚急性湿疹混淆,应注意鉴别,当皮损按湿疹治疗无效或继续缓慢扩大者,即应考虑本病,及时进行组织病理学检查。确诊后应及时手术切除,避免失去手术指征,并根据癌肿发生部位进行相应的系统检查,发现和排除乳腺癌、直肠癌或宫颈癌,并定期进行复查。

2. 全身治疗　损害面积较大或癌肿已发生转移者,可给予丝裂霉素 10～20mg/次(静脉注射,3～4 周 1 次)、盐酸表柔比星 60～90mg/m²(静脉持续滴注或静脉注射3～5 分钟,3 周 1 次)、硫酸长春碱 1～1.4mg/m²(最大剂量不超过 2mg,65 岁以上老年人 1 次用量不超过 1mg,静脉给药,1 周 1 次)、顺铂 50～120mg/m²(静脉滴注,每 4 周 1 次)、5-氟脲嘧啶 500～1000mg/d(静脉滴注,每 3～4 周连用 5 天)等化疗。

3. 局部治疗　适用于不能手术者,患处可外用 5% 5-氟尿嘧啶软膏,每日 1 或 2 次。

4. 封闭治疗　适用于不能手术者,皮损基底部可扇形注射 0.1% 博来霉素溶液 4～8ml,较大损害可分区注射。

5. 物理治疗　可选用 CO_2 激光治疗,治疗深度和范围可参照用 20% δ-氨基乙酸丙酮软膏封包 6 小时后 Wood 灯肉眼所见的砖红色荧光组织为度。

6. 光动力疗法　局部湿敷 20% 氨基酮戊酸或静脉注射血卟啉后照射红光,可使皮损得以根除。

7. 外科疗法　本病病理损害常超出肉眼所见的皮肤损害,故应采用局部扩切术,乳房 Paget 病发生转移或合并乳腺癌者,可行单纯乳房切除或改良乳房根治术。乳房外 Paget 病也可采用 Mohs 手术。

8. 中医治疗

(1) 肝脾湿热证:乳头及乳晕红斑、糜烂和橘黄色渗液,结痂后不易脱落,自觉痒痛相兼,脘腹不适,口苦微干;舌质红,苔薄黄微腻,脉濡数。治宜疏肝健脾,解毒通络,方选乳疳汤加减,药用白花蛇舌草、半枝莲、草河车各30g,炒白扁豆、茯苓、山药各15g,浙贝母12g,龙胆草、炒槐花、紫草、白术、黄芩、柴胡各10g,丝瓜络6g,每日1剂,水煎取汁分次服。

(2)肝火郁积证:乳头及乳晕嫩红肿胀,境界清楚,表面覆糠秕样鳞屑,自觉瘙痒,伴心烦易怒,小便短黄,夜寐不安;舌质红,苔少,脉弦数。治宜清肝解郁,方选清肝解郁汤加减,药用夜交藤、合欢皮、薏苡仁各15g,炒丹皮、浙贝母、生地、白芍、白术、党参各10g,姜半夏、当归、香附、川芎、甘草各6g,莲子心、栀子各3g,每日1剂,水煎取汁分次服。

(3)浊痰阻络证:乳头及乳晕结块明显,呈深褐色,溃烂扩延,伴头昏肢软,附近淋巴结肿大;舌淡红,苔薄黄且腻,脉滑数。治宜养营益气,佐以软坚,方选香贝养荣汤加减,药用夏枯草、浙贝母、僵蚕各12g,党参、熟地、茯苓、白芍各10g,香附、桔梗、川芎、当归、陈皮各6g,山慈菇、三棱、莪术、皂刺各4.5g,每日1剂,水煎取汁分次服。

(4)心脾亏损证:病程数月至数年不等,肤色紫褐,乳头回缩,甚则破落,基底坚硬,伴体羸瘦弱,胸胁抑郁,月经不调,心慌气短;舌质淡红,苔少,脉虚数。治宜健脾养心,扶正固本,方选归脾汤加减,药用蛇舌草、山药各15g,党参、茯神、黄芪、枣仁各12g,龙眼肉、炙甘草、远志、白芍、熟地、白术各10g,每日1剂,水煎取汁分次服。

以上诸证加减法:乳晕四周硬结或肤色紫暗,加丹参、桃仁、红花、僵蚕、天龙;渗液明显加白扁豆、草薢、黄柏、苍术;瘙痒剧烈加徐长卿、白鲜皮、苦参;疼痛明显加川楝子、玄胡索、乳香、没药;病变发生于外阴加车前子、黄柏、知母;气血两虚加冬虫夏草、太子参、刺五加、黄芪等。

(5)外治法:患处糜烂渗液,可选用马齿苋洗剂湿敷后,外涂藜芦膏,每日3次。皮肤干裂、痒痛明显,外涂蛋黄油,每日2次。

基底细胞癌

基底细胞癌(基癌)是一种主要由间质依赖性多潜能基底细胞向表皮及皮肤附属器分化的低度恶性上皮肿瘤。病因不明,发病与遗传、免疫异常、日光照射、慢性辐射、长期摄入含砷的药物和食物,以及瘢痕、皮脂腺痣、疣状表皮痣、外伤和某些皮肤病等有关,可能系易感体质与环境危险因素相互作用的结果。

【诊断要点】

1. **好发年龄** 多见于长期从事室外工作的中老年人,尤其是 50 岁以上者,无明显性别差异。

2. **好发部位** 好发于鼻背、眼眦、鼻唇沟、颊部等暴露部位,亦可见于乳头、阴茎、女阴、躯干等非暴露部位。

3. **典型损害** 损害初为肤色、表面光滑的丘疹或小结节,以后逐渐增大,并形成边缘内卷呈滚桶状、表面毛细血管扩张或中央溃烂和结痂的溃疡,基底浸润明显,质似软骨样硬,与皮下组织粘连不能推动。损害单发或多发,大小不等,直径可达数厘米或更大。临床根据皮损形态将基癌分为 4 型。

(1) 结节溃疡型基癌:癌肿好发于面部,损害初为数量较多的半透明珍珠样丘疹,肤色或淡红色,表皮菲薄光滑,可见扩张的毛细血管,轻微外伤即可出血。损害缓慢增大,中央凹陷,易发生浅表糜烂,最终形成基底呈颗粒状或肉芽状、边缘隆起、质硬和有珍珠样小结节的溃疡,表面有浆液性分泌物或上覆污褐色痂。

溃疡可反复糜烂、结痂,并不断向周围组织侵蚀,形成边缘参差不齐的破坏性溃疡,故称侵蚀性溃疡,较具特征性。此型基癌可侵犯深部组织,引起软组织和骨骼破坏,造成毁容。

(2) 浅表型基癌:癌肿好发于躯干部,特别是背部。损害通常为多发的卵圆形或不规则形境界清晰的半透明红色斑片,周缘常绕有色素加深的线状隆起,表皮菲薄,中央常有轻度萎缩,表面覆少量细薄鳞屑,可见色素较深的线状迂回和斑点,常糜烂形成浅表溃疡和结痂,愈后留有瘢痕。此型基癌较少侵蚀深部组织,多见于长期应用砷剂或进行放疗者。

(3) 硬斑病样型基癌:亦称硬化型或纤维化型基癌,临床较为少见,好发于头面部,亦可见于颈部和胸部。损害为灰白色或淡黄色不规则形单发质较硬的浸润性扁平斑块,边界不清,表面光滑亮泽,可见扩张的毛细血管,较少破溃,类似瘢痕或局限性硬皮病。晚期可出现溃疡,并可侵袭神经、肌肉和骨组织。

(4) 色素型基癌:此型基癌与结节溃疡型基癌的损害相似,但结节或溃疡表面常呈黑褐色,且色泽不均,边缘颜色较深且连续,中央色素沉着呈点状或网状,类似恶性黑素瘤。

除以上常见类型外,临床上可见到瘢痕基癌、纤维上皮癌、基底细胞痣综合征等少见类型。但各型基癌对局部组织的破坏性均较强,尤其是结节溃疡型基癌,可造成毁容或毁形。

4. **自觉症状** 一般无明显自觉症状,发生于间擦部位者可有异物感,继发感染或侵蚀深部组织可有疼痛。

5. 病程 基癌发展速度较为缓慢,极少发生转移。

6. 实验室检查 损害处活检组织病理示,肿瘤为真皮内基底样细胞组成的癌性团块,细胞形态多较一致,胞浆少,嗜碱性,少见非典型性核和核丝分裂相。肿瘤周缘细胞呈栅状排列,并与周围组织有一定的间隙。

根据病理表现,基底细胞癌分为瘤细胞从表皮下缘呈花蕾状侵入真皮浅层者称为浅表型;瘤细胞在真皮内聚集成较大的团块者称为实体型;瘤体内有较多黑素者称为色素型;瘤细胞呈细条索状且散布于丰富的结缔组织之间者称为硬斑病样型;瘤体内有腺管样结构者称为腺样型。此外,部分瘤细胞有向毛囊、皮脂腺等分化的迹象。

【治疗】

1. 一般治疗 本病虽为癌性疾病,很少发生转移,但其具有潜在癌细胞转移的危险,尤其是面部中线处肿瘤易向深部组织侵袭,破坏性较大,故确诊后应及时根除。

本病治疗方法较多,临床可根据肿瘤类型、大小、部位及患者全身情况等综合分析后,制定最佳的治疗方案,以达到根治和满足美容的要求。患者日常应避免日光照射和慢性不良刺激,及时治疗合并的慢性角化性皮肤病,防止癌变。

2. 全身治疗

(1) 维A酸类:适用于多发性基癌且未发生转移者,亦可作为其他治疗的辅助用药。常选用阿维A酯30~60mg/d或异维A酸2mg/kg·d,分次口服,剂量宜逐渐增加,有效后维持治疗一段时间,部分患者的病情可得以部分或完全缓解。

(2) 博来霉素:作用于细胞分裂的S期,可抑制胸腺嘧啶掺入DNA链中,使DNA单链断裂而抑制瘤细胞的有丝分裂。常用量为15mg/次,用5~10ml生理盐水溶解后,行深部肌肉或静脉注射,隔日1次或每周2或3次,总量不超过400mg,应注意该药的毒副作用。

(3) 干扰素:适用于瘤体面积较大且不能手术或放疗者,常选用IFN-α-2a 100万~1000万U/次,肌肉注射,每日1次,1个月后改为隔日1次或每周3次,连续3~6个月或更长。

(4) 农吉利甲素:常选用农吉利甲素注射剂50~100mg/d,加入5%葡萄糖液内250~400ml中,静脉滴注,每日1次。或选用农吉利甲素片2~5片/d,分次口服。

(5) 顺铂和多柔比星:适用于多发性基癌或有侵袭性生长者,可给予顺铂80~120mg/m²,静脉滴注,每4周1次;或多柔比星20~35mg/m²,静脉滴注,每周 1 次,连用 3 周,对多数患者有效。

3. 局部治疗　局部可外用5％～10％5-氟尿嘧啶软膏、1％环已亚胺软膏、5％咪喹莫特软膏、0.1％～1％维 A 酸乳膏、10％二硝基氯苯丙酮液、0.5％鬼臼毒素酊、10％～25％足叶草酯酊、30％～60％三氯醋酸溶液,以及 0.5％去乙酰甲基秋水仙碱软膏与 0.5％甲氨蝶呤软膏混合外用等,均有不同程度疗效,但容易复发。

4. 封闭治疗　肿瘤基底部均匀注射 IFN-α-2a 或 IFN-α-2b,每次用量为瘤体面积小于 2cm^2 者注射 150 万 U,面积 2～12cm^2 者注射 300 万 U,面积大于 12cm^2 者注射 600 万 U,每周注射 3 次,连续 3 周或直至瘤体消退、活检瘤细胞阴性。亦可在瘤体内均匀注射白细胞介素-2(1 万～10 万 U/次,每周 1 或 2 次,连续 4 周)或博来霉素(肿瘤＜1000mm^3 注射 0.5～1mg、肿瘤 1000～2000mm^3 注射 1～2mg、肿瘤 2000～4000mm^3 注射 2～3mg、肿瘤 4000～5000mm^3 注射 3.5mg、肿瘤＞5000mm^3 注射 4mg)。

5. 物理治疗　适用于面积较小(直径＜2 厘米)的浅表型基癌,可选用液氮冷冻、CO$_2$激光、电灼、电干燥、微波等方法治疗,但应注意治疗的范围和深度。

采用放射治疗,一般较小肿瘤(直径＜2 厘米)一次性照射剂量为 2Gy,每周 5 次,连续6～7 周,共 60～70Gy;较大的肿瘤(直径＞10 厘米)可分次照射,X 线总剂量为 5100cGy,在 21～23 天内分 17 次照射。但 X 线治疗可引起放射性皮炎和溃疡,甚至继发恶性肿瘤,故应谨慎应用。

6. 光动力疗法　局部湿敷 20％氨基酮戊酸或静脉注射血卟啉衍生物 5mg/kg 后,照射可调染料激光(波长 630nm,成人照射剂量为 100mW/cm^2,照射时间为非暴露部位皮损 35～60 分钟、暴露部位皮损 10～20 分钟),可使肿瘤部分消除或完全根除,具有对肿瘤细胞选择性破坏和保留基质组织的作用,且有较好的美容效果。

光动力疗法副作用主要为局部疼痛、灼热和焦痂形成,静脉给药所致的光敏反应,需避光一段时间(1～2 个月)。

7. 外科疗法　孤立性尤其是位于面颈部的瘤体可手术切除,切除范围应包括肿瘤边缘5～9 毫米正常皮肤,深达皮下脂肪层,切除后的组织进行病理检查,切除不彻底者需扩大切除范围,否则容易复发,必要时植皮。也可行锐匙刮除术或 Mohs 手术治疗。

8. 中医治疗

(1)湿毒凝聚证:颜面及其他部位皮肤隆起的半球形质较硬的豆大蜡样结节,上覆黄褐色或灰褐色痂皮,严重者可形成久不愈合的顽固性溃疡;舌质绛,苔黄腻,脉弦滑。治宜祛湿解毒,佐以清热凉血,方选除湿解毒汤加减,药用生薏米30g,白鲜皮、仙鹤草各20g,大黄豆卷、土茯苓、山豆根、金银花、半枝莲、丹皮、连翘、地丁、大蓟、小蓟各15g,干蟾皮10g,每日1剂,水煎取汁分次服。

(2)瘀毒内结证:皮损初为蜡样小结节,逐渐扩大,表面溃烂,中央萎缩或呈斑块样增生,边缘散在蜡样小结节;舌紫暗,苔黄,脉沉滑数。治宜解毒逐瘀,疏风润燥散结,方选活血逐瘀汤加减,药用山慈菇、夏枯草、丹参各20g,海藻、莪术各15g,白僵蚕、木槿、乌药各10g,水蛭9g,每日1剂,水煎取汁分次服。

(3)外治法:结节溃烂时,外用千金散1周,后改为桃花散,均为每日1次。亦可选用农吉利甲素浸膏,涂于伤口处,每日1次。

鳞状细胞癌

鳞状细胞癌(鳞癌)是一种发生于表皮及其附属器角质形成细胞的恶性肿瘤。大多数鳞癌发生于某些皮肤病损害的基础上,且与多种易感因素相关,其确切致癌机制不清。一般认为,鳞癌的病因包括日光照射、某些致癌物、化学物质、热力因素、慢性辐射、癌前期皮肤病、瘢痕、外伤、病毒感染及免疫抑制等。

【诊断要点】

1. **好发年龄**　多见于中老年人,50～60岁常为发病高峰,男性多于女性。

2. **好发部位**　好发于头皮、面、颈和手背等暴露和易受外伤部位,少数发生于非暴露部位。一般鳞癌多继发于原有皮肤病的损害处,很少发生于正常皮肤。

3. **典型损害**　损害初为肤色或淡红色质硬的小结节或浸润性硬结,生长迅速或缓慢,最终形成质坚实的较大增生性斑块、结节或疣状损害,表面可呈菜花状,或形成覆污秽暗黄红色痂的溃疡,去除痂皮后可见红色或淡红色颗粒状的基底,容易出血,常有腥臭的脓性分泌物和坏死组织。溃疡边缘高起而外翻,似火山口样,基底浸润明显,常伴有充血,边缘与周围正常组织界线不清,触诊有坚实感。肿瘤一般单发,偶可多发(主要见于长期应用免疫抑制剂或免疫缺陷者)。

一般溃疡性鳞癌生长迅速,较易发生淋巴转移,而结节性和乳头瘤状鳞癌生长缓慢,不易发生转移,若出现局部淋巴结肿大,常提示癌肿已发生转移,此时患者可有发热、消瘦、恶病质等全身表现。

临床中不同病因所致和发生于不同部位的鳞癌,损害基本相似,但各具其特点。

(1)日光诱发的鳞癌位于曝光部位,多源于日光性角化病损害的基础上,常为多发性。

(2) 砷剂诱发的鳞癌,多发生于砷角化病和 Bowen 病损害的基础上,临床常表现为溃疡型。

(3) 热力性鳞癌发生于慢性热损伤处,即热激红斑处(为伴毛细血管扩张的红褐色网状色素沉着斑)。

(4) 慢性放射性鳞癌源于放射性角化病基础上,常伴发基底细胞癌,损害常为多发,表现为鳞屑性斑块、糜烂和溃疡,而戒指中含氡引起的鳞癌,则呈慢性皮炎样表现。

(5) 瘢痕鳞癌表现为瘢痕表面持久的糜烂和溃疡,可因瘢痕结节而掩盖癌肿延误诊治。

(6) 新生鳞癌发生于正常皮肤,损害为正常肤色质坚硬的结节或斑块,表面角化和边缘卷曲。

(7) 下唇鳞癌初为角化性丘疹或粗糙的黏膜白斑,逐渐增大呈蕈样,中央可形成溃疡。

(8) 口腔鳞癌多见于有吸烟嗜好的老年男性,2％～4％黏膜白斑病为侵袭性原位鳞癌,约 80％口腔底部、舌侧缘和软腭的增殖性红斑为侵袭性鳞癌。

(9) 女阴鳞癌多见于老年妇女,好发于大阴唇,表现为疣状结节或增殖性红斑基础上的糜烂性斑块,可伴有出血,少数可发生于角化不良型黏膜白斑基础上。

(10) 阴囊鳞癌多见于 60 岁以上的老年人,损害初为疣状小结节,逐渐增大呈蕈样,表面可发生溃疡和出血,生长缓慢;阴茎鳞癌多发生于原有损害的基础上,表现为龟头、冠状沟或阴茎体坚硬的斑块,晚期可呈蕈样,恶性程度高。

(11) 疣状癌为低度恶性鳞癌的亚型,多见于老年人,好发于跖部,亦可发生于其他部位和某些皮肤病损害的基础上。初发损害类似跖疣,逐渐增大为质软、易碎的球状肿物,可向深部穿掘形成窦道,有恶臭的油状物排出,或缓慢增大成菜花状肿块。

(12) 巨大尖锐湿疣为主要发生于外生殖器的疣状或菜花样肿物,可恶变为鳞癌,患者多为男性,易侵犯深部组织和继发细菌感染。

4. 自觉症状　　发生于软组织的鳞癌,一般无明显自觉症状,但侵及深部组织尤其是骨骼或头颈部鳞癌侵犯周围神经时,常有疼痛,甚至剧痛。

5. 病程　　肿瘤发展迅速,早期即可侵犯深部组织发生转移。

6. 实验室检查　　肿瘤活检组织病理示,增生的表皮内出现异形棘细胞,并突破基底膜向真皮浸润。高分化鳞癌的瘤团内有角珠,即癌细胞逐渐向中心不完全或完全角化,低分化鳞癌多由梭形细胞组成,角珠少或无。根据未分化细胞所占比例分为Ⅰ级（＜25％）、Ⅱ级（＜50％）、Ⅲ级（＜75％）和Ⅳ级（＞75％）。

【治疗】

1. 一般治疗　鳞癌是一种易发生转移的皮肤恶性肿瘤，尤其生长迅速的溃疡型鳞癌在早期即可侵袭深部组织发生转移，需早期进行及时有效治疗。鳞癌的治疗方法较多，需根据临床表现和组织病理学分级，以及肿瘤类型、发生时间、损害大小、发生部位、侵袭深度、初发或复发、致病诱因、患者全身及以前治疗情况等综合分析后，选择和制定最佳的治疗方案与方法，即达到根治目的，又能满足美容要求。

确诊后患者应避免强烈日光照射，去除慢性不良刺激，远离放射性或红外线辐射源，尽量不要接触煤焦油类、烃类和砷剂等致癌物质，积极治疗合并的慢性角化性皮肤病，并定期复查，及时发现新发肿瘤和癌肿复发。

2. 全身治疗　适用于肿瘤已发生或疑有转移及恶性程度高者。

（1）维A酸类：常作为综合疗法的药物之一，可选用阿维A酯30～50mg/d或异维A酸30～60mg/d，分次口服。

（2）藤黄制剂：常选用藤黄注射液100～200mg/d，加入5％葡萄糖溶液500ml内，静脉注射，每日1次。或藤黄片180～270mg/d，分次口服。

（3）华蟾素注射液：常用量为2ml/d，肌肉注射，每日1次，连用1个月为一疗程。

（4）农吉利甲素制剂：常选用农吉利甲素注射剂50～100mg/d，加入5％葡萄糖液250～400ml中，静脉滴注，每日1次。或选用农吉利片2～5片/d，分次口服。

（5）博来霉素：常用量为15mg/次，用生理盐水溶解后，行深部肌肉或静脉注射，隔日1次或每周3次，总量不超过400mg，应注意药物不良反应和毒副作用。

（6）顺铂和多柔比星：顺铂常用量为50～120mg/m²，静脉滴注，每4周1次；多柔比星20～35mg/m²，静脉滴注，每周1次，连用3周，对多数鳞癌有较好疗效。两者多单独应用。

（7）其他：如环磷酰胺100～450mg/d、秋水仙碱0.5～2mg/d、硫酸长春碱1～1.4mg/m²、洛莫司汀100～130mg/m²、羟基脲20～30mg/kg·d等均可选用，应密切观察药物毒副作用。

3. 局部治疗　局部可外用0.5％维A酸乳膏、10％尿素溶液、5％农吉利甲素软膏、5％5-氟尿嘧啶软膏等，每日1或2次。亦可点涂0.5％鬼臼毒素酊、10％～25％足叶草酯酊、30％～60％三氯醋酸溶液等，应注意保护周围正常皮肤。

4. 封闭治疗　早期浅表型鳞癌,瘤体内和基底部可注射 10％尿素溶液 5～10ml,IFN-α-2b 150 万～600 万 U 或 0.1％博来霉素 4～8ml,较大损害可分区注射,根据情况 1～2 周注射 1 次。

5. 物理治疗　较小或位于不宜手术部位的癌肿,可选用液氮冷冻、CO_2 激光、电灼、电干燥、微波等方法治疗,但容易复发,需慎重。X 线照射适用于头面部鳞癌,尤其癌细胞分化较差者,亦可用于年老体弱、肿瘤未侵犯骨骼及未发生转移者,一般每次照射剂量为 300cGy,较大癌肿可多次照射,每周照射 5 次,总剂量为 5000～5500cGy。

6. 外科疗法　尚未发生转移且分化较好的肿瘤,手术切除常为首选治疗方法。切除范围包括肿瘤周边 0.5～1 厘米的正常皮肤,深达皮下脂肪层或筋膜层,未发现淋巴结转移者,一般不做预防性淋巴结切除。切除的组织应常规进行病理检查,切除不完全者应扩大切除范围,必要时植皮。瘤体大且组织浸润深的肿瘤,可进行 Mohs 手术。

7. 光动力疗法　局部湿敷 20％氨基酮戊酸或静脉注射血卟啉衍生物 5mg/kg 后,照射可调染料激光(波长 630nm,成人照射剂量为 $100mW/cm^2$,照射时间为非暴露部位皮损 35～60 分钟、暴露部位皮损 10～20 分钟),一般平均治疗 5 次即可完全缓解。本疗法对癌细胞选择性破坏,但可保留基质组织,达到根治和美容目的。

8. 中医治疗

(1)疮感风毒证:原患疮疡,日久不敛,翻出胬肉,形状如蕈,色泽晦暗,时流腥臭脓水,舌质红,苔薄黄微干,脉弦数。治宜清肝解郁,熄火化毒,方选逍遥散加减,药用白花蛇舌草 30g,金银花、炒白芍各 15g,当归、茯苓、白术各 12g,柴胡、防风、天麻各 10g,羌活 6g,蜈蚣 1 条,肿瘤质硬加海藻 30g、山慈菇 15g;红肿明显加半边莲、半枝莲各 15g。每日 1 剂,水煎取汁分次服。

(2)火毒血燥证:疮形干枯,痂皮固着难脱,创面高低不平,形如堆栗,稍有触动则渗血不止,其色鲜红,症状常随情致变化加重,舌质暗红,苔少或无苔,脉弦数。治宜清肝泻火,滋阴养血,方选栀子清肝散加减,药用半枝莲 30g,干地黄 20g,炒丹皮、炒白芍、何首乌、旱莲草、山药各 15g,焦山栀、白术、当归各 12g,甘草 6g,疮面干枯、结痂加沙参 30g、玄参 20g;疮形如栗、渗血不止加地榆 15g、仙鹤草 10g。每日 1 剂,水煎取汁分次服。

(3)气血虚弱证:疮面色泽晦暗,疮溃如岩石,长流稀薄腥臭脓水,同时伴有周身乏力,食少无味,面目浮肿,舌质淡红,苔少,脉虚数。治宜扶正固本,益气托毒,方选生黄芪、干地黄各 30g,海藻、黄精各 20g,金银花、昆布、党参、山药、当归各 15g,茯苓 12g,浙贝母、陈皮、柴胡各 10g,生麻 6g,疮面流脓、秽臭加土茯苓 30g、蚤休 12g;神疲体瘦者加熟地 20g、白术 15g。每日 1 剂,水煎取汁分次服。

(4) 肝肾亏损证:疮色灰褐或灰黑,恶肉难脱,或疮面脓水甚少,缺乏生机,稍有触动则污秽之血外溢,自觉疼痛,常为日轻夜重,兼有形体消瘦,低热难退,头晕目涩,舌质淡红或绛红,苔少或无苔,脉虚数重按无力。治宜养肝滋肾,固本托毒,方选大补阴丸加减,药用薏苡仁、黄芪各 30g,熟地 20g,盐水炒黄柏、白花蛇舌草、金银花、龟板(先煎)各 15g,炒知母、炒丹皮各 12g,浙贝母、山慈菇、天冬、麦冬各 10g,天龙 1 条。口燥咽干者加玄参 30g、石斛 15g;舌质红绛、光亮无苔者加西洋参 20g、沙参 15g。每日 1 剂,水煎取汁分次服。

晚期化疗与放疗的病人,可选予中药辅助治疗。一般选用养阴清热、补气养血和活血化瘀法治疗。阴虚热较重者方选六味地黄丸加减;气血两虚者方选十全大补汤或八珍汤加减。每日 1 剂,水煎取汁分次服。

(5) 外治法:患病初期选用藜芦膏外敷患处,每日 1 次。疮面腐溃如菜花状,时流污秽脓血,可选用五虎丹、砒矾散扑撒或植物油调敷患处,每日 1 次。

皮肤淋巴细胞瘤

皮肤淋巴细胞瘤是一种皮肤淋巴网状组织的炎症反应性皮肤病。病因不十分清楚,可能与昆虫叮咬、皮肤损伤、日光照射和感染等有关。

【诊断要点】

1. 好发年龄 多发生于青年人,女性较为多见。

2. 好发部位 好发于四肢和躯干部,少数发生于面部。

3. 典型损害 损害为单发或多发、局限性或播散性粟粒至蚕豆大半球形丘疹或结节,少数可融合成较大的扁平斑块,淡红色、红褐色或蓝红色,境界清楚,边缘无明显浸润,表皮菲薄,表面平滑,质较硬,不溃烂和角化,消退后不留痕迹。损害多发者常伴有浅表淋巴结肿大。

4. 自觉症状 无自觉症状或伴有不同程度瘙痒。少数患者对光敏感,不伴有全身症状。

5. 病程 皮损呈良性经过,部分可自行消退,但易复发。

6. 实验室检查 外周血白细胞及淋巴细胞数量可反应性增高。

患处活检组织病理示:真皮上部以淋巴细胞和滤泡中心细胞为主的楔状或片状浸润,少数可弥散于整个真皮,以血管周围多见,可排列成淋巴滤泡样结构。

【治疗】

1. 一般治疗　积极寻找和去除可能的诱发因素,避免强烈日光照射,防止皮肤外伤和蚊虫叮咬,消除各种病原体感染,暂停预防接种。本病主要针对病因治疗,但多数患者无明确致病原因,治疗方法的选择有一定局限性,且不能防止复发,对光敏感者外出时可涂搽防晒霜。

2. 全身治疗

(1)抗生素:对有明确病原体感染者,给予敏感抗生素,如伯琉螺旋体感染,给予四环素1~2g/d、多西环素200mg/d或阿莫西林1~3g/d,分次口服,疗程至少3周。可疑细菌感染者可选用氨基糖甙类、头孢类、氯霉素类和四环素族等广谱抗生素,但应注意药物不良反应,避免滥用。

(2)抗疟药:泛发者可试用氯喹0.25~0.5g/d或羟氯喹400mg/d,分次口服,有效后维持治疗一段时间。该药对少数患者无效或停药后复发。

(3)沙利度胺:常用量为100mg/d,分次口服,皮损消退后用量减半维持治疗一段时间,总疗程3个月。该药对部分皮损泛发者有一定疗效。

(4)干扰素:适用于皮损泛发而其他治疗无效者,常选用IFN-α-2b 250万U/次,皮下注射,每周3次,一般3个月为一疗程。

3. 封闭治疗　损害局限且顽固难退者,皮损内可试注射1%醋酸泼尼松龙混悬液、0.5%甲泼尼龙醋酸酯混悬液、1%曲安西龙双醋酸酯混悬液、0.2%复方倍他米松混悬液或1%曲安奈德混悬液1~2ml,每周或每月1次。或皮损内注射IFN-α-2b 150万~300万U,每周1次。

4. 物理治疗　可选用液氮冷冻、微波、CO_2激光、氩激光、电干燥、浅层X线照射等方法治疗。

5. 外科疗法　孤立性损害可手术完全切除,术后一般极少复发。

卡波西肉瘤

卡波西肉瘤(多发性特发性出血性肉瘤)是一种来源于血管内皮细胞的多中心恶性肿瘤。病因不明,可能与巨细胞病毒感染有关,与易感基因、地理位置等也有一定的关系。临床分为经典型、非洲型,以及与AIDS和器官移植有关型四种。

【诊断要点】

1. 好发年龄　任何年龄均可发病,男性较易罹患。

2. 好发部位　好发于下肢和上肢,可累及躯干、头皮和外阴,严重者泛发周身皮肤和黏膜。

3. **典型损害** 损害初为多发性蓝红色斑疹,逐渐形成暗红色质较软的浸润性丘疹、结节、斑块或蕈样肿块,容易破溃出血,可糜烂形成溃疡,发生较久的损害质较硬。非洲型卡波西肉瘤的损害可呈菜花状和结节病样。

4. **自觉症状** 局部常有不同程度瘙痒、灼热和疼痛。

5. **病程** 经典型和非洲型卡波西肉瘤的损害发展缓慢,不易发生转移,其中非洲型皮损可自行缓解或消退。与 AIDS 有关型卡波西肉瘤的进展常较迅速,早期即可转移。与器官移植有关型卡波西肉瘤的损害常呈暴发性,但停用免疫抑制剂后皮损可自行消退。

6. **实验室检查** 损害处活检组织病理示,梭形细胞和血管形成,肿瘤呈肉芽肿样改变,常累及真皮浅层,可见多数扩张充血的新生毛细血管,内皮细胞呈梭形增大突入管腔,可见红细胞外渗及含铁血黄素沉积。

【治疗】

1. **一般治疗** 本病为恶性血管性肿瘤,发展迅速者早期即可转移,危及生命,故早期诊断、及时治疗十分重要。本病治疗多采用综合化疗结合放疗的方法,并根据临床类型、患者全身情况等选择适宜药物。

2. **全身治疗**

(1) 维 A 酸类:可选用阿维 A 酸 $30\sim50$ mg/d 或异维 A 酸 $40\sim80$ mg/d,分次口服。

(2) 阿地白介素:成人常用量为 10 万~20 万 U/m^2,加入 100ml 生理盐水中静脉滴注 $2\sim3$ 小时,每日 1 次,每周 5 次,连续 $4\sim6$ 周为一疗程。

(3) 沙利度胺:适用于与 AIDS 有关的卡波西肉瘤患者,部分有一定疗效,常用量为 500mg/d,分次口服。

(4) 干扰素:适用于瘤体泛发而其他方法治疗无效者,常选用 IFN-α-2a 3600 万 U/d,深部肌肉注射,每日 1 次,连用 $10\sim12$ 周后改为每周 3 次维持治疗;或 IFN-α-2b 3000 万 U/m^2,肌肉注射或静脉滴注(30 分钟滴完),1 周 $3\sim5$ 次。

(5) 抗肿瘤药:病情进展迅速者,可给予硫酸长春碱 10mg/m^2(静脉注射,每周 1 次,总量 $60\sim80$ mg 为一疗程)、紫杉醇 135mg/m^2(静脉滴注 3 小时,每 3 周 1 次)、放线菌素 D $300\sim400\mu$g/d(静脉注射,1 天 1 次,10 次为一疗程,间隔 $3\sim4$ 周进行下一疗程)、多柔比星 $60\sim75$ mg/m^2(缓慢静脉注射,每 3 周 1 次)或柔红霉素 $30\sim40$ mg/m^2(缓慢静脉注射,每 $3\sim4$ 周连用 2 或 3 天),用药过程中应注意监测和预防药物不良反应。

（6）抗病毒药：适用于与 AIDS 有关的卡波西肉瘤患者，可选用齐多夫定600～1200mg/d，分次口服；或膦甲酸钠（初始用量为 60mg/kg·d，每日 3 次；维持剂量90～120mg/kg·d，每日 1 次），用 5％葡萄糖液稀释后缓慢静滴，连用2～4周或直至肿瘤消退。

3. 封闭治疗　瘤体内可放射状注射 IFN-α-2b 300 万～600 万 U 或硫酸长春碱 10mg，较大损害可分区注射。瘤体内亦可注射阿地白介素，每个瘤体内注射剂量为1万～5万 U，一次最大用量为 20 万 U，1 周连用 4 次，2～4 周为一疗程。

4. 物理治疗　表浅和扁平损害可试用液氮冷冻和微波治疗；孤立性损害可选用 CO_2 激光治疗；损害泛发者可进行大面积放射治疗；较大损害可照射高能电子束。光动力学疗法也可试用。

5. 外科疗法　孤立性损害可手术完全切除。

恶性黑素瘤

恶性黑素瘤（恶黑）是一种起源于痣细胞和黑素细胞的高度恶性肿瘤。病因复杂，可能与种族、遗传、日光照射、免疫异常、色痣恶变、外伤和不良刺激等有关，如1％～6％患者有家族史、白种人发病率为黑种人的6～7 倍、10％～60％患者有外伤史、18％～85％恶性黑素瘤继发于原有色素性皮肤病基础上，以及生活于赤道的自然人群恶黑发病率明显增高等。

近年本病在世界各地的发病率均有不同程度的上升趋势，发生恶黑的危险因素主要为恶黑家族史、发育不良性黑素细胞痣、易发生变化的色痣、先天性黑素细胞痣、对日光敏感和经常日光照射、长期应用免疫抑制剂、位于肢端和腔口部位皮肤和黏膜的深色素斑等。

【诊断要点】

1. 好发年龄　多见于中老年人，男性较为多见。

2. 好发部位　可发生于身体任何部位，多见于原有色痣、肢端、容易外伤及暴露部位。

3. 典型损害　癌肿多源自雀斑样痣、发育不良性黑素细胞痣、不断变化的色痣和先天性黑素细胞痣等。初始多为小的色素性斑点，逐渐增大成斑片、斑块、结节和肿块，可呈蕈样、菜花状，多为淡褐色、黑色或杂色，多数发展速度，形成侵袭性恶黑或发生转移。

临床将恶黑分为恶性雀斑样痣型、浅表播散型、结节型和肢端雀斑样痣型四种。

（1）恶性雀斑样痣型恶黑约占4.9％，好发于老年人日光照射部位，初发损害为颜色不均一的淡褐色或褐色雀斑样斑点和斑片，少数隆起于皮面，发展缓慢。

（2）浅表播散型恶黑约占70％，好发于躯干和四肢，初发损害为色素性斑点，逐渐发展成结节和斑块，直径可达3厘米或更大，色泽多变，可为褐色、黑色、粉红色或白色，容易破溃、糜烂和形成溃疡。

（3）结节型恶黑约占14.7％，好发于背部，损害最初多为颜色较深的蓝黑色斑块或结节，周围绕有红晕，可迅速增大并破溃，形成溃疡或蕈样、菜花状，容易发生转移，但少数恶黑的颜色并无明显加深，甚至可伴色素减退。

（4）肢端雀斑样痣型恶黑约占8％，多见于黑人和有色人种，好发生在掌、跖、甲床和黏膜处，为深褐色至黑色深浅不一的斑疹，边缘不规整，境界不清，可见棕褐色或褐色条纹，发病多与外伤有关。

临床根据有无转移将恶黑分为三期。Ⅰ期即肿瘤局限，无区域淋巴结转移，触不到肿大的淋巴结，无转移证据；Ⅱ期为有区域淋巴结转移，可触到局部肿大的淋巴结；Ⅲ期为淋巴结已有远处转移。

4. 自觉症状　常无自觉症状，侵袭性溃疡性损害可有疼痛。

5. 病程　各型恶黑发展速度不一，恶性雀斑样痣型损害可持久存在数年甚至数十年无明显变化，其他类型恶黑可在短期内侵袭性生长并发生转移。

6. 实验室检查　损害处活检组织病理示，各型恶黑均有明显的交界活性，瘤细胞在表皮内或表皮与真皮交界处散在分布或呈巢状，瘤细胞呈多形性，体积大而深染，胞核增大，明显异形，核仁明显，有核分裂现象，胞浆内含有色素颗粒，对多巴和酪氨酸酶呈阳性反应，向表皮内水平方向或向真皮垂直方向生长，同时表皮突不规则向下延伸。真皮常有不同程度炎症细胞浸润，早期浸润明显，多呈带状，中晚期炎症细胞数量明显减少或消失。

组织学将恶黑分为①原位恶性黑素瘤（包括恶性雀斑样痣、浅表播散型原位黑素瘤、肢端雀斑样痣原位黑素瘤），瘤细胞限定于表皮及附属器上皮内，其生物学特性属于良性；②侵袭性恶性黑色素瘤（包括恶性雀斑样痣型黑素瘤、浅表播散型黑色素瘤、肢端雀斑样痣型黑素瘤），瘤细胞突破基底膜向下侵入真皮，其生物学特性属于恶性；③结节性黑素瘤，瘤细胞初始即向垂直方向发展，并很快向真皮侵袭性生长。

【治疗】

1. 一般治疗　本病为恶性程度较高的肿瘤，容易发生侵袭性生长和转移，故早期诊断及时治疗对预后十分重要。部分恶黑发生于原有的色痣基础上,其恶变的临床征象主要有①原有色痣生长迅速;②颜色不规则加深有光泽;③表面破溃、出血和结痂;④周围出现卫星状色素性损害;⑤附近淋巴结肿大等,其恶变的组织学征象为①表皮上部出现痣细胞;②痣细胞在表皮不规则散布,不呈巢状;③真皮内痣细胞缺乏成熟现象;④痣细胞下方浸润炎症细胞呈带状分布等,所以临床对色痣应引起高度警惕,发现恶变征象及时治疗。

本病未发生侵袭性生长的肿瘤,一般多采用手术完全切除的方法治疗,而发生侵袭性生长或发生转移者,治疗则较为困难,多采用化疗和放疗等综合方法治疗。临床对可疑有恶变征象的色痣,不用激光、冷冻、电灼及化学腐蚀剂治疗。

2. 全身治疗

(1) 化学疗法:适用于癌细胞已发生转移的恶黑患者,主要治疗药物为达卡巴嗪,单独用量为 1 次 200~400mg,每日 1 次,静脉注射或静脉滴注,连续 3~5 天。或采用联合化疗法,即 DBPT 方案(达卡巴嗪＋双氢乙亚硝脲＋顺铂＋枸橼酸他莫昔芬)。其他如卡莫司汀、博来霉素、司莫司汀、硫酸长春碱、达卡巴嗪、尼莫司汀等药物,亦可酌情选用。

(2) 免疫调节疗法:常选用卡介苗多糖核酸 1mg/隔日肌注、重组干扰素 a-2b 每周 2000 万 U/m² (分为 5 次连续 5 天静脉滴注,1 月后改为每周 1000 万 U,分 3 次隔日皮下注射,共 48 周),或转移因子 2~4ml/周、阿地白介素每次 20 万~40 万 U(每周连用 4 次),皮下或深部肌肉注射,见效后逐渐减量并维持治疗一段时间。

(3) 免疫疗法:主要有肿瘤交叉移植、交叉注射淋巴细胞等,但均在试验阶段。

3. 封闭疗法　瘤体内可注射卡介苗悬液 0.05~0.15ml;阿地白介素溶液 1 万~5 万 U,一次最大量 10 万~30 万 U;或干扰素-β 40 万~80 万 U,每日 1 次,多个损害一次最大用量为 100 万~300 万 U。每周 2 次,连续 2 周为一疗程。

4. 物理治疗　主要选用中子束治疗,对肢端雀斑样痣型恶黑有一定疗效,其他类型疗效欠佳。

5. 外科疗法

(1) 活检手术:可疑为恶黑,且病灶较小、生长缓慢者,多主张连同周围 0.5~1 厘米正常皮肤及皮下组织一并切除。较小且生长迅速的病灶,多主张连同周围 1.5~2 厘米正常皮肤及皮下组织一并切除。全部切除有困难的病灶,可先部分切除,迅速做冰冻切片和行免疫组化检查,确诊恶黑后完全切除并植皮。

(2) 原发病灶广泛切除:肿瘤厚度<0.76 毫米,切除其边缘 0.5~2 厘米正常

皮肤;厚度＞1毫米者,切除周围正常皮肤3～5厘米。肢端恶黑常需截指(趾)。

(3) 区域淋巴结清除术:病变位于躯干且远离淋巴结的临床Ⅰ、Ⅱ期损害,一般不考虑行淋巴结清除术。但淋巴结受侵或发生于四肢的恶黑,以及病灶厚度＞1.5毫米,临床属于Ⅲ期的损害,均有必要进行淋巴结清除术。

6. 中医治疗

(1) 气血痰凝,浊气聚结证:多见于发病早期,皮肤出现黑色斑块或结节肿块,饮食尚可,二便正常,舌质暗红有瘀斑,脉弦或滑。治宜活血祛瘀,化痰散结,方选桃红四物汤加减,药用白花蛇舌草、半枝莲、生地各30g,丹参、玄参各20g,桃仁、赤芍各15g,浙贝12g,川芎、香附各10g,陈皮6g,红花、甘草各5g。斑块、结节质硬者加山慈菇12g、炮山甲10g;斑块、结节发黑者加乳香、没药各10g。每日1剂,水煎取汁分次服。

(2) 痰瘀走窜,气血败坏证:多见于发病中后期,黑色斑块或肿块破溃出血,或形成溃疡,或周围皮肤出现卫星灶,形体消瘦,气短乏力,纳差便溏,双目无神,舌质暗淡,脉细涩无力。治宜补益气血,扶正祛邪,方选八珍汤加减,药用白花蛇舌草、黄芪、党参各30g,猫抓草、半枝莲、熟地、白芍各20g,白术、茯苓各15g,川芎、当归各12g,甘草5g,肿块破溃、出血者加茜草20g、紫草15g;神疲体瘦、舌质绛红、光亮无苔者加西洋参20g、麦冬15g。每日1剂,水煎取汁分次服。

(3) 外治法:发病初期可选用藜芦膏外敷,每日1次。或外敷砒矾散(由明矾6g、白砒5g、马钱子3g、普鲁卡因2g、黄连素1g组成),其中明矾、白砒混置于瓦罐内,放入炉火中煅至青烟尽白烟出,上下通红,冷却24小时后取出,与其他几味药共研细末,用时将患处洁净后扑撒少量,外敷凡士林,每日1次或隔日1次。

附:原发皮肤恶性黑素瘤处理原则

1. 活检技术和组织学评价

(1) 行活检切除术时,应切除皮损周围正常组织1～2毫米。

(2) 临床怀疑恶黑且皮损较大、活检全部切除有困难时,可行部分切除并活检。

(3) 若初次活检的标本不能做出准确的组织学诊断或分级时,可重复活检。

(4) 不能用细针吸取细胞来评价原发肿瘤。

(5) 切除术应注意淋巴流向并考虑到伤口愈合后的美容效果。

(6) 组织病理应由有经验的医生做出病理诊断。

2. 病理报告内容

(1) 活检报告包括患者年龄、性别、皮损的解剖部位、对大体标本和镜下所见进行描述,如诊断、肿瘤厚度、溃疡、边缘累及等。

(2) 鼓励对其他组织学特征进行报告,但非强制性。

3. 外科处理　肿瘤为原位、厚度<2毫米、≥2毫米者,切除范围应包括周围正常皮肤,分别为0.5厘米、1.0厘米、2.0厘米。

4. 诊断检查和随访

(1) 对厚度<4毫米的早期原发皮肤恶黑且无症状者,不需要进行常规实验室及影像学检查,只需通过详细的病史和物理学检查进行诊断和分析研究即可。

(2) 指导患者进行自我检查。

(3) 常规定期随访并进行物理学检查至少每年1次。

(4) 通过常规定期随访和物理学检查结果,根据需要进行实验室检查及影像学研究。

蕈样肉芽肿

蕈样肉芽肿是一种辅助T淋巴细胞恶性增殖所致的皮肤恶性淋巴瘤。病因不明,可能与机体易感体质和免疫异常反应关系密切。

【诊断要点】

1. 好发年龄　常自中年发病,男性较为多见。

2. 好发部位　全身皮肤均可受累,毛发及内脏器官也有不同程度受累,少数可累及黏膜。

3. 典型损害　临床依其损害的形态分为蕈样前期、浸润期和肿瘤期。

(1) 蕈样前期:损害呈多形性,可类似神经性皮炎、湿疹、脂溢性皮炎、银屑病、类银屑病、玫瑰糠疹或皮肤异色病样,但皮损常呈进行性发展趋势,形态奇特,表面干燥有少量鳞屑,少数皮损可有萎缩,常对多种治疗抵抗。不伴有淋巴结肿大。

(2) 浸润期:损害为大小不一的棕黄色、黄色和/或红褐色稍高出皮面的浸润性斑块,境界清楚,呈环状、弧状或匐行状,或损害边缘一边清楚,一边模糊,表面干燥有少量鳞屑,可伴有点状或网状色素沉着或色素减退,有时可破溃糜烂或伴有疣状角质增生。损害可由蕈样前期发展而来,或开始即为浸润性损害,实际上在蕈样前期多形性损害的后期,部分损害即已形成浸润性斑块。此期全身淋巴结可轻微肿大,但并未发生内脏转移。

(3) 肿瘤期:损害为在浸润性斑块基础上逐渐形成大小不等、形状各异有分叶的结节和肿块,呈淡红色半透明状,少数损害呈明显隆起的肉瘤样,质硬或软,表面常形成边缘清楚内卷、表面呈溃烂番茄样糜烂或覆坏死组织黑痂的溃疡,间断性血性浆液溢出,愈后留有萎缩性瘢痕和色素沉着。全身淋巴结肿大明显,伴有内脏转移。

除以上各期典型损害外,各期尚可出现红皮病样损害,全身皮肤发红,干燥脱屑,或出现毛囊黏蛋白沉积性肤色或暗红色斑块,毛发稀少或斑状脱落。几乎所有患者均有内脏受累,主要为肺脏、脾脏、肝脏、肾脏、骨髓、心脏、中枢神经、内分泌器官及胃肠等。淋巴结受累最初表现为淋巴结炎,后期随瘤细胞浸润而呈实质性增大。

4. 自觉症状　常有剧烈瘙痒,多种止痒药物难以控制。

5. 病程　病情进展与稳定、加重与缓解相互交替,病程可长达数年甚至数十年。

6. 实验室检查　损害处活检组织病理示,苏木精-伊红染色可见真皮乳头层致密淋巴细胞浸润,间杂非典型具有脑回状核的单一核瘤细胞,部分向表皮分散或聚集。晚期大量瘤细胞侵入真皮及皮下组织。

免疫组化瘤细胞对 CD_5、CD_3、CD_4、CD_8、HLA-DR 均呈阳性反应。单克隆抗体酶标(ABC 法)示 leu1、leu4、leu3a、leu2a 和 Ia 阳性。细胞化学染色对 β-葡萄糖醛酸酶呈阳性反应。

【治疗】

1. 一般治疗　本病早期皮损容易与其他瘙痒性皮肤病相混淆,诊断主要依据组织病理学改变和免疫组化检查,但多数早期皮损反复多次活检均难以发现单一核瘤细胞,对早期诊断带来一定的难度,若采用多种方法治疗难以见效的皮肤瘙痒性疾病,且可排除某些内脏疾患所致者,应考虑本病的可能,积极随访检查,直至查到确诊依据。

由于本病是一种病情进展缓慢低度恶性的 T 淋巴细胞瘤,常数年或数十年方发生转移,故除非病情进展迅速,一般对未进入肿瘤期的患者,多不主张应用多种抗肿瘤药物和大剂量糖皮质激素,否则免疫抑制反而会加快病情进展,临床可根据患者的年龄、皮损变化、病情进展、临床分期、全身状况,结合组织病理改变等综合分析后,制定治疗计划和方案。

2. 全身治疗

(1) 化学疗法:适用于中晚期病人,常采用联合化疗法,如 COPP 方案,药用丙卡巴肼每日 $100mg/m^2$、醋酸泼尼松每日 $40mg/m^2$,分次口服,同时在服药的第 1 天和第 8 天,静脉滴注环磷酰胺 $600mg/m^2$ 和硫酸长春碱 $1.4mg/m^2$,连续 2

周为一疗程,可连用 6 个或更多疗程,疗程间停药 2 周,其中醋酸泼尼松在第 1 和第 4 个疗程中应用,其他疗程不用。

(2) 免疫疗法:可给予重组干扰素 α-2b,剂量自 $1×10^6$ IU 逐渐增至 $18×10^6$ IU,肌肉注射,隔日 1 次或每周 3 次,见效后逐渐减量维持治疗一段时间。或重组干扰素 α-2a 3600 万 U/d(每日 1 次,深部肌肉注射,4～10 周后改为每周 3 次)、胸腺肽 2ml/次(每周 2 或 3 次,肌肉注射)、转移因子 2～4ml/次(每周 1 次,皮下注射)、阿地白介素 10 万～30 万 U(皮下注射,每周连用 4 天,连续 4 周)、卡介菌多糖核酸 1mg/隔日(肌肉注射)等。

(3) 维 A 酸类:常选用阿维 A 酸 30～50mg/d、阿维 A 酯 30～60mg/d、异维 A 酸 40～60mg/d 或维胺酯 75mg/d,分次口服。

(4) 抗组胺药:主要起到控制瘙痒和镇静的作用。常选用异丙嗪 25mg/d、盐酸赛庚啶 6～12mg/d、马来酸氯苯那敏 12mg/d、去氯羟嗪 75～150mg/d、盐酸西替利嗪 10mg/d、盐酸左西替利嗪 5mg/d、氯雷他定 10mg/d、特非那定 60～180mg/d、非索非那定 60mg/d、依巴斯汀 10mg/d、咪唑斯汀 10mg/d 等,分次或 1 次口服,单独、联合或交替使用。

(5) 其他:如雷公藤总苷 1～1.5mg/kg·d、喜树碱注射液 3ml/次、西咪替丁 0.4～0.8g/d、雷尼替丁 0.3g/d、环孢素 3～5mg/kg·d、左旋咪唑 150mg/d(每周连服 2 天或每 2 周连服 3 天)、阿昔洛韦 1～4g/d 等,均可酌情选用。

3. 局部治疗

(1) 氮芥:适用于斑片和斑块样损害,应用配置新鲜的氮芥溶液(10mg 氮芥溶于 60ml 生理盐水中而成),涂搽患处,每日 1 次,见效后改为每周 2 次。亦可涂搽 0.01％氮芥软膏,每日 2 次。

(2) 卡莫司汀:适用于对氮芥过敏者。常选用 0.4％卡莫司汀软膏或 0.05％～0.3％卡莫司汀酊(由 30％乙醇配制),外涂患处,每日 1 次,一个疗程卡莫司汀总量不超过 0.6g。

(3) 氟尿嘧啶:适用于早期患者,一般外用 2.5％～5％5-氟尿嘧啶软膏,每日 2 次,可有暂时疗效。

(4) 糖皮质激素:可缓解瘙痒症状和皮损的浸润程度。常选用 0.02％氯倍他索霜、0.05％卤米松霜或软膏、0.1％哈西奈德乳膏或软膏、0.1％曲安奈德霜、0.1％糠酸莫米松乳膏或软膏等,涂搽患处,每日 2 次。

(5) 喜树碱:常选用 20％喜树碱软膏,局部外用,每日 2 次。

4. 封闭治疗 浸润性斑块内可注射甲泼尼龙醋酸酯混悬液 20mg/ml、曲安西龙双醋酸酯混悬液 125mg/5ml、复方倍他米松混悬液 7mg/ml 或曲安奈德混悬液(康宁克通)40mg/ml,每周或每月1次。或干扰素α-2b 500万U,隔日1次,连续3周,每周最大用量不超过1500万U。

5. 物理治疗　肿瘤前期的损害可照射 UVB、PUVA 或采用口服维A酸的PUVA疗法。其他方法治疗无效或红皮病样损害,可进行小剂量电子束局部或全身分野照射,每次2Gy,每周2次,连续7~8周,总照射剂量为35~40Gy。

6. 中医治疗

(1) 蕈样前期:治宜疏风止痒,除湿化瘀。方选全虫方加减,药用刺蒺藜、炒槐花、威灵仙各15g,皂刺12g,炒枳壳、荆芥、苦参各10g,猪牙皂角、全虫各6g,蝉蜕3g;或除湿胃苓汤加减,药用炒黄柏、滑石块、猪苓各12g,炒白术、炙甘草、陈皮各10g,苍术、厚朴各6g,肉桂3g。每日1剂,水煎取汁分次服。

(2) 浸润期:治宜除湿、活血、散瘀。方选活血除湿汤加减,药用茯苓30g,丹参12g,车前子、白术、红花、桃仁、当归、甘草各10g,每日1剂,水煎取汁分次服;或活血化瘀丸加减,药用五灵脂、当归各15g,红花、桃仁、桔梗、川芎各10g,共研细末炼蜜为丸,每丸重9g,日服2丸。

(3) 肿瘤期:治宜软坚消肿。方选小金丹加减,药用醋炙五灵脂、白胶香、木鳖子(去皮)、草乌(用甘草和银花水炙)、地龙各45g,醋炙乳香、醋炙没药、当归各22.5g,香墨2g,诸药共研细末,每300g兑入麝香粉10g,与面粉100g兑水成糊为丸,每丸重0.6g,日服3~6丸。

淋巴瘤样丘疹病

淋巴瘤样丘疹病是一种以丘疹坏死性损害为特征的复发性淋巴细胞浸润症。病因不明,少数可发展成为蕈样肉芽肿及霍奇金病。

【诊断要点】

1. 好发年龄　多见于中年女性,男性和儿童少见。

2. 好发部位　多发生于四肢近端和躯干部。

3. 典型损害　损害为成批发生的针帽至黄豆大水肿性丘疹或结节,淡红色、棕红色或紫红色,多在数日内增大,中央常为出血性,可发生水疱、坏死和结痂,预后留萎缩性瘢痕和色素沉着,类似急性痘疮样苔藓样糠疹。

4. 自觉症状　常有不同程度瘙痒,不伴有全身症状。

5. 病程　皮损历时数周可自行消退,但常反复发作,病程迁延可达数十年。

6. 实验室检查　损害处活检组织病理示,早期淋巴细胞主要在真皮上部和皮肤附件周围浸润,随病程进展逐渐侵及真皮全层和皮下组织。浸润的淋巴细胞呈不典型性,类似蕈样肉芽肿。免疫组化显示,大的不典型淋巴细胞 Ki-1 抗原阳性,小的淋巴细胞具有活化辅助 T 细胞的特性。

【治疗】

1. 一般治疗　本病组织学表现为恶性,而临床表现呈良性经过,但可发展成为继发性淋巴瘤病,其治疗方法的选择性差异较大,应引起注意。一般早期多进行对症处理,当有恶性征象或已发展成蕈样肉芽肿或霍奇金病时,再进行抗肿瘤治疗,辨证处理好病情发展与治疗利弊之间的关系。

2. 全身治疗

(1) 抗组胺药:适用于有瘙痒症状者,可选用盐酸赛庚啶 6～12mg/d、马来酸氯苯那敏 12mg/d、去氯羟嗪 75～150mg/d、盐酸西替利嗪 10mg/d、盐酸左西替利嗪 5mg/d、氯雷他定 10mg/d、地氯雷他定 5mg/d、特非那定 60～180mg/d、非索非那定 120mg/d、依巴斯汀 10mg/d、咪唑斯汀 10mg/d 等,分次或 1 次口服,单独、联合或交替使用。

(2) 免疫抑制剂:可给予小剂量免疫抑制剂,如环磷酰胺 100～450mg/d、甲氨蝶呤 7.5mg/周、苯丁酸氮芥 $0.1～0.2mg/kg\cdot d$ 等,分次服用;或卡莫司汀 200mg/m² ,溶于 300ml 生理盐水或 5% 葡萄糖溶液中快速静脉滴注,6～8 周 1 次,可预防皮损反复发作。有恶性征象或已发展成蕈样肉芽肿或霍奇金病者,则需加大用药剂量,或联合化疗。

(3) 氨苯砜:适用于症状明显或反复发作者,常用量为 100mg/d,连服 6 天停药 1 天,每服 10 周停药 2 周,避免药物产生蓄积毒性。

(4) 阿昔洛韦:反复发作者可试用阿昔洛韦 1～4g/d,分次口服。

3. 局部治疗

(1) 糖皮质激素:可选用 0.025% 醋酸氟氢可的松软膏、0.0125%～0.05% 氟轻松霜或软膏、0.025% 醋酸氟轻松乳膏或软膏、0.1% 哈西奈德乳膏或软膏、0.05% 卤米松霜或软膏、0.02% 氯倍他索霜等,局部外用,每日 2 次,严重者可进行封包治疗。

(2) 氮芥:宜应用配置新鲜的氮芥溶液(10mg 氮芥溶于 40～60ml 生理盐水中不超过 1 周),涂搽患处,每日 1 次,见效后改为每周 2 次。亦可涂搽 0.01% 氮芥软膏,每日 2 次。

(3) 卡莫司汀:适用于对氮芥过敏者。常选用 0.4% 卡莫司汀软膏或 0.05%～0.3% 卡莫司汀酊(由 30% 乙醇配制),外涂患处,每日 1 次,疗程总卡莫司汀量不超过 0.6g。

4. 物理治疗　局部可照射 UVB 和 PUVA;或照射小剂量电子束,每次

2Gy,每周2次,连续7～8周。

皮肤白血病

皮肤白血病是指白血病患者的皮肤损害,分为皮损内有白血病细胞浸润的特异性和皮损内无白血病细胞浸润的非特异性皮肤白血病两种。

【诊断要点】

1. 好发年龄 常发生于中晚期白血病患者。

2. 好发部位 皮损可见于全身各处。

3. 典型损害

(1)特异性皮损:淋巴细胞浸润性白血病的皮损多为大小不等的暗红褐色结节、斑块和斑片,面部损害可呈狮面外观,少数表现为红皮病样或二期梅毒疹样损害。粒细胞性白血病的皮损为深褐色质韧有弹性的结节,眼眶损害可为绿色瘤(肿瘤切面呈绿色)。单核细胞性白血病的皮损为暗红色或紫红色斑疹、结节和斑块,中央常软化、坏死而形成溃疡。

(2)非特异性皮损:皮损表现为多形性,如痒疹样、湿疹样、红皮病样,以及坏死性丘疹、风团、紫癜、水疱、大疱等。

(3)白血病的口腔黏膜损害:早期可见齿龈肿胀及浅表溃疡,以后齿龈增生肿胀,最后可遮盖牙齿,同时伴明显出血甚至坏死,多见于急性单核细胞性白血病。

4. 自觉症状 皮损常有不同程度瘙痒和灼热感,溃疡性损害可有疼痛。常伴有发热、贫血、出血及内脏受累等白血病的全身症状。

5. 病程 特异性皮损常顽固难退,非特异性皮损可自行消退,但易复发。

6. 实验室检查 特异性皮损活检组织病理示,真皮和皮下组织内有弥漫性浸润的白血病细胞,在血管及皮肤附属器周围呈灶性分布,偶可侵犯表皮。浸润细胞形态较一致,常无核分裂现象,细胞类型与白血病类型一致,但细胞形态有所不同,如慢性淋巴细胞性白血病的皮肤浸润多为成熟小淋巴细胞和少数未成熟的淋巴母细胞;急性淋巴细胞性白血病的皮肤浸润多为淋巴母细胞;慢性粒细胞性白血病的特异性皮损在真皮内有致密的细胞浸润,常延伸至皮下组织,浸润细胞一部分为成熟的中性粒细胞,另外尚有比中性粒细胞大,核为圆形、椭圆形或锯齿形,胞内有颗粒的髓细胞和胞内无颗粒的髓母细胞浸润。

非特异性皮损的组织学表现无特征性白血病细胞浸润,因此不能作为白血病的诊断依据。

【治疗】

1. 一般治疗　皮肤白血病常在白血病中晚期发生,应注意与白血病的治疗药物反应、继发感染和合并的其他皮肤疾病相鉴别。本病系统治疗与白血病相同,局部治疗忌用刺激性较强的外用药,防止外伤和继发感染,同时加强支持疗法。

2. 全身治疗　常用治疗白血病的药物主要有烷化剂、抗代谢类药、蒽环类、生物碱类、激素类及其他药物等,临床多采用联合化疗的方法治疗。

3. 局部治疗　皮肤损害可涂搽 40％氧化锌油、氧化锌糊、炉甘石洗剂、1％樟脑炉甘石洗剂、1％薄荷炉甘石洗剂或润肤霜、0.5％新霉素氧化锌油等,每日3 次。

4. 物理治疗　特异性皮肤损害,可进行 X 线照射或^{32}P 贴敷。

皮肤转移癌

皮肤转移癌是指恶性肿瘤的癌细胞通过血液、淋巴管转移或经组织间隙扩散、手术种植等继发于皮肤而形成的癌肿或肉瘤。小儿皮肤转移癌约 92％为肉瘤,成人皮肤转移癌约 87％为癌肿。

【诊断要点】

1. 好发年龄　多见于成人恶性肿瘤患者,儿童发病率极低。女性以乳腺癌转移多见,男性以肺癌转移多见。

2. 好发部位　皮肤转移癌可发生于任何部位,以发生于原发灶附近者较为多见,如泌尿系统癌肿多转移至腹壁、背部,胃肠道癌肿多转移至腹壁、脐部,乳腺和肺癌多转移至胸壁等。但有时皮肤转移癌可发生于原发灶远隔部位,如肾癌或乳腺癌可转移至面部和头皮、软骨肉瘤可转移至四肢末端和头颈部等。

3. 典型损害　皮肤转移癌的损害为无痛性丘疹、皮内或皮下大小不等的结节或包块,最大直径可达数厘米,圆形或类圆形,可活动或固定,质硬或韧,多无压痛,少数可破溃(如乳腺癌),有时转移癌可与皮下组织粘连成斑块。其颜色可因原发肿瘤不同而有所改变,如绒癌皮肤转移呈紫褐色,但大多为正常肤色、淡黄色、蓝红色或棕褐色。

皮肤转移癌既可单发,也可在同一部位多发或多部位多发。

4. 自觉症状　多数皮肤转移癌无任何自觉症状,常在不知不觉中发生和发展。

5. 病程　皮肤转移癌预后较差,生存期长短不一。

6. 实验室检查　皮肤转移癌组织病理表现与原发肿瘤相似,但组织间变或细胞异形性更为明显,可分为腺癌、鳞癌或未分化癌,少数缺乏原发肿瘤组织学分化特征,需借助于免疫组化等技术确诊。

【治疗】

1. 一般治疗　皮肤转移癌是内脏癌肿转移的皮肤表现,癌肿发展缓慢或迅速,且无任何自觉症状,容易被忽视或与其他皮肤疾病相混淆,应引起临床警惕,尤其是未发生转移的多发性皮肤恶性肿瘤,临床较难与发生转移的皮肤癌肿相区别,应注意鉴别,对可疑皮肤转移癌者,应及时活检和系统检查,避免漏诊误诊。

原发性皮肤癌和转移性皮肤癌的治疗有原则性差异,前者经治疗可痊愈,预后良好;而皮肤转移癌即使联合放疗和化疗,其疗效也不甚明显,预后差。

2. 全身治疗　多采用原发肿瘤的治疗方案,如联合化疗、免疫疗法、中西药结合等。

3. 局部治疗　局部破溃糜烂有渗液者,可选用 0.5％聚维酮碘溶液、1∶8000高锰酸钾溶液、0.1％苯扎溴胺溶液、复方氯己定溶液、0.02％呋喃西林溶液或0.1％依沙吖啶溶液冲洗和湿敷后,外涂 2％莫匹罗星软膏、1％诺氟沙星软膏、0.2％盐酸环丙沙星软膏、0.5％新霉素软膏(溶液或乳剂)、0.5％～1％盐酸金霉素软膏或乳剂等预防感染,每日 2 次。

4. 封闭治疗　肿瘤内可注射基因工程干扰素 α-2b 500 万 U(1 周最大剂量不超过 1500 万 U)、卡介苗悬液 0.05～0.15ml、阿地白介素 1 万～5 万 U(一次最大量不超过 30 万 U)、硫酸长春碱 10mg 或博来霉素 4～8mg 等,有时可起到阻滞肿瘤发展的作用。

5. 物理治疗　患处可进行电子束照射和光动力学疗法。

6. 外科疗法　多在进行皮肤转移癌活检时采用,如取材时应尽量切除肿瘤实质,较小损害可全部切除。一般皮肤转移癌手术切除对预后并无帮助。

第二十二章 新生儿皮肤病

新生儿红斑狼疮综合征

新生儿红斑狼疮综合征（NLES）是一种由母体抗体引起胎儿免疫异常反应性的未定型红斑狼疮。孕妇血清 Ro(SS-A)抗体阳性，Ro 抗体属 IgG，可经胎盘进入胎儿体内，出生后经日光照射产生皮疹，可发展成 SLE。

【诊断要点】

1. 好发年龄　发生于母亲患有自身免疫性结缔组织病或抗 Ro/SSA、抗 La/SSB、抗 U1RNP 抗体阳性的新生儿。

2. 好发部位　好发于面部尤其是额、颞和颊上部，以及头皮和颈部等暴露部位，偶可累及躯干和四肢。

3. 典型损害　初发皮损为局限性或融合成片的红斑，呈虹膜样、多环状或地图状，中央常萎缩，周缘略微隆起覆少量鳞屑，无滤泡和瘢痕。有时皮损类似亚急性皮肤型红斑狼疮或硬斑病，表现为色素脱失、毛囊角栓、毛细血管扩张、瘢痕形成或为发硬的萎缩性斑片等，少数可出现紫癜样损害。

约 15% 患儿伴有先天性心脏传导阻滞、心动过缓，或并发心肌炎、心肌病和心力衰竭等。少数可伴有肝脾肿大、肺炎、溶血性贫血、白细胞和血小板减少等，有时先天性心脏传导阻滞可为本病唯一症状。

4. 自觉症状　多无明显自觉症状，或日光照射后有轻微瘙痒。少数患儿伴有发热。

5. 病程　不伴有先天性心脏病患儿的皮损常在 1 年后消退，部分多年后可发展成结缔组织病，而伴有先天性心脏病的患儿死亡率为 15%～22%。

6. 实验室检查　免疫荧光检查在表皮连接处有 IgG 及少量 IgM 和 C3 沉积。但对无皮损的先天性心脏传导阻滞的新生儿，亦应进行抗-Ro(SS-A)、抗-La(SS-B)检测，以避免漏误诊。

皮损活检组织病理主要表现为基底细胞水肿、淋巴细胞浸润和表皮萎缩。

【治疗】

1. 一般治疗　本病为母体自身免疫抗体经胎盘进入胎儿体内而致病，故抗 Ro/SSA、抗 La/SSB 或抗 U1RNP 抗体阳性的孕妇在妊娠期间尤其是妊娠 16～

18周,应对胎儿心脏进行系统检查与观察,早期发现及时治疗先天性心脏病。

患儿可有先天性心脏传导阻滞而无皮损,或发生皮损而先天性心脏传导阻滞症状不明显,两者患儿均需进行免疫学检测和心脏检查,并长期随访监测。患儿应注意避免日光照射。

2. 全身治疗 活动性皮损、伴有血小板减少或溶血性贫血的患儿,可给予醋酸泼尼松 1mg/kg·d 或地塞米松 0.15mg/kg·d,口服或肌注。新生儿心脏传导阻滞宜应用大剂量糖皮质激素,一般醋酸泼尼松用量为2～3mg/kg·d。胎儿心脏传导阻滞,孕妇可给予地塞米松 9mg/d,肌肉注射;预防心脏传导阻滞的发生,一般给予醋酸泼尼松5～25mg/d,分次口服。

3. 局部治疗 皮损可涂搽 1%醋酸氢化可的松软膏、0.1%丁酸氢化可的松霜、炉甘石洗剂、1%樟脑炉甘石洗剂、1%薄荷炉甘石洗剂或氧化锌软膏,每日 2次。外出时患儿暴露部位涂搽防晒霜。

4. 外科疗法 先天性心脏传导阻滞的患儿可安装起搏器。

新生儿硬肿症

新生儿硬化症是新生儿期发生的全身或局部皮肤或皮下脂肪硬化水肿性疾病。多因感染、受寒、窒息等引起体温下降,以及皮下棕色脂肪代偿性产热不足、代谢失衡、微循环障碍等所致。

【诊断要点】

1. 好发年龄 多发生于生后 1 周内的新生儿,特别是早产儿,寒冷季节易于发病。

2. 好发部位 最常发生于下肢及臀部,其次为两颊、上肢及躯干部。

3. 典型损害 损害为对称性皮肤及皮下组织水肿及硬化,严重时肢体僵硬,伸屈受限,表面皮肤光滑亮泽,颜色淡红、暗红、灰色或青紫色,皮温降低,重症或体温低于30℃的患儿,皮色暗红或蜡黄,甚至面色㿠白或发绀。患处皮肤紧贴皮下组织,不易捏起,指压可有凹陷,有时患处皮肤苍白发硬但无水肿。

重症者多器官功能受损甚至衰竭,常合并肺炎、败血症,可发生弥散性血管内凝血(DIC)。体温低于 30℃、硬肿面积大于 50%体表面积的早产儿,可继发严重感染而威胁生命。

临床根据硬肿面积、体温及内脏器官损伤程度等,将其分为轻度(体温≥35℃,腋肛温差为 0,硬肿范围<20%体表面积,器官功能无明显改变)、中度(体温<35℃,腋肛温差为 0 或正值,硬肿范围为 20%～50%体表面积,器官功能明

显低下）、重度（体温＜35℃甚或＜30℃，腋肛温差为负值，硬肿范围＞50％体表面积，器官功能衰竭）。

4. 自觉症状　重度患儿拒乳、懒动、不哭或哭声微弱。

5. 病程　本病患儿经积极治疗多能痊愈，肺出血和多器官功能衰竭常是其致死的主要原因。

6. 实验室检查　约 2/3 患儿血小板计数减少，血生化检查为代谢性酸中毒，合并 DIC 的患儿凝血酶原时间可延长，3P 试验阳性，纤维蛋白原降低，多有心电图、脑电图异常改变。

硬化处皮损活检组织病理示，皮下脂肪广泛受累，脂肪小叶间隔结缔组织束增厚，脂肪细胞中可见针形结晶，无脂肪坏死，无明显炎症细胞浸润，表皮和真皮无明显异常。

【治疗】

1. 一般治疗　患病后注意保暖，供给足够的热量和液体，吸氧，加强皮肤护理和系统监护。做好孕期保健，避免早产、窒息、产伤和感染，婴儿娩出后尽快擦干羊水并保暖，产房温度不低于 24℃，转运过程中应有足够保暖措施，防止着凉。

尽早母乳喂养，补充热量，遇有体温不升、反应低下、吮乳差、哭声低弱的新生儿，需仔细检查其皮肤及皮下脂肪，及时发现患病和给予积极处置。

2. 全身治疗

（1）抗生素：伴有感染者，应及时给予肾毒性小的抗生素，一般选用青霉素 G 5 万 U/kg·d、氨苄西林 12.5～50mg/kg·d 或头孢拉定 30～50mg/kg·d，静脉滴注或肌注。

（2）改善微循环：常选用山莨菪碱 0.3～2mg/d，溶于 10％葡萄糖溶液 80～100ml 中，每日 1 次或分次静脉滴注，以后根据病情改善情况逐渐减少用量，同时分次服用云南白药 1g/d，直至硬肿消退。

（3）升压药：常选用多巴胺 0.5～1mg/kg·d，溶于 10％葡萄糖溶液 30ml 中，缓慢静注，连用 2～7 天。

（4）抗凝药：常选用藻酸双酯钠 2mg/kg·d，加于 10％葡萄糖溶液 100ml 中，缓慢静注，连用 4～7 天；或蝮蛇抗栓酶 0.01U～0.012U/kg·d，加于 10％葡萄糖溶液 20ml 中，缓慢静注，皮肤肿胀者可连用 5～7 天。有出血倾向或血小板计数＜60×10⁹/L 者不宜应用该类药物。

（5）糖皮质激素：重症者可给予氢化可的松 5～8mg/kg·d，静脉滴注，连用 3～5 天。

（6）其他：如丹参注射液 2ml/d、低分子右旋糖酐 10～15ml/kg·d、川芎嗪 6～10mg/kg·d、晶体过氧化氢 6mg/kg·d 或肝素 0.5～1mg/kg·d 等，溶于 10% 葡萄糖溶液 20～100ml 中，缓慢静注。

（7）支持治疗：热量开始每日 210 千焦/kg（50 千卡/kg）并迅速增至 418 千焦～502 千焦/kg（100 千卡～120 千卡/kg）。必要时可适量输注新鲜全血或血浆、氨基酸、脂肪乳、人免疫球蛋白、白蛋白、多种维生素等。液体量一般控制在 60～80ml/kg·d，补液速度约为每小时 4ml/kg。

3. 复温　可因地制宜用热水袋、热炕、电热毯或母亲贴身取暖等方法，对新生儿进行复温。轻中症患儿，体温＞30℃或产热较好者（腋肛温差为正值），可将患儿置于预热至30℃～34℃的暖箱内，一般 6～12 小时即可使体温恢复正常。

重症患儿，体温＜30℃或产热差（腋肛温差为负值）者，先将患儿置于高出体温1℃～2℃的温箱内，每小时提高箱温 0.5℃～1℃，暖箱最高温度不超过 34℃，一般 12～24 小时即可使体温恢复正常。亦可酌情将患儿置于恒温水浴箱内复温。

4. 物理治疗　可选用特定电磁波谱照射复温，将热源发射头距皮肤 40 厘米垂直照射硬肿部位，维持患处皮肤温度36℃～40℃ 30 分钟，以皮肤充血发红为度，每日 2 次，一般 2～10 次即可使体温恢复正常。

5. 中医治疗

（1）脾肾阳虚，气滞血瘀证：治宜温肾健脾，活血化瘀，方选参附汤加减，药用地锦 6g，茯苓、黄芩各 3g，白术、赤芍、当归、红花、川芎各 2g，熟附子、人参各 1g，肢阙寒甚者加吴茱萸 3g；腹胀气滞者加木香、乌药各 3g，每日 1 剂，水煎取汁分次服。

（2）热毒蕴郁，瘀血内阻证：治宜清热解毒，活血化瘀，方选黄连解毒汤加减，药用山栀子、麦冬各 3g，黄连、黄芩、川芎、人参、丹参各 2g，肝风内动，四肢抽搐者，加羚羊角粉 0.5g，每日 1 剂，水煎取汁分次服。

新生儿粟丘疹

新生儿粟粒疹（新生儿白色痤疮）是一种发生于新生儿皮肤的潴留性囊肿。囊肿来源于表皮角蛋白或附属器上皮。

【诊断要点】

1. 好发年龄　出生时或生后不久发病，40%～50%新生儿可患此病。

2. 好发部位　好发于眼周、颊、颞、鼻、颏、前额、外耳等处，亦可发生于躯干上部、四肢、包皮、阴茎、阴囊、小阴唇内侧和口唇。

3. 典型损害　损害为直径1～2毫米珍珠白色或乳黄色坚实丘疹,表面光滑,顶尖圆,多散在分布,亦可密集成片。消退后不留痕迹。少数可伴有皮肤卟啉症、大疱性表皮松解症或口-面-指综合征。

4. 自觉症状　无任何不适。

5. 病程　多数皮疹3～4月自行消退,少数持续数月消退。

6. 实验室检查　皮损活检组织病理示,囊肿起源于皮脂腺导管口水平近毛囊漏斗的最下部,位置较浅表,囊壁仅由几层鳞状上皮细胞组成,囊腔内可见同心圆排列的角质形成细胞。

【治疗】

1. 一般治疗　本病为新生儿较为常见的潴留性囊肿,能自行消退,不影响身体健康,一般不需治疗,但应积极治疗伴有的并发症,同时避免强烈日光照射和挤压皮疹,防止继发感染。

2. 局部治疗　丘疹数量多且较密集者,可外用0.025%维A酸乳膏或3%硫磺软膏,每晚1次。

3. 物理治疗　囊肿较大或难以消退者,局部皮肤常规消毒,用粉刺针将囊壁穿破后,挤出白色颗粒即可。创口较大者可涂搽2%莫匹罗星软膏、0.5%～1%新霉素软膏或1%红霉素软膏,每日2次。

新生儿脓疱疮

新生儿脓疱疮是一种由化脓性球菌接触感染所致的新生儿急性炎症性皮肤病。病原菌多为第Ⅱ噬菌体组71型金黄色葡萄球菌,少数由链球菌或两种细菌混合感染所致。

传染途径常通过有皮肤感染、带菌的医护人员和产妇、家属,以及消毒清洗不彻底的尿布、被单等接触传染,可在新生儿室造成小流行。

【诊断要点】

1. 好发年龄　多见于生后4～10天的新生儿,早产儿、营养不良者更易患病。

2. 好发部位　好发于腹股沟、腋窝和颈等皱褶部位及尿布覆盖区域,但面部、躯干和四肢也可受累。

3. 典型损害　损害为多个浅表性大小不等的水疱和脓疱,直径一般2～3毫米,较大脓疱直径可达3厘米,疱壁松弛皱缩,称为大疱性脓疱疮。脓疱周围一般无红晕，破溃后露出湿润的红色糜烂面，干燥后结蜜黄色痂，痂皮脱落后遗留暂时性色素沉着斑。

本病病情进展迅速，少数可在数小时至1～2天累及体表大部分皮肤，黏膜也常受累。偶可并发败血症、肺炎或脑膜炎，链球菌感染者可继发肾炎。

4. 自觉症状　患处常有不同程度瘙痒。重症者可有发热、腹泻等全身症状。

5. 病程　经治疗皮损可很快消退。

6. 实验室检查　脓疱液涂片可见中性粒细胞及革兰阳性球菌。

【治疗】

1. 一般治疗　及时去除可能的诱发因素，彻底消毒患儿卧具、衣物和用具，婴儿室也应进行消毒，医务人员及家属应洗手后再接触新生儿。患儿应隔离治疗，被污染的器械和被褥应高温消毒，防止交叉感染。近年对分娩前的产妇进行外阴清洁及灌肠，以及对新生儿进行常规皮肤清洁等，显著降低了本病发病率。

2. 全身治疗　皮损面积较大或症状较重者，宜全身应用抗生素，一般选用青霉素 G 5 万 U/kg·d、氨苄西林 12.5～50mg/kg·d 或头孢拉定 30～50mg/kg·d，静脉滴注或肌注。必要时根据细菌培养及药敏结果选择敏感抗生素。

3. 局部治疗　糜烂渗出或结痂性损害，选用1％～4％硼酸溶液、1∶8000 高锰酸钾溶液、生理盐水或 0.1％依沙吖啶溶液湿敷，每日 3～5 次，每次 10～15 分钟；渗液较少和未破溃的皮损，涂搽 2％莫匹罗星软膏、3％磷霉素软膏、0.5％新霉素溶液或乳剂、0.5％金霉素乳剂或 1％龙胆紫溶液，每日 2 或 3 次。

4. 物理治疗　局部照射红光或扩束 CO_2 激光，可促进炎症消退。

5. 中医治疗　选用黄柏、连翘各 12g；或蒲公英、地丁各 20g，黄芩、黄柏各 15g，煎汤淋洗或溻敷患处，每次 10～15 分钟，每日 2 或 3 次。

新生儿脂溢性皮炎

新生儿脂溢性皮炎是一种发生于新生儿的皮脂溢出性皮肤病。病因不明，可能与受母体雄激素影响而使皮脂腺分泌功能旺盛或与马拉色菌感染有关，此外，维生素 B_2 缺乏、暂时性 δ-6 去饱和酶功能障碍等，也可能是新生儿脂溢性皮炎重要的发病机制之一。

【诊断要点】

1. 好发年龄　多见于出生后不久的新生儿，男女均可发病。

2. 好发部位　好发于头皮、眉弓、鼻唇沟和耳后。

3. 典型损害　皮损多为局部性厚薄不一的暗黄色或黄褐色油腻污秽的鳞

屑和/或痂皮,境界多较清楚,一般黏着较紧,强行剥除后露出红色浅表糜烂面,可有腥臭味,愈后不留瘢痕和色素沉着。毛发多不受影响。

4. 自觉症状　少数患儿可有瘙痒而抓蹭,不伴有全身症状。

5. 病程　多数皮损3～4周自行消退,一般不复发。

【治疗】

1. 一般治疗　本病在新生儿较为多见,皮损能自行消退,不影响身体健康,轻症者一般无需治疗。避免强行剥除痂皮,防止局部刺激加重炎症和继发感染。

2. 全身治疗　症状严重者可给予复合维生素 B 半片/d 或维生素 B_2 2.5mg/d,分次服用。

3. 局部治疗　糜烂渗出较明显者,可选用1％～4％硼酸溶液、1:8000 高锰酸钾溶液、生理盐水或 0.1％依沙吖啶溶液湿敷,每次 10～15 分钟,每日 2 或 3 次。痂皮较厚者,可选用植物油、消毒石蜡油或洗发香波(婴儿型),涂搽患处,每日 2 次。痂皮脱落后,应用 2.5％二硫化硒洗剂清洗后,外涂3％～5％硫磺乳剂与维生素 B_6 乳膏的混合剂,每日 2 次,一般1～2 周即可治愈。

4. 中医治疗　选用蛇床子、地肤子、茵陈、苦参、百部各 15g,藿香 10g,黄连 6g,水煎溻洗患处,每次 10～15 分钟,每日 2 或 3 次。

新生儿痤疮

新生儿痤疮是一种发生于新生儿毛囊皮脂腺的炎症性皮肤病。病因不明,可能系母体雄性激素通过胎盘进入胎儿体内,使新生儿体内暂时性雄激素水平增高,或胎儿性腺和肾上腺早熟产生的雄激素,刺激皮脂腺所致。此外,遗传也是其发病因素之一,母亲患有严重痤疮,其所生的新生儿也易发生痤疮。

【诊断要点】

1. 好发年龄　一般在出生后2～4周出现皮疹,患儿中男性较为多见。

2. 好发部位　好发于面部,严重者胸背和腹股沟也可发生。

3. 典型损害　皮损初发为淡红色针头至粟粒大丘疹,逐渐形成黑头粉刺和白头粉刺,炎症明显者可出现脓疱,一般皮疹消退后不留瘢痕。少数皮疹可形成结节和囊肿,消退后遗留点状凹陷性瘢痕,多数患儿伴有面部皮脂溢出。

4. 自觉症状　一般无自觉症状,炎症明显者可有患处疼痛和压痛。

5. 病程　皮疹经过缓慢,多在生后 6 个月～1 岁自行消退。

【治疗】

1. 一般治疗　本病为婴儿体内暂时性雄激素升高刺激皮脂腺所致,随着母体经胎盘进入患儿体内雄激素的逐渐消失,皮疹自行消退,故一般无需治疗。患病期间应加强患儿皮肤护理和卫生,避免挤压和理化物质刺激皮疹,防止继发感染。

2. 全身治疗　伴有炎性丘疹、脓疱、结节和囊肿者,可酌情给予 15％硫酸锌口服液5~10 滴/d、维生素 B$_6$5mg/d,以及头孢羟氨苄 45mg/kg·d 或头孢拉定30~50mg/kg·d等,分次口服。

3. 局部治疗　炎性丘疹和黑头粉刺样损害,可外用 0.025％维 A 酸乳膏、25％壬二酸软膏,或与 2％莫匹罗星软膏、3％磷霉素软膏、0.5％~1％盐酸金霉素软膏或乳剂等交替外用,每日 1 或 2 次。结节和囊肿性损害可外涂 10％鱼石脂软膏,每日 1 次,囊肿消退后外涂 5％硫磺霜,每日 1 次。

炎症较明显的损害,外涂 4％红霉素 2.5％过氧化苯甲酰凝胶,也有较好疗效。此外,炉甘石洗剂、硫磺炉甘石洗剂、0.1％依沙吖啶溶液、5％过氧化苯甲酰洗剂、1％二硫化硒洗剂等亦可酌情选用。

新生儿毒性红斑

新生儿毒性红斑(新生儿变应性红斑)是一种短暂发生于新生儿的红斑、丘疹和脓疱性皮肤病。可能与某种变应原经消化道吸收,或因母体的内分泌物质经胎盘或乳汁进入胎儿或新生儿体内有关,或出生后非特异性接触物的机械性刺激所致。

【诊断要点】

1. 好发年龄　多见于生后 4 天的新生儿,少数出生时即有,最迟发病者为出生后 2 周。

2. 好发部位　除掌跖外,全身皮肤均可受累,但好发于臀、背、肩等受压部位。

3. 典型损害　皮损初为暂时性局部潮红斑,不久出现坚实的基底有红晕的1~3 毫米淡黄色或灰白色丘疹和脓疱,或局部为数量不等的暗红色斑点或斑片,直径最大可达 3 厘米,形状不规则,偶可融合成大片而呈弥漫性潮红。红斑压迫退色,抓捏有紧张增厚感。

4. 自觉症状　患处无自觉症状,也不伴有全身症状。

5. 病程　红斑可在数小时后自行消退,但可成批反复发生,一般 7~10 天自愈。

6. 实验室检查　约 2/3 患儿外周血嗜酸性粒细胞增多,脓疱疱液细菌培养阴性。

【治疗】

1. 一般治疗　本病病程自限,不伴有全身症状,常无并发症,不具传染性,一般无需治疗。发疹期间应注意防寒保暖,防止热量过度散失而影响体温,倡导母乳喂养。

2. 局部治疗　患处可单纯扑粉或涂搽 1%樟脑炉甘石洗剂、1%薄荷炉甘石洗剂或炉甘石洗剂,每日 3～5 次。亦可选用 0.01%苯扎溴铵溶液湿敷患处或浸浴 3～5 分钟,一般 3 天皮损即可完全消退。

新生儿暂时性脓疱黑变病

新生儿暂时性脓疱黑变病是一种发生于新生儿的无菌性脓疱或水疱伴色素沉着的良性自限性疾病。病因不明,可能与某种变应原或机械性刺激有关。有报道本病黑人新生儿发病率约为 4.4%,白人新生儿发病率约为 0.6%。

【诊断要点】

1. 好发年龄　常在出生后不久发病,无明显性别差异。

2. 好发部位　可发生于身体任何部位,但以面部较为多见。

3. 典型损害　损害为散在分布互不融合的无菌性脓疱或丘疱疹,直径2～3毫米,周围无炎性红晕,多在1～2天后干燥结痂,脱痂后中心留有褐色色素沉着,周围可见领口状鳞屑,愈后不留瘢痕。

4. 自觉症状　多无自觉症状,也不伴有全身症状。

5. 病程　皮损数周～数月自行消退。

6. 实验室检查　脓疱疱液涂片有较多中性粒细胞,细菌培养阴性。

皮损活检组织病理示,脓疱性损害为角层内或角层下裂隙或脓疱,含有较多中性粒细胞,可见嗜酸性粒细胞。色素沉着性损害表现为表皮角化过度,基层色素增加,真皮内有灶性淋巴细胞和浆细胞浸润。

【治疗】

1. 一般治疗　本病病程自限,预后良好,不需特殊治疗。发疹期间应加强皮肤护理,避免强行去除痂皮,防止继发感染和形成瘢痕。

2. 局部治疗　脓疱性损害可涂搽炉甘石洗剂、1%樟脑炉甘石洗剂、1%薄荷炉甘石洗剂或氧化锌软膏,每日 2 次。干燥脱屑性损害可涂搽润肤霜或0.5%新霉素氧化锌油,每日 2 次。

新生儿皮下坏疽

新生儿皮下坏疽是一种发生于新生儿皮下组织的严重急性感染性疾病。病原菌多为金黄色葡萄球菌,少数为表皮葡萄球菌、产气杆菌、大肠杆菌、铜绿假单胞菌、草绿色链球菌等,感染主要来源于产房、新生儿室用具,以及医务人员中的带菌者,亦可因上呼吸道感染或皮肤注射针眼处感染所致。冬季多发,我国北方地区发病率较南方地区高。

【诊断要点】

1. 好发年龄 多见于生后1~2周的新生儿,男女均可发病。

2. 好发部位 好发于身体受压部位,多见于臀部和肩部,也可发生于枕部、颈部、颞部和会阴部。

3. 典型损害 损害初为边界不清的水肿性红斑,中央呈暗红色,质软,抓捏有皮肤与皮下组织分离感(称漂浮感)。随病情发展,具有漂浮感损害的面积扩大,少数可形成脓肿出现波动感,或中央坏死呈紫黑色,溃破后有少量稀薄脓性分泌物,甚至形成大片坏疽和深溃疡。病情进展快,短时间病损即可迅速扩大,易继发败血症。

4. 自觉症状 患儿哭闹不止,拒食,体温多在38℃~39℃,甚至高达40℃,可有腹泻、呕吐等消化道症状。若并发败血症,可出现嗜睡、紫绀、腹胀、黄疸等症状。

5. 病程 病程长短不一,重症者可出现中毒性休克、弥散性血管内凝血、呼吸和肾功能衰竭,甚至死亡。

6. 实验室检查 损害处活检组织病理示,真皮小血管充血,皮下组织广泛炎症和坏死,少数可见脓肿形成。

【治疗】

1. 一般治疗 本病发病急骤,病情进展迅速,可继发严重并发症危及生命,故早期及时有效治疗对预后非常重要。加强支持疗法,补充热量、液体和多种维生素,必要时输全血、血浆或静脉补充营养,增强机体抗病能力。

2. 全身治疗

(1) 抗生素:根据细菌培养和药敏试验选用敏感抗生素,如青霉素G 5万~20万 U/kg·d、红霉素30~50mg/kg·d、羟苄西林钠(75mg/kg·次,出生第1周每8小时1次,以后每6小时1次)、头孢拉定25~50mg/kg·d、头孢噻肟钠(25mg/kg·次,出生第1周每12小时1次,以后每8小时1次)、头孢曲松钠

20～80mg/kg·d或盐酸万古霉素（首次 15mg/kg，以后每次 10mg/kg，出生第 1 周每 12 小时 1 次，以后每 8 小时 1 次），口服、肌注或静脉滴注。必要时可联合使用两种抗生素。

（2）人免疫球蛋白：适用于重症患儿，常用量为人免疫球蛋白 0.4g/kg·d，静脉滴注，连用 3～5 天。

3. 局部治疗　坏死性损害可涂搽 2% 莫匹罗星软膏、3% 磷霉素软膏、0.5% 新霉素溶液或乳剂，以及 0.5% 金霉素溶液或乳剂等，每日 2 或 3 次。或选用 0.5% 聚维酮碘溶液、1% 新霉素溶液、0.1% 依沙吖啶溶液、0.02% 呋喃西林溶液等湿敷患处，每次 10～15 分钟，每日 2 或 3 次。

4. 外科疗法　有漂浮感或出现暗红色斑的损害，应早期切开引流，切口宜小而多，每个切口长约 1.5 厘米，间距 2～3 厘米，边切开边填塞引流条，引流出皮下脓液或血性液体，每日换药 2～3 次。若皮损范围仍继续扩大，应增加切口数量并使引流通畅。大片皮肤坏疽者，可考虑切除后植皮。

新生儿暂时性萎缩回状红斑

新生儿暂时性萎缩回状红斑是一种发生于新生儿以皮肤萎缩性红斑为主要临床表现的自限性皮肤病。病因不明。

【诊断要点】

1. 好发年龄　多见于出生后 1～2 周的新生儿，无性别差异。

2. 好发部位　好发于头部、面部、躯干和股部。

3. 典型损害　皮损为圆形或椭圆形红斑，境界较清楚，直径 1～2 毫米，数周后颜色逐渐变淡，中央呈淡白色凹陷性萎缩，边缘绕有轻度炎性浸润性红晕，可微隆起呈环状。皮疹一般多发，常见在初发皮损逐渐消退过程中出现新发红斑而呈回状，消退后留轻微萎缩性瘢痕或色素减退。

4. 自觉症状　一般无自觉症状，不伴有全身症状。

5. 病程　一般经过 6～7 个月大部分皮疹自行消退，3 岁左右皮疹全部消退。

6. 实验室检查　皮损处活检组织病理示，表皮萎缩，真皮上部水肿，皮疹边缘胶原纤维束间有单一核细胞浸润。直接免疫荧光可见真皮与表皮交界处及真皮上部血管周围有 IgG、C3、C4 沉积。

【治疗】

1. 一般治疗　本病病因不明，皮损可自行消退，对患儿生长发育无影响，预后良好,多不主张应用多种药物治疗,以免产生不良反应。患处应避免机械性和化学药物刺激,防止外伤,根据皮损变化情况及时复查。

2. 全身治疗　急性发疹期或皮损炎症明显者,可酌情给予维生素 C 0.1g/d、维生素 E 10~20mg/d、醋酸泼尼松 5mg/d,分次口服,炎症消退后停药。

3. 局部治疗　红斑性损害可涂搽维生素 E 软膏、氧化锌软膏、炉甘石洗剂、1%樟脑炉甘石洗剂、1%醋酸氢化可的松软膏或 0.1%丁酸氢化可的松霜,每日 1 或 2 次。萎缩性皮损可外搽 0.025%维 A 酸乳膏、10%鱼肝油软膏或肝素钠软膏,每日 2 次。

4. 物理治疗　炎症期皮损可试用紫外线照射、按摩、热疗、氦-氖激光照射、蜡疗等。

先天性皮肤发育不全

先天性皮肤发育不全是一种局限性或多发性表皮、真皮甚或皮下组织先天性缺损性疾病。可能为常染色体显性或隐性遗传,多为散发,少数病例有家族史。

【诊断要点】

1. 好发年龄　出生时即已发病,无明显性别差异。

2. 好发部位　组织缺损累及头皮者约占 60%,常位于头顶及矢状缝,大多在身体中缝及其附近。约 25%患者的损害发生于四肢,以髌骨处较为常见。约 12%患者的损害发生于躯干,组织缺损数量多发且较为广泛。

3. 典型损害　损害为境界清楚的圆形或卵圆形凹陷性皮肤缺损,直径多为 1~2 厘米,但其形态和大小差异较大,多对称分布。缺损表面可仅见一层菲薄发红亮泽的平滑表皮膜或形成溃疡,溃疡较深时可继发感染,头皮缺损可发生脑膜炎、矢状窦出血造成死亡。溃疡愈合缓慢,可反复脱痂,愈后遗留淡褐色或瓷白色羊皮纸样萎缩斑,偶可形成肥厚性瘢痕。口腔黏膜偶可出现乳头瘤样赘生物。

患儿可伴有奇特面容、脑积水、腭裂、大疱性表皮松解症、灶性真皮发育不全、动脉导管未闭、气管食管瘘等先天发育畸形或疾病,偶可伴发肢体环状缩窄,即先天性截肢。

4. 自觉症状　单纯缺损一般无自觉症状,溃疡性损害可有疼痛。

5. 病程　缺损和溃疡愈合极为缓慢,病程数月至数年不等。

6. 实验室检查　缺损处活检组织病理示,表皮及真皮均可缺失,甚至深达皮下组织或真皮弹力纤维缺损,皮下脂肪部分或全部缺失。头部缺损可深达硬脑膜,瘢痕形成后表皮附属器消失。

【治疗】

1. 一般治疗　本病为先天性疾病,除皮肤缺损外,常伴有其他先天性畸形,应加强对患儿的护理。皮肤缺损处应避免理化刺激,防止外伤和继发感染,尤其是臀部和外阴损害,应保持局部干燥清洁,及时将尿液和粪便清洗干净。患儿应加强营养,尽量母乳喂养,必要时静脉补充营养。

2. 全身治疗　溃疡性损害可系统应用抗生素预防感染,或根据溃疡面分泌物细菌培养和药敏试验结果选用敏感抗生素。酌情给予维生素 C 0.1g/d 和维生素 E 10～20mg/d,分次口服,有助于缺损愈合。

3. 局部治疗　患处涂搽 0.5%聚维酮碘溶液、0.1%苯扎溴胺溶液、复方氯己定溶液、0.1%依沙吖啶溶液,或林可霉素利多卡因凝胶、2%莫匹罗星软膏、3%磷霉素软膏、0.5%新霉素溶液或乳剂、0.5%金霉素溶液或软膏等,防治继发感染。溃疡面感染被控制后涂搽贝复剂,可加快溃疡愈合。

4. 物理治疗　局部照射紫外线、氦-氖激光、红光等,对加快组织缺损愈合可能有所帮助。

5. 手术治疗　后期较小缺损可采取外科整形手术进行修补。头皮较大面积的缺损可进行皮瓣毛发移植。

脱屑性红皮病

脱屑性红皮病(Leiner 病)是一种多发生于新生儿的弥漫性潮红、脱屑性皮肤病。病因不明,可能为脂溢性皮炎的全身型,或与新生儿缺乏 B 族维生素、维生素 H,以及母体产生自体毒素的乳汁等所致。少数患儿有家族史,系常染色体显性遗传。

【诊断要点】

1. 好发年龄　常发生于生后3周～2个月的新生儿和婴儿,女孩较为多见。

2. 好发部位　皮疹常初发于面、臀、肛周、腹股沟等处,以后迅速波及周身皮肤。

3. 典型损害　皮损初为红色斑点斑片,迅速蔓延至周身,呈弥漫性皮肤潮红,表面覆糠秕样或大片灰白色鳞屑,常反复剥脱。四肢屈侧鳞屑较少但水肿较明显,偶有糜烂和少量渗液,头皮、眉弓、鼻翼凹陷处覆有灰黄色油腻性痂,尤以头皮最为明显。

少数患儿伴有甲横嵴、纵嵴和甲床角化过度,浅表淋巴结可轻微肿大。常伴有顽固性腹泻、贫血、低蛋白血症等,易继发细菌和真菌感染。

4. 自觉症状　患儿常自行抓蹭皮损,可能有不同程度瘙痒。

5. 病程　轻症者一般2～3周痊愈,较重者病程可长达数月。伴有贫血、顽固性腹泻者病程较长。

6. 实验室检查　常有贫血和血清白蛋白降低。

【治疗】

1. 一般治疗　患病后及时采取积极有效的防治措施,加强营养,改善患儿整体状况,纠正胃肠消化吸收不良,补充多种维生素,必要时输新鲜血浆或静脉补充营养,或改为豆浆和去脂牛乳喂养。加强护理,注意防寒保暖,防止体热散失过多,及时调整水、电解质平衡,积极预防继发感染。

2. 全身治疗

(1) 维生素:可给予维生素 H(生物素)$5～10\mu g/d$、维生素 B_2 $2～5mg/d$、维生素 B_6 $2～5mg/d$ 或复合维生素 B 半片/d、维生素 C $0.1mg/d$,分次口服。

(2) 抗生素:继发感染者给予青霉素 5 万～20 万 U/kg·d、红霉素 30～50mg/kg·d、羟苄西林钠(每次 75mg/kg,出生第 1 周每 8 小时 1 次,以后每 6 小时 1 次)、头孢拉定 25～50mg/kg·d、头孢噻肟钠(每次 25mg/kg,出生第 1 周每 12 小时 1 次,以后每 8 小时 1 次)、头孢曲松钠 20～80mg/kg·d 或盐酸万古霉素(首次 15mg/kg,以后每次 10mg/kg,出生第 1 周每 12 小时 1 次,以后每 8 小时 1 次),静脉滴注,必要时可联合使用两种抗生素,或根据细菌培养和药敏结果选用敏感抗生素。

(3) 人免疫球蛋白:适用于伴有顽固性腹泻或继发感染者,可酌情静脉滴注人免疫球蛋白 400mg/kg·d(新生儿最大量可用至 2.5g/次),共1～3 天。

(4) 糖皮质激素:皮损炎症明显或顽固难退者,可考虑系统应用糖皮质激素,一般选用琥珀酸氢化可的松 4mg/kg·d 加入 5%葡萄糖溶液中静滴;或醋酸泼尼松 1mg/kg·d,分次口服。症状缓解后逐渐减量至停用。

3. 局部治疗　可选用酮康唑香波、联苯苄唑香波、0.5%二硫化硒洗剂、泽它洗剂(煤焦油洗剂)或间二苯酚香波,淋洗或浸浴,每日或隔日 1 次。局部可涂搽橄榄油、紫草油、氧化锌油,或与 1%醋酸氢化可的松软膏、0.1%丁酸氢化可的松霜、0.05%丙酸氯倍他索软膏、0.1%糠酸莫米松乳膏或软膏等糖皮质激素制剂交替外用,每日 2 次。

继发细菌感染者,可外涂林可霉素利多卡因凝胶、2%莫匹罗星软膏、0.5%新霉素溶液或乳膏、0.5%金霉素溶液或乳膏、3%磷霉素软膏或 0.5%聚维酮碘溶液,每日 2 次。

继发真菌感染者,局部可涂搽 1％克霉唑霜、2％咪康唑霜、2％酮康唑霜、10 万～20 万 U/g 制霉菌素软膏、1％联苯苄唑霜、1％特比萘芬霜或 1％环丙酮胺霜,每日 2～3 次。口腔念珠菌病可选用 5 万～10 万 U/ml 制霉菌素溶液、1:5000 氯己定溶液或 0.2％～0.3％两性霉素溶液,擦拭口腔,或涂布 0.1％～0.2％甲紫溶液,每日 2～3 次。

临床使用具有抗炎和抗菌作用的复方制剂,如复方曲安奈德软膏、曲安奈德益康唑软膏、复方咪康唑软膏、复方酮康唑软膏等,每日 2 次,既有较好治疗作用,也有较好预防感染的作用。

4. 中医治疗

(1)胎热证:患儿出生 1 周内,周身无皮,红肉外裸,体无完肤,哭闹不止,双目畏光,腹胀如鼓。治宜清热解毒,护阴固肤,方选清胃散加减,药用生地 12g,炒扁豆、冬瓜皮、黄芪、山药各 10g,炒丹皮、赤芍、紫草、甘草各 6g,莲子心 4.5g,灯心 3 扎,每日 1 剂,水煎取汁分次服。

(2)毒热证:胎儿表皮大片脱落,遍身浸渍红嫩无皮,状如烫伤,严重者伴有发热、厌食、呕吐等全身症状。治宜泻火解毒,清热凉血,方选内疏黄连汤加减,药用绿豆衣 30g,炒黄芪、炒黄柏、生地各 6g,炒丹皮、紫草、赤芍各 4.5g,炒黄连、莲子心、焦栀各 3g,生甘草 1.5g,每日 1 剂,水煎取汁分次服。

(3)胎毒证:父母患疮受孕所生胎儿,出生后胎儿无皮,红肉赤裸,口唇、眼角糜烂,严重时体无完肤,周身赤烂,甚或呈紫黑色。治宜扶正化毒,佐以生皮,方选全蝎生皮汤加减,药用绿豆衣 45g,银花 30g,生黄芪、麦冬各 12g,土茯苓、白薇、白蔹各 10g,全蝎、甘草各 3g,灯心 3 扎,每 3～5 天 1 剂,水煎取汁分次服。

(4)中成药:可酌情选用人参归脾丸、香砂养胃丸或西洋参片等,分次口服。

(5)外治法:全身可淋洗地榆、黄柏、苦参、蛇床子各 15g 的水煎剂,每日 1次,每次 10～15 分钟。

先天性梅毒

先天性梅毒是一种梅毒螺旋体由母体经胎盘血行感染胎儿所致的慢性传染性疾病。传染源为梅毒孕妇,梅毒螺旋体可在妊娠 18 周后通过胎盘及脐静脉血进入胎儿体内,引起宫内感染所致。

【诊断要点】

1. 好发年龄　生后 2 岁以内发病者称为早期先天梅毒,2 岁以后发病者称为晚期先天梅毒。胎儿感染梅毒螺旋体常早产。

2. 好发部位　全身各处皮肤、黏膜，以及内脏多器官和多系统均可受累。

3. 典型损害

（1）早期先天梅毒：损害与后天梅毒Ⅱ期相似，不发生Ⅰ期梅毒损害。皮疹呈多形性，如斑疹、丘疹、鳞屑、脓疱等，常泛发周身，对称性分布。掌跖部损害为暗红色脱屑性斑丘疹，外阴及肛周损害多为湿丘疹和扁平湿疣，头皮损害可引起虫蚀状脱发，口周、肛周等腔口周围可见放射状皲裂，愈后形成放射状瘢痕，口腔可见黏膜斑，尚可伴有甲沟炎及甲床炎等。

骨损害主要表现为软骨炎、骨膜炎、骨髓炎等，患肢疼痛引起活动受限易造成假性瘫痪。患儿消瘦，皮肤脱水呈老人貌。

（2）晚期先天梅毒：活动性损害主要为皮肤黏膜树胶肿、基质性角膜炎、神经性耳聋、胫骨骨膜炎、骨树胶肿等；非活动性损害多为马鞍鼻、口周放射状裂纹、何秦森齿及桑葚状齿等，具有特征性。

4. 自觉症状　皮损可有轻微瘙痒，骨及外周神经受累常有疼痛。常伴有发育不良、贫血、血小板减少、蛋白尿、低蛋白血症、肝脾及淋巴结肿大等。新生儿常有流涕、鼻塞等梅毒性鼻炎表现，可引起吮乳困难。神经系统受累可有梅毒性脑膜炎症状。

5. 病程　经有效治疗梅毒螺旋体可很快被清除，未经治疗可为长久梅毒螺旋体感染者。

6. 实验室检查

（1）暗视野显微镜检查：可查见梅毒苍白螺旋体。

（2）梅毒血清学试验：血清 RPR、VDRL、FTA-ABS、TPHA 等阳性，其中 FTA-ABS、TPHA 为确诊试验。

（3）脑脊液检查：神经梅毒脑脊液 VDRL 阳性、WBC＞10 个/mm³、蛋白＞50mg/dL。

此外，全血细胞分析、骨 X 线平片、胸片、肝功、腹部 B 超、眼底及视力检查、电测听等，可发现阳性体征。

【治疗】

1. 一般治疗　加强对新生儿护理和喂养，注意保暖和水、电解质平衡，纠正营养不良，必要时输全血、血浆或人血白蛋白。积极预防和治疗气管炎、肺炎等并发症，患儿母亲应进行有效的驱梅治疗。

定期随访检查，治疗后第 1 年每 3 个月复查 1 次，以后每 6 个月复查 1 次，连续2～3 年，若血清学检查由阴转阳或 RPR 滴度上升 4 倍，或复现梅毒症状，均应加倍量驱梅药物复治,治疗期间停药 1 天及以上者,重新规范疗程治疗。

2. 全身治疗　应用药物将体内梅毒螺旋体杀灭称驱梅治疗。

(1) 脑脊液检测正常的梅素新生儿:给予水剂青霉素 5 万 U/kg·d,分 2 次肌注或静脉滴注,连续 10 天;或普鲁卡因青霉素 5 万 U/kg·d,肌注,每日 1 次,连续 10 天;或苄星青霉素 5 万 U/kg,分 2 侧臀部肌肉注射,1 次即可。

青霉素皮试阳性者给予红霉素 7.5～12.5mg/kg·d,分 4 次口服,疗程 30 天。

(2) 脑脊液检测异常的梅素新生儿:每次给予水剂青霉素 5 万 U/kg,出生 7 天内的新生儿每 12 小时 1 次,出生 7 天以后的新生儿每 8 小时 1 次,肌注或静脉滴注,疗程 10～14 天;或普鲁卡因青霉素 5 万 U/kg·d,肌注,每日 1 次,共 10～14 天。

青霉素皮试阳性者给予红霉素 7.5～12.5mg/kg·d,分 4 次口服,疗程 30 天。

(3) 未经治疗的产妇所生新生儿或治疗不充分的新生儿:无论新生儿有无阳性体征,均需给予水剂青霉素 5 万 U/kg·d,分 2 次肌注或静脉滴注,连续 10 天;或普鲁卡因青霉素 5 万 U/kg·d,肌注,每日 1 次,连续 10 天。

(4) 已接受规范足量治疗的产妇所生新生儿:新生儿无阳性体征或无随访条件者,1 次性给予苄星青霉素 5 万 U/kg,两侧臀部肌肉注射。

新生儿抗生素应用注意事项

新生儿部分重要器官尚未完全发育成熟,其生长发育随日龄增加而变化迅速,故新生儿使用抗生素时应引起高度重视。

1. 谨慎选用抗生素:新生儿肝、肾均未发育成熟,肝酶分泌不足或缺乏,而且肾清除能力较差,因此新生儿感染时避免应用毒性大的抗生素,包括主要经肾排泄的氨基糖苷类、万古霉素、去甲万古霉素等,以及主要经肝脏代谢的氯霉素等。确有应用指征者,必须进行血药浓度监测,并及时调整给药方案,确保治疗安全有效。无条件监测血药浓度时,禁用有肝肾毒性的药物。

2. 规范抗生素用量:新生儿体重的增长和组织器官的日趋成熟,抗生素在新生儿体内的药代动力学亦随日龄增长而变化,因此使用抗生素时应按日龄调整给药方案。有条件者应进行血药浓度监测,根据监测结果个体化给药。新生儿肾功能尚不健全,主要经肾脏排泄的青霉素类、头孢菌素类及其他 β 内酰胺类药物需减量应用,防止药物在体内蓄积对中枢神经系统的毒性损伤。

3. 新生儿禁忌抗生素：新生儿应避免使用或禁用可能发生严重不良反应的抗生素，如影响新生儿生长发育的四环素类、喹诺酮类，对肾、耳有毒性的氨基糖苷类、万古霉素和去甲万古霉素，以及可导致脑性核黄疸及溶血性贫血的磺胺和呋喃类等。临床有明确应用指征且又无其他毒性低的抗生素可供选择时，方可使用该类药物，并在治疗过程中严密观察其不良反应。

第二十三章　妊娠期皮肤病

妊娠疱疹

妊娠疱疹是一种发生于妊娠妇女的疱疹性疾病。病因不明,多认为是与大疱性类天疱疮关系密切的自身免疫性疾病,可能为"妊娠疱疹因子"、黄体酮和绒毛膜促性腺激素增高所致。

【诊断要点】

1. 好发年龄　可发生于妊娠各期,以妊娠4～6个月者较为多见,偶可发生于产褥期。

2. 好发部位　皮损多发生于四肢、手足,也可累及头、面及腹部,少数患者伴有口腔黏膜损害。

3. 典型损害　损害呈多形性,常为红斑或正常皮肤上的丘疹和疱壁紧张的水疱及大疱,群集或排列成环状、多环状,皮损破溃后结黄褐色痂,可见抓痕和血痂,愈后留暂时性色素沉着。部分患者可出现多形性红斑和风团样损害。

4. 自觉症状　常伴有间歇性剧烈瘙痒,分娩后减轻。

5. 病程　分娩后皮疹数量明显减少,多数产后3个月自愈,再次妊娠可再发。

6. 实验室检查　血清学检测可发现"妊娠疱疹因子"。患处活检组织病理示,表皮下水疱,基底细胞坏死;直接免疫荧光在表皮基底膜带有 IgG、C3 沉积,少数有 IgA 和 IgM 沉积。

【治疗】

1. 一般治疗　本病发生于妊娠期或产褥期妇女,结合临床及组织病理学改变,在除外其他疱疹性疾病后可诊为本病,避免误诊误治。合理选择治疗药物,增强对妊娠期妇女安全用药重要性的认识,禁止应用对胎儿发育有影响和致畸的药物。

加强皮肤护理,积极减轻瘙痒症状,避免搔抓皮损和应用刺激性外用药,防止继发感染和发生刺激性皮炎。患者痊愈后应禁止口服避孕药,以免再次复发。

2. 全身治疗

(1) 抗组胺药:瘙痒明显者,可在妊娠中晚期短期应用苯海拉明50～150mg/d 或马来酸氯苯那敏(慎用)4～12mg/d、维生素 C 0.4～0.6g/d;分次口服。

（2）非特异性抗过敏药：可给予葡萄糖酸钙片0.5～2g/d分次口服，或10％葡萄糖酸钙注射液10～20ml/d、5％氯化钙注射液10～20ml/d、5％～10％氯化钙溴化钠注射液5～10ml、10％硫代硫酸钠注射液10ml等，分次或1次缓慢静脉注射。

（3）糖皮质激素：病情进展期、大疱性损害和瘙痒剧烈者，可短期应用糖皮质激素，常选用醋酸泼尼松40～60mg/d分次口服，症状缓解后逐渐减量至停药。

（4）人免疫球蛋白：重症患者可静脉滴注人免疫球蛋白200～400mg/kg·d，每日1次，连续3天。

3. 局部治疗　患处可外用炉甘石洗剂、1％樟脑炉甘石洗剂、1％薄荷炉甘石洗剂、1％薄荷软膏、1％醋酸氢化可的松软膏、0.1％丁酸氢化可的松霜、0.05％卤米松霜或软膏、0.02％氯倍他索霜、0.1％糠酸莫米松乳膏或软膏，局部有糜烂者可外用1％龙胆紫液，每日2～4次。

4. 中医治疗

（1）内治法：本病证属脾虚实热困阻证，治宜健脾益气，清热渗湿，方选参苓白术散合茵陈膏汤加减，药用土茯苓、茵陈各20g，太子参、白鲜皮、山药、黄芩各15g，金银花、白术、甘草各10g，每日1剂，水煎取汁分次服。

（2）水疱未破溃者可外搽三黄洗剂。水疱破溃者可外涂地榆油或黄连膏，每日2次。

妊娠痒疹

妊娠痒疹是一种发生于妊娠期妇女的痒疹样瘙痒性皮肤病。病因不明，可能与妊娠期间内分泌变化或胆汁淤积有关。

【诊断要点】

1. 好发年龄　初次妊娠一般不发病，多见于第2次或2次以上妊娠的妊娠期妇女。

2. 好发部位　多发生于躯干上部、上臂、股部等，以伸侧多见。

3. 典型损害　最初常表现为局限性或泛发性皮肤瘙痒，可见抓痕和血痂，逐渐形成粟粒至绿豆大质硬的丘疹和结节，肤色、淡红色或红褐色，表面粗糙干燥，覆少量鳞屑或因搔抓出现表皮剥脱，严重者可呈湿疹样或苔藓样变，数量多少不定，常对称散在分布，愈后留有色素沉着或浅表性瘢痕。有时可见淡红色风团样丘疹、丘疱疹和多形红斑样损害,偶可继发感染出现脓疱。

4. 自觉症状 伴有剧烈瘙痒,尤以夜间明显,分娩后减轻。部分患者可伴有黄疸、恶心、呕吐和上腹部不适等消化道症状。

5. 病程 分娩后瘙痒和皮疹自行消退,再次妊娠常再发。

6. 实验室检查 血清 IgE 和碱性磷酸酶可增高。

【治疗】

1. 一般治疗 本病为发生于妊娠期妇女的单纯瘙痒性疾病,常无并发症的发生,对胎儿发育无影响,但应除外其他疾病引起的瘙痒。患病期间应少食辛辣刺激性食品和鱼腥海味,保持消化道通畅,避免剧烈搔抓和热水、花椒水或盐水烫洗皮损。避孕药可使易感者再发,故哺乳期后应避免口服避孕药。

2. 全身治疗

(1) 抗组胺药:瘙痒剧烈者,可在妊娠中晚期短期给予苯海拉明 50～150mg/d 或马来酸氯苯那敏 4～12mg/d,分次口服。

(2) 非特异性抗过敏药:可给予葡萄糖酸钙片 0.5～2g/d 分次口服,或 10% 葡萄糖酸钙注射液 10～20ml/d、5% 氯化钙注射液 10～20ml/d、5%～10% 氯化钙溴化钠注射液 5～10ml、10% 硫代硫酸钠注射液 10ml 等,分次或 1 次缓慢静脉注射。

(3) 糖皮质激素:瘙痒剧烈且一般治疗无效者,可短期应用糖皮质激素,常选用醋酸泼尼松 20～30mg/d 分次口服,或甲泼尼龙 16～24mg/d 顿服或隔日顿服,症状缓解后逐渐减量至停药。

(4) 维生素类:常与其他药物同时应用,如维生素 C 0.4～0.6g/d,分次口服。伴有消化道症状者,可短期给予维生素 B_6 60～100mg/d(长期应用可出现胎儿反应停样畸形),分次口服。

(5) 消炎利胆药:适用于伴有黄疸或胆汁郁积者,可给予熊去氧胆酸 1g/d 或考来烯胺粉剂 8～15g/d 等,分次口服。

3. 局部治疗 单纯瘙痒者,可外用炉甘石洗剂、1% 樟脑炉甘石洗剂、1% 薄荷炉甘石洗剂、锌氧洗剂、1% 薄荷软膏、1% 醋酸氢化可的松软膏、0.1% 丁酸氢化可的松霜或 0.1% 糠酸莫米松乳膏或软膏,每日 2 次。

结节性损害可外用复方醋酸氟轻松酊、0.05% 卤米松软膏、0.05% 丙酸氯倍他索软膏、10% 硫磺煤焦油软膏、10% 黑豆馏油糊或 20% 糠馏油糊,每日 2～3 次,局部封包可增强疗效。

4. 物理治疗 瘙痒顽固者,可全身照射次红斑量 UVA 或 UVB,每周 3 次,症状缓解后每周照射 1 次。

5.中医治疗

（1）内治法：本病治宜祛风止痒安胎，方选祛风止痒汤加减，药用白芍、麦冬各15g，白鲜皮、蒺藜、防风、干地各12g，荆芥、黄芩各10g，甘草3g，每日1剂，水煎取汁分次服。

（2）外治法：局部可选用消炎止痒洗剂或飞扬洗剂外洗，每日2次。

妊娠丘疹性皮炎

妊娠丘疹性皮炎是一种发生于妊娠妇女的丘疹瘙痒性皮肤病。病因不明，可能与妊娠期间内分泌变化和变态反应有关。

【诊断要点】

1. 好发年龄　多见于妊娠中晚期妇女。

2. 好发部位　全身各处皮肤均可发生。

3. 典型损害　损害为数量较多的粟粒大淡红色丘疹，散在分布，表面有少量鳞屑或痂皮，可见抓痕及血痂，病程较久者可因搔抓形成痒疹样损害。皮疹消退后留淡褐色斑。

4. 自觉症状　患处瘙痒剧烈，以夜间为甚。

5. 病程　分娩后皮疹和瘙痒自行消退，再次妊娠可再发。

6. 实验室检查　24小时尿绒毛膜促性腺激素水平明显升高。

【治疗】

1. 一般治疗　本病为发生于妊娠期妇女无并发症的瘙痒性疾病，对胎儿发育无影响，多饮水加强体内激素的排泄对症状缓解有益，禁用可对胎儿发育有影响的药物。患病期间应避免食用辛辣刺激性食品和鱼腥海味，停用可疑致敏药物，避免剧烈搔抓和机械性刺激，防止继发感染。

2. 全身治疗

（1）抗组胺药：妊娠中晚期瘙痒剧烈者，可短期给予苯海拉明50～150mg/d或马来酸氯苯那敏4～12mg/d，分次口服。

（2）非特异性抗过敏药：可给予葡萄糖酸钙0.5～2g/d分次口服，或10%葡萄糖酸钙注射液10～20ml/d、5%氯化钙注射液10～20ml/d、5%～10%氯化钙溴化钠注射液5～10ml、10%硫代硫酸钠注射液10ml等，分次或1次缓慢静脉注射。

（3）糖皮质激素：瘙痒剧烈者，可短期给予醋酸泼尼松20～30mg/d，分次口服，或甲泼尼龙12～24mg/d顿服或隔日顿服，症状缓解后逐渐减量至停药。

（4）维生素：可给予维生素 C 0.4～0.6g/d、复合维生素 B 4～6 片/d，分次口服，常作为其他治疗的辅助用药。

3. 局部治疗　可外用炉甘石洗剂、1%樟脑炉甘石洗剂、1%薄荷炉甘石洗剂、锌氧洗剂、1%薄荷软膏、1%醋酸氢化可的松软膏、0.1%丁酸氢化可的松霜或 0.1%糠酸莫米松乳膏或软膏，每日 2 次。

4. 物理治疗　顽固性瘙痒或损害泛发者，可全身照射次红斑量 UVA 或 UVB，每周 3 次，症状缓解后每周照射 1 次。

5. 中医治疗　可选用中草药地肤子、蛇床子、白鲜皮、苦参、防风、百部各 20g，水煎浸浴或擦洗患处，每日 1 次，每次 15～20 分钟。淀粉浴、糠麸浴、矿泉浴等均有较好疗效，可酌情选用。

妊娠荨麻疹

妊娠荨麻疹是一种发生于妊娠妇女的暂时性风团或黏膜水肿性皮肤病。病因复杂，可能与某些食物、药物、感染、微生物、生物制剂等引起的变态反应，以及运动、寒冷、昆虫叮咬、某些毒素等引起的非免疫性肥大细胞脱颗粒所致。部分患者妊娠前可有荨麻疹、血管性水肿和皮肤划痕症的病史。

【诊断要点】

1. 好发年龄　本病特指发生于妊娠期的荨麻疹，多见于妊娠中晚期妇女。

2. 好发部位　全身各处均可发生，少数可局限于某一部位。

3. 典型损害　损害为大小不等、形状各异、境界清楚的淡红色、正常肤色、鲜红色或苍白色风团，表面轻微隆起，其上毛孔扩大，向下凹陷，呈橘皮样外观。部分风团可相互融合成形状不规则大片地图状，发生于结缔组织疏松部位者，水肿明显且弥散，少数可伴有喉头水肿和皮肤划痕症。

4. 自觉症状　常有不同程度瘙痒、灼热感。少数急性发作者可伴有头痛、发热、乏力、恶心、腹痛、腹泻、胸闷、呼吸困难、心悸等全身症状，偶可发生喉头水肿出现窒息。

5. 病程　风团持续几分钟至数小时消退，发生于组织疏松部位的水肿消退较为缓慢，但多数在 24 小时内消退，常反复发作。

6. 实验室检查　外周血嗜酸性粒细胞可增多，由感染引起者白细胞总数增高。少数患者血清 IgE 增高。

【治疗】

1. 一般治疗　发病后积极寻找和去除可能的诱发因素，消除感染灶，停用可疑致敏药物,缓解妊娠反应造成的紧张情绪。妊娠期间尽量减少食用机体较为敏感的鱼虾、牛羊肉等,不滥服各种补品,杜绝非必需用药,避免接触宠物,被动物污染过的衣服和被褥应消毒处理。妊娠后期风团泛发的孕妇应吸氧,防止胎儿宫内缺氧和窒息。

2. 全身治疗

(1)非特异性抗过敏药:多在起病初期应用,可选用葡萄糖酸钙0.5~2g/d分次口服,或10%葡萄糖酸钙注射液10~20ml/d、5%氯化钙注射液10~20ml/d、5%~10%氯化钙溴化钠注射液5~10ml、10%硫代硫酸钠注射液10ml等,缓慢静脉注射,每日1次。

(2)抗组胺药:瘙痒剧烈和风团反复发作者,可在妊娠中晚期短期应用苯海拉明50~150mg/d或马来酸氯苯那敏4~12mg/d,分次口服。

(3)糖皮质激素:急性发作或伴有消化道、呼吸道症状者,可肌注地塞米松5mg/次,每日1次,症状控制后改用醋酸泼尼松20~30mg/d,分次口服,3~5天后逐渐减量至停药。

(4)维生素:可给予维生素C 0.4~0.6g/d和复合维生素B 4~6片/d,分次口服。伴有消化道症状者,可短期给予维生素$B_6$60~100mg/d,分次口服。

急性泛发性荨麻疹,尤其伴喉头水肿者,除以上治疗外,应做好急救准备,如气管插管、气管切开、吸氧、皮下或肌注0.1%肾上腺素0.3ml等。

3. 物理疗法　反复发作者,可试行全身UVA或UVB次红斑量照射,每周3次,症状缓解后每周照射1次。

4. 中医治疗

(1)内治法:本病属于风湿热阻证,治宜疏风清热祛湿,方选消风散加减,药用苦参、生地、石膏各15g,苍术、黄芩各10g,牛蒡子、地附子、荆芥、防风、甘草各9g,每日1剂,水煎取汁分次服。

(2)外治法:患处可选用三黄洗剂或消炎止痒洗剂外洗,每日2次。

妊娠梅毒

妊娠梅毒是指有梅毒螺旋体感染的妇女妊娠或妊娠期间感染梅毒螺旋体,主要为潜伏梅毒、一期梅毒和二期梅毒,罕见晚期梅毒。

【诊断要点】

1. 好发年龄　患者为妊娠妇女,胎儿在18周时可经胎盘和脐血发生宫内螺旋体感染。

2. **好发部位**　潜伏梅毒无皮损，一期梅毒皮损多发生于外阴和肛周，二期梅毒皮损可见于身体任何部位。

3. **典型损害**

（1）一期梅毒：损害主要为硬下疳，初始为淡红色丘疹，很快增大并破溃形成溃疡，一般直径1～2厘米，多数单发，少数多发，境界清晰，周缘高出皮面，无触痛，消退后不留痕迹或留有轻微萎缩斑，伴有一侧或双侧肿大的腹股沟淋巴结，花生米至核桃大，质硬无触痛，不相互粘连，表面皮肤正常，无红肿及破溃。

（2）二期梅毒：皮疹形态多样，可为淡红色至暗红色的斑疹、丘疹、斑丘疹、鳞屑性疹、蛎壳样疹、多形红斑样疹等，少数可为毛囊疹和脓疱疹，掌跖部铜红色斑或鳞屑性斑较具特征性，一般皮疹分布广泛且对称。

外阴、肛周、腹股沟、腋下、乳房下等间擦部位损害，主要为多发湿润的扁平湿疣，渗出液中含有大量苍白螺旋体，传染性极强。二期梅毒疹可自行消退，但可复发，少数可见虫蚀状脱发。

4. **自觉症状**　一般梅毒疹无自觉症状，少数二期梅毒患者发疹前可有发热、全身不适、头痛、肌肉痛、关节痛、流涕等症状。

5. **病程**　一期和二期梅毒疹可自行消退，一般硬下疳及扁平湿疣3～8周消退。未经治疗的一期梅毒可发展成二期梅毒，二期梅毒可发展成晚期梅毒，病程可达数十年。

6. **实验室检查**　硬下疳及扁平湿疣表面分泌物取材，暗视野显微镜下可见苍白螺旋体。梅毒血清学 RPR、TPHA 及 FTA-ABS 等试验均可阳性。

【治疗】

1. **一般治疗**　妊娠梅毒是一种具有高度传染性的疾病，在妊娠 18 周时梅毒螺旋体可经胎盘感染胎儿，造成胎儿先天性梅毒，对胎儿正常生理发育影响巨大，应引起高度重视，对梅毒高危妇女妊娠前、妊娠中及分娩前均应常规进行梅毒血清学检测，及时发现梅毒螺旋体感染和给予有效治疗，避免和减小对孕妇及胎儿的影响。

妊娠梅毒的治疗有一定的特殊性，由于胎儿可同时被感染，所以临床应根据孕妇病程、感染途径、梅毒分期、皮损表现、血清反应、既往治疗及系统受累情况等，综合分析后制订治疗计划。早期规范、系统全程、足量高效驱梅治疗后，可在妊娠后期或分娩前再给予一疗程驱梅治疗，胎儿娩出后应进行系统检查，并按先天梅毒进行正规治疗和长期随访。禁用对胎儿有影响的四环素类、砷剂等驱梅药物。

2. **全身治疗**

（1）早期妊娠梅毒（包括潜伏梅毒、一期梅毒和二期梅毒），给予普鲁卡因青

霉素 G80 万 U/d,肌肉注射,连续 10~14 天为一疗程。或水剂青霉素 G120 万
U/次,肌肉注射,每日 3 次,连续 20 天为一疗程。

（2）对青霉素过敏者给予红霉素 500mg/次,每日 4 次,连服 15 天为一疗
程。妊娠初期感染梅毒螺旋体者,在妊娠后期或分娩前应复治一疗程。治疗前
1 天,肌注 5mg 地塞米松注射液或分次口服醋酸泼尼松 30mg/d,预防吉-海反应
的发生。

（3）红霉素对胎儿梅毒的疗效不如青霉素确切,故对青霉素皮试反应阳性
的孕妇,必要时可对其进行青霉素脱敏治疗,以确保对胎儿的疗效。脱敏方法为
青霉素皮试反应阳性的孕妇,口服青霉素 V（院内进行,并准备好急救措施）,首
次剂量为 100U,以后每 15 分钟增加上一次用量的 1 倍,共 14 次历时 3 小时 45
分钟,最后一次剂量达到 819 200U,然后观察 30 分钟,无反应者即可进行常规
剂量青霉素治疗。整个疗程患者均应住院治疗。

（4）妊娠梅毒充分治疗后,在分娩前应每月复查 1 次 RPR,在分娩后应按一
般梅毒病例进行随访观察。经充分治疗的梅毒孕妇所生的 RPR 阳性婴儿,应观
察至患儿 RPR 阴转为止,一旦出现梅毒症状,应立即按梅毒给予常规治疗。未
经充分治疗或未用青霉素治疗的梅毒孕妇所生的婴儿,或无条件进行血清学观
察者,应考虑给予一疗程驱梅治疗。

3. 局部治疗　梅毒性斑疹、丘疹可外涂炉甘石洗剂、1%樟脑炉甘石洗剂或
1%薄荷炉甘石洗剂,每日 3 次。硬下疳或扁平湿疣表面分泌物较多者,可用
0.5%聚维酮碘溶液、1:5000 高锰酸钾溶液、0.1%苯扎溴胺溶液、复方氯己定溶
液、0.02%呋喃西林溶液或 0.1%依沙吖啶溶液冲洗湿敷后,外涂 1%红霉素软
膏、2%莫匹罗星软膏、3%磷霉素软膏、0.5%新霉素乳膏或 0.5%~1%盐酸金
霉素软膏,每日 2 次。

妊娠及哺乳期抗生素应用

1. 抗生素危险性分类（FDA 分类）

（1）A 类:在孕妇中研究证实无危险性,妊娠妇女可安全使用。

（2）B 类:动物实验研究无危险性,对人类研究资料尚不充分;或动物实验
有毒性,但人类研究无危险性,妊娠妇女在有明确指征时可慎用。此类抗生素主
要有青霉素类、头孢菌素类、青霉素类＋β 内酰胺酶抑制剂、氨曲南、美罗培南、
厄他培南、红霉素、阿奇霉素、克林霉素、磷霉素、两性霉素 B、特比萘芬、利福布
丁、乙胺丁醇、甲硝唑、呋喃妥因等。

（3）C类：动物实验研究显示毒性，人体研究资料不充分，但用药后可能患者的受益大于其危险性，当确有应用指征时，在权衡利弊后可慎用。此类药物主要有亚胺培南西司他丁钠、氯霉素、克拉霉素、万古霉素、氟康唑、伊曲康唑、酮康唑、氟胞嘧啶、磺胺药/甲氧苄啶、氟喹诺酮类、利奈唑胺、乙胺嘧啶、利福平、异烟肼、吡嗪酰胺等。

（4）D类：已证实对人类有危险性，但患者受益大于其危险性，妊娠妇女应尽量避免使用，当确有应用指征、且患者受益大于药物所致风险时在严密观察下慎用。主要药物有氨基糖苷类、四环素类等。

（5）X类：对人类致畸，危险性大于受益，妊娠妇女禁用。主要药物有奎宁、乙硫异烟胺、利巴韦林等。

2. 妊娠期抗生素应用注意事项

（1）妊娠患者接受氨基糖苷类、万古霉素、去甲万古霉素、氯霉素、磺胺药、氟胞嘧啶等抗生素治疗时，需进行血药浓度的监测，并据以调整给药剂量与方案。

（2）对胎儿有致畸或明显毒性作用，如四环素类、喹诺酮类等抗生素，妊娠妇女禁止应用。

（3）对母体和胎儿均有毒性作用，如氨基糖苷类、万古霉素、去甲万古霉素等抗生素，妊娠妇女避免应用。确有应用指征时，须进行血药浓度监测，以保证用药安全有效。

（4）药物毒性低，对胎儿及母体均无明显影响，也无致畸作用，如青霉素类、头孢菌素类等β内酰胺类和磷霉素等，妊娠妇女可安全使用。

3. 哺乳期抗生素应用注意事项

（1）哺乳期妇女接受抗生素治疗后，乳汁中的药物含量一般均较低，不超过哺乳期患者每日用药量的1％，如青霉素类、头孢菌素类及其他β内酰胺类和氨基糖苷类等；少数药物如氟喹诺酮类、四环素类、大环内酯类、氯霉素、磺胺甲噁唑、甲氧苄啶、甲硝唑等，乳汁中的含量则较高。临床应根据病情，尽量避免哺乳妇女应用对乳儿有一定毒性和乳汁中含量较高的抗生素。

（2）无论乳汁中药物含量如何，均存在对乳儿潜在的影响，并可能出现药物不良反应，如氨基糖苷类抗生素可导致乳儿听力减退，氯霉素可致乳儿骨髓抑制，磺胺甲噁唑等可致核黄疸、溶血性贫血，四环素类可致乳齿黄染，青霉素类可致过敏反应等，故哺乳期妇女应避免使用。有资料显示，哺乳期妇女应用任何抗生素期间，均宜暂停哺乳。

第二十四章　性传播疾病

梅　毒

梅毒是一种由苍白螺旋体感染引起的全身慢性传染病。人是梅毒苍白螺旋体的唯一宿主,通过直接性接触、胎传、输血、间接接触感染,早期主要侵犯皮肤和黏膜,晚期可侵犯血管、中枢神经及全身各个器官,可以通过胎盘传染给胎儿发生胎传梅毒,危害性较大。人体感染梅毒螺旋体后的1~2年传染性最强,以后传染性越来越小,晚期则几乎不具传染性。

有证据表明,梅毒螺旋体可加速 HIV 感染者免疫缺陷的发展,而 HIV 感染可导致潜伏梅毒的复发,且梅毒在 HIV 感染者中比非 HIV 感染的男性和异性恋中更为多见,在两者混合感染的病例中,梅毒的临床症状和自然病程常发生改变。多数 HIV 感染的早期梅毒患者虽对常规青霉素治疗有效,但梅毒血清试验判定治疗结果常常失败,所以对 HIV 感染的梅毒患者在进行驱梅治疗后必须对疗效进行客观评估。

【诊断要点】

1. 传播途径

(1)直接性接触传染:性行为是梅毒的主要传播途径,其中绝大多数为生殖器接触传染。一般认为,梅毒螺旋体自皮肤、黏膜破损处侵入而感染,但正常而无破损的黏膜,并不能阻止梅毒螺旋体的侵入。

(2)胎传:梅毒螺旋体可经患梅毒孕妇的血液通过胎盘感染胎儿,一般发生在妊娠 16 周以后(但应用免疫荧光技术在第 9 周流产胎儿组织中检出螺旋体,故在妊娠任何时期均有可能导致胎儿感染),可导致流产、早产、死胎或分娩出先天梅毒儿。虽然晚期梅毒经性接触的传染性很小,但晚期梅毒患者妊娠仍可传染胎儿。

(3)输血:误将早期梅毒病人的血液输入,可导致受血者感染,亦可因某些职业如助产师、医务人员、检验人员等,在检查、治疗或处置梅毒病人或其标本过程中,不慎污染和损伤自身皮肤而感染。

(4)间接接触感染:可通过接吻、哺乳,或接触带有活螺旋体病人污染的日常用品,如衣被、杯子、毛巾、剃刀、烟嘴、餐具、手帕、医疗器械等间接传染,但极为少见。

2. 好发年龄　任何年龄、不同性别感染梅毒螺旋体后均可发病，临床以青中年人多见。

3. 好发部位　全身各处皮肤、黏膜，以及内脏多器官和多系统均可受累。潜伏梅毒无皮损，一期梅毒皮损多发生于外阴和肛周，二期梅毒皮损可见于身体任何部位皮肤和黏膜。

4. 典型损害　梅毒是一种多系统、多器官受累的疾病，临床表现复杂多样，而且由于梅毒螺旋体的活性与人体抵抗力的相互作用，可导致梅毒症状的交替隐现，其发病时间、症状轻重等亦不完全相同，甚或自然痊愈。根据传染途径的不同，梅毒分为先天性梅毒和后天性梅毒，先天性梅毒和妊娠梅毒见其他章节。后天梅毒依据其发展进程，分为一期梅毒、二期梅毒和三期（晚期）梅毒。

（1）一期梅毒：梅毒螺旋体侵入人体后，即在入侵处的皮肤或黏膜内生存繁殖，此时机体对于入侵的螺旋体尚未发生反应，局部亦不出现损害，此段时间称梅毒潜伏期（2～4周，平均3周），以后螺旋体入侵处发生炎症反应并形成硬结，继而其表面糜烂或形成浅溃疡，形成硬下疳。大约1周后，近卫淋巴结开始肿大，多见于腹股沟淋巴结，一般单侧发生，称横痃，2～3周后对侧和全身淋巴结亦可肿大，4～5周后随着机体对梅毒螺旋体免疫作用的增强，硬下疳逐渐自行消退，此后又处于无症状隐伏状态，直至出现二期梅毒疹，此段时间称为一期潜伏梅毒。

硬下疳为一期梅毒的特征性损害，初始为无症状的淡红色丘疹，很快增大并破溃形成溃疡，一般直径1～2厘米，境界清晰，周缘高出皮面，软骨样硬，无触痛，多在3～8周自行消退，不留痕迹或留有轻度萎缩性瘢痕。硬下疳一般单发，少数多发，主要为自身接种所致，呈镜影样，多见于龟头与包皮、双侧大小阴唇。横痃为一侧或双侧肿大的腹股沟淋巴结，花生米至核桃大，质硬无触痛，不相互粘连，表面皮肤正常，无红肿，亦不破溃，其穿刺液含大量梅毒螺旋体。

（2）二期梅毒：损害一般发生于感染梅毒螺旋体后7～10周或硬下疳出现后6～8周，形态多样，可为淡红色至暗红色斑疹、丘疹、斑丘疹、鳞屑性红斑、蛎壳样疹、多形红斑样疹等，身体虚弱者可见毛囊疹、脓疱疹等，但同一个体在同一时期皮疹形态基本一致。皮疹分布广泛且对称，掌跖部亦可出现红斑或鳞屑性斑，尤以铜红色斑较具特征性。50%～80%的患者伴有全身浅表淋巴结肿大。

外阴、肛周、腹股沟、腋下、乳房下等间擦和潮湿部位的损害，常表现为数个湿润的扁平丘疹，并相互融合成扁豆大或更大无蒂的扁平斑块，表面平坦或呈细颗粒状，常覆灰白色膜或有不等量渗出液，称之为扁平湿疣，含有大量苍白螺旋体,传染性极强。

唇、舌、齿龈及女阴等处黏膜,可有大小不等、形状不一、表面覆灰白色膜的糜烂斑,周围无红晕,其渗出液中含大量苍白螺旋体,传染性强。此外,尚可发生虫蚀状脱发、关节疼痛、二期眼梅毒,以及二期神经梅毒等。

二期梅毒疹消退后,由于治疗不彻底或患者免疫力低下,可再次出现二期梅毒疹,称二期复发梅毒,一般发生在感染梅毒螺旋体后2年内。二期复发梅毒的损害与初发二期梅毒的损害形状相似,但数量减少,破坏性增强。复发损害多见于外生殖器,表现为无自觉症状的扁平湿疣和湿丘疹,阴囊损害也可表现为略微隆起、表面覆少量鳞屑的环形斑疹,躯干部损害可为环形和弧形斑疹,偶见蛎壳样损害和虫蚀状脱发。

(3)早期潜伏梅毒:指在早期梅毒阶段,患者无临床症状和体征,但血清反应阳性者,常因机体抵抗力增强、治疗药物选择不当、药物剂量不足或疗程不够,以及用药途径或方法不当、应用糖皮质激素等原因所致,此种状态可持续2个月至1~2年。可因患肺结核、肝炎、糖尿病、贫血等导致早期潜伏梅毒出现梅毒症状和体征,并可反复发生,其频度与间隔时间不等。

(4)三期梅毒:又称晚期梅毒,是由于一期或二期梅毒未经治疗或治疗不彻底导致病情发展所致,持续时间较长,可长达数十年之久。其中损害累及皮肤、黏膜和骨骼而不危及生命者,称良性晚期梅毒,常于感染梅毒螺旋体4~5年后发生;除皮肤、黏膜和骨骼受损外,心血管及中枢神经系统等也同时受累,并可危及生命,称恶性晚期梅毒,常于感染苍白螺旋体10~20年后发生,近年由于梅毒的早期诊断、及时彻底治疗,三期梅毒已很少见。其典型损害主要有梅毒性树胶肿、结节性梅毒疹、近关节结节和硬化性损害4种类型。

1)梅毒性树胶肿:为三期梅毒最为常见的损害,约61%患者的三期梅毒损害为树胶肿,组织破坏性极强。损害初为深在性皮下质硬无痛的结节或包块,与组织无明显粘连,活动度较大,数目多少不定,多发或单发,可见于全身各处,尤多见于小腿,外伤可为其诱因。此后结节逐渐增大,中央软化,可扪及波动,并与周围组织粘连,表面皮肤由正常转为暗红色、紫红色或紫褐色,以后穿破皮肤形成窦道,溢出少量淡黄色黏稠的脓性胶状物,似阿拉伯胶,故有树胶肿之称,并有特殊的恶臭味。

窦道周围组织继续溃烂,形成边缘整齐锐利并呈穿凿样堤状隆起、基底凹凸不平、表面有黏稠胶冻样物和坏死组织的圆形或卵圆形深在性溃疡,周围暗褐色浸润,质坚硬,多经数月至2年自愈,留有萎缩性瘢痕。梅毒树胶肿既可向上穿破皮肤,亦可向下侵犯深部组织,如女阴树胶肿,可穿透阴道壁形成膀胱阴道瘘、直肠阴道瘘或引起阴道狭窄,并造成骨质损害。

2)结节性梅毒疹:为三期梅毒较为常见的损害,可发生于全身各处,但以头皮、肩胛、背及四肢伸侧多见,分布不对称。损害初为粟粒大皮下小结节,逐渐增大成质硬绿豆至豌豆大结节,常簇集或呈环形排列,互不融合,表面皮肤呈暗红色,无压痛。结节经过一段时间逐渐软化吸收,留有萎缩性瘢痕及色素沉着,但其周边不断有新发结节,形成花环状或匐行状。

结节继续增大并软化,中央破溃形成边缘呈堤状隆起的溃疡,愈后留有萎缩性瘢痕。有时溃疡一侧自愈,另一侧向外扩展,形成弓形、半月形或马蹄形。部分溃疡表面结黑色或褐色粘着痂,愈合较慢。

3)近关节结节:亦称梅毒性纤维瘤,为一种生长缓慢的无痛性皮下结节,发生率约占三期梅毒损害的 0.3%,外伤、局部刺激或压迫可为其诱发因素,好发于肘、膝、髋等易受摩擦的关节处,一般对称分布。损害为圆形或卵圆形、豌豆至核桃大质硬结节,既可 3～5 个结节簇集,亦可单发,与周围组织粘连不能推动,既不软化也不破溃,表面皮肤正常,经驱梅治疗可使其缩小或消退。结节中可查到梅毒螺旋体,动物接种较易成功。

4)硬化性损害:为一种硬化性树胶肿样损害,初为紫红色斑,逐渐扩大并向深部组织浸润,形成与皮面相平的质硬斑块,表面有少量鳞屑或色素沉着,极少溃烂,无压痛,好发于掌跖部,自行消退后表皮轻度萎缩,不留瘢痕。

三期梅毒的舌部损害,主要表现为浅表性舌炎、间质性舌炎和舌树胶肿。鼻腔损害多为树胶肿,好发于鼻中隔,溃疡表面可有血性分泌物,可破坏骨质造成鼻中隔穿孔,亦可侵及硬腭和软腭造成穿孔,近卫淋巴结多不肿大。晚期累及心血管系统,引起主动脉炎、主动脉瓣关闭不全或动脉瘤形成;中枢神经系统受累,引起脑膜炎、脑膜树胶肿、脊髓痨、脑动脉血管炎等,是导致患者死亡的主要原因。

(5)晚期潜伏梅毒:指晚期梅毒无临床症状和阳性体征,但血清反应仍阳性的阶段,多因患者机体抵抗力增强、药物选择不当或疗程不够,以及给药途径或方法不当、应用糖皮质激素等所致,短者 3～6 个月,长者 3～5 年甚至十数年。可因患肺结核、肝炎、糖尿病、贫血等出现梅毒症状和体征。

5.自觉症状　梅毒疹一般无自觉症状,但三期梅毒损害累及神经或骨质时可有疼痛。

6.病程　一期梅毒病程 7～10 周,二期梅毒一般为感染梅毒螺旋体后 2 年,三期梅毒为感染梅毒螺旋体 2 年至数年不等。

7.实验室检查　为诊断梅毒的主要依据。

（1）苍白螺旋体检查：主要有暗视野显微镜法、涂片染色法、免疫荧光染色法、家兔感染法、组织切片染色法等。一般一期梅毒病损阳性，二期梅毒皮肤、黏膜病变和血液阳性检出率为80％～85％，晚期梅毒皮肤、黏膜病变和血液常为阴性。

（2）梅毒血清学试验

1）非梅毒螺旋体抗原血清试验：主要方法有性病研究室试验（VDRL）、不加热血清反应素试验（USR）、快速血浆反应素试验（RPR）、自动反应素试验（ART）、反应素筛选试验（RST）、甲苯胺红不加热血清试验（TRUST）、Capture-S试验等。一般初始感染梅毒螺旋体该类试验阴性，后期阳性率可达53％～86％，其中VDRL和USR试验在感染梅毒螺旋体4周内均阴性，而6～8周阳性率可达90％以上。

此类试验敏感性高但特异性低，可作为梅毒的常规筛选试验，且可进行定量试验，以及充分治疗后，血清反应素可消失等，故可用于疗效观察。一般RPR用于早期梅毒诊断，而VDRL则有助于神经梅毒的诊断。

2）梅毒螺旋体抗原血清试验：①检测血清抗梅毒螺旋体IgG抗体试验，主要有荧光梅毒螺旋体抗体吸附试验（FTA-ABS）、梅毒螺旋体血凝试验（TPHA）、酶联免疫吸附试验（ELISA）、蛋白印记试验（Western blot）、梅毒螺旋体被动颗粒凝集试验（TPPA）、梅毒螺旋体制动试验（TPI）等；②检测血清抗梅毒螺旋体IgM抗体试验，主要有19s-IgM-FTA-ABS试验、IgM固相血凝试验（IgM-SPHA）、苍白螺旋体特异性IgM血凝试验（TP-IgM-HA）、梅毒特异性IgM抗体捕捉试验ELISA（IgM-CAP-ELISA）和免疫印迹试验等。其中FTA-ABS试验于感染梅毒螺旋体2周时即可阳性，二期梅毒各种抗原血清试验阳性率均可达95％以上，晚期梅毒阳性率则明显降低。

此类试验敏感性和特异性均较好，一般用作证实试验，但充分驱梅治疗后仍持续阳性，甚至终生阳性，故不能用作疗效观察指标。

3）梅毒血清学假阳性反应：是指无梅毒螺旋体感染，但梅毒血清学试验阳性，造成假阳性结果的原因主要有技术性和生物性两类。

技术性假阳性可能由于标本保存、输送及试验操作技术所致，若重复试验，则无梅毒螺旋体感染患者的血清学试验转为阴性。

生物学假阳性是由于病人患有其他疾病或生理状态发生改变所致，如回归热、钩端螺旋体病、鼠咬热、麻疹、水痘、风疹、传染性单核细胞增生症、病毒性肝炎、细菌性肺炎、上呼吸道感染、亚急性细菌性心内膜炎、活动性肺结核、疟疾、丝虫病等急性感染性疾病，梅毒血清试验可出现阳性，但滴度不超过1∶8，常在疾病痊愈后转阴，多不超过6个月，而红斑狼疮、风湿性关节炎等结缔组织病，以及麻风、慢性肾炎、静脉用药成瘾等慢性疾病，患者梅毒血清试验也可阳性，且阳性持续时间较久甚至终生。

一般梅毒血清学假阳性反应主要见于非梅毒螺旋体抗原血清试验，而梅毒螺旋体抗原血清试验则较少见。临床应综合分析后谨慎判断，避免漏诊误诊。

8. 组织病理 各期梅毒损害的组织病理学表现基本相同，主要表现为小动脉及毛细血管内膜炎及血管周围炎，血管内皮细胞肿胀和增生，最后血管阻塞，血管周围大量浆细胞、淋巴细胞和单核细胞浸润。

晚期梅毒损害除上述血管改变外，主要表现为肉芽组织，可有上皮样细胞和巨细胞浸润，中央血管梗阻坏死，出现干酪样坏死。愈后组织纤维化和形成瘢痕。

【治疗】

1. 一般治疗 梅毒是一种对身体危害性较大的慢性全身性传染病，仍是目前重点防治的性传播性疾病之一，应引起临床高度重视。

（1）早期诊断，及时治疗。梅毒一经确诊，应立即进行驱梅治疗，因早期梅毒对组织损伤较轻，及时治疗能使受损组织得以尽快修复，避免后遗症的发生，而且治疗越早效果越好。

（2）合理用药，规范疗程。正确合理选择驱梅药物，是梅毒治疗取得最好疗效的前提，目前梅毒螺旋体对青霉素仍十分敏感，可作为驱梅首选药物，对青霉素过敏者可选用红霉素或四环素，且剂量和疗程应足够，以保证驱梅效果。一般经正规治疗的早期梅毒约90%可以根治。

（3）考评疗效，追踪观察。驱梅后的疗效考评，不应单纯以皮肤、黏膜损害是否消退作为疗效判定的依据，而应结合临床其他症状的改善情况，以及血清反应素试验的结果等综合分析后进行客观判定。而且对痊愈的患者应定期进行临床和血清学复查，并进行较长时间的追踪随访和观察，以便发现梅毒复发迹象，及时进行复治。

（4）夫妻共检，性伴同治。对主要通过性行为传染的梅毒患者，夫妻应同时进行梅毒血清学检测，驱梅治疗应包括夫妻和性伴侣双方，避免遗漏，防止重复感染。而且在治疗前和治疗期间禁止性接触。

2. 全身治疗

（1）早期梅毒：包括一期、二期梅毒及病期在2年以内的潜伏梅毒。治疗首选普鲁卡因青霉素 G80 万 U/d，肌注，连续10～15天；或苄星青霉素 G，240 万 U/次，分两侧臀部肌注，每周1次，连续3次。

对青霉素过敏者,可选用盐酸四环素 500mg/次,每日 4 次,连服 15 天(肝肾功能不全者禁用);或红霉素 500mg/次,每日 4 次,连服 15 天;或强力霉素 100mg/次,每日 2 次,连服 15 天。

(2) 晚期梅毒:包括三期皮肤、黏膜、骨骼梅毒,晚期潜伏或不能确定病期的潜伏梅毒及二期复发梅毒。首选普鲁卡因青霉素 G80 万 U/d,肌注,连续 20 天;或苄星青霉素 G240 万 U/次,肌注,每周 1 次,连续 3 次。

对青霉素过敏者,可选用盐酸四环素 500mg/次,每日 4 次,连服 30 天;或红霉素 500mg/次,每日 4 次,连服 30 天;或强力霉素 100mg/次,每日 2 次,连服 30 天。

(3) 心血管梅毒:首选青霉素(禁用苄星青霉素),伴心律失常或心功能衰竭者,须经药物纠正后,再行驱梅治疗。一般青霉素宜从小剂量开始,逐渐增大剂量,并在治疗前 1 天给予醋酸泼尼松 20～30mg/d,分次口服,预防吉-海反应的发生。如水剂青霉素,用法为第 1 天 1 次 10 万 U;第 2 天 20 万 U,第 3 天 40 万 U,均分 2 次臀部肌肉注射;从第 4 天起,给予普鲁卡因青霉素 G 80 万 U/次,每日 1 次,肌肉注射,连续 15 天为一疗程,至少 2 个疗程,疗程间停药 2 周。

青霉素过敏者,可选用盐酸四环素或红霉素,500mg/次,每日 4 次,连服 30 天为一疗程。

(4) 神经梅毒:水剂青霉素 G 300 万～400 万 U/次,静脉滴注,每 4 小时 1 次,连续 10 天,继而应用苄星青霉素 240 万 U/次,肌肉注射,每周 1 次,连续 3 次;或普鲁卡因青霉素 G240 万 U/次,每日 1 次,肌肉注射,同时口服丙磺舒 0.5g/次,每日 4 次,连续 10～14 天,继而应用苄星青霉素 240 万 U/次,肌肉注射,每周 1 次,连续 3 次。

青霉素过敏者,可选用盐酸四环素或红霉素,均为 500mg/次,每日 4 次,连服 30 天为一个疗程。

(5) 吉-海反应:指在首次注射抗梅毒螺旋体药物后出现的治疗反应,通常在用药后 12～24 小时发生,主要表现为全身不适、出现流感样症状、发热、梅毒皮损加重、内脏及神经梅毒症状加重等。一般轻症患者卧床休息即可,重症者除卧床休息外,可给予糖皮质激素、维生素 C,以及解热镇痛剂或镇静剂,出现生命体征危象者应进行抢救。

预防吉-海反应的发生,除驱梅药物应首选普鲁卡因青霉素 G、水剂青霉素从小剂量开始、逐渐增加用药量外,也可在驱梅治疗前 1 天应用糖皮质激素。

(6) 判愈和复发标准:梅毒判愈标准包括症状学、血清学和生物学三个方面,如早期梅毒治愈标准为受损脏器的活动性病变消退、脏器功能恢复、梅毒螺旋体检查阴性、血清反应素试验阴性;二期梅毒治愈标准为受损脏器的活动性病变消退、脏器功能基本恢复、梅毒螺旋体检查阴性(包括脑脊液)、血清反应素试验阴性或滴度显著下降(若复治后仍不转阴,可判定为血清固定或血清抵抗)。

复发是指治愈的梅毒患者无再次感染的情况下,出现梅毒的临床症状和体征和/或出现梅毒血清学阳性反应。分为血清复发(无临床症状,但血清反应素由阴性转为阳性,或滴度升高2个倍比稀释度)和临床复发(出现梅毒的临床症状和体征)。

血清固定或血清抵抗,前者是指驱梅治疗后临床症状消退,但早期梅毒6～12个月、晚期梅毒1～1.5年后血清反应素试验仍不转阴者;后者是指梅毒患者经治疗后临床症状消退,但早期梅毒1年、晚期梅毒2年后血清反应素试验仍不转阴者。

再感染与重复感染,前者是指梅毒彻底治愈后再次感染梅毒螺旋体;后者是指梅毒未愈再次感染梅毒螺旋体。

(7) 疗效观察与复治:是指在梅毒治愈后的一段时期内,应对患者进行疗效观察,有复发迹象者及时进行复治。

早期梅毒在充分驱梅治疗后应观察2～3年,治疗后第1年内应每3个月复查1次,包括临床体检和进行血清反应素试验,以后每半年复查1次。若无复发则停止观察,若复发则应加倍剂量驱梅药物复治。必要时对血清固定而无临床症状复发者进行脑脊液检查,以排除无症状性神经梅毒。

晚期梅毒在充分驱梅治疗后若血清固定,需观察3年,治疗后第1年内每2个月复查1次,包括临床体检和血清反应素试验,以后每半年复查1次。心血管梅毒及神经梅毒的患者应由专科医生观察终生。

3. 局部治疗 一般经驱梅治疗后皮损很快消退,无需特殊外用药治疗,必要时梅毒性斑疹可涂搽炉甘石洗剂、1%樟脑炉甘石洗剂或1%薄荷炉甘石洗剂,每日3次;硬下疳或扁平湿疣表面分泌物较多者,可用0.5%聚维酮碘溶液、1:5000高锰酸钾溶液、0.1%苯扎溴胺溶液、复方氯己定溶液、0.02%呋喃西林溶液或0.1%依沙吖啶溶液冲洗湿敷后,外涂1%红霉素软膏、2%莫匹罗星软膏、3%磷霉素软膏、1%诺氟沙星软膏、0.2%盐酸环丙沙星软膏、0.5%新霉素溶液、0.5%金霉素乳剂等,每日2次,预防继发感染。

4. 中医治疗

(1) 早期梅毒:治宜清血解毒,祛风除湿。方选清血搜毒饮加减,药用土茯苓40g,白鲜皮、当归各15g,生甘草、防风、荆芥、羌活、僵蚕各10g,生大黄6g,每日1剂,水煎取汁分次服。

（2）二期梅毒：治宜清血搜毒，通络散结。方选三仙驱梅丸加减，药用三仙丹、琥珀、朱砂各 120g，冰片 6g，麝香 1.5g，诸药共研细末，放入 120g 去核的大枣泥中，捣糊成丸 800 粒，每日早晚各服 1 粒，连服 1 年。

（3）晚期梅毒：治宜扶正祛邪，补气托毒。方选扶正托毒饮加减，药用生黄芪 60g，当归 15g，龟甲 12g，白花蛇、白附子、川草、白芷各 10g，儿茶、全蝎各 6g，每日 1 剂，水煎取汁分次服。

（4）经验方：药用金银花、土茯苓各 45g，蒲公英 30g，生黄芪、薏苡仁、赤小豆各 20g，车前子 15g，龙胆草、马齿苋、苍耳子、皂刺各 10g，大枫子仁 3g，每日 1 剂，水煎取汁分次服。

（5）外治法：霉疮发红溃烂者外扑鹅黄散或结毒灵粉，每日 3 次；横痃未溃者外敷冲和膏（紫荆皮 30g、独活 18g、赤芍 12g、石菖蒲 9g、白芷 6g），破溃后的疮面扑撒五五丹和久不收口的疮面扑撒生肌散后，分别外敷玉红膏，每日 1 次。

淋　病

淋病是由淋病奈瑟菌引起的泌尿生殖系化脓性疾病。病原体为革兰氏阴性淋病奈瑟菌（淋球菌），人是淋球菌的唯一宿主，且人类对淋球菌不产生免疫性，所有人易感且可反复感染，可在世界各地广泛流行，发病率居高不下，尤其是淋球菌的质粒或染色体可介导对一种或多种抗生素产生耐药，治疗前景堪忧。

【诊断要点】

1. 传播途径　成人淋病主要由性直接接触传染，少数成人和儿童可通过被淋球菌污染的衣裤、被褥、便盆、澡巾等间接感染。

2. 好发年龄　患者主要为单身青年男女，新生儿可经产道感染。

3. 好发部位　主要发生于泌尿生殖系统，少数可发生于口腔、结膜、直肠、腹腔、皮肤等。

4. 典型损害　淋球菌感染人体后，由于感染部位不同其临床表现也各不相同，男、女差别也较大。

（1）男性感染淋球菌后，由于被感染解剖部位的不同，其临床表现也各不相同。

1）淋菌性尿道炎：主要表现为急性尿道炎，一般潜伏期 2～5 天，长者可达 2 周，见于约 90％的淋球菌感染者。初为尿道口红肿、发痒和轻微刺痛，并有稀薄透明黏液自尿道口流出，约 2 天后，分泌物变黏稠而成脓液，颜色深黄或黄绿色，并有尿道刺激症状，如尿痛、排尿困难等，可并发腹股沟淋巴结炎。

少数病人可出现全身症状,如发热、乏力、周身不适、食欲不振,甚至恶心、呕吐等。在有效抗生素治疗前,尿道炎症状可持续 8 周左右。

2)淋菌性附睾炎:见于5％～10％未经治疗的男性淋病,由于目前及时有效抗生素的应用,淋菌性附睾炎已较少见。附睾炎一般单侧发生,表现为附睾肿胀和触痛,急性淋菌性附睾炎可通过尿道排出少量脓性分泌物或淋丝。

3)淋菌性前列腺炎:淋球菌沿尿道上行侵入前列腺的排泄管和腺体,引起急性前列腺炎,表现为会阴疼痛、排尿困难,前列腺压痛、肿胀,可有发热、寒战等全身症状。慢性淋菌性前列腺炎的症状轻微,可有会阴部不适、阴茎勃起痛、晨起尿道口"糊口"现象,以及尿液中可带有淋丝等。肛诊可扪及前列腺表面有小的结节,可有触痛和不适感。

4)淋菌性直肠炎:直肠感染淋球菌后,可出现肛门和直肠疼痛、瘙痒、里急后重、便血和排出脓性黏液,直肠镜检查可见肛门隐窝发红、水肿和脓液,直肠黏膜有渗出液。但18％～34％的患者为无症状带菌者。

5)淋菌性咽炎:成人男性淋病的咽部淋球菌感染率约为 20％,其中约 80％感染者无症状,有症状者也仅表现为轻微咽痛和咽部发红,可见少量脓性分泌物,极少表现为急性渗出性咽炎。淋菌性咽炎多为播散性淋球菌感染的一种表现,偶为淋球菌感染的唯一部位。

6)成人淋菌性眼炎:较为少见,一旦发生则症状明显,除表现为结膜化脓性炎症,有多量黄绿色脓性分泌物外,还可损伤角膜形成溃疡。

成人男性淋病还可表现为阴茎水肿(由阴茎背部淋巴管炎或血栓性静脉炎引起)、尿道周围脓肿或窦道、Cowper 腺炎或脓肿、精囊炎、尿道狭窄(多由治疗不当引起)等。

(2)成人女性淋球菌感染者约 50％无任何自觉症状或症状轻微,是淋病流行的重要传染源。淋球菌最常侵犯部位为宫颈内膜和尿道,直肠和咽部感染者也不少见。

1)淋菌性宫颈炎:因部分女性感染淋球菌后,症状不明显或无症状,故潜伏期不甚明确,且症状和并发症受月经周期的影响而易被忽视。有症状的女性淋球菌感染者,常表现为阴道分泌物增多及其颜色异常,以及不正常经期出血和下腹部疼痛等。妇科检查可见阴道口及舟状窝轻度充血、水肿,宫颈红肿、糜烂,有脓性分泌物和触痛,用手指由阴道壁向上挤压尿道时,有时可见尿道旁腺开口处有脓性分泌物溢出。前庭大腺可红肿或导管开口处有脓液流出,触痛较明显。

2)淋菌性尿道炎:一般发生于感染淋球菌后2～5 天,表现为尿道口红肿和脓性分泌物,前庭大腺亦可红肿,伴有压痛和导管开口处溢脓。由于女性尿道短而直,淋球菌易沿尿道上行感染膀胱,出现尿频、尿急、尿痛和血尿等症状。

3)淋菌性输卵管炎:淋菌性输卵管炎常为亚临床感染,多发生于双侧输卵管,有时出现性交痛。急性发作期患者有下腹部疼痛,阴道有脓性分泌物排出,且症状在月经期加重。双合诊可扪及附件肿块和触痛。

4)淋菌性盆腔炎:淋菌性盆腔炎包括子宫内膜炎、输卵管炎、输卵管及卵巢脓肿和盆腔腹膜炎等,单独或混合发生,约15%淋菌性宫颈炎患者可并发盆腔炎,合并沙眼衣原体感染者,盆腔炎的发生率可增大,偶可形成盆腔脓肿。

5)淋菌性肛门直肠炎:多由尿道和阴道分泌物污染所致,直肠镜检查可见直肠黏膜充血、肿胀和脓性分泌物,常有触痛。

成人淋病还包括淋菌性肝周炎、播散性淋球菌感染、皮肤淋球菌感染、淋菌性结膜炎等,但均少见。

5. 自觉症状　急性淋菌性尿道炎常有不同程度尿频、尿急、瘙痒和灼痛感;淋球菌性盆腔炎常有下腹坠胀和疼痛;淋菌性肛门直肠炎可出现里急后重等症状。少数急性淋球菌感染者可伴有发热、恶心、呕吐、周身不适等全身症状。

6. 病程　依淋球菌感染部位不同而病程各异,一般急性淋菌性尿道炎10～14天症状自行缓解,但淋球菌可沿尿道上行和向周围组织扩散,引起膀胱炎、前列腺炎、附件炎、盆腔炎、直肠炎等,并可成为慢性和长期带菌者。

7. 实验室检查

(1)涂片染色镜检:取分泌物直接涂片,固定后进行革兰染色、美兰染色或Pappenhein Saathof染色镜检,革兰染色淋球菌呈红色,美兰染色淋球菌呈蓝色,Pappenhein Saathof染色淋球菌呈深蓝色,位于中性粒细胞胞质中。男性尿道分泌物淋球菌检出率为95%～99%,女性宫颈分泌物淋球菌检出率仅为50%左右。故该法对男性急性淋菌性尿道炎具有初步诊断意义,而不适宜用此法诊断女性淋病,需进行淋球菌培养方能确诊。

(2)细菌培养:取外生殖器分泌物、脓疱疱液、前列腺按摩液、关节腔穿刺液或血液做淋球菌培养,24～48小时观察结果,阳性者培养基可见直径0.5～1毫米的凸起、湿润、光滑、半透明或灰色的圆形或花瓣形淋菌菌落,涂片镜检可查到淋病双球菌。淋球菌阳性者可进行药敏试验。

(3)白细胞酯酶试验:该试验为检测中性粒细胞存在的简单比色法,对有症状男性淋病患者的敏感性和特异性分别为76%～94%和53%～80%,可作为大规模人群的初筛检查,较适宜基层单位对淋病的初步筛检。

(4)生化试验:将培养的菌落取材作氧化酶试验或糖发酵试验,进行淋球菌鉴定。

（5）免疫学检查：包括直接荧光抗体检查、固相免疫酶试验和协同凝集试验等。

（6）分子生物学检查：包括核酸探针检测法和核酸扩增检测法，后者包括聚合酶链反应和连接酶链反应，特异性和敏感性均较高。

【治疗】

1. 一般治疗　患病后及时就诊，早期给予高效规范治疗，防止传播和形成慢性淋病。严格掌握疗效标准，坚持随访和复查，避免滥用抗生素，防止耐药菌株的发生。患者和性伴侣同时检查和治疗，并检测有无衣原体或其他性传播疾病病原体的感染。

2. 全身治疗

（1）淋菌性尿道炎、宫颈炎：单纯淋球菌感染者依次选用头孢曲松 250mg、头孢噻肟钠 1.0g 或壮观霉素 2.0g（女性 4.0g），深部肌肉注射，或头孢克肟 600mg 口服，均需用药 1 次即可。合并衣原体感染者，在以上治疗后给予多西环素 100mg/次，每日 2 次，连服 7 天；或阿奇霉素 1.0g，1 次口服即可；或司帕沙星 0.3g，每日 1 次，连服 7 天。

（2）成人淋菌性眼炎：给予头孢曲松 1.0g，肌注，每日 1 次，连续 5 天；或头孢噻肟钠 1.0g/次，肌注，每日 2 次，连续 5 天；或壮观霉素 2.0g，肌注，每日 2 次，连续 5 天。

（3）成人淋菌性咽炎：给予头孢曲松 250mg，肌肉注射，一次即可。亦可选用环丙沙星 500mg 或氧氟沙星 400mg，1 次口服。氨苄西林、阿莫西林、壮观霉素等药物对淋菌性咽炎无效。

（4）淋菌性肛门直肠炎：给予头孢曲松 250mg 或头孢噻肟钠 1.0g，肌肉注射，1 次即可。或选用环丙沙星 500mg 或氧氟沙星 400mg，1 次口服。氨苄西林、阿莫西林、四环素类等药物对淋菌性肛门直肠炎无效。

（5）有并发症的淋病（如附睾炎、卵巢炎、盆腔炎等）：给予头孢曲松 250mg 或壮观霉素 2.0g，肌肉注射，每日 1 次，连续 10 天。合并衣原体感染者，加用多西环素 100mg/次，每日 2 次，连服 15～21 天；或司帕沙星 0.2g，每日 1 次，连服 15～21 天；孕妇选用红霉素 500mg/次，每日 4 次，连服 7～10 天。盆腔炎患者加服甲硝唑 400mg/次，每日 2 次，连服 10 天。

（6）成人播散性淋病：给予头孢曲松 1.0g/次，每 12 小时静脉滴注 1 次，连用 5 天后，改为头孢曲松 250mg，肌肉注射，每日 1 次，共 7 天；或头孢噻肟钠 1.0g/次，每 8 小时静脉滴注 1 次，连用 5 天后，改为头孢噻肟钠 1.0g，肌肉注射，每日 1 次，共 7 天。若为淋菌性脑膜炎或心内膜炎，则给予头孢曲松 1～2g/

次,每 12 小时静脉滴注 1 次,淋菌性脑膜炎者疗程 2 周,淋菌性心内膜炎者疗程至少 4 周。

(7) 孕妇淋病:可选用头孢曲松 250mg、头孢噻肟钠 1.0g 或壮观霉素 4.0g,肌肉注射,1 次即可。合并衣原体感染者,加用红霉素 500mg/次,每日 4 次,连服 7 天;或阿莫西林 0.5g/次,每日 3 次,连服 7 天。

(8) 新生儿淋病:给予头孢曲松 25~50mg/kg、头孢噻肟钠 25mg/kg 或壮观霉素 45mg/kg,肌注或静注,每日 1 次,连续 7 天。

(9) 儿童淋病:体重>45kg 者同成人用药。体重<45kg 者给予头孢曲松 125mg 或壮观霉素 40mg/kg,肌肉注射,1 次即可;或头孢噻肟钠 25mg/kg/次,肌肉注射,12 小时 1 次,共 2 次。

3. 局部治疗 成人淋菌性眼炎可先用生理盐水冲洗后,点涂 0.5%红霉素眼膏或 1%硝酸银滴眼液,每日 3~5 次。淋菌性咽炎可选用复方氯己定溶液、多贝尔漱口液或 1%金霉素溶液含嗽,每日 5 次。

外阴和肛周分泌物较多者,可用 0.5%聚维酮碘溶液、1:5000 高锰酸钾溶液、0.1%苯扎溴胺溶液、复方氯己定溶液、0.02%呋喃西林溶液或 0.1%依沙吖啶溶液冲洗湿敷后,外涂 1%红霉素软膏、2%莫匹罗星软膏、3%磷霉素软膏、1%诺氟沙星软膏、0.2%盐酸环丙沙星软膏、0.5%新霉素溶液或 0.5%金霉素溶液等,每日 2 次。

4. 中医治疗

(1) 热客膀胱证:起病较急,小便黄赤或热涩不畅,茎内疼痛流脓,伴有发热恶寒,恶心呕吐,大便不爽或秘结;舌质红,苔黄微腻,脉滑数。治宜清热利湿,通淋解毒,方选八正散加减,药用车前子、马鞭草、瞿麦、萹蓄、滑石各 15g,栀子仁、木通、大黄各 3g,甘草梢 6g,每日 1 剂,水煎取汁分次服。

(2) 相火妄动证:尿浊如泔浆,或如脓涕,腥臭气味重,伴头昏耳鸣,心悸多梦,咽干口渴,颧红盗汗,腰膝酸软,大便干结;舌红,苔薄,脉细数。治宜滋阴降火,通淋利尿,方选知柏地黄汤加减,药用干地黄、赤茯苓、山药、泽泻各 12g,炒知母、炒黄柏、炒丹皮各 6g,山萸肉、车前子(包煎)、瞿麦各 10g,每日 1 剂,水煎取汁分次服。

(3) 脾肾虚损证:见于病程较长或治疗不彻底而死灰复燃者,小便时可有少量黄稠脓性分泌物,或内裤可见污秽渍;伴有面色萎黄,纳谷不香,气短神疲,四肢不温,腰腿酸软;舌质淡红,苔白滑,脉虚缓。治宜健脾补肾,扶正固本,方选苓术菟丝丸加减,药用菟丝子 15g,炒杜仲、枸杞子、山萸肉、莲肉、白术、山药各 12g,茯苓、泽泻各 10g,五味子、木通、琥珀各 6g,灯心 3 扎,每日 1 剂,水煎取汁分次服。

（4）气血郁滞证：小便涩滞，淋漓难尽，尿道无脓或脓水稀薄，伴有痒痛、小腹闷胀和外阴坠胀感；舌质淡红，苔薄白，脉弦涩。治宜理气通淋，解郁行滞，方选沉香散加减，药用冬葵子、赤勺、白术各 21g，王不留行、白芍、陈皮、沉香、石韦、滑石、当归、瞿麦各 15g，诸药共研细末，每次空腹服 6g，每日 3 次，大麦煎汤送服。

（5）外治法：可选用蛇床子、苦参、黄柏各 30g，白芷 20g，明矾 5g；或鲜车前草、马齿苋、酢浆草适量，水煎淋洗外阴，每日 3 次，10 天为一疗程。

非淋菌性尿道炎

非淋菌性尿道炎是指临床上有尿道炎症状，而分泌物涂片和培养查不到淋球菌的一种泌尿生殖系感染性疾病。病原体主要为沙眼衣原体和/或解脲脲原体，少数由滴虫、白念珠菌、疱疹病毒、大肠杆菌、链球菌、金黄色葡萄球菌、人乳头瘤病毒、酵母菌、厌氧革兰阴性杆菌等引起。在性传播疾病中其发病率仅次于淋病和尖锐湿疣，对身体健康危害性较大。

【诊断要点】

1. 传播途径　成人非淋菌性尿道炎主要由性直接接触传染，少数成人和儿童可通过被病原体污染的衣裤、被褥、便盆、澡巾等间接感染。

2. 好发年龄　患者主要为中青年男女，少数见于女童，男童极为少见，新生儿可经产道感染。

3. 好发部位　主要发生于男女尿道，少数可累及附睾、前列腺、阴道、宫颈、直肠、虹膜、输卵管等。

4. 典型损害　潜伏期 1～3 周。男性表现为尿道炎，尿道常有不等量浆液性或脓性稀薄分泌物，用棉签蘸取分泌物可有拉丝现象，晨起后可有尿道口糊口现象，内裤可有污秽淡黄色分泌物。女性表现为尿道炎和/或宫颈炎，尿道口轻微红肿，有少量分泌物，宫颈红肿、糜烂及少量脓性分泌物，白带增多，但多数女性患者症状轻微。女童患病后常有尿道口充血、红肿、尿频、尿急、尿痛及不等量黄色脓性分泌物等。

未经治疗的非淋菌性尿道炎可继发附睾炎（多为急性，单侧发生，常与尿道炎并发）、前列腺炎、尿道狭窄、Reiter 综合征（多见于 HLA-B27 抗原者，表现为尿道炎、结膜炎和关节炎），以及直肠炎、虹膜炎、强直性脊柱炎、输卵管炎、宫外孕和不孕症等。10%～20%患者合并淋球菌感染。

患有非淋菌性尿道炎的产妇，可使35％～50％的新生儿经产道发生眼部感染，常在出生后1～2周眼部出现脓性分泌物，约2/3患者单侧发生。若治疗不及时转为慢性非淋菌性眼炎，或反复发作可导致角膜和结膜瘢痕的形成，严重者可丧失视力。此外，新生儿尚可经产道感染引起衣原体或解脲支原体肺炎。

5. 自觉症状 男性常有尿道不适、刺痛、瘙痒和轻微尿痛；女性可有排尿灼痛、尿频和外阴瘙痒，但程度轻微。

6. 病程 急性期症状经1～2周可自行缓解，部分可发展成慢性非淋菌性尿道炎。

7. 实验室检查 取尿道或宫颈分泌物，淋球菌直接涂片和培养均为阴性。尿道分泌物涂片在1000倍显微镜下查见多形核白细胞≥5个/视野，可作为初步诊断依据。有条件者应用酶联免疫或荧光技术直接检测标本中的病原体抗原，或进行解脲脲原体培养和血清学鉴定。

【治疗】

1. 一般治疗 患病后及时诊治，避免传播，少食用辛辣刺激性食品和饮酒，避免加重尿道刺激症状。本病主要病原体为衣原体和支原体，生命周期较长，治疗除选择高效、足量药物外，还应有足够的疗程，并避免药物间断和过早停药。治疗期间避免不洁性接触，并与性伴同时检查和治疗，定期随访，对被污染的衣物及时清洗消毒。

2. 全身治疗 选用对衣原体、支原体敏感的药物。

（1）成人衣原体和/或支原体性尿道炎、宫颈炎

1）四环素类：可选用多西环素100mg/次，每日2次，连服7～14天；或米诺环素100mg/次，每日2次，连服7～14天。首次用量加倍。

2）大环内酯类：可选用红霉素0.5g/次，每日4次，连服7～14天；或依托红霉素0.75～1.2g/d，分2次口服，疗程7～14天；或红霉素琥珀酸乙酯0.8g/次，每日4次，连服7～14天；或罗红霉素0.15g/次，每日2次，连服7天；或阿奇霉素1g，1次口服即可；或克拉霉素0.5g/次，每日2次，连服7～14天。其中红霉素仅对衣原体和解脲支原体敏感，对其他类型支原体不敏感。

3）氟喹诺酮类：可选用司帕沙星0.2g，每日1次，连服7天；或氧氟沙星0.3g/次，每日2次，连服7～14天。

4）林可霉素类：仅对人型支原体有效，常选用林可霉素0.25g/次，每日4次，连服7～14天；或克林霉素0.8g/次，每日3次，连服7天。

以上为单纯性衣原体和/或支原体尿道炎、宫颈炎的治疗剂量和疗程，有并

发症者(附睾炎、前列腺炎、直肠炎、输卵管炎等),用药剂量不变,疗程可延长至2~3周。

(2)儿童衣原体和/或支原体性尿道炎

1)新生儿(尿道炎和/或眼炎):可给予红霉素糖浆 50mg/kg·d,分 4 次服用,连续 2 周,症状消失后再连续应用1~2周。

2)儿童:可给予红霉素 50mg/kg·d,分 4 次服用,连续7~14 天;或罗红霉素 10mg/kg·d,分 2 次服用,连服 7 天;或阿奇霉素 20mg/kg(最大量不超过1g),顿服;或克拉霉素 20mg/kg·d(最大量不超过1g),分 2 次服用,连续7~14天;或林可霉素 60mg/kg·d(最大量不超过 2g),分 4 次服用,连续7~14 天;或克林霉素30~40mg/kg·d(最大量不超过 2.4g),分 3 次服用,连续 7 天。

8 岁以上儿童尚可选用多西环素或米诺环素 4.4mg/kg·d(最大量不超过0.2g),分 2 次服用,连续7~14 天。首次用量加倍。

(3)妊娠妇女 可选用红霉素 0.5g/次,每日 4 次,连服 7 天;或红霉素琥珀酸乙酯 0.8g/次,每日 4 次,连服 7 天;或阿奇霉素 1g,1 次口服即可。亦可试用阿莫西林4~6g/d,分 3 次服用,连续 7 天。

3. 局部治疗 新生儿眼炎可点涂 0.5%红霉素眼膏或 1%四环素眼膏,每日 4 次。外阴和肛周分泌物较多者,可先用 0.5%聚维酮碘溶液、1:5000 高锰酸钾溶液、0.1%苯扎溴胺溶液、复方氯己定溶液、0.02%呋喃西林溶液或 0.1%依沙吖啶溶液冲洗后,外涂 1%红霉素软膏、2%莫匹罗星软膏、3%磷霉素软膏、1%诺氟沙星软膏、0.2%盐酸环丙沙星软膏、0.5%新霉素乳剂、0.5%金霉素溶液等,每日 2 次。

4. 中医治疗

(1)脾胃湿热证:溺浊稀薄似米泔,排尿无涩痛,偶有瘙痒,伴胸脘满闷,口干口渴;舌质红,苔黄微腻,脉滑数。治宜清热利湿,方选萆薢分清饮加减,药用丹参12g,车前子、茯苓、生地、白术各 10g,川萆薢、炒黄柏、莲子心各 6g,石菖蒲、木通、甘草各 4.5g,每日 1 剂,水煎取汁分次服。

(2)肾元亏损证:小便频数,时有水泔样分泌物溢出,伴精神萎靡,面色㿠白,肢端发凉,形寒怯冷;舌质淡红有齿痕,少苔,脉沉细无力。治宜温肾固涩,方选固真丸加减,药用菟丝子、山药各 15g,肉苁蓉、益智仁、茯苓各 12g,桑螵蛸、鹿角胶(烊化)、龙骨、莲肉各 10g,晚蚕蛾 6g,每日 1 剂,水煎取汁分次服。

(3)外治法:尿道口红肿,可点涂生地榆油,每日 4 次。外阴瘙痒且分泌物较多者,药用蛇床子、白鲜皮、鱼腥草、苦参、黄柏、川椒、贯众、百部各15~30g,布包水煎汁,熏洗坐浴,每日1~2 次。

尖锐湿疣

尖锐湿疣(生殖器疣)是一种人乳头瘤病毒(HPV)引起的疣状增殖性性传播疾病。病原体 HPV 为一种 DNA 病毒,目前已分离出 100 多个 HPV 亚型,不同亚型 HPV 可引起不同的临床症状,其中能引起泌尿生殖道损害的 HPV 有 20 多种。

尖锐湿疣主要与 HPV6、11、16、18、33 型感染有关,其中 HPV6、11 型感染仅造成受感染细胞的良性增殖,称低危型 HPV;而 HPV16、18、33 型感染,不但可引起尖锐湿疣,而且有可能使其恶变为鲍温样丘疹病,若感染宫颈上皮,则有诱发宫颈癌的可能,称为高危型 HVP。

【诊断要点】

1. 传播途径　　HPV 对宿主有高度种属特异性,人是乳头瘤病毒的唯一宿主,故又称人乳头瘤病毒,性直接接触是其感染的主要方式,亦可通过带有乳头瘤病毒的衣物间接传染或胎儿分娩过程中经产道感染。

2. 好发年龄　　多见于性活跃的中青年男女,少数亦可发生于婴幼儿和老年人。

3. 好发部位　　好发于男女外生殖器和肛周,其中男性患者以冠状沟、包皮系带最为多见,少数亦可发生于阴茎皮肤、包皮、龟头、尿道口、肛门、阴囊和腹股沟等处;女性患者以大小阴唇、后联合最为常见,亦可见于阴道口、尿道口、宫颈、阴道壁、肛周、阴阜等处。偶可发生于外生殖器和肛周以外的部位,如腋窝、脐窝、趾间、乳房下、口腔等。男性同性恋者可发生于直肠。

4. 典型损害　　HPV 通过皮肤、黏膜轻微破损处的间隙进入基底层细胞,并在细胞内大量复制,而且由于病毒的刺激导致表皮棘层和颗粒层增厚,一般 HPV 感染 2 周～8 个月,平均 3 个月,出现受感染部位颗粒状、乳头瘤状赘生物。造成潜伏期差异较大的原因,与机体的免疫功能尤其细胞免疫功能有关,如机体免疫功能低下则潜伏期短、细胞增殖迅速,并可引起疣体癌变;而免疫力较高者则呈 HPV 隐伏状态而不出现疣状损害,称隐性或亚临床 HPV 感染。

损害初为小而柔软的淡红色丘疹或丝状物,以后逐渐增大、数目增多,散在分布或相互融合成大小不等表面凹凸不平的乳头状、菜花状、鸡冠状或斑块状赘生物,较大损害可有蒂。其形状依发生部位不同而各异,如干燥且温度较低部位的损害常较小且扁平,类似扁平疣;温度较高且潮湿处的损害,常呈细丝状或乳头状,颜色灰白或呈污秽褐色,有时多个较小的损害相互融合成较大的肿块,其间常有脓性分泌物,易继发细菌感染而糜烂有恶臭。

发生于男性尿道的尖锐湿疣,表现为鱼卵大红色颗粒状赘生物,亦可为境界清晰的扁平斑块或呈乳头状瘤。宫颈尖锐湿疣常表现为疣状增生的糜烂性斑块,用3%~5%醋酸溶液湿敷可使其表面发白,周围可见卫星灶。肛周损害最初常为多数淡红色或褐色颗粒状赘生物,以后逐渐增大增多,可呈乳头瘤样、菜花样或蕈样,但以表面湿润有多数颗粒状物的扁平斑块较为多见,肛管亦可有细丝状或乳头瘤样赘生物。

口腔及咽部黏膜的尖锐湿疣,表现为小而柔软的红色乳头瘤样赘生物。阴道壁尖锐湿疣,多表现为鲜红色颗粒状或细丝状赘生物。龟头尖锐湿疣,多为红色颗粒状增生或小而扁平的块状物,偶可发展成菜花状。

HPV亚临床感染既可单独发生,也可与可见的尖锐湿疣同时并存,用3%~5%醋酸溶液湿敷,虽可使受感染处发白及确定受感染范围,但对亚临床感染的诊断价值有限。临床将既无尖锐湿疣损害,也无肉眼可见亚临床感染的表现(醋酸白试验阴性),但外阴皮屑或阴道拭子进行DNA检测可查到HPV者,称HPV携带者。有学者将亚临床感染和HPV携带称为冰山现象,即感染HPV后只有小部分人出现尖锐湿疣损害,而绝大多数为HPV携带者或处于亚临床感染状态,是HPV传播的重要传染源。

5. 自觉症状　一般无自觉症状,晚期因疣体增大或继发细菌感染,局部可有不适感或瘙痒、灼痛感。

6. 病程　少数HPV亚临床感染和可见的疣体可自行消退,疣体偶可恶变。

7. 并发症　人乳头瘤病毒除引起尖锐湿疣外,大量流行病学调查资料显示,人乳头瘤病毒感染还与多种生殖器癌的发生相关,尤其是与宫颈癌的发生关系密切。

(1)宫颈癌:为发展中国家妇女最为常见的肿瘤,目前研究已证实,90%以上宫颈癌的组织中可检测到人乳头瘤病毒DNA,主要为人乳头瘤病毒16型和18型,其中人乳头瘤病毒16型占50%以上。

(2)外生殖器癌和肛门癌:有统计资料显示,5%~10%外阴、肛周的尖锐湿疣,经过5~40年后可发展成鳞状细胞癌,而15%阴茎癌、5%女阴癌和部分肛门癌,则发生于原有尖锐湿疣的损害处。

(3)巨大型尖锐湿疣:指疣体形状巨大的尖锐湿疣,可如拳头或更大,表面呈乳头瘤样,常继发细菌感染有恶臭味。好发于包皮内侧面和龟头,亦可发生于肛周和女阴。巨大型尖锐湿疣实质上是一种疣状癌,病理表现为低度恶性的鳞状细胞癌,虽然极少发生转移,但损害可侵犯深部组织。

（4）鲍温样丘疹病：系发生于外生殖器的一种原位癌，部分病例有患尖锐湿疣的病史，少数可与尖锐湿疣并发。部分尖锐湿疣应用物理方法去除后，局部可发生似鲍温样丘疹病的损害。

虽然 HPV 感染与外阴癌、宫颈癌和肛门癌的发生有一定的相关性，但 HPV 的致癌性，需要特定类型 HPV、环境，以及限定宿主等条件下才能发挥作用，且与其他理化致癌因素（紫外线、X 线、亚硝胺等）密切相关，所以 HPV 感染引起的癌肿仅为少数。

8. 实验室检查

（1）细胞学检查：阴道和宫颈的尖锐湿疣组织涂片后 Papanicohou 染色，可见到空泡化细胞和角化不良细胞，前者细胞核浓缩，核周有晕且占胞质的大部分，细胞周边胞质浓染，可有两个或多个浓染的胞核；后者核小而致密，胞质呈淡黄色或橙红色，单个或成群排列。若两者数量均较多则对诊断尖锐湿疣有价值。

（2）醋酸白试验：用3％～5％的醋酸溶液外涂或湿敷患处2～5 分钟，则可使人乳头瘤病毒感染处组织稍微隆起且变白，称为醋酸白试验阳性。但应排除慢性炎症致上皮增厚所引起的假阳性反应，一般假阳性表现为发白区域界线不清或形状不规则。

（3）分子生物学检查：主要有特异性较高的核酸杂交检测法和特异性与敏感性均较强的核酸扩增检测法（包括 PCR、LCR）。

（4）组织病理：病损处表皮角化过度和角化不全，并呈乳头瘤样增生，棘层肥厚，表皮突增粗延长，甚至呈不规则向下延伸，类似鳞癌。真皮血管扩张，周围有中等量炎症细胞浸润，增厚的表皮中上部出现空泡化细胞具有诊断意义。

空泡化细胞分布于棘层中上部，并且聚集形成透明区，少数散在分布。空泡化细胞体积不一，常较正常细胞大，但细胞与细胞核直径比正常。细胞核呈卵圆形、多边形或不规则形，可见双核，一般胞核靠近一侧边缘，核周围有明显的空晕，细胞浆空虚呈气球状。该细胞与水肿性细胞空泡化或正常上皮细胞内糖原在制片中脱水而形成的空泡样细胞明显不同。

【治疗】

1. 一般治疗　尖锐湿疣是一种顽固且易复发的性传播疾病，由于 HPV 培养尚未获得成功，以及尚无有效抑制和杀灭 HPV 的药物等，故早期治疗、预防传播对防止复发、降低发病率尤为重要。本病治疗方法较多，临床应根据患者病情、病程，以及疣体发生部位、数量、大小和以往治疗等情况，采取综合方法施治，并定期复查。

患者和性伴侣同时进行检查和治疗，并检测有无衣原体或其他性传播疾病病原体的感染,对 HPV 携带和亚临床感染者,应进行不少于 9 个月的医学监测。

2. 全身治疗 适用于顽固难治、反复发作或年老体弱者,可选用基因工程干扰素 α-2a 或 α-2b 100 万～300 万 U/次,每周 3 次,深部肌肉注射,连续 4～8 周;或基因工程干扰素 α-1b 10～30μg/次,每周 3 次,深部肌肉注射,连续 4～8 周或更长;或基因工程干扰素 β-1a 200 万 U/次,深部肌肉注射,连续 10 天。亦可选用转移因子口服液 10～20ml/d,分次口服,或转移因子注射液 2～4ml/次,皮下注射,每周 2 次,连续 4～6 周。

3. 局部治疗

(1) 0.5%鬼臼毒素酊:使用时用小木棒或玻璃棒蘸少量药液涂于疣体表面,每日 2 次(包皮过长者 1 天 1 次),3 天为一疗程。重复用药应间隔 4 天以上,涂药时注意保护周围皮肤和黏膜。本品有致畸性,孕妇禁用。

(2) 25%足叶草脂酊:使用时先用凡士林保护损害周围正常皮肤和黏膜,然后用小木棒或玻璃棒蘸少量药液涂于疣体表面,4～6 小时后用清水将药液冲洗干净,若 3 天后疣体未消退,可再次涂药,适用于疣体较小者。本品有致畸性,孕妇禁用。患处继发感染、糖尿病、血液循环不良者及儿童均不宜使用。

(3) 33.3%～50%三氯醋酸溶液:用细棉签蘸少量药液涂于疣体表面,每日 1 次,共 1 或 2 次,涂药时注意保护疣体周围正常皮肤和黏膜。

(4) 5%5-氟脲嘧啶软膏:用棉签将药膏均匀涂于疣体表面,用塑料薄膜覆盖封包,勿使药膏接触正常皮肤和黏膜,每日 1 或 2 次,7 天为一疗程。孕妇禁用。

(5) 酞丁胺:常选用 1%酞丁胺乳剂或 3%酞丁胺软膏,厚涂患处后用纱布包扎,每日 2 次,4 周为一疗程。

(6) 5%咪喹莫特霜:将该药均匀涂于疣体表面,6～10 小时后用中性香皂水清洗干净,每周 3 次,疣体消失后再巩固用药 1～2 周。

(7) 80%～90%三氯醋酸或二氯乙酸:将少量药液均匀涂于疣体表面,待其干燥后表面涂搽一层凡士林,避免药液接触正常皮肤,每周或 2 周 1 次,最多可连续涂药 6 次。

(8) 思可得:为硝酸、醋酸、草酸、乳酸与硝酸铜的复方制剂,用涂药棒蘸少量药液涂于疣体表面及根部,至疣体发白或呈淡黄色为止,3～5 天后可重复治疗 1 次。

(9) 干扰素:病灶处可涂搽基因工程干扰素 α-2a 软膏(10 万 U/5g)、基因工程干扰素 α-1b 软膏(25 万 U/5g)、基因工程干扰素 α-2b 软膏(100 万 U/5g)或

基因工程干扰素 α-2b 喷雾剂(100 万 U/10ml),每日 3 次。宫颈或阴道壁尖锐湿疣,应用物理方法去除疣体后,在阴道后穹窿置入含基因工程干扰素 α-2a 6 万 U 或基因工程干扰素 α-2b 10 万 U 的栓剂,隔日 1 次,睡前使用,6~10 次为一疗程。

4. 局部注射　可选用基因工程干扰素 β-1a 200 万~300 万 U/次,病灶内及其周围分点注射,每日 1 次,连续 5 次,停药 2 天为一疗程,连续 1~3 个疗程;或基因工程干扰素 α-1b 10μg/次,疣体基底部局部注射,每日 1 次,连续 3 周或更长;或基因工程干扰素 α-2a 100 万 U/次,注射于病灶基底部,隔日 1 次,连续 3 周;或基因工程干扰素 α-2b 配制成浓度 1000 万 U/ml 的溶液,病灶基底部注射,1 次 0.1ml,隔日 1 次,连续 3 周,每次可注射 5 个病灶,每周最大用量不超过 1500 万 U。

5. 物理疗法　可选用液氮冷冻、CO_2 激光、电刀切除、电灼、微波、电干燥、钝性刮除等方法去除疣体,临床可根据疣体大小、范围、部位等,几种方法联合应用,注意治疗深度、范围等,否则易复发和形成瘢痕。

6. 中医治疗

(1)湿热下注证:患处赘疣,形似乳头和菜花,表面凸凹不平,或潮湿浸渍,臭秽难闻;伴有食不甘味,腹胀纳呆,二便不调;舌质红,苔黄腻,脉滑数。治宜清热利湿,佐以解毒,方选龙胆泻肝汤加减,药用薏苡仁、茵陈各 30g,赤小豆 15g,龙胆草 12g,车前子(包)、柴胡、黄芩、栀子、泽泻、黄柏、苍术各 10g,木通 6g,每日 1 剂,水煎取汁分次服。

(2)湿热蕴毒证:病程较久,或愈后复发,疣体范围较大,形如鸡冠,溃后津汁腐秽,甚则出血,臭不可近,附近臖核肿大;女性白带增多,性交疼痛;舌质红,苔黄微腻,脉弦数。治宜解毒化瘀,清热利湿,方选解毒通络汤加减,药用薏苡仁、夏枯草、马边草各 30g,土贝母、忍冬藤、活血藤、紫草各 15g,川牛膝、苦参各 12g,炒三棱、赤芍、黄柏、地丁、丹皮、苍术各 10g,丝瓜络 6g,山慈菇 4.5g,每日 1 剂,水煎取汁分次服。

(3)外治法:可选用五妙水仙膏(黄柏、五倍子、紫草等)、千金散、鸦胆子油(鸦胆子仁 1 份与花生油 2 份浸泡 2 周而成)等点涂疣体,每日 2 次。亦可选用香附 30g,白矾、莪术、黄柏、苦参、川椒各 20g 的浓缩水煎剂;马齿苋 60g,木贼草、生牡蛎、苦参、蛇舌草各 30g,灵磁石、白蔹各 20g,红花 10g 的浓缩水煎剂;或蛇床子、土茯苓、川黄柏、板蓝根、苦参、百部、木贼、桃仁各 50g,红花、明矾各 30g,川椒 15g 的浓缩水煎剂,熏洗和湿敷患处,每日 2 次,若疣体应用物理方法去除后配合中药煎剂湿敷,可加快创面愈合和减少复发。

生殖器疱疹

　　生殖器疱疹是一种由单纯疱疹病毒感染引起的性传播疾病。单纯疱疹病毒（HSV）有两个血清型，即 HSV-1 型和 HSV-2 型，本病主要由 HSV-2 型引起，少数由 HSV-1 型或两型混合感染所致。人是 HSV 的唯一自然宿主，发作期和恢复期患者，以及无症状 HSV 携带者等均为本病的传染源。

【诊断要点】

　　1. 传播途径　　主要通过性直接接触传染，少数可通过含有 HSV 的物品间接传染或经产道感染。

　　2. 好发年龄　　多见于性活跃的中青年人，男女均可发病。新生儿可经产道感染。

　　3. 好发部位　　男性患者主要发生于包皮、龟头、冠状沟、阴茎，偶见于尿道、前列腺和精囊，同性恋者可发生于肛门、直肠；女性患者主要发生于外阴、大小阴唇、阴蒂、阴道、宫颈，亦可发生于肛门、直肠和尿道。新生儿感染多见于面部。

　　4. 典型损害　　HSV 通过生殖器皮肤、黏膜的微小裂隙，进入表皮细胞和黏膜上皮细胞而感染，病毒在细胞内复制并播散至周围组织后，使受 HSV 感染的细胞受到破坏，引进皮肤黏膜损伤。生殖器疱疹分为原发性和复发性两种。

　　（1）原发性生殖器疱疹：是指感染 HSV 后经过 2～10 天（平均 3～5 天）的潜伏期，被感染部位皮肤、黏膜出现损害。在损害出现前，局部常有灼热、瘙痒或感觉异常，女性白带增多，继而出现淡红色斑疹及簇集性丘疹和丘疱疹，并迅速形成针头至粟粒大疱壁紧张的水疱，疱液开始澄清，以后混浊或为脓性，疱壁较薄，易破溃形成糜烂面或浅溃疡，表面有少量渗液，干燥结痂后消退，留淡褐色或褐色斑，少数可形成瘢痕。病程中多伴有附近淋巴结肿大，少数患者伴有尿道炎。

　　约 90% 的女性患者同时有宫颈受累，表现为宫颈黏膜潮红，或伴有多个散在糜烂面和浅溃疡。部分患者的宫颈外观虽然正常，但宫颈刮片进行组织培养，HSV 多为阳性。

　　（2）复发性生殖器疱疹：宿主感染病毒后，一些病毒被宿主的免疫反应所清除，但部分病毒可逃逸宿主的防御反应而长期潜伏于神经节中，当宿主受外伤、细菌感染、情绪波动及免疫功能受到抑制等情况下，病毒基因被激活并复制，沿神经节至病毒侵入处或原发部位皮肤黏膜形成损害，引起复发。

　　一般大部分原发性生殖器疱疹在愈后 1～3 个月可复发，尤以 HSV-2 感染者复发率最高,其频率也较高,复发次数以感染 HSV 后第一年最多,一般 4～6次,少数可达 10 次以上,一年以后复发次数逐渐减少,但少数五年内复发次数均较多。男性患者较女性容易复发,且复发频率也较高,但女性患者复发症状常较男性重。

复发性生殖器疱疹常较原发性生殖器疱疹的症状轻,病程也较短。复发前数小时或 1～2 天,原发部位常有灼热、感觉异常或刺痛,少数患者有臀部或股部放射性疼痛,损害与原发性损害相似,但炎症较轻,疱疹数量也较少,很少有全身症状和腹股沟淋巴结肿大,女阴复发性损害同时累及宫颈者也较原发性少。

少数患者可合并直肠炎、前列腺炎、尿道炎综合征等,女性生殖器疱疹患者发生宫颈癌的危险性较常人增大 5～10 倍。

(3) 孕妇生殖器疱疹及新生儿疱疹:妊娠期生殖器疱疹与非妊娠患者表现相似,但 HSV 可通过胎盘造成胎儿宫内感染,且发生胎儿感染的危险性原发性疱疹(20%～50%)远大于复发性疱疹(<8%),并与流产、早产、胎儿宫内发育迟缓、低出生儿体重等有关,甚至可引起死胎。若孕妇在妊娠早期感染 HSV,新生儿出生时可有小头畸形、小眼、视网膜发育异常和脑钙化等先天性畸形。

新生儿疱疹常在出生后 3～30 天出现角膜炎、结膜炎和皮肤疱疹,可伴有黄疸、发绀,甚至呼吸衰竭、循环衰竭或死亡。存活者常留有后遗症,且智力低下。

5. 自觉症状　患处常有不同程度疼痛、瘙痒和灼热感,异物刺激后症状加重,少数患者伴有发热、头痛、全身不适、肌痛等症状。累及尿道、膀胱或直肠者,可有尿频、尿痛、尿潴留和肛门灼痛等症状。疱疹反复发作者,患者心理压力常较大,容易出现精神抑郁、睡眠障碍和性欲异常等。

6. 病程　一般原发性损害 2～3 周、复发性损害 5～10 天自行消退,但反复发作可长达数年。

7. 实验室检查

(1) 细胞学检查:损害处取材直接涂片,进行 Wright、Giemsa 或 Papanicolaou 染色,在多核巨细胞的胞核内找到嗜酸性包涵体有助于诊断。本法敏感性较低,且不具特异性,在发病初期阳性率较高,后期阳性率较低。

(2) 病原学检查:主要有 HSV 检测(用荧光素标记的抗 HSV-1 和 HSV-2抗体作直接免疫荧光试验,可区分 HSV 类型)、HSV 抗原检测(间接免疫荧光试验、酶联免疫吸附试验、蛋白印记试验或放射免疫试验等)、HSV 核酸检测(核酸探针检测法及核酸扩增检测法,敏感性和特异性均较高)、HSV 培养分离(常用细胞培养法,主要用于 HSV 类型的进一步鉴定)等。

(3) 血清学检查:主要用于检测抗 HSV-1 和抗 HSV-2 抗体,诊断 HSV 的原发性感染,进行 HSV 感染的血清流行病学调查。主要方法有免疫荧光试验、酶联免疫吸附试验、免疫印迹试验和放射免疫试验等,阳性者说明患者曾发生过 HSV 显性或为隐性感染。

【治疗】

1. 一般治疗　发病后早期诊断、及时治疗、避免传播,保持患处干燥清洁,防止继发感染。本病目前尚无根治方法,抗病毒药物及生物调节剂有一定疗效,可改善症状、缩短病程,且在皮损出现前应用其效果可得以增强,甚至可阻止皮损发生,故 HSV 复发患者应掌握其发作规律及症状表现,在皮损出现前即给予足量药物治疗。

锻炼身体,增强体质,提高机体免疫力,生活规律,避免疲劳及继发细菌和其他病原体感染,以减少和防止复发。复发期间应禁止性接触或采取防护措施,性伴侣应同时检查和治疗,妊娠期间患病者应积极进行治疗,并对胎儿和新生儿进行医学监测。

2. 全身治疗

(1) 抗病毒药:原发性生殖器疱疹和首次 HSV 感染者(不一定出现疱疹)可选用阿昔洛韦(1.2g/d 分 3 次或 1g/d 分 5 次)、泛昔洛韦(750mg/d 分 3 次)或伐昔洛韦(600mg/d 分 2 次),连服 7～10 天,若皮损未消退,疗程可适当延长。复发者可选用阿昔洛韦(1g/d 分 5 次、1.2g/d 分 3 次或 1.6g/d 分 2 次)、泛昔洛韦(750mg/d 分 3 次)或伐昔洛韦(600mg/d 分 2 次),连服 5 天。对每年复发 6 次或以上者,可给予阿昔洛韦 800mg/d 分 2 次、泛昔洛韦 500mg/d 分 2 次或伐昔洛韦 600mg/d 一次,连服 4 月～1 年。

耐 HSV 的菌株可选用膦甲酸钠 40mg/kg·d,静脉注射,每日 3 次,直至临床症状缓解,但长期应用肾毒性明显。

(2) 生物调节剂:原发性疱疹和首次感染 HSV 者,可给予 IFN-α 5 万 U/kg·d 或基因工程干扰素 β-1a 200 万 U/d,肌肉注射,每日 1 次,连续 1～2 周。复发性生殖器疱疹可给予 IFN-α 10 万 U/kg·d 或基因工程干扰素 β-1a 200 万 U/d,每日 1 次,连续 2～4 周,频繁发作者改为每周 3 次,连续 4～6 周;或选用阿地白细胞介素 20 万～40 万 U/d,皮下注射,每日 1 次,每周连用 4 天,连续 4 周;或白细胞生长因子(灵杆菌素)50 万 U/d,皮下或肌肉注射,每日 1 次,连续 5 天,以后改为每周 2 次,连续 10～20 周等,均可延长复发周期,减少复发次数。

(3) 妊娠疱疹:原发性生殖器疱疹和首次感染 HSV 者,可选用阿昔洛韦(1.2g/d 分 3 次或 1g/d 分 5 次)或伐昔洛韦(600mg/d 分 2 次),连服 5 天;重症者可给予阿昔洛韦 5mg/kg·d,分 3 次静脉注射,连续 5 天。复发者或分娩前给予阿昔洛韦 200mg/次,每日 5 次;或 400mg/次,每日 3 次;或 800mg/次,每日 2 次,均连服 5 天。

阿昔洛韦或伐昔洛韦对孕妇和胎儿的危险性,目前尚未得出可靠的结论,但应用后胎儿畸形发生率与正常人相比并无增高,当其治疗作用远大于其致畸的危险性时,可进行应用。

(4) 新生儿疱疹:给予阿昔洛韦 30~60mg/kg·d,静脉滴注,连续 10~21 天。经孕妇产道感染 HSV 者,出生后即刻肌注人免疫球蛋白 150~300mg。

3. 局部治疗　发作期外阴损害可涂搽 2%龙胆紫溶液、10%次没食子酸铋、氧化锌油膏、紫草生地榆油膏、0.5%新霉素软膏、0.25%~0.1%疱疹净软膏、5%疱疹净二甲基亚砜溶液(用于皮肤疱疹)等,每日 3~5 次;颜面疱疹可外涂 10%醋酸铝或锌铜合剂。反复发作者,患处可长期涂搽 5%阿昔洛韦软膏、1%喷昔洛韦乳膏、基因工程干扰素 α-2a 软膏(10 万 U/5g)、基因工程干扰素 α-1b 软膏(25 万 U/5g)、基因工程干扰素 α-2b 软膏(100 万 U/5g)或基因工程干扰素 α-2b 喷雾剂(100 万 U/10ml),每日 2 或 3 次。宫颈或阴道疱疹,在阴道后穹窿置入含基因工程干扰素 α-2a 6 万 U 或基因工程干扰素 α-2b 10 万 U 的栓剂,隔日 1 次,睡前使用,6~10 次为一疗程。

新生儿眼疱疹可点涂碘苷、阿糖胞苷眼药水等,既有预防作用,亦有治疗作用。

4. 封闭治疗　皮损处或皮损发生前的复发部位,皮内注射基因工程干扰素 α-2b,用量为 100 万~200 万 U/次,隔日 1 次,连续 3 次,可有较好疗效。

5. 物理治疗　红斑疱疹性损害,可进行液氮冷冻和氦-氖激光照射。糜烂性损害照射 UVA、UVB、氦-氖激光或微波等,可促进皮损干燥结痂,加快皮损消退。

6. 中医治疗

(1) 湿热下注证:外阴水疱、糜烂,痒痛交作,小便黄赤,大便干结;舌红苔黄腻,脉弦滑数。治宜清热、利湿、解毒,方选龙胆泻肝汤加减,药用败酱草 15g,车前子、当归、生地各 10g,黄芩、栀子、胆草、木通各 6g,柴胡、甘草各 4.5g,每日 1 剂,水煎取汁分次服。

(2) 热毒内蕴证:龟头、尿道、阴唇及宫颈潮红、糜烂,脓液腥臭,伴高热头痛,心烦口干,二便不利,肛门周围感觉减退;苔黄腻,脉弦数。治宜凉血、清热、解毒,方选五味消毒饮加减,药用蒲公英、野菊花、地丁、银花各 12g,生地、丹皮、麦冬各 10g,黄芩、黄柏、山栀各 6g,黄连、甘草各 3g,每日 1 剂,水煎取汁分次服。

（3）肝肾亏损证：外阴水疱反复发作，兼有心烦寐少、腰酸头昏、食少乏味、口干咽燥；舌质淡，脉虚细。治宜养肝滋肾，清热化湿，方选知柏地黄丸合萆薢渗湿汤加减，药用赤小豆、山药各 12g，车前子、山茱萸、萆薢、泽泻、生地各 10g，丹皮、知母、黄柏、茯苓各 6g，每日 1 剂，水煎取汁分次服。

（4）外治法：外阴疱疹或糜烂渗出者，选用马齿苋或苦参 30g，水煎待凉，用纱布蘸药液湿敷患处，每次 20 分钟，每日 2～3 次，然后外敷玉露膏或金黄散油膏。

性病性淋巴肉芽肿

性病性淋巴肉芽肿是一种由 L 血清型沙眼衣原体引起的性传播疾病，又称第四性病。病原体沙眼衣原体有 15 种血清型，其中 L_1、L_2、L_3 三种血清型较为常见，且具有较强的侵袭性。人是 L 血清型沙眼衣原体的唯一宿主，通过破损的皮肤、黏膜侵入，感染后主要侵犯皮肤和淋巴组织，组织破坏性极强，可累及深层组织。

【诊断要点】

1. 传播途径　主要通过性接触传播，传染源为患者及无症状病原体携带者，偶可通过含有 L 血清型沙眼衣原体的物品间接传染。

2. 好发年龄　多见于 20～40 岁性活跃的男性，男女患者比约为 5:1。

3. 好发部位　主要侵犯外生殖器、腹股沟淋巴结、肛门和直肠。

4. 典型损害　潜伏期 3～30 天，平均 7～10 天。男性常呈急性发作，而女性则以晚期并发症多见，临床根据病情发展和损害表现，将其分为早、中、晚三个阶段。

（1）早期阶段：损害初为外生殖器单发或多发的无痛性丘疹、丘疱疹、脓疱，破溃后糜烂或形成浅溃疡，称之为初疮，常为一过性，通常 1 周自愈。男性多发生于冠状沟、龟头、包皮、阴茎，女性多见于阴道后壁、阴唇、阴唇系带及宫颈，亦可累及尿道。男性同性恋者可发生于直肠。

（2）中期阶段：常在初疮发生后 2～6 周，病原体沿淋巴管侵入近卫淋巴结，一般单侧发生，少数累及双侧。损害为肿大的炎症性淋巴结，常有压痛，约 1/3 患者有腹股沟和股淋巴结同时受累，在腹股沟韧带上下方肿大的淋巴结间形成凹沟，称为沟槽征，较具特征性。

一般 1～2 周淋巴结坏死形成脓肿，破溃后形成多发性窦道，似"喷水壶"状，愈后留有瘢痕。女性患者可侵犯髂深和直肠淋巴结，引起直肠炎和直肠周围炎。

偶可出现皮肤结节性红斑或多形红斑样损害。

（3）晚期阶段：受累的淋巴结可纤维化和瘢痕形成，以及形成直肠结肠炎、肛周脓肿、直肠溃疡或瘘管、直肠狭窄、外生殖器象皮肿等。患者以女性多见，常导致外生殖器广泛破坏和畸形。

5. 自觉症状　初疮一般无自觉症状，肿大的淋巴结常有疼痛。中期患者常伴有发热、头痛、关节痛等全身症状。晚期患者因患处组织纤维化而影响局部功能和活动。

6. 病程　初疮可自愈。未经治疗的淋巴结损害，可发展成慢性炎症、囊肿、窦道、瘢痕、象皮肿等，造成外生殖器或肛门直肠残毁性永久损害。

7. 实验室检查　血清学检查主要有补体结合试验、微量免疫荧光试验、单一包涵体免疫荧光试验、酶联免疫吸附试验等，其中微量免疫荧光试验可区分沙眼衣原体的不同类型。患者血清补体结合试验滴度≥1：64，微量免疫荧光试验滴度≥1：512。沙眼衣原体培养可培养出 L_1、L_2、L_3 型沙眼衣原体。

聚合酶链反应及连接酶链反应，对病原体检测敏感性和特异性均较高。肿大的淋巴结活检组织病理可见星状溃疡和肉芽肿形成。

【治疗】

1. 一般治疗　本病为组织破坏性巨大的性传播疾病，可造成受累器官严重畸形，应早期诊断及时治疗，阻止组织进一步损伤，缩短病程，消除传染性。治疗方案应根据病情、病程、组织损伤程度等综合制定，力求全程、足量、规范用药，性伴应同时检查和治疗，避免不洁性接触，防止传播。

2. 全身治疗　可选用多西环素（0.2g/d 分 2 次服，连续 3 周）、四环素（2g/d 分 4 次服，连续 3 周）、米诺环素（0.2g/d 分 2 次服，首次加倍，连续 2 周）、红霉素（2g/d 分 4 次服，连续 3 周）、阿奇霉素（1g/d 顿服，每周 1 次，连续 3 次）、复方磺胺甲噁唑（4 片/d 分 2 次服，连续 3 周）或司帕沙星（0.2g/d 顿服，连续 2 周）等。慢性感染者的疗程可酌情延长或交替使用以上抗生素，孕妇或哺乳期患者可选用红霉素治疗。

3. 局部治疗　窦道或溃疡性损害，可选用 0.5％聚维酮碘溶液、1％红霉素溶液、1：8000 高锰酸钾溶液、0.1％苯扎溴胺溶液、复方氯己定溶液、生理盐水、0.02％呋喃西林溶液、1％新霉素液或 0.1％依沙吖啶溶液反复冲洗后，外涂 2％莫匹罗星软膏、3％磷霉素软膏、1％红霉素软膏、0.5％新霉素软膏或 0.5％～1％盐酸金霉素软膏，每日 2～4 次。

4. 外科疗法　淋巴结脓肿可抽吸脓液后注入抗生素，或切开排脓后用抗生素溶液冲洗。窦道可行外科修补术或成形术，直肠狭窄可行扩张术，外生殖器象皮肿可行整形术,但效果均不甚理想。

5. 中药治疗

(1)淫毒内攻证:多在起病后 10 天左右,腹股沟淋巴结肿大如蚕豆甚至鸡卵大,表面肤色正常或微红,压痛或牵引痛,自觉胀痛,伴发热恶寒,困倦乏力,头痛少食;舌质红,苔少,脉细数。治宜疏散淫毒,方选透骨搜风散加减,药用胡桃肉、小黑豆、六安茶各 30g,炒槐角 15g,生芝麻、紫葡萄、牛膝各 12g,透骨草 10g,羌活、独活各 6g,红枣 5 枚,每日 1 剂,水煎取汁分次服。

(2)湿热下注证:患处焮红胀痛,可见丘疱疹和脓疱,伴恶寒发热,小便涩滞,腹内急痛,小腹痞闷;舌质红,苔薄黄,脉弦细。治宜清肝泻火,疏通气血,方选逍遥散加减,药用白茅根、赤小豆各 30g,川楝子、玄胡索、浙贝母、僵蚕、银花、花粉各 12g,茯苓、白术、当归、白芍各 10g,炒栀子、柴胡、丹皮各 6g,每日 1 剂,水煎取汁分次服。

(3)余毒残留证:患处肿块逐渐软化,溃破后外溢黄绿色脓液,疮口不易愈合,形如鱼口,迁延日久;舌质淡红,苔薄少,脉细弱。治宜益气托毒,解毒敛疮,方用芙蓉内托散加减,药用川牛膝、银花、茯苓各 12 克,当归、川芎、白芷、黄芪、连翘、杏仁各 10 克,芙蓉花 6 克,高丽参 4.5 克(另煎兑入),每日 1 剂,水煎取汁分次服。

(4)外治法:结节未溃破时,选用如意金黄散用凡士林调成膏剂,或炒五倍子、百草霜研末醋调,外敷患处,每日 2 次。

腹股沟肉芽肿

腹股沟肉芽肿(性病性肉芽肿)是一种由肉芽肿荚膜杆菌感染所致的肉芽肿性慢性进行性疾病。肉芽肿荚膜杆菌属克雷白杆菌,革兰染色阴性,在受损的组织细胞内为一卵圆形包涵体,呈蓝黑色别针状。该菌仅对人类致病,可通过性接触传播。

【诊断要点】

1. 好发年龄 多见于中青年尤其是男性同性恋者。

2. 好发部位 主要发生于外生殖器、肛周及腹股沟,并可通过血液和淋巴液播散至身体任何部位。

3. 典型损害 潜伏期 8～80 天。损害初为单发或多发质坚实的丘疹或皮下结节,数日后表面破溃形成境界清楚的无痛性肉红色溃疡,逐渐扩大并形成牛肉红色肉芽组织,边缘高起呈滚卷状,表面肉芽组织凹凸不平,极易出血,在溃疡周围可有硬化性改变和瘢痕样组织形成。

有时肉芽组织增生明显呈肥厚的乳头瘤样，边缘不规整，表面较干燥。继发感染可造成组织广泛性破坏，表面有恶臭味的脓性分泌物，少数可呈软下疳样改变。愈后局部组织纤维化和瘢痕形成，并可形成淋巴水肿，造成外生殖器象皮肿和畸形。

4. 自觉症状　一般无自觉症状，继发感染可有疼痛。

5. 病程　感染呈慢性经过，平均病期约2年。

6. 实验室检查　活动性损害边缘活检组织 HE 染色病理示，表皮角化不全，颗粒层消失，棘层肥厚，伴海绵形成和假上皮瘤样增生。真皮乳头及真皮上部水肿、丰富的脉管及血管内皮增生，可见弥漫性高密度浆细胞、组织细胞浸润和不等量红细胞外溢，有时可见淋巴细胞、上皮样细胞和郎格罕斯巨细胞。用Giemsa 染色可见有多个分隔并增大的组织细胞，分隔区可见1～20个杜诺凡小体，小体长1～2μm，呈蓝黑色，似别针状。

活检组织碎片制成细胞压片，用甲醇固定行 Giemsa 染色，可见单一核细胞内的杜诺凡小体。将组织碎片接种至 5 天龄鸡胚卵黄囊中，37℃培育 72 小时，Giemsa 染色可见杜诺凡小体。

【治疗】

1. 一般治疗　本病组织破坏性大，可造成外生殖器畸形，应早期诊断和治疗，阻止损害向周围和深部组织扩展，消除传染性。肉芽肿荚膜杆菌可通过自身接种传染，故应防止损害处分泌物沾染正常和破损的皮肤与黏膜，溃疡面应用敷料覆盖，被污染的衣物应高温消毒。患病期间禁止不洁性接触，防止传播，性伴应同时检查和治疗。

2. 全身治疗　本病以前常在不同地区应用不同药物治疗，目前美国疾病控制中心推荐的治疗方案为：复方磺胺甲噁唑 4 片/d，分 2 次服，疗程至少 3 周；或多西环素 0.2g/d，分 2 次服，疗程至少 3 周。替代方案为环丙沙星 1.5g/d，分 2 次服，疗程至少 3 周；或红霉素 2g/d，分 4 次服，疗程至少 3 周。

若治疗数日后损害未见好转，可考虑加用氨基糖甙类抗生素，如庆大霉素 1mg/kg，静脉注射，每 8 小时 1 次。也可选用阿奇霉素 500mg，顿服，连续 7 天；或每次阿奇霉素 1g，每周 1 次，连服 4 周。孕妇或哺乳期患者，可选用红霉素 2g/d，分 4 次服，疗程至少 3 周。

3. 局部治疗　溃疡面可选用 0.5%聚维酮碘溶液、1:8000 高锰酸钾溶液、0.1%苯扎溴胺溶液、复方氯己定溶液、0.02%呋喃西林溶液、1%新霉素液、0.4%庆大霉素液或 0.1%依沙吖啶溶液冲洗湿敷后，外涂 2%莫匹罗星软膏、

1％红霉素软膏、1％利福平软膏、3％磷霉素软膏、0.5％新霉素软膏或乳剂、0.5％～1％盐酸金霉素软膏或乳剂、1％诺氟沙星软膏或 0.2％盐酸环丙沙星软膏等,每日 2 次,并用较厚无菌纱布覆盖创面。

4. 外科疗法　晚期并发症,如直肠狭窄、瘘管、象皮肿及盆腔囊肿等,可行手术治疗。

5. 中医治疗

(1)湿热下注证:阴部数个皮下结节,不久溃烂,表面污秽,伴口苦,小便黄赤,舌苔黄腻,脉滑数。治宜清热利湿解毒,方选龙胆泻肝汤加减,药用蒲公英20g,车前子、夏枯草、生地、茵陈、柴胡各15g,龙胆草、黄芩、栀子各10g,当归、木通各 6g,甘草 5g,每日 1 剂,水煎取汁分次服。

(2)湿毒蕴结证:阴部溃疡,边缘清楚,疮面色暗红如牛肉,边缘高起呈卷筒状,表面污秽,触之易出血,舌红苔腻,脉滑或涩。治宜清热祛湿,解毒化瘀散结,方选仙方活命饮加减,药用蒲公英 30g,土茯苓 20g,金银花、天花粉、穿山甲、云苓、赤芍各15g,皂角刺、当归、贝母各10g,陈皮、甘草各5g,每日 1 剂,水煎取汁分次服。

(3)气阴亏虚证:溃疡日久,常年不愈,疮面暗红,脓液稀薄,伴低热、盗汗,面色无华,纳呆,乏力,舌淡红少苔,脉细。治宜清热解毒,益气养阴,方选八珍汤加减,药用蒲公英30g,紫花地丁、天花粉、党参、云苓、熟地、贝母各15g,白术、当归、川芎、白芍各10g,每日 1 剂,水煎取汁分次服。

(4)外治法:溃疡脓水较多时,可选用10％黄柏溶液湿敷患处,每日 2 次,每次 15 分钟。溃疡初起,脓水不多时,可外敷四黄膏,每日 2 次。溃疡久不收口、脓液不多、疮面淡红色时,可外敷生肌散。

软 下 疳

软下疳是一种由杜克雷嗜血杆菌引起的外阴急性溃疡性疾病。杜克雷嗜血杆菌为兼性耐氧性嗜血杆菌,培养时需新鲜血液方能生长,通过外阴皮肤、黏膜细微损伤处感染,并经淋巴管扩散至腹股沟淋巴结,人对杜克雷嗜血杆菌无完全保护性免疫,可重复感染。

【诊断要点】

1. 传播途径　人是杜克雷嗜血杆菌的唯一宿主,传染源为患者和无症状带菌者,主要通过性接触传播。目前尚未发现健康带菌者,尚无软下疳孕妇在分娩过程中传染给新生儿的报道,但杜克雷嗜血杆菌可自身接种。

2. 好发年龄　患者主要为性活跃的中青年人,感染后出现症状者以男性多见,亚临床感染者多见于女性。

3. 好发部位　男性多发生于冠状沟、包皮内侧面、包皮系带和龟头,偶可发生于阴茎体和肛门。女性多发生于大小阴唇、阴道口、阴唇系带、前庭、阴蒂等处,偶见于阴道壁、宫颈及尿道。生殖器以外部位如手指、乳房、股内侧、口腔等偶可受累。

4. 典型损害　损害在性接触后3～5天出现,常始发于杜克雷嗜血杆菌侵入处,初为针头至粟粒大红色丘疹,周围绕有红晕,迅即变为脓疱,3～5天后脓疱破溃形成圆形、卵圆形或不规则形溃疡,直径2～10毫米,边缘多不规整,可呈潜行性穿凿,基底为鲜红色柔软的肉芽组织,有明显触痛,容易出血,表面常覆有脂性黄色脓苔或有坏死组织间杂的脓性分泌物,周围组织炎症轻微。溃疡单发或多发,多发者可相互触合成较大的溃疡,常因自身接种出现"对吻损害",愈后留有瘢痕。

临床中偶见溃疡面深而大的巨大软下疳、外阴毛囊性深溃疡的毛囊性软下疳、溃疡小而表浅且消退较快的一过性软下疳、扁平湿疣样软下疳、溃疡发展迅速伴广泛组织坏死的崩蚀性软下疳、溃疡表浅呈窄长形的匐行性软下疳,以及初为软下疳,以后形成硬下疳的混合性软下疳等。可并发化脓性腹股沟淋巴结炎、阴茎体淋巴管炎、尿道瘘或尿道狭窄,以及阴囊、阴茎象皮肿等。

本病约半数男性患者的损害单发,但组织破坏性大,溃疡深在,症状明显,愈合缓慢;女性患者的损害常为多发,且症状较轻,溃疡表浅,愈合较快。超过半数的患者在急性期发生疼痛性腹股沟淋巴结炎,并可形成脓肿,表面皮肤可红肿溃烂。

5. 自觉症状　男女患者的自觉症状差异较大,男性患者常有剧烈疼痛,而女性患者自觉症状多较轻微。

6. 病程　未经治疗的溃疡1～2个月自愈,偶有长久不愈者。

7. 实验室检查

(1) 分泌物直接涂片:应用棉拭子在溃疡基底面取少量脓性分泌物,立即涂片,革兰染色后可见末端钝圆且两极染色呈"鱼群"样排列的短小杆菌,具有诊断意义。

(2) 细菌培养:从溃疡底部或炎性淋巴结中取材,接种于含血红蛋白和小牛血清的淋球菌培养基上,2～4天后取灰黄而透明的菌落镜检,可查到短小杆菌,但仍需通过生化检查进行菌种鉴定。

(3) 血清学检查:多数患者血清 IgM 和 IgG 抗体均有不同程度增高。

（4）生化试验：杜克雷嗜血杆菌氧化酶试验、硝酸盐还原酶试验、碱性磷酸酶试验等阳性。

（5）分子生物学检查：主要有核酸杂交法和聚合酶链反应（PCR），其敏感性和特异性均较高。

（6）组织病理：典型软下疳的病理表现为三个炎症带，浅层即溃疡底部表浅部分，由中性粒细胞、纤维蛋白、红细胞、坏死组织及革兰阴性杆菌等组成；中层结缔组织水肿并有较多新生血管，其内皮细胞显著增生；深层位于真皮深部，由致密的浆细胞及较少的淋巴细胞组成。

【治疗】

1. 一般治疗　患病后及时进行诊治，注意休息，忌辛辣刺激性食品。加强患处护理和卫生，避免刺激和不洁性接触，防止继发感染和自身接种。杜克雷嗜血杆菌可通过质粒介导对氨苄青霉素、磺胺类、氯霉素、四环素、卡那霉素等多种药物产生耐药，故临床应选择敏感抗生素或根据细菌培养结果选用抗生素。

本病通过性接触传染，患者及其性伴应同时检查和治疗，避免传播和再次感染。

2. 全身治疗　可选用阿奇霉素（1次口服1.0g）、头孢三嗪（1次肌注0.25g）、碱性红霉素（2g/d分4次服，共7天）、阿莫西林0.5g加克拉维酸0.125g（每日4次，连服7天）。或罗红霉素（300mg/d分2次服，共7天）、环丙氟哌酸（1g/d分2次服，共3天）或克拉霉素（1g/d分2次服，共7天）等，但应掌握药物适应证。

3. 局部治疗　患处可选用0.5％聚维酮碘溶液、3％硼酸溶液、1:8000高锰酸钾溶液、3％过氧化氢溶液、0.1％苯扎溴胺溶液、复方氯己定溶液、0.02％呋喃西林溶液、0.4％庆大霉素液或0.1％依沙吖啶溶液等，反复冲洗和湿敷患处后，外涂林可霉素利多卡因凝胶、2％莫匹罗星软膏、1％红霉素软膏、1％利福平软膏、1％诺氟沙星软膏、0.2％盐酸环丙沙星软膏或3％～5％聚维酮碘溶液，每日2或3次。

4. 局部注射　淋巴结脓肿可在其周围正常皮肤进针抽吸脓液，用生理盐水或庆大霉素注射液反复冲洗囊腔后，注入适量环丙沙星乳酸盐注射液或红霉素溶液。

5. 物理疗法　患处照射UVA、UVB或扩束CO_2激光，可起到抗菌、加快溃疡愈合的作用。顽固性深溃疡亦可用CO_2激光点灼溃疡面。

6. 外科疗法　淋巴结脓肿或窦道，在全身有效抗生素应用的前提下手术切开排脓，并保持引流通畅。包皮水肿或形成嵌顿者，宜将包皮切开排脓，必要时炎症控制后行包皮环切术。

7. 中医治疗

（1）湿热下注证：急性起病，阴部发红、肿胀，或有灼热疼痛，或轻度糜烂，或兼有小便艰涩；舌红苔黄腻，脉滑数。治宜清热、利湿、解毒，方选龙胆泻肝汤加减，药用生地 15g，苦参 12g，龙胆草、车前子（包）、黄芩、柴胡、山栀、泽泻、木通各 10g，疼痛剧烈者，加蒲公英 30g、白芍 10g、生草 6g，每日 1 剂，水煎取汁分次服。

（2）毒热内蕴证：外阴溃烂成疮，脓汁臊臭，局部红紫或有灼痛，行走不便，小便淋涩热痛，大便秘结，或腹胯部红肿，坚硬灼痛，溃破流脓；舌红苔黄，脉滑数。治宜泻火解毒，方选黄连解毒汤加减，药用白花蛇舌草、蒲公英、银花各 30g，黄连、黄柏、黄芩、栀子、木通各 10g，脓液较多者加地丁 30g、野菊花 10g，疼痛明显者，加制乳没各 10g，每日 1 剂，水煎取汁分次服。

（3）阴虚火炽证：多见于本病后期患者，横痃破溃后疮形平塌，疮脚散漫，疮色紫滞，脓水稀薄，伴有口唇干燥，大便秘结，小便短赤；舌红少苔，脉细数。治宜滋阴生津，清热解毒，方选竹叶黄芪汤加减，药用生地、花粉、银花、黄芪各 30g，人参、麦冬、竹叶、生甘草、白芍、当归各 10g，腐肉难脱者加穿山甲、皂刺各 10g，舌干津少者加玉竹 10g、芦根 30g，疼痛剧烈者加制乳没各 10g，每日 1 剂，水煎取汁分次服。

（4）外治法：痈疮初起、红肿流脓者，先用大豆甘草汤（槐花 60g，黑豆 50g，生地、甘草各 30g，水煎浓汁）清洗患处后，创面扑撒二灵丹或旱螺散，外敷白玉膏，每日 2 次。痈疮溃烂的痛性损害，扑撒凤凰散；痈疮溃烂的瘙痒性损害，扑撒黑香散；痈疮久不收敛者，先用苦参或陈松萝茶煎水清洗患处后，再扑撒七宝槟榔散、圣粉散或珍珠散，每日 2 次。

细菌性阴道炎

细菌性阴道炎是一种主要以加特纳菌增多而乳酸杆菌减少所致的阴道炎症性疾病。导致阴道正常菌群发生异常的原因尚不十分清楚，但加特纳菌可经性接触传播，亦可非性接触而发病，经常行阴道冲洗和使用宫内节育环等可为本病发病的易感因素。

【诊断要点】

1. 好发年龄　多见于中青年妇女，尤其有不洁性接触或多性伴者。

2. 好发部位　感染主要发生于阴道壁、宫颈、后穹窿和阴道前庭。

3. 典型损害　阴道分泌物少量至中等量增多，白带呈灰色或灰绿色，质黏稠似稀糊状,均匀覆盖于阴道壁表面,阴道壁及阴道口常无明显炎症,偶可伴有外阴炎。亦可并发盆腔炎、非经期出血或经血异常、妇科手术继发感染、分娩或分娩后感染、早产儿或低体重新生儿等。

4. 自觉症状　可有瘙痒、灼热感和阴部鱼腥味,半数患者无任何自觉症状。

5. 病程　患者可为无症状长期带菌者,亦可症状缓解与加重随月经周期反复发作。

6. 实验室检查　阴道分泌物 PH 值＞4.5(正常值为 4)、胺试验阳性(阴道分泌物加 1 滴 10％氢氧化钾溶液,可闻到氨味或鱼腥味)、线索细胞数量占全部上皮细胞的 20％以上(阴道分泌物涂片行革兰染色,可见阴道鳞状上皮细胞表面覆盖较多短棒状或球状菌,使细胞呈斑状、颗粒状外观,细胞边缘模糊呈锯齿状,即为线索细胞),以及脯氨酸氨基肽酶试验阳性(脯氨酸氨基肽酶活性增强)等。

【治疗】

1. 一般治疗　发病后早期诊断和治疗,积极寻找可能的诱发因素并去除,减少阴道冲洗次数,掌握正确的阴道和外阴清洁方法,合理保健,建立阴道正常生理环境。患病后避免无防护措施的性接触,性伴侣应同时检查和治疗。

孕妇应定期进行阴道分泌物检查,分娩前复查,避免或降低低体重儿的出生率,防止分娩时感染新生儿。本病较易复发,1 年内复发率可高达 80％,故治愈后应定期复查。

2. 全身治疗　首选甲硝唑 500mg/次,每日 2 次,连服 7 天;或甲硝唑 2g 顿服,1 次即可。克林霉素 300mg/次,每日 2 次,连服 7 天,与甲硝唑疗效相当。其他如氨苄西林 500mg/次,每日 4 次,连服 7 天,也有较好疗效。妇女妊娠头 3 个月禁用甲硝唑,且在服用甲硝唑期间戒酒。

3. 局部治疗　阴道内可置入甲硝唑栓(500mg/粒,每晚 1 粒,共 7 天)、0.75％甲硝唑凝胶(5g/次,每日 2 次,共 7 天)、2％克林霉素阴道霜(5g/次,每晚 1 次,共 7 天)或阴道乳酸杆菌(1 粒/次,每日 2 次,共 7 天)。妊娠头 3 个月可选用克林霉素阴道霜涂布于阴道壁,妊娠中晚期可选用甲硝唑栓。

4. 中医治疗

(1) 湿热下注证:带下量多,质稀薄,色如米泔混浊,味腥臭,伴阴痒,小便短赤,小腹胀痛或心烦口渴,舌红,脉滑数。治宜清热解毒,利湿止带,方选止带方加减,药用茵陈 20g,金银花、蒲公英、茯苓各 15g,车前子、萆薢、猪苓、泽泻、赤芍、丹皮各 12g,黄柏 9g,栀子 6g,甘草 5g,每日 1 剂,水煎取汁分次服。

(2) 脾虚湿困证:带下稀薄,淋漓不尽,味腥臭,阴痒不甚,疲倦,腰酸,口淡,面色苍白,舌质淡有齿印,苔黄腻,脉濡。治宜补脾益气,除湿止带,方选补中益气汤加减,药用党参、白术、苍术、黄柏各15g,柴胡、茯苓各12g,白鲜皮、生麻黄各10g,陈皮6g,每日1剂,水煎取汁分次服。

(3) 外治法:可选用鹤虱30g,马齿苋、百部各20g,地肤子、蛇床子、白鲜皮、千里光、野菊花、苦参各15g;或药用紫花地丁、蒲公英、马齿苋各20g,艾叶、防风、独活各15g,透骨草10g,甘草3g。水煎取汁熏洗患处后坐浴,每日2或3次。

阴道毛滴虫病

阴道毛滴虫病是一种由阴道毛滴虫所致的阴道炎症性疾病。阴道毛滴虫对复层鳞状上皮易感,主要寄生于人的泌尿生殖道,亦可感染男性生殖道,可通过性接触传播。

【诊断要点】

1. 好发年龄　多见于性活跃的中青年女性,尤其是多性伴及卫生条件较差者。偶可经产道感染新生儿。

2. 好发部位　女性主要侵犯阴道及尿道,男性主要累及龟头、包皮和尿道。偶可侵犯膀胱、前列腺、附睾、前庭大腺、子宫、输卵管、附件等。

3. 典型损害　潜伏期4~7天或更长。阴道分泌物中等量增多,白带呈泡沫状黄绿色,阴道穹窿及宫颈内膜轻度至中度充血、水肿,宫颈上皮广泛糜烂和点状出血,似“草莓状”,较具特征性。病程较久者,白带量减少,常混有少量黏液,阴道穹窿及宫颈可见带有泡沫的灰黄色分泌物。可伴有子宫附件炎、输卵管积脓、子宫内膜炎或不孕不育等。

包皮龟头毛滴虫病症状轻微,龟头、包皮内侧或尿道可有少量分泌物,与其他非特异性包皮龟头炎表现相似,但部分可见少数出血点,包皮垢增多。

4. 自觉症状　约半数患者为无症状带虫者,尤其男性一般多无自觉症状,仅少数患者龟头有轻微潮湿感。部分有外阴瘙痒、尿痛、性交痛或有异味,严重者可有下腹疼痛。

5. 病程　病程长短不一,无症状者可成为长期带虫者,急性感染治疗不当可转为慢性感染。

6. 实验室检查　取阴道后穹窿分泌物直接涂片镜检,可查到虫体呈卵圆形或梨形具有四根活动鞭毛的阴道毛滴虫。阴道毛滴虫培养95％以上患者阳性。

【治疗】

1. 一般治疗　阴道毛滴虫病是一种可经性接触传播并可引起女性不孕不育的疾病,需引起临床和患者的重视,早期诊断及时治疗,避免传播和并发症的发生。性伴尤其是无症状带虫者,应同时检查和治疗,患病期间应禁止到公共浴池洗澡和游泳池游泳。

2. 全身治疗　可选用甲硝唑 1g/d 顿服,每日 1 次,首次加倍,连续 3 天;或甲硝唑 2g 顿服,1 次即可。若治疗后阴道分泌物镜检仍见活虫或症状无改善,可改为甲硝唑 500mg/次,每日 2 次,连服 7 天;或甲硝唑 2g 顿服,每日 1 次,连续 3～5 次。

妊娠头 3 个月禁用甲硝唑。哺乳期妇女可给予甲硝唑 2g 顿服,1 次即可,服药后应中断哺乳 24 小时。

3. 局部治疗　阴道内可置入甲硝唑栓(500mg/粒,每晚 1 粒,共 10 天)或甲硝唑片(200mg/次,每晚 1 次,共 10 天),但单纯应用其疗效不如口服。亦可选用克霉唑栓 100mg/粒,阴道内置入,每晚 1 粒,连续 6 天,单独应用治愈率 48%～66%。合并外阴念珠菌感染可涂搽 28%噻康唑溶液、1%噻康唑霜或 2%噻康唑软膏,每晚 1 次,6～14 天为一疗程,合并阴道念珠菌感染临睡前置入噻康唑栓等,均有较好疗效。高度耐药的阴道毛滴虫,可选用壬苯醇醚,阴道内灌洗、喷洒或置入。

妊娠头 3 个月可选用克霉唑栓 100mg/d,阴道内置入,每晚 1 次,连续 7～10 天。

4. 中药治疗

(1) 湿热下注证:阴部瘙痒,搔抓后出现糜烂和渗液,偶伴疼痛,黄带缠绵,挟有腥臭气味,兼有头昏少眠,胸胁胀满,小便短数,心烦易怒,口干且苦;舌质红,苔黄微腻,脉弦数。治宜清热利湿,兼以杀虫,方选龙胆泻肝汤合逍遥散加减,药用赤茯苓、车前子、生地、泽泻各 12g,炒胆草、柴胡、当归、丹皮、甘草各 6g,焦山栀、芦荟各 4.5g,每日 1 剂,水煎取汁分次服。

(2) 脾虚湿重证:阴部瘙痒或痒痛相兼,带下淋漓,伴有肢乏体倦,小便赤涩,纳差失眠,口淡无味,常感口干。治宜健脾利湿,清热和胃,方选归脾汤加减,药用桂圆肉、茯神、白芍各 12g,党参、黄芪、白术、当归各 10g,焦三仙、广木香、柴胡、丹皮、枣仁各 6g,大枣 5 枚,生姜 3 片,每日 1 剂,水煎取汁分次服。

(3) 阴虚燥热证:阴部瘙痒,干涩灼热,伴腰酸耳鸣,头昏眼花,口干咽燥;舌质红,苔少,脉细数。治宜滋阴降火,润燥止痒,方选坎离既济丸加减,药用旱莲草、女贞子、益母草各 30g,生地 15g,何首乌、钩藤、山药各 12g,茵陈 10g,炒黄柏、五味子、柴胡、丹皮、麦冬各 6g，每日 1 剂，水煎取汁分次服。

（4）外治法：可选用野菊花、明矾各 20g；或五倍子、银花、甘草各 15g；或紫花地丁、野菊花、半枝莲、黄柏各 15g，均共研细末，扑撒患处，每日 3 次。

外生殖器念珠菌病

外生殖器念珠菌病是一种主要由白念珠菌引起外生殖器皮肤、黏膜的急性、亚急性或慢性炎症性疾病。白念珠菌为条件致病菌，感染途径有内源性和外源性两种。

内源性感染见于营养不良、B 族维生素缺乏、结核、糖尿病和恶性肿瘤，长期应用糖皮质激素、免疫抑制剂或广谱抗生素，以及放疗、外阴环境改变等。

外源性感染如感染自身肠道念珠菌、不洁性交，以及通过被念珠菌污染的手、浴盆、浴巾、内裤、手纸、被褥及妇科检查器械等而感染。

【诊断要点】

1. 好发年龄　任何年龄均可发病，但以中青年人较为多见。

2. 好发部位　主要发生于男女外生殖器，也可伴有口腔、肠道、眼和皮肤念珠菌感染。

3. 典型损害　念珠菌感染外生殖器后，由于男女外生殖器解剖结构的不同，其表现也各不相同。

（1）念珠菌性女阴阴道炎：早期主要表现为白带增多，少数呈水样或脓性液体，阴道黏膜轻中度红肿，有时可有乳白色或乳黄色凝胶状、乳酪状或糊状黏稠性白带，或为豆腐渣样白色颗粒状或片状白带，无味或略有臭味，阴道壁和外阴可覆有白色或灰白色伪膜，较易剥离，基底为鲜红色或淡红色糜烂面。

念珠菌性阴道炎常合并外阴炎，损害为阴道口和外阴糜烂性红斑，多呈浸渍样外观，表面常有灰白色伪膜，可因搔抓出现抓痕和湿疹样改变，继发感染可出现脓疱甚至溃疡。炎症明显者，小阴唇、阴道前庭红肿，有时可累及会阴、肛周甚至腹股沟，近卫淋巴结可肿大和有压痛。病程日久者，外阴皮肤可因搔抓而肥厚、干燥、角化和发生皲裂。

（2）念珠菌性包皮龟头炎：较念珠菌性女阴阴道炎少见，但可为无症状带菌者。损害为龟头及包皮内侧境界清晰的红斑，表面干燥光滑或散在丘疹、水疱和脓疱，边缘可有少量鳞屑。包皮内侧及冠状沟有少量灰白色乳酪状物，或覆灰白色伪膜，有时呈浸渍样外观，基底炎症明显，尿道口发红，可有少量稀薄分泌物，炎症剧烈时龟头和包皮红肿明显，可糜烂有少量渗液或形成浅表性溃疡。偶可累及阴茎根部和阴囊,出现干燥鳞屑性红斑,表面可有散在红色丘疹、脓疱和小水疱。

4. 自觉症状　患处常有不同程度瘙痒、灼热感,有时瘙痒剧烈,影响睡眠。累及尿道可出现尿频、尿急、尿道瘙痒等症状。

5. 病程　慢性经过,易反复发作。未经治疗者病程可达数年之久。

6. 实验室检查　病灶处取材直接镜检,可见圆形孢子、芽孢及假菌丝,真菌培养常为白念珠菌。

【治疗】

1. 一般治疗　积极查找可能的诱发因素,合理使用抗生素、糖皮质激素及免疫抑制剂,控制原发性疾病。加强营养,增强体质,多进食富含B族维生素的食品,改善胃肠道功能。保持外阴干燥、清洁,患病期间被污染的毛巾、浴巾、内裤等应煮沸消毒。避免不洁性交,性伴应同时检查和治疗,防止交叉感染。

2. 全身治疗　可给予伊曲康唑(400mg/d分2次服,共2天;或200mg/d顿服,共3天)、氟康唑(150mg/d,连服2天)或酮康唑(200mg/d分2次服,共7天)。

复发性外生殖器念珠菌病,在以上方案治疗后,女性可在每次月经前给予氟康唑(150mg/d顿服,共3天)或伊曲康唑(400mg/d分2次服,共2天),连续6个月。亦可采用长期抑菌疗法,即给予酮康唑100mg/d或氟康唑150mg/d,顿服,每周1次,疗程3～6个月。

3. 局部治疗　念珠菌性外阴炎,可先用3%碳酸氢钠或1:5000甲紫溶液冲洗外阴和阴道后,外阴涂搽克霉唑凝胶、1%益康唑霜、1%特比萘芬溶液或霜、1%环吡酮胺软膏、0.5%阿洛莫芬乳膏、28%噻康唑溶液、1%噻康唑霜、2%噻康唑软膏等,每日1～3次,6～14天为一疗程;临睡前阴道内置入克霉唑、益康唑、噻康唑、咪康唑、咪康唑软凝胶、舍他康唑、5-FC与两性霉素B混合凝胶等栓剂,共1～2周。

4. 中医治疗　多采用具有清热燥湿、杀虫止痒之功效的中药洗剂或散剂,临床可酌情选用。

(1) 香莲复方外洗液:药用藿香、大黄各30g,龙胆草20g,枯矾、薄荷、黄连各15g,丁香12g,冰片1g,水煎趁热熏洗坐浴,每日1次,每次30分钟。

(2) 清阴洗剂:药用土茯苓50g,土槿皮、白鲜皮、苦参各30g,当归尾、黄柏各20g,枯矾10g,冰片6g,水煎冲洗外阴及阴道,每日2次,每次20分钟。

(3) 阴痒洗剂:药用羊蹄草30g,蒲公英、生黄精各15g,苦参12g,生黄柏、赤芍各9g,花椒6g,皂矾3g,水煎熏洗外阴,每日2次,每次10～15分钟。

（4）苦参散：药用蛇床子、苦参、黄连、黄柏各 30g，川椒、枯矾各 10g，冰片 3g，共研细末，扑撒于应用以上洗剂清洗后的外阴及阴道壁，每日 2 次。

（5）青黄散：药用黄柏 9g，蛤粉、白芷、雄黄各 6g，枯矾 5g，青黛 3g，冰片 2g，共研细末，扑撒于应用以上洗剂清洗后的外阴及阴道壁，每日 2 次。

阴 虱 病

阴虱病是一种由阴虱寄生于阴毛处所致的与性接触有关的寄生虫病。阴虱叮咬吸血时，其唾液内的毒汁及机械性刺激引起阴部皮肤炎症。常通过性接触传播。

【诊断要点】

1. 好发年龄　多见于性活跃的中青年人，男女均可被感染。

2. 好发部位　阴虱寄生于外阴及肛周毛发区。

3. 典型损害　阴部及肛周毛干上可见数量不等的阴虱活虫和卵圆形铁锈色虫卵，局部皮肤可见红斑、丘疹、风团、出血点、皮下瘀点及抓痕、血痂，部分炎症明显可呈湿疹样变，少数可继发细菌性毛囊炎，病程较久者局部皮肤可呈苔藓样变和伴有色素沉着。患者内裤可见淡黄色或黄褐色污渍。

4. 自觉症状　自觉患处瘙痒，尤以夜间为重。

5. 病程　经有效治疗后虱虫及虱卵可很快被杀灭，症状随之消失。

【治疗】

1. 一般治疗　阴虱是可经性接触传播的节肢动物病，伴有明显的瘙痒等症状，仔细检查容易发现虱虫和虫卵，容易诊断。阴虱可与其他性传播疾病并发，应进行相关检查，性伴应同时治疗。治疗前应剔除并焚烧患处毛发，杀死可见的活虫及虫卵，并彻底消毒所穿内衣、内裤及被褥。

2. 全身治疗　可给予伊维菌素 $200\mu g/kg$，1 次口服；或复方磺胺甲噁唑 4 片/d，分 2 次服，连续 3 天，必要时 10 天后再应用一疗程。单独使用即可根除虱虫。

瘙痒明显者给予盐酸西替利嗪 10mg/d、盐酸左西替利嗪 5mg/d、氯雷他定 10mg/d、特非那定 120～180mg/d 或咪唑斯汀 10mg/d 等，分次或 1 次口服。

3. 局部治疗　可选用 50%百部酊、1% γ-666 霜、25%苯甲酸苄酯乳膏、10%硫磺霜、1%氯苯霜、1%升汞醋或 5%～10%白降汞软膏等，一般患处保持药效 1 小时即可杀死活虫和虫卵。

湿疹样损害可外用复方曲安奈德软膏、曲安奈德益康唑软膏、复方咪康唑软膏或复方酮康唑软膏,继发细菌感染者外用2‰莫匹罗星软膏、1‰诺氟沙星软膏或0.2‰盐酸环丙沙星软膏,每日2次。待症状控制后再应用杀虫外用药物。

4. 中药治疗 患处剃除毛发后,选用蛇床子、百部、黄柏各200g的水煎溶液擦洗,每次15小时,每日2次,连续3～5天。

艾 滋 病

艾滋病(获得性免疫缺陷综合征,AIDS)是一种由人类免疫缺陷病毒(HIV)感染引起的慢性传染性疾病。性传播、血液传播和母婴传播是HIV传播的三种途径,目前尚不能证实HIV可通过空气、食品、饮水、食具、吸血节肢动物、日常生活接触等传播。

自1981年6月世界首例艾滋病报告以来,艾滋病已成为一种在世界范围内广泛流行的传染病,在我国的传播速度迅速而广泛,应引起高度重视和有效防范。

【诊断要点】

1. 好发年龄 可发生于任何年龄,但以性活跃和吸食毒品的青年人多见,男女均可被感染。

2. 好发部位 全身皮肤、黏膜、淋巴结,以及各个系统和器官均可被侵犯。

3. 典型损害 潜伏期较长,感染HIV后2～10年可发展成为艾滋病。

(1)艾滋病的发生发展分为四期。

Ⅰ期(急性感染期):约半数感染HIV者在1～6周内出现类似流感样症状,主要表现为发热、多汗、乏力、肌痛、恶心、厌食,部分感染者出现斑丘疹、玫瑰疹或荨麻疹。末梢血单核细胞一过性增多。此期患者不经治疗上述症状可自行消退,血HIV抗体检测可为阴性,临床称之为"窗口期",大约可持续3～14个月。

Ⅱ期(早期):一般无特征性临床表现,可有持续性全身淋巴结肿大,最常见为颈、枕、腋等处淋巴结对称性肿大,直径0.5～2.0厘米或更大,无压痛。此期患者的HIV抗体阳性,具有传染性,可持续2～10年或更长。

Ⅲ期(中期):除有持续性全身淋巴结肿大外,尚有全身非特异性表现,如易疲劳、低热、盗汗、体重减轻、腹泻等。此外,还可见鹅口疮、口腔毛状黏膜白斑及血小板减少性紫癜等。

Ⅳ期(晚期或艾滋病期):此期患者的CD4细胞数量明显下降,可发生机会性感染,如卡氏肺囊虫、弓形虫、隐孢子虫、隐球菌、念珠菌、细菌、病毒等;体质性症状,如发热、乏力、盗汗、厌食、腹泻、感冒、肝脾肿大、体重下降、恶液质等;神经系统症状,如头痛、癫痫、痴呆、下肢瘫痪等;继发恶性肿瘤,如卡波西肉瘤、淋巴瘤、非霍奇金病等;免疫缺陷并发症,如慢性淋巴性间质性肺炎等。

(2) 皮肤黏膜损害:随着 HIV 感染引起机体免疫缺陷的加重,患者可出现皮肤黏膜损害,如卡波西肉瘤(初为粉红色斑疹,逐渐形成淡紫色或棕色斑块和出血性结节)、恶性肿瘤(如淋巴瘤、肛门生殖器肿瘤、口腔鳞状细胞癌、恶性黑素瘤、基底细胞癌等)、急性 HIV 皮疹(见于30%～50%患者,为数个至数百个直径2～5毫米的瘙痒性斑疹和丘疹,分布于四肢、躯干和面部),以及其他皮肤、黏膜损害(如口腔毛状黏膜白斑、单纯疱疹病毒感染、乳头瘤病毒感染、念珠菌感染、脓疱性毛囊炎、杆菌性血管瘤、脂溢性皮炎、获得性鱼鳞病、银屑病、念珠菌肉芽肿和黄甲综合征)等。

(3) 系统损害:主要有神经系统损害(如亚急性脑炎、B 淋巴细胞瘤、脑弓形虫病、隐球菌脑膜炎等)、呼吸系统损害(如卡氏肺囊虫肺炎、巨细胞病毒性肺炎、结核病等)、消化道损害(如消化道念珠菌病、消化吸收不良、腹泻、体重减轻、各种病毒和细菌感染)等。

4. 实验室检查

1) HIV 检查:主要有 HIV 病毒分离培养、HIV 抗体检测、HIV 抗原检测、病毒核酸检测等。

2) 免疫学检查:主要方法有外周血淋巴细胞计数(分为 A 级≥2000/mm^3、B 级为1000～2000/mm^3、C 级≤1000/mm^3)、CD4 细胞计数(早期≥400/mm^3、中期200～400/mm^3、晚期＜200/mm^3)、CD4/CD8 比值＜1、β 微球蛋白水平明显增高等。

3) 条件性感染的病原学检查:几乎全部 AIDS 患者至少有一种条件致病菌感染,临床应根据其临床表现进行相应的病原体检测。

【诊断标准】

1. 流行病学及临床表现

(1) 有同性恋、多性伴、静脉药瘾、接受输血及血液制品等历史。

(2) 有条件致病菌感染及 Kaposi 肉瘤表现者。

(3) 有长期低热、腹泻、消瘦及全身淋巴结肿大者。

2. 实验室检查

(1) 有免疫功能缺陷指标,如 CD4＜200mm^3,CD4/CD8 比值＜1。

(2) HIV 抗体确证试验阳性。

3. 我国艾滋病诊断标准

(1) HIV 感染者:受检血清初筛试验,如酶联免疫吸附试验、免疫酶法或间接免疫荧光试验等阳性,再经确证试验如蛋白印迹法等复核阳性者。

(2) 确诊病例:HIV 抗体阳性,且具备①近期内(3~6 个月)体重减轻 10%以上,且持续发热达 38℃至少 1 个月者;②近期内(3~6 个月)体重减轻 10%以上,且持续腹泻(每日达 3~5 次)至少 1 个月者;③卡氏肺囊虫性肺炎;④卡波西肉瘤;⑤明显霉菌或其他条件致病菌感染等其中任何一项者可确诊为艾滋病病人。

若 HIV 抗体阳性者体重减轻、发热、腹泻等症状均接近但未达到上述标准者,而具备①CD4/CD8 淋巴细胞计数比值<1,CD4 细胞计数下降;②全身淋巴结肿大;③明显的中枢神经系统占位性病变的症状和体征,出现痴呆、辨别能力丧失,以及运动神经功能障碍等其中任何一项者,亦可确诊为艾滋病病人。

【预防】

由于目前对该病尚无有效的治疗方法,HIV 疫苗研制也未成功,而且此病的发生与人的行为(如不安全性行为)密切相关,其传播途径也已明确,因此,采取可靠而有效的预防措施,对控制和减少发病显得尤为重要。

1. 开展健康教育,普及艾滋病预防的基础知识,了解和掌握其传播途径、主要症状及防护措施。

2. 严禁与 HIV 感染者、艾滋病患者及其高危人群发生不安全性接触。

3. 积极治疗梅毒、生殖器疱疹等性传播疾病,对患有性传播疾病的患者进行 HIV 抗体检测。

4. 提倡安全性行为,包括使用避孕套。

5. 使用血液、血液成分及血液制品时,必须进行 HIV 检测,鼓励及实施无偿献血。

6. 防止医源性感染,注射器、针头、手术器械等必须严格消毒,尽量使用一次性注射器和针头。

7. 艾滋病和 HIV 感染的妇女应避免妊娠,若怀孕应行人工流产,对已出生的婴儿应避免母乳喂养。

8. 大力开展 HIV 感染和艾滋病防治知识的咨询活动等。

【治疗】

本病治疗主要为抗病毒、抗感染、抗肿瘤、重建或恢复细胞免疫功能、加强支持疗法等,尽可能控制病情发展,延长患者存活时间。

1. 抗病毒治疗　可试用叠氮胸苷、双脱氧肌苷等。叠氮胸苷虽不能杀灭病毒,但能通过抑制逆转录酶起到抑制病毒复制的作用,并能进入细胞通过血脑屏障,可缓解病情,改善免疫功能。

2. 机会性感染治疗 宜根据感染部位与可能感染病原,选用适宜抗生素及其足够剂量与疗程,必要时联用两种抗生素,如戊脘脒 4mg/kg·d 与复方磺胺甲噁唑(SMZ 100mg/kg·d、TMP20mg/kg·d)合用治疗卡氏肺囊虫等。

3. 恶性肿瘤治疗 治疗方案与非艾滋病患者的恶性肿瘤大体相似,如局限性卡波西肉瘤可采用放疗、手术切除,泛发者进行多柔比星、博莱霉素与硫酸长春碱联合化疗等,但疗效一般。

4. 免疫疗法 可试用干扰素-α、白细胞介素-2、胸腺肽、异丙肌苷、香菇多糖或某些具有增强免疫功能的中草药,以及试用骨髓移植、胸腺移植或输注淋巴细胞等,可能会减缓病情发展,提高抗机会性感染与恶性肿瘤发生的效果。

5. 鸡尾酒疗法 即联合使用齐多夫定、拉米夫定和依非韦伦,可能会取得最佳治疗效果,但费用昂贵,难以普及。

6. 疫苗研究 目前艾滋病疫苗仍处于研制阶段,尚无突破性进展。

【中医治疗】

1. 艾滋病潜伏期

(1) 疫毒感染证:可无任何临床症状或有一过性疲乏,平素体质尚可;舌脉如常人,仅 HIV 检查阳性。治宜祛邪解毒,药用苡仁 30g,银花、甘草、菊花各15g,茯苓 12g,板蓝根、大青叶、贯众各 10g,连翘、紫草、白术各 6g,黄连 3g,每日1 剂,水煎取汁分次服。

(2) 正虚邪恋证:HIV 检查阳性,伴有一过性乏力、腹泻、消瘦;舌淡,脉虚。治宜扶正固本,清热解毒,方选六君子汤加减,药用紫花地丁、蒲公英、穿心莲、花粉各 15g,银花、连翘、黄芩各 12g,党参、茯苓、白术各 10g,砂仁(后下)、甘草各6g,每日 1 剂,水煎取汁分次服。

2. 艾滋病相关症候

(1) 发热

1) 气虚热证:热势不高,多因劳累后加重,伴乏力气短,语声低微,自汗,神疲倦怠,或微恶风寒,或淋巴结肿大;舌淡苔薄白,脉浮,重按无力。治宜益气固表,透邪外出,方选补中益气汤、玉屏风散加竹叶、黄芩等口服。

2) 阴虚热证:手足心热,或五心烦热,伴心悸失眠,口渴咽痛,腋下淋巴结肿大;舌红少苔,脉细数微浮。治宜养阴清热,解表祛邪,方选养阴清肺汤和加味葳蕤汤口服。

3) 漾阳明经热证:热势较高,口渴汗出,汗出而热不退,烦躁,倦怠无力,形体消瘦,或咳嗽胸痛;舌质红,脉数或洪大。治宜清热解毒,益气生津,方选白虎人参汤加竹叶、栀子、丹皮等口服。

（2）腹泻证

1）寒湿阻滞证：泻下稀水样便，日2～3次至10余次，腹胀肠鸣，胸闷呕吐，食欲不振；舌苔白腻，脉滑。治宜芳香化浊，利湿运脾，方选藿香正气散加减口服。

2）湿热内蕴证：泻下急迫伴发热，口渴，腹痛，肛门灼热，小便短黄。治宜清热利湿，方选葛根芩连汤加减口服。

3）脾胃虚弱证：大便溏薄，时轻时重，伴神疲乏力，水谷不化，面色萎黄。治宜健脾和胃，方选参苓白术散加减口服。

4）脾肾阳虚证：久泻无度，下利清水，腹痛隐隐，形寒肢冷，五更即着，精神萎靡。治宜温补脾肾，固涩止泻，方选附子理中汤合四神丸加减口服。

（3）气虚证

1）肺气虚证：畏风自汗，咳嗽，易感冒。治宜补肺益气固表，方选补肺汤或保方汤加减口服。

2）脾气虚证：面色萎黄，食少纳呆，大便溏薄；舌淡苔白。治宜健脾益气升阳，方选六君子汤合补中益气汤加减口服。

3）心气虚证：心悸不宁，失眠易惊，脉涩。方选生脉散合养心汤加减口服。

（4）肾虚证　疲乏无力，头晕耳鸣，腰膝酸软，小腹冷感；舌嫩或淡胖，苔少，脉虚无力，尺部无根。治宜补肾壮阳，其中肾阳虚者宜温补肾阳，方选右归丸加减口服；肾阴虚者宜滋补肾阴，方选六味地黄丸加减口服；阴阳两虚者宜阴阳双补，方选还少丹加减口服。

第二十五章　皮肤病症状与诊断

皮肤病症状与体征

症状是患者病后对机体生理机能异常的自身体验和感觉,体征是疾病导致患者体表和内部结构发生的可察觉的改变,两者可单独或同时出现。正确识别和判断皮肤病的症状与体征,对临床诊断的建立非常重要,甚至可发挥主导作用。

【症状】

症状是患者对疾病的主观感觉,如瘙痒、疼痛、感觉麻木、乏力、灼热等。

1. 瘙痒　是多种皮肤病最为常见的自觉症状(包括原发性与继发性、外源性与内源性、局限性与泛发性、阵发性与持续性等),可作为诊断的重要依据,亦可为内脏疾病的一种反映,如单纯而无皮损的瘙痒,常提示胆道梗阻、糖尿病、尿毒症、淋巴瘤、甲状腺功能亢进等,而伴有皮损的瘙痒,则可能为真菌感染、昆虫叮咬和变态反应性皮炎等。

2. 疼痛　为皮肤病不多见的一种自觉症状,依其性质分为灼痛、刺痛、钝痛、锥痛、撕裂痛、扭转痛、酸痛等,其程度和持续时间在不同皮肤病的不同时期而各异,如皮肤晒伤早期表现为灼热感,炎症明显则为灼痛;带状疱疹早期为阵发性刺痛,疼痛时间较短,炎症明显则疼痛为持续性,或为阵发性疼痛,但疼痛时间较久;皮肌炎早期表现为运动后肌肉酸痛,休息后缓解,病情继续发展,酸痛在休息后不能缓解,呈逐渐加重趋势等。仔细了解疼痛的性质、程度、持续时间等,是诊断疼痛性皮肤病的重要依据。

3. 感觉异常　为局部皮肤组织的感知异常,主要有浅感觉减退或丧失、蚁走感、感觉过敏、感觉分离等。如麻风、股外侧皮神经炎等,表现为受累神经支配区域的浅感觉减退和丧失;皮肤神经官能症为感觉非固定性皮肤蚁走感;脊髓空洞症表现为肢体感觉分离;带状疱疹、多发性神经炎等,表现为局部组织感觉过敏,轻微刺激即可引起强烈反应等,而组织坏死则局部浅感觉丧失等。

【体征】

体征是指体检时所发现的异常组织改变,亦即皮肤病的形态学,分为原发性和继发性损害两种,正确识别对皮肤病的诊断十分重要。

1. 原发损害　指皮肤病本身直接引起的组织病理形态的改变。

(1) 斑疹：为局限性皮肤颜色的改变，与周围正常皮肤相平，既不隆起亦不凹陷，直径＜1 厘米者称为斑疹，直径＞1 厘米者称为斑片，可呈圆形、椭圆形、环形、不规则形、地图状等多种形态。按其发生的病理及生理基础，有炎症性、充血性、出血性、色素性等多种，如接触性皮炎、猩红热等为炎症性红斑；鲜红斑痣、血管痣为非炎症性红斑；过敏性紫癜为出血性瘀点和瘀斑；黄褐斑、黑变病等为色素性沉着斑；花斑癣、炎症后白斑等为色素性减退斑；白癜风为脱失性白斑等。

(2) 丘疹：为局限性高出皮面的实质性损害，直径＜1 厘米。形态多样（圆形、椭圆形、球形、半球形、锥形、多角形、脐凹形）、质地不一（柔软、坚实、坚硬）、表面粗糙或光滑（绒毛状、棘刺状、覆干燥性鳞屑、紧张光亮）、色泽各异（肤色、黑色、红色、褐色）等。

按丘疹发生的解剖位置不同，分为表皮性（如扁平疣、神经性皮炎）和真皮性（如皮肤淀粉样变、发疹性黄瘤）两种。按丘疹发生的病理生理基础不同，分为上皮增生性（如色素痣、寻常疣）、炎症浸润性（如扁平苔藓、接触性皮炎、湿疹）、代谢异常性（如皮肤淀粉样变、黏液水肿性苔藓）及组织变异性（如假性湿疣、阴茎珍珠样疹、弹性纤维假黄瘤）丘疹等。

介于斑疹与丘疹之间的皮肤损害称为斑丘疹。

(3) 斑块：为表皮和/或真皮直径＞1 厘米平顶的浸润隆起性损害，可由多数丘疹融合而成，如斑块状寻常疣、斑块性扁平苔藓、斑块性黄瘤等。

(4) 结节：为真皮和/或皮下组织内软或硬的实质性块状物，高出皮面或隐于皮下仅可触及，形状多样（圆形、椭圆形、条索状、不规则形）、大小不一（直径一般为 0.5～1 厘米，直径＞1 厘米者称为斑块、肿块或肿瘤）。

按其发生的病理生理基础不同，分为血管性结节（如变应性结节性血管炎、结节性多动脉炎、血管球瘤）、浸润性结节（如孢子丝菌病、肉样瘤）、代谢异常性结节（如结节性黄瘤、皮肤钙质沉着）、肿瘤性结节（如皮肤纤维瘤、脂肪瘤、淋巴瘤）等。

(5) 风团：为真皮浅层短暂局限性平顶隆起的水肿性损害。持续时间一般不超过 24 小时，其形态多样、大小不一，颜色淡红、鲜红或苍白，消退后不留痕迹。由真皮深层及皮下组织水肿形成的巨大性风团，称之为血管性水肿，持续时间常超过 24 小时。

(6) 疱疹及大疱：为高出皮面、内含液体的腔隙性损害，直径小于 0.5 厘米者称为疱疹，直径＞0.5 厘米者称为大疱，疱液为浆液性者称为水疱，疱液为血性者称为血疱。

按腔隙发生的解剖位置不同,分为角层下(如白痱)、棘层内(如单纯疱疹、寻常型天疱疮)、表皮下(如类天疱疮)、基板下(如获得性大疱表皮松解症)等疱疹或大疱,除发生于基板下的水疱,一般表皮内疱疹和水疱消退后不留瘢痕。

介于丘疹和疱疹之间的损害称为丘疱疹。

(7)脓疱:为含有脓液的疱疹,亦可为含有脓液的大疱,周围常有炎性红晕。

按其发生解剖位置的不同,分为角层下脓疱(如角层下脓疱病)、表皮内脓疱(如脓疱病)和表皮下脓疱(如臁疮)。按其发生原因,分为感染性脓疱(如脓疱疮、脓疱性梅毒疹、牛痘)和非感染性脓疱(如脓疱型银屑病、掌跖脓疱病、坏疽性脓疱病)。

(8)囊肿:为发生于真皮及皮下组织内具有囊性结构的损害,可隆起皮面或隐于皮内,仅可触及,圆形或椭圆形,触之有弹性或囊性感。囊腔含有液体[如阴茎中线囊肿、指(趾)端黏液囊肿]、半固体(如表皮囊肿、皮脂腺囊肿)及其他成分(如皮肤猪囊尾蚴病)等。若囊腔内容物为脓液,称之为脓肿。

2. 继发性损害　指原发性损害因搔抓或机械性刺激、继发感染、治疗处理和组织修复等出现的继发性改变,但与原发性损害并不能截然分开。

(1)糜烂:为疱疹或脓疱破裂,或斑疹、丘疹经搔抓等机械性刺激和摩擦导致表皮或黏膜上皮部分缺损,露出的红色湿润面。损害表浅,基底层未完全脱落,愈后不形成瘢痕。

(2)痂:是皮损表面的浆液、脓液、血液、坏死组织、细胞及微生物等混合凝结成的片状或块状物,其厚薄、色泽、性质等依其所含成分而不同,如湿疹、皮炎、带状疱疹等为浆液性痂,脓疱疮、Reiter 病等为脓性痂,过敏性紫癜、白细胞碎裂性血管炎等为血性痂,坏疽性脓皮病和恶性组织细胞增生症为坏死性痂等。

(3)鳞屑:为脱落或即将脱落的表皮角质层碎片,分为生理性鳞屑和病理性鳞屑。生理性鳞屑主要见于老年人,鳞屑菲薄而细小。病理性鳞屑可呈糠秕样、鱼鳞样、云母状、破布样、袜套或手套样等多种形态,以及脂溢性皮炎的鳞屑呈油腻性等。

(4)浸渍:为皮肤长期浸水、潮湿等导致角质层吸收较多水分,使表皮变白、变软甚至起皱,如浸渍足、浸渍性足癣、间擦疹等。

(5)萎缩:为皮肤组织的退行性变所致的表皮、真皮或皮下组织变薄,外观皮肤凹陷、表面光滑亮泽、皮纹消失。若仅表皮变薄表现为皮肤皱缩,若真皮和/或皮下组织变薄则为皮肤凹陷,触摸局部有塌陷感。

(6)抓痕:指因搔抓引起的点状或线形表皮剥脱,可深达真皮乳头层,露出红色基底面,可结血痂。一般表皮缺损不留瘢痕,而真皮缺损可留有瘢痕。

（7）裂隙：亦称皲裂。指皮肤线状楔形裂缝，深达表皮、真皮或皮下组织不等，基底较窄。裂隙仅见于表皮者称为裂纹或皱，好发于面部及手背；深达真皮或皮下组织可有出血，多发生于掌、跖、关节等部位。

（8）溃疡：为真皮和/或皮下组织的皮肤或黏膜缺损，边缘常不规整。多见于损害累及真皮和/或皮下组织的疾病，常由脓疱、脓肿、结节、肿块等破溃而成，其大小、深浅、形状、边缘、基底等依受损程度和原发病而异，愈后留有瘢痕。

（9）瘢痕：为修复真皮和/或深层组织缺损或损伤的新生结缔组织及表皮，表面光滑无毛，失去正常皮肤纹理，无皮脂腺、汗腺开口，形状不规则，与周围正常皮肤分界清楚。明显高起皮面者称肥厚性瘢痕，菲薄凹陷者称为萎缩性瘢痕。

（10）苔藓样变：系由经常搔抓和/或摩擦使角质层及棘细胞层增厚和真皮慢性炎症而形成的肥厚性斑块状损害，表面干燥粗糙，皮嵴突起、皮沟加深增宽，可见多数聚集成片的多角形小丘疹，质较硬，似牛皮样。

（11）毛细血管扩张：为扩张的局限性或泛发性网状、树枝状或直或弯曲的皮下细丝状细小动脉和/或静脉，鲜红或暗红色，压之褪色或不完全褪色，可为局限性或泛发性。

皮肤病诊断

诊断是指运用医学基本理论、基本知识，以及通过问诊、体检、化验及特殊检查等基本技能，对病人症状、体征及其发生和发展情况的客观判断。在现代医学中，对疾病的诊断被认为是临床医学的基本问题，同时也是临床思维学的基本问题。

根据诊断界说诊断有狭义和广义之分，狭义诊断是指某些患者所患疾病的具体表现，即患者所出现的症状和异常体征，简称症征；广义诊断除症征外，还包括获取各种症征的方式和手段。

根据临床思维学原理，诊断根据的症征可分为必要症征、充分症征、充要症征、可能症征和否定症征五类。一般说来，皮肤病的诊断需要经过三个阶段。

1. 获取临床资料阶段　此阶段是建立临床诊断的初始阶段，也是皮肤病得以正确诊断的最重要阶段。

（1）询问性调查（问诊）：是指通过和患者或知情人的谈话，听取陈述，以了解疾病的发展和现状，是搜集临床资料的基本手段之一。问诊是以医学知识为依托，临床经验为条件，通过向患者和知情人询问疾病发生、发展过程，获得疾病信息之技能的总和。问诊不仅是获取诊断的根据，而且也是为进一步检查提供线索。因此,在诊疗技术现代化的今天,问诊仍是医者最重要的基本功。

问诊过程中应注意交谈艺术、语言艺术、方法艺术和文字表达艺术相结合,以取得患者的信任与合作,获取详尽、真实而有价值和对诊断有帮助的病史资料,同时也是了解和掌握患者心理状况的主要途径,尤其对于心身疾病患者尤为重要。

(2)体格检查(体检):是医者运用自己的感官和简单的器械,来观察和了解患者的身体状况,是获取患者体征的重要手段之一。通过对患者进行体格检查,获取主要体征与相关体征、阳性体征与阴性体征、显性体征与隐性体征等临床资料,并辨清体征的性质,为诊断和临床思维提供线索。

体格检查过程中,应注意视、触、叩、听四诊相互结合、互为促进与彼此补充,以获取全面而详尽的临床资料,为疾病的正确诊断提供可靠依据。

(3)辅助检查(临床检验或实验检查):是指通过对患者的血液、体液、分泌物、排泄物、脱落细胞、活检组织等,进行病原学、病理学、影像学、电生理学、生物化学、免疫学、超声学、基因等检查,以获得病原体、组织病理变化、脏器功能状态、局部脏器图像和物理指标的一种手段,是医者感官的延伸和视野的扩大,有助于克服医者对临床资料认识的表面性和模糊性。

在对病人进行辅助检查时,应坚持先与后、相对与绝对,以及先简单后复杂、先无损伤后有损伤的原则,以最小的代价获取患者最大程度局部与整体的机能状况信息,尽可能满足临床诊断的需要。

2. 分析判断病情、初步诊断阶段 此阶段是将询问性调查、体格检查和实验检查所获得的各种临床资料与信息,进行系统整理和综合分析,使临床获得的资料具有真实性、系统性、完整性和科学性,做出对疾病合乎客观实际的一种初步认识、评价和结论,是疾病得以正确诊断的重要环节,也是医者将获得的各种临床信息形成判断的思维过程。在对疾病做出初步诊断之前,应注意早期诊断原则、综合诊断原则和个体化诊断原则,以及原发病与继发病、功能性与器质性、一元病论与多元病论之间的交叉诊断意义。

在对临床资料与信息进行综合分析过程中,应注意将病史提供的疾病线索与体格检查获取的阳性体征,实验室检查所得静态结果与疾病发生、发展的动态过程,以及局部病变与机体整体机能状态等有机结合起来,达到正确诊断疾病的目的。切勿将某一方面的临床资料或信息,尤其是将实验检查结果孤立或绝对化,同时避免不正确的思维方式和受虚假症征的影响做出错误判断而延误病情。

3. 确立诊断和治疗方案、临床验证阶段 临床初步诊断是在疾病发生发展过程中对其某一阶段病情的判断,具有一定的局限性,而且受临床思维的片面性和主观性影响,又带有一定的臆断成分,需要临床对其进行验证和修正。因此,在初步诊断提出后给予必要的治疗,同时进行客观细致的病情观察、部分实验室检查项目的复查,以及选择必要的特殊检查等,为验证、修正初步诊断和最后确立诊断提供可靠依据。在此阶段中诊断是治疗决策的基础,同时治疗效果也是对临床诊断的验证。

医者通过运用已有的医学知识和临床经验,针对患者的具体情况,综合分析其病因病势,不断提高思维决策能力,确立对疾病的正确诊断,为治疗决策的科学化服务,使患者得到及时、合理、高效和安全的医治,为治疗决策和正确对疾病诊断得到真正意义的验证和发展。

一般说来,皮肤病的诊断思维过程及路线主要包括:解剖结构→生理改变→病理改变→发病机制→致病因素→病情程度→提出假说→验证假说→鉴别诊断→初步诊断→处理措施→修正诊断→确立诊断。虽然诊断思维过程繁琐且有时并非依靠独立思索而形成,尤其循证医学使传统诊断学有了较大的变革,所以正确的临床思维对诊断就显得更为重要,也才能使临床诊断更加完善、准确和可靠。

总之,对皮肤病的诊断过程是运用医学概念和医学判断进行复杂推理的过程,同时也是技能与经验有机结合和相互促进的过程。要求医者具有广博的医学知识、严谨的逻辑思维和客观的认识判断能力,树立科学的医学观,提高对疾病的综合分析能力,善于总结临床经验,防止犯经验主义的错误,提高皮肤病的正确诊断率,避免和减少误诊与漏诊的发生。

皮肤病诊断技术与方法

随着医学发展和各学科知识的互相渗透与交叉,皮肤病的临床诊断技术,特别是实验室诊断技术有了飞速发展,为皮肤病的及时准确诊断提供了科学依据。

1. 物理诊断　除病史采集和体格检查外,有时还需要进行以下检查。

(1) 影像学诊断:包括 X 线检查、电子计算机断层扫描(CT)、磁共振成像(MRI)、彩色多普勒、超声影像技术、三维超声显像技术、超声介入性诊断技术、激光扫描共聚焦成像技术等,可用于皮肤肿瘤、结缔组织病、川崎病,以及与颅脑损伤有关的一些皮肤病的诊断与鉴别诊断。

(2) 电生理学检查:包括心电图、脑电图、脑地形图、脑血流图、肢体血流图、甲皱微循环和肌电图等。

(3) 临床常用皮肤病检查方法

1）划痕反应：用划痕棒（为一端圆钝的不锈钢或有机玻璃细长棒）圆钝端适宜用力在皮肤上划痕，3～5秒后划痕处皮肤出现红色线条，若1～3分钟划痕处出现隆起风团样线条，称为皮肤划痕反应阳性。适用于荨麻疹、色素性荨麻疹、皮肤划痕症、过敏性皮炎等变应性皮肤病的诊断。

2）玻片压诊法：选用透明有机玻璃制成的扁平薄片，轻压丘疹、结节或红斑至少10～20秒，观察皮疹颜色改变情况，如压迫寻常狼疮和紫癜的皮疹可出现苹果酱色或瘀点、贫血痣可消退等，用于与其他皮肤病的鉴别。

3）醋酸白试验：药液为3％～5％醋酸溶液，用棉签蘸少量药液涂于可疑皮损表面后3～5分钟，可使尖锐湿疣的疣体和亚临床组织发白，用于与其他疣状损害进行鉴别。

4）刮屑检查：用牙科扁调匙或钝刀片刮去皮损表面的鳞屑，以观察鳞屑下的组织状态，如银屑病刮屑检查可先后出现薄膜现象和点状出血现象等。

5）针刺试验：用无菌针头直接刺入皮内或在皮内注入少量生理盐水，若在24～48小时内出现丘疹或小脓疱，则为针刺反应阳性。40％～70％白塞病患者针刺反应阳性。

6）感觉检查：包括温觉、痛觉及触觉检查。温觉检查采用两支玻璃试管，一管装冷水，另一管装热水（50℃左右），先测试正常皮肤，当病人能感知冷热后，再测试皮损区，以判断皮损区与正常皮肤的温觉差异；痛觉检查为使用大头针分别轻叩正常皮肤和皮损区，以检查被检测处皮损的痛觉程度；触觉检查是使用棉絮条触及正常皮肤和皮损区，以检查被检测处皮损的触觉程度。可用于麻风病、皮神经炎、糖尿病末梢神经炎、带状疱疹和神经梅毒的检查等。

7）毛细血管脆性试验：在肘窝下约4厘米处划一直径5厘米的圆圈，将血压计袖带平整缚于该处，充气加压后在收缩压与舒张压之间保持8分钟，然后解除袖带，5分钟后观察圆圈内瘀点数，正常男性<5点，女性<10点，超过者为阳性。用于血管脆性的检查，阳性表示毛细血管脆性增强，见于过敏性紫癜、维生素C缺乏症、维生素P缺乏、败血症，以及血小板减少性紫癜、血小板无力症等疾病。

8）尼氏征（Nikolsky征）：牵拉破损的水疱壁、推压两个水疱间外观正常皮肤、推压从未发生皮损的正常皮肤或按压水疱顶部，阳性者可使外观正常皮肤剥离、表皮剥脱、水疱扩大等，主要见于天疱疮和某些大疱性疾病。

9）反射共聚焦显微镜（RCM）：是在显微镜基础上配置激光光源、扫描装置、共轭聚焦装置和检测系统而形成的新型显微镜，是20世纪80年代发展起来的一项具有划时代意义的高科技产品，当今最先进的细胞生物学分析仪器。

随着计算机技术和光电技术的飞跃发展,使得 RCM 向更精、更快、多维和无损伤性分析的方向发展,成为细胞生物学和生理学、药理学及遗传学等医学领域的新一代研究工具。

RCM 图像是基于细胞器和组织结构自身的折射率不同而得以实现高分辨率,薄剖面或断面能够在散射介质中完成高清晰度和高对比度的光学非侵入性成像,可以方便地观察和研究组织细胞的结构变化。此项技术无需活检切片,即可实时、无创地对皮肤组织在水平方向进行断层扫描(Optical Sectioning,光学切片),将焦点的扫描平面由皮肤最外层-角质层向皮肤的深层进行不同平面的动态扫描取样,然后利用计算机将各个断层扫描所获得的二维平面图像信息进行叠加,获得皮肤组织的三维图像信息,可以方便地观察和研究组织细胞的结构变化,对部分皮肤病无需进行组织病理即可明确诊断。

皮肤三维成像作为最新的皮肤影像学诊断技术,具有划时代意义,其实时、动态、无损伤性三维成像特点,对临床皮肤损害进行诊断、鉴别诊断、评价疗效、判断预后等具有非常重要的价值,在皮肤学科领域具有广阔的应用前景。

10)毛细血管镜检查:是利用毛细血管镜对皮肤毛细血管进行的一种检测方法。一般在患者皮损处和甲周缘进行检测,用一强光源以 45 度角自上而下照射受检部位(受检部位滴加一滴显微镜油),放大倍数12～60 倍不等。正常情况下毛细血管约为8～15 个/mm²,大多数呈发卡样;毛细血管袢的长度0.1～0.25毫米;正常血流状态多呈线形持续向前运动。由于正常人毛细血管有很大的变异,该检测结果只能作为临床对病情判断的参考依据。

2. 病原学诊断　如支原体、衣原体、淋球菌、真菌与病毒的分离与培养,已在临床广泛用于皮肤病性病的诊断。如分泌物和皮屑直接涂片、染色镜检和培养、电子显微镜、超高倍显微镜、聚合酶链式反应(PCR)的应用,对检测细胞内病毒、细菌、衣原体、支原体、真菌、螺旋体、原虫,以及对遗传病、皮肤肿瘤等提供了实验室诊断依据。

3. 生物化学诊断　如测定心肌酶谱可用于皮肌炎的诊断、血脂检测用于黄瘤病的诊断、核酸内切酶检测用于着色性干皮病的病因诊断等。

4. 免疫学诊断　如抗核抗体(ANA)、抗可溶性核抗原(ENA)抗体谱的检测等,用于结缔组织病的诊断。

其他如血液细胞学分类、细胞质酶、膜酶、细胞核的 DNA 含量、细胞内抗原,以及染色体分类等,使某些皮肤病的诊断进入分子水平。

5. 病理学诊断　组织病理学检查是皮肤病确切诊断技术之一,免疫组化病理学检查使某些自身免疫性皮肤病的分类更为精细成为现实。近年采用分子杂交技术可对某些皮肤病的免疫基因型和免疫表型做出诊断,使皮肤病的组织病理学诊断技术进入分子病理学水平。

6. 基因诊断 可用于遗传病诊断、传染病病原体检测、产前诊断及鉴定亲缘关系等,方法主要有微卫星 DNA 多态标记扫描技术、基因突变检测技术、单核苷酸多态性技术等,对多基因病及药物基因组学的研究具有重要意义。

第二十六章　皮肤病实验室检查

真菌检查

真菌检查是对真菌性疾病的病原学诊断和治疗效果判定的重要依据,临床应用较为广泛。主要方法有真菌直接镜检、真菌培养和滤过紫外线检查。

【真菌直接镜检】

真菌直接镜检是临床进行真菌检查最为常用的方法,具有方法简单、设备需求少、容易操作、可随时开展、结果读取快、阳性结果容易判读等,但可出现假阴性结果。

1. 取材

(1) 皮肤损害标本:采集部位为损害边缘临近正常组织处,先用消毒刮匙或刀片稍微去除损害表面悬浮的鳞屑或痂皮,然后反复刮取并收集组织碎片和皮屑。

(2) 指(趾)甲损害标本:采集部位为可视异常甲板边缘处,先用刀片削除或刮除甲板表面污垢及松散甲屑,然后刮取或钻取并收集可能多的甲屑。

(3) 受损头发标本:采集部位为断发区边缘处或绕有鞘膜的病发,用消毒无齿镊拔取3~5根。

(4) 溃疡性损害标本:采集部位为裸露溃疡面边缘的分泌物和组织碎屑。糜烂性损害标本取材时应先将分泌物用棉签吸除,然后用消毒刮匙收集创面的分泌物和组织碎片;增生性损害标本应在损害边缘采集,收集用消毒刮匙或刀片刮取的组织碎片。

(5) 黏膜损害标本:使用棉棒或尿道拭子,在黏膜损害处蘸取少量口腔分泌物、尿道分泌物、宫颈分泌物、咽后壁分泌物及灰白色膜状物。

其他如体液、组织液、尿液、大便、呕吐物、痰液、脓液及活检组织碎屑等,经处理后均可作为真菌直接镜检的标本。

2. 方法

(1) 不需染色的标本检查:浅部真菌检查一般不需染色即可通过光学显微镜直接读取。将受检标本置于载玻片上,加1滴5%~10%氢氧化钾溶液,覆上盖玻片,排除气泡后用酒精灯稍微加热,并压紧盖玻片,用棉棒吸取盖玻片周围溢出的液体,然后置于低倍镜下观察,找到折光性增强的菌丝或孢子后,再用高倍镜证实。适用于体癣、甲癣、股癣、头癣、花斑癣、外生殖器念珠菌感染、口腔念珠菌感染等真菌性疾病的检查。

(2)需染色的标本检查:深部真菌涂片检查时需应用特殊染色剂方能清楚显示,部分浅部真菌进行染色后真菌形态显现更加清楚。常用染色剂为印度墨汁、乳酸酚棉蓝染色液、嗜银染色液、吖啶橙荧光染色液、Gram 染色液、过碘酸 Schiff 染色液等。将受检标本置于载玻片上,滴染色液 1 或 2 滴,然后覆上盖玻片,约 10 分钟即可进行镜检。

3. 结果

(1)不染色真菌形态:①真菌丝(折光性强的细管状、树枝状、短棒状、球拍状、结节状、鹿角状、螺旋状真菌菌丝);②假菌丝(折光性较强的藕节状结构,中空一般没有隔膜);③孢子(形态色泽各异,呈球形、肾形、镰刀形、线形、雨滴形);④芽生孢子(菌丝体表面出现的局限性隆起,与菌丝体相连或断裂,有时最初的局限性隆起表面又出现新的隆起,相互连接即成假菌丝);⑤厚壁孢子(壁加厚不同形状的孢子,折光性有时不如孢子);⑥分生孢子(呈圆形、椭圆形、肾形等多种形态,大分生孢子有 3~10 个分隔,隔膜清晰可见或不清楚)。

标本查到以上形态的菌丝或孢子者判为阳性,如花斑癣可见成群短粗的菌丝和类球形孢子;腋毛癣的发鞘压碎后,在油镜下可见球样短细菌丝;着色真菌病的脓液可见棕色不出芽成簇孢子;头癣断发可见发内菌丝、发外密集成堆卵圆形孢子、发内串珠样排列的较大孢子,以及黄色菌感染的脓癣,在脓痂内可见鹿角状粗大菌丝等。

(2)染色后真菌形态:①隐球菌病患者的脑脊液用墨汁染色后,可见圆形具有荚膜的出芽厚壁孢子;②乳酸酚棉蓝染色能使真菌着色呈蓝色;③嗜银染色可使真菌呈黑色;④吖啶橙荧光染色可使白色假丝酵母菌、皮炎芽生菌、球孢子菌发出黄绿色荧光,新生隐球菌、鼻孢子菌发出红色荧光,组织胞浆菌发出红黄色荧光,曲霉菌发出绿色荧光等;⑤过碘酸 Schiff 染色可使真菌呈红色;⑥放线菌病的硫磺样颗粒压碎后 Gram 染色可见放射状菌丝等。

4. 注意事项

(1)标本采集部位对真菌检出阳性率影响较大,因真菌的嗜角质习性使其在新生角质层内活菌最多,故取材部位应为病变边缘和新发损害,若在不同的几个部位同时取材,可提高真菌检出率;以及病发取材应取断发区或皮损边缘最新的断发,可疑放线菌感染应取硫磺样颗粒进行检查等。

(2)标本采集前应用抗真菌药物可降低真菌检出率,故需停药 1~2 周后再进行真菌检查。

（3）标本直接镜检真菌阴性者，可重新取材或在其他部位取材后，再进行镜检。有条件者可对直接镜检多次阴性、可疑真菌感染病灶进行真菌染色检查或真菌培养。

【真菌培养】

真菌可在适宜培养基和温度下生长繁殖，根据菌落形态、颜色、生长速度及显微镜下菌丝和孢子形态，以及真菌特有的生化特性等，来判定真菌菌种，并可进行药敏试验，指导临床用药。

1. 取材　标本采集同真菌直接镜检，但患处应用75％乙醇消毒。

2. 方法

（1）培养基：常选用沙氏葡萄糖蛋白胨琼脂培养基，组方为葡萄糖40g、蛋白胨10g、琼脂12～15g，蒸馏水1000ml，加200mg氯霉素、250放线菌酮，121℃灭菌10分钟而成。

（2）接种与培养：在无菌操作下将采集的标本接种于盛有培养基的试管、培养皿或培养瓶的斜面或平面上，然后放置于孵育箱中进行培养。浅部真菌孵育温度为22℃～28℃，深部真菌孵育温度为37℃，自培养第2天起开始观察有无菌落生长。快速培养是将标本接种于覆有培养基的玻片上，便于观察菌落生长。

3. 结果

（1）菌落：浅部真菌一般培养7～10天、深部真菌2～3周，方能在培养基表面观察到生长的菌落。可根据菌落的形态、颜色、边缘、生长速度、下层现象，以及显微镜下菌丝和孢子的特征、生化特性等进行菌种鉴定。

（2）结果判定：有菌落生长和镜下见到菌丝和孢子，判定为真菌阳性；无菌落生长或镜下未查到菌丝或孢子，判定为阴性，但培养阴性不能完全排除真菌感染。

4. 注意事项

（1）浅部真菌应在皮损边缘活菌较多处取材，深部真菌标本应为含有组织碎屑的脓液、痰液、脑脊液、血液及尿沉渣等，以提高真菌培养阳性率。

（2）标本采集后应立即进行接种，最迟不超过2小时，不能立即接种时标本可暂时冷藏保存后尽快送检。

（3）标本接种时应严格无菌操作，避免污染，对多次培养阳性的同一种"污染菌"，应考虑为条件致病菌。标本培养时间应足够，避免过早判定真菌培养阴性结论。

【真菌滤过紫外线检查】

滤过紫外线是采用波长 360nm 的紫外线诱发荧光对被检组织进行检测的一种方法。临床根据部分被真菌感染的毛发或皮损经特定波长紫外线照射后可发出不同颜色的荧光,有助于判断被破坏的组织是否有真菌感染。该法具有简便、快速、经济、易于观察等特点,也有助于浅部真菌感染直接镜检和培养的准确取材。

1. 备检组织　为可疑被真菌感染的皮肤、毛发等。

2. 方法　在暗室中用伍德灯(紫外线灯外面装有含氧化镍的紫色石英玻璃制备而成)照射可疑被真菌感染的组织,观察有无荧光发生。

3. 结果

(1)暗绿色荧光:为黄癣菌所致的头黄癣、脓癣等。

(2)亮绿色荧光:为犬小孢子菌、铁锈色小孢子菌、石膏样小孢子菌所致的头白癣等。

(3)无色荧光:为断发毛癣菌、紫色毛癣菌、红色毛癣菌、石膏样毛癣菌、絮状表皮癣菌、叠瓦癣菌所致的头黑点癣、须癣、体癣、股癣、足癣、手癣、叠瓦癣等。

(4)棕黄色荧光:为糠秕马拉色菌所致的花斑癣、毛囊炎等。

(5)红色或珊瑚色荧光:为红癣菌所致的手足癣等。

(6)暗绿色荧光:为微细棒状杆菌所致的腋毛癣等。

(7)绿色荧光:为曲霉感染。

(8)黄绿色荧光:为白念珠菌感染(绿脓杆菌感染的组织也发出黄绿色荧光)。

4. 注意事项　真菌滤过紫外线检查并非适用所有浅部真菌感染,部分真菌可不发生荧光,但不发生荧光者并不能排除真菌感染,需进行真菌镜检或培养。检查时应在暗室内进行,注意保护眼睛。某些物质如水杨酸、角母蛋白、纤维和凡士林等在滤过紫外线灯(伍德灯)下也可发出荧光,应与真菌发出的荧光相鉴别。

淋球菌检查

淋球菌检查是根据淋球菌的形态及其生长特性,通过染色镜检及体外培养,来判定有无淋球菌感染的一种检测方法。

【淋球菌涂片检查】

淋球菌属于革兰染色阴性菌,主要位于脓细胞胞质内,呈肾形,常成对聚集,革兰染色后在光学显微镜下能够清晰显现。

1. 取材 尿道内取材时先用生理盐水轻轻擦拭尿道口,向前挤压尿道,用无菌棉拭子蘸取少量脓液。在宫颈、咽后壁、结膜、肛门等处取材,用棉拭子直接蘸取少量分泌物即可。

2. 方法 将棉拭子上的脓液在载波片上薄涂 2 张,风干固定后分别作革兰染色及亚甲蓝染色,10 分钟左右将染色剂用清水轻轻冲洗掉,再次风干后置于光学显微镜下观察。

3. 结果 光学显微镜下查到多形核白细胞内和/或破裂白细胞外成对的革兰阴性双球菌,为淋球菌镜检阳性。未查到者并不能排除淋球菌感染,需作细菌培养进行确定。

4. 注意事项 淋球菌涂片镜检方便快捷,但敏感性差,容易造成假阴性结果。取材、涂片、染色、固定、镜检应快速进行,涂片时分泌物应薄而均匀,避免用力挤压,防止多形核白细胞破裂影响检查结果。

由于阴道分泌物杂菌较多,对结果判定影响较大,应结合临床并进行淋球菌培养明确诊断。

【淋球菌培养检查】

淋球菌在适宜的培养基和特定条件下能在体外生长繁殖,临床可根据菌落形态、大小、颜色、边缘及生化特性等进行菌种鉴定和药敏试验。

1. 取材 标本采集同淋球菌涂片镜检,但无明显脓液者进行标本采集时,男性患者应使用无菌尿道拭子伸入尿道内 2～4 厘米处取材,女性患者应使用宫颈拭子尽量蘸取宫颈黏膜表面的分泌物。

2. 方法

(1) 培养基:常选用脑心琼脂培养基,组方为脑心浸液 3.7g、琼脂 1.5g,加入 100ml 水,混匀高压灭菌后加入羊血 5～10ml、万古霉素 300U、多黏菌素 750U 等制备而成。

(2) 接种与培养:在无菌操作下将采集的标本多点接种于盛有培养基的试管或培养皿的斜面或平面上,然后放置于环境为 37℃、5％CO_2 孵育箱中培养 48 小时。必要时挑取少量边缘清楚的透明水珠样菌落,接种于普通琼脂培养皿上,进行氧化酶试验及生化试验。但阴性结果并不能完全排除淋球菌感染,可疑淋球菌感染者需再次取材进行培养。

3. 结果 培养 24～48 小时的淋球菌菌落边缘呈花瓣样球形凸起,直径 0.5～1 厘米,表面光滑湿润,呈半透明状或为灰白色,涂片镜检有呈肾形的成对革兰阴性双球菌,判为阳性。

淋球菌进行氧化酶试验阳性；生化试验能分解葡萄糖，不能分解麦芽糖、乳糖和蔗糖；在普通培养基中不能生长。

4. 注意事项　标本采集的部位、分泌物量、接种速度、杂菌种类等，均对淋球菌培养的结果有较大影响，故标本采集时应尽量采集脓液和黏膜表面的分泌物，标本应迅速送检培养，并严格无菌接种，防止真菌培养假阴性和杂菌污染影响结果判定。

梅毒螺旋体暗视野检查

梅毒螺旋体暗视野检查是采用特殊的暗视野聚光器，使光线自四周透入，目镜无直射光线，利用物镜下螺旋体折射发光对其进行检查。

1. 取材　在梅毒患者或可疑梅毒螺旋体所致的损害表面用生理盐水清洗后，用消毒钝刀刮破皮损表面（溃疡和糜烂面表面污垢应刮除），挤压周围组织，用钝刀刮取表面渗出液，置于事先有 1 滴生理盐水的载玻片上，覆上盖玻片送检。

2. 方法　将附有标本的载玻片置于暗视野显微镜下，在盖玻片和集光器上各加柏油 1 滴，先在低倍镜下调节视野正中为圆形光点后，再用油镜进行观察。

3. 结果　暗视野显微镜下见到两端尖细、长 $6\sim20\mu m$ 呈螺旋形的强折光物体，即为梅毒螺旋体。并可见到螺旋体有规律弯曲、转动、扭转或伸缩运动。

4. 注意事项　梅毒螺旋体暗视野检查具有方便快捷、易于观察、结果明确等特点，但结果阴性并不能排除梅毒。标本采集部位、螺旋体数量、暗视野环境等，均可影响螺旋体检出率，应严格按要求操作。梅毒螺旋体有一定的传染性，取材时应戴手套防护，标本检测结束后应严格消毒处理。

疥螨检查

疥螨检查是根据疥虫及虫卵的形态利用显微镜进行观察，来判定有无疥螨感染的一种检测方法。

1. 取材　将可疑为疥疮的原发性丘疹、水疱或隧道近心端灰白色脓疱，用针尖或尖刀挑破后刮取破碎组织置于载玻片上，滴加 10％氢氧化钾溶液 1 滴，覆上盖玻片，轻轻压平即可。

2. 方法　将附有标本的载玻片置于光学显微镜下，在低倍镜下寻找虫体或虫卵。

3. 结果

（1）疥虫分为雌雄两种，雌疥虫较大，(0.3～0.5)mm×(0.25～0.4)mm 大小，雄疥虫约为雌疥虫大小的一半，成虫虫体扁平呈类圆形，淡黄褐色或黄白色，体表布满棘毛，腹有足 4 对，前两对肢端生有吸盘。

（2）虫卵呈椭圆形，淡黄色，壳薄呈半透明状。

查到疥虫成虫整体、残肢或虫卵为阳性。

4. 注意事项　疥螨直接镜检是疥虫感染最为直观和确实的诊断依据，但标本采集对结果至关重要，需在肢体屈侧和指缝等皮肤薄嫩处，选择新发丘疹、丘疱疹、脓疱 3～5 个，用涂有植物油的刮刀刮取标本，以提高疥螨检出率。

螨虫检查

螨虫检查是临床应用较多的诊断螨虫感染的一种检查方法，方便快捷，结果容易判读，阳性检出率较高，对临床有较大的实用价值。

1. 取材　在可疑螨虫感染部位的皮损区，用无齿镊或粉刺挤压器将毛囊口内的皮脂状物挤出后置于载玻片上，滴加生理盐水 1 滴，覆上盖玻片，并轻轻压平后送检。亦可在检测前一日就寝前，将患处油脂用香皂水清洗干净拭干后，用透明胶带贴于患处，晨起后将透明胶布取下贴于事先准备好的载玻片上送检，可提高阳性检出率。

2. 方法　将附有标本的载玻片置于光学显微镜下，在低倍镜下寻找虫体或虫卵。

3. 结果　螨虫成虫体长 0.1～0.4 毫米，呈蠕虫状，头胸和腹通常连成一整块，分节不明显，腹部有足 4 对，躯体前端有突出的口器，颚体呈不等形四边体，其宽度大于体长，两侧有棘状螯肢。查到螨虫整体或残肢为阳性，多数情况下可见到活动的螨虫。

4. 注意事项　螨虫属于节肢动物类，体形微小，寄居于人体吸吮血液，在皮脂溢出部位检出率较高。若检测结果阴性，可多选几个部位取材再次镜检。

皮肤斑贴试验

皮肤斑贴试验是根据迟发接触性变态反应原理，用来检测机体对某些化学物质是否过敏的一种方法。临床用来协助寻找引起接触性皮炎的接触物。

1. 斑贴物制备　根据受试物品不同的理化性质，选用无刺激性的稀释剂如生理盐水将受试物品稀释至一定浓度后，置于 1 平方厘米大小双层滤纸上备用。

若受试物为纺织品、皮革、皮毛及经常接触的物品,可剪取1平方厘米大小,然后用生理盐水或白开水沾湿备用。

2. 方法　将制备好的测试斑贴物贴敷于前臂屈侧或背部洁净皮肤处,并做好标记,外敷2平方厘米大小不透气的塑料薄膜,最后用4平方厘米大小的胶布固定。亦可使用市售的铝制斑试敷贴器。若被测试物为多种,每2种受试物之间间隔至少3~4厘米,并将受试物的品种与代号进行标记,做好记录。每次测试时需同时以单纯稀释剂或赋形剂作为对照。

3. 结果　受试物敷贴48小时后去掉,在自然光线下肉眼观察结果,以斑贴物接触皮肤处的反应程度作为测试结果。

(1)阴性(一):敷贴处皮肤无肉眼可见的改变。

(2)可疑(±):斑贴处皮肤轻微发红。

(3)弱阳性(十):斑贴处皮肤出现明显红斑。

(4)中度阳性(十十):斑贴处皮肤出现水肿性红斑或丘疹。

(5)强阳性(十十十):斑贴处皮肤出现红斑、丘疹及水疱,范围超出斑贴物面积。

附:阳性结果通常表示患者对被测试物过敏,被测试物与变态反应之间有因果关系,但阳性者仅占1/3,且应排除假阳性结果,必要时需进一步试验证实。阴性反应通常表示患者对被测试物不过敏,但应排除假阴性结果。

4. 注意事项　皮肤斑贴试验在接触性皮炎急性发作期或应用具有抗过敏药物时不宜进行,若被测试物在贴敷期间测试区皮肤出现瘙痒或疼痛,应立即移除测试物,并用清水冲洗干净。

对可能为被测试物浓度过高引起的原发刺激或敷料载体刺激所致的假阳性反应,可在降低被测试物浓度或改换辅料后再在其他部位进行测试,同时结合临床对试验结果进行综合分析。

临床怀疑某种物质过敏,但测试结果阴性,应考虑是否与测试物浓度过低、受药物影响等因素有关,可择期再进行测试。

光斑贴试验

光斑贴试验是查找导致光变态反应外源性光敏物质,即在皮肤斑贴试验基础上进行光照射,来检测皮肤对测试物为迟发性接触性变态反应亦或迟发性光变态反应的一种检测方法。

1. 斑贴物制备　同皮肤斑贴试验。

2. 方法

（1）斑贴物贴敷方法同斑贴试验，但测试物浓度应小于引起接触刺激反应浓度的 1‰或 1‰以下，每种可疑致敏物同时进行 3 处测试（可在同一部位或远隔部位）。照射光源为高压汞气石英灯或水冷式石英灯，并进行紫外线皮肤最小红斑量测试。

（2）斑贴物贴敷 24 小时后去掉，第 1 处测试区立即用避光敷料遮盖作为对照；第 2 处测试区（周围皮肤用干净深颜色薄布覆盖）用中波紫外线亚红斑量照射；第 3 处测试区照射长波紫外线（紫外线光源加用普通玻璃板后透过的光即为长波紫外线），照射剂量为最小红斑量的10～20 倍。

3. 结果　受试区照射后第 24、48、72 小时在自然光线下肉眼观察结果，以照射区皮肤反应程度作为测试结果。

（1）阴性反应（－）：测试区无肉眼可见的皮肤改变。

（2）可疑反应（±）：测试区皮肤出现无浸润的淡红色斑。

（3）弱阳性反应（＋）：测试区皮肤出现浸润性红斑、丘疹。

（4）中度阳性反应（＋＋）：测试区皮肤出现水肿性红斑、丘疹及小水疱。

（5）强阳性反应（＋＋＋）：测试区皮肤浸润性红斑基础上出现大疱。

中波紫外线亚红斑量照射区出现阳性反应，可判为光毒性反应；长波紫外线超红斑量照射区出现阳性反应，可判为光变态反应；若两处光照测试区均出现阳性反应，表明同时具有光毒性反应和光变态反应；若三处测试区均为阴性反应，表明既无光毒反应亦无接触过敏反应；若三处测试区均为阳性反应，且反应程度相近，表明被测试物仅有接触过敏而无光过敏反应。

4. 注意事项　本试验操作较为繁琐，测试步骤较多，需要患者定时复查观测结果，故患者应耐心完成整个测试过程，以确保测试结果的可靠性。对测试结果阴性反应者可延长至 96 小时甚至更长，避免遗漏某些物质在 72 小时以后出现的迟发性光变态反应。

试验所用照射光源应连接在稳压器上，打开电源 10 分钟左右待光量恒定后再进行照射。每次结果观察最好为同一工作人员，必要时用数码相机拍照，以助于不同时间测试区反应程度的对比与分析。

皮肤划痕试验

皮肤划痕试验是利用 I 型变态反应原理，采用皮肤划痕方法，测定被测试物（过敏原）是否发生速发型变态反应的一种过敏原检测方法。

1. **过敏原制备**　将可疑过敏物质稀释成适宜浓度(参照已有划痕试验测试物浓度,无参考测试物浓度者宜做动物实验确定的最低刺激浓度),溶媒应根据受试物的理化性质进行选择。

2. **方法**　选择受试者前臂内侧屈面皮肤为试验区,75%乙醇消毒后,用无菌针头划1厘米划痕,以不出血为度,然后将制备好的过敏原1滴置于划痕上。若同时进行几种过敏原测试,两条被测试划痕间至少间隔5厘米,并在对侧相同位置进行空白对照。

3. **结果**　受试区滴加过敏原后15～30分钟肉眼观察测试结果。

(1) 阴性反应(－):划痕处皮肤反应与空白对照区相同。

(2) 可疑反应(±):划痕处出现红斑和/或风团,其直径<0.5厘米。

(3) 弱阳性反应(＋):划痕处出现绕有红晕的风团,其直径0.5厘米。

(4) 中度阳性反应(＋＋):划痕处出现绕有明显红晕无伪足的风团,其直径为0.5～1厘米。

(5) 强阳性反应(＋＋＋):划痕处出现绕有显著红晕有伪足的风团,其直径为≥1厘米。

附:阳性反应,表明患者对此种受试物过敏,并属于Ⅰ型变态反应。但应注意排除假阳性反应。

4. **注意事项**　有高度过敏史者(如过敏性休克)应禁止进行本项试验,有皮肤划痕症者亦不宜进行本项试验。过敏体质者必须进行本项试验时,试验前准备好1:1000肾上腺素等急救药品,试验过程中严密观察患者情况,出现全身反应及时处理。

此外,受试物需无菌且无刺激性,溶媒应同时进行对照观察。

皮内试验

皮内试验是利用Ⅰ型和Ⅱ型变态反应原理,采用皮内注射的方法,测定被测试物(过敏原)是否发生速发型或迟发型变态反应的一种过敏原检测方法。

1. **过敏原制备**　将可疑过敏物质稀释成适宜浓度(参考已有皮内试验测试物浓度,无参考测试物浓度者宜做动物实验确定的最低刺激浓度),溶媒应根据受试物的理化性质进行选择。

2. **方法**　选择受试者前臂内侧屈面皮肤为试验区,75%乙醇消毒后,用微量注射器皮内注射稀释的过敏原0.1ml,局部隆起即可,皮丘直径3～4毫米为宜,若对多种过敏原同时进行测试,两处被测试物应间隔至少5厘米。过敏原稀释液应在对侧进行对照试验。

3. 结果

（1）Ⅰ型变态反应：通常在注射过敏原后15～30分钟观察测试结果。

1）阴性（－）：注射处与对照试验相同。

2）可疑（±）：注射处出现直径＜1厘米的红斑，无风团。

3）弱阳性（＋）：注射处出现直径＞1厘米的红斑，伴有轻微风团。

4）中度阳性（＋＋）：注射处出现直径2厘米的红斑，伴有风团。

5）强阳性（＋＋＋）：注射处出现直径＞2厘米的红斑，伴有风团或伪足。

（2）Ⅱ型变态反应：通常在皮内注射过敏原后24～48小时观察测试结果，阳性为注射处出现浸润性结节。

4. 注意事项　本试验的危险性超过皮肤划痕试验，试验前准备好1∶1000肾上腺素等急救药品，试验过程中严密观察患者情况，出现全身反应及时处理。有高度过敏史（如过敏性休克）应禁止进行本项试验，过敏体质者宜先进行皮肤划痕试验，若出现阳性反应则不再进行本项试验。

结核菌素试验

　　结核菌素试验是利用旧结核菌素或结核菌素纯蛋白衍生物进行皮内注射，来检测机体对结核杆菌迟发型变态反应的一种试验。该试验既可了解机体对结核杆菌的免疫力，也可作为检测机体细胞免疫功能状态的一种方法。

　　1. 结核菌素测试液制备　将旧结核菌素用含有0.3％石炭酸的生理盐水稀释成1∶10万、1∶1万、1∶1000、1∶100等不同浓度，或结核菌素纯蛋白衍生物0.2μg/0.1ml，作为结核菌素测试液。

　　2. 方法　选择受试者前臂内侧屈面皮肤为试验区，75％乙醇消毒后，用微量注射器皮内注射制备好的结核菌素测试液0.1ml（从最低稀释浓度开始），局部隆起即可，皮丘直径3～4毫米为宜，同时在对侧进行过敏原稀释液对照试验。

　　3. 结果　注射后24小时、48小时、72小时分别观察并记录反应结果。

　　（1）阴性（－）：注射处皮肤反应与对照试验相同。

　　（2）可疑（±）：注射处皮肤出现直径＜0.5厘米红晕和硬结。

　　（3）弱阳性（＋）：注射处皮肤出现直径＜1厘米的红晕和硬结。

　　（4）中度阳性（＋＋）：注射处皮肤出现直径＜2厘米的红晕和硬结。

　　（5）强阳性（＋＋＋）：注射处皮肤出现直径＜3厘米的红晕和硬结，或出现水疱、淋巴管炎。

（6）超强阳性（＋＋＋＋）：注射处皮肤出现直径≥3厘米的红晕和硬结，或局部坏死（少数伴有发热）。

附：阳性反应表示患者既往有过结核杆菌感染，但并不能说明机体肯定有活动性结核灶。阴性反应表示患者无结核菌素感染。

4.注意事项　强阳性和超强阳性结果常提示机体可能有活动结核病灶，需进行其他检查证实，试验区出现的皮肤损害需进行适当处理。年老体弱、结核杆菌感染初期及试验时患有其他传染病者，本试验可为阴性结果，需结合临床进行其他方法检查。

癣菌素试验

癣菌素试验是利用癣菌素进行皮内注射，来检测机体对皮肤癣菌迟发型变态反应的一种试验。该试验可了解既往或现在皮肤癣菌感染情况，目前也用来测定机体的细胞免疫情况。

1.癣菌素测试液制备　将癣菌素溶液用生理盐水稀释成1∶50或1∶100的浓度，作为癣菌素测试液。

2.方法　选择受试者前臂内侧屈面皮肤为试验区，75％乙醇消毒后，用微量注射器皮内注射制备好的癣菌素测试液0.1ml（从最低稀释浓度开始），局部隆起即可，皮丘直径3～4毫米为宜，同时在对侧用生理盐水作对照。

3.结果　注射后24小时、48小时分别观察并记录反应结果。

（1）阴性（－）：注射处皮肤反应与对照试验相同。

（2）可疑（±）：注射处皮肤出现直径＜0.5厘米红晕和硬结。

（3）弱阳性（＋）：注射处皮肤出现直径＜1厘米的红晕和硬结。

（4）中度阳性（＋＋）：注射处皮肤出现直径≥1厘米的红晕和硬结。

（5）强阳性（＋＋＋）：注射处皮肤出现直径＞2厘米的红晕和硬结，或出现水疱。

附：阳性反应表示患者既往或现在有皮肤癣菌感染，阴性反应者并不能除外皮肤癣菌感染。

红斑狼疮细胞检查

红斑狼疮细胞检查是利用狼疮患者血清中抗DNA核蛋白的IgG抗体（狼疮因子）在补体参与下，使粒细胞破坏后释放出核蛋白，形成无结构云雾状均质体,在被粒细胞为主的吞噬细胞吞噬后即形成红斑狼疮细胞。通过查找血清中含有云雾状均质体的细胞,来对红斑狼疮患者进行诊断的一种检测方法。

1. 粒细胞制备　抽取患者 5ml 静脉血置于干燥血清试管中,室温自然凝固后用玻璃棒将血凝块搅碎,放置于 37℃ 温箱孵育 1～2 小时,然后用 2000r/min 离心机离心 10 分钟,弃上清液。然后用毛细玻璃管将灰白色颗粒层移置于白细胞比容管中,再用 2000r/min 离心机离心 10 分钟,弃上清液即为所检粒细胞。

2. 方法　将粒细胞用毛细吸管吸出后,分别滴加于数张载玻片上,制成白细胞薄片,用瑞氏法染色后镜检。

3. 结果　显微镜下可见含有 1 个或数个红色圆形或椭圆形无结构云雾状均质体的中性粒细胞,多形分叶核被挤到一边,整个细胞较正常粒细胞大,即为典型狼疮细胞。若见到云雾状均质体周围有多个中性粒细胞呈花瓣状围绕,也有诊断价值。

4. 注意事项　红斑狼疮细胞是诊断红斑狼疮的依据之一,病情活动期阳性率高达 80%,但结果阴性并不能除外红斑狼疮。其他结缔组织病如硬皮病、皮肌炎、类风湿性关节炎,以及慢性活动性肝炎和某些药物反应等,有时应用此法检查也可见到狼疮细胞,临床应结合患者症征及其他方法检查确诊。

此外,粒细胞制备过程中,在血凝块形成时及时进行狼疮细胞检查的各项操作,以提高狼疮细胞检出率。

免疫荧光检查

免疫荧光检查是利用某些荧光素可与抗体牢固结合并不改变抗体免疫特性的特点,将有荧光抗体标记的染色标本,通过荧光显微镜检测和定位抗原或抗体的一种检查方法。

1. 荧光标本制备

(1) 直接免疫荧光标本制备:将所检标本(细胞涂片、培养物涂片、活检组织冷冻切片等)制片后用乙醇、丙酮等固定(不同标本根据实验要求选用所需固定剂处理),室温下晾干,然后滴加相应的荧光抗体,置于湿盒中 37℃ 孵育 30～60 分钟,取出后用 0.01mol/L、pH7.2 的 PBS 液冲洗 15 分钟后吹干,最后用 pH7.2 缓冲甘油封片,即为直接免疫荧光标本。

(2) 间接免疫荧光标本制备:将患者血清用 PBS 液 1:5～1:10 稀释后 56℃ 孵育 30 分钟后,用毛细吸管吸取血清滴加于已制备好的玻片基质上(可为大白鼠肝印片或切片),置于湿盒中 37℃ 孵育 30～60 分钟,取出后用 0.01mol/L、

pH7.2 的 PBS 液冲洗 15 分钟后吹干,在基质表面滴加已知效价的荧光抗体后,再置于 37℃ 水浴中孵育 30～60 分钟,取出后用 PBS 液冲洗 15 分钟后吹干,最后用 pH7.2 缓冲甘油封片,即为间接免疫荧光标本。

2. 方法 将制备好的荧光标本置于荧光显微镜下,观察特异的发光部位,确认免疫反应物的性质、沉积部位、分布及形态等。

3. 结果

(1) 直接免疫荧光:表皮棘细胞间沉积物 IgG 呈网状亮绿色分布的荧光,提示为天疱疮;真皮乳头上部沉积物主要为 IgG A 呈点彩状荧光,提示为疱疹样皮炎;真皮血管壁见到环状荧光,提示为血管炎;基底膜沉积物主要为 IgG 呈带状亮绿色分布的荧光,提示为系统性或盘状红斑狼疮。

(2) 间接免疫荧光:血清抗核抗体发出亮绿色荧光,并根据核荧光分布分为均质形、周边形、斑点形、核仁形等,而且可将阳性血清标本经系列对倍稀释后,进行半定量检测。其他如抗平滑肌抗体、抗线粒体抗体、抗骨骼肌抗体等,多有各自特异的荧光发出。

4. 注意事项 直接免疫荧光检查简便快捷,特异性高但敏感性低,主要用于免疫病理检查。间接免疫荧光检查经济实用,一种免疫球蛋白标记抗体可检测多种与免疫球蛋白对应的未知抗原或抗体,敏感性高但特异性差,如抗核抗体可见于红斑狼疮、硬皮病、类风湿性关节炎、淋巴瘤、结核病、麻风病、药物反应、溃疡性结肠炎及正常老年人等。

为确保试验结果的可靠性,每次试验均应设立阳性和阴性对照组,而且使用高纯度的免疫荧光抗体,以免造成非特异性或游离荧光影响结果判读。此外,不同类别标本应选择与其相适宜的固定剂及 pH 值稳定的缓冲液,避免影响抗原决定簇外显影造成假阳性或假阴性结果。

卟啉检查

卟啉检查是利用有机化合物卟啉的四个吡咯环,在酸性环境下可用乙酸乙酯、乙醚、戊醇和氯仿提取,并在紫外线照射下发出粉红至砖红色荧光的原理,用来检测卟啉的一种检查方法。

1. 标本制备

(1) 尿卟啉标本:取新鲜尿液 4ml 置于试管中,加 10 滴冰醋酸后再加戊醇 1ml,堵塞试管口后充分混匀,然后静止待混合液分层即为尿卟啉标本。

(2) 粪卟啉标本:取少量新鲜大粪置于试管中,加冰醋酸 0.5ml 用玻璃棒充分搅拌后,加乙醚 4ml 搅拌数分钟,然后静止待混合液分层后,将上层液体移至另一试管中,加 1.5mol 盐酸 2ml,充分振荡数分钟,然后静止待混合液分层后即为粪卟啉标本。

(3) 红细胞卟啉标本:在干净的试管中加冰醋酸 1ml,乙醚 4ml,然后加入患者静脉血 0.2ml 于试管内,用玻璃棒搅拌数分钟,静置待混合液分层后,将上层液移至另外一试管中,并滴加 3mol 盐酸 1ml,充分振荡数分钟,然后静止待混合液分层后即为红细胞卟啉标本。

2. 方法　将制备好的标本试管置于紫外线灯下,根据上层液体的颜色、深浅等确定卟啉含量。

3. 结果　上层液颜色深浅与卟啉含量呈正比,含量越高则颜色越深。灰色或灰蓝色为(－)、粉红色为(＋)、深红色为(＋＋)、砖红色为(＋＋＋)。

4. 注意事项　结果判读时,阴性结果中的上层液为灰色或灰蓝色,可为紫外线颜色或卟啉含量极低颜色不能分辨,必要时可作阴性对照。对多种疾病如先天性红细胞生成性卟啉病、迟发性皮肤卟啉病、肝病、铅及其他重金属中毒等有诊断意义,对于检测结果可疑假阴性者,可重复实验。

此外,被检测的血、尿、便应新鲜,操作需及时。

梅毒血清学检查

梅毒血清学检查是利用抗原-抗体相互结合的免疫学原理,检测梅毒螺旋体进入人体后产生的非特异性抗类脂质抗体和特异性抗螺旋体抗体的检测方法。分为非梅毒螺旋体抗原血清试验(包括性病研究实验室试验、不加热血清反应素试验等)和梅毒螺旋体抗原血清试验(包括荧光螺旋体抗体吸收试验、梅毒螺旋体明胶颗粒凝集试验等),前者可作为梅毒螺旋体的常规检查和筛选试验,后者敏感性高和特异性强,可作为梅毒螺旋体感染的证实试验。

【性病研究实验室试验,VDRL】

1. 标本制备　抽取患者静脉血 2~5ml,置于 56℃ 水浴箱中灭活 30 分钟后,用毛细吸管吸取灭活后的血清 0.5ml 置于玻片上,用 1ml 注射器滴加 VDRL 抗原3~5滴,即为该试验的血清标本。

2. 方法　将血清标本玻片置于 180r/min 旋转器上旋转 4 分钟,立即置于 100 倍光学显微镜下观察,观测有无血凝及血凝程度。

3. 结果

(1) 阴性(－):无血凝块或血清稍微混浊。

（2）弱阳性（＋）：有细小血凝块。

（3）阳性（＋＋）：有中到大的血凝块。

一般一期梅毒阳性率 70%～80%，二期梅毒阳性率 100%，若将阳性血清用生理盐水倍比稀释，可进行半定量试验。

4. 注意事项　本实验操作便捷，结果容易判读，适用于初筛试验，定量试验可作为疗效观察指标。但该试验为非特异性试验，阳性结果也见于某些结缔组织疾病和传染病。

【不加热血清反应素试验，USR】

1. 标本制备　取待检患者的血清 0.05ml 置于制式玻片的圆圈中，并使其尽量充满整个圆圈，然后用专用吸管滴加专用检测液 1 滴于圆圈中，即为该试验的血清标本。

2. 方法　将血清标本玻片置于 180r/min 旋转器上旋转 4 分钟，立即置于100 倍光学显微镜下观察，观测有无血凝、血凝程度及分布等。

3. 结果

（1）阴性（－）：有分布均匀的细小颗粒或短杆状物，无血凝块。

（2）可疑（±）：有分布不均匀的细小粗糙物。

（3）阳性（＋～＋＋）：有分布均匀的小血凝块。

一般一期梅毒阳性率 70%～80%，二期梅毒阳性率 100%，若将阳性血清用生理盐水倍比稀释，可进行半定量试验。

4. 注意事项　本实验特异性较低，适用于梅毒初筛试验。

【快速血浆反应素环状卡片试验，RPR】

1. 标本制备　取待检患者的血清 0.05ml 置于制式玻片的圆圈中，并使其尽量充满整个圆圈，然后用专用吸管滴加专用检测液 1 滴于圆圈中，即为该试验的血清标本。

2. 方法　将血清标本玻片置于 100r/min 振荡器上震荡 8 分钟，立即用肉眼观察有无血凝及血凝程度等。

3. 结果

（1）阴性（－）：圆圈内血清无黑色凝集颗粒。

（2）可疑（±）：圆圈内血清出现黑色凝集颗粒或絮状物。

（3）阳性（＋～＋＋）：圆圈内血清出现较大黑色凝集颗粒或絮状物。

将阳性血清用生理盐水倍比稀释，可进行半定量试验，用以观察治疗效果。

4. 注意事项　本实验与 USR 一样，特异性较低，适用于梅毒初筛试验。

【荧光螺旋体抗体吸收试验,FTA-ABS】

1. 标本制备

(1) 将梅毒螺旋体 Nichols 珠死菌悬液混匀,用铂金圈均匀涂在干净的载玻片上,每张玻片涂 4 个直径 0.5 厘米的抗原圈,然后迅速用冷风吹干。

(2) 将干燥的抗原圈在丙酮液中浸泡 10 分钟,取出后迅速冷风吹干,置于 $-20℃\sim-40℃$ 冰箱中备用。

(3) 将患者血清和对照组血清置于 56℃ 水浴箱中灭活 30 分钟。

(4) 用微量移液器吸取待将灭活的血清 $50\mu l$ 与 $20\mu l$ 吸收剂(非致病螺旋体 Reiter 株)混匀,置于 30℃ 温箱中 30 分钟,以除去血清中的非特异性抗体。将吸收后的血清用 PBS 液稀释为 1:20、1:80、1:320、1:640 等多份。

(5) 用移液器分别吸取不同稀释倍数的血清加于抗原圈中,将玻片置于带盖的湿盒内,在 37℃ 温箱中孵育 30 分钟。

(6) 用 PBS 液冲去膜上未与抗原结合的血清,然后将玻片放入 PBS 液中浸泡 15 分钟。在浸泡过程中边冲洗边震荡,每次 4~5 分钟,共 3 次。取出后用凉风吹干。

(7) 采用以上方法同时将阳性和阴性血清与抗原结合反应,作为对照组。

(8) 在玻片复合物上滴加 $10\mu l$ 荧光标记的兔或羊抗人 IgG,再置于湿盒内 37℃ 温箱中孵育 30 分钟,然后将玻片放入 PBS 液中冲洗 3 次,每次 5 分钟,取出后用冷风吹干。

(9) 载玻片上滴加甘油缓冲液 1 滴,覆盖玻片封固,即为待检标本。

2. 方法 将待检标本置于荧光显微镜下,观察有无荧光发生。

3. 结果 标本发生亮绿色荧光为梅毒螺旋体阳性,不发生荧光为阴性。阳性结果说明被检标本中含有梅毒螺旋体抗体。

4. 注意事项 本试验特异性和敏感性均较高,但操作较为复杂,应按试验步骤进行,避免因操作不当影响结果。该实验 95% 以上梅毒患者阳性,即使梅毒治愈也可终生不转阴,不能作为疗效观察指标。

本试验可出现假阳性结果,如自身免疫性疾病、阴部疱疹、应用麻醉药及孕妇等,均可出现阳性结果。

【梅毒螺旋体明胶颗粒凝集试验】

1. 标本制备与方法 在 U 型微量血清反应板上的 1、2、3、4 孔中分别滴加吸收剂 $100\mu l$、$25\mu l$、$25\mu l$、$25\mu l$,然后在第 1 孔中加入待检血清 $25\mu l$,反复震荡摇匀后用微量移液器取 $25\mu l$ 置于第 2 孔中,摇匀后再取 $25\mu l$ 置于第 3 孔中,摇匀后再取 $25\mu l$ 置于第 4 孔中,摇匀后弃掉 $25\mu l$,使稀释浓度自 1~4 孔分别为 1:5、

1:10、1:20、1:40。然后在第 3 孔中加入未致敏粒子 25μl（作为阴性对照），在第 4 孔中加入致敏粒子 25μl，此时第 3 和第 4 孔的稀释浓度为 1:40、1:80。将 U 型反应板置于微量振荡器上震荡 30 秒，然后置于带盖的湿盒中 15℃～30℃孵育 2 小时后观察结果。

2. 结果　阳性为粉红色凝胶颗粒光滑平铺于孔底，边缘可有少量粒子环。阴性为粉红色凝胶颗粒紧缩并沉积于孔底中央，或在中央形成一较小的致密圆圈。结果阳性说明被检标本中含有梅毒螺旋体抗体。

3. 注意事项　本试验特异性和敏感性与 FTA-ABS 相同，但本实验操作便捷，可在第 5、6 孔中依次等倍稀释进行半定量检查。试验中最好设立阳性和阴性对照组，便于结果观察，降低假阳性率。

第二十七章　皮肤病物理及外科治疗

　　物理治疗学是研究应用人工和自然物理因子提高健康水平、预防和治疗疾病、促进病后机体康复及延缓衰老的学科。人工物理因子包括光、电、磁、声、热、冷等，自然物理因子包括矿泉、气候、日光、空气、海水等。物理因子作为一种能量和信息作用于机体后，局部效应可引起神经、血液、内分泌及免疫系统等全身反应，产生一系列生理、生化效应和一定的治疗效应。

　　物理因子对机体生理作用的共性主要表现为①改变组织细胞和体液内离子的比例及微量元素的含量；②引起体内某些物质分子（如蛋白分子、水分子等）结构的变化；③影响各种酶的活性；④调节物质代谢；⑤使体内产生生物学高活性物质；⑥增强血液和淋巴液的循环；⑦改变生物膜、血管、皮肤、黏膜和其他组织的通透性；⑧引起组织温度改变；⑨调节神经-内分泌机能；⑩加强单核-吞噬细胞系统的功能等。

　　物理因子对机体的共同治疗作用主要表现为①促进神经-内分泌机能障碍的消除；②提高整体机能或某些系统、器官的功能水平；③改善组织营养，促进组织修复和再生；④提高局部或全身的抵抗力；⑤镇痛作用；⑥消炎、消肿作用；⑦缓解肌肉痉挛；⑧脱敏或致敏作用；⑨增强机体的适应能力；⑩加强药物向组织器官内透入等。

　　人工物理因子疗法包括电疗法、光疗法、磁疗法、超声疗法、热疗法、冷疗法、水疗法、生物反馈疗法等；自然物理因子疗法包括气候疗法、日光疗法、海水疗法、矿泉疗法、泥疗法、空气浴疗法等。

冷冻疗法

　　冷冻疗法是从低温物理学向低温生物学和临床医学逐渐渗透所形成的一种治疗方法，可用于某些疾病的治疗、皮肤美容、冷冻免疫、低温生物保存、冷冻医疗仪器等诸多方面。

　　【制冷剂】

　　1. 气态制冷剂　主要有高压（多为 100 个大气压以上）氧气、氮气、二氧化碳气等。

2. 液态制冷剂 主要有液态氮（－196℃）、氟利昂（－30℃～－40℃）、液态氦（－268.9℃）等。其中临床应用最为广泛的液氮为生产氧气的副产品，具有无色透明、无味、无毒、不自燃助燃、不导热导电、化学性质稳定等特点，在常温下容易气化，1 单位体积的液态氮可产生约 650 倍体积的气态氮。

3. 固态制冷剂 固态二氧化碳（即干冰，升华时可获得－78.9℃低温），具有无毒、无爆炸危险等特点，但不易保存。

【治疗原理】

冷冻治疗是通过低温对病理组织或病变细胞的选择性破坏作用达到治疗目的的一种物理治疗方法。机制较为复杂，主要是通过低温将病理组织的温度降至－30℃～－190℃，使生物体内分子的运动速率减慢，病变细胞内形成冰晶，同时周围血管收缩，引起细胞内脱水、电解质紊乱、酸碱度失衡，以及血液淤滞、脂蛋白复合体变性等，从而导致其溶解破坏而死亡，最后自行脱落，从而达到治疗作用。而且超低温冷冻尚具有局部麻醉、免疫调节和抑菌等多重作用。

【适应证】

冷冻疗法虽能治疗多种皮肤疾病，但对不同疾病其疗效差异较大，临床使用时应注意选择适应证。

1. 疗效显著的皮肤疾病 主要有寻常疣、扁平疣、尖锐湿疣、传染性软疣、单纯性血管瘤、蜘蛛痣、软纤维瘤、老年疣、睑黄瘤、早期基底细胞癌和鳞状细胞癌等。

2. 疗效较好的皮肤病 主要有色素痣、雀斑、疣状痣、皮脂腺囊肿、皮脂腺痣、海绵状血管瘤、结节性痒疹及皮肤结核等。

3. 疗效不肯定的皮肤病 主要有汗管角化病、神经性皮炎、酒渣鼻、痤疮、太田痣、白癜风、混合性血管瘤、鲜红斑痣、皮脂腺腺瘤、增生性瘢痕、扁平苔癣、皮肤淀粉样变等。

影响冷冻治疗效果的因素，除与疾病的种类有关外，还与患者的年龄、性别、病变的大小、部位、厚薄、深浅，以及冻融时间、重复次数、方法选择、操作者经验、个人体质等多种因素有关。一般在治疗适应证选择适宜的前提下，经过 3～4 次冷冻治疗后，病损与治疗前相比无明显改变者，可认为冷冻治疗无效，宜改用其他治疗方法。

【禁忌证】

冷性荨麻疹、冷球蛋白血症、冷纤维蛋白原血症、冷凝集素血症、雷诺病及对冷冻不能耐受者等，为冷冻治疗的禁忌证。女性月经期间、不足 3 个月婴儿、局部或全身感染者等应暂缓冷冻治疗；有循环功能障碍、神经质、体弱高龄、高血压、脑血管疾病、孕妇及重症糖尿病者,应慎用或不宜冷冻治疗。

【治疗方法】

冷冻技术治疗疾病的方法较多,并且随着现代治疗科学的不断发展,冷冻疗法也在不断出现新的方式和方法。

1. 棉签法　为冷冻技术最初的一种治疗方法,即用与皮损大小合适的棉签浸蘸液氮后直接压迫病灶,数秒至 30 秒为一个冻融,一般不超过 3 个冻融。适用于体表浅在、较小的病灶。

2. 金属探头接触法　即用与病变组织大小基本一致的液氮冷冻金属探头,直接接触病灶表面进行精确冷冻,避免损伤周围健康组织,适用于较平整的病灶。一般30~60秒为一个冻融。

3. 喷射法　即用特制的液氮治疗罐和喷头,使液氮呈雾状直接喷射到病变组织表面,具有不受病灶形状、大小及部位限制的特点,适用于形状不规则、面积大及特殊部位的浅表性病灶。一次冻融时间多不超过 30 秒,冻融次数以 1 或 2 次为宜。

4. 其他　如冻切法、浸入法、刺入法、倾注法、冷刀法等多种方法,多用于内脏肿瘤等特殊部位病灶的治疗,极少应用于皮肤病的治疗和美容。

临床中,冷冻治疗结合局部药物应用,如病灶冷冻后,再在其基底部注射干扰素、细胞因子、聚肌胞等,可提高治疗效果。

【注意事项】

冷冻疗法虽然具有痛苦小、反应轻、不出血或出血少,以及操作简便、安全易行等优点,但由于冷冻亦为组织损伤性治疗,也会出现程度不同的冷冻不良反应,应引起注意。

1. 疼痛　在冷冻时及冷冻后1~2 天,大多数患者被冷冻的局部会出现可耐受的疼痛,一般不需处理,个别对冷敏感者需给予止痛药。

2. 水肿　病灶冷冻后数分钟或数小时可出现大小不等的水疱,其周围正常皮肤亦可出现红肿,常在 24 小时内达到高峰,多数不需要处理,症状可自行缓解,少数可形成大疱和血疱,胀痛明显,影响活动,此时可将疱液用无菌注射器抽吸后,局部适当压迫即可。若有糜烂和较多渗液,可用3%~5%硼酸溶液局部湿敷,必要时给予相应药物控制症状。

3. 色素减退或沉着　发生于冷冻痂皮脱落后,多为暂时性,可在半年内逐渐消退恢复至正常。引起色素加深的主要原因,可能与冻融次数过多、冻融时间长、冷冻时加压过重,以及痂皮过早去除、强烈日光照射、外用化妆品和个体差异等有关,治疗时应引起注意,掌握好冷冻时间,将冷冻后的注意事项向患者交代清楚。

4. 出血　冷冻过深、强行取下冷冻金属探头,以及少数血管瘤正常冷冻或冷冻后挤压等,可能会造成局部出血,一般用棉球按压止血,外涂甲紫溶液即可,必要时住院观察。

5. 瘢痕　冷冻治疗一般不会形成瘢痕,少数情况如冷冻过深、局部反应剧烈、继发感染、瘢痕体质等,可能愈后会留有瘢痕。

6. 其他　如避开重要神经尤其面神经、避免空腹冷冻、足部冷冻前应进行消毒、冷冻时避开指(趾)端,以及组织疏松部位、黏膜等处损害,不能冷冻过深和时间过久等。

治疗期间要求患者保持局部清洁、干燥、暂停进食辛辣刺激性食品、不饮酒,尤其是面部损害,更应加强护理,冷冻后的痂皮应待其自行脱落,避免强行去除,避免应用化妆品和过早日光照射等。

红外线疗法

红外线疗法是利用光谱中波长 $760nm \sim 400\mu m$ 的不可见光线(热射线)来治疗疾病和促进病体康复的一种物理治疗方法。医用红外线分为近红外线和远红外线,近红外线亦称短波红外线,波长 $760nm \sim 1.5\mu m$,对组织穿透性较强,可达 $2 \sim 3$ 厘米;远红外线亦称长波红外线,波长 $1.5\mu m \sim 400\mu m$,大部分被表皮吸收,组织穿透性较弱,仅为 0.5 厘米。

【治疗原理】

红外线是一种电磁波,辐射到人体后主要产生温热效应,通过机体的反应发生一系列生物效应,如①局部血管扩张,血流加快,显著改善血液循环,加快组织新陈代谢,促进炎症消退和加快组织再生;②促进白细胞趋化,增强网状内皮系统的吞噬功能,提高机体抗感染能力;③降低末梢神经的兴奋性,松弛肌肉张力,促进神经功能恢复,具有解痉止痛作用等。

【适应证】

临床主要用于①带状疱疹后遗神经痛;②多种表浅组织感染,如毛囊炎、汗腺炎、甲周炎、外阴炎、慢性盆腔炎、慢性淋巴结炎、慢性静脉炎等;③慢性表浅组织炎症,如新生儿硬肿症、寒冷性多形红斑、湿疹、神经性皮炎、组织外伤、慢性伤口、烧伤创面等;④各种慢性溃疡、褥疮等;⑤冻疮、雷诺病、注射后硬结、术后组织粘连、瘢痕挛缩等。

【禁忌证】

伴有出血倾向、高热、活动性肺结核、重度动脉硬化、闭塞性脉管炎等患者禁止应用红外线照射,尤其是短波红外线照射。

【治疗方法】

红外线光源常选用碳丝红外线灯泡,是临床应用较为广泛的频谱治疗仪,TDP 治疗仪也为红外线治疗仪。通常采用局部照射的方法进行治疗,照射剂量可根据患者感觉和皮肤红斑反应程度而定,以局部有温热的舒适感和皮肤出现淡红色斑为宜,照射强度和剂量通过调整光源与皮肤的距离进行控制。

一般光源功率 500w 以上,灯距 50～60 厘米;光源功率 250～300w,灯距 30～40 厘米;光源功率 200w 以下,灯距 20 厘米左右为宜。治疗时让患者取适宜体位,多垂直局部裸露照射,每次照射时间为 15～30 分钟,每日 1～2 次,治疗次数依病情而定。

【注意事项】

治疗时应注意随时根据患者的温热感觉调整灯距,防止烫伤,对皮肤感觉障碍者,应随时观察局部情况。照射眼睛周围组织时,需用湿纱布遮盖双眼。治疗结束后患者应在室内休息 10～15 分钟,尤其是体弱高龄者,避免冷热刺激引起血压变化发生不测。

紫外线疗法

紫外线为不可见光,以其生物学特性分为长波紫外线(UVA,波长 320～400nm)、中波紫外线(UVB,波长 290～320nm)、短波紫外线(UVC,波长 180～290nm),根据皮肤红斑及黑素形成作用的不同,UVA 又分为 UVA1(波长 340～400nm)、UVA2(波长 320～340nm)。紫外线穿透皮肤的能力与其波长有关,波长越长其穿透性越强,波长越短其穿透性越弱,UVC 大部分被角质层反射和吸收,约 8％可达棘层;UVB 大部分被表皮吸收;UVA 约 56％可透入真皮,最深可达真皮中部。

【紫外线光源】

1. 自然光源(阳光)　阳光中含有不同波长的紫外线,可作为紫外线治疗的光源,其强弱与地理位置、海拔高度、季节、大气透明度、照射时间及气候变化等因素有关。

2. 人工光源

(1) 高压水银石英灯:是利用热电子发射后在水银蒸气中所产生的弧光放

电对疾病进行治疗。辐射光谱45％～50％为可见光线（绿光、紫光等），50％～55％为紫外线，主要为 UVA 和 UVB，其中辐射最强为波长 365nm 和 313nm 的紫外线。可进行局部、全身和体腔照射。

（2）低压水银石英灯：即紫外线杀菌灯，是利用热电子发射后在低压水银蒸气中所产生的弧光放电起到杀菌的作用。辐射光光谱主要为 UVC 波段，波长最长为 254nm 的紫外线。

（3）冷光水银石英灯：辐射光谱中 85％为波长 254nm 的紫外线，常用于体腔黏膜及小面积皮肤直接接触或近距离照射。

（4）黑光灯：是一种低压汞荧光灯，其辐射光谱主要为 300～400nm 的紫外线。常作为光化学疗法治疗某些皮肤病时的光源。

【生物学效应】

紫外线的生物学作用较为复杂，可对酶系统、活性递质、原生质膜、细胞代谢、机体免疫功能和遗传物质等多系统、多组织产生直接和间接作用，所产生的光化学反应，可引起复杂的生物学效应。

1. 红斑反应　紫外线照射皮肤或黏膜后，经过2～6小时局部出现程度不等的红斑反应，机制可能是角质形成细胞、内皮细胞、肥大细胞等，在紫外线的作用下产生多种细胞因子或活性递质，如白介素、激肽、前列腺素、组胺、肿瘤坏死因子和各种水解酶等，导致血管扩张出现红斑。

紫外线产生的红斑为一种非特异性急性炎症反应，主要病理改变为皮肤乳头层毛细血管扩张、血管内充满红细胞和白细胞、内皮间隙增宽、通透性增强、白细胞游出和皮肤水肿，其中 UVB、UVC 引起表皮的变化比真皮明显，而 UVA 则能引起真皮的明显变化。紫外线照射剂量越大，潜伏期越短，则红斑反应越强，持续时间越长，其中 UVA 产生红斑反应所需照射剂量约为 UVB 的1000 倍。

2. 色素沉着　紫外线照射后可促进黑素细胞体积增大，树枝状突延长，细胞内酪氨酸酶活性增强，从而黑素合成增加，引起皮肤色素沉着。照射后立即出现色素沉着，停止照射后6～8小时逐渐消失，称为直接色素沉着，为波长300～420nm 的紫外线引起；照射后数日方出现的色素沉着，称延迟色素沉着。

3. 增强皮肤屏障作用　紫外线照射能促进皮肤角质层增厚，可使皮肤增强对紫外线的反射和吸收，减轻紫外线对皮肤的损伤，并能使角质层中的神经酰胺等脂质的含量增加，有利于角质层水分的保留。

4. 抑制表皮增生　紫外线照射皮肤后，通过干扰过度增殖表皮细胞 DNA、RNA 和蛋白质的合成，起到抑制表皮增生的作用。

5. 促进维生素 D 生成　波长 $275\sim325nm$ 的紫外线照射皮肤后,作用于 7-脱氢胆固醇,形成维生素 D_3。

6. 免疫作用　紫外线照射后作用于皮肤多种组织细胞,产生多种细胞因子及活性物质,直接和间接对皮肤的免疫功能产生一定的影响。

（1）免疫抑制作用：紫外线可使皮肤的主要抗原呈递细胞郎格汉斯细胞数量减少、形态改变和功能降低,从而抑制皮肤接触过敏反应和迟发型超敏反应。使尿刊酸由反式结构转为顺式结构,从而抑制免疫活性细胞的功能。

（2）免疫增强作用：紫外线照射皮肤后,可使角质形成细胞产生多种白细胞介素和肿瘤坏死因子-α,参与免疫细胞的激活、分化和增殖,同时使免疫球蛋白形成增多,增强补体活性和网状内皮细胞的吞噬功能,改变 T 细胞亚群成分和分布等,从而增强皮肤的免疫功能。

【治疗作用】

1. 消炎杀菌作用　紫外线红斑量照射为一种强抗炎因子,尤其对皮肤浅层组织的急性感染性炎症效果显著。对浅层感染及开放性感染,紫外线具有直接杀菌作用,可使红斑部位血液和淋巴液的循环得以改善,提高组织细胞活性,加强巨噬细胞的吞噬功能,促进炎症消退和水肿消散。

2. 促进组织再生　紫外线红斑量照射能显著改善局部血液循环,同时增强血管壁渗透性,有利损伤组织的营养物质供应,加速组织的再生机能,促进结缔组织及上皮细胞的生长,加快伤口或溃疡的愈合。

3. 止痛作用　红斑量紫外线照射对交感神经节具有"封闭"作用,可降低神经兴奋性,达到止痛作用,而且对感染性、非感染性、风湿性及神经性等各种疼痛亦有好的镇痛作用。

4. 脱敏作用　红斑量紫外线照射可使组织中的组胺酶含量增加,其分解产生的组织胺,可抑制 I 型和 II 型变态反应,达到脱敏的作用。

5. 促进色素再生　紫外线的色素沉着生物学效应,可促进色素脱失性皮肤病的色素再生,达到白斑复色的目的。

6. 其他　如抗佝偻作用、增强药物疗效作用、调节内分泌及胃肠功能作用等。

【人体敏感性】

机体对紫外线的敏感性受多种因素的影响,主要有以下几个方面:

1. 部位　一般躯干部皮肤对紫外线最为敏感,上肢较下肢敏感,四肢屈侧较伸侧敏感,手足敏感性最低。敏感程度依次为腹腰部＞面、颈部、胸部、背部、臀部＞上肢内侧面、下肢后侧面＞上肢外侧面、下肢前侧面＞手掌、足趾。

2. 年龄与性别 新生儿和老年人对紫外线敏感性低,2岁以内的幼儿和青春期青少年对紫外线敏感性高,其中2个月至1岁的婴儿对紫外线敏感性最高。男女及皮肤颜色深浅对紫外线的敏感性差别不甚明显,但女性在经前期、月经期及妊娠期对紫外线的敏感性增强。

3. 季节与地区 人体皮肤对紫外线的敏感性随季节变化有所不同,如春季敏感性高,夏季降低,至秋冬季又逐渐升高。不同地区,阳光辐射强度和照射时间长短不同,皮肤对紫外线敏感性也随之波动,如生活在高原较平原地区者紫外线敏感性要低。

4. 机体的功能状态 高级神经中枢兴奋性增强时,机体对紫外线的敏感性增高,受到抑制时敏感性降低。神经损伤、神经炎、中枢神经病变、体质虚弱,以及体力或脑力劳动后处于高度疲倦状态时,机体对紫外线的敏感性也降低等。

5. 疾病 机体的各种病理改变均可影响紫外线的敏感性,如甲亢、湿疹、高血压、急性风湿性关节炎、糖尿病、活动性肺结核、日光性皮炎、白血病、痛风、感染性多关节炎、恶性贫血、食物中毒、雷诺病等,可使局部或全身皮肤对紫外线敏感性增强。而糙皮病、重度冻疮、急性重度传染病、慢性消耗性疾病、丹毒、慢性小腿溃疡、慢性化脓性伤口、重症感染、广泛软组织损伤、营养不良性干皮病等,可使局部或全身对紫外线敏感性有不同程度降低。

6. 药物 某些药物如磺胺类、四环素、水杨酸、保泰松、甲基多巴、氢氯噻嗪、荧光素、非那根、冬眠灵、痛经宁、补骨脂素、强力霉素、碘剂等,可增强紫外线的敏感性。而糖皮质激素、吲哚美辛、胰岛素、钙剂、溴剂、硫代硫酸钠及某些麻醉剂等,可使机体对紫外线的敏感性降低。

【治疗方法】

1. 生物剂量测定 紫外线照射治疗一般以最小红斑量(MED)为一个生物剂量单位,即紫外线灯管在一定距离内(常为50厘米),垂直照射下引起皮肤最弱红斑反应(阈红斑反应)所需的照射时间。不同个体同一部位和同一个体不同部位 MED 也各不相同,临床一般选用下腹部皮肤作为 MED 测量的部位。

亚红斑量即小于1个 MED,弱红斑量(一级红斑量)为2~4个 MED,中红斑量(二级红斑量)为5~6个 MED,强红斑量(三级红斑量)为7~10个 MED,超强红斑量(四级红斑量)为10个以上 MED,临床紫外线治疗剂量最初常为亚红斑量。

2. 照射方法和剂量 治疗部位的中央应与特定的光源中心垂直,并与光源保持一定的距离,进行局部或全身照射,全身照射首次剂量为80%MED,根据照射后的皮肤反应情况,逐渐增加剂量,一般增加量为初始照射剂量的20%~

30％。临床根据情况一般隔日或每周照射 3 次,维持治疗可每周或每 2 周照射 1 次。

【适应证】

适用于疖、痈、甲沟炎、蜂窝组织炎、丹毒、创伤感染、慢性苔藓样糠疹、慢性溃疡、褥疮、冻伤、瘙痒症、毛囊炎、荨麻疹、玫瑰糠疹、带状疱疹、斑秃、特应性皮炎、毛发红糠疹、色素性荨麻疹、慢性湿疹、接触性皮炎、光敏性皮炎、花斑癣、白癜风、银屑病、神经性皮炎等。

【禁忌证】

患有系统性红斑狼疮、急性泛发性湿疹、日晒病、血卟啉病、着色性干皮病、凝血机制障碍有出血倾向、高热、发疹性传染病、严重过敏体质及严重心功能不全等疾病者,应慎用或禁用。

【不良反应】

紫外线照射极少出现明显不良反应,偶有短时轻微发热、发冷、口干、舌燥、嗜睡、轻微头晕、胃肠道反应及皮肤红斑和瘙痒等症状,但可很快消退。

【注意事项】

治疗时光源开启后 3～5 分钟待设备工作稳定后再进行照射,患者及工作人员应戴墨镜进行防护,男性阴囊部位需用白布遮盖保护。每次照射前应询问患者服药和饮食情况,对服用光敏性药物及食物者,以及根据季节变化情况等,紫外线照射剂量应酌情进行调整。若照射后局部出现细碎鳞屑,紫外线剂量不宜再增加;若出现大片脱皮,则应停止治疗,症状消退后从初始剂量重新照射。

窄谱 UVB 疗法

窄谱 UVB 疗法(NB-UVB)是利用波长 311nm 窄谱中波紫外线治疗疾病的方法。由于 NB-UVB 波长单一,从而避免了广谱中波紫外线的不良反应和副作用,自问世以来,用于治疗多种皮肤病均取得了较好疗效,在清除病灶和起效方面均优于广谱 UVB,其应用范围正在日益扩大。

【作用机制】

NB-UVB 与广波 UVB 相比,具有光暴露时间短、效应大、疗程短、清除皮损快、缓解间期长等优点,机制主要通过调节皮肤免疫功能而发挥作用。

1. 诱导 T 细胞凋亡　NB-UVB 照射可使表皮、真皮及外周血 CD3 细胞减少,减轻免疫异常反应,其作用与广波 UVB 相比差异显著。

2. 抑制朗格汉斯细胞的抗原递呈功能　通过减少皮肤中朗格汉斯细胞数

量、改变细胞形态和细胞骨架,以及使其表面抗原标记丧失等途径,使其活性降低,抑制免疫反应。

3. 对尿刊酸的影响 尿刊酸是皮肤中主要的光线受体,以反式尿刊酸的天然形式存在,NB-UVB 照射后可使皮肤中顺式尿刊酸量增加,导致 NK 细胞、Ts 细胞等活性降低。

4. 对细胞因子的作用 NB-UVB 可显著抑制淋巴细胞增殖,降低 IL-2、IL-10、干扰素-7 等细胞因子的产生和活性,抑制和减轻炎症及变态反应的发生与发展,起到治疗作用。

5. 对黑色素细胞的影响 NB-UVB 可促进黑素细胞体积增大、树枝状突延长、细胞内酪氨酸酶活性增强等,从而使黑素合成增加。而且照射后产生的多种细胞因子可刺激白癜风皮损处毛囊外根鞘多巴胺阴性的无产生色素功能的黑素细胞增殖,产生黑素并移行至色素脱失部位使白斑复色,同时其免疫抑制作用亦使增殖的黑素细胞免遭破坏,从而增强了白斑复色效果。

6. 红斑效应 紫外线照射产生的扩微血管物质和自由基等是造成皮肤损伤形成红斑的主要原因,其中以 300nm 左右的波谱最为明显。与广谱 UVB 相比,NB-UVB 产生红斑效应的能力显著降低,其产生高疗效的基础可能也在于此。

【治疗方法】

治疗前测定患者 MED,初始照射剂量为 0.5～0.7MED,或根据患者的皮肤类型确定,如欧美人皮肤多为 I、II 型,推荐初始照射剂量为 0.3～0.5J/cm²,黄种人皮肤大多为 III、IV 型,推荐初始照射剂量为 0.4～0.6J/cm²。根据患者照射后的皮肤反应情况,每次紫外线照射剂量递增 10%～20%,亦可固定剂量 0.05J/cm² 或 0.1J/cm²。一般隔日 1 次或每周照射 3 次,维持治疗为每周或每 2 周照射 1 次。

【适应证】

适用于银屑病、白癜风、特应性皮炎、玫瑰糠疹、带状疱疹、扁平苔藓、多形性日光疹、结节性痒疹、硬皮病、斑块型蕈样肉芽肿、角层下脓疱病、掌跖脓疱病等。

【不良反应】

规范 NB-UVB 照射一般很少发生明显不良反应,偶可引起皮肤瘙痒、干燥、多形性日光疹、明显红斑或水疱等,但与 PUVA 相比,NB-UVB 更为安全。

【注意事项】

NB-UVB 治疗不需口服或外用光敏剂,照射时间短,副作用轻微,但治疗后患者对光的敏感性增强,须避光(包括通过玻璃的日光)12 小时,且须避免食用具有光敏作用的蔬菜、果实及药物，外出着长袖衣服、戴遮阳帽及手套等。

光化学疗法

光化学疗法（PUVA）是利用光敏剂加强紫外线生物效应治疗疾病的一种方法。光敏剂效应可通过内服或外用补骨脂素的方法获得，照射的紫外线主要为人工光源所产生的长波紫外线（UVA）。

【作用机制】

1. 抑制 DNA 合成　补骨脂素在吸收长波紫外线后，可与表皮细胞中 DNA 的胸腺嘧啶碱基结合发生反应，形成光化合物胸腺嘧啶-C4-环丁型补骨脂素，影响 DNA 复制，从而使表皮细胞核分裂受到抑制，更替周期延长，以及补骨脂素可促进活性氧传递，引起细胞损伤等，起到抑制表皮增生的作用。

2. 抑制免疫反应　紫外线照射引起表皮细胞产生的多种细胞因子及活性物质，作用于真皮乳头的外周淋巴细胞，直接和间接对皮肤免疫反应起到抑制作用。

其他如色素沉着、促进维生素 D 生成、抗炎抗过敏等作用与单纯紫外线照射相同，但效果有所增强。

【治疗方法】

1. 光敏剂　常选用 8-甲氧补骨脂素（8-MOP）、三甲基补骨脂素（TMP）和5-甲氧补骨脂素（5-MOP）。我国主要使用的光敏剂为 8-MOP，给药方法为0.5～0.8mg/kg，紫外线照射前 2 小时 1 次服用；或紫外线照射前 1 小时，局部或全身涂搽 0.1％～0.2％8-MOP 乙醇。

2. 生物剂量测定　方法为口服 8-MOP 0.5～0.8mg/kg 2 小时后，在患者腹部或背部按紫外线生物剂量测定方法，进行最小光毒量（MPD）测定，以 48 小时后可观察到的最弱红斑所需照射时间或剂量为一个 MPD。

3. 照射剂量　长波紫外线起始照射剂量为 0.75～1MPD，每次增加 1/4～1/2MPD（增加固定照射剂量），每周照射 3 次或隔日 1 次。皮损消退 95％以后，治疗频次依皮损改善情况逐渐减少。

【适应证】

1. 银屑病

（1）口服疗法：饭后服用 8-MOP 0.5～0.8mg/kg，2 小时后照射 UVA，每周 3 次；或口服 5-MOP1.2mg/kg，1～3 小时后照射 UVA。近年采用口服维 A 酸类药物联合 PUVA（Re-PUVA）、甲氨蝶呤（MTX）或环孢素 A 联合 PUVA，以及 PUVA＋UVB 等方法治疗银屑病,既减少了 UVA 累积剂量,也取得了较好疗效。

（2）外用疗法：局部外用 0.05％～0.15％8-MOP 乙醇后 30～90 分钟,照射 UVA,每周 2 或 3 次,尤其对掌跖部损害有较好疗效。此外,局部外用糖皮质激素、蒽林、煤焦油或卡泊三醇后联合 PUVA,可增强治疗效果。

（3）药浴法：温水 150 升加入 0.25％ TMP 溶液 2ml 或 8-MOP 100～300mg,搅匀后浸浴 15～20 分钟后,照射 UVA,每周 2～3 次。

2. 白癜风

（1）大剂量补骨脂素疗法：口服 8-MOP 0.4～0.5mg/kg,1.5～2 小时后照射 UVA。UVA 初始照射剂量为 0.5～1.0J/cm²,并以每次 0.25～0.5J/cm² 剂量增加,直到无症状性红斑出现,最大照射剂量可达 1.0～4.0J/cm²,每周 2 次,3～4 个月为一疗程。

（2）小剂量补骨脂素疗法：口服 8-MOP10mg 1.5～2 小时后照射 UVA。UVA 初始剂量为 4.0J/cm²,每次增加剂量 1～2J/cm²,直到无症状红斑出现,最大量可达 14～20J/cm²,每周治疗 2 次,疗程 3～4 个月。

无论成人或儿童患者,均可用 TMP 替代 8-MOP。成人 TMP 用量为 0.6～0.8mg/kg,儿童为 0.6mg/kg,2 小时后照射日光（上午 10 点～下午 3 点）,开始照射时间为 5 分钟,以后逐次增加,最长可达 2 小时,每周 2～3 次。

其他治疗白癜风的光化学疗法,包括口服 L-苯丙氨酸 50mg/kg 后,30～45 分钟后照射 UVA,每周治疗 2 次,持续 6～8 个月；口服凯林 50～100mg,2.5 小时后照射 UVA 5～15J/cm²,每周 3 次；患处外涂 0.01％～0.1％ 8-MOP 乙醇后,涂搽酸性遮盖霜后迅速用衣服遮盖避光,30 分钟后照射 UVA 0.12～0.25J/cm² 等,均有不同程度疗效,但应注意口服和外用 PUVA 不能联合应用。

3. 蕈样肉芽肿　红斑期或浸润早期的蕈样肉芽肿,PUVA 可作为首选治疗方法,并且可与外用氮芥、口服维 A 酸、注射干扰素等药物联合,能明显提高治疗效果。皮损消退后巩固治疗可延长缓解期。

4. 特应性皮炎　对顽固性或反复发作,尤其是糖皮质激素依赖性特应性皮炎,PUVA（方法同银屑病）可作为一种有效的治疗方法,多数患者治疗后症状明显缓解或完全缓解,虽不能防止复发,但巩固治疗可延长缓解期,且复发症状也有所减轻。

5. 掌跖脓疱病及手部湿疹　适宜采用外涂 8-MOP 或 TMP 法（或药物浸浴法）治疗,但 UVA 照射剂量应加大。一般治疗 30 次左右皮损可完全消退,复发后再次治疗仍有效。

6. 其他　如光敏性皮炎、毛发红糠疹、斑秃、慢性移植物抗宿主病、扁平苔藓、类银屑病、泛发性肥大细胞增生症、色素性荨麻疹、水源性皮肤瘙痒症等，均可进行口服或外用 PUVA 治疗。

【禁忌证】

妊娠、白内障、苯丙酮尿症、活动性肺结核、红斑狼疮、卟啉病、哺乳期、严重的心、肝、肾功能不全，以及接受放疗或同位素治疗者禁用。

【注意事项】

光敏剂与牛奶或其他食物同服可减轻恶心等消化道症状，并应避免日光曝晒，外出时戴紫外线防护目镜12～24 小时。少数患者治疗后可有疲乏、瘙痒、头痛、恶心等不良反应，但均为一过性，可很快缓解。

治疗过程中应注意将 UVA 累积照射剂量降至最低，以免皮肤发生严重不良反应。治疗期间减少或避免食用光敏性药物和食物，尽量不饮酒，照射前将患处其他外用药清洗干净，避免影响紫外线的穿透性。定期检查眼底、血尿常规和肝肾功能。

激光疗法

激光疗法是利用能量放大了的光子具有较好的单色性、相干性和方向性，通过热效应和非热效应在生物体内产生治疗作用的一种方法。热效应可使组织发生凝固性坏死、炭化和气化，非热效应包括机械作用、电磁作用、光化学作用和生物刺激作用，其特定光能吸收在组织内造成的局限性损伤，称为"选择性光热作用"。

【CO_2 激光】

1. 特性　CO_2 激光的波长为 10 600nm，属于远红外线，输出功率为 3～50W，光波通过波导或激光关节臂输出。主要为热效应，可被组织吸收，发生热刺激、红斑反应，使组织变性、凝固、炭化和气化。

2. 治疗方法　CO_2 激光用于组织切割或烧灼时，应按无菌技术操作。术前局部常规消毒，用0.5%～1%利多卡因或普鲁卡因局部麻醉，较小损害也可不行麻醉。根据所要切割或烧灼组织的性质、范围、深浅等，调至所需功率（一般为5～20W），将光束对准所需烧灼、切割或扩束照射的组织，进行 1 次或分次治疗。

CO_2 激光烧灼过程中应用 3%过氧化氢溶液或生理盐水棉签不断将炭化组织去除，随时观察烧灼深度和病变基底情况，治疗结束后创面外涂抗生素软膏或烫伤软膏。

3. 适应证 CO_2激光治疗适用于寻常疣、扁平疣、尖锐湿疣、毛发上皮瘤、跖疣、汗管瘤、软纤维瘤、睑黄瘤、脂溢性角化、蜘蛛痣、酒渣鼻、局限性毛细血管扩张症、颜色较淡的小片鲜红斑痣、色素痣、皮角、角化棘皮瘤、Bowen病、Paget病、光线性角化症、基底细胞瘤、鳞状上皮癌等良性和恶性皮肤病。

低密度CO_2激光(扩束成光密度)局部照射,可用于治疗带状疱疹及其后遗神经痛、慢性溃疡、寒冷性多形红斑等疾病。治疗时的能量密度一般为$50\sim150mW/cm^2$,每次照射$5\sim15$分钟,每日1次,15天为一疗程。

4. 注意事项 治疗时术者和患者应佩戴特制的防护眼镜,激光束不可照射于具有强反光的物体表面,治疗眼睛周围损害时应将眼睛用湿纱布覆盖,眼睑损害最好不使用此方法治疗。

室内应备有较好的通风设施,及时排除组织气化的烟尘,以保护术者和其他人员。瘢痕体质者禁用CO_2激光创伤治疗。

【氦-氖激光】

1. 特性 氦-氖激光是一种功率为632.8nm的单色红光,输出功率最高为60mW,属于小功率激光,对组织穿透深度为$10\sim15$毫米。生物学效应主要为扩张血管、加快血流、改善皮肤微循环、促进组织新陈代谢和细胞有丝分裂、增加蛋白质和糖原的合成、降低末梢神经兴奋性、减少炎症物质形成、增加淋巴细胞转化率及血液中的免疫球蛋白和补体含量等,因而具有改善皮肤微循环、促进皮肤毛细血管再生、加快皮肤黏膜溃疡愈合、增强局部免疫功能、减轻炎性水肿、促进炎症细胞消散等。

2. 治疗方法 氦-氖激光主要用于组织局部照射,能量密度为$2\sim4mW/cm^2$,将光斑调整为适宜大小直接照射病灶,每日或隔日1次,每次照射15分钟,$15\sim20$次为一疗程。亦可作为光针进行穴位照射。

3. 适应证 适用于皮肤黏膜溃疡(如静脉曲张性溃疡、褥疮、放射性溃疡、单纯疱疹性黏膜溃疡、慢性皮肤溃疡等)、斑秃、带状疱疹、寒冷性多形红斑、冻疮等。用激光针照射穴位可治疗皮肤瘙痒症、带状疱疹后遗神经痛、淤积性皮炎、慢性荨麻疹等。

4. 注意事项 照射溃疡组织时,表面分泌物及脱落组织应用生理盐水清洗后再进行照射,以免影响治疗效果。注意固定光束,防止损伤眼睛。

【铜蒸气激光】

1. 特性 铜蒸气激光为波长511nm(绿光)和578nm(黄光)的高频(15kHz)激光,其波段均在血红蛋白吸收的峰值区,根据血管的热时放时间$0.05\sim1.2ms$(取决于血管直径大小和热参数),在激光器上安装有机械性开关,可调制为断续脉冲激光,使其相当于直径为100～200μm扩张血管的热时放时间,照射后可致血红蛋白凝固起到治疗作用,而周围组织有足够的冷却时间而不受热损伤。

2. 治疗方法　治疗前局部常规消毒,用0.5%～1%利多卡因或普鲁卡因局部麻醉,较大损害可用EMLA霜外敷30～60分钟再行治疗。照射时快速移动光束,以组织出现苍白或灰白即可。治疗后创面涂搽抗生素软膏或烧伤软膏,1～2天换药1次。

3. 适应证　主要用于治疗鲜红斑痣、毛细血管扩张症、蜘蛛痣、匐行性血管瘤、酒渣鼻、浅表型草莓状血管瘤、静脉湖、化脓性肉芽肿等。511nm的铜蒸气激光亦可用于治疗雀斑、雀斑样痣等。

4. 注意事项　进行铜蒸气激光治疗时,应尽可能使组织均匀照射,防止重复照射和局部光束停留过久造成创面烧灼过深,需要重复治疗者应间隔2～3个月。

少数患者治疗后数分钟创面出现红肿及水疱,一般3～7天自行消退。治疗后局部出现的色素沉着及轻微表皮萎缩,多在数月后自行恢复,无需处理,但治疗引起的色素减退则不易恢复。

【掺钕钇铝石榴石激光】

1. 特性　掺钕钇铝石榴石激光(Nd:YAG)为波长1064nm的近红外线激光,功率为10～80W。连续波长的YAG激光对组织损伤无选择性,主要应用其热效应进行血管凝固和闭塞来治疗某些疾病。

根据光热分离理论及黑素热时放时间,在激光器上安装Q开关,调制成脉冲激光,用于治疗深色素性皮肤病及文身,取得了较好疗效。

若将YAG激光用重水晶玻璃倍频后得到波长532nm的光束,然后用Q开关调制成脉冲激光,可对血管扩张性和色素性皮肤病进行治疗。

2. 治疗方法　治疗前局部常规消毒,用0.5%～1%利多卡因或普鲁卡因局部麻醉,(调Q)Nd:YAG治疗时一般不需麻醉。照射时移动激光束,均匀照射创面使其呈苍白色或灰褐色即可。治疗后创面涂搽抗生素软膏或烧伤软膏,1～2天换药1次。

3. 适应证　Nd:YAG主要适用于海绵状血管瘤、淋巴血管瘤、血管角皮瘤、化脓性肉芽肿、血管内皮瘤、木村病等血管性疾病。(调Q)Nd:YAG主要适用于鲜红斑痣、咖啡斑、Becker痣、黑子、雀斑、雀斑样痣、文身等浅表血管扩张性及表浅色素性皮肤病。

4. 注意事项　治疗时应注意移动光束的速度和创面照射的均匀程度,避免热损伤导致瘢痕形成和色素沉着。

【Q 开关掺钕钇铝石榴石激光】

1. **特性** Q 开关掺钕钇铝石榴石激光(Q 开关 Nd:YAG)为波长 1060nm 的近红外光谱激光,脉冲持续时间为5～40ns,输出功率为1～10J/cm²,光斑直径为 1.5、2、3 毫米,脉冲频率为1～10Hz。组织穿透深度为 3.7 毫米,水分子吸收后导致非特异性热损伤而起到治疗效应,对来源于真皮的色素性损害效果较好。

2. **治疗方法** 治疗前局部常规消毒,用0.5％～1％利多卡因或普鲁卡因局部麻醉,较大损害可用 EMLA 霜外敷30～60 分钟再行治疗。照射光斑直径为 3 毫米,能量为6～8J/cm²,均匀照射创面使其呈苍白色或灰褐色即可。治疗后创面外涂抗生素软膏或烧伤软膏。

3. **适应证** 适用于文身、异物色素沉着、色素痣、褐青色母斑等色素深在性皮肤病。

4. **注意事项** 治疗时创面有刺痛感、点状出血及少量渗出,应用棉签边擦边照射,以免影响照射视野。照射后可有继发性色素沉着和色素减退,但可自行消退。需要重复治疗者须间隔至少 3 个月。

【脉冲 CO₂ 激光】

1. **特性** 脉冲 CO₂ 激光为波长 10 600nm 的远红外光谱激光,单脉冲能量为100～1500mJ,脉冲持续时间为100μs～1ms,脉宽≤1ms,光斑直径为 3、5、6、9 毫米,脉冲频率为1～20Hz。穿透组织深度为 20μm,作用于细胞内外水分子,通过消融和气化起到治疗效应,而对邻近皮肤组织的热损伤则较轻。

2. **治疗方法** 主要作为激光磨削术应用于临床。治疗前局部常规消毒,用0.5％～1％利多卡因或普鲁卡因局部麻醉,或用 EMLA 霜外敷30～60 分钟后治疗。治疗浅表良性肿瘤的能量为 1～300mJ/脉冲、萎缩性瘢痕为 300～500mJ/脉冲、皮肤皱纹为300～800mJ/脉冲。照射时快速均匀移动光束,有渗出或渗血时用棉球压迫和擦拭后再照射。治疗后创面外涂抗生素软膏或烧伤软膏。

3. **适应证** 适用于浅表良性肿瘤、萎缩性瘢痕、皮肤皱纹,以及色痣、汗管瘤、睑黄瘤等浅表性损害。

4. **注意事项** 术后应注意创面的护理,防止继发感染,术后 1 个月避免强光照射。伴有色素沉着时可口服大剂量维生素 C、维生素 E 和外涂氢醌霜。

【585nm 脉冲染料激光】

1. **特性** 585nm 脉冲染料激光为波长 585nm 的单色激光,输出能量为4～

10J/cm²,脉冲持续时间为300~450μs,脉宽≤1ms,光斑直径为 2、3、5、7、10 毫米,脉冲频率为 1Hz。大部分光能穿透表皮进入真皮组织,被血红蛋白吸收,可破坏毛细血管而不引起周围组织损伤。

2. 治疗方法　治疗前局部常规消毒,一般不需要麻醉。治疗时的能量选择,毛细血管扩张为6~8J/cm²,照射1~3 次;鲜红斑痣为8~10J/cm²,平均照射6 次;其他疾病多为7~9J/cm²,照射1~3 次。治疗时应对准皮损的某一点,当照射处呈苍白色或灰白色时,再在其边缘照射下一点,避免重叠。治疗后创面外涂抗生素软膏或烧伤软膏。

3. 适应证　适用于鲜红斑痣、毛细血管扩张、血管角皮瘤、血管扩张性酒渣鼻、蜘蛛痣、扁平疣、跖疣、肥厚性瘢痕等。

4. 注意事项　治疗时的照射剂量除以上参考数值外,尚应根据疾病性质、患者年龄和皮损部位等选择照射剂量。治疗过程中或治疗后不久创面可有红肿和少量渗液,一般 3 天即可消退,少数治疗后出现的色素沉着,可在3~6 个月恢复。治疗过深可引起瘢痕形成,应引起注意。

【510nm 脉冲染料激光】

1. 特性　510nm 脉冲染料激光为波长 510nm 的单色激光,输出能量为1.5~4J/cm²,脉冲持续时间为300~400μs,光斑直径为3~5 毫米,脉冲频率为1Hz。穿透皮肤深度为 0.5 毫米,主要作用于表皮和真皮的色素组织,可使色素小体崩解、碎裂,并被巨噬细胞吞噬后经血液、淋巴循环被排出体外起到治疗作用,而对邻近的组织不造成损伤。

2. 治疗方法　治疗前局部常规消毒,一般不需要麻醉。治疗时的能量依疾病性质、患者年龄、皮损部位及光斑直径进行调整,一般先从低能量开始,逐渐增加剂量以皮损出现灰白色为度,参考照射剂量为2~3.5J/cm²。照射时应对准皮损的某一点,避免重叠。治疗后创面外涂抗生素软膏或烧伤软膏。

3. 适应证　适用于雀斑、雀斑样痣、脂溢性角化、咖啡斑、Becker 痣、Spilus 痣等。

4. 注意事项　治疗后可出现紫癜样损害和色素沉着,少数可出现色素减退,一般均能自行消退。需要重复治疗者,需间隔2~3 个月。

【调 Q 翠绿宝石激光】

1. 特性　调 Q 翠绿宝石激光为波长 755nm 的单色激光,输出能量为4~10J/cm²,脉冲持续时间为50~100μs,光斑直径为 3 毫米,脉冲频率为1~15Hz。大部分光能穿透表皮进入真皮组织,主要被表皮和真皮的色素组织选择性吸收,造成色素小体的崩解、碎裂,并被巨噬细胞吞噬后经血液、淋巴循环排出体外起到治疗作用,而对邻近的组织不造成损伤。

2. 治疗方法 治疗前局部常规消毒,一般不需要麻醉。治疗时的能量依疾病性质、患者年龄、皮损部位及光斑直径进行调整,一般先从低能量开始,逐渐增加剂量以皮损出现灰白色为度,参考照射剂量为 $4\sim10J/cm^2$,每一点皮损需照射 $2\sim5$ 次。照射时应对准皮损的某一点,依次进行照射,避免重叠。治疗后创面外涂抗生素软膏或烧伤软膏。

3. 适应证 适用于蓝痣、太田痣、伊藤痣、文身、异物色素沉着等。

4. 注意事项 治疗后可出现紫癜样损害和色素沉着,少数可出现色素减退,一般均能自行消退。需要重复治疗者,需间隔 $3\sim6$ 个月或更长。

【调 Q 铒激光】

1. 特性 调 Q 铒激光为波长 2940nm 的远红外光谱激光,单脉冲能量为 $0.06\sim2.0J$,脉冲持续时间为 $300\mu s$,光斑直径为 1.6、3.0、5.0 毫米,脉冲频率为 $1\sim20Hz$。皮肤组织对该波长的光吸收良好,作用更为表浅,对邻近组织不造成损伤。

2. 治疗方法 治疗前局部常规消毒,一般不需要麻醉。治疗时依皮损的大小选择照射能量和光斑直径,以皮损出现灰白色或苍白色为度。治疗后创面外涂抗生素软膏或烧伤软膏。

3. 适应证 适用于汗管瘤、汗腺瘤、扁平疣、毛发上皮瘤、脂溢性角化、色素痣、皮角、皮样囊肿、睑黄瘤、萎缩性瘢痕、皮肤皱纹等。

4. 注意事项 治疗时局部可有点状出血及渗液,治疗后可出现色素沉着,但均能自行缓解。需要重复治疗者,需间隔 $2\sim6$ 个月。

【调 Q 红宝石激光】

1. 特性 调 Q 红宝石激光为波长 694.3nm 的单色激光,输出能量为 $1\sim8J/cm^2$,调 Q 脉宽为 $20\sim40ns$,长脉宽为 $1\sim2ms$,光斑直径为 $2\sim8$ 毫米,脉冲频率为 1Hz。大部分光能穿透表皮进入真皮组织,主要被表皮和真皮的色素组织选择性吸收后,造成色素小体的崩解、碎裂,并被巨噬细胞吞噬后经血液、淋巴循环排出体外起到治疗作用,而对邻近的组织不造成损伤。

2. 治疗方法 治疗前局部常规消毒,一般不需要麻醉,脱毛治疗时皮肤表面涂 Gel 冷却剂,以减少对周围组织的损伤。调 Q 脉宽激光的光斑直径为 3、4、5 毫米,对应的照射剂量分别为 $10\sim40J/cm^2$、$5\sim30J/cm^2$、$3\sim15J/cm^2$。长脉宽激光的光斑直径为 3、4、5、6、8 毫米,对应的照射剂量分别为 $30\sim60J/cm^2$、$20\sim40J/cm^2$、$15\sim30J/cm^2$、$10\sim25J/cm^2$、$5\sim20J/cm^2$。治疗时一般先从低能量开始,逐渐增加剂量,以皮损出现灰白色或灰褐色为度。治疗后创面外涂抗生素软膏或烧伤软膏。

3. 适应证　调 Q 脉宽激光适用于 Becker 痣、雀斑样痣、蓝痣、太田痣、伊藤痣、色痣等。长脉宽激光适用于毛痣、多毛症等。

4. 注意事项　治疗后可出现色素减退或色素沉着,一般均能自行消退,偶可形成瘢痕或表皮萎缩。需要重复治疗者,需间隔 3 个月或更长。

【308nm 准分子激光】

308nm 准分子激光是氯化氙准分子激光器发出的脉冲激光,通过硅纤维束传导至发射柄后聚焦成数厘米的紫外线光束,作用于病变组织而起到治疗作用。

1. 作用机制　308nm 准分子激光属于中波紫外线(UVB)光谱范围,除 UVB 产生的生物效应外,其主要生物特性是诱导皮损内 T 细胞凋亡,且诱导凋亡的能力是 NB-UVB 的数倍,因而增强了 UVB 的治疗效果。

2. 治疗方法　将准分子激光发射头置于皮损表面,触动开关即可自动照射,剂量和照射时间根据皮损厚度和部位进行调整,一般采用每周 3 次中等剂量(2～6 个 MED)照射的方法进行治疗。

3. 适应证　主要适用于局限性顽固难退的银屑病和白癜风皮损。

4. 注意事项　308nm 准分子激光是近年兴起的一种新的激光治疗技术,其治疗方法及不良反应仍需进一步探讨和观察,与中波紫外线相同,治疗剂量过高可造成局部红斑、水疱,而且从理论上讲,累计照射剂量越小,危险性也相对越小。

【半导体激光】

1. 特性　半导体激光为砷化镉铝半导体阵列式,波长 800nm,输出能量 10～40J/cm² ,脉冲持续时间 5～30ms,光斑区域为正方形(9 毫米×9 毫米),脉冲频率为 1Hz。光能主要被表皮和真皮的色素组织选择性吸收后,使色素小体崩解、碎裂,并被巨噬细胞吞噬后经血液、淋巴循环排出体外起到治疗作用,而对邻近的组织不造成损伤。

2. 治疗方法　治疗前局部常规消毒,一般不需要麻醉,脱毛治疗时剃除毛发并在皮肤表面涂 Gel 冷却剂,以减少对周围组织的损伤。治疗时的能量依疾病性质、患者年龄、皮损部位进行调整,参考剂量为 15～40J/cm² ,一般先从低能量开始,逐渐增加剂量。治疗后创面外涂抗生素软膏或烧伤软膏。

3. 适应证　适用于多毛症、雀斑、雀斑样痣等。

4. 注意事项　治疗后不久局部可出现红肿和水疱,一般 3～10 天自行消退,少数可留有暂时性色素减退或色素沉着。常需间隔 3 个月重复治疗,一般需治疗 4～6 次。

光子嫩肤技术

光子嫩肤技术是一种以非相干强脉冲光对非创伤性皮肤病进行治疗和美容的技术。

【作用机制】

光子嫩肤技术的光源为高功率氙灯,通过滤光器获得连续波长(560～1200nm)的光。在连续波长的光中含有585nm、694nm、755nm、1064nm波段的强脉冲光,能穿透表皮进入真皮,被组织中的黑素和血红蛋白选择性吸收,在不破坏其他组织的前提下,使扩张的血管及色素性损害凝固和碎裂,从而起到治疗作用。而且产生的热作用和光化学作用,可使深部的胶原纤维和弹力纤维重新排列,促进Ⅰ型和Ⅱ型胶原蛋白增生,起到促进皮肤胶原增生和重新排列的作用,使皱纹减轻或消失、毛孔缩小,达到美容的目的。

【治疗方法】

治疗前局部常规消毒,一般不需要麻醉。治疗时根据疾病性质和治疗目的,选择适宜的脉冲方式、脉宽和能量密度,脱毛治疗时需剃除毛发并在皮肤表面涂Gel冷却剂。治疗后创面外涂抗生素软膏或烧伤软膏。

【适应证】

主要适用于表皮型黄褐斑、雀斑、日光性角化病、继发性色素沉着、毛细血管扩张、毛细血管扩张性酒渣鼻、皮肤异色病、皮肤光老化、皮肤自然老化、多毛症等。亦可作为激光除皱术和化学剥脱术的辅助治疗。

【注意事项】

光子嫩肤技术一般无明显不良反应,治疗时注意能量的选择,避免能量过高产生水肿和水疱。若治疗后外用表皮细胞生长因子,效果可得以增强。

光动力学疗法

光动力学疗法(PDT)是一种在组织内加入外源性色素因子来增强相应光源吸收的治疗方法。是近年发展较为迅速的一种治疗皮肤病的新疗法。

【作用机制】

机制尚不十分清楚,可能与全身或局部应用光敏剂后,在一定时间内接受特定波长的光照射,光敏剂在组织中发生一系列光化学和光生物学反应,使特定组织损伤而达到治疗目的。如扩张的浅层毛细血管注射光敏剂后被血管内皮细胞吸收,经过特定波长的光照射后,引起扩张毛细血管网的光动力学损伤,产生单态氧、自由基等可直接杀伤靶细胞,导致血管损伤,而表皮光敏剂含量低则不受损伤。

光动力学疗法不仅能迅速激发光动力学反应,产生活性单态氧,直接杀伤肿瘤细胞,而且可引起肿瘤血管内皮细胞损伤,使其通透性增强。此外,光动力学反应导致组织产生的各种细胞因子、溶酶体酶、趋化因子等介质,也可破坏肿瘤组织,起到治疗作用。

【治疗方法】

1. 光敏剂　临床常选用血卟啉衍生物(HPD)、δ-氨基酮戊酸(ALA)、血啉甲醚(HMME)、苯卟啉衍生物(BPD)、酞菁类(Pcs)等。

2. 光源　主要选用单色性和相干性好、功率大、发散角小、容易耦合于光导纤维的激光光源。

3. 方法　治疗前在前臂内侧进行光敏剂皮试,阴性者再进行静脉注射。根据患者病情、年龄、肤色及疾病种类,选择适宜光敏剂,常用量一般为4.5～5.15mg/kg,缓慢静脉注射,但δ-氨基酮戊酸可静脉注射亦可外用。

根据病情选择激光种类,照射剂量一般儿童为 $80mW/cm^2$、成人为 $100mW/cm^2$,照射时间非暴露部位为35～60分钟、暴露部位为10～20分钟,治疗时保持激光头垂直于照射平面,并密切观察照射区变化。

【适应证】

临床主要用于治疗鲜红斑痣、硬皮病、银屑病、人乳头瘤病毒感染、Bowen病、基底细胞癌、鳞状细胞癌、蕈样肉芽肿等疾病。

【注意事项】

光动力学疗法操作简便,具有高度组织选择性、对周围组织损伤小等特性,治疗和美容效果均较好,未发现明显不良反应。少数患者虽可出现光敏反应,但治疗后注意避光即可避免发生。

微波疗法

微波疗法是利用波长1毫米～1米的超高频电磁波(频率为300MHz～300GHz)作用于人体来治疗疾病的一种方法。微波振荡频率极高,波长介于长波红外线与短波之间,根据波长的不同将微波分为分米波(10～100厘米)、厘米波(1～10厘米)及毫米波(1～10毫米)三个波段。

微波对人体组织的穿透能力与其振荡频率有关,振荡频率愈高,穿透能力愈弱,一般波长为12.5厘米的微波,穿透组织的深度可达3～5厘米。

【作用机制】

1. 热效应　当微波辐射于机体组织时,引起组织细胞中的离子、水分子和偶极子,随微波频率迅速振动和电介质的束缚电荷做相对移动,偶极子产生转动,为克服所在媒质的黏滞性而消耗能量并产热。

低能量微波产热低,可增强局部血液循环,提高免疫力,促进炎症消退和水肿消散;高能量微波产热高,可使蛋白质变性、凝固、坏死,此时微波具有使组织凝固和切割的作用,在手术中可用于止血,且无组织气化和炭化,不污染治疗环境。

2. 非热效应　低强度微波的非热效应较为明显,可使微生物分裂停止,增强肾上腺皮质分泌功能,降低炎症组织和血液中的组织胺、加压素、缓激肽等含量,并能使嗜中性白细胞的吞噬活力下降、抗体生成受到抑制等。

脉冲式微波所产生的热量被脉冲间期时的血流所消散,故其热作用小,适合于对热禁忌的疾病,且可作用于深部组织。

【治疗方法】

1. 微波辐射器　主要由圆柱腔体、介质罩、超高频同轴电缆及高频插头等组成,其工作原理是由微波功率源产生的微波功率经超高频同轴电缆传输到辐射器,形成强度较为均匀的超高频电磁波,辐射到人体病变部位起到治疗作用。

2. 治疗剂量　根据病情选择适宜的治疗剂量,一般疾病的急性期剂量宜小,慢性期剂量可适宜增大。采用耳、聚集、体腔辐射器时,最大功率不应超过10 瓦。对于直径 8 厘米的圆柱形辐射器,最大功率不应超过 25 瓦。

3. 有距离辐射　若采用圆形、圆柱形及长形辐射器,照射时辐射器与人体的距离多为 7～10 厘米。一般每次照射 5～15 分钟,每日或隔日 1 次,急性病3～6 次、慢性病 10～20 次为一个疗程。

4. 接触辐射　用聚焦辐射器时选取直径与病灶面积相近的辐射器,盖好盖罩,辐射器的辐射面紧贴在病区上进行理疗,使用功率不超过 10 瓦。进行体腔(直肠等)照射时,应先将专用的外套套在辐射器上,并在外套上涂以润滑油(凡士林、液体石蜡等)再缓缓放入体腔内,使用功率不超过 10 瓦。

5. 接触凝固　皮损处常规消毒,0.5%～1%利多卡因局部浸润麻醉后,根据皮损部位、性质、大小、厚度等,选用适宜功率即可进行治疗。

【适应证】

1. 病毒性皮肤病　如寻常疣、跖疣、扁平疣、尖锐湿疣等。

2. 血管瘤　如蜘蛛痣、单纯血管瘤、草莓状血管瘤、海绵状血管瘤、混合性血管瘤、血管角皮瘤等。

3. 皮肤肿瘤　如皮肤纤维瘤、神经纤维瘤、汗管瘤、汗腺瘤、皮脂腺瘤、毛根鞘瘤、化脓性肉芽肿、基底细胞癌等。

4. 癌前期病变　如 Bowen 病、脂溢性角化病、日光性角化病、皮角等。

5. 色素性皮肤病　如色素痣、雀斑、晕痣等。

6. 其他　如腋臭、结节性痒疹、疥疮结节、前列腺疼痛、前列腺炎、附件炎、宫颈糜烂、疖、痈、丹毒、带状疱疹及其后遗神经痛，以及肌肉、关节和关节周围软组织炎症和损伤等。

【注意事项】

治疗时应注意保护会阴和下腹部，尤其注意对阴囊和卵巢的防护，否则可引起不孕不育。进行胸腹部照射时，应严格掌控照射剂量，避免对心肌、胃肠、肝脏的损伤。治疗时患者和工作人员应戴眼镜防护。

电解疗法

电解疗法是利用直流电对机体内电解质产生电解作用而起到治疗疾病目的的一种方法。

【作用机制】

电解治疗时阴极为作用极，当直流电作用于人体后，阴极下电解出氢氧化钠破坏病变组织，起到治疗作用。

【治疗方法】

电解治疗时将非作用极（阳极）固定于肢体或患者用手握住，治疗区常规消毒后将电解针插入皮损中，缓慢调节电流，逐渐增大（0.5～1mA），至针孔有气泡冒出为止，然后逐渐调低电流，拔出电解针，再从另外一个方向将电解针插入皮损内进行治疗，反复多次，直至皮损完全被破坏。

【适应证】

适用于毛细血管扩张、蜘蛛痣、局限性多毛症、睑黄瘤、跖疣、寻常疣等。

【注意事项】

电解疗法是一种较为传统的治疗方法，具有操作简便、疗效确切、无创面、不易继发感染等特点，但治疗深度不易掌握，部分治疗后可复发。

直流电及电离子透入疗法

直流电及电离子透入疗法是利用直流电电场将有电荷的药物导入皮肤内用于治疗疾病的方法。

【作用机制】

直流电作用于机体可引起电离子的运动,改变细胞膜的通透性,引起肥大细胞脱颗粒释放组胺等活性肽类物质扩张血管,造成蛋白质分子和水分子发生电泳和电渗,影响局部组织的生理功能。通过直流电的电场和电泳作用,将带有电荷的药物和非电离性药物直接带入皮肤内,或直流电直接改变角质层的结构增加药物的渗透性。

此外,皮肤角质层的 α-螺旋状角蛋白多肽分子在直流电电场的作用下,呈平行排列并偶极子化,由极间的相互排斥作用形成组织间隙,使药物进入皮肤也是其治疗机制之一。

【治疗方法及适应证】

1. 手足多汗症　可单纯用直流电治疗(阴极、阳极均可),亦可用抗胆碱能药物行电离子透入,一般需多次治疗方可使多汗症状得以缓解。

2. 局限性硬皮病　经阴极导入碘离子、透明质酸酶等,可使硬化的局部皮肤炎症消散和软化。

3. 慢性溃疡　溃疡处导入锌离子,同时利用直流电促进血液循环、增强细胞膜通透性的作用,促进溃疡面肉芽组织的形成。

4. 局部麻醉　患处在应用其他方法治疗时,将利多卡因等麻醉剂透入局部组织进行麻醉,可减轻患者痛苦。

5. 其他　如 Kaposi 肉瘤处导入硫酸长春碱、增生性瘢痕导入秋水仙碱、复发性单纯疱疹导入碘苷等,均有较好疗效。

【注意事项】

直流电及电离子透入疗法一般无明显不良反应,但治疗时电流不宜过强,并掌握好治疗时间,避免发生局部强电流刺激。

高频电外科疗法

高频电外科疗法是利用高频电流产生的电火花或电场的快速改变,引起组织内分子快速震荡产生高热去除病变组织的一种治疗方法。

【作用机制】

高频电外科技术是使高频电触头与人体病灶组织间的空气电离,利用电离后产生的高频等离子火焰切割和烧灼病变组织,起到治疗作用。电流的振荡频率一般为1～3MHz,分为等幅振荡和减幅振荡两种,等振振荡具有良好的组织切割、气化和炭化的作用,减幅振荡则有较好的组织破坏和止血作用,可对皮肤浅表肿物进行治疗。

【治疗方法】

高频电外科治疗包括电火花、电干燥、电凝固、高频电脱毛等多种方法,治疗时根据疾病性质、皮损部位和治疗目的等,选择适宜的治疗方法,功率应从低到高逐渐增加。治疗前局部常规消毒,用0.5%~1%利多卡因或普鲁卡因在损害基底部浸润麻醉,治疗后创面外涂抗生素软膏或烧伤软膏。

【适应证】

1. 电火花和电干燥 作用较为表浅,适用于寻常疣、扁平疣、跖疣、雀斑、色痣、皮脂腺瘤、脐息肉、睑黄瘤、脂溢性角化病、光线性角化病、尖锐湿疣等。

2. 电凝固 作用较为深在,既可治疗表浅性较小的皮肤赘生物,亦可治疗深在性较小的良性肿瘤及恶性肿瘤,但治疗范围应超过损害边缘0.5厘米,以防止复发。

3. 高频电脱毛 适用于多毛症、腋臭的治疗,但随着选择性激光的临床应用,高频电脱毛已较少应用。

【注意事项】

应用高频电外科技术治疗皮肤疾病时,要求无菌操作,治疗针帽应一人一消毒,并及时将覆于针帽和手柄上的炭化物清除,室内有通风设备,防止气味和烟雾污染室内环境。治疗过程中应及时将创面上的炭化物用棉签擦除,以免影响术野,治疗后创面应加强护理,避免感染。瘢痕体质者禁用高频电外科治疗。

放射性同位素疗法

放射性同位素疗法是利用β射线的放射性生物学效应治疗疾病的方法。虽然不断有新治疗技术应用于临床,而且放射性同位素疗法的适用范围也在不断得到限制,但只要合理选择适应证、掌握正确的治疗方法,放射性同位素仍可作为皮肤病可供选择的一种治疗方法。

【物理特性】

临床应用同位素放射治疗常用的核素为^{32}磷和^{90}锶。^{32}磷以放射性磷酸氢二钠的形式存在,半衰期为14.3天,放射的β粒子最大能量为1.71MeV,平均能量为0.69MeV,空气射程最大为62厘米,在人体组织中最大穿透深度为8毫米。^{90}锶以放射性硝酸锶溶液形式存在,半衰期为25年。

^{90}锶放射出β射线后衰变为^{90}钇,其放射出的β粒子能量约为0.65MeV,可穿透组织2.69毫米;然后^{90}钇再衰变为稳定的^{90}锆,同时放射出β射线,其能量

为 2.16MeV,可穿透组织 11 毫米,且能量随穿透组织的深度逐渐降低,如穿入组织 1 毫米其能量减少 50%,穿入组织 3 毫米其能量已减少至 25%。

【作用机制】

^{32}磷和^{90}锶均能放射出纯 β 射线,能量强,但组织穿透力弱,作用较为表浅,对深部组织无损伤,其作用与 X 线相似。临床主要利用其放射出 β 射线的放射性生物效应,使组织破坏和功能抑制而达到治疗作用。

【治疗方法】

将病灶划分为数个治疗区域,使用敷贴器依次进行治疗,每次 150～300R(0.387～0.774C/kg),每周 2～3 次,10 次为一疗程。

【适应证】

主要适用于顽固性和位于特殊部位的海绵状血管瘤、草莓状血管瘤、局限性神经性皮炎、局限性慢性湿疹、表皮内鳞癌、鲜红斑痣、瘢痕疙瘩、掌跖脓疱病、女阴白斑、扁平苔藓、口腔黏膜白斑等。

【注意事项】

治疗时损害周围正常皮肤应用铅橡皮加以防护,相邻治疗区边缘避免重叠和遗漏。敷贴器应妥善保存,注意安全防护,严禁其治疗面对人。严格选择病例,避免不良反应的发生。注意环境污染,定期进行检测。

X 线照射疗法

X 线照射疗法是利用 X 线的放射性生物学效应治疗疾病的方法。与放射性同位素疗法一样,只要合理选择适应证,掌握正确的使用方法,X 线仍不失为皮肤病可供选择的一种治疗方法。

【X 线特性】

临床应用 X 线治疗皮肤病时,根据皮损性质、厚度、部位等,选择不同穿透深度的 X 线。主要有①境界线(超软 X 线),电压为 5～20kV,穿透深度为表皮和真皮上部;②软 X 线,电压为 29～50kV,可根据皮损厚度和深浅选择适当的电压和焦点与皮肤的距离,用于较大范围损害的治疗;③低电压近距离 X 线,电压为 20～50kV,焦点与皮肤距离仅为 1.5～5 厘米,特点为大量 X 线被表浅病变组织吸收,皮损下正常组织照射量极少,适用于小范围损害的治疗;④表浅 X 线,电压为 60～140kV,加用滤过板可增加 X 线的作用深度,适用于较大范围且深在性损害的治疗。

【作用机制】

X线作为一种放射线,作用于人体组织后,可使DNA的多核苷酸间的氢链被破坏,尤其对新生、生长迅速、未成熟的增殖期细胞作用最为明显,虽然肿瘤细胞与正常组织对X线敏感性相似,但正常组织的修复能力远大于肿瘤细胞。同时X线可抑制皮脂腺和汗腺的分泌,使毛细血管受到破坏而闭塞,而且可影响末梢神经,达到止痛和止痒的功效。

【治疗方法】

根据患者病情和不同疾病选择适宜照射深度和范围的X线,结合患者年龄、性别、肤色、部位、病损面积和表面平整程度等,计算照射距离、每次照射剂量、两次治疗间隔时间、总治疗剂量等。根据美国FDA规定,良性皮损X线总照射剂量以10Gy为极限,境界线为50Gy;恶性皮损照射总剂量为40~60Gy。

【适应证】

1. 鲜红斑痣 选用境界线治疗,每次照射剂量为8~10Gy,3~4个月照射1次,总照射剂量不超过50Gy。

2. 单纯毛细血管瘤、海绵状血管瘤和混合性血管瘤 仅限于治疗进展期血管瘤。选用组织半价层(吸收X线表面量50%的组织厚度)与瘤体厚度相应的X线,每次照射剂量1~2Gy,每周1或2次,总照射剂量为6~8Gy后,随访观察。

3. 基底细胞癌和鳞状细胞癌 选用表浅X线治疗,每次照射剂量为2~5Gy,每日照射1次,总照射剂量40~60Gy。

4. 复发性单纯疱疹 选用境界线治疗,每次照射剂量为1.5~2Gy,每周照射1次,总照射剂量6~8Gy。

5. 瘢痕疙瘩 常选用表浅X线治疗,每次照射剂量为2Gy,每周照射2次,总照射剂量16~20Gy。或选用软X线治疗,电压为29kV,每次照射剂量为7Gy,连续3天。

6. 掌跖脓疱病 选用软X线治疗,每次照射剂量为0.75~1Gy,每周1或2次,总照射剂量6~8Gy。

7. 蕈样肉芽肿 适用于肿瘤期,根据皮损厚度和浸润深度选择相应穿透深度的X线治疗。每次照射剂量为1~2Gy,每周照射3次,总照射剂量10~12Gy,个别肿块总照射剂量最高可达18Gy。

8. Bowen病 根据皮损厚度和浸润深度选择相应穿透深度的X线治疗。每次照射剂量为2~5Gy,每日或隔日照射1次,总照射剂量40~60Gy。

9. 其他 如慢性局限性湿疹、慢性局限性神经性皮炎、寻常疣、跖疣、扁平苔藓、慢性脓皮病、化脓性汗腺炎、角化棘皮瘤、红斑增生病、乳房外 Paget 病等，均可酌情 X 线照射治疗。

【注意事项】

X 线照射治疗的不良反应较多，可引起急慢性放射性皮炎、诱发肿瘤等，故应严格选择适应证和掌握照射总剂量，加强操作过程中对治疗者和对皮损周围正常组织的防护。照射结束后 2～3 周，患处应避免物理和化学因子的刺激。

水浴疗法

水浴疗法是利用水的温度和溶解于其中药物的作用，将身体局部或全部浸泡用来治疗和预防疾病的一种方法。是临床治疗多种疾病尤其是皮肤病重要的辅助治疗方法。

【作用机制】

水具有较大的热容量，导热性强，易于散失和吸收热量，可溶解多种物质，除具有清洁作用外，还可利用其温度、机械、化学等刺激作用，达到润肤、清洁、止痒、消毒、杀菌、兴奋、催眠、发汗、退热、利尿、抗炎、止痛、增强代谢、促进吸收和强壮身体之功效。

1. 清洁作用　可去除或减少皮肤和皮损表面的污垢、细菌、汗液、油脂、鳞屑、痂皮、残留药物、刺激物、渗出液等，减少感染和致敏机会，增强药物吸收和透入，提高治疗效果。

2. 温热作用　皮肤有丰富的温觉感受器，冷热刺激后，由向心神经传导至中枢引起全身各系统的不同反应，如温热刺激在大脑皮层形成抑制过程，行局部或全身温水浴时可产生镇静作用；冷刺激能提高外周神经的兴奋性，而时间延长则兴奋性降低有止痛作用。

此外，热水浴能促进皮肤血液循环，加快新陈代谢，增强汗液分泌和有害代谢产物及毒素的排出，起到消炎止痒功效；冷水浴可降低体温，刺激心血管功能，增高肌肉紧张度，增加肌肉力量，缓解疲劳，强身健体，提高人体对冷环境适应能力等。

3. 机械作用　水浴时身体在水的浮力和压力作用下，躯体和四肢关节在水中可起到自然按摩和安抚的作用。

4. 化学作用　水浴时水中的化学物质和药物等，能渗透皮肤进入体内，或附着在皮肤表面形成有医疗作用的分子薄膜，刺激机体周围神经感受器发挥治疗作用。

【水浴分类】

1. 温度水浴　分为冷水浴（水温＜25℃）、凉水浴（25℃～32℃）、微温水浴（32℃～35℃）、温水浴（36℃～38℃）及热水浴（＞38℃）等。

2. 部位水浴　分全身水浴及局部水浴，如全身擦浴、全身冲洗浴、手浴、足浴、半身浴、坐浴等。

3. 成分水浴　分为水浴、药浴、气水浴等。

4. 压力水浴　分为低压水浴（水压＜1个大气压）、中压水浴（1～2个大气压）和高压水浴（2～4个大气压）。

【水浴方式】

1. 全身浸浴法　为矿泉浴中最常用的水浴法，患者可将身体大部浸泡于浴盆或浴池中，水面不要超过乳头水平，静卧或配合水中按摩。

2. 半身浸浴法　水浴时下半身浸泡在浴水中，上身用浴巾覆盖避免着凉，视病情采用冷浴、温浴、热浴或配合水中按摩。

3. 局部浸浴法　将身体某一部分浸泡在浴水中，进行坐浴、足浴、手臂浴等，每次15～20分钟。对局部病变有较好缓解疼痛的作用。

【水浴方法】

1. 凉水或冷水浴　冷水浴是通过对人体的冷刺激使肌肤产生一系列的适应性反应，从而提高皮肤对寒冷的耐受力，增强血管弹性，促进氧气吸入及胃肠蠕动，使血压下降，心率变慢，心脏负荷减轻，冷水浴对精神萎靡不振、易感疲劳的神经衰弱者，有振奋精神、增强体力等治疗和保健作用。水温25℃～32℃或低于25℃，治疗时间10秒至5分钟，可根据个体耐受情况逐次降低水温，延长时间。

冷水浴有多种方法，可进行擦浴、足浴、淋浴、浸浴，有条件者亦可在江河、湖海中进行冷水浴。锻炼宜循序渐进，先用冷水洗脸、洗脚，再由局部逐渐扩展至全身。冷水浴前先用冷水用力搓擦皮肤，冷水浴后尽快用干毛巾将皮肤擦干、擦红，及时穿好衣服。若出现寒战，应缩短冷水浴时间或提高水温。

2. 温水或热水浴　水温36℃～40℃，治疗时间15～20分钟，温度较高时水浴时间应缩短，温度较低时水浴时间可适当延长。热水浴可使皮肤充血、促进血液循环、增强新陈代谢、松弛肌肉、缓解痉挛、减轻疼痛、消除疲倦、促进排汗等。饱餐后不宜立即进行热水浴，避免影响食物消化和吸收。

3. 冷热交替水浴　是热水浴和冷水浴相互交替进行的一种水浴方法，可提高皮肤对寒冷和高热的耐受能力。方法为先用适宜于个体皮肤温度的热水（40℃～50℃）浸泡0.5小时，清洁皮肤后进行约10分钟空气浴，然后用15℃左右的冷水淋洗5～10分钟,同时搓擦和按摩皮肤。体质虚弱不适宜冷水浴者,水温可逐渐降低。

4. 矿泉浴 是指使用从地下自然涌出含有一定量的矿物质、气体和少数活性离子、放射性物质的矿泉水进行水浴,一般矿泉水的温度较高,故亦称温泉,可进行全身浸浴。

5. 海水浴 海水中富含无机盐及多种微量元素,如氯化钠、氯化钙、硫酸镁、碳酸钙、碳酸镁、氡、铀、镭等,其中多数成分对人体有益,加之海水的温度及其静水压力、浮力和涌动等,对人体均有不同的治疗作用。

进行海水浴能直接影响人体的产热和散热过程,激发酶促反应,促进物质代谢和能量交换,提高人体对环境温度变化的适应能力,以及促进血液循环、加快呼吸、提高神经兴奋性和肌肉张力、增强内分泌代谢及引起血液成分的变化等,起到治疗疾病和锻炼身体的作用。开始进行海水浴时,时间宜短,每次15～20分钟,最长不超过30分钟,每日或隔日1次,以不感疲劳为宜。

在淡水中加入一定量粗制盐配成3%～5%的淡盐水,水温38℃～40℃,进行全身或局部浸浴,与海水浴作用相似,亦即人工海水浴。

6. 药浴 药浴是在淡水中加入某些药物治疗疾病的一种水浴方法。药浴一般采用温热水浴,进行全身或局部浸浴,既具有水浴的作用,也具有药物的治疗作用。

(1) 硫磺浴:取硫磺50～150g,先用温水溶解,再加适量温水稀释行全身或局部浸浴,一般水温37℃～39℃,时间10～20分钟。具有杀虫、杀菌、消毒、抗皮脂溢、角质松解、刺激神经末梢等作用,适用于疥疮、银屑病、皮肤霉菌病、皮脂溢、毛发红糠疹等皮肤病的治疗。

(2) 高锰酸钾浴:取高锰酸钾适量用温水溶解后,放入盆中加水配成浓度为1:1万～1:2万的溶液,进行全身或局部浸浴,一般水温37℃～39℃,时间10～20分钟。具有杀菌、消毒、除臭的作用,适用于脓皮病、足癣继发感染、天疱疮、剥脱性皮炎、药疹等渗出性皮肤病的治疗。

(3) 补骨脂浴:按每升水加0.5～1mg补骨脂(一般使用0.1%～0.5%三甲氧补骨脂素或8-甲氧补骨脂素乙醇)计算配成溶液进行局部或全身浸浴,水温37℃～38℃,浸浴15～20分钟后进行紫外线照射。适用于银屑病、蕈样肉芽肿等疾病的治疗。

(4) 淀粉浴:将淀粉500g加入浴水中搅匀,水温36℃～37℃,浸浴时间15～20分钟,具有镇定、安神、止痒、安抚的作用。适用于皮肤瘙痒症、泛发性神经性皮炎、慢性湿疹等皮肤病的治疗。

(5) 中草药浴：临床根据疾病性质和病情，加入具有止痒、杀菌、收敛、消炎、杀虫等作用的中草药，进行全身或局部浸浴。如蛇床子、苦参、川椒、艾叶、明矾，或苦参、地肤子、防风、白鲜皮等适量，水煎取汁加入浴水中，进行局部或全身温水浴或热水浴，每次浸浴时间20~60分钟，具有祛风、除湿、止痒等作用，用于治疗神经性皮炎、外阴瘙痒、阴囊慢性湿疹及肛周慢性湿疹等皮肤病，均有较好的疗效。

【注意事项】

进行水浴疗法时应根据疾病种类、皮损范围、患者身体状况等选择不同的水浴种类和方法，注意水温和室内温度的调节，避免着凉感冒。进行药浴后可不必用清水冲洗，以延长药物作用时间。体弱高龄、高血压和有严重心脑疾病者，不宜进行热水浴。

第二十八章　皮肤外科技术

皮肤外科技术是利用外科方法对部分皮肤病进行治疗的一种技术。与其他外科手术相比，皮肤病病变表浅，解剖层次清楚，术野清晰，出血少，危险性和难度相对较小，但由于病变位于体表，治疗效果与美容关系密切，因而又具有一定的特殊性。其治疗范围包括感染性疾病、肿瘤、组织及毛发移植、组织活检、皮肤赘生物、腺性疾病、增生性疾病、美容等。

麻　　醉

麻醉是使用麻醉剂或针刺使机体局部或全身暂时丧失知觉，为手术创造良好条件，确保病人在无痛和安全条件下顺利接受手术。

【局部麻醉药】

1. 普鲁卡因　为酯类局麻药，麻醉效果确实，毒性小，对组织无刺激但穿透性较差，适用于局部浸润麻醉和神经干阻滞麻醉，不宜行表面麻醉。局部注射给药后1~3分钟起效，麻醉时间约1小时，若加入少量肾上腺素（1:50万~1:20万），麻醉维持时间可延长20%。局部浸润麻醉时，配成0.25%~1%普鲁卡因水溶液，每小时用量不超过1.5g（普鲁卡因量）；神经干阻滞麻醉配成1%~2%普鲁卡因水溶液，每小时用量不超过1g（普鲁卡因量）。

部分病人对普鲁卡因过敏，故麻醉前须用0.25%普鲁卡因水溶液进行皮试，过敏者改用其他局部麻醉药。

2. 利多卡因　为酰胺类局麻药，作用较普鲁卡因强2倍，起效快，穿透性和扩散性均较强，一次给药可维持麻醉时间1~2小时，对组织刺激性小，安全程度较高，无明显扩血管作用，致敏率极低，但其毒性较普鲁卡因大一倍。适用于表面麻醉和局部浸润麻醉，其中表面麻醉应用1%~4%利多卡因水溶液，一次用量不超过0.2g（利多卡因量）；浸润麻醉应用0.25%~0.5%利多卡因水溶液，每小时用量不超过0.5g（利多卡因量）。

一次性注射利多卡因50mg，可导致窦性心动过缓，12小时内累计量达到800mg，可出现房室传导阻滞，偶可诱发恶性高热症和免疫抑制。极少数患者对利多卡因过敏。

3. 丁卡因 为酯类局麻药,局部外用能穿透黏膜,用药1～3分钟开始起效,药效维持20～40分钟,若在0.5％～2％丁卡因水溶液3ml中,加入0.1％肾上腺素溶液1滴,可延长麻醉时间。本品毒性较大,仅用于黏膜表面麻醉,不用于浸润麻醉。

【麻醉方法】

临床麻醉方法基本分为针刺麻醉、局部麻醉(表面麻醉、局部浸润麻醉、区域阻滞麻醉、静脉局部麻醉等)、部位麻醉(椎管内麻醉、神经及神经丛麻醉)、全身麻醉(吸入麻醉、静脉麻醉和基础麻醉)、复合麻醉(不同药物复合麻醉、不同方法复合麻醉、特殊方法复合麻醉等)。皮肤外科多采用表面麻醉和局部浸润麻醉,偶尔选用区域或神经干(丛)阻滞麻醉。

1. 表面麻醉 通常选用1％～2％丁卡因溶液或2％～4％利多卡因溶液涂敷或喷洒在黏膜表面,待疼痛消失即可开始手术。

2. 局部浸润麻醉 常选用0.5％～1％普鲁卡因溶液或0.25％～0.5％利多卡因溶液行局部浸润麻醉,病灶面积较大或应用量较大时,可在每100ml麻醉药中加入极少量盐酸肾上腺素(浓度1:50万～1:20万),以延长麻醉时间,减少麻醉药用量。

3. 区域组织麻醉 选用1％～2％普鲁卡因或利多卡因溶液,在手术区域的四周及基底部注射,待神经末梢和小神经干发生传导阻滞后进行手术。

4. 神经干(丛)阻滞麻醉 选用1％～2％普鲁卡因或利多卡因溶液,注射于支配手术部位的神经干(丛)周围进行阻滞麻醉,待手术部位疼痛消失即可进行手术。

【不良反应】

1. 变态反应 局部麻醉药发生变态反应率约为2％,酯类麻醉药较酰胺类多,主要表现为注射处皮肤红斑、风团和瘙痒,严重者可发生低血压,甚至窒息和休克。麻醉前应进行麻醉药过敏试验,过敏者或有麻醉药过敏史者禁用。严重过敏时,应立即皮下或肌肉注射0.1％盐酸肾上腺素0.3～0.5ml,或同时肌注地塞米松5mg,保持呼吸道通畅和吸氧,进行心电监护等。

2. 毒性反应 多因麻醉药过量或麻醉药入血所致,主要见于体弱高龄、肝肾功能不全,以及伴有呼吸性或代谢性酸中毒者。主要表现为多语、不安、嗜睡、眩晕,继而心率增快、头晕、寒战和肌肉震颤等,严重者可发生惊厥、四肢抽搐、心动过速、血压先升后降等表现。

轻度毒性反应需立即吸氧,静脉注射地西泮0.1mg/kg。严重毒性反应需升压吸氧,缓慢静注硫喷妥钠50～100mg,或静脉注射地西泮0.1mg/kg。普鲁卡因所致惊厥可静脉注射异戊巴比妥解救，必要时进行人工呼吸和循环支持。

皮肤活检术

皮肤活检术是切取部分或全部病变组织进行病理检查以明确诊断的一种技术。

【适应证】

适用于诊断有困难的任何部位皮肤和黏膜的损害。较小损害可全部切除进行病理检查。较大损害应在其病变活动边缘处取材，若同一病灶有几种皮肤损害，应分别取材。水疱、脓疱和需要查找病原体的损害，应尽量将其完整切取。

【麻醉】

将病灶处用清水或生理盐水冲洗后，碘酊、酒精常规消毒，避免去除鳞屑、痂皮或使脓疱、水疱破裂，尽量保持损害原有形态。根据活检组织的大小和深度，用1％普鲁卡因或利多卡因溶液适量在所取损害边缘处进针，行损害基底部下浸润麻醉，避免将麻醉药注入损害内，以免引起组织水肿和损伤影响病理表现。

【手术方法】

1. 切除法　在无菌操作下沿皮纹走向用无菌手术刀做1.0厘米×0.3～0.5厘米的梭形切口，刀锋与皮面垂直，切取标本应包括损害基底部、皮下组织和边缘少许正常皮肤，基底切面应尽量与表面相平、宽度一致，切忌钳夹所取组织，以免造成人为病理改变。

切取组织应平放于吸水纸上，并立即放入盛有10％甲醛溶液或95％乙醇的瓶中进行固定后送检。伤口用小皮针细线缝合，5～7天拆线。

2. 钻孔活检　损害处常规消毒局麻后，用左手将损害固定，右手持内孔深度固定（稍超出损害深度）的消毒皮肤活检钻孔器在损害表面反复旋转，达到所取组织深度后用小弯剪将游离组织在根部剪断，用有齿镊小心提取所取柱状组织，放入盛有10％甲醛溶液或95％乙醇的瓶中进行固定后送检。伤口压迫止血，并用碘仿纱条加压包扎，无需缝合。

3. 削切活检　损害处常规消毒麻醉后，用手术刀平行削取皮肤和损害突出部分，将标本固定后送检。伤口止血加压包扎，无需缝合。适用于良性或恶性隆起于皮面的乳头状瘤，但恶性黑素瘤不宜采用此法。

【注意事项】

1. 组织活检时应严格无菌操作，并加强个人防护，防止感染和传染。

2. 切取组织的病理表现应代表该疾病典型病理表现,才能得到正确的病理诊断,早期原发性损害常呈非特异性病理表现,晚期损害多为疾病恢复期表现且常伴继发性改变,故只有切取充分发展的损害才具有病理诊断价值。

3. 活检组织的切取深度也是影响疾病正确病理诊断的重要因素,应根据疾病种类和损害可能的浸润深度,切取适宜深度的标本,一般表皮和真皮损害的切取标本应包括皮下组织,皮下结节应包括皮肤、结节及其周围正常组织,脂膜炎标本应包括脂肪组织,皮肌炎标本应包括肌肉组织等。

4. 活检部位应尽量避开面部、腹股沟、腋下和关节等部位,以免形成瘢痕及影响活动。切取的组织应包括损害及周围正常组织,以便进行正常与病变组织的对照。

匙 刮 术

匙刮术是使用特制的刮匙将病变组织及其基底部刮除而起到治疗作用的一种技术。刮匙是一种环形或半球形边缘半锐利的不锈钢器械,直径0.1~1厘米不等,为皮肤外科常用的治疗器械。

【适应证】

适用于诊断明确且损害表浅较小的寻常疣、跖疣、尖锐湿疣、扁平疣、传染性软疣、角化棘皮瘤、皮脂腺囊肿、脂溢性角化、老年疣、化脓性肉芽肿、甲下血管球瘤、基底细胞癌、鳞状细胞癌等。但诊断不明确、有明显浸润、面积较大的损害,不宜应用此法治疗。

【手术方法】

病灶处常规消毒浸润麻醉后(较小损害可不行麻醉),选用与损害大小较为匹配的刮匙,用左手将损害及周围皮肤拉紧固定后,右手持消毒后的刮匙自皮损边缘开始,向下垂直用力的同时旋转刮匙,当刮至有沙砾样坚实感时,迅速朝术者方向将损害连其根部刮除。刮除损害后的创面用33.3‰三氯醋酸溶液或浓石炭酸压迫止血,外涂2‰甲紫溶液,无菌包扎。甲下血管球瘤应先行拔甲术后,再行血管球瘤匙刮术。

【注意事项】

刮匙边缘不及刀片锐利,不易穿透表皮基底层进入真皮,适于去除质软而脆的病变组织,但不用于伴有细菌感染的损害。治疗时应尽量将损害的残留组织刮除干净,以免复发,术后避免沾水,防止继发感染。

修 治 术

修治术是利用刀具将病变组织进行削修而起到治疗作用的一种技术。

【适应证】

适用于跖疣、胼胝、鸡眼、甲癣、嵌甲症、手足深度皲裂、掌跖角皮症等增生性皮肤病。

【手术方法】

患处常规消毒,无需麻醉。用消毒后的片形或条形刀从角质增生与正常组织交界处逐层进行削除,直至基底部出现淡红色,但以不出血为度,若基底部有点状角质块和灰白色坚硬的筋膜状物,应将其剔除,对嵌入真皮层的疣体,可进行局部浸润麻醉后将其挖除干净,此为防止复发的关键。术后外用润肤软膏、愈裂霜或肤疾宁贴膏。

甲癣应尽量将增厚的灰白色甲板逐层削除,嵌甲可将嵌入甲沟内的甲板削除,同时将灰白色筋膜去除,病甲表面外涂碘酊或 30％冰醋酸溶液。术后一周患处避免沾水及过度摩擦。

【注意事项】

手术削剥损害时,以基底部不出血和患者无疼痛感为宜,术后加强创面护理,避免继发感染,足底损害治疗后勿过度受压和行走。病毒性损害削除后同时应用抗病毒药物,可增强疗效。

化学剥脱术

化学剥脱术是应用腐蚀性化学药物去除皮肤损害的一种治疗技术。

【适应证】

适用于雀斑、雀斑样痣、黄褐斑、睑黄瘤、粉尘沉着、染料沉着、汗管瘤、疣状痣、光线性角化病、浅表皱纹、表浅瘢痕等。

【腐蚀药物】

用于化学剥脱术的药物种类较多,可根据其腐蚀组织的深度进行选择。①非常表浅剥脱剂仅作用于表皮层,可选用10％～20％三氯醋酸、0.1％维 A 酸乳膏、15％～20％壬二酸霜、雷琐辛、α-羟酸、Jessner 液等;②表浅剥脱剂的作用深度可达真皮乳头层,可选用 35％三氯醋酸;③中度剥脱剂的作用深度达真皮网状层上部,可选用35％～50％三氯醋酸、88％酚液、无痛酚液、Jessner 液加三氯醋酸等；④深度剥脱剂的作用深度可达真皮网状层中部，可选用 Baker 酚液。

　　Jessner 液配方：由雷琐辛 14g、水杨酸 14g、85％乳酸 14ml、95％乙醇 100ml 等混匀而成。

　　无痛酚液组方：由晶体酚 500g、达克罗宁 10g、樟脑 1g、无水乙醇 50ml、甘油 50ml 等混匀制成。

　　Baker 酚液组方：由 88％酚液 3ml、蒸馏水 2ml、六氯酚液皂 8 滴、巴豆油 3 滴等混匀而成。

【手术方法】

　　术前口服强镇痛剂布桂嗪 100mg 或肌注杜冷丁 50mg，同时口服醋酸泼尼松 20mg，以减轻疼痛和炎症。治疗部位清水洁净后，用 75％乙醇脱脂，然后将化学剥脱药物用竹签或棉棒均匀反复涂于皮损表面，直至涂药处变为霜白色为止，多余药物可用吸水纸吸净。一般患处涂药 20 分钟后由霜白色变为淡褐色，局部出现红肿，形成药物接触性皮炎，次日结痂，10 天左右痂皮脱落而愈。

【注意事项】

　　治疗后患处尽量避免沾水，勿将痂皮强行剥除，防止强日光照射。部分患者脱痂后可留有色素沉着，一般 3～6 月自行消退。重复治疗者，需间隔至少一个月。

皮肤磨削术

　　皮肤磨削术是利用皮肤磨削器对皮肤进行磨削而起到治疗和美容作用的一种皮肤外科技术。

【适应证】

　　适用于痤疮、带状疱疹、水痘、天花、脓皮病、盘状红斑狼疮、化学灼伤、表浅外伤等所致的凹陷性瘢痕；顽固性痤疮、泛发性日光性角化病、脂溢性角化、黑色丘疹性皮病、酒渣鼻、结节性类弹力纤维病、掌跖角皮症等增生性皮肤病；毛发上皮瘤、汗管瘤、毛盘瘤、神经纤维瘤、疣状肢端角化等角化性皮肤病；黄褐斑、持久性炎症后色素沉着、文身、咖啡牛奶斑、色素失禁症、雀斑、雀斑样痣、粉尘染色等色素性皮肤病，以及毛细血管扩张症、口角纹、皱纹等生理性改变。

【术前准备】

　　1. 主要器械　台式牙钻 1 台，直径 1.8 厘米和 1.4 厘米的钢刺磨削轮各 1 个，直径为 1.2 厘米、1.6 厘米和 2 厘米硅砂轮各 1 个，直径 0.6 厘米和 0.3 厘米的砂齿棒各 1 个，大、中、小号砂石各 1 块，以及斜刃挑刀、平刃挑刀、挑针、眼睑角膜板等,术前各种器械用消毒液浸泡消毒。

2. 皮肤准备　术前理发、剃须、剪除鼻毛等。

3. 皮肤消毒　面部选用 0.1％硫柳汞酊、0.1％苯扎溴胺溶液或 75％乙醇消毒,铺好手术巾,暴露视野。

【手术方法】

根据损害的形态、大小、范围、部位及要求,选择不同的磨削方法。步骤为先选用磨削力强的钢刺轮,去除隆起组织、肿瘤等皮肤损害或消除异物,基本与皮面相平,再用硅砂轮细磨。如面部磨削顺序为鼻部→颏部→颊部→眼周→额部,磨削时自术野边缘开始向内移行,往返磨削,力度应均匀,磨削深度达到真皮乳头层,以见到密集细小出血点为度,表面稍呈绒毛状,若出现大的出血点,即磨削已达真皮层,此时不宜再向深层磨削。

磨削结束后,压迫止血并清洁创面,最后用含抗生素的凡士林纱布包扎,根据渗出情况每日或隔日换药一次,10～14 天即可脱痂而愈。

【注意事项】

皮肤磨削术应严格选择适应证,瘢痕体质、血小板减少、有异常出血、严重肝肾疾病、活动性病灶、白癜风、乙肝表面抗原阳性及情绪不稳定者禁用。磨削时应严格掌握磨削深度,避免过深形成瘢痕。

磨削结束后创面应无菌包扎,或应用抗生素预防感染。痂皮脱落后应严格避免紫外线照射,外出时患处涂搽指数高的防晒剂。少数患者的创面愈后可出现较为明显的色素沉着,需外用氢醌霜等防止其加重,必要时可再次磨削。

酒渣鼻切割术

酒渣鼻切割术是利用外科疗法将酒渣鼻增生的毛细血管和结缔组织去除的一种治疗技术。

【适应证】

适用于酒渣鼻的毛细血管扩张期及鼻赘形成期。

【术前准备】

1. 主要器械　消毒五锋刀和三锋刀各 1 把。五锋刀和三锋刀为特制的刀锋间有一定距离的划割器,亦可用三把或五把手术刀片绑束固定使刀锋在一个平面上而成。

2. 皮肤准备　术前理发、剃须、剪除鼻毛等。手术部位清水洁净后用乙醇脱脂。

3. 皮肤消毒　选用 0.1% 硫柳汞酊、0.1% 苯扎溴胺溶液或 75% 乙醇消毒，铺好手术巾，暴露视野。

【麻醉】

自鼻根两侧沿鼻颊沟注射 1% 普鲁卡因或 1% 利多卡因溶液行浸润麻醉，再在鼻唇沟间行浸润麻醉，使之形成三角麻醉区，鼻部即可失去痛觉。也可采用眶下神经阻滞麻醉。

【手术方法】

鼻赘较大且表面凹凸不平较为明显者，选用五锋刀，刀刃露出较长，划痕较深。鼻赘较小且表面凹凸不甚明显或单纯毛细血管增生扩张者，选用三锋刀，刀刃露出较短，划痕较浅。术者右手持刀，使刀锋与皮面垂直在鼻赘和扩张的毛细血管处纵横反复划切，切断血管，最后用纱布压迫止血，表面覆含抗生素的凡士林纱布，再用无菌纱布覆盖固定。术后 7～10 天创面愈合后去除纱布。

【注意事项】

纵横划切时应保持刀锋与皮面垂直，被划切的组织尽量规整，避免环形或斜向划切，以免组织脱落。术后止血应彻底，避免继发感染。划切面积较大时，患者需口服抗生素 3～5 天。需要再次手术者，应间隔 6～8 个月。

毛细血管扩张症切割术

毛细血管扩张症切割术是利用手术方法将扩张的毛细血管切断起到治疗作用的外科技术。

【适应证】

适用于面部毛细血管扩张症、毛细血管扩张期酒渣鼻。

【术前准备】

1. 主要器械　消毒三锋刀 1 把。

2. 皮肤准备　术前理发、剃须、剪除鼻毛等。

3. 皮肤消毒　选用 0.1% 硫柳汞酊或 75% 乙醇消毒，铺好手术巾，暴露视野。

【手术方法】

选用 1% 普鲁卡因或 1% 利多卡因溶液浸润麻醉，将三锋刀刀刃露出 1 毫米。术者左手拇指和食指绷紧和固定术野皮肤，右手持刀，使刀锋与皮面垂直，顺皮纹方向将扩张的毛细血管切断，然后用纱布压迫止血，表面覆含抗生素的凡士林纱布，再用无菌纱布覆盖固定。术后 7～10 天创面愈合后去除纱布。

【注意事项】

纵横划切时应保持刀锋与皮面垂直,刀锋露出长度恰好能割断浅表血管,并沿皮纹方向划切,避免过深形成瘢痕。

拔 甲 术

拔甲术是利用外科手术方法将病甲拔除起到治疗作用的一种技术。

【适应证】

适用于甲癣、嵌甲、甲下脓肿、甲下血管球瘤、甲床分离、甲外伤等。

【麻醉】

病甲的近心端指(趾)骨两侧常规消毒后,用1%普鲁卡因或1%利多卡因溶液在指(趾)骨两侧分别行神经根阻滞麻醉,并用橡皮条绑缚指(趾)根部,以利止血和维持麻醉时间。

【手术方法】

1. 病甲、甲沟、手指常规消毒后,术者用食指和拇指用力压迫指(趾)两侧,右手持消毒的坚刃刀紧贴甲板刺入甲上皮肤与甲面间2~3毫米,顺甲面向两侧分离甲上皮肤,使甲板与甲上皮肤完全分离。

2. 用止血钳夹住指(趾)甲一侧,向另一侧翻卷,边翻卷边沿甲游离缘水平方向用力,使指(趾)甲完整被拔除。

3. 甲板拔除后仔细检查甲沟,将残留甲板、甲沟内增生组织、分泌物、污垢等清除干净,用凡士林纱条覆盖裸露的甲床,然后用无菌纱布加压包扎。

【注意事项】

分离甲上皮肤和拔甲过程中,应防止损伤甲床和甲母细胞,以免影响新甲生长。术后根据疾病性质给予相应处置,如甲下脓肿进行引流并局部和全身应用抗生素;甲真菌病口服抗真菌药物;嵌甲在甲根两侧边缘进行适度烧灼等。

囊肿切除术

囊肿切除术是一种利用外科技术将有囊壁肿瘤切除的一种治疗技术。

【适应证】

适用于表皮囊肿、皮脂腺囊肿、脂囊瘤、皮样囊肿、阴茎中线囊肿、指(趾)端黏液囊肿等。

【手术方法】

囊肿部位碘酊、75％乙醇常规消毒后，囊肿周围和基底部用1％利多卡因或1％普鲁卡因溶液浸润麻醉。铺好消毒洞巾，暴露术野。

1. **囊肿剥离法**　沿囊肿表面正中线切开皮肤，避免切破囊壁，然后用止血钳钝性剥离瘤体周围组织，露出苍白色或乳白色囊壁，将瘤体完整取出。较小囊肿直接缝合皮肤即可，较大瘤体摘除后局部形成的较大囊腔，缝合时应将皮肤与囊腔基底组织缝合，关闭囊腔。

2. **囊壁翻转法**　沿囊肿表面正中线做1厘米长切口，用囊肿挤压器将囊肿内容物挤出，然后用止血钳自切口插入囊肿底部，钳住囊壁后向外牵拉，使囊壁翻转，并与周围组织分离，逐渐将囊壁完整取出，缝合皮肤。

3. **囊孔挤压法**　在囊肿顶端或黑头粉刺样小开口处，用粉刺挤压针或注射器针头，垂直穿破囊壁形成囊孔，轻轻挤压囊周将囊肿内容物尽量挤出，然后用小止血钳伸入囊内稍微扩大开口，再次挤压囊壁将内容物尽量排除干净，用止血钳的牙面紧贴囊壁向外牵拉，钳住带出的乳白色或灰白色囊壁，逐渐将整个囊壁拉出。若囊壁碎裂，可用止血钳牙面在囊壁反复牵拉，或用牙髓扩孔钻将囊壁分次取出。术后压迫囊腔数分钟，囊孔用乙醇棉球加压包扎即可。

【注意事项】

几种囊肿去除方法均可将囊肿完全取出，手术切开法囊壁去除干净，不易复发，但囊肿表面有切口，需要缝合，暴露部位可能影响美容。囊孔挤压法虽有较好美容效果，但囊壁去除不彻底可复发。临床可根据囊肿发生部位及大小酌情选用。

皮肤肿瘤切除术

皮肤肿瘤切除术是采用外科技术将皮肤良性或恶性肿瘤完全切除的一种治疗技术，临床应用较为广泛。

【适应证】

适用于诊断明确的良性或恶性皮肤肿瘤，如表皮痣、皮脂腺痣、黑头粉刺痣、皮脂腺增生、角化棘皮瘤、毛发上皮瘤、汗管瘤、软纤维瘤、皮肤纤维瘤、瘢痕疙瘩、淋巴管瘤、平滑肌瘤、血管球瘤、血管角化瘤、皮角、汗腺癌、皮脂腺癌、基底细胞癌、鳞状细胞癌、恶性黑素瘤、皮肤转移癌等。

【麻醉】

病灶处碘酊、75％乙醇常规消毒后，根据损害性质、大小、深度、部位等采用局部浸润麻醉或区域阻滞麻醉,以局部浸润麻醉应用最多。麻醉时在病灶边缘处进针,行病灶周围及其基底部浸润麻醉。铺好消毒洞巾,暴露术野。

【手术方法】

用左手食指和拇指绷紧固定病损后,右手持刀沿术前设计的切口划线与皮肤垂直梭形切开(长轴沿皮纹走向),深达病灶基底部稍下,然后边止血边在梭形切口一侧开始将病灶完全切除,基底切面应尽量与表面相平、宽度一致,然后检查切下组织,切除不完全时应将残留病变组织彻底清除。伤口彻底止血缝合,用凡士林纱条覆盖切口,然后用无菌纱布包扎固定,7～10天拆线。切下组织应进行病理检查。

【注意事项】

肿瘤切除应完全,否则可复发,但应避免去除过多正常组织。切除皮肤恶性肿瘤时,切除范围及深度应足够,切除部分应包含少量外观正常组织,为保障将病灶完全切除,最好使用 Mohs 显微外科技术。恶性肿瘤切除时应注意淋巴结转移情况,发现异常或转移应将周围淋巴结全部切除,或按肿瘤根治术处理。

Mohs 显微外科

Mohs 显微外科是将切下的皮肤恶性肿瘤通过冷冻切片进行病理检查,以保证肿瘤完全切除和最大限度保留正常组织的一种显微外科技术。

【适应证】

Mohs 显微外科广义上讲适用于具有局部高度复发危险性、需要保留局部正常组织及高度转移危险性的所有肿瘤,临床多用于基底细胞癌、鳞状细胞癌、黑素瘤等恶性肿瘤,以及特殊部位的疣状癌、角化棘皮瘤、隆突性皮肤纤维肉瘤、非典型纤维黄瘤、恶性纤维黄瘤、平滑肌瘤、皮脂腺囊瘤、脂肪瘤、Paget 病、增殖性红斑、皮脂腺瘤,以及具有一定侵袭性易局部复发的良性肿瘤和默克尔细胞癌等。

【手术方法】

1. 肿瘤部位常规消毒和局部浸润麻醉后,铺好洞巾,暴露术野。标识肿瘤切除范围(包括肿瘤周围正常皮肤2～3毫米),手术时肿瘤切除方向与皮面成45度角,使肿瘤切除后局部呈蝶形,切除深度以病灶性质和浸润程度而定。伤口用无菌纱布及绷带包扎,患者等待30～45分钟。

2. 将切下组织沿评分线切成数小块,进行解剖部位标记,并用不同颜色标识皮面和基底面,用恒冷切片机将组织切成薄片,使表皮与深部组织成一平面,将组织冷冻后切成水平面,置于载玻片上用苏木素和伊红染色。将附有切片组织的玻片置于显微镜下,观察病理切片边缘是否能见到肿瘤细胞,若仍能见到,将其在相应的解剖位置上标识,再次扩大切除范围,如此反复多次,直至镜下病理切片边缘无肿瘤细胞为止。

【注意事项】

Mohs 显微外科属于高技术专业领域,兼有有效性和成功率高的特点,而且随着重构技术的不断改进,Mohs 显微外科技术日渐成熟,是肿瘤外科疗法理想的一种技术,但手术时间较长,组织病理检查过程较为复杂,而且需要与该技术相匹配的手术室和专业性较强的技术人员,较难普及。

植 毛 术

植毛术是将健康毛发移植至秃发区的一种美容外科技术。

【适应证】

适用于非弥漫性雄激素源性秃发,以及烧伤、创伤、放射、感染、非活动性红斑狼疮、硬斑病等所致的瘢痕性秃发。

【禁忌证】

斑秃、毛发扁平苔藓、假性斑秃、盘状红斑狼疮、线状硬皮病等所致的秃发,以及患有项部瘢痕疙瘩性痤疮、头皮银屑病、头皮脂溢性皮炎者,不适宜进行植毛术。

【术前准备】

术前体检和进行血常规、生化、乙肝、梅毒、HIV 等常规检查,剪短头发、洗头,供皮区头发应保留 2～3 毫米长。术前 1 周停服阿司匹林等抗凝药物。

【手术方法】

1. 单株植毛术 主要适用于秃眉,所需毛发为耳后和阴部毛发。

(1) 主要器械:7 号注射针头 2 根,大、小号拔毛镊各 1 把,眼科直剪刀 1 把,弯盘 1 个,眼科无齿镊 2 把,取毛针 10 根,植毛针 2 根,推毛针 2 根。

(2) 麻醉:植毛区常规消毒后,用 1% 利多卡因或 1% 普鲁卡因溶液局部浸润麻醉,加入 1 滴 0.1% 盐酸肾上腺素可延长麻醉时间。

(3) 单株取毛法:将耳后乳突上方供毛区消毒后,用拔毛镊顺毛发生长方向迅速拔出单株毛发,毛根应带有完整毛囊和毛球。将拔出的毛发置于盛有生理盐水弯盘中的纱布上备用。

(4) 单株植毛法:用 7 号针头顺毛发生长方向并与皮肤成 50 度角刺入 3～5

毫米,拔出针头后顺势将单株毛发插入,毛干露出皮面 3 毫米,每孔间隔 1 毫米。或将植毛针顺毛发生长方向并与皮肤成 50 度角刺入 3~5 毫米,然后将单株毛发放入植毛槽内,用推毛针顶住毛干后缓慢抽出植毛针,将毛发留于皮内,毛干露出皮面 3 毫米。

(5)术后处理:术后植毛区用凡士林纱布覆盖固定,1 周后轻轻揭去纱布,局部用 75％乙醇消毒后暴露,涂搽抗生素软膏预防感染。

(6)注意事项:植眉时应注意眉毛走向、角度、密度,以及两侧眉毛应对称。应用此法植毛成活率一般不超过 50％,再次植毛需间隔 3~5 个月。

2. 柱状植毛术　主要适用于头部瘢痕性秃发。

(1)取毛术:耳后乳突上方常规消毒麻醉后,切取长 4~5 厘米、宽 1~1.5 厘米的全层皮片,用生理盐水洗净皮片上的血液,置于消毒的硬木板上,用手术刀沿毛干生长方向分割为含 3~4 根毛发的数个皮柱,并将毛乳头下方的脂肪颗粒剪除,置于盛有生理盐水弯盘中的纱布上备用,供毛区伤口直接缝合。或选用直径 3.5 厘米或 4 厘米的皮肤穿孔器,顺毛发生长方向钻入供毛区皮内脂肪层,用眼科镊取出皮柱,并将毛乳头下方的脂肪颗粒剪除,置于盛有生理盐水弯盘中的纱布上备用,供毛区伤口压迫止血后包扎固定。

(2)植毛术:植毛区常规消毒后,用 1％利多卡因或 1％普鲁卡因溶液局部浸润麻醉。用直径 3.5 厘米或 4 厘米的皮肤穿孔器钻入植毛区皮内脂肪层,用眼科镊拉出皮柱,在脂肪层切断,压迫止血后立即将含毛发的皮柱用眼科镊塞入孔内,轻压使毛皮柱与植毛区皮肤相平,清洁创面并覆凡士林纱条后包扎固定。一周后去除辅料。

(3)注意事项:使用皮肤穿孔器切取毛皮柱时,应沿毛发生长方向钻取,避免将毛囊切断,植毛时也应使毛皮柱与植毛区毛发生长方向一致。需要再次植毛时应至少间隔 3 个月。

3. 游离皮瓣植毛术　为一种将含有正常毛发的全层游离皮瓣进行秃发区移植的植毛术。

(1)游离皮瓣取毛术:耳后乳突上方供毛区常规消毒麻醉后,按植毛区毛发走向切下与植毛区大小、形状一致的全层皮瓣,用眼科镊小心剔除脂肪颗粒,注意勿伤及毛乳头,然后将毛皮瓣置于盛有生理盐水弯盘中的纱布上备用,供毛区伤口直接缝合。

(2)游离皮瓣植毛术:植毛区常规消毒麻醉后,切除秃发区皮肤,压迫止血后,将备好的带毛皮瓣直接置于创面,边缘用细针细线缝合,清洁创面后覆盖凡士林纱布,然后包扎固定,7 天后拆线。

（3）注意事项：游离皮瓣植毛术毛发成活率高，美容效果良好，但毛皮片和秃发区的毛发走向应一致，大小形状应相符，手术前须周密设计。可用2％甲紫溶液在秃发区勾画标识植发范围和形状，然后用透明塑料纸附于秃发区勾画，沿画线剪去多余部分后即为供皮区皮瓣大小和形状（表面标有植皮区毛发走向），在供皮区将其沿毛发走向贴敷后边缘用甲紫画线，即为毛皮瓣切取的大小与形状。

斑秃划痕术

斑秃划痕术是利用刀具划破头皮刺激局部血液循环而起到治疗作用的一种技术。

【适应证】

适用于多种治疗无效或反复脱发的斑秃患者。

【手术方法】

剪除斑秃周围头发，局部用2.5％碘酒和75％乙醇消毒，一般无需麻醉。用三锋刀在斑秃区域纵形划破头皮，深度以有轻微渗血为宜，止血消毒后外敷抗生素软膏。间隔1周后，秃发区再以同样方式横行划切，如此更替4次，部分秃发区即可长出新发。若连续划切6次仍无新发长出，判为无效，改用其他方法治疗。

【注意事项】

用三锋刀划割秃发区时，划割方向应相同，划痕间距离应尽量均匀，刀刃应与头皮垂直，防止划切过深且应同时与头皮垂直方向划切，以免造成组织缺损。术后75％乙醇或抗生素处理创面，防止继发感染。若配合治疗斑秃的其他方法同时应用，疗效可得以提高。

黑痣切除术

黑痣切除术是利用外科方法将黑痣去除的一种治疗技术。

【适应证】

发生于足底、手指、甲下、头皮、身体正中线、经常摩擦和潮湿等部位，或突然变大、变色、变硬、出现痛痒，以及出现卫星灶、破溃、糜烂等有恶变倾向的黑痣。

【手术方法】

局部2.5％碘酒和75％乙醇消毒后，用1％利多卡因或1％普鲁卡因溶液浸润麻醉，铺好消毒洞巾，暴露术野。以黑痣为中心，在痣外正常皮肤3～5毫米做梭形切口，深达皮下，用组织钳夹住梭形皮瓣一端，连同皮下脂肪组织一并切除黑痣,伤口用细针细线缝合2~3针,包扎固定,一周后拆线。

【注意事项】

黑痣切除术适用于身体任何部位的黑痣,具有切除彻底、不复发、不留瘢痕、安全简便等特点,但切口应规则,缝合时对位对皮良好,尤其是面部等暴露部位,以免影响美容。

脂肪瘤切除术

脂肪瘤切除术是利用外科方法将脂肪瘤切除的一种治疗技术。

【适应证】

适用于局部疼痛或影响功能及美容的脂肪瘤。

【手术方法】

局部2.5%碘酒和75%乙醇消毒后,用1%利多卡因或1%普鲁卡因溶液在肿瘤四周行局部浸润麻醉,铺好消毒洞巾,暴露术野。在肿瘤表面正中线根据肿瘤大小将皮肤切开1~2厘米,深度达瘤体包膜,然后用止血钳夹住切口皮肤,用止血钳在瘤体包膜外进行钝性分离,待肿瘤周围组织分离清楚后,将瘤体提起后结扎瘤体基底部血管,用剪刀剪除瘤体,缝合皮肤后包扎固定。

【注意事项】

脂肪瘤切除术简便易行,较为安全,但切开皮肤时应尽量保持瘤体包膜完整,若不慎包膜破裂,应缓慢将瘤体完整挤出,然后结扎基底部血管,再清除包膜。较大瘤体摘除后形成的空腔,可用肠线将基底组织与皮肤进行缝合关闭,以免形成局部凹陷和瘤腔。

腋臭根治术

腋臭根治术是利用外科方法彻底治愈腋臭的一种技术。

【适应证】

适用于腋臭症状重,保守治疗效果不理想,以及局部形成瘢痕、有根治要求且无禁忌证的成年患者。

【术前准备】

术前体检和进行血常规、出凝血时间、生化、乙肝、梅毒、HIV等常规检查,术前1周停服阿司匹林等抗凝药物。剃除双侧腋部毛发,清洁皮肤。手术切开包1个。行剥离术者须备有大小柳叶刀各2把,大小铲刀各2把,大头刮匙2

把,大小拉钩各 1 把。

【麻醉】

患者取仰卧位,术侧上肢外展并上举,掌心朝上,屈肘,五指置于头下,使腋部充分暴露并保持平坦。腋部用 2.5%碘酊、75%乙醇常规消毒后,铺好消毒洞巾,暴露术野。术侧用 1%利多卡因 30ml 加 0.1%盐酸肾上腺素 3 滴,行腋部皮下浸润麻醉。

【手术方法】

1. 腋臭切除术

在腋部沿腋毛区边缘梭形切开皮肤和皮下组织,在深浅脂肪层之间用手术刀进行分离,边分离边止血,将梭形皮肤及皮下脂肪浅层去除,创面彻底止血清洗后,在切口周边深筋膜浅层进行适当分离,以纵形缝合皮肤时无明显张力为宜,然后直接缝合皮肤,或根据术者所掌握的技术采用"Z"字缝合、多"Z"字缝合关闭伤口。切口内放置橡皮引流条,覆盖纱布棉垫,再用绷带加压包扎,次日抽出橡皮引流条,10～14 天拆线。

2. 腋臭剥离术

在腋中线中部或腋毛中区下缘做2.5～3 厘米皮肤切口,深达真皮基底,在切口两侧各穿 2 根缝线,用止血钳夹住缝线后拉开切口,然后在切口沿真皮和皮下脂肪间用手术刀划开约 1 厘米深,用大、小柳叶刀自分离处插入,将真皮与脂肪层分离,范围包括整个腋毛区,形成皮瓣腔洞。

依次用手术刀、大小铲刀、大头刮匙,在皮瓣内侧面的前、后、左、右等多个方向反复刮剥,彻底刮除皮瓣基底面附于真皮的脂肪颗粒并破坏毛囊,以皮瓣的皮面呈现淡紫色为度,然后用纱布清除干净腔内刮下的组织,压迫止血后,将皮瓣翻转用剪刀剪除残留的脂肪球和毛囊。

切口两侧对皮缝合,中间褥式缝合,四周腔洞中部将皮肤连带腔洞基底面组织各缝合一针,进针与出针距约 1 厘米,结扎纱球封闭腔洞。最后在腔洞两侧分别放置橡胶引流条,覆盖纱布棉垫,再用绷带加压包扎,次日抽出橡皮引流条,术后 17 天拆线。

【注意事项】

腋臭切除术的梭形切口范围应以对皮缝合时无明显张力为宜,否则造成缝合困难或因切除范围过小而治疗不彻底;腋臭剥离术的切口长度应适宜,深达真皮与脂肪层交界处,以便于手术操作和进行皮瓣分离,皮瓣内面脂肪球和毛囊应去除干净和破坏完全。术中均应彻底止血并引流加压包扎死腔,防止形成血凝块和继发感染。

第二十九章　皮肤病中医辨证论治及其他疗法

辨证论治是运用中医学理论和方法,根据病人的发病原因、症状、体征、脉象等,进行综合分析和推理,概括并判断为某种性质的证,从而确定相应治疗的一种疾病诊治方法。中医治疗皮肤病和其他疾病一样,都是以辨证论治作为诊治疾病的基本法则。

皮肤病中医辨证

中医学有着悠久历史、丰富经验和独特的理论体系,中医的"辨证"即是对疾病症候的分析和对其实质的把握。皮肤病的辨证主要有八纲辨证、四诊辨证、病因辨证、卫气营血辨证、脏腑辨证、气血津液辨证、经络辨证、症状辨证等。

【八纲辨证】

八纲指阴、阳、表、里、寒、热、虚、实八类证候,其中阴阳二纲又可总括其他六纲,即表、实、热为阳证,里、虚、寒为阴证。八纲辨证是辨别症候的总纲,是其他辨证方法的基础。掌握八纲,才能将繁杂的临床表现,如疾病的类别、深浅、性质,以及正邪的盛衰等,进行归纳总结,从而指导临床辨证。

1. 阴证　一般病势较缓,畏寒无热,四肢厥冷,息短气乏,肢体沉重,精神不振,小便色白,下利清谷,爪甲色青,面白舌淡,脉沉缓。皮肤颜色正常、苍白或紫暗,疮形平塌,范围弥漫,质地坚硬或柔软,触之发凉,病损较深,脓液稀薄,自觉酸痛或麻木。如结核性皮肤溃疡等。

2. 阳证　一般病势凶猛,恶热喜寒,心烦神躁,口渴饮冷,气高而粗,目赤唇红,口鼻气热,大便干秘;舌质红绛,脉滑数有力。皮肤色泽鲜红,疹形隆起,范围局限,触之灼热,病损较浅,脓液稠厚,疼痛剧烈。如丹毒、痈破溃形成的溃疡等。

3. 表证　包括风、寒、暑、湿、燥、火等六淫外袭皮肤所致的疾病,如起病急、病程短、病灶浅的皮肤病等,常具有表证特征,临床主要表现为恶寒、畏风、发热、无汗或多汗,伴全身酸痛,苔薄白,脉浮数等。典型表证皮肤病如风寒或风热外袭所致的荨麻疹等。

4. 里证 可因表证不解,内传入里,侵犯脏腑而发病,表现为壮热、口渴、神昏、谵语、尿赤、便结、舌红苔黄,脉洪而数。如疖、痈治疗不及时,热入营血引起的脓毒血症等。

5. 寒证 多见恶寒喜暖,口淡不渴,面色㿠白,手足厥冷,小便清长,大便溏薄;舌淡苔白,脉迟或沉。皮肤色淡白或青紫,温度偏低,或有疼痛,得热则缓,多发于冬季等。如冻疮、雷诺病等。

6. 热证 多见发热喜凉,口渴饮冷,面红目赤,大便燥结或便溏,心烦神扰,甚或神昏谵语;舌红苔黄而燥,脉数而滑。皮损色泽鲜红,触之灼热,或兼有脓疱、瘀斑等。可依病因不同,将急性皮肤病分为营分热证、卫分热证、气分热证、血分热证等,辨证时应与卫、气、营、血辨证相联系。

7. 虚证 多见精神萎靡,面色㿠白,神倦无力,四肢不温,气短懒言,或五心烦热,形消体瘦,手足心烫,口干咽燥,自汗盗汗,大便溏泻,小便频数不禁;舌质淡,舌面光净或无苔,脉细数或弱而无力。可依病因不同,分为阴虚、阳虚、气虚、血虚等。常见慢性皮肤病的晚期或系统性疾病,如皮肤结核、系统性硬皮病、红斑狼疮等。

8. 实证 表现较为复杂,一般为呼吸气短,精神烦躁,胸胁脘腹胀满,疼痛拒按,大便秘结,小便不通或淋漓涩痛;舌苔厚腻,脉实有力。可依病因不同,分为气滞、血瘀、痰饮、虫积等。如丹毒、痈、疖、结节性红斑、带状疱疹等。

【四诊辨证】

中医主要通过望、闻、问、切四诊对疾病进行诊断,其中舌象和脉象在皮肤病的诊察中应用较多。

1. 舌象 舌为心之窍,但舌象与五脏皆有关系,分为舌质和舌苔两个方面。正常人舌质淡红而润,活动自如,不胖不瘦;舌苔薄白,不厚不腻,不滑不燥。一般认为①舌质淡白,多为血虚或阳虚;②舌质鲜红,多为心火上延,热证或阴虚火旺;③舌质红绛,多为热邪已入营血;④舌质青紫或边有瘀斑,多属血瘀;⑤舌干枯有裂纹,出现芒刺,多为津液亏耗或热盛伤阴;⑥舌体淡胖,边有齿痕,多为脾气虚或阳气虚;⑦苔腻,多属湿;舌苔愈厚腻则湿浊愈重;⑧舌苔薄白,多属表证;⑨苔黄,多属热;⑩苔黄腻,多属湿热内蕴或积滞肠胃等。

2. 脉象 正常人脉象不浮不沉,脉数清楚,节律一致,一息四至或五至,力量柔和为准。①浮脉,多主表证;②沉脉,多主里证;③迟脉,多主寒证;④数脉,多主热证;⑤滑脉,多主痰饮、蓄血、妊娠;⑥涩脉,多主血少精伤,气滞血瘀;⑦洪脉,多主阳盛火亢;⑧细脉,多主气虚血少;⑨玄脉,多主肝郁,气滞疼痛;⑩紧脉,多主寒证剧痛等。

【病因辨证】

1. 内因

（1）饮食不节：过食肥甘厚味，容易生痰、生湿、生热等；暴饮暴食，可使脾胃运化失常；过饮醇酒，可致湿热内蕴；偏食或食量少，可致气血生化不足；过食寒凉，容易伤阳等。如"藜藿之亏"、"膏粱之变，足生大疔"等即属于此。

（2）情志变化：喜、怒、忧、思、悲、恐、惊引起的情志变化可影响脏腑，导致功能失调，若过度兴奋或抑制，会伤及五脏六腑，而生疾病。如儿童学习压力过大，精神过度紧张，或受惊吓，缺少关爱等，可出现孤独、忧郁、心神不定等精神症状，引起行为异常，拔毛癖发生率约为成人的 7 倍等，说明精神因素在皮肤病发病中的重要性。

（3）禀赋不足：指个人情志和体质的先天性不足，常于胎儿或小儿期患病，多为基因缺陷或先天失养所致，常有家族史。如异位性皮炎与先天过敏体质关系密切，以及鱼鳞病、着色性干皮病、结节性硬化症亦与先天因素有关等。

（4）脏腑功能失调：中医认为，诸痛痒疮皆属于心；肝失疏泄，抑郁化火产生肝经湿热证；诸湿胀满皆属于脾；肺胃内热熏蒸，发生痤疮、酒渣鼻等诸症。

2. 外因　包括六淫（风、寒、暑、湿、燥、火）、外伤、虫兽等，其中六淫致病在皮肤病的发病中较为多见。

（1）风证：风主春季之气，为六淫之首，亦为百病之长，所致疾病较多，且常与其他病邪共同致病。主要表现为发病急，消退快，善行而数变，游走不定等，如荨麻疹等。若风性趋燥，可表现为皮肤干燥、脱屑和瘙痒之证；若风久留体内，可引起血燥血虚，如银屑病等；若风升扬，多引起人体上身发病。风证可伴有恶寒脉浮，苔白而薄等症候。

（2）寒证：寒主冬季之气，人体感受寒邪，可致阳气不足，卫气不固，气血凝滞。如冻疮、寒冷性多形红斑等。

（3）暑证：暑主夏季之气，人体感受暑邪，可致热性毛囊炎、痱子等。

（4）湿证：湿主长夏六月之气，分为脾运不健所致内湿和气候、环境潮湿所致外湿两种，并可与其他病邪共同致病，如湿热、寒湿、风湿等证。表现为皮肤污浊黏腻，病变较为广泛或湿性趋下见于下肢，病程缠绵，可伴有头重如裹，胸闷体倦，口淡、苔腻、脉濡数等。如急性湿疹、亚急性湿疹等。

（5）燥证：燥主秋季之气，分为津血不足所致内燥和气候干燥所致外燥两种。主要表现为皮肤干燥、肥厚、脱屑、瘙痒等，伴咽干唇燥，苔薄白无津，脉涩等证。如皮肤瘙痒症、手足皲裂、冬令皮炎等。

（6）火证：火为热极之证，旺于夏季，多由风、寒、暑、湿、燥等外邪在体内转化而成。热毒、火毒常为化脓性皮肤病的主要致病因素,表现为患处红、肿、热、痛,出现皮肤潮红、水肿、血疱、灼热等,可伴有发热、舌质黄红、苔黄、脉数等证。如脓疱疮等。

疫病是一类具有强烈传染性的病邪,不同于六淫,如"疫气"、"戾气"、"疠气"、"毒气"等,其起病急骤,病情较重,症状多相似,皮肤可出现潮红、斑疹、出血点等。如流行性出血热、传染性单核细胞增多症等。

【卫气营血辨证】

卫、气、营、血证是疾病发展过程的四个不同阶段,为温热病辨证纲领,一般伴有发热等全身症状的皮肤疾病,均可用卫气营血辨证,但卫、气和营、血之间易于辨别,主证明显,而卫与气或营与血之间,则往往难以分辨,常混杂相互移行,故临床常以卫气和营血辨证。

1. 卫分病　病邪在表,证见发热,微恶寒,头痛,口微渴,苔薄白,脉浮数等。多见于感染性皮肤病的初期或伴有表热证的皮肤病,如风疹、水痘、玫瑰糠疹、药疹、风热型荨麻疹等。

2. 气分病　卫分病不解,向里传入气分,但亦可卫分病不显而很快伤及气分。证见壮热不退,不恶寒,反恶热,气粗汗出,口渴喜饮,小便黄赤,大便秘结;舌质红,苔黄燥,或出现黑色芒刺,脉数洪大。多见于急性皮肤病的发作期,如重症多形红斑、重症药疹、毒热炽盛型系统性红斑狼疮等。

3. 营分病　气分热邪不解,阴液亏耗,病邪传入营分。证见高热不退,夜间尤甚,心烦不寐,重者神昏谵语,口干不欲饮;舌质红绛,脉细数。皮肤泛发性潮红肿胀,甚或出现大疱、脓疱等,如重症药疹、重症多形红斑、剥脱性皮炎、疱疹样脓疱病、中毒性红斑、系统性红斑狼疮等。

4. 血分病　营分不解,热入血分,或热邪直接入血,阴血炽盛而迫血妄行。除表现营分证外,常有出血症状,如衄血、便血、皮肤出血斑、血疱等;舌质深绛,脉细数等,如营分证型皮肤病、紫癜类皮肤病等。

【脏腑辨证】

脏腑辨证是中医学以脏象学说为理论基础,根据脏腑的功能失常和病理变化所表现的特点,来判断皮肤病症候与脏腑的关系。

1. 辨心脏

(1) 心阴虚:即心血虚。证见心烦神萎,失眠多梦,头昏健忘,情志不舒,忧思过度,面唇苍白,或兼有低热、盗汗,五心烦热,口干颧红;舌红少津或糜烂溃疡,脉细数或细弱。如神经性皮炎、斑秃、皮肤瘙痒症等。

(2) 心阳虚:即心气虚。证见心悸气短,心胸憋闷,形寒肢冷,体倦乏力,自汗,面色㿠白,肢端青紫;舌淡苔白或紫暗,脉细弱或洪大有力。如多汗症、硬皮病、寒冷性荨麻疹、肢端动脉痉挛等。

(3)心火亢盛:证见心胸烦热,躁扰不眠,夜多恶梦,面红目赤,口干而苦,口舌糜烂,小便短赤;舌绛苔黄,脉数。皮肤颜色鲜红,范围较广,皮温升高,或伴有皮肤出血、脓疱疹等,如舌炎、口腔炎、颜面丹毒、疖、痈、药疹、多形红斑等。

2. 辨肝脏

(1)肝气郁结:证见胸胁胀痛,胸闷不舒,可有情绪波动,抑郁多怒,食欲欠佳,头晕目眩,口苦作呕,女子月经不调,或经前乳房作胀;舌苔白滑,脉弦。皮损多呈结节或肿块,自觉疼痛或胀痛,且皮损的发生、发展与精神抑郁或性情急躁有关,如慢性淋巴结炎、结节性血管炎、带状疱疹后遗神经痛等。

(2)肝经湿热:证见胸胁满闷胀痛,口苦不欲饮,不思饮食,小便短赤或黄而浑浊;舌苔黄腻,脉弦数。妇女带下色黄腥臭。皮损发红、肿胀、灼热,可有水疱、糜烂、渗液,如阴囊湿疹、女阴溃疡、带状疱疹等。

(3)肝血虚损:证见肝血不足,致血虚生风,肝风内动,合并肌肤经脉失濡养,而致头晕目眩,视物模糊,面色萎黄,肢体麻木,关节不利,妇女经少或绝经。皮肤干燥粗糙或肥厚脱屑,抓痕结痂,爪甲脆而易裂,毛发干枯脱落等,如银屑病、鱼鳞病、反甲、脆甲等。\

3. 辨脾脏

(1)脾蕴湿热:证见口苦不思饮食,厌油腻,脘腹胀满,体倦身重,可伴有发热,尿少而黄,大便干结或溏薄;舌苔黄腻,脉濡数。皮肤黄染如橘黄,或出现红斑、水疱、糜烂等,如唇部带状疱疹等。

(2)寒湿困脾:证见脘腹胀满,头沉身重,口不渴,小便不利,大便稀薄,妇女带下,苔白腻或厚,脉濡缓。如黏液性水肿等。

(3)虫积伤脾:证见下腹阵痛,腹胀膨隆,面黄或有白斑,身形消瘦,苔白或腻,脉濡或弦。如肠寄生虫所致的荨麻疹等。

(4)脾虚不运:证见面色㿠白或萎黄,疲乏无力,肢体浮肿,食欲减退,小便不利,大便溏薄;舌质淡嫩,苔白脉缓。皮损可为水疱、糜烂、渗液、肿胀,肌肉萎缩,如四肢湿疹、皮肌炎等。

(5)脾不统血:主要表现为吐血、尿血、便血、崩漏等。证见面色㿠白无华,饮食减少,倦怠无力,心悸气短,头晕目眩等。皮肤可有出血点、瘀斑等,如过敏性紫癜等。

4. 辨肺脏

(1)风热犯肺:证见口干咽燥,咳嗽,恶风畏寒,发热;舌红苔黄,脉浮数。皮损多发于面部,表现为毛细血管扩张、红斑、丘疹、脓疱及毛囊炎等,如痤疮、酒渣鼻等。

(2)肺气虚弱:证见气短懒言,语声低怯,周身乏力,面色㿠白,畏寒喜暖;舌淡苔白,脉濡细。皮损颜色浅淡或为皮色,伴有面部和下肢水肿,动则汗出等,如血管性水肿等。

(3)肺阴不足:证见午后潮热,五心烦热,口干颧红,身体消瘦,伴有干咳;舌红少津,脉细数。皮肤干燥粗糙、脱屑、毛囊性丘疹、毛发干枯、汗少等,如粟粒性皮肤结核等。

5. 辨肾脏

(1)肾阳不足:证见精神萎靡,形寒肢冷,耳鸣耳聋,腰膝酸软,阳痿早泄,小便清长,大便溏薄。皮损呈灰白或棕褐色、皮肤顽硬、水肿、皮温降低等,如 Addison 病、伴雷诺现象的系统性硬皮病等。

(2)肾阴不足:证见头晕目眩,咽干唇燥,五心烦热,失眠梦扰,腰膝酸软,颧红发热,盗汗遗精,尿短赤;舌红而干,脉细数。皮肤出现色素沉着或红斑,如系统性红斑狼疮、色素性皮肤病等。

6. 辨胃腑

(1)胃火炽盛:证见胃脘灼热疼痛,进食加重,口渴喜冷饮,呕吐返酸,可有口臭,牙龈肿胀;舌红苔黄,脉滑数。皮损多见于口、鼻等处,如阿弗他口腔炎、唇炎、单纯疱疹、酒渣鼻等。

(2)食积胃脘:证见胃脘胀痛,不思饮食,嗳腐吞酸,恶心呕吐,大便不畅或稀薄,苔厚腻,脉滑。

(3)胃寒饮停:证见胃脘隐痛,受寒加重,得温则减,泛吐清水,饮食减少;舌淡苔薄,脉沉数。皮肤损害以水疱、肿块为主,水疱疱液清亮,周围无红晕,肿块质地坚实,表面光滑。

7. 辨大肠

(1)大肠湿热:多为外感暑湿热毒,过食生冷不洁等物所致。证见腹胀腹痛,大便稀薄,色黄或酱色,肛门灼热,小便短赤;苔黄腻,脉滑数。

(2)肠热瘀阻:证见小腹胀满,右侧小腹疼痛,拒按,喜右侧屈膝卧位,大便不通或腹泻,小便黄;苔黄或腻,脉数。

(3)大肠固结:证见腹部胀满,疼痛拒按,呕吐不食,苔黄腻,脉弦有力。

8. 辨膀胱

(1)膀胱湿热:证见尿频、尿急、尿痛,或小便混浊不清,或见血尿,或小便点滴不畅,甚则小便不通,小腹胀满或腰痛;苔黄腻,脉数。

（2）膀胱虚寒：证见形寒肢冷，精神不振，排尿困难或小便失禁；舌淡苔白，脉细弱。

9. 辨胆和小肠

胆与肝相表里，肝胆多同病，临床多以肝病为主。心与小肠相表里，心有热时，可影响小肠，故有心移热于小肠之说，证见口舌生疮，心胸烦热，小便黄赤、解出不爽等。

【气血津液辨证】

气血津液是构成人体和维持生命活动的基本物质，在人体脏腑功能中起着重要作用。气血津液的产生及作用的发挥依赖脏腑正常的功能活动，而脏腑功能的维持，又须依靠气的推动、血的濡养和津液的滋润来协助。若脏腑功能失常，势必引起气血津液的损耗，而气血津液的耗损也必然导致脏腑功能的失常。气血津液与脏腑相互依存、相互促进，在病理条件下则相互影响。

气与血的关系非常紧密，有气为血之帅、血为气之母说，两者相互依存、互为所用，相互影响，如气滞导致血瘀，血瘀可致气滞，气虚引起血虚，血虚可致气虚等。

1. 气滞 是指人体的气机运行不畅，受到阻滞，常表现在某一局部或某一脏腑，如气滞胸胁则胸痛、气滞胃脘则胃痛、气滞于肠则腹痛等，疼痛性质为胀痛，时轻时重，痛无定所。皮肤表现为疼痛、肿胀和斑块，可出现丘疹、结节、肿块、囊肿、色素沉着等，如人工皮炎、皮神经痛等。

2. 气虚 为脏腑机能不足的表现，常因久病、体弱、饮食失调或一些消耗性疾病所致。证见呼吸气短，疲倦乏力，自汗，食欲不振，语声低微；舌淡苔少，脉虚无力。如湿疹常由脾气虚，运化失职，水湿停滞而发；慢性荨麻疹常由肺气虚，卫外不固，致风邪可乘；脱发可因肾气虚，皮毛不固所致等。

一般慢性皮肤病，因气滞耗伤所致者的皮损浅淡或呈肤色，红肿不著，损害多平塌或为萎缩性瘢痕，稀疏散在分布，局部皮温较低，一般不痒，可有麻木感，如脱发、慢性脓疱疮等。

3. 血热 为血分蕴热或热邪侵犯营血所致，证见发热、恶寒、心烦、口渴、尿黄、便结；舌质红绛，苔白或黄，脉数或细数。皮肤表现为灼热、潮红、肿胀、红斑、水疱、大疱、紫癜、溃疡等，范围较广，多为急性发病，如重症多形红斑、重症药疹、急性泛发性银屑病、红皮病、过敏性紫癜、丹毒等。

4. 血虚 多因脾胃虚弱，生化之源不足或由于心气虚不能生血或失血，不能濡养脏腑及皮毛，导致脏腑和皮毛失其濡养，或七情过度，暗耗阴血等所致。证见面色㿠白无华，唇色淡白，爪甲苍白，头晕眼花，心悸失眠，妇女月经失调；舌淡,脉细无力。皮肤主要表现为微痒或麻木,皮损色淡而不鲜,时隐时现,风团散小,可见丘疹、水疱等。

风团在月经期或劳累后增多,皮肤色素减退出现萎缩性白斑,或头发变白、甲下斑点,或肌肤甲错、皮肤干燥脱屑等。如老年性皮肤瘙痒症,以及毛发、指(趾)甲病等。

5. 血瘀　可由外伤或气滞寒凝等使血行不畅或停滞不行所致。证见面色晦暗,肌肤甲错,口唇色紫;舌暗红、紫暗或有瘀斑。皮肤常出现形状各异的斑块、硬结、紫癜、瘀斑、瘢痕、肿块、定点疼痛,或脱发、毛发干枯等。如斑块型银屑病、结节性红斑、瘢痕疙瘩、鱼鳞病等。

6. 血燥　可由血虚化燥或外邪侵入所致,亦可由热性病或久病耗伤阴血而化燥,或脾胃虚弱,后天化生障碍而致血燥。证见口干、唇裂、目涩、舌燥、甲枯,脉细涩。皮肤干燥粗糙、肥厚皲裂、脱屑等,如慢性湿疹或皮炎、角化性皮肤病、静止期银屑病、鱼鳞病等。

7. 津液不足　证见咽干唇燥,心烦口渴,干咳声嘶,鼻干目涩,小便短赤,大便干硬,或伴有低热。皮肤干燥枯涩,鳞屑较多,毛发枯槁,如干燥综合征等。

8. 水液停滞　可由脏腑功能失常所致,或因寒热气火等病邪影响,致使水液的输布和排泄障碍,外泛肌肤为水肿或糜烂、渗出、溃疡。遇气火煎熬而成痰,痰结于皮里膜外,形成皮下结节,如寄生虫结节、脂膜炎、结节性红斑、皮下肿瘤等。

【经络辨证】

经络是人体内经脉和络脉的总称,其内属脏腑,外络肢节,是循行气血、津液的通道。依据皮肤病变部位,联系经络的循行分布,推究经络归属的脏腑,便于指导临床治疗和用药。

1. 头部　头部正中属督脉经,两旁属足太阳膀胱经,如秃疮系该二经湿热生虫所致。

2. 面部　面颊部属足阳明胃经,如肺胃风热所致面部单纯糠疹;眼部属足太阴脾经,如脾湿肺热交蒸而生的皮肌炎;鼻部属肺经,如肺经血热所致痤疮、酒渣鼻等;耳部前后属肝胆经,如肝胆湿热所致的耳部湿疹;口腔和舌属心脾二经,如心脾炽热引起的复发性口疮、舌炎等;唇部属脾胃经,如脾热上蒸所致的唇炎等。

3. 颈部　颈部正中属任脉,项部正中属督脉。

4. 胸部　胁部属肝胆经,如肝胆湿热相搏结所致的带状疱疹;乳房属胃经,乳房外属足少阳胆经,乳头属足厥阴肝经,如肝郁气滞所致的乳头湿疹等。

5. 腋部　属脾经,如脾经湿热所致的腋臭等。

6. 阴部　属肝经,如肝经湿热所致的阴囊湿疹等。

7. 四肢　臂肘外侧属胃经,臂肘内侧属心经;上臂背侧属三阳经,掌侧属手三阴经;下肢外侧属足三阳经,下肢内侧属足三阴经;手心属手厥阴心包经;足心属足少阴肾经。

【症状辨证】

1. 皮损辨证

(1) 斑疹:红斑压之退色,多属气分有热;红斑压之不退色,多属血分有热;斑色紫暗属血瘀;白斑属气滞或气血失和;色素斑多属虚证等。

(2) 丘疹:红色丘疹,自觉灼热、瘙痒,多为心火过盛,外感风邪所致,属风热或血热;慢性苔藓性丘疹,多属脾虚湿盛;慢性皮损呈肤色或颜色深暗,多属气滞或血瘀。

(3) 疱疹:密集小水疱多属湿热,大水疱多属湿毒或毒热,深在性小水疱多属脾虚蕴湿不化或受寒所致;血疱为血热;脓疱多为热毒炽盛所致。

(4) 风团:风团游走不定,时隐时现者属风邪;风团红色属热,色紫暗属血瘀,色白者属风寒或血虚受风所致。

(5) 结节:红色结节属血瘀,紫红色结节伴触痛属气滞血瘀;肤色结节属气滞或寒湿凝滞或痰核流注所致。

(6) 鳞屑:皮肤病早期鳞屑多为风热,恢复期鳞屑多为血虚风燥或血燥肌肤失养;干性鳞屑多属血燥;油性鳞屑多属湿盛。

(7) 糜烂:糜烂渗出多者属湿热,糜烂结有脓痂者为血热夹毒。

(8) 痂皮:浆痂为湿热未尽;脓痂为毒热未消;血痂为血热所致。

(9) 溃疡:急性溃疡红肿疼痛为热毒;慢性溃疡,平塌不起,疮面浅平,边缘苍白,脓汁稀薄者为寒湿;疮面肉芽肿为湿热;溃疡经久不愈,肉色晦暗属气血两虚。

(10) 脓液:脓质稠厚,色泽鲜,略带腥味,为气血充实;脓质如水,其色不鲜,其味不臭,为气血虚弱;脓液稀薄,腥秽恶臭,为气血衰败,伤筋蚀骨之兆;脓由稀薄转稠厚为正气渐复,由稠厚转稀薄为气血衰败。

(11) 皲裂:燥盛则干,寒胜则裂,故皲裂多属血虚风燥和寒邪所致。

(12) 抓痕:抓痕由瘙痒引起,可由风盛、血热、湿热、虫毒、血虚、风燥等所致。

(13) 瘢痕:瘢痕疙瘩和萎缩性瘢痕均可由局部气血凝滞所致,部分与体质有关。

　　(14) 毛发:毛发干枯或脱落,为血虚肾亏,毛发失荣所致。

　　(15) 皮脂:皮脂过多为过食油脂或脾胃湿热过剩所致。

　　(16) 多汗:清醒时自汗过多系阳气不足、卫表不固所致;夜寐多汗属阴虚内热;头部多汗为湿热郁蒸;手足多汗为脾胃湿热熏蒸;一侧肢体多汗为气血运行不畅所致。

　　(17) 爪甲:爪甲薄而软属肝肾不足;甲面干燥而脆裂变形为血燥所致。

　　2. 自觉症状辨证

　　(1) 瘙痒:瘙痒多由风、湿、热、虫等因素客于肌肤所致,或因血虚引起。风痒表现为发病急,游走性强,变化快,痒无定处,遍身作痒,时作时休;湿痒伴有水疱、糜烂、渗出,浸淫四窜,缠绵不断,舌苔白腻,脉多沉缓或滑;热痒为皮肤潮红肿胀,灼热,痒疼相兼,舌苔黄,舌质红,脉弦滑或数;虫痒为痒疼有匡,多数部位固定,遇热或夜间更甚;血虚痒表现为痒及全身,皮肤干燥,脱屑,或肥厚角化,舌质淡,或有齿痕,脉沉细或缓。

　　(2) 疼痛:疼痛是指因气血瘀滞,阻塞不通所致。痛有定处多属血瘀;痛无定处多属气滞;灼痛多皮色炽红,灼热而疼;寒痛多皮色不变,不热而酸痛;风湿痛多无定处;虚痛多喜按喜温;实痛多拒按喜凉。

　　(3) 麻木:系气血运行不畅,经络阻隔,气血不通所致。

皮肤病中医论治

　　皮肤病的治疗法则基本与其他疾病一样,但由于皮肤病在生理、病因、病理、病种上的特点,因此在辨证论治上也有其一定的特点。临床通过审明病因、分析病机、辨清症候,然后进行有针对性的治疗,其中"汗、吐、下、和、温、清、消、补"为皮肤病的基本治疗法则。根据中医理论及皮肤病的特点,分为内治、外治和其他治疗方法。

　　【内治法】

　　中医内用治疗皮肤病,原则为治外必本诸内,既可同病异治,亦可异病同治。

　　1. 疏风解表法　　包括辛温解表法、辛凉解表法、解暑透表法、透疹解表法等,多用于表证初起,风邪客于肌表,身起红斑、丘疹或风团,伴皮肤瘙痒者。由于感受风热或风寒的不同,临床上可表现有发热、恶寒、口渴、咽痛,脉浮数或浮缓等症候,常见于急性瘙痒性或发疹性皮肤病,如急性荨麻疹、急性湿疹、痒疹、麻疹等。

　　常用药物有防风、荆芥、浮萍、桑叶、白鲜皮、牛蒡子等。代表方剂有疏风散寒的麻黄汤,辛凉解表的银翘散、桑菊饮,表里双解的防风通圣丸等。

2. 清热凉血法　包括清气分热法、清营凉血法、泻火解毒法等,多用于由火热之邪引起的皮肤病,表现为皮肤潮红、灼热、红斑、水疱、瘀斑、血疱,甚而皮肤红肿热痛,常同时伴有发热烦躁、口干唇燥、大便干、小便黄少;舌质红或绛,舌苔黄或黄白腻,脉滑数或浮数。常见于急性湿疹、过敏性皮炎、过敏性紫癜、药疹、红皮病、系统性红斑狼疮、皮肌炎等。

常用药物有生石膏、生玳瑁、白茅根、紫草根、茜草根、大青叶、黄芩、黄连、黄柏、栀子、生地、丹皮、赤芍等,重症者可选用安宫牛黄丸、羚羊角粉、水牛角粉等。亦可根据临床表现辨证施治。

(1)热在气分:常见于湿疹皮炎类。主要为肝胆湿热,热重于湿者,方选龙胆泻肝汤加减,药用生石膏、龙胆草、干生地、车前草、六一散、黄芩、丹皮、赤芍等;三焦热盛者可方选黄连解毒汤加减,药用黄连、黄芩、黄柏、栀子、生地、丹皮等。

(2)热入营血,气血两燔:常为全身性重症皮肤病,可方选解毒凉血汤加减,药用水牛角粉(羚羊角粉)、生玳瑁、双花炭、生地炭、生石膏、白茅根、天花粉、赤芍、丹皮、知母、元参、黄连、生甘草等。

(3)血热发斑:多用于血热引起的红斑、紫癜类皮肤病,方选凉血活血汤加减,药用紫草根、茜草根、白茅根、生槐花、鸡血藤、板蓝根、丹参、赤芍、生地等。

(4)热在上部:常为颜面红斑类皮肤病,可选用凉血五花汤加减,药用凌霄花、生槐花、鸡冠花、玫瑰花、野菊花、红花、生地、丹皮等。

(5)热在下部:常为下肢红斑结节性皮肤病,可选用凉血五根汤加减,药用白茅根、紫草根、茜草根、板蓝根、瓜蒌根等。

3. 养血润肤法　多用于血虚风燥或血燥所引起的皮肤病。临床常见皮肤干燥、脱屑、肥厚、角化、裂纹、苔藓化、毛发枯槁脱落等证,甚或出现面色㿠白、皮肤燥痒、舌质淡而无华等血虚象,脉沉细或沉缓。多见于先天不足、体弱多病、营养不良者,如慢性湿疹、慢性荨麻疹、神经性皮炎、皮肤瘙痒症等。方选养血润肤饮加减,常用药物有生地黄、熟地黄、赤白芍、鸡血藤、首乌藤、刺蒺藜、天冬、麦冬、当归等。

4. 活血软坚法　多用于经络阻隔,气血凝聚所引起的皮肤病。临床上常表现为无名肿块、瘀斑、浸润性红斑、硬块、结节、表皮过度肥厚角化等;舌质紫暗或有瘀斑,脉象多沉涩或缓。多见于硬结性红斑、结节性红斑、血瘀性银屑病、淋巴结核、结节病、慢性盘状红斑狼疮、瘢痕疙瘩、血管炎等,常用药物有鬼箭羽、鸡血藤、土贝母、夏枯草、桃仁、红花、苏木、三棱、莪术、赤芍、丹参、僵蚕、大黄、牡蛎等。

5. 温经通络法 用于阳气衰微,寒凝气滞所引起的皮肤病。证见四肢厥冷,皮肤冷硬,或疮疡破溃,久不收口,色暗而淡,或形成窦道、瘘管;舌质淡,舌苔薄白,脉象沉细。多见于硬皮病、结核性溃疡、雷诺病、冻疮等,常用药物有补骨脂、制附子、鹿角胶、白芥子、黄芪、肉桂、炮姜、桂枝、麻黄等。

方剂常选用当归四逆汤或阳和汤加减,药用肉桂(或桂枝)、麻黄、白芥子、鹿角胶、赤白芍、鸡血藤、丹参、炮姜、黄芪、当归、党参、陈皮等。

6. 健脾除湿利水法 用于由内湿或外湿引起的皮肤病。一般湿在上,宜汗解之;湿在下,宜健脾行水利之;湿从寒化,宜温燥之;湿从热化,宜清利之;实证宜攻逐,虚证宜扶正,其中脾虚则运化失职,水湿停滞;肾虚则气化不利,水湿泛滥;肺气不宣,则膀胱不利,水道不通,故虚证必须注意湿与脏腑的关系。

皮肤表现为水疱、糜烂、水肿、渗出或皮肤肥厚,缠绵难愈,脉象多沉缓、弦滑或弦缓;舌质淡,舌体胖大,边有齿痕。多见于湿疹、脂溢性皮炎、带状疱疹、皮肤瘙痒症、人工荨麻疹、红斑狼疮、硬皮病、皮肌炎等。

(1)脾虚湿盛:治宜健脾燥湿,方选除湿胃苓汤加减,药用车前子、白鲜皮、苍术、白术、陈皮、厚朴、猪苓、泽泻、苦参等。

(2)水湿壅盛,小便不利:治宜利水化湿,方选五苓散五皮饮加减,药用车前子、大腹皮、桑白皮、冬瓜皮、白术、茯苓、猪苓、泽泻、茵陈、陈皮等。

(3)湿从热化,湿重于热:治宜利湿清热,方选八正散或茵陈蒿汤加减,药用车前子、六一散、茵陈、萹蓄、瞿麦、栀子、薏米、黄柏等。

(4)湿从寒化:治宜温化水湿,方选实脾饮加减,药用干姜皮、大腹皮、车前子、白术、厚朴、茯苓、豆蔻、陈皮、桂枝、木瓜等。

7. 清热解毒法 适用于毒热引起的化脓性或炎症性皮肤病,患者常伴有发热、恶寒、大便干、小便赤、口渴等症状,如痈、疖、丹毒、蜂窝织炎、淋巴管炎、多发性毛囊炎、脓疱病等。常用药物有金银花、蒲公英、败酱草、野菊花、大青叶、马齿苋、连翘、地丁、紫草等。

一般感染初期治宜内消,药用金银花、蒲公英、败酱草、野菊花、天花粉、制乳没、连翘、赤芍、生地、丹皮等。病情严重、高烧不退者,可加用羚羊角粉或生玳瑁面;脓肿不易破溃,可加用穿山甲、皂刺,以托毒外出;气虚可加黄芪或太子参,以益气内托。

8. 补益肝肾法 适用于肝肾不足引起的皮肤病,证见身体羸瘦,形容憔悴,口干咽燥,虚烦不眠,骨蒸潮热,低热缠绵,腰膝酸软,或四肢厥冷,手足不温;舌红少苔或镜面舌,脉细数。如系统性红斑狼疮、白塞病、剥脱性皮炎、严重异位性皮炎、鱼鳞病、大疱性表皮松解症等。

阴虚者方选沙参麦冬饮及六味地黄丸化裁,药用天花粉、山萸肉、女贞子、旱莲草、生熟地、沙参、麦冬、石斛、茯苓、山药等。阳虚者方选金匮肾气丸和右归饮化裁,药用制附子、山萸肉、菟丝子、熟地、杜仲、肉桂、山药等。

9. 健脾消食法 适用于脾虚夹积证。证见面色萎黄,困倦乏力,不思饮食,大便溏薄或夹杂食物残渣,夜卧不宁,唇舌色淡;舌苔白腻,脉沉细,指纹淡滞。如湿疹、荨麻疹、营养障碍性皮肤病等,常用药物有焦山楂、白术、苍术、枳实、陈皮、神曲、砂仁等。

10. 调和阴阳补益气血法 适用于慢性消耗性皮肤病,如系统性红斑狼疮、重症药疹、重症天疱疮、白塞病、剥脱性皮炎等,常表现为上火下寒,上实下虚,水火不济,心肾不交等症候。

气血两虚者可方选八珍丸、十全大补丸加减;阴阳不调者方选冲和汤、八珍益母丸加减。常用药物有太子参、鸡血藤、益母草、赤白芍、女贞子、首乌藤、钩藤、黄精、黄连、当归、熟地、黄芪、沙参、丹参等。

【外治法】

中医外治法是根据皮损的部位、范围、性质,以及患者皮肤的耐受情况等,通过辨证施治原则,合理选择有针对性的药物和剂型外用治疗皮肤病的方法。

1. 剂型

(1) 溶液:为单味或复方中草药水煎滤过而成,可用于湿敷、涂搽、浸浴、洗涤或熏洗,具有清洁、止痒、消肿、收敛、清热解毒等作用,适用于急性渗出性、伴有脓性分泌物或伴轻微痂皮的皮肤病。常用药物有马齿苋、生地榆、野菊花、蒲公英、苦参、黄柏等。如马齿苋溶液(马齿苋 30g,水 1000ml)、苍肤溶液(苍耳子、地肤子、土槿皮、蛇床子、苦参、百部各 15g,枯矾 6g,水 3000ml)等。

(2) 粉或散剂:由单味或多味中草药制成较为均匀的干燥粉末,随用药种类不同,具有保护、吸收、干燥、消炎、清凉、止痒、收敛等作用,适用于表浅无渗液的急性或亚急性皮炎类皮肤病,局部扑粉或作爽身粉用,或加于药膏表面。如祛湿散(大黄面、黄芩面、寒水石面、青黛面各 3g 混匀而成)、止痒粉(滑石 30g、寒水石 9g、冰片 2.4g 共研细末混匀而成)、如意金黄散(天花粉、黄柏、大黄、姜黄各 48g,白芷 30g,生南星、厚朴、橘皮、甘草、苍术各 18g,共研细末混匀而成)等。

(3) 洗剂:为水和不溶性粉剂混合而成,一般含粉量为 30%~50%,可加入 5%甘油,用时须振荡均匀,故亦称混合振荡剂,若加入少量乙醇可加强水分蒸发而增强皮肤凉爽的作用。具有干燥、清凉、止痒、保护皮肤的作用,常用于急性和亚急性表浅无渗出的皮肤病,不用于毛发部位和湿润糜烂性损害。如雄黄解毒散洗剂(雄黄解毒散、炉甘石粉面、滑石粉面各 10g,甘油 5ml,加水至 100ml)、颠倒散洗剂（大黄、硫磺、滑石粉面各 10g，甘油 5ml，加水至 100ml）等。

（4）酊剂：系用白酒或 75％乙醇浸泡不同性质的中草药，滤过去渣而成，其渗透性较水剂强，使用方便，具有止痒、杀虫、活血、通络、消肿、止痛等作用，但有一定刺激性，适用于小面积皮损，禁用于眼睑周围、皮肤薄嫩和黏膜等处。如百部酊（百部 20g，75％乙醇 100ml）、补骨脂酊（补骨脂 20g，75％乙醇 100ml）等。

（5）油剂：油剂通常分为两种，一种是用中草药经过提炼而成，如大枫子油、蛋黄油等；另一种是将中草药置于植物油中在文火上煎熬后滤过而成。具有作用表浅，安抚收敛，缓和无刺激，可清除鳞屑，软化痂皮，清除残留皮损上的药物，润泽粗糙皮肤等作用，可直接外涂患处，或调药粉外用。

调和油一般选用矿物油（液体石蜡等）、植物油（麻油、花生油等）和动物油（鱼肝油、猪油等）三种，可根据需要制成中草药油剂，如甘草油（甘草 100g，75％乙醇 200ml，鱼肝油 200ml）等。

（6）油调剂：为植物油或其他油剂调和中草药粉剂而成，一般浓度为 30％～50％，根据需要随时调用。具有清凉、消炎、止痒、收敛、保护创面等作用，适用于浅表性急性炎症或有轻度糜烂渗出性皮肤病。如祛毒油膏（祛湿散 15g，化毒散 lg，甘草油 30ml）等。

（7）软膏剂：为中草药粉剂和固体油类混合制成的一种均匀、油腻、半固体的外用制剂，基质为凡士林、蜂蜡、羊毛脂、豚脂、蜂蜜等，渗透性较强，具有保护疮面、润泽皮肤、软化痂皮、保留水分、增强皮肤弹性等作用，加入不同作用的中草药制成软膏，适用于亚急性、鳞屑性、干燥粗糙性等多种皮肤病，但不用于急性炎症性和渗出性皮肤病。如黄连软膏（黄连粉面 10g，凡士林 90g）、普连软膏（黄芩粉面、黄柏粉面各 10g，凡士林 80g）、化毒散软膏（化毒散 20g，祛湿药膏或凡士林 80g）、黑布药膏（老黑醋 2500ml，五倍子 8400g，金头蜈蚣十条研面，冰片 3g，蜂蜜 180g）等。

（8）硬膏剂：是在植物油、蜡、桐油等基质中加入中草药粉剂，经高温热炕而成，渗透性强，是我国传统中药主要的外用药剂型之一，具有软化角质、剥脱上皮、保持局部温度、促进炎症吸收、阻碍水分蒸发等作用，根据加入中草药的性质具有消炎、活血、止痛、散寒、止痒、促进硬块吸收等作用，适用于慢性、局限性、肥厚性、角化性、增生性、硬化性、结节性等多种皮肤病，但其具有一定刺激性，禁用于急性炎症性和糜烂渗出性皮肤病。如黑色拔膏棍、脱色拔膏棍、鸡眼膏及各种橡皮膏等。

（9）药捻：又称药线，是用棉纸、棉花、丝线等裹药或醮药制成线状，或直接用药粉加水搓成细条而成，其形状细长，适宜直接敷于创面，或塞入深部创面，起到通畅引流、防止疮口假愈合的作用。随所含药物性质的不同，具有化腐提毒、生肌长肉、收敛伤口、回阳生肌等不同功效,适用于窦道、瘘管、疮疡溃后久不收口等症,如甲字提毒药捻等。

(10) 熏剂:是将中草药压碾成粗末制成的纸卷或药香,点燃后用烟熏,或直接撒在炭火上烟熏患处,是中医独特疗法之一,具有消炎止痒、软化斑块、促进炎症吸收、活血止痛之功效,多用于慢性肥厚性皮肤病、类风湿关节炎、皮肌炎等。若熏剂由具有温热作用的中草药组成,则可收到回阳生肌、促进溃疡愈合之功效,适用于慢性溃疡、久不收口的阴疮寒证及手术后久不愈合的窦道等。

【其他中医疗法】

1. 针刺疗法 根据中医经络学说,针刺与皮肤病相关的穴位,可通经活络、调和气血,使机体的阴阳平衡,脏腑功能趋于协调,从而起到治疗作用。如湿疹可针刺膈腧、血海、外关、曲池、合谷、委中、足三里等穴;慢性荨麻疹可针刺三阴交、内关、足三里、风池、合谷、委中等穴。针刺得气后根据病症虚实或补或泻,留针15～30分钟。

2. 耳针疗法 中医经络学说认为,耳部与十二经络关系密切,针刺耳廓上某些特定区域,可用于治疗部分皮肤病。如针刺肺、面颊区、内分泌、肾上腺、枕、大肠等耳穴可治疗扁平疣;针刺神门、肺、枕、内分泌、肾上腺、荨麻疹区等穴可治疗荨麻疹及丘疹性荨麻疹,以及与斑秃相关的肾、肺、内分泌、甲状腺等穴,与痤疮相关的肺、内分泌、睾丸、面颊区、肾上腺等穴位。部分皮肤病用毫针针刺相关穴位或刺入后埋针,或采用耳穴压豆、瓷片划痕等方法施治等,均可收到一定疗效。

3. 梅花针疗法 梅花针又名七星针,是中医传统多针浅刺的一种针刺疗法,具有镇静、安眠、安抚、止痒、生发、促进炎症消退、畅达局部气血等作用,适用于斑秃、局限性神经性皮炎、慢性湿疹、静止期银屑病、稳定期白癜风等。施治时局部消毒,叩击深度以有点状出血为宜,创面用无菌纱布包扎,5～7天治疗1次。

4. 艾灸疗法 即以艾绒为主要材料制成艾柱或艾条,点燃后熏烤与疾病相关的体表穴位,也可点燃附在体针尾部的艾绒行温针灸,适用于鸡眼、寻常疣、白癜风、神经性皮炎、慢性湿疹等。如白癜风取侠下穴(肱二头肌外侧缘中1/3与下1/3交界处稍上方陷中)、癜风穴(掌侧中指末节横纹稍上方陷中),先用三棱针点刺局部皮肤出血,然后单侧癜风穴灸艾柱3壮,或将五倍子、桑叶、威灵仙、当归、川芎、白蔻仁、石菖蒲、白芥子、全蝎等中草药粉末,置于艾柱底部或制成药饼隔药饼灸,以增强疗效。

5. 推拿疗法 此法具有促进气血运行、经络通畅、安定神志、调和脏腑的作用,从而达到治疗疾病的目的,常用于治疗婴儿泄泻、惊风、腹痛、瘘痹等证,某些皮肤病尤其是心身性皮肤病,推拿疗法也有较好效果。

6. **磁穴疗法**　是利用磁场作用于人体经络穴位或疾病部位，以达到治疗疾病的目的。临床有静磁疗法、动磁疗法、磁按摩疗法，以及动、静磁结合疗法等。具有止痛、止痒、镇静、安神、促进炎症消退、通络活血、消肿散瘀等作用，可作为神经性皮炎、慢性湿疹、带状疱疹、结节性红斑、硬皮病、瘢痕疙瘩、慢性溃疡、毛囊炎、丹毒等皮肤病的辅助治疗。

7. **刺四缝疗法**　四缝是经外奇穴，位于食指、中指、无名指及小指的四指中节处，即手三阴经所经过之处。针刺四缝穴具有清热除烦、通畅百脉、调和脏腑等作用。皮肤局部消毒后，用三棱针或粗毫针针刺约一分深，刺后用手挤出黄白色黏液，直至针刺处不再有黄白色黏液挤出为止。

8. **割治疗法**　此法具有调和气血、促进脾胃运化之功效，常用于治疗疳证和哮喘证，对某些皮肤病也有较好疗效。割治部位常取双手掌大鱼际处，局部消毒后，用手术刀直戳割治部位，创口长约 0.5 厘米，然后挤出豆大白色脂状物，并迅速剪去，然后加压包扎。

9. **拔罐疗法**　常选用竹罐或玻璃罐，将乙醇棉球点燃后置杯内数秒钟，取出后迅速将罐口置于选定穴位上，一般 5～10 分钟后去除。具有促进气血流畅和营卫运行，以及祛风、散寒、止痛等作用，适用于荨麻疹、皮肤瘙痒症、神经性皮炎、毒虫蜇伤、疖、痈等皮肤疾病。水肿性皮肤病不宜采用拔罐疗法。

10. **穴位注射疗法**　即将药物注射于与疾病相关的穴位内，具有止痛、止痒、通达气血、活血通络、促进炎症消退、提高机体免疫力等作用，常在皮损处选择穴位，如合谷、膻中、曲池、外关、血海、长强、解溪、足三里、大肠俞等穴，注射药物多为普鲁卡因、抗组胺药、维生素 B_1 或 B_{12} 注射液、中药注射液等。适用于荨麻疹、皮肤瘙痒症、湿疹、带状疱疹、银屑病、神经性皮炎等皮肤病。

自血疗法

自血疗法是通过肌肉注射自身血液起到非特异性脱敏作用的一种治疗方法，机制不清。

【适应证】

适用于慢性荨麻疹、全身皮肤瘙痒症、过敏性紫癜、泛发性湿疹、复发性毛囊炎或疖肿、银屑病等。肺结核、严重肾病及发热患者禁用。

【治疗方法】

抽取患者肘部自身静脉血 5ml，可加或不加抗凝药物，立即臀部肌肉注射，两侧交替进行，隔日或每周 2 次，若无异常反应，自血注射量可增加至 10ml，一般 10 次为一疗程。

【注意事项】

治疗过程中严格无菌操作,自血应注射于深部肌肉。注射后出现局部或全身明显不良反应立即停止治疗,并给予相应的处理。

血浆置换疗法

血浆置换疗法是利用血液净化原理清除血浆内病理性物质以减轻病情的一种治疗方法。主要去除血浆中的免疫物质(自身抗体、免疫复合物、抗基底膜抗体等)、炎症介质(补体、淋巴因子等)、高黏度物质、药物、与蛋白结合的内毒素等大分子物质。

【适应证】

适用于系统性红斑狼疮、皮肌炎、系统性硬皮病、天疱疮、大疱性类天疱疮、获得性大疱性表皮松解症、迟发型皮肤卟啉病、冷球蛋白血症、结节性多动脉炎、白塞病、免疫复合物性血管炎等。

【治疗方法】

将患者静脉血导入体外血浆置换器,使血浆与血细胞分离,弃掉血浆,然后将血细胞与弃掉血浆等量的置换液混匀后一起输回患者体内。置换液可为新鲜血浆、酸性枸橼酸右旋糖酐溶液、生理盐水、5％人血白蛋白等。每次置换血量和时间依患者体质和病情而定,一般每次置换血量为 1～2 升,每周 2 或 3 次,6～10 次为一疗程,数周或数月后可重复一疗程。

【禁忌证】

血浆置换疗法禁用于低血压、高血压、糖尿病、心力衰竭、严重心律失常、休克、严重出血倾向、癫痫、恶性肿瘤,以及年老体弱者。

【注意事项】

血浆置换过程中应严格操作要求,严密观察患者反应及脉搏、血压等,发现凝血障碍、低血压、电解质紊乱、寒颤、发热、晕厥等,立即停止血浆置换并进行处置,必要时停止再次血浆置换。

封闭疗法

封闭疗法是局部或静脉注射普鲁卡因以减轻或消除神经系统刺激的一种治疗方法。具有神经保护、阻断恶性刺激传导、反射性扩张血管、促进组织新陈代谢、改善病变组织的营养状况，以及间接镇静、止痛、止痒等作用。

【适应证】

适用于慢性荨麻疹、红皮病、银屑病、过敏性紫癜、全身皮肤瘙痒症、大疱性疾病、泛发性湿疹、雷诺病、硬皮病、泛发性痒疹、毛发红糠疹、扁平苔藓、带状疱疹后遗神经痛、动物或昆虫咬伤等。

【治疗方法】

1. 病灶封闭　患处常规消毒，用 0.25%～0.5% 普鲁卡因溶液 5～40ml 在病灶基底和周围浸润注射，可在普鲁卡因注射液中加入适量的糖皮质激素，如地塞米松、醋酸泼尼松龙混悬液等。每 1 或 2 周治疗一次，5～10 次为一疗程。

2. 神经阻滞封闭　患处常规消毒，将 0.25%～0.5% 普鲁卡因溶液 10～30ml 沿神经走向注射其周围，隔日 1 次或每周 3 次，一般 3～5 次即可。

3. 口服封闭　0.5%～1% 普鲁卡因溶液 30～60ml/d，分 3 次饭前服用，连续 2 周为一疗程。

4. 静脉封闭　0.25% 普鲁卡因溶液 10ml，缓慢静脉推注；或普鲁卡因 4mg/kg、维生素 C 注射液 0.5～2g，加入 5% 葡萄糖溶液 250～500ml 中静脉滴注，2～4 小时滴完。均为每日或隔日一次，10 次为一疗程，必要时可间隔一周重复一疗程。

5. 四肢环状封闭　患处常规消毒，将 0.25% 普鲁卡因溶液 50～100ml 在患肢近心端进行皮下和肌肉环状浸润注射，每周 2 或 3 次，5～10 次为一疗程。适用于四肢远端疾病者。

【注意事项】

封闭疗法操作简单，起效迅速，无明显不良反应。治疗前应进行普鲁卡因过敏试验，阳性者禁用此疗法。治疗过程中偶可出现头晕、头痛、多汗、恶心、呕吐、心悸、尿急、尿频，以及注射处红斑、硬结等副作用，甚至发生哮喘、过敏性休克等，一般进行相应处理、减慢药液滴速等可自行缓解，严重者应立即停止药物注射，并进行急救。

疫苗疗法

疫苗疗法是通过注射由细菌制成的菌苗使机体产生自身免疫而提高抗细菌感染能力的一种治疗方法。

【适应证】

适用于复发性疖肿、毛囊炎、银屑病，以及慢性化脓性皮肤病等。严重高血压、晚期肾病、活动性肺结核、妊娠、发热及过敏体质等患者禁用。

【治疗方法】

1. 菌苗种类　主要有自家菌苗、单价菌苗、多价菌苗等。

2. 使用方法　首次皮下注射菌苗0.2ml,每日1次,若注射处和全身无异常反应,以后每次递增0.1ml,直至1.5~2ml。亦可将青霉素100万U或庆大霉素40万U、菌苗2.5ml,加于生理盐水2.5ml中制成5ml混合注射液,每次皮下注射0.5ml,每日1次,连续10天。

【注意事项】

菌苗注射液应在低温阴暗处保存,治疗前应仔细检查其有效期、性状等,宜从小剂量开始,逐渐增加注射剂量,发现机体异常反应,应终止治疗,并给予相应处置。菌苗可自行配制,但必须严格遵守操作规程,经无菌试验证实绝对安全可靠后方可使用。

生物反馈疗法

生物反馈疗法是利用现代生理学仪器,通过人体内生理或病理信号的自身反馈,让患者进行有意识的"意念"控制和心理练习,自我调整偏离正常的反馈信息,使机体从无序状态调整为有序状态,从而消除病理过程,恢复正常身心状态,起到调节机体整体功能作用的一种治疗方法,该疗法对身体有益无害,被形容为"绿色疗法"。目前,此疗法已被广泛应用于各种心身疾病,并取得了显著的治疗效果。

【作用机制】

一般认为,机体内脏活动受自主神经控制,不受人的意识支配,不能随意调控,但通过运用操作性条件反射原理,可训练个体用有意识的理念来控制内脏活动。在训练过程中,被试者内脏器官包括肌肉、神经、皮肤等生理活动的信号,如皮肤温度、心率、血压、肌紧张度、胃肠蠕动、脑电波、心电波、皮肤电阻、皮肤电反应、皮肤电反射等,通过仪器进行放大处理后,以听觉或视觉的形式呈现给被试者,使其了解有意识的活动对内脏器官的影响情况,并逐渐发现和掌握某些有意识的活动可以调整内脏器官的活动,学会用意识来控制机体的活动,达到改善整体机能状态、恢复健康的目的。

目前,越来越多的治疗结果显示,生物反馈疗法可以提高心身疾病患者的整体机能,使机体紊乱的内环境得以明显调整,对单纯生物医学方法治疗收效较小的患者,可取得较好的疗效。

【适应证】

凡与神经调节有关的功能性疾病患者均可列入治疗范围。白癜风、银屑病、神经性皮炎、多汗症、慢性荨麻疹、异位性皮炎、结节性痒疹、雷诺现象、斑秃、疑病性神经症、肢端硬皮病、皮肤瘙痒症等皮肤疾病,应用生物反馈疗法均可取得较好疗效。儿童、急性期精神病及不合作者不宜应用此疗法。

【治疗方法】

1. 检测方法 目前生物反馈疗法虽尚缺少针对性较强的治疗设备和严谨的治疗参数,不同疾病也无特定的观测指标,以及生物反馈信号尚难确定统一的界定标准等,但随着生物反馈疗法的开展和发展,如皮肤温度生物反馈、皮电生物反馈、肌电生物反馈、脑电生物反馈、血压生物反馈、心率生物反馈等,均积累了一定的治疗经验和参数。

如采用 MF-1 型肌电性生物反馈仪治疗银屑病,以 $3\sim5\mu V$ 界定为理想的放松肌电值,生物反馈仪显示绿色信号为患者放松状态;通过监测手指的皮肤温度,通过自我意识控制使皮温升高治疗雷诺病,以及双手放入水分蒸发仪中,通过电流显示出汗多少来治疗手足多汗症等,对指导临床进行生物反馈治疗某些皮肤病具有重要的参考价值。

2. 训练方法 患者通过检测仪器所测得的生物信号,用意识来控制信号的强弱和大小,以保持并巩固有益机体康复的意识,摒弃对机体健康无益的意识。

(1)被动集中注意训练:是被训者在训练过程中,放弃做意志努力而采取被动注意的练习,使身心处于一种自然放松状态,将注意力放开,从而打破长期紧张的生活模式。

(2)塑造技术:是利用一定的方法,逐渐扩大放松训练的成果,使被训者运用放松技术处理日常生活中的应激事件。训练过程中,要求被训者掌握放松时感受到的机体感觉或状态,以便能够在没有反馈信号的情况下,仍能保留有反馈信号时的机体感觉而维持放松状态。

(3)认识放松训练:是被训者通过对急躁情绪、思维活动等对机体影响情况的认知,清楚自己的心理活动与其应激反应之间的关系,逐渐学会如何控制心理活动而维持身心放松状态。

(4)防干扰思想练习:是被训者对训练过程中出现与非训练要求思维活动的干扰时,不要有意识去排除或试图去控制它,而是继续原来的训练,并进行下一个训练内容,久之这种干扰训练要求的思维活动便会自动消除,而按训练要求进行练习。

【注意事项】

生物反馈疗法本质是一种心理(行为)治疗,其疗效除受被训者的依从性及其对生物反馈疗法训练技术掌握程度的影响外,医务人员的态度和行为也是影响治疗效果的重要因素。因此,医务人员良好的职业素养和精神面貌、认真负责的工作作风、耐心细致的技术指导、和谐融洽的医患关系、热情周到的服务,以及对患者始终的人性化关怀等,才能帮助患者掌握生物反馈治疗技术,耐心接受训练,并扩大对该疗法的需求,真正起到心身放松的作用。

心理治疗

心理治疗又称精神治疗,是以一定的理论为指导,以良好的医患关系为桥梁,应用心理学的方法影响或改变病人的感受、认知、情绪及行为,调整个体与环境之间的平衡,从而达到治疗目的的一种治疗方法。广义的心理治疗是指医疗的全过程对病人心理的积极影响;狭义的心理治疗是指有意识地采用心理学的某种理论和方法,对病人采取有针对性的心理治疗。

随着生物-心理-社会医学模式的建立,以及对心身疾病发病机制研究的不断深入,越来越多的证据显示,某些皮肤病的发病与精神、神经因素关系密切,医学界有志之士也在某些皮肤病的心理治疗方面进行了积极探索,研究出多种心理治疗方法,收到成效的程度也在进一步提高。

【适应证】

凡与精神神经因素有关的皮肤病及性病患者,如白癜风、银屑病、神经性皮炎、多汗症、慢性荨麻疹、特应性皮炎、结节性痒疹、雷诺(病)现象、斑秃、疑病性神经症、肢端硬皮病、皮肤瘙痒症等疾病,或因皮肤病导致心理障碍的患者,均可列入治疗范围。

【治疗原则】

1. 医患和谐性 治疗者的责任是创造一种良好的医治气氛,耐心倾听和尊重患者的心理感受和认知,主动与患者进行心理沟通和始终的人性化关怀,对患者的不良认知应非批判性地接受,用真诚的热情创造良好的就医氛围和融洽的医患关系,使患者感受到温暖、不受压抑,并深深地体会到医务人员的高度责任感,主动接受和积极配合心理治疗。

2. 理念科学性 在进行心理治疗的过程中,医者应具备科学而系统的现代医学观、广博的医学知识、良好的职业素养、对疾病全面而科学的认识,以及精湛的医术和崇高的医德,并将科学的理念传递给患者,使其摒弃世俗杂念甚至迷信等不科学的思想认识和主观判定,正确认识自身所患疾病,接受系统而科学的治疗。

3. 方法灵活性　根据不同疾病、不同患者、不同病情、不同时期等,采用不同的心理治疗方法,并依据患者反馈和传递的信息,灵活运用和改变交谈方式和治疗方法,提高患者对治疗的依从性。

4. 治疗针对性　根据患者表现出心理问题的方面、性质、程度,以及负性情绪、错误认知、不良人格等,采取有针对性的心理疏导、思维矫正和正确引导,使患者解除思想顾虑,摆脱疾病困扰,消除精神紧张,减轻心理压力。

5. 计划合理性　根据患者的精神状态、情绪变化、认知程度,以及对治疗的依从性等,合理制定和调整治疗计划,激发患者对治疗的热情和兴趣,增强对治疗的信心,使治疗得以顺利进行和疗效产生的循序渐进。

6. 严格保密性　患者内心的倾诉、认知、顾虑、隐私、偏激,以及抑郁、焦虑、恐惧、紧张、急躁、烦恼等不良情绪,可能涉及与家属、同事、同学、领导、朋友、父母、兄弟、姐妹、子女等之间的关系和秘密,以及在求学、择职、交友、社交过程中的隐私等,在治疗过程中应注意将与患者交谈的内容进行保密,承诺不向第三者泄漏的保证,使患者消除顾虑,敞开心扉,坦诚倾诉。

7. 主动接受性　在与患者沟通和治疗的过程中,对患者表现出的负性情绪、偏激认知和不良人格等,应非批判性地接受,耐心倾听和主动接受其心理感受和认知,尊重和满足其人格与自尊,并适时进行科学合理与逻辑严谨的心理疏导和非指令性指导。

8. 适宜引导性　治疗过程中通过医者适时而合理的心理疏导,充分调动和发挥患者内在的自我潜力,使其产生和恢复正确认知和判断的能力,同时激发病人情感并进一步暴露自己的思想,随之产生批判性的自我知觉,从而产生一种新的体验方式和放弃旧的自我形象,达到自我调整身心状态和重塑自我的目的。

【治疗方法】

1. 精神分析法　是利用精神分析的理论,在与患者进行轻松和愉快的交谈中,通过运用自由联想、换位分析、情感转移、解释说明,以及释梦、宣泄等方法,挖掘患者内心深处的负性情绪和被损毁的人格,使其焦虑的情绪得以宣泄,压抑的心理得以释放,并逐步改变行为模式和人格的重建,从而达到治疗目的。

2. 认知教育法　指通过对病人进行卫生知识的教育,提供其必需的医学知识、技能与服务,并促使病人合理地利用这些服务,以达到预防疾病、治疗疾病和促进健康的目的。内容主要包括合理情绪疗法、应激训练技术、自我指导技术、隐匿示范技术、解决问题技术、识别错误性认知技术、基本治疗技术、真实性体验技术等,通过认知教育使病人了解自身所患疾病的相关知识,消除不良心理因素的影响,矫正不利于病体康复的生活方式,提高心理应激的能力,并扩大病人对医疗卫生服务的需求等,使其消除思想顾虑,自觉维护健康的心理。

3. 疏导矫正法　是指通过交流、沟通、解释、说服、矫正、引导等方式,帮助患者消除思想顾虑、减轻心理压力、缓解负性情绪、矫正不良认知,以及激发自信心、提高判别力等,使之产生批判性的自我认知,达到重塑自我行为的目的。该疗法一般分为疏通阶段、矫正阶段和引导阶段,各阶段应相互衔接,耐心细致,循序渐进,加强对上一阶段治疗成果的巩固,逐步建立正常和适应性的健康心理与自我认知。

4. 人本治疗法　也称患者中心疗法,是指以患者为中心,围绕倾听其内心感受、自我体验、心理顾虑、压力产生等,通过适时心理疏导,调动患者的主观能动性,挖掘和发挥内在潜能,使患者能够正确对待自己所患疾病,达到自觉应用科学的医学观认识和预防疾病,合理进行自我保健,维护健康的目的。

5. 行为治疗法　是利用实验心理学的成果,着眼于病人的非适应性行为,帮助其建立适应性行为,从而达到治疗目的的一种技术,内容主要包括厌恶疗法、行为塑造法、系统脱敏法、交互抑制法、暴露疗法、示范法、综合行为疗法等。如厌恶疗法,亦称对抗性条件反射法,是把心身症状与不愉快的体验和条件刺激结合起来,利用痛苦的条件刺激代替异常行为所体验到的欣快感,将咬甲癖患儿的指甲涂布黄连水,每当患儿咬甲时即品尝到苦味,久之咬甲便与苦味形成联系,使患儿产生厌恶而不再咬甲,从而起到治疗作用等。

6. 森田治疗法　是日本学者森田正马提出的一种心理治疗方法,主要着眼于陶冶疑病患者的素质,打破精神交互作用,消除患者思想矛盾和顾虑。其治疗要点是顺其自然和为所当为,分为住院治疗和门诊治疗。

住院治疗为标准森田疗法,分为绝对卧床期(4～7 天,禁止与患者有任何交流与交往,使之感到无奈、寂寞与无聊,以便其将烦恼与顾虑反复思考,直至无法忍受,而强烈要求下地活动)、轻工作期(3～7 天,禁止患者读书,半卧床,白天可到室外活动,夜间可写日记)、重工作期(3～7 天,禁止患者娱乐、会客,只许与病友参加重体力劳动)、生活训练期(1～2 周,白天可以外出参加工作,夜间回医院住宿,并做好出院准备)。

患者通过四个阶段的不同心理感受和亲身体验,使其自觉感知烦恼与忧虑的痛苦和现实生活的愉快与向往,而主动放弃旧的自我形象和不良认知,淡忘和消除负性情绪,自觉减轻和消除心理压力,重塑新的自我和行为,从而达到治疗目的。

【注意事项】

　　心理治疗需根据患者心理障碍的类型、程度，以及对治疗的热情和感受等，采取不同的治疗方法，患者也需投入较多的时间和精力，但其治疗效果缺乏评定标准，结果难以重复，而且明显受患者对治疗的认识程度和方法的掌握程度、心理感受、精神状态、思维活动等主观因素的影响，同时医患关系、周围环境等也会明显影响其治疗效果。

　　所以，在进行心理治疗的同时，需要患者坚定信念、坚强意志、满怀信心、持之以恒，同时还需要一个由医务人员、亲友、同学、同事等共同参与和创建的良好社会支持系统，为患者营造宽松、愉悦的生活、学习、工作和治疗环境，提高其生活质量和健康水平，使病体尽快得以康复。

附录 皮肤病病名索引

（按首字笔画多少排序）